全国高职高专临床医学专业“十三五”规划教材

（供临床医学、预防医学、口腔医学专业用）

# 内科学

主　编　刘柏炎　岳淑英

副主编　蒲永莉　李庆兰　董新华　陈红莲

编　者　（以姓氏笔画为序）

王　雷（山东省立第三医院）

包　宁（重庆三峡医药高等专科学校附属医院）

刘柏炎（益阳医学高等专科学校）

杨传刚（雅安市第四人民医院）

李庆兰（楚雄医药高等专科学校）

张洁羽（黑龙江护理高等专科学校）

陈红莲（漯河医学高等专科学校）

岳淑英（山东医学高等专科学校）

董新华（益阳医学高等专科学校）

蒲永莉（重庆三峡医药高等专科学校）

綦　兵（天津医学高等专科学校）

廖　勇（益阳市第六人民医院）

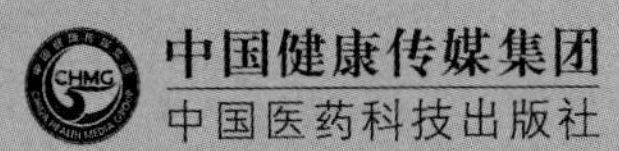

中国健康传媒集团

中国医药科技出版社

## 内容提要

本教材是“全国高职高专临床医学专业‘十三五’规划教材”之一。系根据本套教材的编写指导思想和原则要求，结合专业培养目标和本课程的教学目标、内容与任务要求编写而成。本教材具有专业针对性强、紧密结合岗位知识和职业能力要求、理论与临床密切联系、对接执业助理医师资格考试要求等特点。本教材为书网融合教材，即纸质教材有机融合电子教材、教学配套资源（PPT、微课、视频等）、题库系统、数字化教学服务（在线教学、在线作业、在线考试），使教材内容更加立体、生动、形象，便教易学。

本教材主要供全国高职高专院校临床医学、预防医学、口腔医学专业师生使用，也可作为自学及从事相关工作人员的参考用书。

**图书在版编目（CIP）数据**

内科学/刘柏炎，岳淑英主编．—北京：中国医药科技出版社，2018.8

全国高职高专临床医学专业“十三五”规划教材

ISBN 978-7-5214-0115-8

Ⅰ．①内… Ⅱ．①刘… ②岳… Ⅲ．①内科学-高等职业教育-教材 Ⅳ．①R5

中国版本图书馆 CIP 数据核字（2018）第 060681 号

**美术编辑** 陈君杞
**版式设计** 麦和文化

出版 **中国健康传媒集团**｜中国医药科技出版社
地址 北京市海淀区文慧园北路甲 22 号
邮编 100082
电话 发行：010-62227427 邮购：010-62236938
网址 www.cmstp.com
规格 889×1194mm 1/16
印张 38 1/4
字数 811 千字
版次 2018 年 8 月第 1 版
印次 2021 年 7 月第 3 次印刷
印刷 三河市百盛印装有限公司
经销 全国各地新华书店
书号 ISBN 978-7-5214-0115-8
**定价 88.00 元**



获取新书信息、投稿、为图书纠错，请扫码联系我们。

# 数字化教材编委会


**主　编**　刘柏炎　岳淑英

**副主编**　蒲永莉　李庆兰　董新华　陈红莲

**编　者**　(以姓氏笔画为序)

王　雷（山东省立第三医院）
包　宁（重庆三峡医药高等专科学校附属医院）
刘柏炎（益阳医学高等专科学校）
杨传刚（雅安市第四人民医院）
李庆兰（楚雄医药高等专科学校）
张　剑（漯河医学高等专科学校）
张洁羽（黑龙江护理高等专科学校）
陈红莲（漯河医学高等专科学校）
岳淑英（山东医学高等专科学校）
董新华（益阳医学高等专科学校）
蒲永莉（重庆三峡医药高等专科学校）
綦　兵（天津医学高等专科学校）
廖　勇（益阳市第六人民医院）

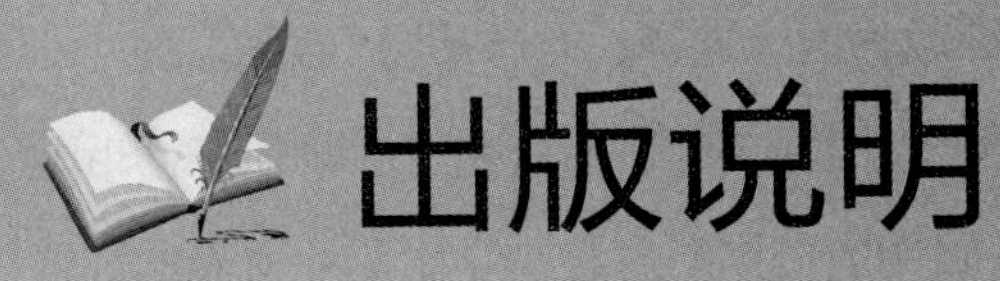

# 出版说明

为贯彻落实国务院办公厅《关于深化医教协同进一步推进医学教育改革与发展的意见》（〔2017〕63号）等有关文件精神，不断推动职业教育教学改革，推进信息技术与医学教育融合，加强医学人才培养，使职业教育切实对接岗位需求，教材内容与形式及呈现方式更加切合现代职业教育需求，适应“3+2”等多种临床医学专科教育人才培养模式改革要求，大力提升临床医学人才培养水平和教育教学质量，培养满足基层医疗卫生服务要求的临床医学专业人才，在教育部、国家卫生健康委员会、国家药品监督管理局的支持下，在本套教材建设指导委员会和评审委员会顾问、华中科技大学同济医学院文历阳教授，主任委员、厦门医学院王斌教授等专家的指导和顶层设计下，中国健康传媒集团·中国医药科技出版社组织全国80余所以高职高专院校及其附属医疗机构为主体的，近300名专家、教师历时近1年精心编撰了“全国高职高专临床医学专业‘十三五’规划教材”，该套教材即将付梓出版。

本套教材包括高职高专临床医学专业理论课程主干教材共计20门，主要供全国高职高专临床医学专业教学使用，也可供预防医学、口腔医学等专业教学使用。

本套教材定位清晰、特色鲜明，主要体现在以下方面。

## 一、紧扣培养目标，满足培养基层医生需要

本套教材的编写，始终坚持“去学科、从目标”的指导思想，淡化学科意识，遵从高职高专临床医学专业培养目标要求，对接职业标准和岗位要求，培养从事基层医疗卫生服务工作（预防、保健、诊断、治疗、康复、健康管理）的高素质实用型医学专门人才，并适应“3+2”等多种临床医学专科教育人才培养模式改革要求。教材内容从理论知识的深度、广度和技术操作、技能训练等方面充分体现了上述要求，特色鲜明。

## 二、密切联系应用，强化培养岗位胜任能力

本套教材理论知识、方法、技术等与基层医疗卫生服务实际紧密联系，体现教材的先进性和适用性，满足“早临床、多临床、反复临床”的培养要求。教材正文中插入编写模块（课堂互动、案例讨论等），起到边读边想、边读边悟、边读边练，做到理论知识与基层医疗实践应用结合，为学生“早临床、多临床、

反复临床”创造学习条件，提升岗位胜任能力。

## 三、人文融合医学，注重培养人文关怀素养

本套教材公共基础课、医学基础课、临床专业课、人文社科课教材内容选择，面向基层（乡镇、村）、全科导向（全科医疗、全民健康），紧紧围绕基层医生岗位（基本医疗卫生服务、基本公共卫生服务）对知识、能力和素养的基本要求。在强化培养学生病情观察能力和应急处置能力的同时，注重学生职业素养的训练和养成，体现人文关怀。

## 四、对接考纲，满足医师资格考试要求

本套教材中，涉及执业助理医师资格考试相关课程教材的内容紧密对接执业助理医师资格考试大纲，并插入了执业助理医师资格考试“考点提示”，有助于学生复习考试，提升考试通过率。

## 五、书网融合，使教与学更便捷、更轻松

全套教材为书网融合教材，即纸质教材与数字教材、配套教学资源、题库系统、数字化教学服务有机融合。通过“一书一码”的强关联，为读者提供全免费增值服务。按教材封底的提示激活教材后，读者可通过PC、手机阅读电子教材和配套课程资源（PPT、微课、视频、动画、图片、文本等），并可在线进行同步练习，实时反馈答案和解析。同时，读者也可以直接扫描书中二维码，阅读与教材内容关联的课程资源（“扫码学一学”，轻松学习PPT课件；“扫码看一看”，即刻浏览微课、视频等教学资源；“扫码练一练”，随时做题检测学习效果），从而丰富学习体验，使学习更便捷。教师可通过PC在线创建课程，与学生互动，开展在线课程内容定制、布置和批改作业、在线组织考试、讨论与答疑等教学活动；学生通过PC、手机均可实现在线作业、在线考试，提升学习效率，使教与学更轻松。此外，平台尚有数据分析、教学诊断等功能，可为教学研究与管理提供技术和数据支撑。

编写出版本套高质量教材，得到了全国知名专家的精心指导和各有关院校领导与编者的大力支持，在此一并表示衷心感谢。出版发行本套教材，希望受到广大师生欢迎，并在教学中积极使用本套教材和提出宝贵意见，以便修订完善。让我们共同打造精品教材，为促进我国高职高专临床医学专业教育教学改革和人才培养做出积极贡献。

中国医药科技出版社

2018年5月

全国高职高专临床医学专业“十三五”规划教材

# 建设指导委员会

刘圆月（益阳医学高等专科学校）
江秀娟（重庆三峡医药高等专科学校）
孙　静（漯河医学高等专科学校）
苏衍萍［山东第一医科大学（山东省医学科学院）］
杨林娴（楚雄医药高等专科学校）
杨留才（江苏医药职业学院）
杨智昉（上海健康医学院）
李士根（济宁医学院）
李济平（安庆医药高等专科学校）
张加林（楚雄医药高等专科学校）
张兴平（毕节医学高等专科学校）
张爱荣（安庆医药高等专科学校）
陈云华（长沙卫生职业学院）
罗红波（遵义医药高等专科学校）
周少林（江苏医药职业学院）
周鸿艳（厦门医学院）
庞　津（天津医学高等专科学校）
郝军燕（江苏医药职业学院）
秦红兵（江苏医药职业学院）
徐宛玲（漯河医学高等专科学校）
海宇修（曲靖医学高等专科学校）
黄　海（江苏医药职业学院）
崔明辰（漯河医学高等专科学校）
康红钰（漯河医学高等专科学校）
商战平［山东第一医科大学（山东省医学科学院）］
韩中保（江苏医药职业学院）
韩扣兰（江苏医药职业学院）
蔡晓霞（红河卫生职业学院）

全国高职高专临床医学专业“十三五”规划教材

# 评审委员会

# 前言

QIANYAN

本教材是“全国高职高专临床医学专业‘十三五’规划教材”之一。其是以《健康中国2030规划纲要》为指导，结合高职高专临床医学专业的培养目标与要求进行编写。教材体现了以下特点：①坚持以“基础知识，基本理论，基本技能”为重点的原则，注重运用技能培养，体现教材的“五性”。②坚持以专业素质和人文素养并重的原则，注重人文关怀在临床医学生培养中的地位与作用。③坚持以“需要”“够用”“实用”的原则，以培养基层医务工作者的目标和助理执业医师考试大纲为纲，合理选择病种，科学编排内容。④坚持继承与创新相统一的原则，在广泛吸取国内同类教材成功经验和学科发展新进展的基础上，按照本套教材的整体思路合理处理继承与创新的关系，如增加了新的临床指南内容，并在编写体例上增加考点提示等。⑤本教材为书网融合教材，即纸质教材有机融合电子教材、教学配套资源（PPT、微课、视频等）、题库系统、数字化教学服务（在线教学、在线作业、在线考试）。

本教材共分为10章，重点对呼吸系统、循环系统、消化系统、泌尿系统、血液系统、内分泌和代谢疾病、风湿性疾病中的常见病、多发病进行阐述，同时结合高职高专院校教学特点，将神经系统疾病、精神疾病也纳入编写。本书主要供高职高专院校临床医学、预防医学、口腔医学专业师生使用，也可作为自学及从事相关工作人员的参考用书。

在教材的编写过程中，我们汲取和借鉴了相关著作、教材的研究成果，得到各参编单位的大力支持，在此谨致诚挚的谢意。特别感谢天津医学高等专科学校许有华教授及遵义医药高等专科学校胡旭琴教授，对本教材内容提出了宝贵的意见与建议。编写团队全体成员虽已尽心竭力，但限于学术水平和诸多因素，书中有不妥甚至错漏之处也在所难免，敬请各位专家和广大师生予以批评指正，以期日臻完善。

编　者

2018年3月

# 目录

MULU

# 第一章　绪　　论

内科学是临床医学的重要组成部分，是运用体格检查、理化检查、药物等无创伤性或介入治疗与诊断等轻微创伤性的手段来研究人体各器官系统疾病的学科。内科学是其他临床学科的基础，学好内科学将为学习其他临床学科奠定良好的基础。

本教材除涵蕴呼吸、循环、消化、内分泌与代谢、泌尿、血液系统疾病外，还包括神经、精神系统疾病，主要根据医学高职高专学生培养目标，重点介绍基层医疗中面临的常见病、多发病。通过学习、系统掌握临床常见疾病的病因、病理机制、临床表现、诊治与预防，为日后临床工作打下扎实的理论基础。

## 一、内科学的进展

**1. 医学模式的变化**　源于古希腊医学的现代医学通常采用生物医学模式（biomedical model），将人单纯作为一个生物体为研究对象，从纯生物学角度认识人类的健康与疾病，强调生物学因素及人体病理生理过程，重点针对躯体某一疾病的诊治，而忽视心理、社会因素的作用。随着社会竞争加剧、生活节奏加快、生活方式的改变，人类疾病谱从以传染性、慢性疾病为主转变为以非传染性疾病为主，很多疾病用单纯的生物医学模式无法进行有效的解释与防治。越来越多的证据表明，不良的生活方式和心理因素已成为疾病发生发展的重要因素，通过纠正不良生活习惯和心理调适可以防治。如糖尿病作为临床常见的内分泌代谢疾病，通过控制饮食、调整饮食结构、增加体育锻炼等基础治疗能有效控制血糖。又如随着胃肠神经生物学的发展，对功能性胃肠疾病的认识发生了改变，尽管其确切的病因与发病机制不明确，但可以肯定精神因素和应激在疾病发生发展中扮演了重要角色，精神因素等可以通过神经 - 内分泌 - 免疫网络释放脑肠肽而影响胃肠运动，抗抑郁治疗或心理治疗能明显减轻患者的身心不适症状。因此，医学模式从传统的生物学模式转变为“生物 - 心理 - 社会模式”（bio - psycho - social medical model）。WHO 定义为“健康不仅是没有疾病，而是包括躯体健康、心理健康、社会适应良好和道德健康”，强调了人与自然、环境、社会是一个统一整体，更加注重上述因素在健康与疾病中的作用，更加注重患者躯体生活质量的提升，更加注重从心理、生活方式、社会因素等方面进行预防。

**2. 循证医学的发展**　循证医学（evidence - based medicine）又称实证医学，是与传统的经验医学相对应。经验医学是在现有的基础医学基础上，参阅相关文献，结合本人或前辈的经验对疾病进行诊治，由于诊治方案以经验为基础。因此，治疗的效果不能得到客观评价，一些有疗效的方案没有发现，甚至一些有危害的治疗方法得以推广。如从 20 世纪中叶起，利多卡因被作为心肌梗死后室性心律失常治疗的首选药使用，但几个独立的随机对照大样品临床试验证明，该治疗药物无效甚至有害。随着临床流行病学的发展，循证医学也应运而生。它是将最佳的外部证据、医生的自身经验和患者的意图有机结合，是建立在对随机双盲对照、大样本多中心研究获得的数据进行统计学处理和系统评价的基础上，进行医疗决策。现有的临床指南和临床路径就是循证医学的产物。但应当注意的是，指南只是原则性的，不是一成不变的，也须重视医疗者的临床经验和对患者的个体化诊疗。

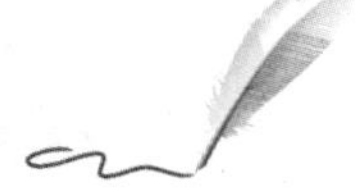

**3. 整合医学的兴起** 随着人类对自身认识的深入和科学技术的发展，医学越来越专业化，越来越细化，导致了医生知识的碎片化和思维的局限化。最初临床医学只分为内、外、妇、儿等专科，继而外科又分为普外科、骨科、胸外科、泌尿外科，进而骨科又分化为脊柱外科、关节外科等。专科医生擅长于自己专一领域的疾病，对专业领域的手术十分娴熟。一旦出现疑难和复杂疾病，需要各科医生会诊讨论，浪费大量的人力和资源。整合医学（integrative medicine）是在整体论和系统论思想指导下，将人作为一个整体，把医学各领域最先进的知识理论和临床各专科最有效的实践经验加以有机整合，根据社会－环境－心理的现实进行调整，成为更加适合人体健康和疾病治疗的新的医学体系。它不仅是基础医学与临床医学等学科的整合，也是保健、预防、治疗的有机统一，还包括了西医学与中医学的整合。整合医学形成的治疗方案将得到最大优化，疗效将进一步提高。如中国医学科学院阜外医院在整合医学理论指导下，率先提出“一站式冠心病复合治疗技术”的理念，形成了“前降支动脉旁路保护下介入治疗冠状动脉左主干病变”的方案，获得国际上认可。

**4. 治疗技术的更新** 进入21世纪，生命科学、材料科学等基础研究取得了新突破并在医学领域应用，使得医学治疗技术得以长足的发展。例如，随着基因组学和蛋白质组学技术的应用，使得人类通过外源性基因导入治疗基因变异性疾病成为可能。利用干细胞的分化能力，可以通过移植修复病变或损伤的组织或器官。生物免疫疗法能激发和增强机体自身免疫功能，成为肿瘤治疗的新方法。抗CD20的利妥昔单克隆抗体被证实对B淋巴细胞有效等。上述基于分子生物学和信息生物学产生的精准医疗，虽然有一定疗效，但尚存在费用昂贵和安全性不确定等不足。

## 二、内科学的学习方法

**1. 树立高尚的医德医风** 医学是一门神圣的学科，是以人为研究对象的学科，是患者生命和家庭幸福的保障，必须要有严谨的态度。只有树立好崇高的医德，以救死扶伤为己任，才能有源源不断的学习动力，才能不畏艰难地攀登高峰，才能不被社会不良风气所影响。

**2. 练好扎实的基本功** 内科学是一门临床学科，是在完成解剖学、生理学、诊断学等诸多基础学科学习后开设的，是对上述学科的综合运用。因此，在学习过程中，不仅要熟练使用已学会的基本技能，如病史的采集、体格检查的正确运用和理化检查的合理使用；还要熟练运用必要的诊疗手段，如胸腔穿刺、腹腔穿刺。不仅要回顾联系生理学、生物化学、药理学等基础知识，还要系统复习病原微生物学、病理形态和病理生理等知识。不仅要注重单一疾病的诊断、治疗与预防，还要善于学习同一系统疾病的发病特点和治疗原则。

**3. 培养严谨的临床思维** 正确的临床诊断是患者治疗的基础与关键，也是反映一名医生业务水平的重要指标。临床诊断是一个去伪存真、透过现象发现本质的过程。正确的临床诊断有赖于严谨、科学的临床思维，培养严谨的临床思维需要注意以下几点。

（1）把握主要矛盾 疾病的表现是纷繁复杂的，同一疾病有诸多临床表现。因此，患者就诊诉求也是多种多样的。在就诊中，患者一般会将其所有不适都表达出来，可能是漫无头绪的，也可能主次不分；另一方面，同一不适表现也可能由多种原因所导致，这就要求医生善于抓住患者现阶段的主要痛苦，运用四诊手段尽可能获得全面资料，初步诊断其主要原因，再进行必要的理化检查进行甄别，最后得出一个能合理解释患者该阶段病情的

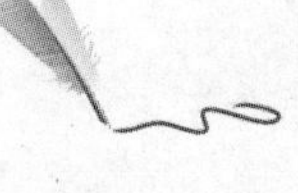

诊断。如患者主诉为头痛，头痛既可能是颅内高压所致，也可能是高血压引起，还有可能是感冒导致等，因此，必须围绕头痛从伴随症状、体征等进行逐一排除。

（2）善于动态分析 机体是一个有机的整体，具有一定的自我调节和修复的能力。当某一致病因子作用于机体时，必然会引起一系列的病理生理变化，因此疾病发展呈一个动态过程，在分析疾病时也应动态把握，提前了解疾病不同阶段主要的病理生理改变及可能的进展，进而做出预防性治疗。

（3）把握好共性与个性 一方面，书本上描述的疾病都是经典的、共性的、有普遍性特点的，但由于不同个体存在体质、心理素质等差异，不同的患者存在着一定的差异。另一方面，在临床上不少患者同时并存两种及以上疾病，可能因为叠加、累积或消减而导致患者的临床表现不是某一疾病的经典表现。因此医生在临床实践中既要以疾病的一般规律做指导，又要发挥主观能动性，善于把握特殊性、客观分析，做出最恰当的诊断。

（4）紧密联系实践 医学是一门实践性极强的学科，其知识体系是对临床实践经验的总结和升华，并在临床实践中验证和不断修正。临床思维是一种认识行为，只有与实践紧密结合，才能不断培养和提高诊疗水平。

总之，内科学涉及面广，内容丰富，是临床核心学科，也是学习其他临床学科的基础。必须认真学习，把握重点与难点，坚持理论与实践相结合，学好内科学，成为一名合格的医生。

（刘柏炎）

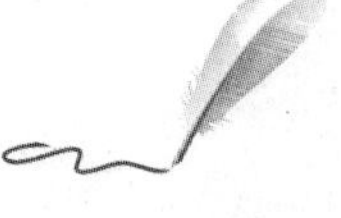

# 第二章　呼吸系统疾病

扫码“学一学”

## 第一节　总　论

随着我国社会经济的快速发展和科学技术水平、城乡居民生活水平的提高，我国人口死亡率不断下降。但由于理化因子、生物因子等导致环境恶化的因素以及人口老龄化的问题，呼吸系统疾病逐渐凸显出来：肺癌、支气管哮喘发病率明显增加；慢性阻塞性肺疾病发病率居高不下（40岁以上人群超过8%）；肺间质疾病、免疫低下性肺部感染日见增多；新的病种出现等。在各类主要疾病死亡率调查中，呼吸系统疾病（不包括肺癌）在死亡病因中占第3位，并有逐年升高趋势。尤其，慢性、感染性和传染性呼吸系统疾病发病率明显升高，加重了社会经济负担，因此加强呼吸系统疾病防治迫在眉睫。

### 一、呼吸系统解剖生理

#### （一）呼吸系统的组成和功能

呼吸系统与体外环境沟通，成人每天约有10 000L的气体进出于呼吸道，满足机体代谢对气体交换的需求。肺具有广泛的呼吸面积，外界环境的空气气溶胶中含有大量的颗粒物，其作为各种微生物、有害有毒气体、过敏源等有害物质的载体，皆可侵袭呼吸道及肺引起各种疾病。

呼吸系统具备完备的防御机制，使人体免受侵害或降低损害的严重程度。呼吸系统防御功能包括物理防御、吞噬细胞防御及免疫防御。物理防御功能包括鼻部加温过滤、喷嚏、咳嗽、黏液纤毛运输等，可以有效阻止颗粒物进入人体内。而对于突破呼吸道物理防御后进入下呼吸道和肺泡的有害颗粒，将由吞噬细胞吞噬和灭活。肺泡巨噬细胞、多核粒细胞等具有吞噬功能，能有效防止这些有害颗粒对呼吸道的损害。当细胞吞噬功能异常或大量有害物质进入呼吸道时，呼吸系统通过免疫功能调控免疫炎症反应。免疫功能包括细胞免疫、体液免疫，由细胞因子和炎症因子共同参与。

#### （二）肺的血液循环

肺有双重血液供应，即肺循环和体循环系统，使得肺栓塞时不易发生肺梗死。肺循环具有低压、低阻及高容的特点。当各种原因引起左心功能不全时，肺毛细血管压增高可诱发肺水肿。当各种原因引起低蛋白血症时，会发生肺间质水肿或胸膜腔液体漏出导致胸膜腔积液。体循环的支气管动静脉为气道和脏层胸膜的营养血管。肺与全身各器官的血液及淋巴循环相通，所以感染、肿瘤转移及全身免疫系统疾病等易累及肺脏。

### 二、呼吸系统疾病的诊断

疾病的诊断是临床思维的过程，在具有某些呼吸系统疾病特异性临床表现的患者身上，如果可以找到相对应的高危因素，并针对性地完善相关实验室检查和器械检查，如检查结果符合，那么就可以初步得出结论。

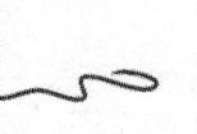

### （一）常见病因

**1. 感染**　感染是呼吸系统疾病最常见的病因。按照呼吸系统解剖特征可分为上呼吸道感染、下呼吸道感染和肺部感染。上呼吸道感染中，70% ~80% 由病毒引起；下呼吸道感染多由上呼吸道感染迁延所致，感染的微生物学特点同上呼吸道感染相似；肺部感染最常见的是革兰阴性菌或革兰阳性菌感染。另外，肺结核是常见的传染性疾病。

**2. 环境**　任何有害气体或颗粒固体物质进入呼吸系统，可产生急性或慢性伤害。工业气体和汽车尾气排放导致的大气污染是室外环境污染的最重要因素。另外，工作环境（包括采矿、冶炼、铸造、纺织等职业）也是呼吸系统疾病患病的重要因素。吸烟是室内环境污染最重要的因素。现代装修材料也成为室内污染的重要因素。

**3. 气候**　气候的变化（季节交替、空气温度、湿度等）可在各种致病因素作用下导致气道黏膜损伤，引起呼吸系统感染。

**4. 机体免疫力下降**　免疫系统是人体对抗疾病的防御系统，免疫力低下的患者容易受病原微生物侵袭导致感染。

**5. 其他因素**　包括放化疗、接触变应原等。

### （二）病史

对患者的症状和体征进行详细询问和检查，包括伴随症状、既往诊治情况等，特别注意个人史（生活环境、职业接触史、吸烟及服用特殊药物史及是否有传染病及传染病接触史）和家族史（哮喘、过敏性疾病等）。

### （三）症状

**1. 咳嗽**　不同呼吸系统疾病，咳嗽往往有不同特点。如急性咳嗽且伴有发热、咽痛等，应考虑为急性支气管炎；如慢性咳嗽反复于秋冬季或感染后发作，伴咳痰和喘息，应考虑为慢性支气管炎、慢性阻塞性肺病等；如刺激性咳嗽伴痰中带血，应考虑为肺癌、肺结核等；如反复咳嗽伴脓性痰，晨起体位改变时加重，应考虑为肺囊肿、支气管扩张；如慢性干咳，夜间及接触刺激性气味明显，应怀疑为咳嗽变异性哮喘。另外，慢性咳嗽往往同胃食管反流、上气道咳嗽综合征、嗜酸性粒细胞支气管炎等有关，这些都应在工作和学习中注意鉴别。

**2. 咳痰**　咳痰的性状、量及气味对诊断有一定帮助。例如，少量白色黏液样痰多见于慢性支气管炎；大量黄脓痰常见于肺脓肿或支气管扩张；红棕色胶冻样痰见于肺炎克雷伯杆菌感染；恶臭样痰见于厌氧菌感染；果酱样痰见于肺吸虫病。如痰量突然增多或痰色由白变黄，反映感染加剧；若痰量突然减少且出现体温升高，可能与支气管引流不畅有关。

**3. 咯血**　可以引起咯血的疾病很多，其中多数是呼吸系统疾病，还包括心血管系统疾病、血液系统疾病及其他全身性疾病。由呼吸系统疾病引起咯血的常见原因包括肺癌、肺结核、支气管扩张、肺栓塞等。根据咯血量多少可以分为少量咯血、中量咯血（100 ~ 200ml/24h）、大量咯血（多在 300 ~600ml/24h 或一次咯血 100 ~500ml），肺癌咯血量往往较少。当患者出现大咯血时应考虑为支气管扩张、肺结核空洞壁动脉瘤破裂、支气管动脉破裂等。

**4. 呼吸困难**　可分为吸气性呼吸困难、呼气性呼吸困难和混合性呼吸困难三种。如喉头水肿、喉和气管炎症、肿瘤或异物阻塞或压迫引起上气道狭窄，出现吸气性呼吸困难；慢性阻塞性肺疾病、支气管哮喘等气道阻力增加，则引起呼气性呼吸困难。气管、支气管

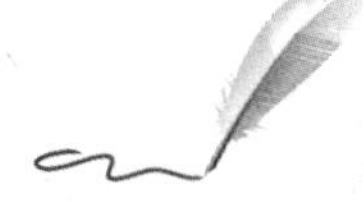

结核亦可产生不同程度的吸气相或双相呼吸困难。

**5. 胸痛** 胸痛病因复杂，肺、胸膜、肋骨、软组织、心脏及纵隔疾病等均可引起胸痛。如胸痛在深呼吸或咳嗽时加重，应考虑为肺和胸膜疾病；如胸痛在劳累、情绪激动等之后，应考虑为心脏疾病。

**（四）体征**

由于病变的性质、部位、严重程度及病情时期不同，肺部疾病可以经历从完全没有体征到出现明显的异常体征。肺部常见的体征包括：缺氧时呼吸频率加快和发绀；支气管、肺部渗出性病变时出现湿啰音；气道痉挛或狭窄时可闻及干啰音；肺间质纤维化时可闻及 Velcro 啰音；气胸时气管向健侧移位，患侧叩诊鼓音及呼吸音消失；胸腔积液时气管向健侧移位，患侧叩诊实音及呼吸音减弱或消失等。

**（五）实验室和其他检查**

**1. 血液检查** 包括血常规、血沉、C－反应蛋白、各种病原学抗体、血气分析等血液检查项目为呼吸系统疾病常用的指标项目。

**2. 痰液检查** 主要用于肺部感染性疾病病原学检查和脱落细胞学检查。合格的痰标本要求痰涂片在低倍镜视野里上皮细胞＜10 个，白细胞＞25 个或白细胞/上皮细胞＞2.5。

**3. 胸腔积液检查** 通过对胸腔积液颜色、性状、细胞计数和分类、生化、肿瘤标志物、脱落细胞学检查、病原微生物培养等进行检查，进一步明确胸腔积液性质。

**4. 影像学检查** 是呼吸系统疾病的重要检查手段，胸部 X 线片可以明确病变定位、范围、数量、形态特征等。肺 CT 可以及早或进一步发现微小病变及隐蔽区病变。磁共振成像（MRI）对纵隔、心脏、胸壁疾病的诊断优势明显；肺血管造影对肺血栓栓塞症等具有确诊价值。

**5. 支气管镜** 能深入亚段支气管，直视气管、支气管病变，进行镜下病变部位活检、吸引物或灌洗液做病原学及脱落细胞学检查，可镜下给予痰液吸引、肺泡及支气管灌洗、药物注入等治疗。

**6. 胸部核素扫描** PET－CT 对肺癌诊断、鉴别诊断及分期有重要意义，核素肺通气/灌注扫描对肺栓塞诊断有重要意义。

**7. 肺活体组织检查** 经皮 B 超或 CT 引导下定位作经胸穿刺肺活检，进行微生物和病理检查以便明确诊断。如指征较强且其他方法不能确诊者，可作开胸或胸腔镜下肺活检。

**8. 呼吸功能测定** 在呼吸系统疾病的诊断、治疗，慢性疾病（慢病）管理和康复评估及外科手术安全性评估中有重要作用。常用肺功能检查指标包括容量指标（潮气量、补吸气量、补呼气量、残气量、深吸气量、肺活量、功能残气量、肺总量）、通气功能指标（最大通气量、用力肺活量、用力呼气一秒量、用力呼气一秒率、最大呼气中段流速、弥散量）。肺通气功能主要通过用力呼气一秒量进行评价，肺换气功能主要通过弥散量进行测定。

## 三、呼吸系统疾病防治

**（一）呼吸系统疾病的预防**

呼吸系统疾病存在很多已知危险因素，慢性阻塞性肺疾病、肺癌等同大气污染密切相关。综合治理大气污染，减少雾霾，降低大气中细颗粒物质，改善空气质量是当务之急，关系民生。吸烟患者中慢性阻塞性肺疾病、肺恶性肿瘤的发病率显著升高。宣传吸烟有害，积极倡导全民控烟是当前重要任务。近年来感染性和传染性呼吸系统疾病仍未

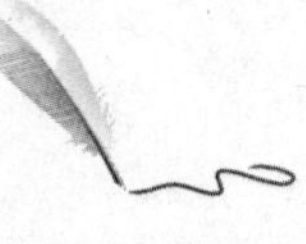

彻底解决，一旦突破宿主种属之间的屏障将导致人与人之间传播，可能出现流感大流行。对于急性呼吸道传染病，要进行严格管理，针对传染源、传播途径、易感人群进行综合性预防干预。

**（二）抗菌药物治疗**

目前感染性疾病仍是威胁人类健康的主要疾病。其中，呼吸系统感染占首位。对于呼吸系统感染的治疗，要严格把握抗菌药物使用原则，尽早查明感染病原，有针对性的合理使用抗生素，强调个体化综合治疗。

**（三）糖皮质激素的使用**

糖皮质激素是一把“双刃剑”。一方面，其是强效抗炎药物，在支气管哮喘、慢性阻塞性肺疾病、过敏性肺泡炎、结缔组织病及其他相关的肺间质病变等治疗中，可以迅速改善症状，疗效显著。但另一方面，糖皮质激素有很多严重不良反应。在使用过程中，我们要严格把握适应证，根据病情选择适宜的剂量和疗程，积极预防不良反应。

**（四）吸入治疗**

呼吸系统有得天独厚的先天优势，直接连接外界，可以将药物通过特殊装置（雾化器、干粉吸入器等）直接吸入气道，使药物迅速到达病灶局部，提高呼吸道的给药浓度，减少用药量，降低全身不良反应。目前其已成为慢性气道疾病的主要给药途径。

**（五）慢病的康复和管理**

现代医学强调，对慢病患者给予长期规范化治疗，加强慢病管理，对患者进行健康教育。要积极预防慢病急性发作，同时对存在肺功能受损的患者，应针对具体情况制订肺康复计划，以提高患者的生活质量、减少致残率、改善预后。

（王　雷）

## 第二节　急性上呼吸道感染

**学习目标**

1. **掌握**　不同类型急性上呼吸道感染的临床表现、诊断和治疗原则。
2. **熟悉**　急性上呼吸道感染的鉴别诊断。
3. **了解**　急性上呼吸道感染的病因和发病机制、并发症。
4. 学会区别上呼吸道感染与流行性感冒，并能识别并发症。
5. 具有运用上呼吸道感染知识指导人们进行预防保健和家庭护理的能力。

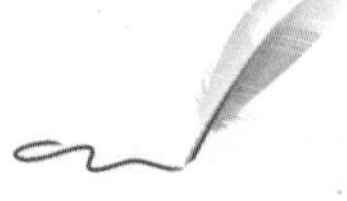

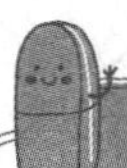

**案例讨论**

［案例］

患者，男，18 岁，学生。咳嗽、咽痛 6 天。患者 6 天前淋雨后出现咳嗽，以干咳为主，伴咽痒、咽痛不适，有时流清稀鼻涕。查体：咽充血，扁桃体不肿大，双肺呼吸音清，无啰音。血常规：WBC $3.7\times10^9$/L，N 0.63。胸透示心肺未见异常。

［讨论］

该患者考虑诊断是什么？

急性上呼吸道感染简称上感，指鼻腔、咽、喉部的急性炎症。主要病原体是病毒，少数是细菌。发病无年龄、性别、职业和地区差异，免疫功能低下者易感。

多发于冬春季节，一年四季都可发病，多为散发，可在气候突变时小规模流行。通常病情较轻、病程短、可自愈，预后良好。主要通过空气传播，或经污染的手和用具接触传播。人体感染后产生的免疫力较弱、短暂，病毒间也无交叉免疫，故一年内可多次发病，发病率高，影响工作和生活。有时可出现严重并发症，并具有一定的传染性，应积极防治。

## 一、病因和发病机制

本病 70% ~80% 由病毒引起，主要是鼻病毒、流感和副流感病毒、呼吸道合胞病毒、冠状病毒、腺病毒、埃可病毒和柯萨奇病毒等。20% ~30% 由细菌引起，细菌感染可直接或继发于病毒感染之后发生，以口腔定植菌溶血性链球菌多见，其次为流感嗜血杆菌、肺炎链球菌和葡萄球菌等，偶见革兰阴性杆菌。

接触病原体后是否发病，取决于传播途径和人群易感性。淋雨、受凉、气候突变、疲劳、老幼体弱或免疫功能低下者，呼吸道局部防御功能低下，原上呼吸道的定植菌或新侵入的病毒或细菌可迅速繁殖，引起发病。

## 二、病理

上呼吸道黏膜充血、水肿，分泌物增多，单核细胞浸润，浆液性及黏液性炎性渗出。继发细菌感染可有中性粒细胞浸润和脓性分泌物。

## 三、临床表现

根据病变部位与病因不同，临床表现有以下类型。

### （一）普通感冒

又称“伤风”，或急性鼻炎或上呼吸道卡他。由病毒感染引起。起病较急，以鼻咽部症状为主要表现，如鼻塞、喷嚏、流清水样鼻涕，2 ~3 天后鼻涕变稠，咳嗽，可伴头痛、咽痛、味觉迟钝、流泪、呼吸不畅、声嘶等，有时发生咽鼓管炎致听力减退。严重者有发热、轻度畏寒和头痛等。查体可见鼻腔黏膜充血、水肿，有分泌物，咽部可轻度充血。无并发症者 5 ~7 天痊愈，有并发症者病程迁延。

### （二）急性病毒性咽炎和喉炎

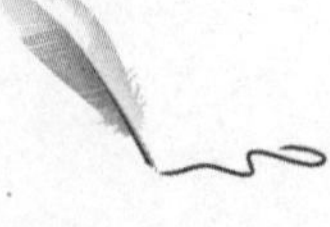

急性病毒性咽炎多由鼻病毒、呼吸道合胞病毒、流感和副流感病毒、腺病毒、肠病毒等引起。以咽痒、咽部灼热感为主要表现，咽痛不明显。咳嗽很少见。急性喉炎多为流感或副流感病毒、腺病毒等引起，表现为声嘶、讲话困难，有时发热、咽痛或咳嗽，且咳嗽时咽喉疼痛加重。查体可见咽部、喉部充血、水肿，咽部有时有灰白色点状渗出物，局部淋巴结轻度肿大、触痛，有时喉部有喘息声。

**（三）急性疱疹性咽峡炎**

由柯萨奇病毒A引起，以咽痛、发热为主，查体可见咽部充血，软腭、腭垂、咽及扁桃体表面有灰白色疱疹及浅表溃疡，周围有红晕。夏季多发，儿童多发，偶见于成人。病程约为7天。

**（四）急性咽结膜炎**

多由腺病毒或柯萨奇病毒等引起。临床以发热、咽痛、畏光、流泪等为主要表现，查体见咽及结膜明显充血。多发于夏季，经游泳传播，儿童多见。病程4~6天。

**（五）急性咽扁桃体炎**

多为溶血性链球菌、肺炎链球菌、葡萄球菌、流感嗜血杆菌等引起。急性起病，咽痛明显，多有畏寒、发热，体温可达39℃以上。查体可见咽部明显充血，扁桃体充血、肿大，表面有黄或白色脓性分泌物。常伴颌下淋巴结肿大、压痛，肺部无异常体征。

## 四、并发症

少数患者可并发急性鼻窦炎、中耳炎、气管-支气管炎、病毒性心肌炎。部分患者继发溶血性链球菌感染可引起风湿热、急性肾小球肾炎等，应予高度重视。

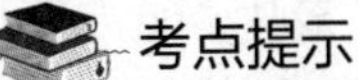

考点提示

青少年鼻塞、流涕、咽痛后1~3周出现腰部不适、血尿、蛋白尿、水肿等，是并发急性肾小球肾炎的典型特征。

## 五、实验室检查

**（一）病原学检查**

病毒类型很多，而明确病毒类型对治疗意义不大，故一般无需明确病原学检查。病情需要时可用免疫荧光法、酶联免疫吸附法、血清学诊断或病毒分离鉴定等确定病毒的类型。对于有细菌感染的，可取呼吸道分泌物行细菌培养以判断细菌类型，同时做药物敏感试验以指导临床用药。

**（二）血液检查**

病毒性感染者，白细胞计数正常或偏低，淋巴细胞比例升高。细菌感染者有白细胞与中性粒细胞计数升高和核左移现象。

## 六、诊断与鉴别诊断

根据病史，结合鼻咽部的症状和体征，血常规和胸部X线检查可做出临床诊断。多数无需病因诊断，少数特殊情况可进行细菌培养和病毒分离，或行病毒血清学检查等确定病原体。同时需与下列疾病鉴别。

**（一）流行性感冒**

由流感病毒引起，传染性强，可大范围流行，起病急，鼻咽部症状较轻，全身症状较重，高热、全身酸痛、眼结膜炎症状明显。取患者鼻腔洗液中黏膜上皮细胞涂片，用免疫荧光标记的流感病毒免疫血清染色，置荧光显微镜下检查，有助于诊断。病毒分离、血清PCR检查病毒，可供鉴别。

**（二）过敏性鼻炎**

急骤起病，常有突发的鼻痒、连续喷嚏、鼻塞、大量清涕，无发热，咳嗽较少。多由

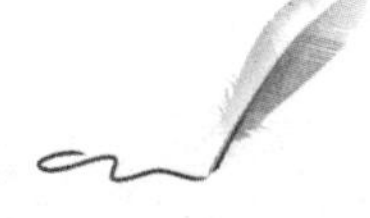

过敏因素引起，也与环境或低温刺激有关。如脱离过敏原，数分钟至 1 ~ 2 小时内症状即消失。检查可见鼻黏膜充血或苍白、水肿，鼻分泌物增多，分泌物涂片可见嗜酸性粒细胞增多，过敏原检测可明确过敏原。

**（三）急性气管 – 支气管炎**

由病毒或细菌感染、理化因素刺激所致，多由上感向下漫延发病；临床以咳嗽、咳痰为主要表现，鼻部症状较轻，血白细胞计数升高，胸部 X 线检查见肺纹理增多、增粗。

**（四）急性传染病前驱症状**

一些病毒感染性疾病如麻疹、脊髓灰质炎、脑炎、肝炎、百日咳、心肌炎等患者在患病初期常有鼻塞、咽痛、头痛等类似症状，应予警惕。如果 1 周内呼吸道症状减轻但又出现新的症状，且在这些病的流行季节，需进行必要的实验室检查，以鉴别确诊。

## 七、治疗

目前没有特效抗病毒药物，治疗以对症处理为主，注意休息、多饮水、戒烟酒，保持室内空气流通和防止继发细菌感染。

**（一）对症治疗**

咽痛者，给予华素片、复方草珊瑚含片、西地碘、银黄含片等。对有急性咳嗽、鼻后滴漏或鼻塞、咽干的患者应给予伪麻黄碱治疗，或麻黄碱滴鼻液滴鼻。头痛发热者，适当加用解热镇痛类药物。咳嗽者视情况适当采用止咳治疗。多种症状并存者，可用复方氨酚黄那敏、感康、复方感冒灵颗粒等。小儿感冒忌用阿司匹林，以防 Reye 综合征。

**（二）抗病毒药物治疗**

有一定效果，利巴韦林和奥司他韦的抗病毒谱较广，对流感病毒、副流感病毒和呼吸道合胞病毒等有较强的抑制作用，早期使用（48 小时内），能缩短病程。

**（三）抗菌药物治疗**

普通感冒无需使用抗菌药物。如有白细胞升高、咽部脓苔、咯黄痰和流鼻涕等细菌感染证据，可经验用药，常用口服青霉素、第一代头孢菌素、大环内酯类或喹诺酮类药物。也可根据病原菌选用敏感的抗菌药物。

**（四）中药治疗**

清热解毒和抗病毒作用的中药可以选用，或根据辨证按风寒、风热给予藿香正气水、银翘解毒片、板蓝根冲剂、小柴胡颗粒中成药等，有助于改善症状，缩短病程。

## 八、预防

急性上呼吸道感染重在预防，隔离传染源能避免相互传染。保持良好的生活习惯，增强体质，避免受凉和过度劳累，是预防上呼吸道感染最好的方法。

**小结**

急性上呼吸道感染是常见病，是鼻、咽、喉的急性炎症总称。多以病毒感染为主，少量由细菌引起或合并存在。以鼻、咽、喉局部症状为主，咳嗽、咳痰症状较轻，肺部多无阳性体征，胸部 X 线检查正常。治疗以对症为主，抗病毒治疗有一定效果，早期使用抗病毒药，能缩短病程，少数要用抗菌药物治疗。

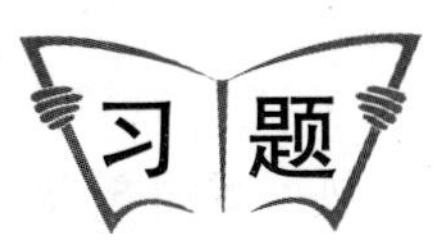


## 一、选择题

**【A1/A2 型题】**

1. 急性上呼吸道感染最主要的病原体是

A. 革兰阴性菌　B. 革兰阳性菌　C. 葡萄球菌
D. 流感嗜血杆菌　E. 病毒

2. 急性上呼吸道感染不包括

A. 急性鼻炎　B. 流行性感冒　C. 急性疱疹性咽峡炎
D. 急性咽扁桃体炎　E. 急性病毒性咽炎

3. 急性上呼吸道感染一般不会出现的并发症是

A. 急性鼻窦炎　B. 中耳炎　C. 病毒性心肌炎
D. 风湿热　E. 支气管肺炎

4. 疱疹性咽峡炎常见的病原体是

A. 腺病毒　B. 柯萨奇病毒　C. 流感病毒
D. 鼻病毒　E. 肠病毒

5. 患者，17 岁，在校学生。鼻塞、流鼻涕、咽痛 5 天，自饮温水、经休息等处理明显好转，最可能的病原体是

A. 病毒　B. 细菌　C. 真菌
D. 衣原体　E. 支原体

6. 患者，男，16 岁，学生。近 2 天来同寝室同学中先后 4 人出现鼻塞、高热、乏力伴肌肉酸痛，最可能的诊断是

A. 普通感冒　B. 流行性感冒　C. 急性咽炎
D. 支气管炎　E. 急性咽扁桃体炎

7. 患者，男，13 岁。腰部不适、水肿 2 天，1 周前曾有鼻塞、流涕、咽痛等症状。最可能的诊断是

A. 急性肾盂肾炎　B. 急性泌尿系感染　C. 急性肾小球肾炎
D. 肾结石　E. 输尿管结石

8. 患者，15 岁。发热、咽痛、畏光、流泪 2 天。患者 2 天前游泳后起病。查体：咽及结膜明显充血，最可能的诊断是

A. 普通感冒　B. 咽结合膜热　C. 支气管炎
D. 肺结核　E. 肺炎

9. 患者，男，18 岁。咽部发痒、有异物感 2 天，声嘶、咳嗽 1 天。查体：喉部水肿，充血，扁桃体可闻及哮鸣音，最可能的诊断是

A. 流感　B. 支气管炎　C. 肺炎
D. 病毒性咽喉炎　E. 肺结核

10. 患者，女，23 岁。咽痛，发热 7 天，右耳疼痛，耳鸣 1 天。最可能的诊断是

A. 普通感冒　B. 流感并发中耳炎
C. 急性咽炎并发中耳炎　D. 支气管炎并中耳炎

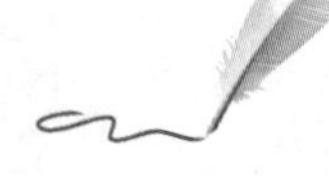

E. 鼻窦炎

## 二、思考题

患者，19 岁，在校学生。畏寒、发热、咽痛 3 天入院。3 天前受凉后出现咽痛、咽干。无明显寒战，体温最高达 39.8℃，发热无明显规律。无明显咳嗽，无咳痰，无气喘，无头痛、呕吐。在家自行服“板蓝根冲剂”等中成药，症状无缓解而来医院。查体：T 38.7℃，R 18 次/分，咽部发红、充血明显，扁桃体Ⅱ度肿大，表面稍红，有黄色点状渗出物，双颌下可触及 2 个黄豆大小淋巴结，活动度好、表面光滑，有压痛，双肺呼吸音清，无啰音。

既往体健。血常规：WBC $15.7\times10^9$/L，N 0.93。胸部 X 线检查心肺未见异常。

请问：

1. 本病最可能的诊断是什么？
2. 诊断依据是什么？
3. 下一步治疗措施是什么？

扫码“练一练”

（董新华）

# 第三节 肺部感染性疾病

## 学习目标

1. **掌握** 肺炎的诊断要点、病情评估、抗生素治疗原则。
2. **熟悉** 不同类型肺炎的临床特点。
3. **了解** 肺炎的定义、病因、发病机制、分类方法。
4. 学会痰液标本的留取方法、拍背排痰手法。
5. 具有识别细菌性肺炎与病毒性肺炎、重症肺炎的能力。

## 案例讨论

［案例］

患者，男，23 岁。咳嗽、咳痰 7 天入院。患者 7 天前受凉后出现咳嗽，阵发性，伴咳少量白色黏液痰，无腥臭味，无痰中带血。在家自服抗感冒药（药名与量不详）无明显效果。精神食欲尚可。查体：T 37.2℃，R 18 次/分。咽无充血，扁桃体不肿大，胸廓正常，双肺呼吸音粗，双下肺可闻及湿啰音。心率 88 次/分，律齐，无杂音。双下肢无水肿。

血常规：WBC $12.8\times10^9$/L，N 0.88，PLT $218\times10^9$/L。胸部 X 线检查示双肺纹理增多增粗，双下肺可见小点状、片絮状模糊阴影，右下肺以片状阴影为主。

［讨论］

1. 该患者可能诊断是什么？
2. 需要和哪些疾病相鉴别？

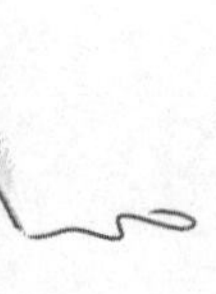

## 【概述】

肺炎（pneumonia）是由多种病原微生物、理化因素、免疫损伤、过敏及药物所致的终末气道、肺泡和肺间质的炎症。以发热、咳嗽、咳痰和（或）呼吸困难为主要表现。细菌性肺炎是最常见的肺炎，也是最常见的感染性疾病之一。

### 一、病因、发病机制和病理

引起肺炎的病因很多，感染性病因是最常见的，感染的微生物包括细菌、真菌、支原体、衣原体、病毒、寄生虫等。细菌性肺炎最常见。

正常人支气管内黏液－纤毛运载系统、肺泡巨噬细胞等细胞防御的完整性使气管隆突以下的呼吸道保持无菌。肺炎发生决定于两个因素，即病原体和宿主因素。如果病原体数量多、毒力强，宿主呼吸道局部或全身免疫防御系统损害，即可发生肺炎。

病原体可通过下列途径引起肺炎：①空气吸入；②上呼吸道定植菌的误吸；③邻近感染部位蔓延；④血行播散。肺炎还可通过误吸胃肠道的定植菌（胃食管反流）引起或通过人工气道吸入环境中的致病菌引起。病原体直接抵达下呼吸道后，滋生繁殖，引起肺泡毛细血管充血、水肿，肺泡内纤维蛋白渗出及细胞浸润。金黄色葡萄球菌、铜绿假单胞菌和肺炎克雷伯杆菌等可引起肺组织的坏死性病变，易形成空洞。其他肺炎治愈后多不遗留瘢痕，肺的结构与功能均可恢复。

### 二、分类

肺炎可按病因、感染来源、解剖部位加以分类。

**（一）按病因分类**

**1. 细菌性肺炎**　最常见，病原体如肺炎链球菌、金黄色葡萄球菌、甲型溶血性链球菌、肺炎克雷伯杆菌、流感嗜血杆菌、铜绿假单胞菌等。

**2. 病毒性肺炎**　病原体如冠状病毒、腺病毒、呼吸道合胞病毒、流感病毒、麻疹病毒、巨细胞病毒、单纯疱疹病毒等。

**3. 真菌性肺炎**　病原体如白念珠菌、曲霉菌、隐球菌、肺孢子菌等。

**4. 非典型病原体所致肺炎**　病原体如军团菌、支原体和衣原体等。

**5. 其他病原体所致肺炎**　病原体如立克次体（如Q热立克次体）、弓形虫（如鼠弓形虫）、寄生虫（如肺吸虫、肺包虫、肺血吸虫）等。

**6. 理化因素所致的肺炎**　如放射性肺炎、化学性肺炎、类脂性肺炎、过敏性肺炎等。

**（二）按感染来源分类**

由于细菌学检查结果滞后，阳性率低，临床上按病因分类较为困难。目前多按肺炎的感染来源分成两类，有利于指导经验治疗。

**1. 社区获得性肺炎（CAP）**　亦称院外肺炎，指在医院外罹患的感染性肺实质炎症，包括具有明确潜伏期的病原体感染而在入院后平均潜伏期内发病的肺炎。常见病原体为肺炎链球菌、支原体、衣原体、流感嗜血杆菌和呼吸道病毒（甲型、乙型流感病毒，腺病毒、呼吸道合胞病毒和副流感病毒）等。

CAP临床诊断标准如下。

（1）社区发病。

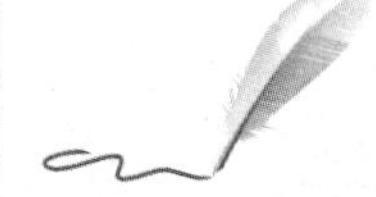

（2）肺炎相关临床表现 ①新近出现的咳嗽、咳痰或原有呼吸道疾病症状加重，并出现脓性痰，伴或不伴胸痛。②发热。③肺实变体征和（或）闻及湿性啰音。④WBC > $10 \times 10^9$/L或 < $4 \times 10^9$/L，伴或不伴中性粒细胞核左移。

（3）胸部X线检查 显示新出现片状、斑片状浸润性阴影，叶或段实变影，磨玻璃影或间质性改变，伴或不伴胸腔积液。

符合（1）、（3）及（2）中任何一项，除外肺结核、肺部肿瘤、非感染性肺间质疾病、肺水肿、肺不张、肺栓塞、肺嗜酸性粒细胞浸润症及肺血管炎等后可做出诊断。

**2. 医院获得性肺炎（HAP）** 又称医院内肺炎，是指患者入院时不存在，也不处于潜伏期，而于入院48小时后在医院（包括老年护理院、康复院等）内发生的肺炎。住院4天内发生的肺炎称早发HAP，多由肺炎链球菌、流感嗜血杆菌、大肠埃希菌等引起。晚发HAP是指在住院5天或5天以后发生的肺炎，由铜绿假单胞菌、不动杆菌、阴沟杆菌、产气杆菌、耐甲氧西林金黄色葡萄球菌等引起，死亡率高。HAP还包括呼吸机相关性肺炎（VAP）和卫生保健相关性肺炎（HCAP）。VAP是HAP中最常见（80%）和最严重的类型，指气管插管或切开（人工气道）机械通气48~72小时后发生的肺炎。HAP临床诊断依据是肺部出现新的或进展的浸润影，且同时有下列两个或以上症状可以诊断为肺炎：①发热超过38℃。②血白细胞增多或减少。③脓性痰。临床表现、实验室检查和影像学检查对HAP的诊断特异性低。社区获得性肺炎和医院获得性肺炎比较见表2-3-1。

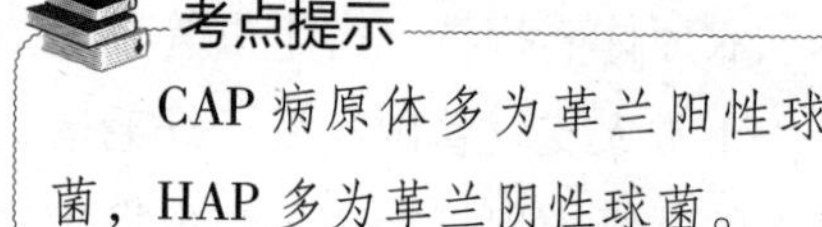


CAP病原体多为革兰阳性球菌，HAP多为革兰阴性球菌。

**表2-3-1 社区获得性肺炎和医院获得性肺炎比较**

| 项目 | CAP | HAP |
| --- | --- | --- |
| 发病时间 | 入院前及入院48小时内 | 入院48小时之后 |
| 病原体 | 多为革兰阳性球菌 | 多为革兰阴性球菌 |
| 患者 | 一般是健康人感染 | 多为年老体弱或有基础病的人 |
| 感染方式 | 空气-飞沫 | 空气-飞沫、误吸、食管反流、自身感染 |
| 临床表现 | 新近出现咳嗽、咯痰、发热，多为肺实变体征、白细胞升高 | 肺部出现的或进展的浸润影，高热（>38℃），脓性气道分泌物 |
| 病变 | 局限 | 散在，多为双肺，下肺最明显 |
| 治疗、疗效 | 相对容易，效果好 | 较困难，细菌多耐药，效果差 |
| 病程 | 较短 | 时间长，迁延 |
| 预后 | 好，常治愈 | 差，死亡率高 |

### （三）按解剖部位分类

**1. 大叶性（肺泡性）肺炎** 肺炎病原体先在肺泡引起炎症，经肺泡间孔扩散，累及部分肺段或整个肺段、肺叶。典型者表现为肺实质炎症，一般不累及支气管。致病菌多为肺炎链球菌。

**2. 小叶性（支气管性）肺炎** 病原体经支气管入侵，引起细支气管、终末细支气管及肺泡的炎症，常继发于支气管炎、支气管扩张、上呼吸道病毒感染以及长期卧床的危重患者。X线显示为沿肺纹理分布的不规则斑片状阴影，边缘密度浅而模糊，无实变征象，肺下叶常受累。

**3. 间质性肺炎**　以肺间质为主的炎症，累及支气管壁以及支气管周围组织等肺间质，有肺泡壁增生及间质水肿。

## 三、临床表现

### （一）常见症状

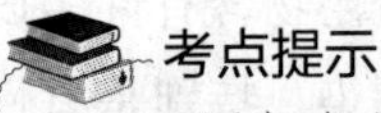

考点提示

不同颜色的痰提示特定的细菌感染。

细菌性肺炎的症状变化较大，与感染的病原菌和患者自身状况有关，主要有发热、咳嗽、咳痰，可有脓性痰或血痰。肺炎链球菌肺炎痰可带血或呈铁锈色，有时可为黏液脓性痰；葡萄球菌肺炎痰为黄脓性，可带血丝或呈粉红色乳状；克雷伯杆菌肺炎多为血和黏液混合痰，部分患者典型为砖红色胶冻样痰；铜绿假单胞菌感染可为黄绿色脓性痰；厌氧菌感染为脓臭痰。肺炎病变范围大者可有呼吸困难、呼吸窘迫。不同肺炎的特点比较见表 2－3－2。

### （二）体征

早期无明显异常。肺实变时有典型体征，如叩诊浊音、语颤增强、支气管呼吸音、湿性啰音等。并发胸腔积液者，患侧胸部叩诊浊音，语颤减弱，呼吸音减弱。重者呼吸频率增快，呼吸困难或发绀。

**表 2－3－2　不同肺炎特点比较**

| | 肺炎链球菌肺炎 | 葡萄球菌肺炎 | 肺炎克雷伯杆菌肺炎 | 肺炎支原体肺炎 |
|---|---|---|---|---|
| 起病缓急 | 急 | 急 | 急 | 缓 |
| 前驱症状 | 病前数日上感史 | 全身关节、肌肉酸痛 | 病前上感症状 | 咽痛、头痛、肌肉痛 |
| 寒战、发热 | 39～40℃（稽留热） | 39～40℃ | 39℃左右 | 38℃左右，偶尔39℃ |
| 咳嗽、咳痰 | 铁锈色痰 | 脓性痰，量多，带血丝 | 红棕色胶冻痰（砖红） | 少量黏痰，阵发刺激性咳嗽 |
| 疾病特点 | 不易形成空洞 | 毒血症状明显 | 特征性砖红色胶冻痰 | 以咳嗽为突出症状 |
| X 线 | 大片炎症浸润影或实变影，支气管充气征，假空洞征 | 肺段或肺叶实变空洞，液气囊腔，肺部阴影易变 | 多样性改变，肺大叶改变，多发性蜂窝状肺脓肿 | 肺部多种形态浸润影，呈节段性分布，多见于肺下野 |
| 诊断依据 | 典型症状＋体征＋胸部 X 线检查 | 毒血症＋咳嗽、脓血痰＋WBC 增高＋胸部 X 线检查 | 老年急性肺炎患者中毒症状＋砖红色痰液 | 临床症状＋胸部 X 线检查＋血清学检查 |
| 确诊依据 | 痰细胞学检查 | 痰细胞学检查 | 痰细胞学检查 | 检出肺炎支原体 |
| 首选药物 | 青霉素 G | 耐青霉素酶的半合成青霉素、头孢菌素 | 氨基糖苷类，第二、三代头孢菌素 | 红霉素、罗红霉素、阿奇霉素 |
| 次选药物 | 氟喹诺酮类、头孢菌素、万古霉素 | 耐甲氧西林金黄色葡萄球菌选用万古霉素、替考拉宁 | 第二、三代头孢菌素 | 氟喹诺酮类、四环素类 |

## 四、诊断

肺炎的诊断包括临床诊断和病原学诊断。并应对肺炎的严重程度进行评估。

### （一）肺炎临床诊断

仔细询问病史，根据临床表现、体格检查、实验室和影像学检查，一般可做出诊断。

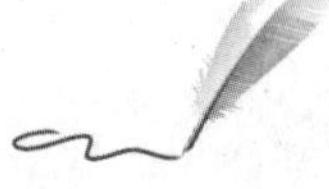

但需与肺结核、肺脓肿、肺栓塞、肺癌等鉴别。

**（二）病原学诊断**

明确病原体对治疗有重要意义。主要通过呼吸道分泌物来进行细菌培养。正常人上呼吸道黏膜表面及其分泌物含有许多微生物，称为正常菌群。常规经口咽部的下呼吸道分泌物或痰很容易受到污染，特别是有慢性支气管炎、支气管扩张、危重病、其他慢性病的患者及老年人，其呼吸道定植菌显著增加，影响痰液中致病菌的分离和判断。应用抗菌药物也可影响细菌培养结果。因此，细菌培养时尽可能在抗菌药物应用前采集，避免污染，采集后 2 小时内送检。

**1. 痰** 痰液标本采集方便，是最常用的下呼吸道病原学标本。因痰易受上呼吸道寄生菌污染，应尽力避免污染。合格痰标本为光镜下每低倍视野鳞状上皮细胞 <10 个，白细胞 >25 个，或鳞状上皮细胞: 白细胞 <1∶2.5。培养细菌浓度 $\geqslant 10^7$ cfu/ml，可认为是致病菌。多次检测，连续两次以上检到同一病原菌，也可认为是致病菌。

**2. 人工气道吸引** 气管插管或气管切开的，可直接吸出下呼吸道的分泌物，受口咽部细菌污染的机会较咳痰少。培养细菌浓度 $\geqslant 10^5$ cfu/ml，可认为是致病菌。

**3. 经纤维支气管镜采样** 包括经支气管镜下直接吸取（培养细菌浓度 $\geqslant 10^5$ cfu/ml）、支气管镜防污染样本毛刷（培养细菌浓度 $\geqslant 10^3$ cfu/ml）、支气管肺泡灌洗（培养细菌浓度 $\geqslant 10^4$ cfu/ml）等。通过这些方法取得的标本可行细菌浓度检测，培养细菌浓度 $\geqslant 10^3$ cfu/ml，可认为是致病菌。

**4. 经皮细针吸检（PFNA）和开胸肺活检** 标本检测的敏感性和特异性很好，但此创伤性检查，容易引起气胸、出血等并发症，多用于对抗菌药物经验性治疗无效或其他检查不能确定者。

**5. 血和胸腔积液培养** 肺炎患者血和痰培养分离到相同细菌，可确定为肺炎的病原菌。胸腔积液培养到的细菌则基本可认为是肺炎的致病菌。只有血培养阳性，则要根据患者情况具体分析。

**6. 尿抗原试验** 包括军团菌尿抗原试验和肺炎链球菌尿抗原试验。

**7. 血清学检查** 主要对支原体、衣原体、嗜肺军团菌等病原体。

随着医学检验技术的进步，病原学诊断方法不断增多。但仍有高达 40% ~50% 的 CAP 不能确定相关病原体，诊断检查都有局限性，病原体检出率低，病原学诊断在时间上滞后使大多数肺部感染抗菌治疗仍以经验性为主。对 HAP、免疫抑制宿主肺炎和对抗感染治疗无反应的重症肺炎，应积极采用各种手段确定病原体，以指导临床抗菌药物治疗。连续监测降钙素原（PCT）水平可作为评估 CAP、HAP 和 VAP 严重程度和预后的指标，可以指导临床抗菌治疗，减少不必要的抗菌药物使用和早期停药。

**（三）严重程度评估**

肺炎诊断成立后，应进行病情严重程度评估，以便决定治疗场所（在门诊、住院或入重症加强护理病房）。肺炎的严重性决定于局部炎症程度、肺部炎症的播散和全身炎症反应程度。

中华医学会呼吸病学分会在《中国成人社区获得性肺炎诊断和治疗指南》（2016 年版）中，对重症社区获得性肺炎提出了明确的诊断标准。

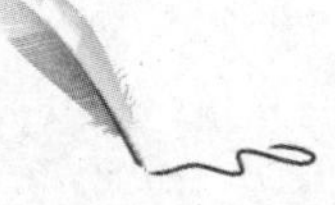

**1. 主要标准**

（1）需要气管插管行机械通气治疗。

（2）脓毒症休克经积极液体复苏后仍需要血管活性药物治疗。

**2. 次要标准**　①呼吸频率≥30 次/分。②氧合指数≤250mmHg。③多肺叶浸润。④意识障碍和（或）定向障碍。⑤血尿素氮≥7.14mmol/L。⑥收缩压＜90mmHg 需要积极的液体复苏。

符合上述 1 项主要标准或≥3 项次要标准者可诊断为重症社区获得性肺炎。需密切观察，积极救治，有条件时收住重症加强护理病房（ICU）治疗。

对于医院获得性肺炎（HAP）和呼吸机相关性肺炎（VAP）符合下列任一标准，可考虑存在高死亡风险，视为危重症患者：①需要气管插管机械通气治疗；②感染性休克经积极液体复苏后仍需要使用血管活性药物治疗。

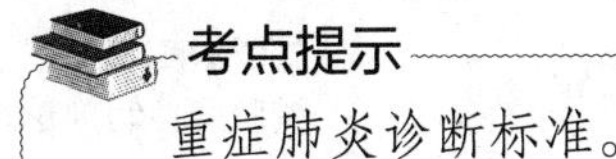


重症肺炎诊断标准。

## 五、鉴别诊断

### （一）肺结核

肺结核多有午后低热、盗汗、乏力等全身中毒症状，可伴体重减轻、失眠、心悸等。胸部 X 线检查见病变多在肺尖或锁骨上下，密度不匀，消散缓慢，且可形成空洞或在肺内播散。痰中可查及结核分枝杆菌。血沉可增快，一般抗菌药物治疗无效。

### （二）急性肺脓肿

其为一种急性肺部化脓性炎症，多由金黄色葡萄球菌、肺炎克雷伯杆菌、部分革兰阴性菌、厌氧菌等引起。早期临床表现与肺炎链球菌肺炎相似。随病程进展，7～10 天后咳出大量脓臭痰。胸部 X 线检查显示脓腔及气液平面，易与肺炎鉴别。

### （三）肺癌

一般无急性感染中毒症状，有时痰中带血丝。若痰中发现癌细胞可以确诊。无合并感染时，血白细胞计数不高，肺癌可伴发阻塞性肺炎，经抗菌药物治疗后炎症消退，肿瘤阴影渐趋明显，或可见肺门淋巴结肿大，有时出现肺不张。若经过抗菌药物治疗后肺部炎症不消散者，或暂时消散后于同一部位再出现肺炎者，特别是吸烟、年龄较大的患者，要进一步作 CT、MRI、支气管镜和痰脱落细胞等检查确诊。

### （四）肺血栓栓塞症

在有血栓性静脉炎、心肺疾病、创伤、手术和肿瘤等深静脉血栓形成的危险因素的情况下容易发病，可出现咯血、胸痛、晕厥，呼吸困难，颈静脉充盈。胸部 X 线检查示区域性肺血管纹理减少，有时可见尖端指向肺门的楔形阴影。D－二聚体、CT 肺动脉造影（CT-PA）、放射性核素肺通气/灌注扫描和 MRI 等检查可确诊。

### （五）非感染性肺部浸润

还需排除非感染性肺部疾病，如肺间质纤维化、肺水肿、肺不张、肺嗜酸性粒细胞增多症和肺血管炎等。

## 六、治疗

抗感染治疗是肺炎治疗的最主要措施，选择合适的抗生素是治疗成功的关键。细菌性

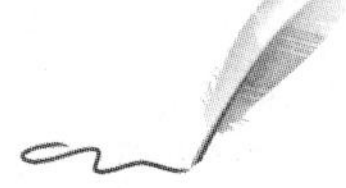

肺炎的治疗包括经验性治疗和针对病原体治疗。经验性治疗是在没有取得患者病原学诊断的情况下，根据本地区或本医院肺炎病原体的流行情况，选择能覆盖病原体的药物，见表2-3-3。针对病原体治疗是指根据细菌培养和药敏试验结果，结合患者身体状况，选择敏感的抗菌药物。

表2-3-3　抗菌药物的经验治疗建议

| 患者状况 | 建议抗菌药物 |
|---|---|
| 青壮年 CAP | 青霉素类（青霉素、阿莫西林等）；大环内酯类；第一、二代头孢菌素<br>氟喹诺酮类（左氧氟沙星、莫西沙星、加替沙星等）；多西环素 |
| 老年人门诊 CAP | 氟喹诺酮类；第二代头孢菌素；第二代头孢菌素联合大环内酯类；β-内酰胺类/β-内酰胺酶抑制剂单用或联合大环内酯类；或厄他培南 |
| 一般住院的 CAP 患者 | 氟喹诺酮类；第二代头孢菌素、联合大环内酯类；β-内酰胺类/β-内酰胺酶抑制剂单用或联合大环内酯类 |
| 住 ICU 的 CAP 患者 | β-内酰胺类联合阿奇霉素或氟喹诺酮类；青霉素过敏者，氨曲南联用氟喹诺酮类 |
| 铜绿假单胞菌可能的 CAP | 用对肺炎链球菌和铜绿假单胞菌都有活性的β-内酰胺类联合环丙沙星或左氧氟沙星；β-内酰胺类联合氨基糖苷类和阿奇霉素；β-内酰胺类同时联合氨基糖苷类和氟喹诺酮类；对青霉素过敏者，用氨曲南替代β-内酰胺类 |
| 一般 HAP | 第二代、三代头孢菌素；β-内酰胺类/β-内酰胺酶抑制剂；氟喹诺酮类；或大环内酯类联合克林霉素 |
| 重症 HAP | 氟喹诺酮类或氨基糖苷类联合抗铜绿假单胞菌β-内酰胺类；或β-内酰胺类/β-内酰胺酶抑制剂（哌拉西林/舒巴坦），或碳青霉烯类；MRSA 感染加用万古霉素、替考拉宁或利奈唑胺 |

肺炎的抗菌药物治疗应尽早进行，一旦怀疑为肺炎，马上给予首剂抗菌药物。病情稳定后静脉用药改为口服治疗。肺炎抗菌药物疗程为7~10天或更长，如体温正常48~72小时，肺炎临床稳定可停用抗菌药物。肺炎临床稳定标准为：①T≤37.8℃；②心率≤100次/分；③呼吸频率≤24次/分；④收缩压≥90mmHg；⑤呼吸室内空气条件下动脉血氧饱和度≥90%或$PaO_2$≥60mmHg；⑥能够口服进食；⑦精神状态正常。

重症肺炎的治疗首选广谱的强力抗菌药物，并应足量、联合用药以降低死亡率。

抗菌药物治疗后48~72小时应对病情进行评价，治疗有效表现为体温下降、症状改善、临床状态稳定、白细胞逐渐降低或恢复正常，而胸部X线检查病灶吸收较迟。如72小时后症状无改善，其原因可能有：①药物未能覆盖致病菌，或细菌耐药。②特殊病原体感染，如结核分枝杆菌、真菌、病毒等。③出现并发症或存在影响疗效的宿主因素（如免疫抑制）。④非感染性疾病误诊为肺炎。⑤药物热。需仔细评估分析，进行必要的检查和相应的处理。

## 【肺炎链球菌肺炎】

肺炎链球菌肺炎是由肺炎链球菌（又称肺炎球菌）所引起的肺炎，约占社区获得性肺炎的50%。以冬季与初春发病多见，青壮年多发，常与呼吸道病毒感染相伴行。通常急骤起病，以高热、寒战、咳嗽、血痰及胸痛为特征。胸部X线检查呈肺段或肺叶急性炎性实变。近年来因抗菌药物的广泛使用，使本病的发病方式、症状及X线表现变得不典型。随着肺炎链球菌耐药性的增加，治疗方案也发生一些变化。

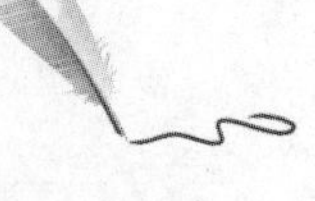

## 一、病因和发病机制

肺炎链球菌为革兰阳性球菌，多成对或短链排列。有荚膜，荚膜中的多糖结构及含量与肺炎链球菌的毒力大小有关。肺炎链球菌可分为86个血清型。成人致病菌多属1～9及12型，以第3型毒力最强，儿童则多为6、14、19及23型。肺炎链球菌可寄居在口腔及鼻咽部，其带菌率常随年龄、季节及免疫状态的变化而不同。机体免疫功能受损时，有毒力的肺炎链球菌入侵人体而致病。

肺炎链球菌不产生毒素，其致病力是由于有高分子多糖体的荚膜对组织的侵袭作用。其不引起原发性组织坏死或形成空洞，但可累及多个肺段或整个肺叶，表现为肺实质炎症，少数可发生菌血症或感染性休克，老年人及婴幼儿的病情尤为严重。易累及胸膜，引起渗出性胸膜炎。

## 二、病理

病理改变分为充血期、红色肝样变期、灰色肝样变期及消散期。表现为肺组织充血水肿，肺泡内浆液渗出及红细胞、白细胞浸润，白细胞吞噬细菌，继而纤维蛋白渗出物溶解、吸收，肺泡重新充气。病变消散后肺组织结构多无损坏，不留纤维瘢痕。个别患者肺泡内纤维蛋白吸收不完全，或有成纤维细胞形成，形成机化性肺炎。

## 三、临床表现

### （一）症状

发病前多有受凉、淋雨、疲劳、醉酒或上呼吸道病毒感染史。急性起病，高热、寒战，全身肌肉酸痛，体温多在数小时内升至39～40℃，高峰在下午或傍晚，有的呈稽留热，脉率随之增速。痰少，可带血或呈铁锈色，有时可为黏液脓性痰，胸膜受累时可出现胸痛，常为刺痛，可放射到肩部或腹部，咳嗽或深呼吸时加重；食欲下降，偶有恶心、呕吐、腹痛或腹泻，易被误诊为急腹症。

### （二）体征

发热时呈急性热病容，面颊绯红，鼻翼扇动，皮肤灼热、干燥，口角及鼻周有单纯疱疹；病变广泛时可出现发绀。有败血症时，皮肤、黏膜有出血点，巩膜黄染。早期肺部无明显异常体征，仅有胸廓呼吸运动幅度减小，叩诊稍浊，听诊可有呼吸音减低及胸膜摩擦音。肺实变时叩诊浊音、触觉语颤增强并可闻及支气管呼吸音。消散期可闻及湿啰音。心率增快，有时心律不齐。较重者可出现肠胀气，炎症累及膈胸膜，出现上腹部压痛。重症感染时可伴休克、急性呼吸窘迫综合征，或出现神志模糊、烦躁、嗜睡、谵妄、昏迷等神经－精神症状。累及脑膜时有颈抵抗，出现病理性反射。

本病自然病程大致为7～14天。抗菌药物起效后体温在1～3天内恢复正常。患者的其他症状与体征亦随之逐渐消失。

## 四、并发症

目前肺炎链球菌肺炎的并发症已很少见。严重败血症或毒血症患者易发生感染性休克，尤其是老年人，表现为血压降低、四肢厥冷、多汗、发绀、心动过速、心律失常等，而高热、胸痛、咳嗽等症状并不突出。另外，可出现胸膜炎、脓胸、心包炎、脑膜炎和关节炎等并发症。

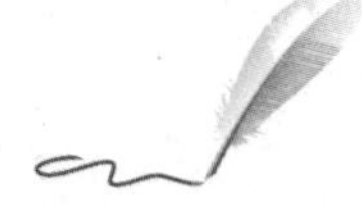

## 五、实验室及其他检查

**1. 血常规** 白细胞计数为（10～20）$\times 10^9$/L，中性粒细胞多在80%以上，并有核左移现象，细胞内可见中毒颗粒。年老体弱、酗酒、免疫功能低下者的白细胞计数可不增高，但中性粒细胞的百分比增高。

**2. 痰液检查** 痰标本在用抗菌药物之前漱口后采集，取深部咳出的脓性或铁锈色痰。可直接涂片作革兰染色及荚膜染色镜检，如发现典型的革兰染色阳性、带荚膜的双球菌或链球菌，即可初步做出病原诊断。痰培养24～48小时可以确定病原体。聚合酶链反应（PCR）检测及荧光标记抗体检测可提高病原学诊断率。

**3. 血或胸腔积液培养** 10%～20%肺炎链球菌肺炎患者合并菌血症，故重症肺炎应做血培养。如合并胸腔积液，应积极抽取积液进行细菌培养。

**4. X线检查** 早期肺纹理增粗或受累的肺段、肺叶稍模糊。随着病情进展，表现为大片炎症浸润阴影或实变影，在实变阴影中可见支气管充气征，肋膈角可因有少量胸腔积液而变钝。消散期X线示炎性浸润逐渐吸收，可有片状区域因吸收较快，呈现“假空洞”征，多数病例在起病3～4周后才完全消散。老年患者肺炎病灶消散较慢，容易出现吸收不完全而导致机化性肺炎。

## 六、诊断

根据患者发病前有受凉、淋雨、疲劳、醉酒或上呼吸道病毒感染史，典型症状、体征，结合血常规、胸部X线等检查，可做出临床诊断。年老体弱、继发于其他疾病或呈灶性肺炎改变者，临床表现常不典型，需认真加以鉴别。血、胸腔积液或痰培养找到肺炎链球菌是确诊本病的主要依据。

## 七、治疗

### （一）一般治疗

卧床休息，多饮温水，少食多餐，给予足够的蛋白质、维生素与热量。但有明显麻痹性肠梗阻或胃扩张者，应暂时禁食、禁饮和进行胃肠减压，直至肠蠕动恢复，此时以静脉补液为主。密切观察体温、呼吸、血压等变化，及早发现休克指征并处理。高热者以物理降温为主，不用阿司匹林或其他解热药，以防过度出汗、脱水、干扰真实热型，导致临床判断错误。胸痛者适当用镇痛药。保持气道通畅。呼吸困难、发绀者吸氧。有神经－精神症状的，酌情用地西泮5mg或水合氯醛1～1.5g，禁用抑制呼吸的镇静药。痰多而黏稠者予化痰祛痰，如氨溴索口服或注射。咳嗽重者适度止咳，如可卡因15mg口服等治疗。

### （二）抗菌药物治疗

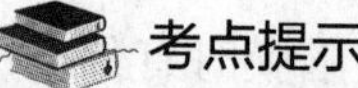
**考点提示**

肺炎链球菌肺炎抗菌药物治疗首选青霉素G。

诊断后应立即给予抗菌药物治疗，不必等待细菌培养结果。首选青霉素G，用药途径及剂量视病情轻重及有无并发症而定。对于成年轻症患者，可用80万U/次，肌内注射，一天3次，或用普鲁卡因青霉素每12小时肌内注射60万U；病情稍重者，宜用青霉素G 240万～480万U/d，分次静脉滴注，每6～8小时1次；重症及并发脑膜炎者，可增至1000万U～3000万U/d，分4次静脉滴注；对青霉素过敏者，及耐青霉素或多重耐药菌株感染者，可用氟喹诺酮类、头孢噻肟或头孢曲松等药物，多重耐药菌株感染者可用万古霉素、替考拉宁等。有细菌培养结果后，视药物敏感情况选用敏感抗

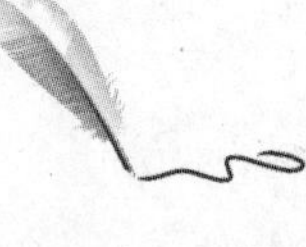

菌药物。抗菌药物的标准疗程常为15天，或体温正常后治疗3天停药。

**（三）并发症的处理**

经抗菌药物治疗后，高热常在1~3天内逐渐下降。若体温降而复升或3天后仍不降者，应考虑为肺炎链球菌的肺外感染，如脓胸、心包炎或关节炎等。持续发热的其他原因，如耐青霉素的肺炎链球菌或混合细菌感染、药物热或有其他疾病。肿瘤或异物阻塞支气管时，经治疗后肺炎虽可消散，但阻塞因素未除，可再次出现阻塞性肺炎。10%~20%肺炎链球菌肺炎伴发胸腔积液，应酌情行胸腔积液检查、培养以确定其性质。若治疗不当，约5%并发脓胸，应积极引流排脓。

## 【葡萄球菌肺炎】

葡萄球菌肺炎（staphylococcal pneumonia）是由葡萄球菌引起的急性肺化脓性炎症。常发生在有糖尿病、血液病或人获得性免疫缺陷综合征（艾滋病）、肝病、支气管肺疾病等有基础疾病者或营养不良、免疫力低下者。儿童患流感或麻疹时也易患此病。急骤起病，高热、寒战、胸痛，脓性痰，早期可出现循环衰竭。X线表现为坏死性肺炎，如肺脓肿、肺气囊肿和脓胸。若治疗不及时或不当，死亡率高。

**（一）病因和发病机制**

葡萄球菌为革兰染色阳性球菌，分为凝固酶阳性的葡萄球菌（主要为金黄色葡萄球菌，简称金葡菌）及凝固酶阴性的葡萄球菌（如表皮葡萄球菌和腐生葡萄球菌等）。葡萄球菌致病物质主要是具有溶血、杀白细胞等作用的毒素与酶，致病力可用血浆凝固酶来测定，阳性者致病力较强。

**（二）病理**

**1. 原发吸入性感染** 当人体免疫防御机制受损时，经呼吸道吸入的或定植于鼻咽部、口咽部的葡萄球菌下行到支气管-肺部繁殖，引起呈大叶性分布或呈广泛的、融合性的支气管肺炎。支气管及肺泡破溃可使气体进入肺间质，并与支气管相通。当坏死组织或脓液阻塞细支气管，形成单向活瓣作用，产生张力性肺气囊肿。浅表的肺气囊肿若张力过高，可溃破形成气胸或脓气胸，并可形成支气管胸膜瘘。

**2. 继发血行播散感染** 疖、痈、毛囊炎、蜂窝织炎、伤口感染等皮肤感染灶中的葡萄球菌可经血循环抵达肺部，引起多处肺实变、化脓及组织破坏，形成单个或多发性肺脓肿。

**（三）临床表现**

**1. 症状** 起病多急骤，寒战、高热，体温多高达39~40℃，可呈稽留热、弛张热或不规则热；胸痛，脓性痰，量多，带血丝或呈脓血状。毒血症状明显，全身肌肉、关节酸痛，体质衰弱，精神萎靡，病情严重者可早期出现周围循环衰竭。院内感染者通常起病较隐袭，体温逐渐上升。老年人症状可不典型。血源性葡萄球菌肺炎常有皮肤伤口、疖、痈和中心静脉导管置入或静脉吸毒史等，咳脓性痰较少见。

**2. 体征** 早期一般无体征，患者体征与严重的中毒症状和呼吸道症状常不平行，可出现两肺散在性湿啰音。病变范围大或融合时可有肺实变体征，出现气胸或脓气胸时有相应体征。血源性葡萄球菌肺炎应注意肺外病灶，静脉吸毒者多有皮肤针口和三尖瓣赘生物，可闻及心脏杂音。

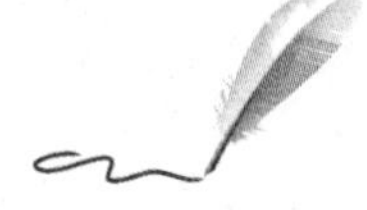

**（四）实验室及其他检查**

**1. 血常规** 血白细胞计数明显升高，中性粒细胞比例增加，有核左移现象。

**2. 细菌培养** 痰或血培养可有葡萄球菌生长。

**3. 胸部X线检查** 胸部X线呈小叶状浸润，常累及双肺，有肺段或肺叶实变，其中有单个或多发的液气囊腔。X线阴影的易变性是葡萄球菌肺炎的另一特征，即一处炎性浸润消失而在另一处出现新的病灶，或很小的单一病灶发展为大片阴影。血源性感染为双侧多发小片状或团状阴影，可迅速进展为伴有液气平面的空洞。靠近胸膜者可出现脓胸或脓气胸。

**（五）诊断**

根据全身毒血症状，咳嗽、咳脓血痰，白细胞计数升高、中性粒细胞比例增加、核左移并有中毒颗粒、X线典型表现，可做出初步诊断。痰、胸腔积液、血和肺穿刺物培养出葡萄球菌可确诊。

**（六）治疗**

金黄色葡萄球菌对青霉素G的耐药率高达90%，对甲氧西林敏感的葡萄球菌（MSSA），可选用甲氧西林、苯唑西林、氯唑西林、第一代头孢菌素（头孢唑林、头孢拉定）等；甲氧西林耐药葡萄球菌（MRSA）感染，用万古霉素（1～2g/d，静滴）、替考拉宁（首日0.8g，静滴，以后0.4g/d）、利奈唑胺（每次600mg，每12小时静注或口服）等，偶有药物热、皮疹、静脉炎等不良反应。临床选择抗菌药物时应尽可能参考细菌培养的药物敏感试验结果。有脓肿的，还应早期清除、引流原发病灶。

## 【其他肺炎】

**（一）病毒性肺炎**

病毒性肺炎（viral pneumonia）是由病毒侵犯肺实质引起的肺部炎症，多为上呼吸道病毒感染向下蔓延所致。多发生于冬春季节，呈暴发或散发流行。近些年来，新的变异病毒或其亚型不断出现，如冠状病毒、禽流感病毒H5N1、H9N2、H7N7等。密切接触的人群或有心肺疾病、免疫功能低下者容易罹患。婴幼儿、老人、原有慢性心肺疾病者或妊娠妇女病情较重，甚至导致死亡。

**1. 病因和发病机制** 引起肺炎的病毒多为甲型流感病毒、乙型流感病毒、腺病毒、副流感病毒、呼吸道合胞病毒和冠状病毒等。呼吸道病毒可通过飞沫与直接接触传播，传播迅速、传播面广。免疫抑制宿主为疱疹病毒和麻疹病毒的易感者；骨髓移植和器官移植受者易患巨细胞病毒和疱疹病毒性肺炎。患者可同时受一种以上病毒感染，病毒侵入细支气管上皮引起细支气管炎。感染可波及肺间质与肺泡而致肺炎。单纯病毒性肺炎多为间质性肺炎，常合并细菌感染，免疫抑制宿主还常继发真菌感染。

**2. 临床表现** 好发于冬春季节，症状各异。一般较轻，起病急，发热、头痛、全身酸痛、倦怠等较突出，常在急性流感症状尚未消退时，出现咳嗽、少痰或咳白色黏液痰、咽痛等呼吸道症状。小儿和老年人易发生重症病毒性肺炎，出现呼吸困难、发绀、嗜睡、精神萎靡，甚至出现休克、心力衰竭和呼吸衰竭等并发症，也可发生急性呼吸窘迫综合征。本病体征常不明显，病情严重者有呼吸浅速、心率增快、发绀、肺部干湿啰音。

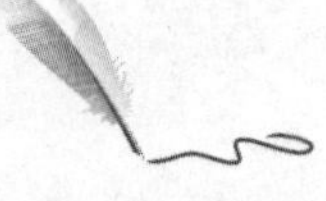

**3. 实验室及其他检查**

（1）血常规　白细胞计数正常、稍高或偏低。继发细菌感染时，白细胞和中性粒细胞比例均可增高。

（2）血沉　一般在正常范围。

（3）痰液检查　痰涂片所见的白细胞以单核细胞居多，痰培养无致病细菌生长。

（4）胸部X线检查　可见肺纹理增多，小片状浸润或广泛浸润，病情严重者显示双肺弥漫性结节性浸润，但大叶实变及胸腔积液者均不多见。

（5）病原体相关检查　病毒分离、病毒血清学检查、病毒抗原检测，找到相应病毒或其对应的抗原或抗体。

**4. 诊断**　依据急性呼吸道感染症状及X线改变，排除由其他病原体引起的肺炎可作出临床诊断。确诊则有赖于病毒分离、血清学检查以及病毒抗原的检测等。血清学检查常用的方法是检测特异性IgG抗体的方法，如补体结合试验、血凝抑制试验、中和试验，但仅能作为回顾性诊断，并无早期诊断价值。

**5. 治疗**

（1）一般治疗　以对症为主，卧床休息，保持室内空气流通，注意隔离消毒，预防交叉感染。给予足量维生素及蛋白质，多饮水及少量多次进软食，酌情静脉输液及吸氧。保持呼吸道通畅，及时消除上呼吸道分泌物等。

（2）抗病毒治疗　目前已证实较有效的病毒抑制药物有：①利巴韦林有广谱抗病毒活性，用于呼吸道合胞病毒、腺病毒、副流感病毒和流感病毒感染。0.8～1.0g/d，分3～4次口服；静脉滴注或肌内注射每日10～15mg/kg，分2次。②阿昔洛韦（无环鸟苷）用于疱疹病毒、水痘病毒感染。对免疫缺陷或应用免疫抑制剂者应尽早应用。每次5mg/kg，静脉滴注，一日3次，连续7天给药。③更昔洛韦主要用于巨细胞病毒感染，每日7.5～15mg/kg,连用10～15天。④金刚烷胺为人工合成胺类药物，有阻止某些病毒进入人体细胞及退热作用，用于流感病毒等感染。成人量每次100mg，晨晚各1次，连用3～5天。⑤阿糖腺苷具有广泛的抗病毒作用。多用于治疗免疫缺陷患者的疱疹病毒与水痘病毒感染，5～15mg/（kg·d），静脉滴注，每10～14天为1疗程。⑥奥司他韦对甲、乙型流感病毒均有很好的作用，每次75mg，每天2次，连用5天。推荐奥司他韦为流感病毒性肺炎的首选用药。

> **考点提示**
> 病毒性肺炎首选奥司他韦。

（3）糖皮质激素　对病毒性肺炎的疗效存在争论，临床医生应根据患者的情况，全面评估利弊，酌情使用。

（4）其他　病毒性肺炎原则上不宜应用抗菌药物预防继发性细菌感染，但明确已合并细菌感染者，应及时选用敏感的抗菌药物。有其他并发症的，要及时对症处理。

**（二）肺炎支原体肺炎**

肺炎支原体肺炎（mycoplasmal pneumonia）是由肺炎支原体（MP）引起的呼吸道及肺的急性炎症改变，常同时有咽炎、支气管炎和肺炎。MP是社区获得性肺炎中非细菌性肺炎的常见病因，支原体肺炎约占非细菌性肺炎的1/3以上，发病季节差异不大，但秋冬季稍多，青年儿童最多见。

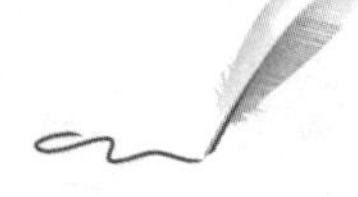

**1. 病因和发病机制**　肺炎支原体是介于细菌和病毒之间，能无细胞培养基独立生活的

最小微生物，兼性厌氧。通过呼吸道传播，健康人吸入空气中患者咳嗽、打喷嚏时喷出的口、鼻分泌物而感染，感染后支原体吸附于宿主呼吸道上皮细胞表面，抑制纤毛活动与破坏上皮细胞，引起咽炎、支气管炎、肺炎。肺炎支原体的致病性可能与患者对病原体或其代谢产物的过敏反应有关。

**2. 临床表现** 潜伏期 2 ~3 周，大多起病缓慢。一般先有鼻塞、流涕、咽痛等上呼吸道感染症状，有时伴乏力、咳嗽、发热、食欲不振、腹泻、头痛、肌痛、耳痛等。咳嗽多为阵发性刺激性呛咳，咳少量黏痰或黏液脓性痰，偶伴有胸骨后疼痛。发热多为中低热，可持续 2 ~3 周，体温恢复正常后可能仍有咳嗽。体格检查可见咽部充血，儿童偶可并发鼓膜炎或中耳炎，颈淋巴结肿大，有时见斑丘疹和多形红斑、口唇疱疹等。胸部体格检查与肺部病变程度不相称，可无明显体征，有时可闻干湿啰音。

**3. 实验室及其他检查**

（1）血常规 白细胞总数常正常，部分稍高，以中性粒细胞为主。

（2）血沉 增快。

（3）支原体相关检查 起病 2 周后，约 2/3 的患者冷凝集试验阳性，滴度大于 1∶32，约半数患者对链球菌 MG 凝集试验阳性，如果滴度逐步升高，更有诊断价值。痰、鼻咽拭子培养分离出肺炎支原体对诊断有决定性意义，但其检出率较低。血清支原体检测 IgM 阳性可确诊，是目前应用较多的诊断方法。

（4）胸部 X 线检查 早期肺纹理增多增粗，或呈网状阴影。随病变进展，肺部呈多种形态的浸润影，呈节段性、斑片状模糊阴影，以肺下野为多见，有的从肺门附近向外伸展。病变常经 3 ~4 周后自行消散。部分患者出现少量胸腔积液。

**4. 诊断** 根据患者刺激性干咳、全身症状轻、有肺炎临床症状，胸部 X 线有明显病灶，而肺部体征少，应临床考虑诊断，血清学支原体检测 IgM 阳性或咽拭子试验培养分离出肺炎支原体可确诊。

肺炎支原体肺炎和病毒性肺炎都属于间质性肺炎，主要临床表现都是剧烈咳嗽，容易混淆。两者鉴别见表 2 -3 -4。

**表 2 -3 -4 肺炎支原体肺炎与病毒性肺炎鉴别**

| | 肺炎支原体肺炎 | 病毒性肺炎 |
|---|---|---|
| 好发季节 | 秋冬季，但季节差异性不大 | 冬春季，可暴发流行，也可散发 |
| 好发人群 | 儿童、青年人 | 儿童、成人 |
| 发病率 | 占所有肺炎的 10%，非细菌性肺炎的 1/3 | 约占住院社区获得性肺炎的 8% |
| 病原体 | 肺炎支原体 | 甲型流感病毒、乙型流感病毒、腺病毒、副流感病毒、冠状病毒 |
| 部位 | 病原体存在于纤毛上皮之间，不侵入实质 | 病毒侵入细支气管上皮引起细支气管炎 |
| 基本病变 | 表现为间质性肺炎 | 表现为间质性肺炎 |
| 前驱症状 | 较缓慢，发热、头痛、乏力、肌痛、耳痛等 | 较急，发热、头痛、全身酸痛、倦怠等 |
| 咳嗽 | 多为阵发性刺激性咳嗽 | 咳嗽、少痰或咳白色黏液痰 |
| 体征 | 不明显，严重症状与轻微体征不相称 | 常无显著体征，严重者肺部干湿啰音 |

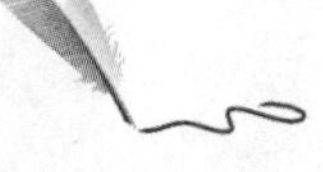

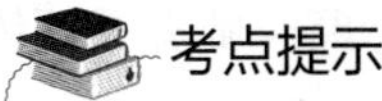


肺炎支原体肺炎治疗首选大环内酯类药物。

**5. 治疗**　一般治疗与细菌性肺炎相同。本病有一定自限性，多数症状轻的病例不经治疗可自愈。早期使用抗菌药物可减轻症状及缩短病程。抗生素疗程一般14~21天。因肺炎支原体无细胞壁，青霉素或头孢菌素类等抗菌药物无效。抗生素首选大环内酯类，如阿奇霉素0.5g/d，红霉素1.0~1.5g/d，罗红霉素等；由于肺炎支原体对大环内酯类抗生素耐药越来越多，成人在用大环内酯类治疗72小时无明显效果时，考虑为大环内酯类抗生素耐药株感染。如无禁忌，可改用氟喹诺酮类如左氧氟沙星、加替沙星和莫西沙星或四环素类治疗。若继发细菌感染，应根据痰病原学检查，选用针对性的抗菌药物治疗。对剧烈呛咳者，应适当给予镇咳药。

**（三）肺炎衣原体肺炎**

肺炎衣原体肺炎（chlamydia pneumonia）是由肺炎衣原体（CP）引起的急性肺部炎症，常累及上下呼吸道，可引起咽炎、喉炎、扁桃体炎，鼻窦炎、中耳炎、支气管炎和肺炎。肺炎衣原体是引起肺炎的第3或4位最常见的致病原，成人肺炎衣原体抗体检出率约为50%。

**1. 病因和发病机制**　肺炎衣原体是专性细胞内细菌样寄生物，属于衣原体科。肺炎衣原体细胞为圆形，革兰染色阴性，原体在细胞外较稳定，适合于细胞外生存，有高度传染性，属感染型。引起人类肺炎的还有鹦鹉热衣原体。肺炎衣原体是一种人类致病原，属于人－人传播，主要是通过呼吸道的飞沫传染，也可能通过污染物传染。年老体弱、营养不良、慢性阻塞性肺疾病（COPD）、免疫功能低下者易被感染。感染后免疫力很弱，易于反复。

**2. 临床表现**　临床表现轻重不一，早期表现为上呼吸道感染症状，与支原体肺炎类似。症状较轻，可有发热（37.5~39.1℃）、寒战、肌痛、咳嗽（干咳为主，可有黄绿色痰），非胸膜炎性胸痛、头痛、不适和乏力等症状，少有咯血。发生咽喉炎者表现为咽喉痛、声音嘶哑。有些患者可表现为双阶段病程，即开始无症状或表现为咽炎，经对症治疗好转，1~3周后又发生肺炎或支气管炎，咳嗽加重。少数患者可无症状。有时伴肺外表现，如中耳炎、关节炎、甲状腺炎、脑炎、格林－巴利综合征等。体格检查肺部偶闻湿啰音，随肺炎病变加重湿啰音可变得明显。

**3. 实验室及其他检查**

（1）血常规　白细胞总数常正常或稍高。

（2）血沉　增快。

（3）衣原体相关检查　可从痰、鼻咽拭子、咽喉分泌物、支气管肺泡灌洗液中直接分离肺炎衣原体。也可用PCR方法对呼吸道标本进行DNA扩增。原发感染者，早期可检测血清IgM，急性期血清标本IgM抗体滴度≥1∶16或急性期和恢复期的双份血清IgM或IgG抗体有4倍以上的升高。再感染者IgG滴度≥1∶512或有4倍增高，恢复期IgM有较大的升高。咽拭子分离出肺炎衣原体是诊断的金标准。

（4）胸部X线检查　表现以单侧、下叶肺泡渗出为主。可有少到中量的胸腔积液，多在疾病的早期出现。常可发展成双侧，表现为肺间质和肺泡渗出混合存在，病变可持续几周。原发感染的患者胸部X线检查表现多为肺泡渗出，再感染者则为肺泡渗出和间质病变混合型。

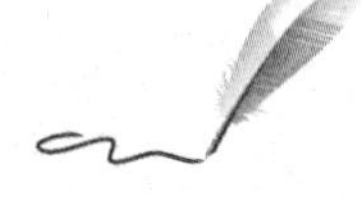

**4. 诊断和鉴别诊断** 肺炎衣原体感染一般症状较轻、缺乏特异的临床表现，确诊主要依据有关病因的特殊实验室检查，如病原体分离和血清学检测。同时结合呼吸道和全身症状、X线检查作综合分析。

**5. 治疗** 肺炎衣原体肺炎首选红霉素，亦可选用四环素、多西环素或克拉霉素，疗程均为14～21天。阿奇霉素0.5g/d，连用5天。氟喹诺酮类也可选用；多西环素、金霉素、土霉素等对衣原体感染也有效。对发热、干咳、头痛等可对症治疗。

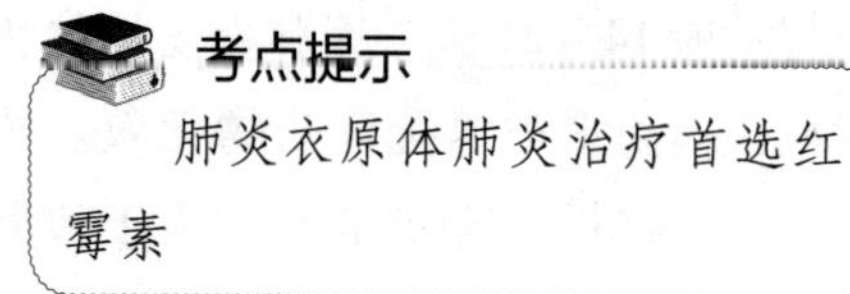


肺炎衣原体肺炎治疗首选红霉素

**（四）真菌性肺炎**

真菌性肺炎是由真菌感染引起的支气管－肺部疾病，是最常见的深部真菌疾病。由于广谱抗生素、激素、免疫抑制剂的使用，人获得性免疫缺陷病毒（HIV）感染增加，真菌性肺炎有增多趋势。包括原发性和继发性肺部真菌感染。真菌孢子等被吸入人肺部引起肺部真菌感染，称为原发性肺部真菌感染。体内其他部位真菌感染经淋巴或血液到肺部引起发病，称继发性肺部真菌感染。

肺部真菌感染可由不同的病原体引起，病理过程可有过敏、化脓性炎症反应或慢性肉芽肿形成。下呼吸道真菌感染，感染的致病菌分致病性真菌与条件致病性真菌两种。临床常见的真菌病原体包括念珠菌、隐球菌、孢子菌等。

**1. 肺念珠菌病** 肺念珠菌病（pulmonary candidiasis）是由白念珠菌或其他念珠菌所引起的急性、亚急性或慢性肺炎。白念珠菌对组织的黏附力很强，其致病力较其他念珠菌更为严重。

肺念珠菌病有两种类型，亦是病程发展中的两个阶段。

（1）念珠菌支气管炎 表现为阵发性刺激性咳嗽，咳大量白泡沫塑料状稀痰，偶带血丝，随着病情进展，痰稠如干糨糊状，气喘、气短，尤以夜间为甚。乏力、盗汗，多不发热。X线仅示双肺中下野纹理增粗。

（2）念珠菌肺炎 多见于免疫功能低下者，表现为畏寒、高热，咳白色泡沫黏痰，有发酵臭味，或呈胶冻状，有时咯血，与细菌性肺炎很相似。胸部X线显示双下肺纹理增多，纤维条索影伴散在的大小不等、形状不一的结节状阴影，呈支气管肺炎表现；或融合的均匀大片浸润性阴影，自肺门向周边扩展，可形成空洞。双肺或多肺叶病变，但肺尖较少受累。

诊断肺念珠菌病，要求连续2次或以上痰培养有念珠菌生长，涂片查见菌丝，或经动物接种证明有致病力。血清念珠菌特异IgE抗体测定有助于诊断，但确诊仍需组织病理学的依据。因为健康人痰中可查见念珠菌，为排除寄生于咽喉部念珠菌污染，留痰标本时必须先用3%过氧化氢溶液含漱数次，弃去前两口痰，取以后的痰标本，立即送培养。或经支气管镜或气管导管吸出液送检。

轻症患者在消除诱因后，病情可好转，病情严重者应及时使用抗真菌药物。氟康唑每日200mg，首剂加倍，病情重者可用400mg/d，甚或更高剂量，每日6～12mg/kg。两性霉素B可用于重症病例，每日0.6～0.7mg/kg，但毒副作用大，临床上应根据患者的状态和真菌药敏结果选用。

**2. 肺曲霉病** 肺曲霉病（pulmonary aspergillosis）指主要由烟曲霉引起的肺炎。该真菌常寄生在上呼吸道，慢性病患者免疫力极度低下时才出现侵袭性曲霉病。曲霉的内毒素使组织坏死，病灶可为浸润性、实变、空洞、支气管周围炎或粟粒状弥漫性病变。

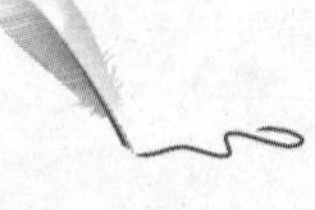

根据2015年标准肺曲霉病临床上主要有五种类型。

（1）纯肺曲菌球 非免疫受损患者，有较少或没有症状，含真菌球单发空洞，具有曲霉菌血清学和微生物学依据（阳性结果），至少观察3个月没有放射影像学的进展。

（2）慢性空洞性肺曲霉病（CCPA） 最常见，单发或多发的肺空洞（薄壁或厚壁），空洞内可包含一个或多个曲菌球或不规则的腔内物质，具有曲霉菌血清学和微生物学依据，并有明显肺部和全身症状，至少观察3个多月有放射影像学进展（新发空洞，空洞外周浸润增加及纤维增生增加）。

（3）慢性纤维化性肺曲霉病（CFPA） 常因未经规范治疗的CCPA发展而来，至少有两个肺叶的严重纤维化破坏，伴肺功能丧失。

（4）曲霉结节 不常见，单发或多个结节（<3cm），有或没有空洞，常出现坏死，但不表现为组织侵袭。易与结核病、肺癌及其他疾病混淆，只能依靠组织学明确诊断。

（5）亚急性侵袭性肺曲霉病（SAIA） 轻度免疫缺陷的侵袭性肺曲霉病患者，发生在1~3个月内，具有可变的影像学特征，包括空洞、结节、有“脓肿形成的进展性实变”。最重要的特征为肺组织发现菌丝，血液GM试验呈强阳性。

**3. 肺孢子菌肺炎** 肺孢子菌又称卡氏肺囊虫（PC），归属于真菌。它引起的肺部感染称为卡氏肺囊虫肺炎（PCP），即肺孢子菌肺炎，是免疫功能低下患者最常见、最严重的机会感染性疾病。主要的感染途径为空气传播和体内潜伏状态PC的激活。潜伏期一般为2周。

PCP患者临床表现差异很大，常表现症状和体征分离现象，即症状重，体征常缺如。少数患者可有数次复发，尤其在艾滋病患者中更为常见。根据临床表现通常分为两型。

（1）流行型或经典型 主要见于早产儿、营养不良儿，年龄多在2~6个月。起病隐匿，进展缓慢。初期大多有拒睡或食欲下降、腹泻、低热，体重减轻等，逐渐出现干咳、气急，进行性加重，出现呼吸困难甚至鼻翼扇动和发绀。有时可发生脾大。病程一般持续3~8周，多因呼吸衰竭而死亡，病死率高达20%~50%。

（2）散发型或现代型 多见于免疫缺陷者，偶见于健康者。器官移植或接受化疗患者并发PCP时进展迅速，而艾滋病患者并发PCP时进展较缓慢。初期表现有食欲不振、体重减轻，继而出现干咳、发热、发绀、呼吸困难，可很快出现呼吸窘迫，未及时发现和治疗，患者病死率高达70%~100%。

实验室检查可见外周血白细胞升高，部分患者减少，分类正常或核左移，嗜酸性粒细胞增加，淋巴细胞绝对值减少。动脉血气分析示低氧血症和呼吸性碱中毒。乳酸脱氢酶明显升高。肺功能潮气量、肺总量和弥散量降低。

胸部X线检查早期典型改变为双侧肺门周围弥漫性渗出，呈网状和小结节状影，然后迅速进展成双侧肺门的蝶状影，呈肺实变，可见支气管充气征。诊断有赖于病原学检查。

治疗上除了对症治疗和基础病治疗之外，主要是病原治疗。可选择复方磺胺甲基异噁唑、羟乙基磺酸喷他脒及三甲曲沙等。

**4. 肺隐球菌病** 肺隐球菌病一般是由吸入环境中的新生隐球菌引起。多发于艾滋病等免疫功能低下者；约20%发生在免疫功能正常的健康人。肺隐球菌病在肺组织内形成单个或多个直径1~8cm肉芽肿结节或肿块，多数在胸膜下，边缘光滑，也可模糊或有小毛刺，常有空洞形成，常误诊为肺结核或肺癌。

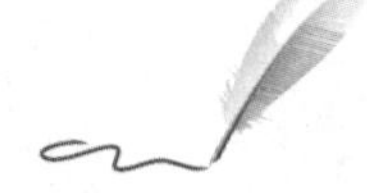

患者症状轻重不一，有的毫无症状。轻者可有发热，干咳，偶有少量咯血，乏力，体重减轻。重者有气急和低氧血症。影像学表现为特征征象胸膜下结节，也可表现为肺炎、多发结节、空洞、肿块样损害。

诊断需要组织学和微生物学依据。合并脑膜炎者脑脊液墨汁染色涂片镜检发现隐球菌有助于诊断。

治疗上可选用氟康唑、伊曲康唑或两性霉素 B。免疫功能正常的肺隐球菌患者，根据症状轻重，一般无症状者疗程 3～6 个月，轻中症状者疗程 6～12 个月，重症者疗程 24 个月。对有免疫抑制患者，治疗巩固期后常需终生治疗。

**小结**

肺部感染性疾病是常见多发病。注意区分 CAP/HAP 的临床特点、诊断要点。对不同病原菌所致的肺炎，应尽可能行病原学检查，并准确判断其严重程度，综合分析，在获取病原学结果前有针对性开展经验性抗菌治疗。病毒性肺炎发生率有逐渐增多趋势，需早期诊断，早期治疗。肺炎支原体肺炎发病率也略有上升；真菌性肺炎在原有慢性疾病患者中常并发存在，要引起重视。

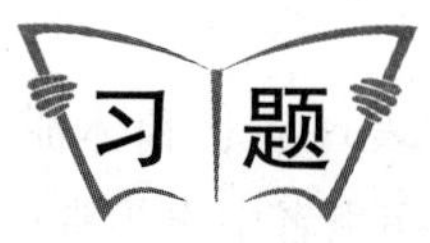


## 一、选择题

**【A1/A2 型题】**

1. 最易引起脓气胸的肺炎是
   A. 金黄色葡萄球菌肺炎　B. 肺炎支原体肺炎　C. 病毒性肺炎　D. 肺炎球菌肺炎　E. 肺炎杆菌肺炎
2. 治疗社区获得性肺炎时，对非典型病原体有效的抗生素是
   A. 青霉素类　B. 头孢菌素类　C. 大环内酯类　D. 氨基糖苷类　E. 万古霉素
3. 健康成人社区获得性肺炎最常见的病原体是
   A. 肺炎支原体　B. 嗜肺军团菌　C. 铜绿假单胞菌　D. 肺炎链球菌　E. 流感嗜血杆菌
4. 肺炎球菌肺炎的典型症状是
   A. 寒战和高热　B. 咳黏液脓性痰　C. 咳铁锈色痰　D. 患侧胸部疼痛　E. 气急和发绀
5. 患者，男，68 岁。高热、咳嗽、咳脓血痰 1 周，糖尿病病史 10 年。查体：T 39.5℃，精神差，双肺底可闻及湿啰音。胸部 X 线检查示双下肺斑片状影，多发小气囊腔。血 WBC 18.2×$10^9$/L，N0.92。该患者可能感染的病原体是

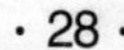

A. 肺炎链球菌　　B. 肺炎克雷伯杆菌　　C. 金黄色葡萄球菌
D. 军团菌　　E. 肺炎支原体

6. 肺部感染选择抗生素时最主要依据是
A. 患者医保类型　　B. 感染的病原体　　C. 体温
D. 感染的部位　　E. 感染的范围

7. 医院内获得性肺炎最可能的病原体是
A. 革兰阴性杆菌　　B. 革兰阳性杆菌　　C. 厌氧菌
D. 肺炎球菌　　E. 支原体

8. 细菌性肺炎最常见的病原菌是
A. 金黄色葡萄球菌　　B. 大肠埃希菌　　C. 肺炎球菌
D. 铜绿假单胞菌　　E. 克雷伯杆菌

9. 患者，男，25 岁。3 日前突起畏寒，高热，咳铁锈色痰，今日胸部 X 线检查提示右下肺高密度阴影。可能的诊断是
A. 葡萄球菌性肺炎　　B. 肺炎球菌性肺炎　　C. 干酪性肺炎
D. 肺脓肿　　E. 军团菌肺炎

10. 医院获得性肺炎中，病原体进入肺组织引起肺炎最主要的途径是
A. 污染空气吸入　　B. 胃食管反流物误吸
C. 血源性播散　　D. 口咽部分泌物吸入
E. 飞沫（气溶胶）吸入

11. 患者，男，21 岁。受凉后起病，寒战、发热、咳嗽 4 天。查体：T 39.5℃，急性热病容，右肺呼吸音减弱，语音共振增强。胸部 X 检查片示右下肺大片状模糊阴影。该患者最可能的诊断是
A. 肺炎链球菌肺炎　　B. 金黄色葡萄球菌肺炎
C. 肺炎支原体肺炎　　D. 肺炎克雷伯杆菌肺炎
E. 结核性胸膜炎

12. 患者，男，67 岁。寒战、发热、咳脓痰 2 天。7 天前有冠周炎。查体：T 39.4℃，右下肺可闻及湿啰音。胸部 X 线检查示右下肺大片状浓密模糊阴影，血 WBC $20.3\times10^9$/L，N0.96。该患者感染的病原菌最可能是
A. 肺炎链球菌　　B. 表皮葡萄球菌　　C. 金黄色葡萄球菌
D. 肺炎克雷伯杆菌　　E. 厌氧菌

13. 对 MRSA 引起的肺炎，首选抗生素是
A. 青霉素 G　　B. 头孢唑林　　C. 苯唑西林
D. 头孢呋辛　　E. 万古霉素

**【A3/A4 型题】**

（14 ~ 17 题共用备选答案）
A. 肺炎克雷伯杆菌　　B. 铜绿假单胞菌
C. 大肠埃希菌　　D. 金黄色葡萄球菌
E. 流感嗜血杆菌

14. 上述病原体中，最常见于社区获得性肺炎的是

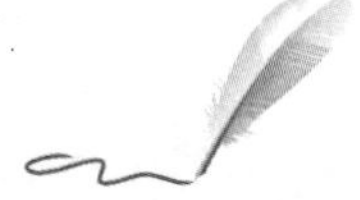

15. 上述病原体中，血浆凝固酶检查呈阳性的是

16. 患者，男，59 岁。“流感”后出现高热、咳嗽、黄痰伴痰中带血。胸部 X 线检查示右下肺大片状影，其内可见多个圆形透亮区。最可能感染的病原体是

17. 患者，男，68 岁。慢性阻塞性肺炎患者。“上感”后出现高热、咳嗽、脓痰伴痰中带血。胸部 X 线检查示右上肺大片状影，其内可见多个圆形透亮区，叶间裂略下移。最可能感染的病原体是

### 二、思考题

患者，男，88 岁。寒战、高热、咳嗽、咳痰 2 天，咳砖红色黏稠脓性痰，有时呈胶冻状。此时，其最可能得的是什么病原菌感染？

扫码“练一练”

（董新华）

## 第四节　肺 脓 肿

**学习目标**

1. **掌握**　肺脓肿的临床表现、诊断标准。
2. **熟悉**　肺脓肿的治疗原则。
3. **了解**　肺脓肿的病因和发病机制。
4. 学会肺脓肿与大叶性肺炎、空洞性肺结核的鉴别。
5. 具有预防肺脓肿常识及指导居民进行肺脓肿健康宣教的能力。

**案例讨论**

［案例］

患者，男，65 岁。间断牙痛 3 个月，畏寒、发热、咳嗽 5 天入院。近 3 个月来患者间断出现右侧牙痛，以进食咬食物时为重，尚能忍受，未作治疗。5 天前受凉后起出现畏寒，无明显寒战，发热，咳嗽，少量白黏痰，自认为“感冒”，在家服用“复方感冒颗粒”等，症状逐渐加重，痰量增多，呈淡黄色脓性，遂来医院。查体：T 39.2℃，R 22 次/分，P 96 次/分。神清，精神差，咽稍红，右第二下磨牙龋齿，窝沟有明显龋洞，龋洞大而深，探痛明显，周边牙龈红肿，有少量淡黄色分泌物。双肺呼吸音粗，无啰音。血常规：WBC $18.2\times10^9$/L，N 0.96。肺 CT 示双下肺多发性小片状模糊影，右下后基底段有一 18mm×20mm 浓密的球形病灶，未见空洞与液平面。

［讨论］

1. 最可能的诊断是什么？
2. 下一步怎样处理？

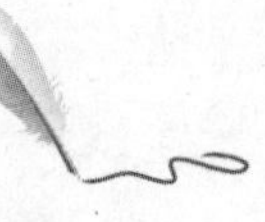

肺脓肿（lung abscess）是由多种病原菌引起的肺组织化脓性炎症，肺组织坏死形成脓腔。临床上以高热、咳嗽和咳大量脓臭痰为特征。胸部 X 线检查显示单发或多发的空洞伴有气液平面。如有多个直径 <2cm 的空洞则称为坏死性肺炎。现在抗菌药物广泛使用，发病率已明显降低。

## 一、病因和发病机制

病原体常为上呼吸道、口腔的定植菌，包括需氧菌、厌氧菌和兼性厌氧菌。90% 肺脓肿患者合并有厌氧菌感染，毒力较强的厌氧菌在部分患者可单独致病。常见的其他病原体包括金黄色葡萄球菌、化脓性链球菌、肺炎克雷伯杆菌和铜绿假单胞菌。大肠埃希菌和流感嗜血杆菌也可引起坏死性肺炎。根据感染途径，肺脓肿可分为以下类型。

### （一）吸入性肺脓肿

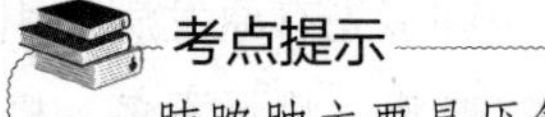
考点提示

肺脓肿主要是厌氧菌感染。

正常情况下，吸入物经气道黏液－纤毛运载系统、咳嗽反射和肺巨噬细胞可迅速清除。在麻醉、醉酒、药物过量、癫痫、脑血管意外，或昏迷、熟睡时，由于受寒、极度疲劳等诱因，全身免疫力与气道防御清除功能降低，病原体经口、鼻、咽吸入致病。此外，还可由于鼻窦炎、牙槽脓肿等脓性分泌物被吸入致病。病原体多为厌氧菌。脓肿常为单发，其部位与支气管解剖和体位有关。由于右主支气管陡直，管径粗大，吸入物易进入右肺。坐位时好发于下叶后基底段；仰卧位时，好发于上叶后段或下叶背段；右侧卧位时，则好发于右上叶前段或后段。

### （二）继发性肺脓肿

金黄色葡萄球菌、铜绿假单胞菌和肺炎克雷伯杆菌等引起的细菌性肺炎，支气管扩张、支气管囊肿、支气管肺癌、肺结核空洞等继发感染可导致继发性肺脓肿。肺部邻近器官化脓性病变，如膈下脓肿、肾周围脓肿、脊柱脓肿或食管穿孔等波及到肺也可引起肺脓肿。阿米巴肝脓肿也可穿破膈肌至肺下叶，形成阿米巴肺脓肿（多见于右下肺）。支气管异物阻塞是小儿肺脓肿的重要原因。

### （三）血源性肺脓肿

皮肤外伤感染、疖、痈、腹腔感染、盆腔感染等其他部位的感染所致的脓毒血症，菌栓经血行播散到肺，引起小血管栓塞、炎症和坏死而形成肺脓肿。静脉吸毒者如有右心细菌性心内膜炎，三尖瓣赘生物脱落阻塞肺小血管形成肺脓肿，常为两肺外野的多发性脓肿。致病菌以金黄色葡萄球菌、表皮葡萄球菌及链球菌为常见。

## 二、病理

感染物阻塞细支气管，小血管炎性栓塞，致病菌繁殖引起肺组织化脓性炎症、坏死，形成肺脓肿。脓肿破溃后液化的脓液顺支气管流出，脓肿处形成有气液平面的脓腔，空洞壁表面常见残留坏死组织。靠近胸膜可形成脓胸、脓气胸或支气管胸膜瘘，也可发生局限性纤维蛋白性胸膜炎，发生胸膜粘连。经有效治疗肺脓肿可完全吸收或仅剩少量纤维瘢痕。治疗不彻底或支气管引流不畅，导致大量坏死组织残留脓腔，炎症迁延 3 个月以上，称为慢性肺脓肿。病理表现为大量坏死组织残留脓腔，脓腔壁成纤维细胞增生，肉芽组织使脓腔壁增厚，并可累及周围细支气管，致其变形或扩张。

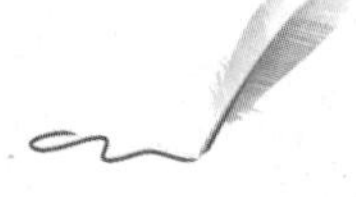

## 三、临床表现

### （一）症状

急性起病，畏寒、高热，体温达39～40℃，呈现弛张热，伴咳嗽、咳黏液痰或黏液脓性痰。有精神不振、全身乏力、食欲减退等症状。炎症累及壁层胸膜或肺脓肿破溃到胸膜腔，可出现胸痛、气急，出现脓气胸。部分患者缓慢发病，仅有一般的呼吸道感染症状。病变范围大时可出现气促或呼吸困难。如感染不能及时控制，可在发病的10～14天，突然咳出大量脓臭痰及坏死组织，每日可达300～500ml，静置后可分成3层。一般在咳出大量脓痰后，体温明显下降，全身毒性症状随之减轻，数周内一般情况逐渐恢复正常。大约1/3患者有不同程度的咯血，偶有中、大量咯血而突然窒息致死。

血源性肺脓肿多先有原发病灶引起的畏寒、高热等全身脓毒症的表现。经数日或数周后才出现咳嗽、咳痰，痰量不多，极少咯血。

慢性肺脓肿患者常有咳嗽、咳脓痰、反复发热和咯血，持续数周到数月。可有贫血、消瘦等慢性中毒症状。

### （二）体征

肺部体征与肺脓肿的大小和部位有关。初发时肺部可无阳性体征，或患侧可闻及湿啰音；随病变发展，可出现肺实变体征，可闻及支气管呼吸音；肺脓腔增大时，可出现空瓮音；病变累及胸膜可闻及胸膜摩擦音或出现胸腔积液体征。慢性肺脓肿常有杵状指（趾）。血源性肺脓肿大多无阳性体征。

## 四、实验室及其他检查

**1. 血液检查** 急性肺脓肿血白细胞总数达（20～30）×$10^9$/L，中性粒细胞在90%以上，明显核左移，常有毒性颗粒。慢性患者的血白细胞可稍升高或正常，红细胞和血红蛋白减少。血沉、C－反应蛋白等根据病情轻重不同而有不同程度的升高。

**2. 细菌学检查** 痰涂片革兰染色，痰、胸腔积液、血培养（包括需氧和厌氧培养）及药敏试验，有助于确定病原体和选择有效的抗菌药物。尤其是胸腔积液和血培养阳性时对病原体的诊断价值更大。

**3. 影像学检查** 吸入性肺脓肿早期X线表现为一个或数个肺段的大片浓密模糊浸润阴影，边缘不清，或为团片状浓密阴影。肺组织坏死、肺脓肿形成后，脓液经支气管排出，脓腔出现圆形透亮区及气液平面，其四周被浓密炎症浸润所环绕。脓腔内壁光整或略有不规则。经脓液引流和抗菌药物治疗后，肺脓肿周围炎症先吸收，逐渐缩小至脓腔消失，最后仅残留纤维条索阴影。

血源性肺脓肿，在一侧或两侧肺边缘呈多发小片状阴影或边缘整齐的球形病灶，中央有薄壁小脓腔和气液平面，阴影变化大。炎症吸收后，可出现局灶性纤维化或小气囊后遗阴影。CT表现为浓密的球形病灶，其中有液化，或呈类圆形厚壁空洞，内可见液平面，空洞内壁多不规则，周围有炎性渗出影。

慢性肺脓肿脓腔壁增厚，内壁不规则，有时呈多房性，周围有纤维组织增生及邻近胸膜增厚，肺叶收缩，纵隔可向患侧移位。并发脓胸时，患侧胸部呈大片浓密阴影。若伴发气胸可见气液平面。结合侧位胸片或肺CT检查可明确肺脓肿的部位及范围大小。

**4. 支气管镜检查** 可通过支气管镜吸痰留取痰液标本行需氧和厌氧菌培养，如有气道

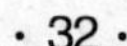

内异物，可取出异物使气道引流通畅。疑为肿瘤阻塞，则可活检以明确病因。另外，还可通过纤维支气管镜插入导管，接近或进入脓腔，吸引脓液、冲洗支气管及注入抗菌药物，促进脓腔愈合。

## 五、诊断与鉴别诊断

**1. 诊断要点**

（1）发病前常见诱因，如口腔手术、昏迷呕吐或异物吸入等，或有皮肤创伤感染、疖、痈等化脓性病灶。

（2）突发畏寒、高热、咳嗽和咳大量脓臭痰。

（3）血白细胞总数及中性粒细胞显著增高。

（4）X 线示浓密的炎性阴影中有空腔、气液平面，或多发性小片状、结节状阴影。

（5）痰、血培养包括厌氧菌培养，对确定病因、指导用药有重要价值。

（6）排除其他疾病。

**2. 鉴别诊断**

（1）细菌性肺炎　早期肺脓肿在症状和胸部 X 线片表现上与细菌性肺炎很相似。随着病情进展，两者鉴别不难。肺炎链球菌肺炎多伴有口唇疱疹、铁锈色痰而无大量脓臭痰，X 线胸片实变或呈片状淡薄炎症病变，边缘模糊，没有空洞形成。当用抗菌药物治疗后仍高热不退，咳嗽、咳痰加剧并咳出大量脓痰时应考虑为肺脓肿。

（2）空洞性肺结核继发感染　可有发热、咳嗽、咳痰，X 线表现与肺脓肿相似，但肺结核是一种慢性病，起病缓慢，病程长，有午后低热、乏力、盗汗，食欲减退、长期咳嗽或有反复咯血等。X 线胸片显示空洞壁较厚，一般无气液平面，空洞周围炎性病变较少，常伴有条索、斑点及结节状病灶，或肺内其他部位的结核播散灶，痰中可找到结核分枝杆菌。合并肺部感染时，可出现急性感染症状和咳大量脓臭痰，痰中难以找到结核杆菌，一时很难鉴别，应详细询问病史，先按急性肺脓肿治疗，控制急性感染后，胸片可显示纤维空洞及周围多形性的结核病变，反复复查痰结核分枝杆菌可阳转。

（3）支气管肺癌　支气管肺癌阻塞支气管常引起远端肺化脓性感染形成脓肿，或癌性空洞继发感染，与肺脓肿很相似。肺癌一般 X 线胸片示空洞壁较厚，多呈偏心空洞，残留的肿瘤组织使内壁凹凸不平，空洞周围有少许炎症浸润，肺门淋巴结可有肿大，故不难与肺脓肿区分。特别对 40 岁以上出现肺同一部位反复感染，且抗菌药物疗效差的患者，要考虑支气管肺癌引起阻塞性肺炎的可能，应送痰液找癌细胞和纤维支气管镜检查，以明确诊断。

（4）肺囊肿继发感染　肺囊肿继发感染时，囊肿内可见气液平，周围炎症反应轻，无明显中毒症状和脓痰。如有以往的胸部 X 线检查作对照，更容易鉴别。

## 六、治疗

急性肺脓肿的治疗原则是积极抗菌药物治疗和脓液充分引流。

**（一）一般治疗**

急性期有明显中毒症状的，应卧床休息，加强支持治疗，保证足够的热量、营养等，注意水、电解质和酸碱平衡。有缺氧表现者，给予吸氧。发热者给予物理降温，咳嗽较重者，适当镇咳，痰多的用药物或物理方法等综合祛痰。

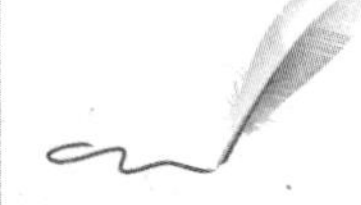

**（二）抗菌药物治疗**

应尽早做病原学检查、药敏试验，并根据药敏结果选择敏感的抗生素。在没有药敏结果前，经验选用抗生素。吸入性肺脓肿多合并厌氧菌感染，一般均对青霉素、林可霉素、克林霉素和甲硝唑敏感，但脆弱拟杆菌对青霉素不敏感。可根据病情严重程度决定青霉素用量，轻者160万～240万U/d，病情严重者可用800万～1200万U/d，分2～4次静脉滴注，以提高坏死组织中的药物浓度。一般在治疗3～10天内体温降至正常，中毒症状减轻，可改为肌注。或用林可霉素1.8～3.0g/d，分次静脉滴注，或克林霉素0.6～1.8g/d，分2～3次静脉滴注，然后序贯改口服。或甲硝唑0.4g，每日3次口服或静脉滴注。如为革兰阴性杆菌，则可选用第二代或第三代头孢菌素、氟喹诺酮类，可联用氨基糖苷类抗菌药物。血源性肺脓肿多为葡萄球菌和链球菌感染，可选用耐β－内酰胺酶的青霉素或头孢菌素。如为耐甲氧西林的葡萄球菌，应选用万古霉素或替考拉宁。如为阿米巴原虫感染，则用甲硝唑治疗。

抗菌药物疗程为8～12周，直至胸部X线检查脓腔和炎症消失，或仅有少量的残留纤维化。在全身用药的同时，可根据病情，选择气管内滴药、支气管镜下局部用药等，可提高疗效，缩短疗程。

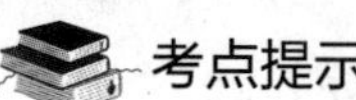


肺脓肿抗菌疗程为8～12周。

**（三）脓液引流**

是提高疗效的有效措施。对支气管通畅，身体状况较好者可采取体位引流排痰，引流的体位应使脓肿处于最高位，每日2～3次，每次10～15分钟。对痰黏稠不易咳出者可用祛痰药或雾化吸入生理盐水、祛痰药或支气管舒张剂以利痰液引流。同时可用拍背排痰或体外振动排痰仪辅助排痰。对脓液较多、身体虚弱者，体位引流要谨慎，严防脓多引起窒息的可能。大咯血时不宜体位引流。经支气管镜冲洗及吸引也是引流的有效方法。对近胸壁脓肿或脓胸，尽早抽脓或置管冲洗、引流。

**（四）手术治疗**

手术指征：①肺脓肿病程超过3个月，经内科治疗脓腔不缩小，或脓腔过大（5cm以上）估计不易闭合者。②大咯血经内科治疗无效或危及生命。③伴有支气管胸膜瘘或脓胸经抽吸、引流和冲洗疗效不佳者。④支气管阻塞疑为肺癌者。病情重不能耐受手术者，可经胸壁插入导管到脓腔进行引流。同时术前应评价患者一般情况和肺功能。

## 七、预防

注意个人卫生，特别是口腔卫生，防止上气道等慢性感染，如龋齿、化脓性扁桃体炎、鼻窦炎、牙龈脓肿等的治疗。口腔和胸腹手术前应注意保持口腔清洁，手术中注意清除口腔、上呼吸道血块和分泌物，鼓励患者咳嗽，及时取出呼吸道异物，保持呼吸道引流通畅。预防各种可能导致误吸的因素。合并肺炎应及时使用抗菌药物治疗。

**小结**

肺脓肿是由多种病原菌引起的肺组织化脓性炎症，依其侵袭途径可分为吸入性、继发性和血源性肺脓肿，厌氧菌为主要病原菌。临床以高热、咳嗽、咯大量脓痰为特征。治疗除一般治疗外，应根据病原菌进行抗菌治疗和脓液引流，抗菌治疗要全疗程、足量，疗程为8～12周。

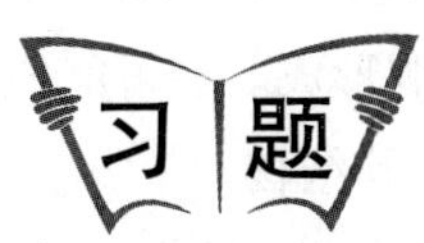


## 一、选择题

**【A1/A2 型题】**

1. 诊断肺脓肿最有价值的症状是

A. 高热　　B. 咳嗽　　C. 气急

D. 胸痛　　E. 咳大量脓臭痰

2. 下列不符合肺脓肿的 X 线检查表现的是

A. 常见多个大小不一脓腔

B. 急性期的脓腔内壁可光整

C. 早期为大片浓密模糊浸润影

D. 可出现在数个肺段或分布在两侧肺野

E. 治疗后，先脓腔缩小，后周围严重消失

3. 肺脓肿的临床特点，下列不正确的是

A. 最常见的病原菌为金黄色葡萄球菌

B. 多数肺脓肿的感染对青霉素治疗敏感

C. 多数病例为急性起病

D. 并非所有的肺脓肿患者都能在肺部发现异常体征

E. 自口及鼻吸入病原体是发病的主要原因

4. 治疗急性肺脓肿停用抗生素的指征是

A. 临床症状消失

B. 体征恢复正常

C. 胸部 X 线检查示脓肿液平消失

D. X 线检查示空洞和炎症消失

E. 已用抗生素 8 周

5. 不是肺脓肿手术指征的是

A. 急性肺脓肿　　B. 反复大咯血

C. 支气管胸膜瘘　　D. 合并支气管扩张者

E. 内科积极治疗无效的慢性肺脓肿

6. 血源性肺脓肿最常见的病原菌是

A. 克雷伯杆菌　　B. 产气杆菌　　C. 肺炎杆菌

D. 金黄色葡萄球菌　　E. 链球菌

7. 患者，男，56 岁。有吸烟史。咳嗽 2 个月伴痰中血丝，10 天前出现发热，咳大量脓痰。胸部 X 线检查示右下肺偏心空洞，有液平面。除考虑肺脓肿外，首先应鉴别的疾病为

A. 支气管扩张　　B. 支气管肺癌　　C. 支气管囊肿

D. 肺结核　　E. 慢性支气管炎急性发作

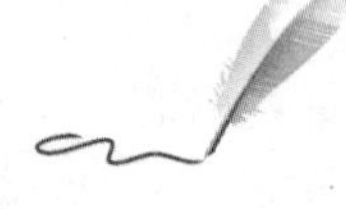

8. 患者，16 岁。寒战、高热、咳嗽 4 天。6 天前曾划伤右拇指并化脓感染，经治疗后

愈合。听诊双肺可闻及湿啰音。血常规：WBC 16.8 $\times 10^9$/L，N 0.96。胸部 X 线检查示两肺多发性块状密度增高影，部分有空洞形成。最可能的诊断是

A. 病毒性肺炎　　B. 肺结核　　C. 肺囊肿继发感染

D. 肺脓肿　　E. 真菌性肺炎

9. 患者，男，40 岁。1 周来咳嗽、寒战、高热，最高体温 40℃。患者半个月前颈部皮肤疖肿，血常规：WBC 15.5 $\times 10^9$/L，N 0.93。经阿莫西林抗感染治疗后体温稍下降，胸部 X 线检查逐渐出现 2 ~ 3cm 边缘模糊的类圆形阴影，其内可见空洞。下列检查对明确诊断意义最大的是

A. 痰涂片革兰染色　　B. 支气管镜

C. 动脉血气分析　　D. 胸部 CT

E. 血培养

10. 某患者诊断为吸入性肺脓肿，经足量、多种抗生素治疗 4 个月，仍有发热，咳脓痰，胸片示空洞壁增厚，周围有明显纤维条索影。进一步治疗应选择

A. 更换广谱抗生素 + 甲硝唑

B. 体位引流 + 气管内滴入抗生素

C. 手术切除

D. 纤维支气管镜吸脓引流及局部注药

E. 局部穿刺，脓肿腔内注药

11. 患者，女，46 岁。平素健康，突然发冷发热，咳嗽，用青霉素热不退。10 天后咳大量脓臭痰。诊断可能为

A. 肺结核　　B. 支气管扩张症

C. 肺炎球菌肺炎　　D. 急性肺脓肿

E. 支气管胸膜瘘

12. 患者，女，19 岁。患剥脱性皮炎，皮肤瘙痒。近 1 周来寒战、高热、咳嗽、咯血痰，呼吸急促。查体：两肺散在湿啰音，左下皮肤有破口结痂。胸部 X 线片示双肺外侧散在小片状阴影。WBC 33 $\times 10^9$/L，N 0.92。最可能的诊断是

A. 血源性肺脓肿　　B. 血行播散型肺结核

C. 细叶性肺炎　　D. 转移性肺癌

E. 肺结节病

**【A3/A4 型题】**

（13 ~ 14 题共用题干）

患者，男，43 岁。发热、咳脓痰 1 周。胸部 X 线片示右下叶背段浸润阴影。用头孢呋辛治疗体温稍下降，但痰量增多，为脓血痰，有臭味。1 周后复查，胸部 X 线片示大片浸润阴影中出现空洞。

13. 治疗中需加用的药物是

A. 阿米卡星　　B. 左氧氟沙星　　C. 甲硝唑

D. 红霉素　　E. 万古霉素

14. 治疗 2 周后，患者临床症状明显改善。胸部 X 线片示空洞缩小。抗感染的总疗程应为

A. 8～12周　B. 6～8周　C. 3～6周
D. 2～4周　E. 7～10周

（15～16题共用题干）

患者，男，42岁，幼年患麻疹后反复咳嗽，迁延不愈，常咳脓痰伴咯血。近1周咳嗽加重，咳大量脓性臭痰，伴高热、气急就诊。痰涂片见革兰阳性菌和阴性菌。痰培养有需氧革兰阴性杆菌生长。

15. 为明确诊断，下列首选的检查是
A. 肺功能　B. 气管镜　C. 肺组织病理
D. HRCT　E. 支气管造影

16. 感染的病原体可能为
A. 需氧革兰阴性杆菌　B. 需氧革兰阴性杆菌＋厌氧菌
C. 革兰阴性杆菌＋真菌　D. 革兰阳性菌
E. 厌氧菌

（17～18题共用题干）

患者，男性，56岁。吸烟20年，4天前饮酒后出现发热，体温39.5℃，伴咳嗽、咳少量黄痰，自服“头孢呋辛”无效，昨日咳出大量脓痰，自觉臭味，体温降至37.6℃。

17. 最可能的诊断是
A. COPD　B. 支气管扩张症　C. 肺脓肿
D. 金黄色葡萄球菌肺炎　E. 吸入性肺炎

18. 最可能的致病原因为
A. 长期吸烟病史　B. 金黄色葡萄球菌
C. 厌氧菌　D. 真菌
E. 异物吸入

## 二、思考题

患者，65岁。发热、咳嗽、咳痰13天入院。患者受凉后出现发热，体温最高达39.5℃，伴畏寒，无寒战。咳嗽、咳痰，为大量黄色黏稠脓性痰，有时有腥臭味，无痰中带血，无鼻塞、流涕、咽痛，无头痛、头晕，无明显胸痛、胸闷，无呼吸困难。在当地医院就诊，诊断为“肺炎”，给予“头孢呋辛”及“左氧氟沙星”治疗，无明显疗效。为进一步治疗来本院住院。

既往史：3岁时患“气管炎”，此后常于受凉后咳嗽、咳黄痰，曾有咯血，抗感染治疗症状缓解，未系统检查及治疗。否认肝炎、结核病等传染病病史，否认外伤、手术及输血史，预防接种史不详。

查体：T 39.5℃，P 96次/分，R 24次/分，BP 130/70mmHg。发育正常，营养欠佳，神清合作。皮肤黏膜无黄染，无皮下出血、皮疹，无肝掌及蜘蛛痣，全身浅表淋巴结无肿大。口唇无发绀，咽部无充血，扁桃体无肿大。颈软，颈静脉无怒张，气管居中，甲状腺无肿大。胸廓对称，胸骨无压痛，右肺呼吸动度减弱，右下肺触觉语颤减弱且叩诊呈浊音，右下肺呼吸音减弱，右下肺可闻及中水泡音，左肺底闻及少许湿啰音。心前区无隆起，心率96次/分，心律齐，心音低钝，剑突下心音强于心尖区心音，各瓣膜听诊区未闻及杂音。

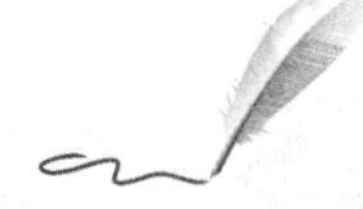

腹平软，腹壁静脉无曲张，无压痛、反跳痛，肝脾肋下未触及，无异常包块。墨菲征阴性。肝肾区无叩击痛，移动性浊音阴性。肠鸣音正常。

血常规：WBC $14.5\times10^9$/L，NEU 88.5%，LYM 7.2%，Hb 122g/L。心电图示窦性心律，电轴不偏。

请问：

1. 本病的临床诊断及诊断依据是什么？
2. 要与哪些疾病相鉴别？
3. 还要做哪些检查？
4. 请制订治疗方案。

（董新华）

扫码“练一练”

扫码“学一学”

# 第五节 支气管扩张症

**学习目标**

1. **掌握** 支气管扩张症的临床表现和诊断依据。
2. **熟悉** 支气管扩张症的并发症和治疗。
3. **了解** 支气管扩张症的病因和发病机制。
4. 学会运用实验室检查对支气管扩张症患者进行诊断和鉴别诊断。
5. 具有对支气管扩张症患者进行健康教育和救治大咯血的能力。

**案例讨论**

［案例］

患者，男，54岁。反复咳嗽，咳大量黄绿色脓痰40余年，近10年间断咯血。幼年有“麻疹”病史。此次受凉后咳嗽、咳痰加重，伴痰中带血。查体：杵状指，左肺下叶可闻及局限性湿啰音。

［讨论］

1. 该患者的初步诊断是什么？
2. 需进一步完善哪些化验检查？下一步治疗原则是什么？

支气管扩张症（bronchiectasis）是支气管壁肌肉和弹力支撑组织破坏所致的支气管不可逆性扩张，主要表现为慢性咳嗽、咳大量脓痰和（或）反复咯血。主要病因为感染、理化、免疫等因素对气道的慢性损伤，婴幼儿时期多有麻疹、迁延不愈的肺感染等。随着医疗条件改善和麻疹、百日咳等免疫接种的普及，支气管扩张症发病率明显下降。

## 一、病因和发病机制

支气管扩张症的病因复杂，主要病因是支气管－肺组织感染、支气管阻塞。两种病因

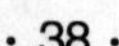

相互影响，促使支气管扩张症的发生和发展。另外，支气管外部纤维的牵拉、先天发育缺陷及遗传因素也可以引起支气管扩张症。

**1. 支气管－肺组织感染和支气管阻塞**　婴幼儿时期，支气管－肺组织反复感染是支气管扩张症最常见的原因，其中感染的持续刺激和支气管阻塞导致气道损害进行性加重，出现支气管壁的各层组织破坏，尤其是平滑肌纤维和弹力纤维被损害，最终引起支气管的扩张变形。

**2. 气道疾病**　慢性阻塞性肺疾病、支气管哮喘等慢性气道炎症疾病可同时伴有支气管扩张。

**3. 支气管先天性发育障碍和遗传因素**　支气管先天发育障碍，如巨大气管－支气管症、Kartagener 综合征、软骨缺陷（Williams－Campbell）等；与遗传、免疫有关的肺囊性纤维化、纤毛运动障碍和严重的 $\alpha_1$－抗胰蛋白酶缺乏等。

## 二、病理

支气管扩张症多是位于段或亚段支气管管壁的破坏和炎性改变。扩张的支气管包括三种类型，即柱状扩张、囊状扩张和不规则扩张。由于左下叶支气管细长且位置低，受心脏血管压迫，感染时易发生引流不畅，因此左下叶最多见。左舌叶支气管开口与左下叶背段支气管开口相邻，故左下叶和舌叶支气管常同时扩张。右中叶支气管细长，周围有内外前三组淋巴结围绕，易使右中叶支气管受挤压引流不畅，当反复感染发作时也可引起支气管扩张。肺结核时纤维组织增生、牵拉造成支气管扭曲变形和引流不畅，最终引起支气管扩张症。因此，肺结核好发部位（上叶尖段、后段及其分支）也是支气管扩张症的常见部位。

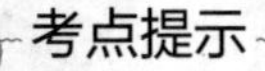
**考点提示**

支气管扩张症的好发部位是左下肺和舌叶支气管。

## 三、临床表现

### （一）症状

一般幼年有麻疹、百日咳或反复呼吸道感染的病史，此后有反复发作的呼吸道感染，随病情加重后出现典型症状，即慢性咳嗽、咳大量脓性痰和反复咯血。

**1. 慢性咳嗽、咳大量脓痰**　每日痰量可达 100～400ml，排痰与体位改变有关。急性感染发作时可出现发热、胸痛、喘息等，脓痰量每日可达数百毫升，痰液呈黄绿色，有臭味。

**2. 反复咯血**　50%～70%的患者有程度不等的咯血，从痰中带血至大量咯血，咯血量与病情严重程度、病变范围有时不一致。部分患者以反复咯血为唯一症状，临床上称为干性支气管扩张症，其病变多位于引流良好的上叶支气管。

**3. 反复肺部感染**　特点是同一肺段反复发生肺炎并迁延不愈。这是由于扩张的支气管清除分泌物的功能丧失，引流差所致。

**4. 慢性感染中毒症状**　包括发热、乏力、食欲减退、消瘦、贫血等，儿童可影响发育。

### （二）体征

早期或干性支气管扩张症可无异常肺部体征，随着病情加重或继发感染时常可闻及在患侧胸背部固定而持久的局限性湿啰音，气道狭窄时可闻及哮鸣音，慢性患者可伴有杵状指（趾）。出现肺纤维化、肺气肿、肺心病等并发症时有相应体征。

**考点提示**

患侧胸背部固定而持久的局限性湿啰音，是支气管扩张症最典型的听诊特点。

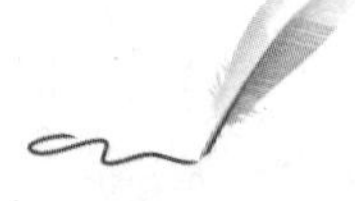

## 四、实验室及其他检查

**1. 血液学检查** 血常规中白细胞和中性粒细胞计数、血沉、C－反应蛋白可反映疾病活动性和感染的情况。当细菌感染时，上述指标可升高。

**2. 痰液检查** 留取深部痰标本进行常规检查，痰培养联合药敏试验，可指导抗生素使用。

**3. 胸部影像学检查** 胸部X线检查时，早期可无明显异常或仅有肺纹理增多、增浓，随病情进展出现沿支气管分布的卷发状阴影，甚至有气液平面，提示支气管囊状扩张（图2－5－1）。胸部高分辨CT诊断支气管扩张敏感性高，可见柱状扩张的支气管管壁增厚，表现为分支状的"双轨征"或者同板型肺动脉形成"印戒征"；静脉曲张型扩张其管壁厚薄不均，呈"串珠状"；囊状扩张的支气管呈串状或簇囊状改变，可见气液平面（图2－5－2）。

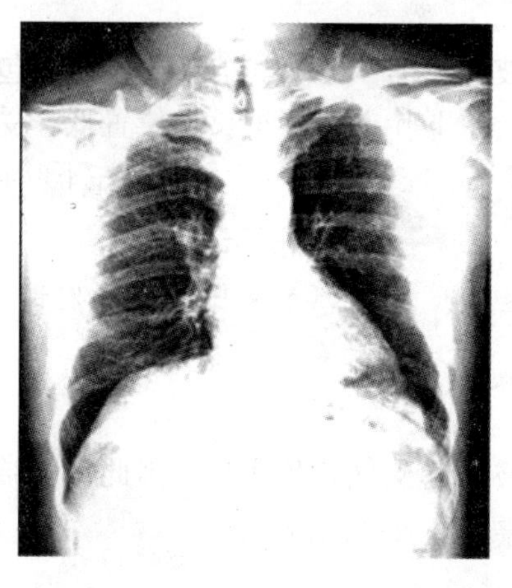

图2－5－1 支气管扩张症X线表现

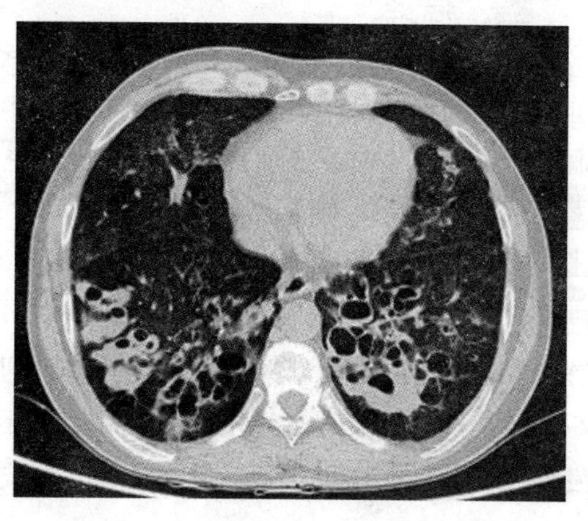

图2－5－2 支气管扩张症CT表现

**4. 其他检查** 支气管镜可明确支气管扩张部位并针对性治疗。痰液细菌学检查可指导抗生素治疗，炎症指标可明确急性加重及判断感染程度。肺功能测定可以评估病变严重程度及对肺通气功能损害，随病情加重可出现通气血流比例失调及弥散功能障碍。

> **考点提示**
> 双轨征是支气管柱状扩张的典型X线表现；卷发样阴影是支气管囊状扩张的典型X线变现。

## 五、诊断与鉴别诊断

### （一）诊断

对于具有典型临床症状的患者（慢性咳嗽、咳大量脓痰、反复咯血），追问幼儿时期有严重气道感染病史，查体听到肺部固定而持久的局限性湿啰音，胸部X线或者高分辨CT示支持支气管扩张症的影像学改变，即可做出诊断。

### （二）鉴别诊断

**1. 慢性支气管炎** 多发生在中年以上的患者，有吸烟史，在气候多变的冬、春季节，咳嗽、咳痰明显，多为少量白色黏液痰。急性发作时可出现痰量增多及脓性痰，但无反复咯血史。听诊双肺可闻及散在干湿啰音。

**2. 肺脓肿** 起病急，有高热、咳嗽、大量脓臭痰。X线检查可见局部浓密炎症阴影，内有气液平面。急性肺脓肿经有效抗生素治疗后，炎症可完全吸收消退。若为慢性肺脓肿，则以往多有急性肺脓肿的病史。

**3. 肺结核**　常有低热、盗汗、乏力、消瘦等结核毒性症状，干湿啰音多位于上肺局部，胸部X线检查和痰结核菌检查可做出诊断。

**4. 先天性肺囊肿**　幼年起病，症状类似支气管扩张，X线检查可见多个边界纤细的圆形或椭圆形阴影，壁较薄，周围组织无炎症浸润。胸部CT检查和支气管造影有助于诊断。

**5. 弥漫性泛细支气管炎**　慢性咳嗽、咳痰，活动时有呼吸困难，常伴有慢性鼻窦炎，胸部X线片和胸部CT显示弥漫分布的小结节影，大环内酯类抗生素治疗有效。

## 六、治疗

充分引流痰液的基础上，积极抗感染治疗，如病灶局限可考虑手术治疗。

### （一）一般治疗

注意休息，加强营养，预防呼吸道感染。

### （二）控制感染

控制感染是治疗支气管扩张症的关键。当患者出现痰量及其脓性成分增加、发热等急性感染征象时需应用抗生素。开始依据经验使用抗生素，后可根据痰培养指导抗生素应用。针对铜绿假单胞菌感染者，可根据病情严重程度选择口服或静脉输注喹诺酮类、氨基糖苷类或第三代头孢菌素；对于怀疑厌氧菌感染者，可加用甲硝唑、替硝唑。对于慢性咯脓痰需长疗程治疗者，可间断并轮换使用抗生素。

### （三）清除气道分泌物

**1. 体位引流**　根据病变部位采用不同体位，使病患位于高处，引流支气管开口朝下，利于痰液排出，可结合胸腔叩击及震荡、辅助性排痰等。如痰液引流困难，可用支气管镜吸痰。

**2. 祛痰剂**　氨溴索片300mg/次，口服，一日3次，饭后服。溴己新，8mg/次，口服，一日3次。

**3. 支气管舒张剂**　对伴有气道高反应及可逆性气流受限的患者常有明显疗效。常用沙丁胺醇100～200mg吸入，3～4次/天；异丙托溴铵40～80μg吸入，4次/天。

### （四）咯血治疗

少量咯血可口服卡巴克络、云南白药等药物止血，并安慰患者消除紧张，卧床休息。大量咯血必须积极抢救，预防窒息，使患者采取头低脚高患侧卧位，迅速排出口腔和气道内积血，必要时可行气管插管。大量咯血药物治疗首选垂体后叶素，高血压、冠状动脉粥样硬化性心脏病、心力衰竭患者和孕妇禁用。如内科治疗无效，可采用支气管动脉栓塞术或手术治疗。

## 七、预防

针对支气管扩张症患者，及早识别支气管扩张急性加重的高危人群，进而给予早期预防指导，如应用肺炎球菌疫苗和流感病毒疫苗。吸烟患者应予以戒烟。

## 八、预后

取决于支气管扩张症的范围和有无并发症。支气管扩张症范围局限者，积极治疗可很少影响生命质量和寿命。支气管扩张症范围广泛者易损害肺功能，甚至发展成呼吸衰竭，引起死亡。大咯血也可严重影响预后。

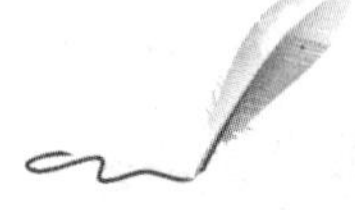

## 小 结

支气管扩张症是支气管壁肌肉和弹力支撑组织破坏所致的支气管不可逆性扩张，好发于左下肺和舌叶支气管。支气管－肺组织感染和支气管阻塞是支气管扩张症的主要病因。临床上表现为慢性咳嗽、咳大量脓痰，部分患者可出现反复咯血和肺部感染。查体可闻及固定、持久而局限的粗湿啰音。典型的胸部影像学特点在胸部X线片上表现为双轨征（柱状扩张）和卷发样改变（囊状扩张）；胸部CT显示管壁增厚的柱状扩张或成串成簇的囊状改变，是确诊支气管扩张症的首选检查。在急性期，控制感染是主要措施，针对常见致病菌，包括铜绿假单胞菌、厌氧菌。当大咯血危及患者生命时，可考虑手术治疗。

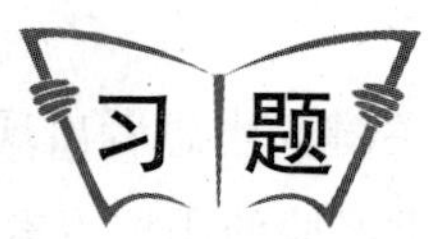


### 一、选择题

**【A3/A4 型题】**

（1～4 题共用题干）

患者，42 岁。反复咳嗽，咳大量黄绿色脓痰 10 余年，加重 72 小时入院。幼年有麻疹病史。查体：杵状指，左肺下叶可闻及局限性湿啰音。胸部 X 线片示左肺下叶纹理增粗、紊乱，可见沿支气管分布的卷发征，局部有气液平面。

1. 对于该患者首先考虑的诊断是

A. 支气管肺炎　B. 慢性支气管炎急性发作　C. 支气管肺癌
D. 支气管扩张症　E. 肺结核

2. 如患者发生大咯血，首选治疗药物是

A. 云南白药　B. 凝血酶　C. 鱼精蛋白
D. 垂体加压素　E. 氨甲环酸

3. 支气管扩张症最常见致病菌为

A. 肺炎链球菌　B. 支原体　C. 铜绿假单胞菌
D. 鲍曼不动杆菌　E. 病毒

4. 支气管扩张症最常见的部位是

A. 左肺上叶　B. 右肺中叶　C. 左肺下叶　D. 右肺下叶　E. 右肺上叶

### 二、思考题

患者，54 岁。因反复咳嗽，咳大量黄绿色脓痰 20 余年，加重伴痰中带血 48 小时入院。幼年有麻疹病史。查体：杵状指，右肺下叶可闻及局限性湿啰音。胸部 X 线片示右肺下叶纹理增粗、紊乱，可见沿支气管分布的卷发征，局部有气液平面。

请问：

1. 该患者的初步诊断是什么？
2. 下一步治疗计划是什么？

扫码“练一练”

（王　雷）

扫码“学一学”

# 第六节　支气管哮喘

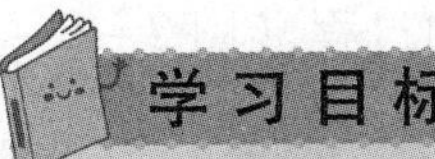

1. **掌握**　支气管哮喘的临床表现和诊断标准。
2. **熟悉**　支气管哮喘的病情分级和治疗。
3. **了解**　支气管哮喘的病因和发病机制。
4. 学会运用支气管激发试验、变应原检测等特殊检查对支气管哮喘进行诊断和鉴别诊断。
5. 具有熟练进行病史采集并针对患者进行健康教育的能力。

**案例讨论**

**［案例］**

患者，男，35岁。发作性喘息20余年，多于接触刺激性气味及受凉后发作。此次打扫地下室后出现喘息发作，伴刺激性干咳，夜间明显。既往对尘螨过敏，其母有哮喘病史。查体：双肺呼吸音粗，满布哮鸣音。

**［讨论］**

1. 结合上述病例，该患者初步诊断是什么，为什么？
2. 该患者下一步完善何种检查，需同哪些疾病鉴别？
3. 该患者该如何治疗？

支气管哮喘（bronchial asthma，简称哮喘）是引起气道反应性增高且合并可逆性气流受限的慢性炎症，是由多种细胞（包括嗜酸性粒细胞、肥大细胞、T淋巴细胞、中性粒细胞）和细胞组分参与引起的。临床表现为反复发作的喘息、气促和呼吸困难伴（或不伴）咳嗽，常在夜间或凌晨发生或加重，可自行或通过治疗后缓解。

支气管哮喘是最常见的慢性呼吸系统疾病之一，全世界约有3亿患者，发病率在世界范围呈增高趋势。我国约有3000万患者，以儿童及少年多见，青壮年患病率下降，老年人患病率有增高趋势。

## 一、病因和发病机制

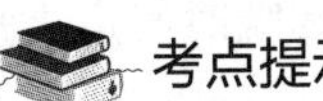
考点提示

支气管哮喘是引起气道反应性增高的慢性气道炎症，且合并可逆的气流受限。

### （一）病因

哮喘的病因还不十分清楚，但普遍认为哮喘是一种具有多基因遗传倾向的疾病，发病有家族聚集现象。许多流行病学研究表明，哮喘患者亲属患病率高于群体患病率。目前已鉴定了多种哮喘易感基因位点，但哮喘易感基因只有相对重要性，该类人群是否发病同变应原密切相关。变应原中以尘螨、真菌、花粉等最常见，其他

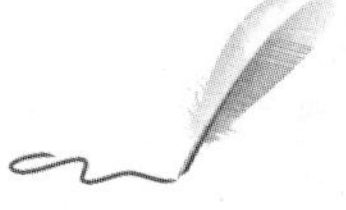

的包括职业接触、药物（阿司匹林、普萘洛尔等）及食物（鱼虾、奶蛋制品、坚果类）等。另外气候变化、运动、妊娠等非变应原因素也可能是哮喘的促发因素。

**（二）发病机制**

哮喘发病机制复杂，是免疫－炎症反应和神经调节机制相互作用的过程（图2－6－1）。

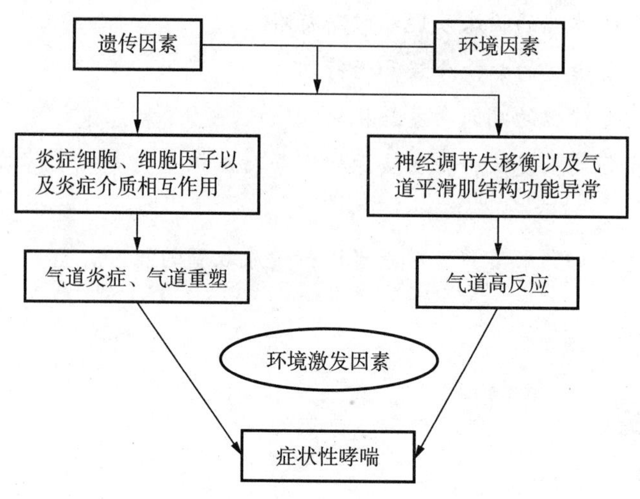


**图2－6－1　支气管哮喘发病机制示意图**

**1. 免疫－炎症机制**　在功能上分为抗体介导的和细胞介导的免疫过程，免疫反应的关键步骤是T细胞被抗原激活。

（1）气道炎症形成机制　当变异原初次进入体内，可激活T细胞，使辅助性T细胞（Th）转化为Th2细胞，产生多种细胞因子，包括白介素－4、白介素－5、白介素－13等，可以进一步激活B淋巴细胞产生特异性IgE，并结合于肥大细胞和嗜碱性粒细胞等细胞表面的IgE受体。当变异原再次进入体内时，与结合在细胞表面的IgE交联，使该细胞合成并释放炎症介质，导致气道平滑肌收缩、黏液分泌增加、血管通透性增高和炎症细胞浸润等。炎症细胞又可分泌多种介质，使气道病变加重，炎症浸润增加，产生哮喘的临床症状。根据变应原吸入后哮喘发生的时间，可分为速发型哮喘反应（IAR）、迟发型哮喘反应（LAR）和双相型哮喘反应（OAR）。

（2）气道高反应性　是指气道对正常不引起或仅引起轻度应答反应的刺激物出现过度的气道收缩反应，常有家族倾向，受遗传因素的影响。气道高反应性是哮喘患者的重要特征之一，气道炎症是导致气道高反应性最重要的机制。

（3）气道重塑　哮喘时气道上皮细胞正常修复机制受损，继而导致气道重塑，是难治性哮喘的重要发病机制。

**2. 神经调节机制**　神经因素是哮喘发病的重要环节。支气管受自主神经支配，包括胆碱能神经、肾上腺素能神经和非肾上腺素非胆碱能（NANC）肺内感觉神经系统。支气管哮喘与β－肾上腺素受体功能低下和迷走神经张力亢进有关，并可能存在有α－肾上腺素能神经的反应性增加。NANC能释放舒张支气管平滑肌的神经介质如血管活性肠肽（VIP）、一氧化氮（NO）及收缩支气管平滑肌的介质如P物质、神经激肽，两者平衡失调，则可引起支气管平滑肌收缩。

## 二、病理

气道炎症和重塑是哮喘基本病理改变。起病早期可无或很少发生器质性改变。随着疾病发展，可出现支气管黏膜肿胀、充血，分泌物增多，气道内炎症细胞浸润，气道平滑肌痉挛等。若反复发作，支气管可出现慢性炎症改变，表现为柱状上皮细胞纤毛倒伏、脱落，上皮细胞坏死，黏膜上皮层杯状细胞增多，黏液蛋白增多等病理改变，此时大量炎症细胞浸润支气管黏膜层，导致支气管平滑肌肌层肥厚，气道上皮细胞纤维化、基底膜增厚等，导致气道重构。

## 三、临床表现

### （一）症状

典型的哮喘发作为反复发作性的呼气性呼吸困难伴（或不伴）有喘鸣音。往往同接触变应原或接触刺激性气体、感染、运动等有关。起病急骤，可以有鼻塞、打喷嚏、流涕等前驱症状，开始表现为喘息、气急或咳嗽，严重时可出现呼吸困难，多伴有气道哮鸣音，严重时可迅速出现呼吸困难，经治疗或可自行缓解。部分患者症状不典型，可以表现为反复胸闷或者咳嗽。以咳嗽作为唯一或主要症状者称为咳嗽变异型哮喘，以胸闷作为唯一或主要症状者称为胸闷变异型哮喘。

### （二）体征

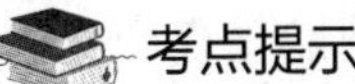

考点提示

哮喘的典型症状为发作性伴有哮鸣音的呼气性呼吸困难。

疾病缓解期可无任何症状，随病情进展可出现肺部过度充气，表现为胸廓饱满、叩诊过清音、听诊呼吸音减弱。急性发作时有散在或广泛的哮鸣音，呼气相为主，伴有呼气相延长，病情加重时哮鸣音响度增强；部分危重症患者由于气流严重受限，反而出现呼吸音低下，哮鸣音消失，临床上称为“沉默肺”，预示病情危重，猝死风险高。心率增快、奇脉、胸腹矛盾运动和发绀也常出现在严重哮喘患者中。

## 四、实验室及其他检查

**1. 血液检查**　可有嗜酸性粒细胞增高，白细胞、红细胞、血小板可无异常变化。

**2. 痰液检查**　可见较多嗜酸性粒细胞，可发现 Curschman 螺旋体（黏液管型）。

**3. 变应原监测**　皮肤点刺试验和体外特异性 IgE 监测，有助于测定异质性过敏原。

**4. 影像学检查**　早期缓解期可无异常表现，随病情加重可见明显肺过度充气表现，包括肺透亮度增高，膈肌低平等（图 2－6－2）。急性发作期应注意有无感染、肺不张、气胸等并发症。

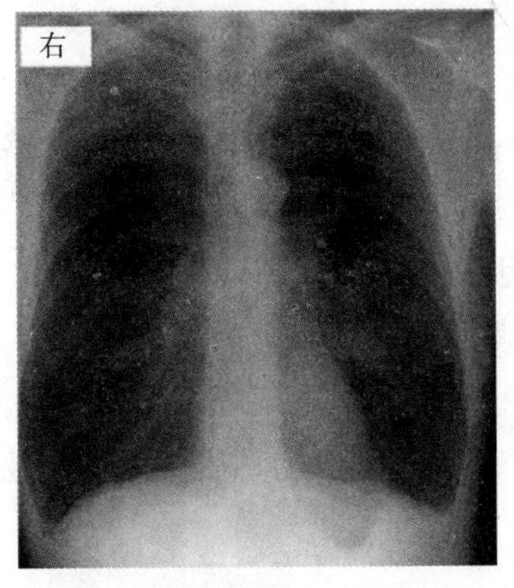


图 2－6－2　支气管哮喘影像学表现

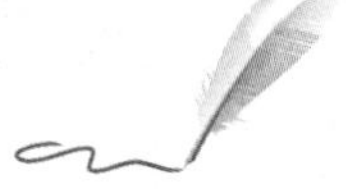

**5. 呼吸功能检查**

（1）肺通气及容量监测　哮喘是可逆的气流受限性疾病，缓解期可无明显异常，急性发作时呈阻塞性通气功能改变，1 秒钟用力呼气容积（$FEV_1$）、1 秒用力呼气量/用力肺活量比值（$FEV_1$/FVC）以及最大呼气流速（PEF）均下降，下降幅度越大，表明气道阻塞的程度越严重。

（2）支气管激发试验　哮喘患者气道高反应性，对于肺功能正常患者，可行支气管激发试验。常用吸入激发剂为乙酰甲胆碱、组胺或高渗盐水等。吸入激发剂后其通气功能下降、气道阻力增加，如 $FEV_1$ 下降≥20%，可诊断为激发试验阳性。该试验容易诱发哮喘，具有一定风险性。

（3）支气管舒张试验　哮喘患者气流受限可逆。吸入支气管舒张剂后患者气道阻塞得到改善，肺功能指标相应好转。常用吸入型的支气管舒张剂如沙丁胺醇、特布他林及异丙托溴铵等。当用药后 $FEV_1$ 较用药前增加 12% 或以上，其绝对值增加 200ml 或以上，PEF 较治疗前增加 60L/min 或增加≥20% 时，支气管舒张试验阳性。

（4）最大呼气流速（PEF）及其变异率测定　哮喘患者常有通气功能昼夜变化，于夜间或凌晨通气功能下降。如 24 小时内 PEF 或昼夜 PEF 波动率≥20%，可诊断为哮喘。

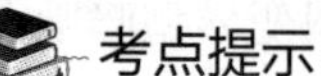
考点提示

支气管激发试验阳性、支气管舒张试验阳性、PEF 或其波动率≥20% 提示哮喘。

**6. 动脉血气分析**　哮喘发作时由于气道阻塞，严重发作时可有缺氧，$PaO_2$ 降低，机体呼吸加深、加快，导致过度通气可使 $PaCO_2$ 下降，pH 上升。如病情进一步发展，气道阻塞严重，肺通气量不足，可缺氧伴有 $CO_2$ 滞留，$PaCO_2$ 上升，表现为呼吸性酸中毒。若缺氧明显，可合并代谢性酸中毒。

## 五、诊断

### （一）诊断标准

（1）反复发作喘息、气急、胸闷或咳嗽，多与接触变应原、冷空气、物理或化学性刺激以及病毒性上呼吸道感染、运动等有关。

（2）发作时在双肺可闻及散在或弥漫性，以呼气相为主的哮鸣音，呼气相延长。

（3）上述症状可经治疗缓解或自行缓解。

（4）除外其他疾病所引起的喘息、气急、胸闷和咳嗽。

（5）临床表现不典型者（如无明显喘息或体征）应有下列三项中至少一项阳性：①支气管激发试验或运动试验阳性；②支气管舒张试验阳性；③昼夜 PEF 变异率≥20%。

符合 1～4 条或 4、5 条者，可以诊断为支气管哮喘。

### （二）严重程度分期和分级

按照病情分为急性发作期和非急性发作期。

**1. 急性发作期**　指当接触变异原后，患者有喘息、气促、呼吸困难等症状突然发生或症状加重。按照病情严重程度，可分为轻度、中度、重度和危重 4 级，见表 2－6－1。

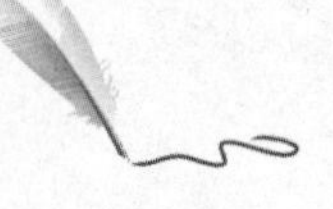

**表 2-6-1　哮喘急性发作时病情严重程度的分级**

| 临床特点 | 轻度 | 中度 | 重度 | 危重 |
|---|---|---|---|---|
| 气短 | 步行、上楼时 | 稍事活动 | 休息时 | — |
| 体位 | 可平卧 | 喜坐位 | 端坐呼吸 | — |
| 讲话方式 | 连续成句 | 单词 | 单字 | 不能讲话 |
| 精神状态 | 可有焦虑，尚安静 | 时有焦虑或烦躁 | 常有焦虑、烦躁 | 嗜睡或意识模糊 |
| 出汗 | 无 | 有 | 大汗淋漓 | — |
| 呼吸频率 | 轻度增加 | 增加 | 常>30 次/分 | — |
| 辅助呼吸肌活动及三凹征 | 常无 | 可有 | 常有 | 胸腹矛盾运动 |
| 哮鸣音 | 散在，呼气相末期 | 响亮、弥漫 | 响亮、弥漫 | 减弱乃至无 |
| 脉率（次/分） | <100 | 100~120 | >120 | 脉率变慢或不规则 |
| 奇脉 | 无，<10mmHg | 可有，10~25mmHg | 常有，>25mmHg（成人） | 无，提示呼吸肌疲劳 |
| 使用 $\beta_2$ 激动剂后 PEF 预计值或个人最佳值% | >80% | 60%~80% | <60%或<100L/min 或作用时间<2 小时 | — |
| $PaO_2$（吸空气，mmHg） | 正常 | ≥60 | <60 | <60 |
| $PaCO_2$（mmHg） | <45 | ≤45 | >45 | >45 |
| $SaO_2$（吸空气，%） | >95 | 91~95 | ≤90 | ≤90 |
| pH | — | — | — | 降低 |

**2. 非急性发作期（亦称慢性持续期）**　对于没有急性发作的患者，也可有不同频度和（或）不同程度地出现症状（喘息、咳嗽、胸闷等），肺通气功能下降。临床可采用治疗级别进行分级，见表 2-6-2，也可根据临床控制评估和未来风险评估进行分级，见表 2-6-3。

**表 2-6-2　哮喘病情严重程度的分级**

| 分级 | 临床特点 |
|---|---|
| 间歇状态（第 1 级） | 症状<每周 1 次<br>短暂出现<br>夜间哮喘症状<每月 2 次<br>$FEV_1$ 占预计值%≥80%或 PEF≥80%个人最佳值，PEF 或 $FEV_1$ 变异率<20% |
| 轻度持续（第 2 级） | 症状>每周 1 次，但<每天 1 次<br>可能影响活动和睡眠<br>夜间哮喘症状>每月 2 次，但<每周 1 次<br>$FEV_1$ 占预计值%≥80%或 PEF≥80%个人最佳值，PEF 或 $FEV_1$ 变异率为 20%~30% |
| 中度持续（第 3 级） | 每天有症状<br>影响活动和睡眠<br>夜间哮喘症状≥每周 1 次<br>$FEV_1$ 占预计值%为 60%~79%或 PEF60%~79%个人最佳值，PEF 或 $FEV_1$ 变异率>30% |
| 重度持续（第 4 级） | 每天有症状<br>频繁出现<br>经常出现夜间哮喘症状<br>体力活动受限<br>$FEV_1$ 占预计值%<60%或 PEF<60%个人最佳值，PEF 或 $FEV_1$ 变异率>30% |

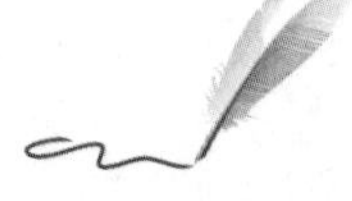

**表 2-6-3　哮喘控制水平分级**

<table>
<tr><td colspan="4">A. 目前临床控制评估（建议4周以上）</td></tr>
<tr><td>临床特征</td><td>控制（满足所有条件）</td><td>部分控制（出现任1项临床特点）</td><td>未控制</td></tr>
<tr><td>白天症状</td><td>无（或≤2/周）</td><td>>2次/周</td><td rowspan="5">出现≥3项哮喘部分控制的表现（注1、注2）</td></tr>
<tr><td>活动受限</td><td>无</td><td>有</td></tr>
<tr><td>夜间症状/憋醒</td><td>无</td><td>有</td></tr>
<tr><td>需要使用缓解药物或急救药物</td><td>无（或≤2/周）</td><td>>2次/周</td></tr>
<tr><td>肺功能（PEF 或 $FEV_1$）（注3）</td><td>正常或≥正常预计值/本人最佳值的80%</td><td><正常预计值或个人最佳值的80%</td></tr>
</table>

B. 未来风险评估

与未来不良时间风险增加的相关因素包括：①临床控制不佳；②过去1年频繁急性发作；③曾因严重哮喘而住院治疗；④$FEV_1$低；⑤烟草暴露；⑥高剂量药物治疗

注：1. 患者出现急性发作后必须对维持治疗方案进行分析回顾，以确保治疗方案合理性。
2. 按照定义，任何1周出现1次哮喘急性发作，表明这周的哮喘没有得到控制。
3. 肺功能结果对于5岁以下儿童的可靠性差。

## 六、鉴别诊断

### （一）慢性阻塞性肺疾病

多见于中老年人，有长期吸烟或接触有害气体的病史，该类患者气流受限不完全可逆。对于平喘药物治疗有效但不能完全缓解者，若病情允许，急性发作期可行支气管舒张试验进一步明确。

### （二）急性左心衰

发作时的症状与哮喘相似，可表现为突发憋喘、呼吸困难、咳泡沫样痰，查体可闻及广泛干湿啰音。但此类患者多有高血压、冠状动脉粥样硬化性心脏病、风湿性心脏病等病史，若病情允许，做胸部X线检查时，可见心脏增大，肺淤血征。若难以鉴别，可雾化吸入 $\beta_2$ 肾上腺素受体激动剂或静脉注射氨茶碱试验性治疗。

### （三）上气道阻塞

大气道肿物、异物、炎症及先天性发育异常等均可阻塞大气道，引起喘息或呼吸困难，查体可闻及局限性喘鸣音，以吸气相为主，胸部X线片、CT或MRI检查或支气管镜检查等，可明确诊断。

### （四）变态反应性肺浸润

如嗜酸性粒细胞性肺炎、肺嗜酸性粒细胞增多性浸润、多源性变态反应性肺泡炎等。此类患者多有致病原接触史，常有发热，且胸部X线检查可见游走性肺浸润影。肺组织活检也有助于鉴别。

## 七、并发症

重症患者发作时可并发气胸、纵隔气肿、肺不张；长期反复发作并发慢性感染、肺气肿、慢性阻塞性肺疾病和肺源性心脏病。

## 八、治疗

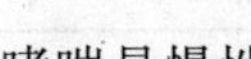

哮喘是慢性呼吸系统疾病，所以哮喘治疗应长期、规范，积极预防哮喘急性发作、减

少并发症发生，维持正常活动水平，达到哮喘症状的良好控制。

**（一）药物治疗**

**1. 糖皮质激素**　是最有效的控制哮喘药物，可口服、静脉和吸入用药，长期治疗首选吸入糖皮质激素。

（1）吸入剂　吸入型糖皮质激素（inhaled corticosteroid，ICS）药物直接作用于呼吸道，用量少，起效迅速，不良反应少。少数患者可引起口咽念珠菌感染、声音嘶哑或呼吸道不适，长期高剂量吸入型糖皮质激素可能出现肾上腺皮质功能抑制、骨质疏松等全身不良反应，因此糖皮质激素可以同其他控制药物联合使用，减少使用剂量，避免或减少不良反应发生。常用药物有倍氯米松（beclomethasone，BDP）、布地奈德（budesonide，BUD）、氟替卡松（fluticasone）、莫米松（mometasone）等。

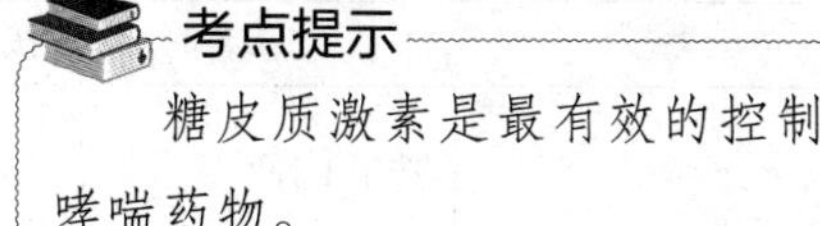

考点提示

糖皮质激素是最有效的控制哮喘药物。

（2）口服剂　对于大剂量吸入型糖皮质激素不能控制的哮喘和激素依赖性哮喘，一般使用半衰期较短的激素，常用泼尼松、泼尼松龙、甲泼尼龙等，推荐每日或隔日顿服。起始剂量20～60mg/d，症状缓解后逐渐减量至≤10mg/d。对于伴有结核病、糖尿病、真菌感染、骨质疏松、消化性溃疡等疾病的患者应慎用。

（3）静脉给药　急性重症发作时可短期给药，首选甲泼尼龙、氢化可的松，症状缓解后短期内停药，改口服和吸入剂维持。

**2. $\beta_2$ 受体激动剂**　是控制哮喘急性发作的首选药物。可分为短效（作用时间4～6小时）和长效（作用时间10～12小时）$\beta_2$ 受体激动剂。吸入时药物吸入气道直接作用于呼吸道，局部浓度高且作用迅速，所用剂量较小，全身性不良反应少，首选吸入法。

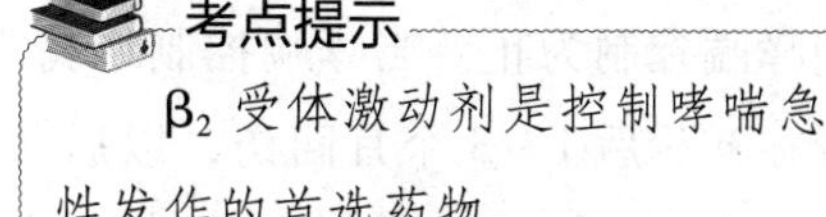

考点提示

$\beta_2$ 受体激动剂是控制哮喘急性发作的首选药物。

短效 $\beta_2$ 受体激动剂，常用药物为沙丁胺醇或特布他林，每天3～4次，每次吸入1～2喷。起效迅速，适用于控制急性哮喘发作，可维持4～6小时。口服给药时骨骼肌震颤、心悸等副作用明显。

长效 $\beta_2$ 受体激动剂（LABA），常用药物为福莫特罗和沙美特罗，舒张平滑肌作用可维持12小时以上，单独使用可增加哮喘死亡风险，不推荐长期单独使用，建议联合ICS和长效LABA。

**3. 抗胆碱药**　为胆碱能受体阻断药，可通过降低迷走神经张力而舒张支气管，并减少痰液分泌，吸入剂型包括短效抗胆碱能（SAMA）药物和长效抗胆碱能（LAMA）药物，常用药物有异丙托溴铵、噻托溴铵。与 $\beta_2$ 受体激动剂联合吸入有协同作用，尤其适用于夜间哮喘及多痰的患者。

**4. 茶碱类药物**　具有舒张平滑肌、强心、利尿及兴奋呼吸中枢和呼吸肌等作用，低浓度茶碱有抗炎作用。茶碱与糖皮质激素合用具有协同作用，小剂量茶碱联合激素治疗同高剂量激素具有同等效果，可作为哮喘维持治疗。

**5. 其他药物**　第二代抗组胺药物（$H_1$ 受体拮抗剂）如阿司咪唑等，抗IgE单克隆抗体和抗变态反应药物如曲尼司特等，主要用于变应性鼻炎患者。

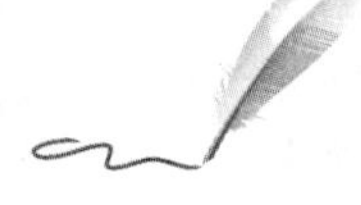

### （二）慢性持续期治疗

对于已确诊的哮喘患者，应及早开始规范治疗，具体见表2－6－4。

**表2－6－4　哮喘慢性持续期治疗方案**

| 第1级 | 第2级 | 第3级 | 第4级 | 第5级 |
|---|---|---|---|---|
| 按需使用短效 $β_2$ 受体激动剂 | | | | |
| 控制性药物 | 选用1种 | 选用1种 | 在第3级基础上选择1种或1种以上 | 在第4级基础上加用1种或2种 |
| | 低剂量ICS① | 低剂量ICS加LABA② | 中剂量或高剂量ICS加LABA | 口服最小剂量糖皮质激素 |
| | 白三烯调节剂 | 中等剂量ICS或高剂量ICS | 白三烯调节剂 | 抗IgE单克隆抗体 |
| | — | 低剂量ICS加白三烯调节剂 | 缓释茶碱 | — |
| | — | 低剂量ICS加缓释茶碱 | — | — |

注：①低剂量ICS指每日吸入布地奈德或等效ICS 200～400μg，中等剂量ICS＞400～800μg，高剂量ICS＞800～1600μg。②对于大多数未经治疗的持续性哮喘患者，初始治疗从第2级方案开始；对于初始评估提示严重未控制患者，治疗应从第3级方案开始。

由于哮喘的复发性以及多变性，需不断评估哮喘的控制水平，治疗方法则依据控制水平进行调整。如果目前的治疗方案不能够使哮喘得到控制，治疗方案应该升级直至达到哮喘控制为止。当哮喘控制维持至少3个月后，治疗方案可以降级。通常情况下，患者在初诊后1～3个月回访，以后每3个月随访一次。如出现哮喘发作时，应在2周～1个月内进行回访。对大多数控制剂来说，最大的治疗效果可能要在3～4个月后才能显现，只有在这种治疗策略维持3～4个月后，仍未达到哮喘控制，才考虑增加剂量。对所有达到控制的患者，必须通过常规跟踪及阶段性地减少剂量来寻求最小控制剂量。大多数患者可以达到并维持哮喘控制，但一部分难治性哮喘患者可能无法达成同样水平的控制。

以上方案为基本原则，但必须个体化，联合应用，以最小量、最简单的联合，副作用最少，达到最佳控制症状为原则。

### （三）急性发作期的治疗

急性发作是指患者症状短时间内迅速加重，肺功能恶化，需给予额外缓解药物治疗。急性期治疗目的在于尽快缓解症状，解除气道阻塞和改善并制定长期治疗方案，预防进一步恶化或再次发作。一般根据病情加重的严重程度和反应制定方案。

**1. 轻度和部分中度急性发作**　可家庭中自我处理，临时使用SABA缓解症状，同时增加控制药物如吸入ICS剂量，效果不佳时可加用口服ICS，即使缓解也建议医院就诊评估哮喘控制情况。

**2. 部分中度和重度急性发作**　尽快急诊或医院处理，可重复使用SABA，治疗效果不佳时可联合SAMA，重度患者还可联合茶碱类药物滴注。及早使用全身激素，尤其是SABA初始治疗效果不佳时，首推口服，如口服效果不佳或重度发作时，可静脉给药。静脉和口服给药的序贯疗法可减少激素不良反应。

**3. 危重哮喘的处理**　如经上述药物治疗后病情不改善或恶化，应及时给予机械通气治疗，指征主要包括意识改变、呼吸肌疲劳、$PaCO_2 \geq 45mmHg$。

**（四）免疫疗法**

分为特异性和非特异性两种。常采用特异性变应原（如螨、花粉、猫毛等）作定期反复皮下注射，剂量由低至高，以产生免疫耐受性，使患者脱（减）敏。其他可注射卡介苗、转移因子、疫苗等生物制品抑制变应原反应的过程。

## 九、哮喘的教育与管理

哮喘患者的教育与管理是提高疗效，减少复发，提高患者生活质量的重要措施。在医生指导下患者要学会自我管理、学会控制病情。应为每个初诊哮喘患者制定防治计划，应使患者了解或掌握以下内容。①相信通过长期、适当、充分的治疗，完全可以有效地控制哮喘发作。②了解哮喘的激发因素，结合每个人具体情况，找出各自的促激发因素，以及避免诱因的方法。③简单了解哮喘的本质和发病机制。④熟悉哮喘发作先兆表现及相应处理办法。⑤学会在家中自行监测病情变化，并进行评定，重点掌握呼气峰流速仪的使用方法，有条件的应记哮喘日记。⑥学会哮喘发作时进行简单的紧急自我处理方法。⑦了解常用平喘药物的作用、正确用量、用法、不良反应。⑧掌握正确的吸入技术。⑨知道什么情况下应去医院就诊。⑩与医生共同制定出防止复发，保持长期稳定的方案。

在此基础上采取一切必要措施对患者进行长期系统管理，包括鼓励哮喘患者与医护人员建立伙伴关系，通过规律的肺功能监测（包括 PEF）客观地评价哮喘发作的程度，避免和控制哮喘激发因素，减少复发，制定哮喘长期管理的用药计划，制定发作期处理方案和长期定期随访保健，改善患者的依从性，并根据患者病情变化及时修订防治计划。

## 十、预后

哮喘的转归和预后因人而异，与正确的治疗方案关系密切。儿童哮喘通过积极而规范的治疗，临床控制率可达95%。轻症者容易恢复，病情重，气道反应性增高明显，或伴有其他过敏性疾病者不易控制。若长期发作而并发 COPD、肺源性心脏病者，预后不良。

**小结**

支气管哮喘是多种细胞和细胞组分参与的气道慢性炎症性疾病，气道高反应性是哮喘的基本特征，在病理生理上表现为完全可逆性气流受限。临床表现为反复发作性呼气性呼吸困难伴有喘鸣音，往往夜间或凌晨加重，可经治疗或自行缓解。哮喘急性发作时可闻及双肺广泛哮鸣音伴呼气音延长，“沉默肺”是病情危重的表现。除典型病史、临床表现外，支气管激发试验、支气管舒张试验和峰流速昼夜变化率有助于临床确诊。脱离变应原是最有效的办法。$\beta_2$ 受体激动剂起效最快，是控制哮喘急性发作的首选药物。吸入糖皮质激素是目前控制哮喘的最有效药物。

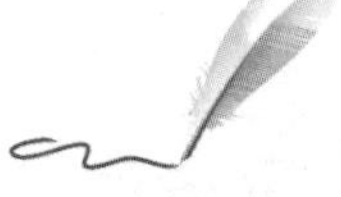

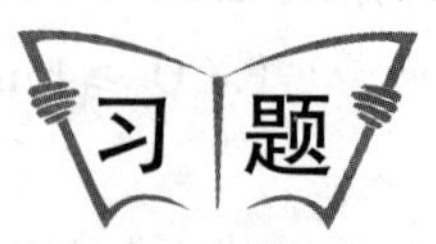


## 一、选择题

**【A1/A2 型题】**

1. 以下以反复发作性胸闷、憋气为主要症状的疾病是

A. 支气管哮喘　　B. 支气管肺炎　　C. 肺结核
D. 支气管肺癌　　E. 支气管扩张症

2. 支气管哮喘最常见的体征是

A. 桶状胸　　B. 双肺湿啰音　　C. 双肺哮鸣音
D. 发绀　　E. 呼吸音低

3. 支气管哮喘最主要的病因是

A. 过敏原吸入　　B. 感染　　C. 药物
D. 剧烈运动　　E. 气候变化

4. 患者，男，42 岁。确诊支气管哮喘 5 年，间断吸入沙丁胺醇气雾剂，仍有间断发作。该患者应采取的治疗措施是

A. 增加沙丁胺醇气雾剂吸入频次
B. 规律使用吸入型糖皮质激素
C. 规律口服糖皮质激素
D. 规律吸入抗胆碱受体药物
E. 静脉输注糖皮质激素

## 二、思考题

患者，女，45 岁。因“发作性气促 3 年，加重 7 天”入院。1 年前开始出现发作性气促，夜间多发，最初可以自行缓解。院外按支气管哮喘治疗症状可缓解。但治疗不规则。7 天以来发作频繁，除胸闷、喘息、咳嗽外，伴少量白色黏液痰，原治疗方案效果不佳。查体：P 115 次/分，R 24 次/分，呼吸稍促，双肺呼吸音粗，满布哮鸣音。胸部正侧位片示双肺斑片影。实验室血气分析：pH 7.42，$PaO_2$ 85mmHg，$PaCO_2$ 38mmHg，BE －0.5mmol/L，$SaO_2$ 94%（未吸氧）。

请问：

1. 该患者初步诊断是什么？
2. 下一步治疗计划是什么？

（王　雷）

扫码“练一练”

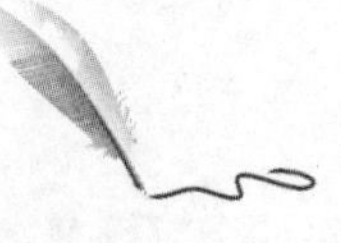

# 第七节　肺结核

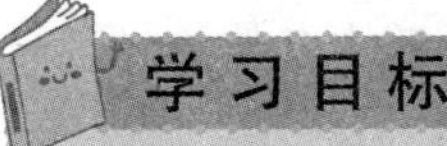

**学习目标**

1. **掌握**　肺结核的临床表现、检查、诊断与治疗。
2. **熟悉**　肺结核的流行病学特点。
3. **了解**　肺结核的病因和病理。
4. 学会肺结核传播知识和各型肺结核的识别、传染病报告制度。
5. 具有指导居民进行呼吸道传染病预防保健的能力。

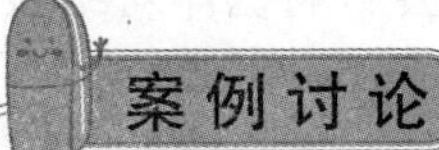

**案例讨论**

[案例]

患者，男，30岁。咳嗽、咳痰、盗汗1个月。伴乏力，有时低热，咳少量白色黏液痰。T 37.7℃，胸廓对称，双肺呼吸音粗，无啰音。血常规正常，胸部X线检查示左上肺小片状模糊阴影。

[讨论]

1. 该患者可能诊断是什么？
2. 需要做哪些检查协助诊断？
3. 需要和哪些疾病相鉴别？

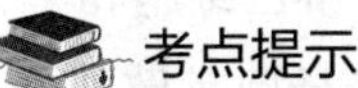

**考点提示**

气管、支气管和胸膜的结核属于肺结核，不属于肺外结核。

结核病是由结核分枝杆菌引起的慢性传染病，可侵及肺、胸膜、腹膜、盆腔、输卵管、骨等很多部位。肺结核是指发生在肺组织、气管、支气管和胸膜的结核病变。肺部结核最为常见。肺结核多数起病缓慢，部分患者可无明显症状，仅在胸部影像学检查时发现。近年来发病率与耐药率均明显上升，是严重危害人民健康的主要传染病，有感染率高、患病率高、死亡率高的特点，是我国重点控制的疾病之一。我国被世界卫生组织列为结核病高负担、高危险性国家之一。

## 一、病原菌特性

结核病的病原菌为结核分枝杆菌，属于放线菌目、分枝杆菌科的分枝杆菌属，包括人型、牛型、非洲型和鼠型4类。人类肺结核的致病菌90%以上为人型结核分枝杆菌，少数为牛型和非洲型分枝杆菌。

结核分枝杆菌具有多形性、抗酸性、生长缓慢、抵抗力强、菌体结构复杂的生物学特性。结核分枝杆菌的增代时间为14～20小时，培养时间一般为2～8周。结核分枝杆菌对干燥、冷、酸、碱等环境抵抗力强。可抵抗盐酸酒精的脱色作用，抗酸染色呈红色，故称

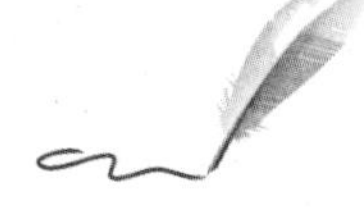

抗酸杆菌。而一般细菌无抗酸性，因此，抗酸染色是鉴别分枝杆菌和其他细菌的方法之一。

## 二、流行病学特点与发病机制

### （一）传染源

继发性肺结核患者是结核病的主要传染源。痰涂片或培养阳性的患者才有传染性，传染性的大小取决于痰内菌量的多少。

### （二）传播途径

最重要的传播途径是呼吸道飞沫传播。活动性肺结核患者通过咳嗽、喷嚏、大笑、大声谈话等方式把含有结核分枝杆菌的微滴排到空气中而传播。极少数经消化道、泌尿生殖系统和皮肤等其他途径传播。

### （三）易感人群

老年人、HIV 感染者、免疫抑制剂使用者、慢性疾病患者、婴幼儿等免疫力低下，都是结核病的易感人群。营养不良、居住拥挤、生活贫困等社会因素也会影响机体对结核分枝杆菌的自然抵抗力。

### （四）影响传染性的因素

传染性的大小取决于空间内含结核分枝杆菌微滴的密度及通风情况、接触的密切程度和时间长短、患者排出结核分枝杆菌量的多少以及个体免疫力的状况。治愈结核病患者是减少空间微滴数量最根本的方法。通风换气减少空间微滴的密度是减少肺结核传播的有效措施。经正规治疗后肺结核患者痰中的结核分枝杆菌呈对数减少，化学治疗 2 周后即减少至原有菌量的 5%，4 周减少至原有菌量的 0.25%，且结核分枝杆菌活力减弱或丧失。

### （五）发病机制

结核病免疫保护机制十分复杂，属于Ⅳ型变态反应。人体感染结核分枝杆菌后，首先是巨噬细胞做出反应，肺泡中的巨噬细胞大量分泌白介素 -1、白介素 -6 和肿瘤坏死因子 -α 等细胞因子使淋巴细胞和单核细胞聚集到结核分枝杆菌入侵部位，逐渐形成结核肉芽肿，限制结核分枝杆菌扩散并杀灭结核分枝杆菌。T 淋巴细胞有独特作用，其与巨噬细胞相互作用和协调。抗原信息传递给 T 淋巴细胞而致敏，当敏感的 T 淋巴细胞再次遇到结核分枝杆菌时，便释放出一系列的淋巴因子使巨噬细胞聚集在细菌周边，吞噬杀死细菌。最后形成结核结节。

人体被结核分枝杆菌侵入后，也会通过细胞介导的免疫系统对结核分枝杆菌产生特异性免疫，使原发病灶、肺门淋巴结和播散到全身各器官的结核分枝杆菌停止繁殖，原发病灶炎症迅速吸收或留下少量钙化灶，肿大的肺门淋巴结逐渐缩小、纤维化或钙化，播散到全身各器官的结核分枝杆菌大部分被消灭，这就是原发感染最常见的良性过程。但仍然有少量结核分枝杆菌没有被消灭，长期处于休眠期，成为继发性结核病的潜在来源。

## 三、病理

结核病的基本病理变化是炎性渗出、增生和干酪样坏死，可只表现一种，也可三种同时存在且可相互转化。

**1. 渗出性病变** 主要出现在结核性炎症初期阶段或病变恶化复发时，病变肺组织充血水肿明显，肺泡腔内有中性粒细胞、淋巴细胞、单核细胞等浸润，纤维蛋白渗出较多，可有少量类上皮细胞、多核巨细胞。病灶可完全吸收或增殖性变化或出现干酪样坏死。

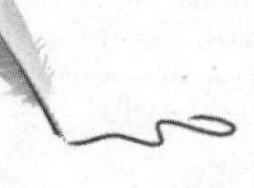

**2. 增生性病变**　表现为典型的结核结节，直径约为0.1mm，数个结节融合后肉眼能见到，由淋巴细胞、上皮样细胞、朗格汉斯细胞以及成纤维细胞组成。机体抵抗力较强，病变恢复阶段以增生为主。

**3. 干酪样坏死**　在结核分枝杆菌毒力强、感染菌量多、机体超敏反应增强、抵抗力低下的情况常以干酪样坏死为主。结核结节的中间镜检为红染、无结构的颗粒状物，含脂质多，肉眼观察呈淡黄色，状似奶酪，故称干酪样坏死。干酪样坏死病灶出现液化，经支气管排出后，可形成空洞。

经正规治疗后渗出性病变可完全吸收消失或仅留下少许纤维条索。一些增生病变或较小干酪样病变在化学治疗下也可吸收缩小逐渐纤维化，或纤维组织增生将病变包围，形成散在的小硬结灶。未经化学治疗的干酪样坏死病变常发生液化或形成空洞，含有大量结核分枝杆菌的液化物可经支气管播散到其他部位引起新病灶。经治疗后干酪样病变中的大量结核分枝杆菌被杀死，病变逐渐吸收缩小或形成钙化。

## 四、临床表现

### （一）全身症状

最常见的全身症状是发热，多在38℃以下。急性粟粒型肺结核重症时可达39℃以上，多于下午或傍晚体温开始升高，次晨可降至正常，患者常感手足心燥热，面颊潮红。部分患者伴有倦怠乏力、食欲减退、体重减轻、盗汗或出现心烦意乱等自主神经功能紊乱症状，女性可出现月经失调甚至闭经。

### （二）呼吸系统症状

**1. 咳嗽、咳痰**　是肺结核最常见症状。咳嗽一般较轻，呈干咳或伴少量黏液痰。病变发生在胸膜、支气管时有刺激性咳嗽，持续时间较长。有空洞形成时，痰量增多，若合并其他细菌感染，可咳大量脓性痰。咳嗽、咳痰≥2周，痰中带血或咯血为肺结核可疑症状。

**2. 咯血**　1/3的患者出现。咯血量不定，多数患者为少量咯血，少数为大咯血。痰中带血可能是炎症损伤局部毛细血管所致，整口血痰可能是小的动静脉损伤，大咯血一般是大血管特别是肺动脉损伤所致。

**3. 胸痛**　结核病灶累及胸膜时可表现为固定性针刺样胸痛，随呼吸运动和咳嗽加重，为胸膜性胸痛。个别部位不定的隐痛由神经反射作用引起。膈胸膜受到刺激时，疼痛可放射至肩部或上腹部。

**4. 呼吸困难**　一般患者无呼吸困难，干酪样肺炎或病变发生在胸膜和大量胸腔积液患者可有呼吸困难，支气管淋巴瘘形成并破入支气管内或支气管狭窄者，可出现喘鸣或呼吸困难。

少数患者可伴有结核性超敏感症候群，包括结节性红斑、疱疹性结膜炎和（或）角膜炎等。结节性红斑类似风湿热样表现，多见于青少年女性。常累及四肢大关节，在受累关节附近可见结节性红斑或环形红斑，间歇出现，称为结核性风湿症。

### （三）体征

肺结核好发于右上肺尖上叶后段和下叶背段，患者体征的多少主要取决于病变性质、部位、范围、程度以及患者体质等。

早期肺部体征不明显，当病变累及范围较大时，局部叩诊呈浊音，听诊可闻及管状呼

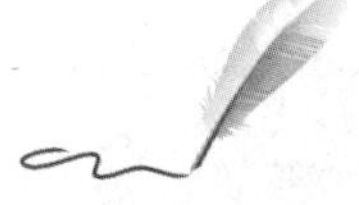

吸音。合并感染或支气管扩张时，可闻及湿性啰音。

病变累及气管、支气管，引起局部狭窄时，听诊可闻及固定局限性哮鸣音。当引起肺不张时，可表现为气管向患侧移位，患侧胸廓塌陷、肋间隙变窄，叩诊为浊音或实音，听诊呼吸音减弱或消失。

病变累及胸膜时，早期于患侧可闻及胸膜摩擦音，随着胸腔积液的增加，患侧胸廓饱满，肋间隙增宽，气管向健侧移位，叩诊呈浊音至实音，听诊呼吸音减弱至消失。当积液减少或消失后，可出现胸膜增厚、粘连，气管向患侧移位，患侧胸廓可塌陷，肋间隙变窄，呼吸运动受限，叩诊为浊音，听诊呼吸音减弱。

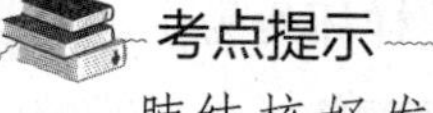

考点提示

肺结核好发部位在右上肺尖、上叶后段、下叶背段。

原发性肺结核可伴有浅表淋巴结肿大，血行播散型肺结核可伴肝脾大、眼底脉络膜结节，儿童患者可伴皮肤粟粒疹。

## 五、实验室及其他检查

**1. 影像学检查** 胸部X线检查是诊断肺结核的重要方法。可发现早期轻微结核病变，判断病变性质、有无活动性、有无空洞及空洞特点。原发性肺结核可见一侧中下肺野片状浸润伴同侧肺门、纵隔淋巴结肿大。继发性肺结核好发于肺尖、上叶后段、下叶背段，可为渗出、增殖、浸润、干酪、空洞、支气管播散灶等多形态、多肺段分布的混合病变。结核球直径多在3cm以内，周围可有卫星病灶，内侧端可有支气管引流征。胸部X线检查病灶吸收一般需1个月或以上，变化较慢，易形成空洞和播散病灶。

CT能提供横断面的图像，减少重叠影像，易发现隐蔽的病变而减少微小病变的漏诊；已成为肺结核诊断中首选项目。可显示微小的粟粒结节；结核病变与支气管关系，有无空洞以及进展恶化和吸收好转的变化；能准确显示纵隔淋巴结有无肿大。主要表现为磨玻璃影像改变、空洞、树芽征、结节影、钙化影、肺内球形结核、纵隔淋巴结肿大、胸腔积液等。

**2. 痰结核分枝杆菌检查** 是确诊肺结核的主要依据，也是制定化疗方案和考核治疗效果、随访病情的主要依据。

（1）痰涂片检查　简单、快速、易行、可靠。常采用齐－尼氏（Ziehl－Neelsen）染色法。可收集患者深部的痰或连续3次及以上的痰液检查，痰中检出抗酸杆菌对诊断肺结核重要的意义。也可使用超声雾化导痰、支气管镜下呼吸道采样、支气管冲洗液、肺泡灌洗液等进行涂片检查。涂片阳性率只有30%～50%，且涂片抗酸杆菌阳性还有非结核分枝杆菌的可能。

考点提示

痰检发现结核分枝杆菌可以确诊，是制定化疗方案和考核治疗效果、随访病情的主要依据。

（2）痰培养　痰结核分枝杆菌培养阳性为诊断结核病的金标准，一般为2～8周。阴性率高。

**3. 结核菌素试验（PPD试验）**　一般来说，结核菌素阴性，表明没有受过结核分枝杆菌的感染，但因结核分枝杆菌感染后4～8周后才建立变态反应，故感染前8周结核菌素反应仍可阴性。麻疹、百日咳、严重结核或用免疫抑制剂患者、肿瘤患者都可能阴性。阳性

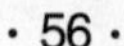

表示感染过结核或接种过卡介苗，结核菌素试验对婴幼儿诊断价值大于成年人，结核菌素试验反应愈强，对结核病的诊断特别是对婴幼儿的结核病诊断愈重要。高稀释度（1IU）强阳性常提示体内有活动性结核灶，3岁以下强阳性提示新近感染活动性结核分枝杆菌，必须给予治疗。

在左前臂掌侧前1/3中央皮内注射0.1ml（5IU）结核菌素纯蛋白衍生物（PPD），以局部出现7~8mm大小的圆形橘皮样皮丘为宜。72小时（48~96小时）检查反应。以皮肤硬结为准。阴性（-）：硬结平均直径<5mm或无反应者为阴性。阳性反应（+）：硬结平均直径≥5mm者为阳性。10mm≤硬结平均直径，<10mm为一般阳性；<15mm为中度阳性；硬结平均直径≥15mm或局部出现双圈、水疱、坏死及淋巴管炎者为强阳性。

**4. 结核分枝杆菌抗体** 阳性有一定意义。

**5. 病理组织学检查** 包括浅表淋巴结、经胸壁或支气管镜肺活检、胸膜活检、开胸肺活检等，可提供可靠的组织学证据，同时切片中的抗酸杆菌检查也十分重要。另外，还可采用免疫组化及原位杂交等技术。

**6. 分子生物学检测** 核酸探针和PCR对结核病细菌学基因诊断有一定参考意义。肺结核时结核分枝杆菌核酸检测阳性。

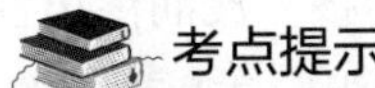

**考点提示**

病理组织学检查证实肺结核可作为诊断结核分枝杆菌感染的依据。

**7. γ-干扰素释放试验** 阳性代表结核分枝杆菌感染，但不能区分是活动性肺结核还是潜伏性肺结核。其诊断结核感染的特异性明显高于PPD试验。

**8. 纤维支气管镜检查** 常用于支气管结核和淋巴结支气管瘘的诊断，纤维支气管镜检查可直接观察气管和支气管病变，也可以抽吸分泌物、刷检及活检。

**9. 白细胞计数与血沉** 白细胞数正常或轻度增高，严重病例可能出现继发性贫血。活动性结核血沉增快。

## 六、诊断

### （一）结核病的分型

**1. 原发型肺结核（Ⅰ型）** 是初次感染就发病的肺结核，含原发复合征及胸内淋巴结结核。以儿童多见，其肺内渗出病变、淋巴管炎和肺门淋巴结肿大可形成哑铃型阴影，部分患者仅表现为肺门和纵隔淋巴结肿大。肺部原发病灶吸收较快，不留痕迹或仅成细小钙化灶，肺门淋巴结炎可较长时间不愈，甚至蔓延至附近淋巴结。儿童原发型肺结核也可表现为空洞、干酪性肺炎以及由支气管淋巴瘘导致的支气管结核。原发型肺结核症状轻微短暂，有类似感冒、微热、咳嗽、食欲不振等症状，体重减轻，大多可自愈，部分播散。

**2. 血行播散型肺结核（Ⅱ型）** 包括急性血行播散型肺结核（急性粟粒型肺结核）、亚急性和慢性血行播散型肺结核三种。急性粟粒型肺结核多发生于免疫功能极度低下者，起病急，全身毒血症状重甚至出现结核性脑膜炎。胸部X线检查示两肺上、中、下肺野均匀分布的大小、密度一致的粟粒阴影，随病期进展，可互相融合。慢性或亚急性血行播散型肺结核的弥漫病灶多分布于两肺的上中部，大小不一，密度不等，分布不均匀，边缘模糊或锐利的结节和条索阴影，可有融合。

儿童急性血行播散型肺结核有时仅表现为磨玻璃样阴影，婴幼儿粟粒病灶周围渗出明

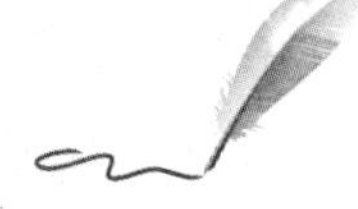

显，边缘模糊，易于融合。各血行播散型肺结核比较见表2－7－1。

**表2－7－1 各血行播散型肺结核比较**

| | 急性血行播散型肺结核（急性粟粒型肺结核） | 亚急性、慢性血行播散型肺结核 |
|---|---|---|
| 好发人群 | 婴幼儿、青少年（成人少见） | 成人 |
| 发病情况 | 抵抗力低下，大量肺结核分枝杆菌经全血进入肺部 | 人体免疫力较高，少量结核分枝杆菌经血行入肺 |
| 起病情况 | 起病急，持续高热，全身中毒症状变重 | 起病较缓，症状轻，全身中毒症状轻或无 |
| X线（病变分布） | 全肺（从肺尖至肺底）大小、密度、分布三均匀的粟粒结节状阴影 | 双上、中肺野大小不等、密度不同、分布不均匀的粟粒状阴影 |

**3. 继发型肺结核（Ⅲ型）** 包括浸润性肺结核、空洞性肺结核、结核球、干酪性肺炎、纤维空洞性肺结核。多发生在成人，病程长，易反复。X线表现特点为多态性，好发在上叶尖后段和下叶背段。痰结核分枝杆菌检查常为阳性。各自临床特点如下。

（1）浸润性肺结核 浸润渗出性结核病变和纤维干酪增殖病变多发生在肺尖和锁骨下，X线常为小片状浸润阴影或斑点状阴影，边缘模糊，可融合和形成空洞，渗出性病灶易吸收，而纤维干酪增殖病变吸收很慢，可长期无改变。

（2）结核球 直径2～4cm，多小于3cm。多由干酪样病变吸收和周边纤维膜包裹或干酪空洞阻塞性愈合而形成，中间可有钙化灶或液化坏死形成的空洞，80%以上结核球有卫星灶，可作为诊断和鉴别诊断的参考。

（3）空洞性肺结核 多由干酪渗出病变溶解形成洞壁不明显的、多个空腔的虫蚀样空洞，空洞形态不一。伴有周围浸润病变的新鲜的薄壁空洞，当引流支气管壁出现炎症半堵塞时，因活瓣形成，而出现壁薄的、可迅速扩大和缩小的张力性空洞以及肺结核球干酪样坏死物质排出后形成的干酪溶解性空洞。空洞性肺结核多有支气管播散病变，痰中经常排菌。常有发热、咳嗽、咳痰或咯血等较多临床症状。经治疗后，空洞可不闭合，痰菌转阴。

（4）干酪性肺炎 多发生在机体免疫力和体质衰弱，又受到大量结核分枝杆菌感染的患者，或有淋巴结支气管瘘，淋巴结中的大量干酪样物质经支气管进入肺内而发生。大叶性干酪性肺炎X线呈大叶性密度均匀磨玻璃状阴影，逐渐出现溶解区，呈虫蚀样空洞，可出现播散病灶，痰菌常阳性。小叶性干酪性肺炎症状、体征较轻，X线呈小叶斑片播散病灶，多发生在双肺中下部。

（5）纤维空洞性肺结核 多在两肺上部，双侧或单侧出现厚壁空洞，大量纤维增生，其中空洞形成，呈破棉絮状，肺组织收缩，肺门上提，肺门影呈“垂柳样”改变，胸膜肥厚，胸廓塌陷，局部代偿性肺气肿，纵隔可向患侧移位。特点是病程长，反复进展恶化，肺组织破坏重，肺功能严重受损，结核分枝杆菌长期检查呈阳性且常耐药。关键是在最初治疗中给予合理化学治疗，以预防纤维空洞性肺结核的发生。

**4. 结核性胸膜炎（Ⅳ型）** 结核性胸膜炎分为结核性干性胸膜炎和结核性渗出性胸膜炎。结核性干性胸膜炎为胸膜的早期炎性反应，通常无明显的影像表现。结核性渗出性胸膜炎主要表现为胸腔积液，且胸腔积液可表现为少量或中大量的游离积液，典型X线表现为病侧胸腔积液，小量为肋膈角变浅，中等量以上积液为致密阴影，上缘呈弧形。或存在于胸腔任何部位的局限积液，吸收缓慢者常合并胸膜增厚粘连，也可演变为胸膜结核瘤及脓胸等。

**5. 气管－支气管结核**　气管及支气管结核主要表现为气管或支气管壁不规则增厚、管腔狭窄或阻塞，狭窄支气管远端肺组织可出现继发性不张或实变、支气管扩张及其他部位支气管播散病灶等。

**6. 其他肺外结核**　不属于肺结核范畴。按部位和脏器命名，如骨关节结核、肾结核、膀胱结核、肠结核等。

**7. 菌阴肺结核**　三次痰涂片及一次培养阴性的肺结核称菌阴肺结核。

主要类型肺结核比较见表2－7－2。

**表2－7－2　不同型肺结核比较**

| | 原发型肺结核 | 血行播散型肺结核 | 浸润性肺结核 | 纤维空洞性肺结核 |
|---|---|---|---|---|
| 好发年龄 | 少年儿童 | 婴幼儿、青少年 | 成人 | 成人 |
| 发病 | 隐匿 | 急性、亚急性、慢性 | 缓慢 | 慢性迁延、反复进展 |
| 好发部位 | 通气较大的部位 | 全肺或双上、中肺野 | 肺尖和锁骨下 | 不定 |
| 特点 | 最易自愈的类型 | 最严重的类型 | 最常见的类型 | 肺组织破坏严重 |
| X线 | 原发复合征表现（哑铃型阴影） | 急性、亚急性、慢性的表现不同（见下） | 小片状或斑点状阴影，可融合和形成空洞 | 纤维厚壁空洞形成广泛纤维增生 |

**（二）诊断原则**

肺结核的诊断是以病原学（包括细菌学、分子生物学）检查为主，结合流行病史、临床表现、胸部影像、相关的辅助检查及鉴别诊断等，进行综合分析做出诊断。以病原学、病理学结果作为确诊依据。儿童肺结核的诊断，除痰液病原学检查外，还要重视胃液病原学检查。

对临床及X线表现不典型，痰菌检查多次阴性者，则要进行分子生物学、结核菌素皮试、血清学诊断、纤维支气管镜检查甚至活体组织检查，诊断仍难确定时，必要时可进行诊断性治疗。

**（三）肺结核的诊断程序**

**1. 可疑症状患者的筛选**　可疑症状主要有咳嗽、咳痰持续2周以上，咯血，午后低热、乏力、盗汗、月经不调，有肺结核接触史或肺外结核。对于可疑患者要进行痰抗酸杆菌及胸片检查。

**2. 是否是肺结核**　胸片有异常阴影者，必须系统检查以明确性质。如一时不能明确，可行半月左右的观察并复查对比，炎性病灶大多有变化，而结核病灶变化不大。

**3. 有无活动性**　诊断为肺结核后，必须进一步检查有无活动性。活动性病变必须给予治疗。活动性病变在胸片上表现为边缘模糊不清的斑片状阴影，可有中心溶解或空洞，或出现播散灶。无活动性病变在胸片变现为钙化、硬结、纤维化，痰检查不排菌，无任何症状。

**4. 是否排菌**　是确定传染源的唯一方法。

**5. 是否耐药**　通过药敏试验确定是否耐药。

**6. 初治与复治**　对确诊病例应询问明确初治与复治，以选择不同的治疗方案。

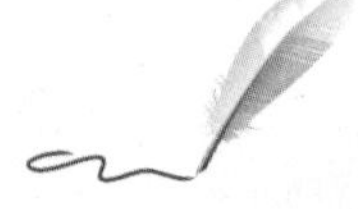

**7. 诊断性治疗** 因为痰、胸腔积液、腹水、心包积液、脑脊液等的结核分枝杆菌检出率低，对菌阴结核病包括菌阴肺结核在严格适应证的条件下，临床上可采用诊断性治疗，通过治疗前后对比来确立诊断。诊断性治疗过程中必须密切随访，治疗方案应尽可能不含有对其他病原菌也有抗菌活性的药物，如氨基糖苷类、氟喹诺酮类药物，以免发生误导、误判。诊断性治疗疗程一般2～4周，肺内结核病灶虽不可能明显吸收，但发热、咳嗽等临床症状往往可缓解。年龄≥15岁肺结核患者检查及诊断流程图（图2－7－1）。

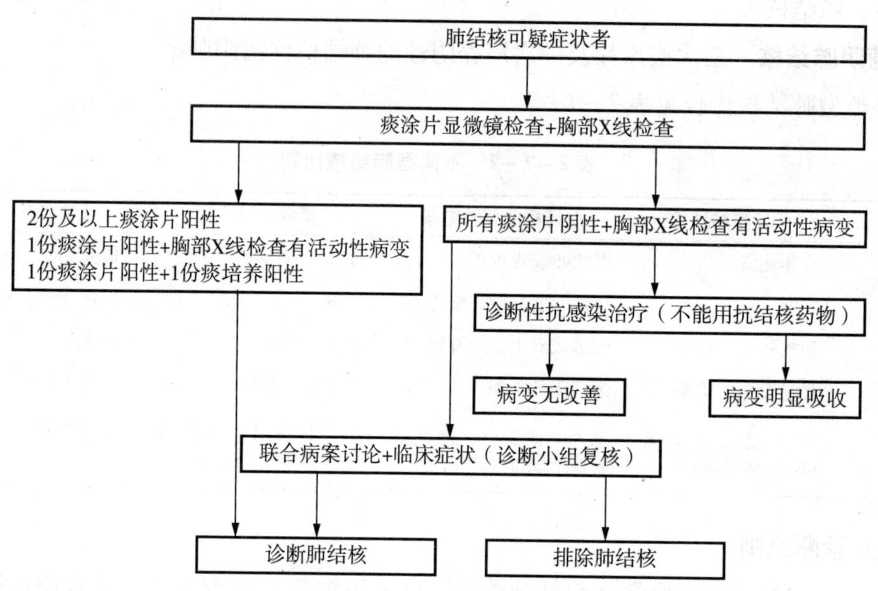


**图2－7－1 年龄≥15岁肺结核患者检查及诊断流程图**

**（四）诊断标准**

**1. 疑似病例** 凡符合下列项目之一者。

（1）具备各型肺结核胸部影像学检查中任一条者。

（2）5岁以下儿童具备临床表现，同时具备结核接触史，PPD试验中度阳性或强阳性任一条。

**2. 临床诊断病例** 经鉴别诊断排除其他肺部疾病，同时符合下列项目之一者。

（1）具备胸部影像学特征改变中任一条及肺结核临床表现者。

（2）具备胸部影像学特征改变中任一条及PPD试验中度阳性或强阳性者。

（3）具备胸部影像学特征改变中任一条及γ－干扰素释放试验阳性者。

（4）具备胸部影像学特征改变中任一条及结核分枝杆菌抗体阳性者。

（5）具备胸部影像学特征改变中任一条及肺外组织病理检查证实为结核病变者。

（6）具备气管、支气管结核主要表现及支气管镜检查发现相应病变者可诊断为气管、支气管结核。

（7）具备结核性胸膜炎表现和胸腔积液为渗出液、腺苷脱氨酶升高，同时具备PPD试验中度阳性或强阳性，γ－干扰素释放试验阳性，结核分枝杆菌抗体阳性任一条者，可诊断为结核性胸膜炎。

（8）儿童肺结核临床诊断病例应同时具备以下2条：①具备胸部影像学特征改变中任

一条及临床表现者；② 具备 PPD 试验中度阳性或强阳性，γ－干扰素释放试验阳性任一条者。

**3. 确诊病例**

（1）痰涂片阳性肺结核诊断 凡符合下列项目之一者：① 2 份痰标本涂片抗酸杆菌检查符合细菌学检查痰涂片镜检阳性者；② 1 份痰标本涂片抗酸杆菌检查符合细菌学检查痰涂片镜检阳性，同时具备胸部影像学特征改变中任一条者；③ 1 份痰标本涂片抗酸杆菌检查符合细菌学检查痰涂片镜检阳性，并且 1 份痰标本分枝杆菌培养符合细菌学检查分枝杆菌培养阳性，菌种鉴定为结核分枝杆菌复合群者。

（2）仅分枝杆菌分离培养阳性肺结核诊断 符合胸部影像学特征改变中任一条，至少 2 份痰标本涂片阴性但分枝杆菌培养符合细菌学检查分枝杆菌培养阳性，菌种鉴定为结核分枝杆菌复合群者。

（3）分子生物学检查阳性肺结核诊断 符合胸部影像学特征改变中任一条及分子生物学检查结核分枝杆菌核酸检测阳性者。

（4）肺组织病理学检查阳性肺结核诊断 符合结核组织病理改变者。

（5）气管－支气管结核诊断 凡符合下列项目之一者：①具备支气管镜检查直视发现病变或抽吸分泌物及气管、支气管病理学检查符合结核病组织病理改变者；②具备支气管镜检查直视发现病变及气管、支气管分泌物病原学检查，符合细菌学检查痰涂片镜检阳性或细菌学检查分枝杆菌培养阳性，菌种鉴定为结核分枝杆菌复合群或分子生物学检查结核分枝杆菌核酸检测阳性者。

（6）结核性胸膜炎诊断 凡符合下列项目之一者：①具备胸部影像学特征改变及胸腔积液或胸膜病理学检查符合结核病理组织学检查结核病理改变者；②具备胸部影像学特征改变及胸腔积液病原学检查，符合细菌学检查痰涂片镜检阳性或细菌学检查分枝杆菌培养阳性，菌种鉴定为结核分枝杆菌复合群者或分子生物学检查结核分枝杆菌核酸检测阳性者。

**（五）肺结核分期**

是判断病灶活动性及转归情况的指标。综合患者的临床表现、肺内病变、有无空洞及痰菌等情况决定，分为以下三期。

（1）进展期 新发现的活动性肺结核，随访中病灶增多、增大，出现空洞或空洞扩大，痰菌检查转阳性，发热等临床症状加重。

（2）好转期 病灶吸收好转，空洞缩小或消失，痰菌转阴，临床症状改善。

（3）稳定期 空洞消失，病灶稳定，痰菌持续转阴性（1 个月 1 次）达 6 个月以上；或空洞仍然存在，痰菌连续转阴 1 年以上。

**（六）肺结核的记录**

**1. 痰菌检查记录格式** 以涂（＋），涂（－），培（＋），培（－）表示。当患者无痰或未查痰时，则注明（无痰）或（未查）。

**2. 治疗状况记录** 化疗分初治与复治。

（1）初治 有下列情况之一者：①尚未开始抗结核治疗的患者；②正进行标准化疗方

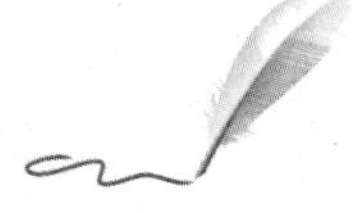

案用药而未满疗程的患者；③不规则化疗未满 1 个月的患者。

（2）复治　有下列情况之一者：①初治失败的患者；②规则用药满疗程后痰菌又复阳的患者；③不规律化疗超过 1 个月的患者；④慢性排菌患者。

**3. 诊断记录程序**　按结核病分类、病变部位、范围、痰菌情况、化疗史程序书写。如原发型肺结核右中涂（－），初治。继发型肺结核双上涂（＋），复治。血行播散型肺结核可注明（急性）或（慢性）。继发型肺结核可注明（浸润性）、（纤维空洞）等。并发症（如自发性气胸、肺不张等）、并存病（如硅沉着病、糖尿病等）、手术（如肺切除术后、胸廓成形术后等）可在化疗史后按并发症、并存病、手术等顺序书写。

## 七、鉴别诊断

### （一）肺癌

多发于 40 岁以上有长期吸烟史的男性，表现为刺激性咳嗽，痰中带血、胸痛和消瘦等症状。胸片或肺 CT 表现肺癌肿块常呈分叶状，有毛刺、切迹，多无卫星病灶。癌组织坏死液化后，可以形成偏心厚壁空洞。多次痰脱落细胞、结核分枝杆菌检查和病灶活体组织检查是鉴别的重要方法。

### （二）纵隔和肺门疾病

原发型肺结核应与纵隔和肺门疾病相鉴别，如恶性淋巴瘤、结节病等。小儿胸腺在婴幼儿时期多见，胸内甲状腺多发生于右上纵隔，淋巴系统肿瘤多位于中纵隔，多见于青年人，症状多，结核菌素试验可呈阴性或弱阳性。皮样囊肿和畸胎瘤多呈边缘清晰的囊状阴影，多发生于前纵隔。

### （三）肺炎

肺炎因大都起病急、伴发热，咳嗽、咳痰明显。胸片表现密度较淡且较均匀的片状或斑片状阴影，多有白细胞升高。抗菌治疗后体温迅速下降，1～2 周阴影有明显吸收。痰检有助病原菌。主要与继发型肺结核鉴别。

### （四）支气管扩张

多见于中老年人，有慢性咳嗽、咳脓痰，特别是晨起脓痰多，常反复咯血。高分辨率 CT 可确诊。

### （五）肺脓肿

多有高热、咳大量脓臭痰，血白细胞和中性粒细胞增高。胸片表现为带有液平面的空洞，空洞周围有炎性阴影，右下叶多见。痰培养有助于病原菌诊断，抗生素治疗有效。肺结核空洞多发生在肺上叶，壁薄，洞内少有液平面或浅液平面，痰中可找到结核菌，一般抗生素治疗无效。

### （六）其他疾病

肺结核常有不同类型的发热，需与伤寒、败血症、白血病等发热性疾病鉴别。

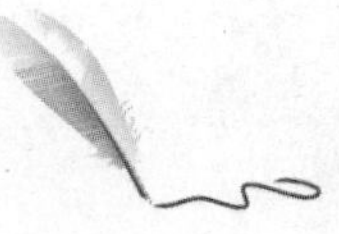

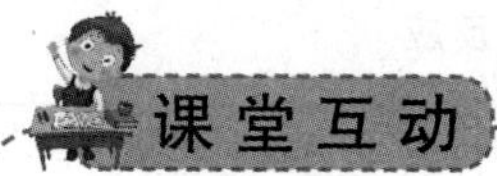


要求掌握肺结核的临床表现与诊断，熟悉鉴别诊断与相关记录方法

学生思考：

1. 对照患者临床表现，应该想到哪些类似疾病？

2. 发生结核性胸膜炎与其他类型肺结核，记录有何不同？

教师解答：

1. 类似疾病有很多，常见的有肺炎、支气管扩张症、慢性阻塞性肺疾病、肺脓肿、肺癌等。

2. 结核性胸膜炎诊断的记录，一般记录左侧、右侧；有胸腔积液的，写渗出性等。如右侧结核性渗出性胸膜炎。其他类型肺结核记录，如继发型（浸润性）肺结核双上涂（+），初治。

## 八、治疗

结核病的化学治疗不仅是治疗和控制疾病的有力手段，而且是结核病防治规划的重要组成部分。多数肺结核患者采用不住院治疗，同样收到良好效果。在不住院条件下要取得化学疗法的成功，关键在于对肺结核患者实施有效治疗管理，即目前推行的在医务人员直接面视下督导化疗（DOTS），确保肺结核患者在全疗程中规律、联合、足量和不间断地实施规范化疗，减少耐药性的产生，最终获得治愈。

### （一）化学药物治疗

**1. 化疗原则**　早期、规律、全程、适量、联合。整个治疗方案分强化和巩固两个阶段。

（1）早期　早期化学治疗有利于迅速发挥早期杀菌作用，促使病变吸收和减少传染性。

> 考点提示
>
> 肺结核的化疗原则是早期、规律、全程、适量、联合。

（2）规律　严格遵照医嘱要求规律用药，以避免耐药性的产生，不漏服，不停药。

（3）全程　保证完成规定的治疗期是提高治愈率和减少复发率的重要措施。

（4）适量　剂量过大易发生毒副反应，剂量过低达不到有效的血浓度，影响疗效、易产生耐药性，故需严格遵照适当的药量用药。

（5）联合　联合用药系指同时采用多种抗结核药物治疗，可提高疗效，同时通过交叉杀菌作用减少或防止耐药性的产生。

**2. 抗结核药物**　基本药物有异烟肼（H，INH）、利福平（R，RFP）、利福喷丁（RFT）、吡嗪酰胺（Z，PZA）、链霉素（S，SM）、乙胺丁醇（E，EMB）。二线抗结核药有卡那霉素（K，Km）、阿米卡星（A，AMK）、卷曲霉素（C，CPM）、喹诺酮类氧氟沙星（Ofx）、左氧氟沙星（Lfx）、对氨基水杨酸（P，PAS）、乙硫异烟胺（1314TH，Eto）、丙硫异烟胺（1321TH，Pro）、环丝氨酸等。儿童结核病剂量根据千克体重计算。成人剂量、用法、作用机制及不良反应见表2-7-3。

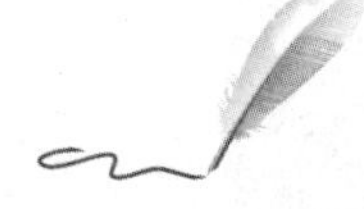

**表 2 –7 –3　成人常用抗结核药物剂量、用法、机制与不良反应**

| 药名 | 剂量（g/d） | | 间隙疗法（g/d） | | 抑菌机制 | 作用部位 | 特点 | 不良反应 |
|---|---|---|---|---|---|---|---|---|
| | <50kg | >50kg | <50kg | >50kg | | | | |
| INH | 0.3 | 0.3 | 0.6 | 0.6 | 抑制 DNA 合成 | 细胞内外 | 杀菌剂 | 周围神经炎，偶有肝功能损害 |
| RFP | 0.45 | 0.6 | 0.6 | 0.9 | 抑制 mRNA 合成 | 细胞内外 | 杀菌剂 | 肝损害（出现黄疸应停药）、过敏反应 |
| RFT | – | – | 0.45 ~ 0.6 | – | – | – | – | 肝毒性、胃肠道反应、过敏反应 |
| SM | 0.75 | 0.75 | 0.75 | 0.75 | 抑制蛋白质合成 | 细胞外 | 杀菌剂 | 听力障碍、肾功能损害、眩晕 |
| PZA | 1.5 | 1.5 | 2.0 | 2.0 | 吡嗪酸抑菌 | 细胞内 | 杀菌剂 | 肝功能损害、高尿酸、关节痛 |
| EMB | 0.75 | 0.75 ~ 1.0 | 1.0 | 1.0 | 抑制 RNA 合成 | – | 抑菌剂 | 球后视神经炎 |
| PAS | 8.0 | 8 ~ 10 | – | – | 干扰中间代谢 | – | 抑菌剂 | 胃肠不适、肝功能损害、过敏反应 |
| Pro | 0.5 | 0.75 | 0.5 | 1.0 | 蛋白质合成 | – | – | 胃肠不适、肝功能损害 |
| CPM | 0.75 | 1.0 | 0.75 | 1.0 | 蛋白质合成 | – | – | 听力障碍、眩晕、肾功能损害 |
| Km | 0.75 | 1.0 | 0.75 | 1.0 | 蛋白质合成 | – | – | 听力障碍、眩晕、肾功能损害 |
| Ofx | 0.6 | 0.8 | – | – | – | – | – | 肝肾毒性、光敏反应 |
| Lfx | 0.6 | 0.75 | – | – | – | – | – | 肝肾毒性、光敏反应 |

**3. 化疗方案**　WHO 推荐统一标准方案，确保达到预期治疗效果。初治活动性肺结核和复治涂阳肺结核的治疗方案，见表 2 –7 –4。

**表 2 –7 –4　统一标准化疗方案**

| | 每日用药方案 | 间歇用药方案 |
|---|---|---|
| 初治涂阳肺结核 | 2HRZE/4HR | $2H_3R_3Z_3E_3/4H_3R_3$ |
| 初治涂阴肺结核 | 2HRZE/4HR | $2H_3R_3Z_3E_3/4H_3R_3$ |
| 复治涂阳敏感肺结核 | 2HRZSE/6 ~ 10HRE | $2H_3R_3Z_3S_3E_3/6 \sim 10H_3R_3E_3$ |

注：字母为药名，“/”前数字代表强化期时间月数，“/”后数字代表巩固期时间月数，每天 1 次。下标“3”代表隔日 1 次或每周 3 次。

**4. 耐药结核**　多种原因可导致耐单药结核（如对 RFP 耐药称 RR – TB）和耐多药肺结核（MDR – TB）。对至少包括 INH 和 RPF 两种或两种以上药物产生耐药的肺结核为 MDR – TB，所以耐多药结核必须要有痰结核菌药敏试验结果才能确诊。治疗原则是以化疗为中心的综合治疗，免疫疗法、介入治疗、外科治疗都是耐多药结核综合治疗的组成部分。WHO 推荐一线和二线抗结核药混合使用，主张每日用药，疗程为 21 个月或以上。二线药物是治疗耐多药结核的主药，强化期≥3 月；巩固期≥18 个月。

（1）用于 RR – TB 及 MDR – TB 治疗的药物的分组。A 组为氟喹诺酮类，包括高剂量左

氧氟沙星（≥750mg/d）、莫西沙星及加替沙星。B 组为二线注射类药物，包括阿米卡星、卷曲霉素、卡那霉素（链霉素）。C 组为其他二线核心药物，包括乙硫异烟胺（或丙硫异烟胺）、环丝氨酸（或特立齐酮），利奈唑胺和氯法齐明。D 组分为 3 个亚组，D1 为吡嗪酰胺、乙胺丁醇和高剂量异烟肼；D2 为贝达喹啉和德拉马尼；D3 为对氨基水杨酸、亚胺培南、西司他丁、美罗培南、阿莫西林－克拉维酸、氨硫脲。其中 A、B、C 组为治疗的核心药物，D 组不作为 MDR－TB 治疗的核心药物。

（2）对于 RR－TB 及 MDR－TB 患者，推荐在强化期应用包含至少 5 种有效抗结核药物的方案，包括吡嗪酰胺及 4 个核心二线抗结核药物：A 组 1 个，B 组 1 个，C 组至少 2 个。如果以上的选择仍不能组成有效方案，可以加入 1 种 D2 组药物，再从 D3 组选择其他有效药物，从而组成含 5 种有效抗结核药物的方案。

（3）若因耐药或药物不良反应不能继续使用吡嗪酰胺，可以从 C 组或 D 组中选择替代药物（首选 D2，次选 D3）。D1 组药物的选择必须衡量其加入效益，MDR－TB 方案的药物总数必须衡量其预期收益与危害，以及患者对药物的耐受性。

（4）在 RR－TB 及 MDR－TB 患者，也建议使用大剂量异烟肼和（或）乙胺丁醇进一步加强。无论是传统或短程 MDR－TB 方案，若无异烟肼耐药依据或异烟肼耐药情况不确定，在治疗方案中都应该加入异烟肼。

（5）儿童方案制定原则基本和成年人相同，但在疾病较轻且 B 组药物（二线注射药物）相关的危害超过其潜在益处的情况下，可不用 B 组药物。

（6）短程 RR－TB 和 MDR－TB 标准化方案　①之前未接受二线药物治疗的 RR－TB 及 MDR－TB 患者，可以采用 9～12 月的短程 MDR－TB 标准化方案替代 20 个月的传统个体化方案；②既往接受过 1 个月以上二线药物治疗，或对氟喹诺酮类药物和二线注射药物耐药或高度怀疑耐药的患者，不可采用标准化短程方案。该短程 RR－TB 和 MDR－TB 标准化方案分为强化期和巩固期。强化期 4 个月（若无痰抗酸杆菌涂片阴转的证据，延长至 6 个月），药物包括卡那霉素、莫西沙星、丙硫异烟胺、氯法齐明、高剂量异烟肼、吡嗪酰胺和乙胺丁醇；巩固期 5 个月，药物包括莫西沙星、氯法齐明、乙胺丁醇、吡嗪酰胺。可以用阿米卡星替代卡那霉素，也可以采用加替沙星替代莫西沙星；乙硫异烟胺可以替代丙硫异烟胺。

**（二）咯血的治疗**

（1）少量咯血　多以安慰患者、消除紧张、卧床休息为主，可用氨基己酸、氨甲苯酸、酚磺乙胺、卡巴克洛等药物治疗。

（2）大量咯血　如咯血过程突然中断，出现呼吸急促、发绀、烦躁不安、精神极度紧张、有濒死感或口中有血块，应诊断为大咯血，进行积极抢救。①患者应置头低足高的俯卧位或患侧卧位，拍击健侧背部，以保持充分体位引流，使积血和血块由气管排出。②可给予垂体后叶素缓慢静脉注射或静脉滴注维持。垂体后叶素可收缩小动脉，使肺循环血量减少而达到较好的止血效果，但冠心病、高血压、心衰患者和孕妇禁用。③对支气管动脉破坏造成的大咯血可采用支气管动脉栓塞法止血。④必要时可行气管插管或硬质支气管镜吸引或气管切开。

**（三）糖皮质激素的应用**

在确保有效抗结核药物治疗的情况下，可用于结核毒性症状严重者。

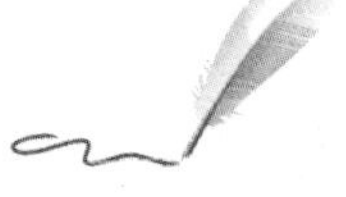

**（四）肺结核的外科治疗**

经合理化疗后无效、多重耐药的厚壁空洞、大块干酪灶、结核性脓胸、支气管胸膜瘘、大咯血保守治疗无效者为外科手术适应证。

## 九、预防

早期发现、确诊，彻底治疗，控制传染源是防治的关键。健全各级治、管、防、查预防体系，大力开展防治结核病宣教，加强锻炼身体，提高自身抵抗力和卡介苗接种工作，保护好易感人群。

**（一）病例报告和转诊**

肺结核属《中华人民共和国传染病防治法》中的乙类传染病。各级医疗预防机构要专人负责，做到及时（确诊24小时内）、准确、完整地报告肺结核疫情。没有能力进行X线诊断和痰结核分枝杆菌检查的医院应将肺结核、疑似肺结核患者推荐到结核病防治机构进行检查。

**（二）病例登记和管理**

通过对确诊肺结核病例的登记，努力落实DOTS，指导预防家庭内传染以及动员新发现患者的家庭接触者检查、注意开窗通风，注意消毒等方面采取主动措施。肺结核有病程较长、易复发和具有传染性等特点，必须要长期随访，掌握患者从发病、治疗到治愈的全过程。

**（三）切断传播途径**

结核病的主要传染原是排菌的肺结核患者（痰液查到结核分枝杆菌）。咳嗽是传播结核病的主要传播途径。当咳嗽、打喷嚏或将痰吐于地面时，把带有结核分枝杆菌的飞沫、痰液喷洒出来，被易感人群吸入后致病。因此患者不要随地吐痰，咳嗽、打喷嚏时应轻捂口鼻，养成良好的卫生生活习惯。

**（四）卡介苗接种**

卡介苗接种对预防成年人肺结核的效果很差，但对预防由血行播散引起的结核性脑膜炎和粟粒型肺结核有一定作用。新生儿进行卡介苗接种后，仍须注意采取与肺结核患者隔离。

## 十、预后

多数患者经及时治疗痊愈，部分患者病灶吸收，有的纤维化、有的钙化或形成纤维干酪灶、结核瘤，或形成空洞愈合。有的临床治愈病灶中长期有冬眠状态的结核分枝菌存活，在患者免疫力下降时，病变可复燃。有的形成耐多药结核，病程迁延，或形成毁损肺甚至恶化危及生命。

### 小结

肺是结核杆菌最易侵犯的器官，继发性肺结核的患者是结核病的主要传染源，飞沫传播为其主要传播途径。肺结核最常见的全身症状是发热，可有咯血、咳嗽、咳痰、胸痛、呼吸困难等临床症状，分为原发型肺结核、血型播散型肺结核、继发型肺结核、结核性胸膜炎、气管－支气管结核五型。

痰结核分枝杆菌检查是确诊肺结核的主要方法，也是制定化疗方案和考核治疗效果的主要依据。影像学检查则为诊断肺结核的必备手段。肺结核的化疗原则为早期、规律、全程、适量、联合。整个治疗方案分强化和巩固两个阶段。耐药结核的治疗必须加以重视。

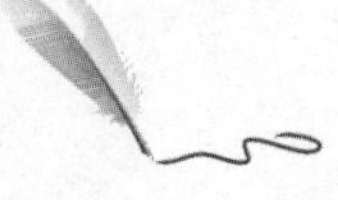

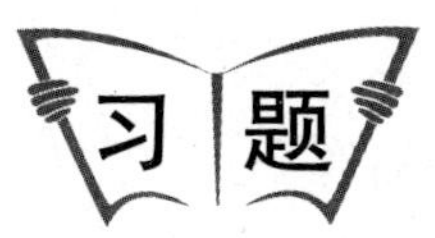


## 一、选择题

**【A1/A2 型题】**

1. 肺结核有无传染性最主要的检查是

A. 结核菌素试验阳性　　B. 胸部 X 线检查

C. 痰结核菌检查　　D. 血沉

E. 反复痰中带血

2. 肺结核最可靠的诊断依据是

A. 低热、咳嗽、盗汗、乏力　　B. 血沉增快

C. 胸片有渗出性阴影　　D. 痰涂片检查结核菌阳性

E. 结核菌素试验阳性

3. 判断肺结核活动性最有意义的是

A. 血沉增快　　B. 胸部 X 线阴影特征

C. 结核菌素试验阳性　　D. 结核中毒症状

E. 痰结核杆菌阳性

4. 痰菌阳性的肺结核患者，下列初治方案最佳的是

A. INH、RFP 和 PZA 强化治疗 2 个月，随后以 INH 和 RFP 巩固治疗 4 ~7 个月

B. INH、RFP、PAS 治疗 1 年

C. INH 和 RFP 治疗 6 个月

D. INH、RFP、SM 强化治疗 2 个月，然后 INH、RFP 巩固治疗 3 个月

E. RFP、SM、PZA 强化 2 个月，INH 和 RFP 巩固治疗 6 个月

5. 患者，女，28 岁。低热、干咳 2 月，静脉滴注“左氧氟沙星”1 周后热退，未继续治疗。此后常有间断咳嗽，痰中带血及关节痛。查体：T 37.6℃，消瘦，双肺未闻及干湿啰音。胸部 X 线片示两上肺斑片状阴影。最可能诊断是

A. 肺炎支原体肺炎　　B. 肺炎链球菌肺炎

C. 肺炎克雷伯杆菌肺炎　　D. 肺结核

E. 真菌性肺炎

6. 患者，男，37 岁。咳嗽、痰中带血伴乏力半月。胸部 X 线片示左上肺少量斑片状阴影，可见少许不规则透亮区，未见液平。下列检查可明确诊断的是

A. 痰细菌培养 + 药敏　　B. 痰细胞学检查

C. 痰涂片找真菌　　D. 痰涂片抗酸染色

E. 痰涂片找含铁血黄素细胞

7. 患者，男，35 岁。低热伴咳嗽 3 周，咳少量白痰，使用多种抗生素治疗无效。胸部 X 线片示右下叶背段斑片状阴影，有多个不规则空洞，无液平面。为明确诊断，应首先进行的检查是

A. 痰涂片革兰染色　　B. 痰涂片抗酸染色　　C. 支气管镜

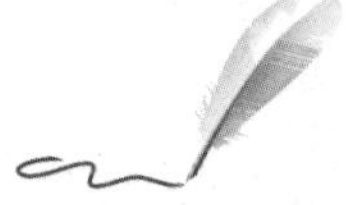

D. 痰真菌培养　　　　E. 胸部CT

8. 下列抗结核药不属于杀菌剂的是

A. 异烟肼　　　　B. 利福平　　　　C. 吡嗪酰胺

D. 乙胺丁醇　　　　E. 链霉素

9. 抢救大咯血患者时，最宜采取的体位是

A. 右侧卧位　　　　B. 仰卧位　　　　C. 俯卧位

D. 患侧卧位　　　　E. 左侧卧位

10. 关于继发性肺结核的描述，下列不正确的是

A. 一般发生在曾受过结核感染的成人

B. 继发性肺结核可有传染性

C。可通过内源性感染而来

D. 可通过外源性感染而来

E. 继发性肺结核痰检均为阳性

11. 咳嗽、咳痰多长时间应该考虑可能是肺结核病

A. 1周以上　　　　B. 2周以上　　　　C. 1个月以上

D. 2个月以上　　　　E. 3月以上

## 二、思考题

扫码“练一练”

结核病的临床分型和化疗原则是什么？

（董新华）

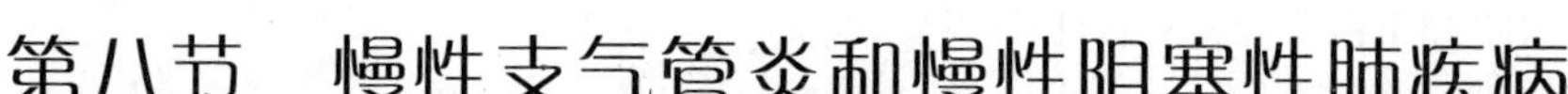

# 第八节　慢性支气管炎和慢性阻塞性肺疾病

## 学习目标

1. **掌握**　慢性支气管炎的临床表现、诊断标准；慢性阻塞性肺疾病的临床表现、诊断与治疗。

2. **熟悉**　慢性支气管炎的治疗原则；慢性阻塞性疾病的分级、评估与分组。

3. **了解**　慢性支气管炎与慢性阻塞性肺疾病的病因和发病机制。

4. 学会慢性支气管炎的康复保健与预防；学会慢性阻塞性肺疾病的预防保健常识。

5. 具有指导慢性支气管炎患者进行保健操锻炼呼吸功能的能力；具有指导社区健康宣教，对慢性阻塞性肺疾病患者进行家庭氧疗及通过呼吸保健操锻炼呼吸功能的能力。

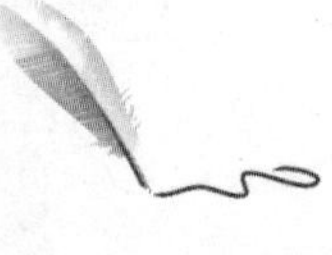

## 【慢性支气管炎】

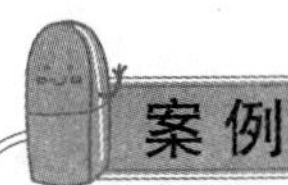

**案例讨论**

**[案例]**

患者，男，65岁。反复咳嗽、咯痰19年，加重2个月。患者每于受凉后出现咳嗽，每年发作3~6个月不等。查体：双肺呼吸音粗，可闻及少许干啰音。患者吸烟42年，每天1包左右。

**[讨论]**

1. 本病的临床诊断及诊断依据是什么？
2. 请制定治疗方案。

慢性支气管炎（chronic bronchitis）简称慢支，指气管和支气管黏膜、黏膜层、基底层、外膜及其周围组织的非特异性慢性炎症。临床以反复发作的咳嗽、咳痰或伴喘息为主要临床表现，每年发病持续3个月或更长，连续2年或以上。并排除具有慢性咳嗽、咳痰或喘息的其他疾病。易进展为阻塞性肺气肿，进而发展为慢性肺源性心脏病。

### 一、病因和发病机制

慢支病因尚未完全清楚，可能是多种环境因素及机体自身因素长期相互作用的结果。

**（一）大气污染**

空气中的二氧化硫、二氧化氮、氯气等有害气体可损伤气管和支气管黏膜，使纤毛脱落，清除功能下降，黏液分泌增多，防疫功能下降，有利于细菌感染。

**（二）吸烟**

吸烟与慢支发病关系密切，烟雾中的煤焦油、苯并芘、尼古丁等可直接损伤气管黏膜和纤毛运动，气管免疫功能下降。烟碱、焦油等使支气管痉挛、气管狭窄，破坏肺弹性纤维，引起肺气肿。

**（三）感染**

呼吸道病毒或细菌感染是慢支发生发展的重要原因。细菌常在病毒破坏黏膜屏障作用后继发气管、支气管黏膜的损伤和慢性炎症。常见病毒是鼻病毒、流感病毒、呼吸道合胞病毒、腺病毒；常见细菌为肺炎链球菌、流感嗜血杆菌、卡他莫拉菌、葡萄球菌等。

**（四）过敏因素**

伴有喘息症状的慢支患者多有过敏史。尘螨、细菌、花粉、真菌、化学气体等都可以引起过敏反应而导致支气管痉挛或收缩、炎症损害，最终发生慢支。

**（五）机体本身因素**

1. 自主神经功能失调或丧失、气道反应性高、年龄增大、营养以及某些遗传因素等均与慢支发生相关。

2. 各种原因导致人体免疫功能下降特别是呼吸道防御功能下降时，容易造成呼吸道的反复感染，特别是年老体弱的人，易患慢支。

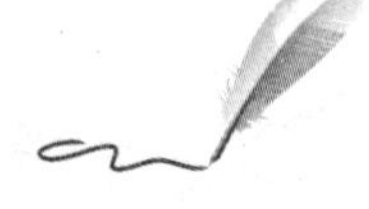

扫码“看一看”

## 二、临床表现

慢支病程长，常因反复急性发作而导致病情加重。

### （一）症状

其主要症状可概括为咳、痰、喘、炎四个字。

**1. 咳嗽** 是慢支的特征性表现，多在体位变动时出现，故晨起时咳嗽较重，睡眠时有阵咳。

**2. 咯痰** 痰多呈白色黏液泡沫状，常因黏稠而不易咳出。伴发感染时，则痰量增多，黏稠度增加，且可呈黏液脓性或脓性，偶有痰中带血。

**3. 气喘或喘息** 多为有过敏史的慢支患者，部分患者由于支气管痉挛发生而伴有喘息。喘息程度轻重不一，轻者仅感觉气短，重者可有端坐呼吸。

**4. 炎症反复** 慢支病变的特点是慢性非特异性炎症迁延不愈。感染明显者，体温可升高，病情往往迁延不愈或反复发作。随着病情发展，终年咳嗽、咳痰不停，冬季加剧。喘息型慢支患者在症状加重或继发感染时，常有哮喘样发作。

### （二）体征

早期可无阳性体征。有明显感染时在肺底部可闻及干湿啰音；喘息型慢支患者有时可闻及哮鸣音；病情进展可出现肺气肿体征，如桶状胸、双肺下界移动度减弱、叩诊呈过清音、呼吸音减弱等。

### （三）临床分型和分期

**1. 分型** 根据喘息的有无将慢支分为单纯型和喘息型。

（1）单纯型 仅有咳嗽、咳痰症状者。

（2）喘息型 同时伴有喘息者。

**2. 分期**

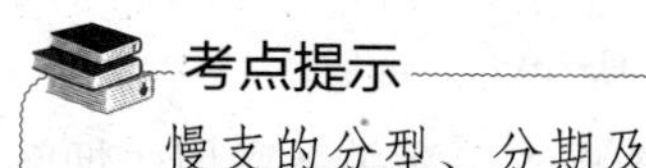


（1）急性发作期 1周内出现多量脓性或黏液脓性痰，痰量明显增加，或伴有发热等炎症表现，或“咳”、“痰”、“喘”中任一项明显加重者。

（2）慢性迁延期 有不同程度的“咳”、“痰”、“喘”，其中一项症状迁延1个月以上者。

（3）临床缓解期 临床症状基本消失或偶有轻咳少量痰，持续2个月以上者。

## 三、并发症

最常见的并发症有阻塞性肺气肿、慢性阻塞性肺疾病、慢性肺源性心脏病。

## 四、实验室及其他检查

**1. 血液检查** 缓解期多无异常。急性发作期或并发肺部感染时，白细胞计数和中性粒细胞比例增高。喘息型慢支患者可有嗜酸性粒细胞增加。

**2. 痰液检查** 痰涂片可见大量中性粒细胞及破坏的柱状上皮细胞。痰涂片革兰染色可见阴性或阳性菌。痰液细菌培养可见致病菌，如肺炎球菌、链球菌、克雷伯杆菌、流感嗜血杆菌等。喘息型慢支患者可见较多的嗜酸性粒细胞。

**3. X线检查** 早期无明显异常。反复发作者有肺纹理增多、增粗、紊乱，呈条索状或网状、斑点状阴影。继发感染时，肺纹理间隙不清，肺纹理粗乱、扭曲，管壁增厚，以双

肺下野较显著。

**4. 肺功能检查**　早期可无异常。典型的肺功能改变示通气功能障碍。

## 五、诊断与鉴别诊断

**1. 诊断**　主要根据病史和症状。临床上根据咳嗽、咳痰或伴有喘息，每年发病至少持续3个月，连续2年或2年以上者，并排除可引起上述症状的其他心肺疾病后，可做出诊断。

**2. 鉴别诊断**

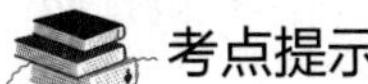

考点提示

慢支的诊断标准是咳嗽、咳痰或喘息每年发病至少持续3个月，连续2年或以上。

（1）肺结核　肺结核患者可有咳嗽、咳痰等症状，但程度较轻；常有轻重不一的午后低热、盗汗、乏力、面颊潮红、食欲不振、消瘦等结核中毒症状。X线检查可见肺内结核性病变。血沉增快，痰菌检查可查到抗酸杆菌。

（2）支气管哮喘　喘息型慢支易与支气管哮喘相混淆。哮喘常于幼年或青年突然发病，有季节性，常有个人和家族过敏史，但一般无慢性咳嗽、咳痰病史，以发作性、呼气性呼吸困难为特征。发作时双肺可闻及哮鸣音，缓解时呼吸音基本正常。而喘息型慢支多见于中老年人，以慢性咳嗽、咳痰伴有喘息及哮鸣音为主要临床特征，在秋冬季节或感冒时症状加重，感染控制后症状多可缓解，但肺底部仍可听到湿啰音或哮鸣音。支气管哮喘后期常并发慢支，与喘息型慢支鉴别有一定困难。

（3）支气管扩张　有慢性咳嗽、咳大量脓痰及反复咯血的特点，也多发于幼年，发作时肺部可闻及局限性湿啰音，且多固定于一侧下肺。支气管X线碘油造影或CT检查可以确定诊断。

（4）肺癌　多见于40岁以上的中老年人，常有长期吸烟史，早期多为刺激性干咳，常有反复发生或持续的痰中带血；肺部X线或CT检查有块状或结节状阴影，经有效抗菌药物治疗阴影不能完全消散；痰脱落细胞学检查和纤维支气管镜活检等有助于鉴别。

## 六、治疗

**1. 急性发作期的治疗**　以控制感染、祛痰镇咳为主，伴发喘息时，加用解痉平喘药物。

（1）控制感染　积极细菌培养，根据药物敏感试验的结果及时选用有效的抗菌药物。无药敏试验结果时常经验性用药。临床上常首选β－内酰胺类、大环内酯类、氟喹诺酮类抗菌药物口服，病情严重时静脉给药。严重感染时，可静脉滴注给药，宜选用青霉素、头孢噻肟、头孢哌酮、头孢他啶等，使用前应作相应药物的过敏试验。抗菌治疗疗程常为7～10天，有时需要联合选用有效的抗生素。常用药物用法用量见表2－8－1。

**表2－8－1　常用药物用量用法**

| 药名 | 用量用法 | |
|---|---|---|
| 左氧氟沙星 | 0.4g　1次/日 | 口服或静滴 |
| 罗红霉素 | 0.3g　2次/日 | 口服 |
| 阿莫西林 | 2～4g　2～4次/日 | 口服或静滴 |
| 头孢呋辛 | 1～2g　2次/日 | 静滴 |
| 复方磺胺甲噁唑 | 2片　2次/日 | 口服 |

（2）祛痰镇咳　积极促进痰液排出，有利于控制感染，改善通气，缓解喘息。常用的

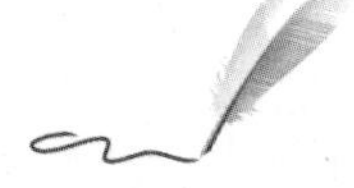

药物有复方甘草合剂10ml口服，每日3次；盐酸氨溴索口服或注射，30mg，每日3次；或α-糜蛋白酶制成0.05%溶液雾化吸入，每日3~4次。止咳药如喷托维林、可待因等，原则上应在痰少或干咳无痰时使用，或剧咳时临时服用。

（3）解痉平喘　喘息型慢支患者或并发肺气肿者，可使用氨茶碱0.1~0.2g，每日3次口服；硫酸特布他林2.5mg，每日2~3次口服；有支气管痉挛者常首选$\beta_2$-肾上腺受体激动剂；如沙丁胺醇2~4mg口服或雾化剂吸入治疗，每日2~3次。

**2. 缓解期的治疗**　应积极预防呼吸道感染，加强身体锻炼，增强体质，预防复发，提高免疫力。

**3. 对症治疗**　急性期感染严重时，出现发热给予退热，以物理降温为主；痰多时可给予体位引流或体外振动排痰，同时要注意营养、休息及保暖，多饮水，进食含热量高、易消化食物。

## 七、预后

慢性支气管炎如无并发症，大部分患者病情可控制，预后良好，不影响正常的工作和学习。但部分患者反复发作最终可发展成阻塞性肺疾病，甚至肺心病，预后不良。

## 【慢性阻塞性肺疾病】

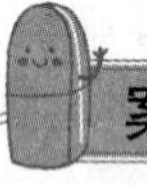

**案例讨论**

［案例］

患者，男，70岁。因咳嗽、咳痰31年，气喘3年，加重6天入院。患者31年来，每年都在受凉后出现咳嗽、咳痰，每次持续时间长短不一，每年多次，以冬春或秋冬季发病并加重为多。3年前出现活动后气喘，6天前再发加重，咳黄痰，呼吸困难。查体：神志清楚，口唇轻度发绀，呼吸浅快，桶状胸，双肺语颤减弱，叩诊过清音，双肺可闻湿啰音及哮喘音。

［讨论］

1. 本病最可能诊断是什么？诊断依据有哪些？
2. 需要做哪些检查确诊？

慢性阻塞性肺疾病（chronic obstructive pulmonary disease，COPD）简称慢阻肺，是一种常见的以持续性呼吸道症状和气流受限为特征的疾病。呼吸症状和气流受限是由有毒颗粒和气体暴露导致的气道和（或）肺泡异常引起的。

有气流受限特征的慢支和（或）肺气肿都是COPD，可单独或合并存在，多数情况下合并存在。支气管哮喘也具有气流受限，但支气管哮喘是一种特殊的气道炎症性疾病，其气流受限具有可逆性，它不属于COPD。支气管扩张症、肺结核纤维化、严重的间质性肺疾病、弥漫性泛细支气管炎、闭塞性细支气管炎等也可导致持续气流受限，但病因或病理特征明确，均不属于慢阻肺。

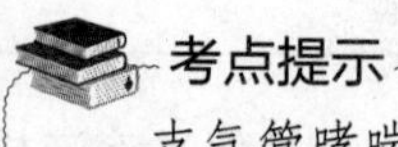

**考点提示**

支气管哮喘不属于COPD。

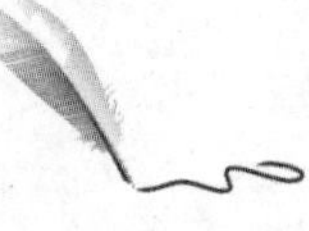

COPD是呼吸系统疾病中的常见病和多发病，主要累及肺部，但也可以引起肺外各器官的损害。患

病率和病死率均居高不下，预计到2020年将达到疾病负担第五位。

## 一、病因和发病机制

病因不明，可能是个体因素与环境因素长期相互作用的结果。与肺部对香烟烟雾等有害气体或有害颗粒的异常炎症反应有关。

**1. 吸烟**　为最常见的影响慢阻肺发生、发展的危险因素。烟草中的有害物质可直接损伤气管和支气管黏膜，使纤毛脱落、杯状细胞增生、黏膜充血与水肿、黏液分泌增多。一些毒素既能抑制气道纤毛活动，削弱肺泡巨噬细胞的吞噬、灭菌作用，使气道净化能力下降；又能引起支气管痉挛，增加气道阻力；还可破坏肺弹力纤维，诱发肺气肿形成。

**2. 职业性粉尘和化学物质**　长期接触如烟雾、变应原、工业废气、室内空气污染等，均可产生与吸烟类似的COPD。

**3. 空气污染**　大气中的有害气体可损伤气道黏膜上皮，使纤毛柱状上皮的纤毛损坏、脱落，影响纤毛麦浪样波动，导致纤毛清除功能下降，黏液分泌增加。

**4. 气道炎症**　感染是COPD发生、发展的重要因素之一。气道、肺实质及肺血管的慢性炎症是COPD的特征性改变，中性粒细胞、巨噬细胞、T淋巴细胞等炎症细胞均参与了COPD的发病过程。中性粒细胞的活化和聚集是COPD炎症过程的一个重要环节，通过释放中性粒细胞弹性蛋白酶等生物活性物质引起慢性黏液高分泌状态，并破坏肺实质。病毒、支原体、细菌等感染可造成气管、支气管黏膜的损伤和慢性炎症，使支气管管腔狭窄而形成不完全阻塞，从而导致COPD。

**5. 蛋白酶－抗蛋白酶失衡**　与遗传、种族有关。蛋白酶增多或$\alpha_1$－抗胰蛋白酶缺乏可导致组织结构破坏产生肺气肿。先天性$\alpha_1$－抗胰蛋白酶缺乏，多见于北欧血统的个体。我国尚未见报道。

**6. 氧化应激**　COPD患者氧化应激增加。氧化物主要有超氧阴离子、羟根、次氯酸和一氧化氮等。氧化物可直接作用并破坏许多生化大分子，如蛋白质、脂质和核酸等，导致细胞功能障碍或细胞死亡，引起蛋白酶－抗蛋白酶失衡和促进炎症反应等。

**7. 其他**　自主神经功能失调、营养不良、气温变化等都有可能参与COPD的发生、发展。

## 二、病理生理

慢阻肺的病理改变主要是气道、肺实质和肺血管的慢性炎症。这种炎症反应被持续放大，反复的组织损伤和修复导致气道结构重塑和狭窄。其病理生理特征如下。

**1. 通气功能障碍**　COPD的特征性病理生理变化是持续气流受限导致肺通气功能障碍。

**2. 换气功能障碍**　随着病情发展，肺组织弹性减退，残气量、残气量占肺总量的百分比增加。通气/血流比例失调与弥散障碍共同作用，导致肺换气功能障碍。

**3. 呼吸衰竭**　通气和换气功能障碍可导致缺氧和$CO_2$潴留，发生不同程度的低氧血症和高碳酸血症，最终导致呼吸功能衰竭。

## 三、临床表现

**1. 慢性咳嗽**　常晨间咳嗽明显，白天较轻，夜间有阵咳或排痰。

**2. 咳痰**　一般为白色黏液或浆液性泡沫痰，清晨排痰较多。急性发作期痰量增多，可有脓性痰。

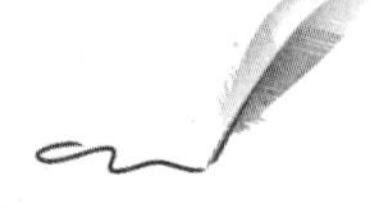

**3. 气短或呼吸困难** 是 COPD 的标志性症状，呈进展性发展。早期仅在剧烈活动时出现，后逐渐加重，以致在日常活动甚至休息时也感到气短。

**4. 喘息和胸闷** 为 COPD 患者后期的代偿性表现，部分患者特别是重度患者或急性加重时可出现喘息。

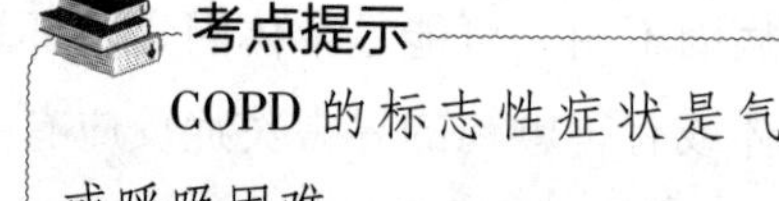

考点提示

COPD 的标志性症状是气短或呼吸困难。

**5. 其他** 晚期患者有食欲减退、体重下降、精神抑郁和（或）焦虑等。

**6. 体征** 早期可无异常，晚期可有肺气肿体征，即胸廓前后径增大，肋间隙增宽，剑突下胸骨下角增宽。部分患者呼吸变浅，频率加快，严重者可有缩唇呼吸等。双侧语颤减弱。肺部过清音，心浊音界缩小，肺下界和肝浊音界下降。双肺呼吸音减弱，呼气延长，部分患者可闻及干啰音和（或）湿啰音。

## 四、实验室及其他检查

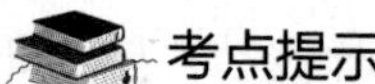

考点提示

肺功能检查能早期发现气流受限，是诊断 COPD 的最好指标。

**1. 肺功能检查** 为首选检查，是判断气流受限的主要客观指标，是诊断 COPD 的“金标准”。对 COPD 的诊断、严重程度评价、疾病进展、预后及治疗反应等均有重要意义。使用支气管扩张剂后，一秒用力呼气容积/用力肺活量（$FEV_1/FVC$）$<0.70$ 可确定持续气流受限。肺总量（TLC）、功能残气量（FRC）、残气量（RV）增高，肺活量（VC）降低，表明肺过度充气。COPD 肺功能检查及意义见表 2-8-2。

**表 2-8-2 COPD 肺功能检查及意义**

| 检查项目 | 临床意义 |
|---|---|
| $FEV_1/FVC$ | $FEV_1/FVC$ 是评价气流受阻的一项敏感指标 |
| $FEV_1$ 占预计值% | 是评价 COPD 严重程度的良好指标，其变异性小，易于操作 |
| 吸入支气管舒张药后 | $FEV_1/FVC<0.70$ 可确定为持续性气流受阻 |
| TLC、FRC、RV | TLC、FRC、RV 增高对诊断 COPD 有参考价值 |
| VC | 肺活量（VC）减低对诊断 COPD 有参考价值 |
| RV/TLC | RV/TLC 增加（>40%）对诊断阻塞性肺气肿有重要意义 |

**2. 血液和痰液检查** COPD 合并细菌感染时，外周血白细胞增高，核左移。痰培养可以查出病原菌。

**3. 血气分析** 对确定发生低氧血症、高碳酸血症、酸碱平衡失调及判断呼吸衰竭类型有重要价值。

**4. 胸部 X 线** 早期无改变，晚期出现肺纹理增粗、紊乱等非特异性改变，也可出现肺气肿改变。对诊断 COPD 价值不大。主要作为确定肺部并发症及与其他肺疾病鉴别之用。

考点提示

COPD 确诊最有意义的检查是肺功能检查。COPD 最重要的特征是气流受限不完全可逆性。肺功能检查是判断气流受限的主要指标，是金标准。

**5. 肺部 CT** 可见慢阻肺小气道病变、肺气肿及相关并发症的表现。最主要意义在于排除其他具有相似症状的呼吸系统疾病。不应作为 COPD 的常规检查。

## 五、诊断

慢性阻塞性肺疾病全球倡议组织发布了《慢性阻塞性肺疾病全球倡议（GOLD）（2018版）》，对出现呼吸困难、慢性咳嗽或咳痰，并有COPD危险因素暴露史的患者均应考虑诊断为COPD。

年龄大于40岁的个体出现以下任意一项，应该考虑为COPD诊断，并进行肺功能检查。这些指征本身不能诊断，但同时出现多个临床指征可增加COPD诊断可能性。肺功能是确诊COPD的必备条件。见表2-8-3。

**表2-8-3 可考虑为COPD的临床表现**

| 主要指征 | 主要特点 |
| --- | --- |
| 呼吸困难 | 进行性加重<br>活动时症状加剧 |
| 慢性咳嗽 | 持续存在<br>可呈间歇性或干咳<br>复发性喘息 |
| 咳痰 | 任何形式的慢性咳痰可提示为COPD |
| 复发性下呼吸道感染 | |
| 风险因素暴露史 | 宿主因素（如基因因素，先天性异常等）<br>吸烟<br>取暖燃料和烹饪所产生的烟雾<br>职业粉尘暴露物，其他有害化学气体 |
| 家族史或儿童时期因素 | 如低体重儿，儿童时期呼吸道感染等 |

## 六、分期与严重程度分级、评估

**1. 临床分期**

（1）急性加重期 指在疾病过程中，短期内咳嗽、咳痰、气短和（或）喘息加重，痰量增多，呈脓性或黏液脓性，可伴发热等症状。

（2）稳定期 指患者咳嗽、咳痰、气短等症状稳定或症状轻微。

**2. 稳定期病情严重程度评估** 多主张对稳定期慢阻肺采用综合指标体系进行病情严重程度评估。

（1）症状评估 可采用改良版英国医学研究委员会呼吸困难问卷（mMRC问卷）对症状进行全面评估，可分为0~4级。见表2-8-4。

**表2-8-4 mMRC问卷**

| mMRC分级 | 呼吸困难症状 |
| --- | --- |
| 0级 | 剧烈活动时出现呼吸困难 |
| 1级 | 平地快步行走或爬缓坡时出现呼吸困难 |
| 2级 | 由于呼吸困难，平地行走时比同龄人慢或需要停下来休息 |
| 3级 | 平地行走100m左右或数分钟后即需要停下来喘气 |
| 4级 | 因严重呼吸困难而不能离开家，或在穿衣服时即出现呼吸困难 |

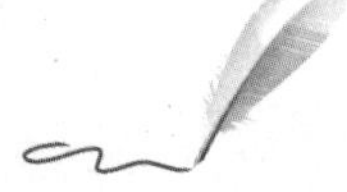

（2）肺功能评估 可使用慢性阻塞性肺疾病全球倡议（GOLD）分级，进行气流受限

的严重程度分级，见表 2 -8 -5。

**表 2 -8 -5　COPD 气流受限严重程度分级（基于舒张后的 $FEV_1$ 值）**

| 肺功能分级 | 气流受限程度 | $FEV_1$ 占预计值百分比（$FEV_1$% pred） |
|---|---|---|
| $FEV_1/FVC<0.7$ | | |
| GOLD1 | 轻度 | $FEV_1$% pred≥80% 预计值 |
| GOLD2 | 中度 | 50% ≤$FEV_1$% pred <80% 预计值 |
| GOLD3 | 重度 | 30% ≤$FEV_1$% pred <50% 预计值 |
| GOLD4 | 极重度 | $FEV_1$% pred <30% 预计值 |

**3. 急性加重评估**　COPD 急性加重的定义为呼吸症状加重，变化超过正常的每日变异率，需要调整药物治疗的急性发作。急性加重病史是评估急性加重风险的最佳指标。每年 2 次或更多次急性加重者或上一年因急性加重住院 1 次，均提示今后急性加重风险增加。急性加重风险会随着气流受限严重程度的升高而增加。需要入院治疗的 COPD 急性加重患者预后不良，死亡风险增加。

**4. 并发症评估**　心血管疾病、骨质疏松、抑郁和焦虑、骨骼肌功能下降、代谢综合征和肺癌常见于 COPD 患者。这些并发症会影响 COPD 的死亡率以及入院率，应对患者常规行相关检查，并选择合适的治疗方案。

**5. 综合评估**　对 COPD 病情严重程度进行综合评估，必须注意患者全身情况及各种并发症，如心脑血管病、糖尿病、各种感染、肺癌、精神情况等，治疗时必须兼顾。不论肺功能分级还是 ABCD 分组，随着级别升高，死亡率也越高。（图 2 -8 -1）

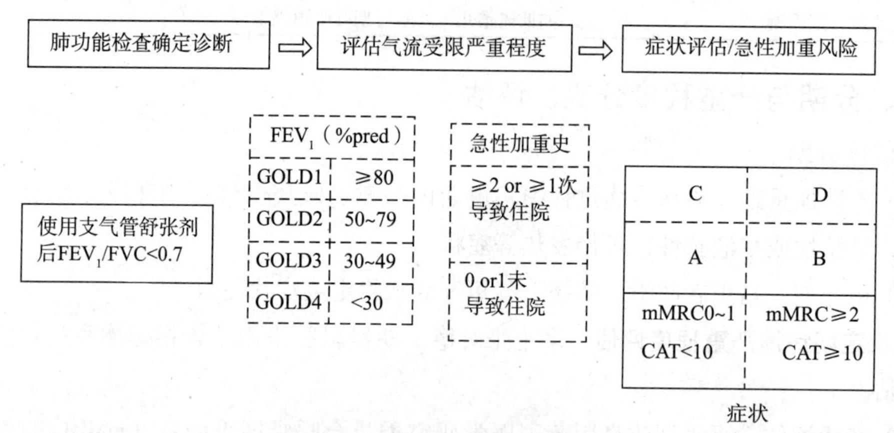


图 2 -8 -1　COPD 的综合评估分级

## 七、鉴别诊断

**1. 支气管哮喘**　多在儿童或青少年起病，以发作性喘息为特征，发作时两肺满布哮鸣音，缓解后症状消失，常有家族史或个人过敏史。哮喘发作时，$FEV_1/FVC$ 虽下降，但支气管舒张试验常阳性。有的哮喘经过多年的进展，很难与 COPD 鉴别。

**2. 支气管扩张症**　主要表现为反复咳嗽、咳大量脓痰和（或）反复咯血。肺部固定而持久的局限性湿性啰音。部分胸片示肺纹理粗乱或呈卷发状。支气管 X 线碘油造影或高分辨 CT 可确诊支气管扩张症。

**3. 肺结核**　可有午后低热、乏力、盗汗等结核中毒症状，X 线检查可见肺内结核性病变，血沉增快。痰检发现结核分枝杆菌可鉴别。

**4. 支气管肺癌**　多见于中老年人，可反复咳嗽、咳痰，痰中带血，或出现刺激性咳嗽，胸部占位性病变，痰脱落细胞检查和支气管镜检查等可有助于明确诊断。

**5. 弥漫性泛细支气管炎**　大多数为男性非吸烟者，多数患者有慢性鼻窦炎；胸部X线片和高分辨率CT显示弥漫性小叶中央结节影和过度充气征，红霉素治疗有效。

**6. 其他原因所致呼吸气腔扩大**　呼吸气腔均匀规则扩大而不伴有肺泡壁的破坏时，虽不符合肺气肿严格定义，临床仍习惯称作肺气肿，如代偿性肺气肿、老年性肺气肿等。临床表现可以出现劳力性呼吸困难和肺气肿体征，但肺功能测定没有气流受限的改变，即 $FEV_1 1/FVC \geq 0.6\%$，与COPD不同。

## 八、并发症

**1. 慢性呼吸衰竭**　常在COPD急性加重时发生，其症状加重，表现为低氧血症和（或）高碳酸血症。

**2. 自发性气胸**　表现为突然加重的呼吸困难，伴明显发绀，患侧肺部叩诊鼓音，听诊呼吸音减弱或消失。通过X线检查可确诊。

**3. 慢性肺源性心脏病**　由于COPD引起肺血管床减少及缺氧致肺动脉痉挛，血管重塑，导致肺动脉高压，右心室肥厚扩大，最终发生右心功能不全。

## 九、治疗

坚持个体化治疗，强调维持治疗。

**1. 稳定期的治疗**　其治疗原则为积极治疗原发病，控制症状，改善呼吸功能，延缓病程进展，减少并发症，降低死亡率，以期延长患者生命，从而提高患者的生活质量。COPD稳定期的药物治疗（图2－8－2）。

（1）戒烟与改善环境　教育和劝导患者戒烟。戒烟对COPD自然史可产生最大的影响作用，在预防中有重要地位，是预防的核心。因职业或环境粉尘、刺激性气体所致者，应脱离污染环境。

（2）支气管舒张药　是现有控制症状的主要措施，可根据病情严重程度选用 $\beta_2$－肾上腺素受体激动剂（沙丁胺醇、特布他林等）、抗胆碱能药（异丙托溴铵、噻托溴铵）、茶碱类（氨茶碱）。$\beta_2$－肾上腺素受体激动剂为优先推荐吸入药物。

1）$\beta_2$－肾上腺素受体激动剂：主要有沙丁胺醇气雾剂，定量吸入，疗效持续4～5小时，每24小时不超过8～12喷。特布他林气雾剂也有同样作用，可缓解症状。长效 $\beta_2$－肾上腺素受体激动剂，每日仅需吸入2次，如沙美特罗、福莫特罗等。

2）抗胆碱能药：主要为异丙托溴铵气雾剂，定量吸入，药效持续6～8小时，每次40～80μg，每天3～4次。长效抗胆碱药有噻托溴铵选择性作用于 $M_1$、$M_3$ 受体，每次吸入18μg，每天1次。

3）茶碱类：茶碱缓释或控释片（0.2g，每12小时1次）；氨茶碱（0.1g，每日3次）；多索茶碱（0.2～0.4g，每日2次）等。也可视病情需要给予注射剂静脉使用。

（3）糖皮质激素　对高风险（C组和D组）患者，长期吸入糖皮质激素与长效 $\beta_2$－肾上腺素受体激动剂联合制剂，可增加运动耐量，减少急性加重发作频率，提高生活质量，改善某些患者的肺功能。常用剂型有沙美特罗＋氟替卡松、福莫特罗＋布地奈德。

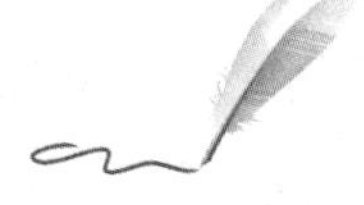

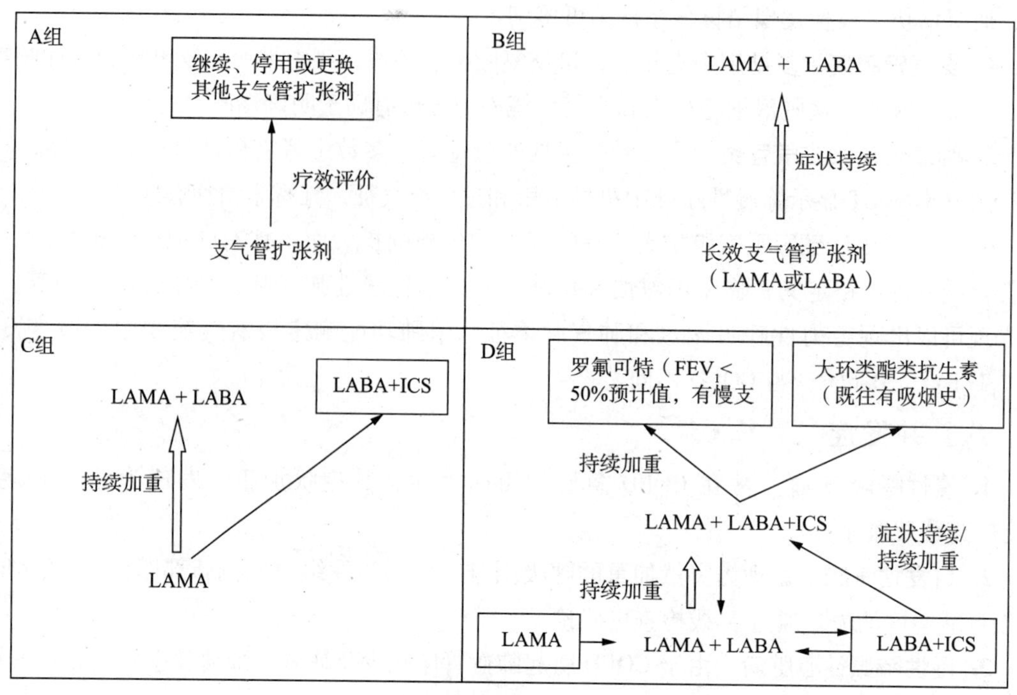


**图2-8-2 COPD稳定期的药物治疗**

注：LAMA，噻托溴铵；LABA，福莫罗特；ICS，吸入糖皮质激素

（4）祛痰药　对痰不易咳出者可应用，常用药物如盐酸氨溴索口服液（30mg，每日3次）或注射剂、N-乙酰半胱氨酸（0.2g，每日3次）、羧甲司坦（0.5g，每日3次）、稀化黏素（0.3g，每日3次）、中药及中成药化痰制剂等。

（5）长期家庭氧疗（LTOT）　对COPD并发呼吸衰竭者，可提高生活质量和生存率。对血流动力学、运动能力和精神状态均会产生有益的影响。宜采用持续低流量给氧，其指征为：$PaO_2 \leqslant 55mmHg$ 或 $SaO_2 \leqslant 88\%$，有或没有高碳酸血症；$PaO_2$ 55～60mmHg，或 $SaO_2 < 89\%$，并有肺动脉高压、心力衰竭水肿或红细胞增多症（血细胞比容>0.55）。一般采用鼻导管吸氧，氧流量为1～2L/min，吸氧时间为10～15h/d。目的是使患者在静息状态下，达到 $PaO_2 \geqslant 60mmHg$ 和（或 $SaO_2 \geqslant 90\%$）。

（6）康复治疗　无论处于疾病哪一期的患者均可以从运动训练中获益，可以改善其运动耐量，减轻呼吸困难症状和疲劳感。一次有效的康复计划至少应该持续6周以上，持续的时间越长，效果越明显。

**2. 急性加重期的治疗**　其治疗目的为减轻急性加重的影响，阻止疾病恶化的发展。

（1）确定病情加重的诱因　最常见诱因是细菌或病毒感染。根据病情严重程度，决定门诊或住院治疗。

（2）支气管舒张药　药物同病情稳定期。有严重喘息症状者可给予较大剂量的雾化吸入治疗。

（3）持续低流量吸氧　建议每天吸氧11～15小时或以上，给氧浓度（%）=21+4×氧流量（L/min），一般吸入氧浓度为28%～30%，避免吸入氧浓度过高，引起二氧化碳潴留。

（4）抗生素　细菌感染是诱发慢性阻塞性肺疾病急性加重的主要原因。当患者呼吸困难加重、咳嗽伴痰量增加、有脓痰时，应根据患者严重程度，结合当地病原菌分布特点或病原菌药物敏感情况积极选用抗生素治疗。

（5）糖皮质激素　对需住院治疗的急性加重期患者可考虑口服泼尼松龙（30～40mg/d），或静脉给予甲泼尼龙（40～80mg，每日1次，连续5～7天）。

（6）祛痰排痰　用药同稳定期。禁用中枢性强镇咳剂，以免加重呼吸道阻塞，导致病情恶化。另有，体位引流排痰、体外振动排痰仪辅助排痰等。对特殊患者可能要吸痰管吸痰或支气管镜下吸痰处理。

（7）机械通气　包括无创与有创通气。患者出现呼吸衰竭或有呼吸肌疲劳时，根据病情首选无创通气，但在积极治疗无效时，改有创通气，病情好转后采用有创－无创通气序贯治疗。

## 十、预防

**1. 戒烟**　是预防慢性阻塞性肺疾病最重要的措施，在疾病的任何阶段戒烟都有助于防止病情进展。

**2. 控制环境污染**　控制职业和环境污染，减少有害气体或有害颗粒的吸入。

**3. 免疫接种**　流感疫苗、肺炎链球菌疫苗、细菌溶解物、卡介苗多糖核酸对防止慢性阻塞性疾病患者反复感染可能有益。积极防治婴幼儿和儿童期呼吸系统感染。

**4. 增强体质**　加强体育锻炼、增强体质，提高机体免疫力，有针对性做呼吸操等进行呼吸功能锻炼，可帮助改善机体一般状况。

## 十一、预后

与病情的严重程度、有无并发症有关，所以慢性阻塞性疾病的早期发现、早期诊断、早期治疗十分重要。对高危人群，应定期监测、筛查肺功能以利早期干预。对病情较轻、呼吸道阻塞不严重者，加强稳定期的治疗，则肺功能尚能代偿，胜任一般工作；如有并发症或严重的呼吸道感染，导致呼吸衰竭或伴心力衰竭，预后差，可危及生命。

**小结**

慢支是与环境及个体生活习性密切相关的一种常见病，冬春季多发。炎症的反复发作引起慢性咳嗽、咳痰或喘息。每年发病3个月或以上，连续2年或以上。最终可导致阻塞性肺气肿或肺源性心脏病。

COPD是一种可防可治的多发病，与吸烟和慢性炎症密切相关，中老年人居多，具体气流受限，呈进行性加重。冬春或秋冬气候变化时发作，肺功能检查是诊断COPD的金标准。治疗以扩张支气管、控制急性加重、改善症状为主，根据分级等综合确定分组，采取分层次治疗。必须坚持个体化治疗，维持治疗。同时积极呼吸功能锻炼，预防急性加重。

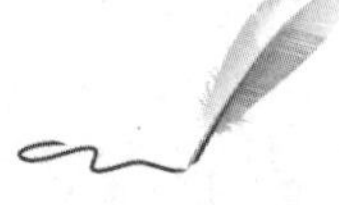

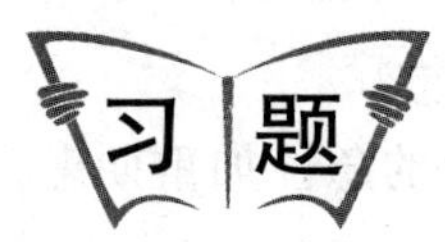


## 一、选择题

**【A1/A2 型题】**

1. 下例为慢性支气管炎分型的是
   A. 支气管炎型　　B. 气肿型　　C. 喘息型
   D. 混合型　　E. 慢性迁延型
2. 慢性支气管炎急性发作期治疗的关键是
   A. 抗感染　　B. 祛痰镇咳　　C. 平喘
   D. 吸氧　　E. 对症治疗
3. 慢性支气管炎的诊断标准是在排除其他心肺疾病之后，咳嗽咳痰或伴喘息反复发作
   A. 2 个月并持续 3 年
   B. 至少 3 个月并持续 2 年以上
   C. 至少 6 个月并持续 3 年以上
   D. 1 年内患病 3 次
   E. 以上均不是
4. COPD 的标志性症状是
   A. 突然出现呼吸困难　　B. 逐渐加重的呼吸困难
   C. 喘息　　D. 发绀
   E. 心悸
5. 慢支并发肺气肿时，其主要症状是
   A. 突然出现呼吸困难　　B. 逐渐加重的呼吸困难
   C. 喘息　　D. 发绀
   E. 心悸
6. 呼吸衰竭患者已昏迷，且有大量痰液阻塞气道。关于其处理措施，错误的是
   A. 吸氧气　　B. 雾化吸入　　C. 呼吸兴奋剂
   D. 排痰　　E. 抗感染治疗
7. 下面检查结果不属于慢性阻塞性肺病的特征的是
   A. X 线检查：两肺纹理粗乱及可见网状、斑片状、条索状阴影
   B. 呼吸功能检查：第一秒用力呼气量占用力肺活量的比值 $<70\%$
   C. 呼吸功能检查：MEFV 曲线在 75% 与 50% 肺活量时明显降低
   D. X 线检查：肺纹理呈卷发状
   E. 最大通气量低于预计值的 80%
8. 关于 COPD 氧疗，以下不正确的是
   A. 给予氧疗，使氧分压 $>60$mmHg
   B. COPD 氧疗应低流量
   C. 缓解期 COPD 患者 $PaO_2<55$mmHg 可长期养疗

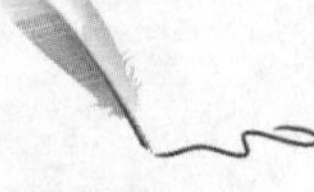

D. COPD 患者氧疗应当高流量吸入

E. 长期氧疗可改善 COPD 伴慢性呼吸衰竭患者的生存时间

9. 用于判断慢性阻塞性肺疾病严重程度的肺功能指标是

A. MVV（最大通气量）占预计值百分比　　B. FVC 占预计值百分比

C. RV/TLC（残总比）　　D. $FEV_1/FVC$

E. $FEV_1$ 占预计值百分比

10. 患者，男，58 岁。胸片示双肺纹理增粗、紊乱。既往体健，吸烟 29 年。肺功能检查示 $FEV_1/FVC$ 为 67.5%，$FEV_1$ 占预计值的 68%。支气管舒张试验 $FEV_1$ 改善 2.5%。该患者首先考虑的诊断是

A. 支气管扩张　　B. 支气管哮喘　　C. 阻塞性肺气肿

D. 慢性阻塞性肺疾病　　E. 慢性支气管炎

## 二、思考题

患者，男，67 岁。反复咳嗽，咳痰 37 年加重伴发热 1 周入院。患者 37 年前开始出现咳嗽，间歇发作。每年冬天或受凉感冒后出现咳嗽，咳黄色黏痰。1 周前感冒后上述症状加重，伴气短、发热，休息时都感呼吸困难。既往吸烟 45 年，每天 20 多支。查体：T 38.9℃，P 96 次/分，R 26 次/分，BP 125/70mmHg，口唇发绀，颈静脉怒张，桶状胸，双肺呼吸运动和语颤减弱，叩诊呈过清音，中下肺均可闻及散在干湿啰音，剑突下可见心脏搏动，心率96 次/分，$P_2 > A_2$，三尖瓣听诊区可闻及Ⅲ级收缩期杂音，肝肋下 3.5cm，肝颈静脉回流征阳性，双下肢凹陷性水肿。

请问：

1. 初步诊断为何种疾病？
2. 诊断依据是什么？
3. 处理原则是什么？

（董新华）

扫码“练一练”

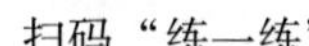

# 第九节　慢性肺源性心脏病

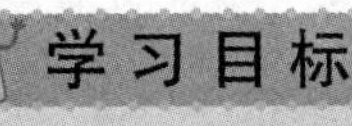

### 学习目标

1. **掌握**　慢性肺源性心脏病的临床表现、诊断和治疗原则。
2. **熟悉**　慢性肺源性心脏病的辅助检查。
3. **了解**　慢性肺源性心脏病的病因和发病机制。
4. 学会慢性肺源性心脏病的预防保健知识。
5. 具有指导慢性肺源性心脏病患者进行心肺功能康复的能力。

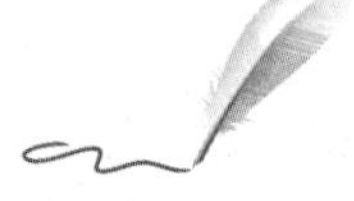

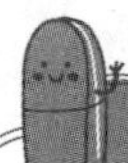

**案例讨论**

［案例］

患者，男，81 岁。反复咳嗽、咳痰 30 年，加重 1 周，突发呼吸困难 2 小时入院。查体：T 36.2℃，P 112 次/分，R 30 次/分，BP 135/80mmHg。急性危重面容，意识模糊，反应迟钝，只能发单音，强迫半坐前倾体位，双侧瞳孔等大等圆，约 3mm，对光反射灵敏。球结膜稍水肿，唇色及甲床明显发绀。咽部有较多淡黄色黏稠痰。颈软。颈静脉怒张，喉部有较多痰鸣音；桶状胸，语颤不能配合，叩诊呈过清音，双肺呼吸音极低，心界叩诊不清，剑突下可见心尖冲动，心率 112 次/分，律齐，无杂音。腹部平软，全腹无压痛，无反跳痛，肠鸣音正常，双下肢中度水肿，腱反射存在，病理反射未引出。入院后迅速进入深昏迷。

［讨论］

1. 该患者诊断是什么？
2. 该做什么检查？
3. 如何紧急处理？
4. 鉴别诊断有哪些？

肺源性心脏病按起病急缓及病程长短，分为急性肺源性心脏病与慢性肺源性心脏病。临床主要多见慢性肺源性心脏病。慢性肺源性心脏病（chronic pulmonary heart disease），简称慢性肺心病，是由支气管、肺组织、肺动脉血管或胸廓的慢性病变引起肺组织结构和功能的异常，造成肺血管阻力增加，肺动脉压力增高，使右心扩大或（和）肥厚，伴或不伴右心功能衰竭的心脏病。发生本病的先决条件是肺动脉高压。40 岁以上多见，患病率随年龄增大而增高，男女无明显差异。寒冷地区、高原地区或农村患病率高。急性发作以冬春季最多。多由呼吸道感染而诱发心肺功能不全。

## 一、病因

根据原发病的不同，可分为如下几类。

**1. 支气管、肺部疾病** COPD 是最主要病因，占 80% ~90%；其次是支气管哮喘、支气管扩张、重症肺结核、肺尘埃沉着病、特发性肺间质纤维化和多种原因引起的肺间质纤维化、过敏性肺泡炎等。

**2. 胸廓、胸膜病变** 严重胸廓畸形，如脊椎后侧凸和脊椎结核、胸廓成形术后造成的严重胸廓或脊椎畸形、类风湿关节炎、严重而广泛的胸膜粘连、肥厚等。

**3. 神经－肌肉疾病** 如脊髓灰质炎、肌营养不良等，可出现肺泡受压，支气管及肺血管扭曲或变形，导致排痰不畅，肺部反复感染，并发肺气肿或肺纤维化。

**4. 肺血管疾病** 如过敏性肉芽肿病、多发性肺小动脉栓塞及肺小动脉炎、原发性肺动脉高压等。

## 二、发病机制

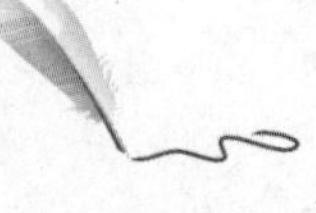

无论什么病因导致的肺心病，其发展过程都是肺动脉压力升高，右心负荷加重，最后发展为右心功能不全。病情加重的主要原因是肺部反复感染。

**1. 肺动脉压力增高**

（1）肺小动脉痉挛　缺氧及高碳酸血症、呼吸性酸中毒是引起肺血管收缩、痉挛的重要因素。缺氧使肺小动脉痉挛并刺激颈动脉体和主动脉体化学感受器、兴奋交感神经、儿茶酚胺分泌增多，使肺血管收缩加强，引起肺动脉高压。

扫码"看一看"

（2）肺血管病变　肺小动脉血栓及管壁增厚可引起管腔狭窄甚至闭塞，或肺毛细血管床减少。

（3）血容量增多　慢性缺氧产生继发性红细胞增多症，血液黏稠度升高；缺氧可使醛固酮增加，水钠潴留；高碳酸血症使肾小管氢离子排出和钠离子回收增多，血容量增加。

**2. 心脏病变和右心衰竭**　肺动脉压力升高，右心发挥其代偿作用，右心室代偿性肥厚。当肺动脉压持续升高，超过右心室的代偿能力，右心功能失代偿，右心输血量下降，右心室收缩末期残留血量增加，舒张末压增高，促使右心室扩大和右心室功能衰竭。最终可影响左心室功能。

**3. 其他脏器功能损害**　缺氧及高碳酸血症还能引起冠状动脉灌注不足，使内脏灌注不足、淤血而导致肝、肾、胃肠、脑、内分泌等功能损伤。

**知识链接**

急性肺心病是临床常见危急症。主要因肺主动脉及其主要分支突然栓塞，导致肺循环大部受损，以肺动脉压急剧增高，急性右室扩张和急性右心衰为临床表现。其多因静脉系统或右心栓子脱落引起，治疗原则同肺栓塞。

## 三、临床表现

临床上除原有支气管、肺、胸疾病的各种症状和体征外，主要是逐步出现肺、心功能衰竭及其他器官损害的征象。根据肺、心功能的代偿情况将其分为代偿期与失代偿期。

**1. 肺、心功能代偿期（缓解期）的表现**

（1）原发疾病表现　根据肺心病不同的病因，表现各有不同，主要有慢性咳嗽、咳痰或气促、喘息，活动后心悸、呼吸困难，兼有胸痛或咯血、乏力等症状。有感染者，痰呈黄白色或黄色。一般发热不明显。因二氧化碳弥散力较氧大20倍，故本期患者虽有缺氧表现，如发绀、心悸、胸闷等，但无高碳酸血症表现。有时有干湿啰音。

（2）肺气肿体征　患者常有明显肺气肿体征，即视诊呈桶状胸，触诊语颤减弱，叩诊呈过清音，肝浊音界下移，听诊呼吸音减弱、心音遥远。部分患者因肺气肿使胸膜腔内压增高，可有颈静脉充盈。

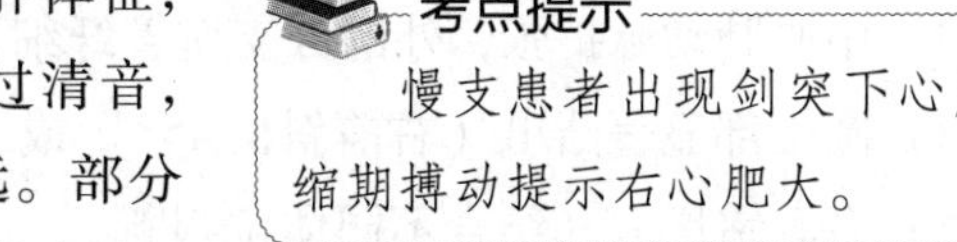

**考点提示**

慢支患者出现剑突下心脏收缩期搏动提示右心肥大。

（3）肺动脉高压的体征　肺动脉瓣区第二心音亢进、分裂，$P_2 > A_2$。

（4）右心肥大体征　剑突下心脏收缩期搏动，三尖瓣区收缩期杂音。

**2. 肺、心功能失代偿期（急性加重期）的表现**　常因急性上呼吸道感染而使患者症状加重，主要表现为呼吸衰竭和（或）右心衰竭，严重时可伴发左心衰竭。

（1）呼吸衰竭不全和肺性脑病　主要是缺氧和二氧化碳潴留引起。缺氧出现发绀、心

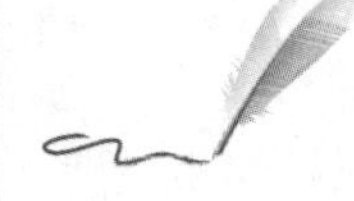

悸和胸闷，呼吸困难加重，多夜晚较重，严重缺氧还可出现乏力、头痛、烦躁不安、谵妄、抽搐和昏迷。二氧化碳潴留可出现头痛、头胀、多汗和失眠等。严重时患者可出现精神、神经症状，称为肺性脑病。查体可见紫绀、意识障碍、朴翼样震颤，肺气肿或肺部感染体征。

（2）心功能不全　主要为右心功能不全症状，出现明显的气促、心悸、呼吸困难、食欲不振、上腹胀、恶心、呕吐、尿少等。查体可见颈静脉怒张，心率增快，肝大且有压痛，肝－颈静脉回流征阳性，腹水征阳性，下肢水肿。右心室扩大可引起三尖瓣相对性关闭不全，在胸骨左缘第4～5肋间可听到收缩期杂音，严重者可听到舒张期奔马律。

## 四、并发症

**1. 心律失常**　多为房性期前收缩和阵发性室上性心动过速，可有心房扑动及心房颤动。少数可出现心室颤动以致心搏骤停，应注意与洋地黄中毒等引起的心律失常相鉴别。

**2. 酸碱失衡及电解质紊乱**　肺心病失代偿期可出现各种不同类型的酸碱失衡及电解质紊乱，使呼吸衰竭、心力衰竭、心律失常更为恶化，应加强监测，采取及时有效治疗措施。

**3. 肺性脑病**　是由于呼吸功能衰竭，患者缺氧、二氧化碳潴留加重而引起精神、神经系统症状的一种综合征，是慢性肺心病死亡的主要原因。

**4. 休克**　很少见，但一旦发生，预后不良。发生原因主要是严重感染、失血（多由上消化道出血所致）和严重心力衰竭或心律失常。

**5. 消化道出血**　详见第四章第十二节上消化道大出血。

**6. 弥散性血管内凝血（DIC）**　少见，表现为多部位出血、休克和多个重要脏器功能受限。

**7. 深静脉血栓形成**　血栓脱落引起肺栓塞等。

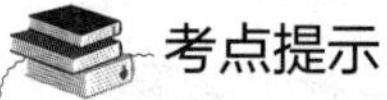

考点提示

肺心病常见的并发症是心律失常、酸碱失衡与水电解质紊乱、肺性脑病、消化道出血、休克、DIC和深静脉血栓形成。

## 五、实验室及其他检查

**1. X线检查**　胸部X线主要表现为慢性肺胸疾病、肺动脉高压及右心室肥大的征象。慢性肺心病的X线诊断标准如下。

（1）右下肺动脉干扩张有三点。①横径≥15mm；②右下肺动脉横径与支气管横径比值≥1.07；③经动态观察较原右下肺动脉干增宽2mm以上。

（2）肺动脉段中度凸出，高度≥3mm。

（3）中心肺动脉扩张，外围分支血管纤细，形成“残根”征，两者形成鲜明的对比。

（4）圆锥部显著凸出（右前斜位45°）或“锥高”≥7mm。

（5）右心室增大（结合不同体位判断）。

具有上述五项中的一项即可诊断。

**2. 心电图检查**　心电图改变主要是右心室肥大，如电轴右偏，额面平均电轴≥+90°；$V_1$导联R/S≥1；重度顺时针方向转位（$V_5$导联R/S≤1）；$V_1$～$V_3$导联呈QS、Qr、qr形（需除外心肌梗死）；$R_{v1}$+Svs >1.05mV；肺型P波等。

**3. 超声心动图检查**　慢性肺心病的超声心动图诊断标准如下。①右心室流出道内径≥30mm；②右心室内径≥20mm；③右心室前壁厚度≥5mm或前壁搏动幅度增强；④左、右心室内径比值<2；⑤右肺动脉内径≥18mm或肺动脉干≥20mm；⑥右心室流出道/左心房

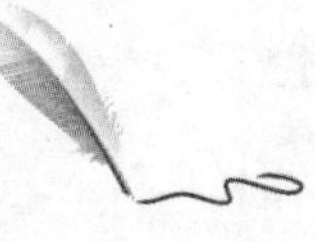

内径＞1.4；⑦肺动脉瓣曲线出现肺动脉高压征象者。

**4. 血气分析**　动脉血气分析是慢性肺心病重要的项目，特别对心肺功能失代偿期尤为重要，是呼吸衰竭诊断及分型的标准，是合并肺性脑病时的首选检查。也是酸碱失衡判断的必备条件，同时又是病情监护、指导治疗的关键信息来源，需反复测定。

**5. 血常规**　血红蛋白和红细胞计数可增多；白细胞计数和中性粒细胞在肺部急性感染时升高。

**6. 生化检查**　部分患者可有肾功能或肝功能异常；血清钾、钠、氯、钙、镁、磷可有异常。

**7. 病原学检查**　合并感染时痰或血培养及药敏试验，有助于指导抗生素的选择。

**8. 肺功能检测**　早期或缓解期慢性肺心病检查，有助于全面了解患者肺功能，指导治疗与肺康复。

## 六、诊断

根据患者有慢阻肺病史，出现肺动脉高压、右心室肥大征象，如颈静脉怒张、$P_2 > A_2$、剑突下心脏搏动增强、肝大压痛、肝－颈静脉回流征阳性，结合心电图、超声心动图示肺动脉增宽和右心肥大、肥厚征象，即可做出诊断。

## 七、鉴别诊断

本病需与冠心病、风湿性心脏病、原发性心肌病相鉴别。

**1. 冠心病**　肺心病与冠心病均多见于老年人，有时可合并存在。冠心病多有典型的心绞痛、心肌梗死病史或心电图表现，若有左心衰竭的发作史、原发性高血压、高脂血症、糖尿病等病史，更有助于鉴别。全面细致的体检、胸部X线、心电图、超声心动图检查呈以左心室肥厚为主的征象，可资鉴别。慢性肺心病合并冠心病时鉴别比较困难，应详细询问病史，结合体格检查和有关心肺功能检查加以鉴别。

**2. 风湿性心脏病**　主要是风湿性心脏病的三尖瓣疾病与慢性肺心病右心扩大后相对性三尖瓣关闭不全鉴别，风湿性心脏病一般有风湿性关节炎和心肌炎病史，常有二尖瓣、主动脉瓣病变，X线、心电图、超声心动图有特殊表现。慢性肺心病的相对性三尖瓣关闭不全，根据基础疾病与表现，结合病史等可鉴别。

**3. 原发性心肌病**　多有全心增大，房室瓣相对性关闭不全，出现杂音，与慢性肺心病杂音相似，也可出现右心功能不全。但原发性心肌病多为全心大而呈现球形，无慢性呼吸道疾病史，无肺动脉高压的X线表现等。

## 八、治疗

### （一）缓解期治疗

缓解期治疗是防止慢性肺心病进展的关键。包括去除诱发因素，加强康复训练、长期家庭氧疗、改进生活方式，调节机体免疫功能或通过中西医结合综合治疗措施，减少或避免急性加重期的发生，使肺心功能得到部分或全部恢复。慢性肺心病患者多数有营养不良，营养疗法有利于增强呼吸肌力，改善缺氧。必要时可使用家用无创呼吸机治疗。

### （二）急性加重期治疗

原则为积极控制感染；通畅呼吸道，改善呼吸功能；纠正缺氧和二氧化碳潴留；控制呼吸和心力衰竭；防治并发症。

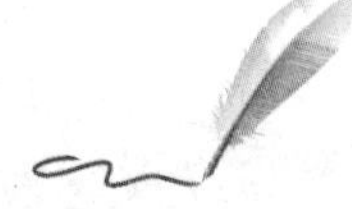

**1. 控制感染**　根据痰菌培养及药敏试验选择抗菌药物。在还没有培养结果前，根据感

染的环境及痰涂片革兰染色选用抗菌药物。社区获得性感染多为革兰阳性菌感染，医院感染以革兰阴性菌为主。或选两者兼顾的抗菌药物。常用的有青霉素类、氨基糖苷类、喹诺酮类及头孢菌素类抗菌药物。长期使用可能继发真菌感染，一旦出现真菌感染应及时调整或停用抗菌药物并抗真菌治疗。

**2. 通畅呼吸道** 加强翻身、拍背或体外振动仪辅助排痰、祛痰。促进呼吸道分泌物排出，注意湿化及雾化治疗，以保证呼吸道黏膜湿化、痰液稀释以利排出。应用化痰及祛痰剂；也可雾化吸入2%碳酸氢钠或2% ~5%的α－糜蛋白酶等。

**3. 氧疗** 鼻导管吸氧或面罩给氧，纠正缺氧、控制呼吸衰竭是重要任务。应持续低流量给氧。因为失代偿期缺氧伴二氧化碳潴留，此时，呼吸主要靠缺氧刺激颈动脉体和主动脉体的化学感受器来维持，如果高流量给氧，会使缺氧刺激消失，导致呼吸停止。如缺氧或二氧化碳潴留严重者，可予以机械通气治疗。

> **考点提示**
> 慢性肺源性心脏病氧疗原则是持续低流量给氧。

**4. 控制心力衰竭** 慢性肺心病心力衰竭的治疗与其他心脏病心力衰竭的治疗有其不同之处，因为慢性肺心病患者一般在积极控制感染、改善呼吸功能后心力衰竭便能得到改善。但对治疗无效的或重症患者，可适当选用利尿药、正性肌力药或扩血管药物。

（1）利尿药　能减少血容量，减轻右心负荷，消除水肿。原则上宜选用作用轻的利尿药，小剂量使用。如氢氯噻嗪25mg，1 ~3 次/日，一般不超过4天；尿量多时需加用10% 氯化钾 10ml，3 次/日，或用保钾利尿药，如氨苯蝶啶 50 ~100mg，1 ~3 次/日。或排钾与保钾利尿剂配合使用。重度而亟需行利尿的患者可用呋塞米20mg，肌内注射或口服。利尿药应用后可出现低钾、低氯性碱中毒，痰液黏稠不易排痰和血液浓缩，应注意预防。

> **考点提示**
> 肺心病经控制感染改善通气后仍有心衰的优先选用利尿剂。

（2）正性肌力药　慢性肺心病患者由于慢性缺氧及感染，对洋地黄类药物的耐受性很低，疗效较差，易中毒发生心律失常。故正性肌力药的剂量宜小，一般为常规剂量的1/2或2/3，同时选作用快、排泄快的洋地黄类药物，如毒毛花苷 K 0.125 ~0.25mg，或毛花苷C 0.2 ~0.4mg 加于10% 葡萄糖液内静脉缓慢注射。用药前应注意纠正缺氧，防治低钾血症，以免发生药物毒性反应。低氧血症、感染等均可使心率增快，故不能以心率作为衡量洋地黄类药物的应用和疗效考核指征。应用指征是：①感染已被控制、呼吸功能已改善、用利尿药后疗效不佳或反复水肿的心力衰竭患者；②以右心衰竭为主要表现而无明显感染的患者；③合并急性左心衰竭的患者；④合并室上性快速心律失常，如室上性心动过速者。

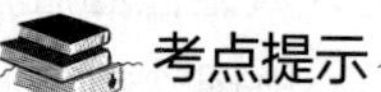

> **考点提示**
> 慢性肺心病右心衰竭治疗首选正性肌力药是 $\beta_1$ 受体激动剂。

右室收缩功能衰竭导致心输出量显著下降。$\beta_1$ 受体激动剂多巴酚丁胺能增强心肌收缩力并降低右室及左室的后负荷，因此成为治疗右心衰竭的首选正性肌力药。

（3）血管扩张药　血管扩张药可减轻心脏前、后负荷，减少心肌耗氧量，增加心肌收缩力，对部分顽固性心力衰竭有一定效果，但并不像治疗其他心脏病那样效果明显。血管扩张药在扩张肺动脉的同时也扩张体动脉，往往造成体循环血压下降，反射性产生心率增

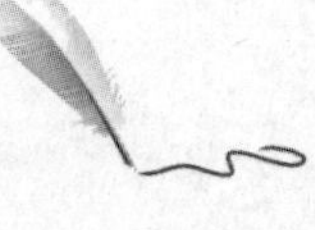

快、氧分压下降、二氧化碳分压上升等不良反应。因而必须密切注意血管扩张药应用时的副作用。钙离子拮抗剂、一氧化氮（NO）、川芎嗪等有一定的降低肺动脉压效果。

**5. 控制心律失常**　慢性肺心病一般伴有心律失常，经过抗感染、纠正缺氧后，心律失常大多可自行消失。如果持续存在可根据心律失常的类型选用相应药物。

**6. 抗凝治疗**　应根据患者的活动情况，适当用普通肝素或低分子肝素防止肺微小动脉原位血栓形成。

**7. 防治并发症**　肺心病急性加重期很容易出现肺性脑病、酸碱失衡等各种并发症，应仔细观察及时发现并有针对性处理出现的并发症，包括无创－有创呼吸机的序贯治疗等综合手段，以期达到最佳疗效。

肺心病右心衰竭必须仔细进行液体管理，维持液体轻度负平衡是成功治疗的关键。在治疗过程中既要防止液体超负荷，又要防止负平衡导致的心输出量降低损害终末脏器，维持体循环血压不小于90/60mmHg。使用选择性肺血管扩张药物降低右心室后负荷是逆转右心衰竭最重要的干预措施之一。静脉注射前列环素类似物（依前列醇、曲伏前列素、伊洛前列素）是初始治疗的首选。非选择性血管扩张剂如钙离子通道阻滞剂可以导致严重的体循环低血压，故应避免用于右心衰竭患者。

## 九、预后

慢性肺源性心脏病常反复急性加重，多数预后不良，病死率在10%～15%，但经积极治疗可以延长寿命，提高患者生活质量。

## 十、预防

主要是早期诊断与治疗可以引起本病的支气管、肺和肺血管等基础疾病。

（1）积极采取各种措施，坚决戒烟，必要时辅以有效的戒烟药，使全民吸烟率逐步下降。

（2）积极防治原发病的诱发因素，如呼吸道感染，避免各种变应原、有害气体、粉尘吸入等。

（3）开展多种形式的群众性体育活动和卫生宣教，普及人群的疾病防治知识，增强抗病能力。

### 小结

慢性肺源性心脏病是在慢性支气管、肺疾病基础之上出现的以肺动脉高压、右心肥大为特征的多发病，伴有或不伴有心功能不全或呼吸衰竭。临床表现主要为肺原发疾病的症状，肺气肿和右心功能不全的体征及肺性脑病等。治疗主要包括原发病的治疗，积极防治引起右心功能不全的各种诱因，控制感染改善通气，合理氧疗为主。

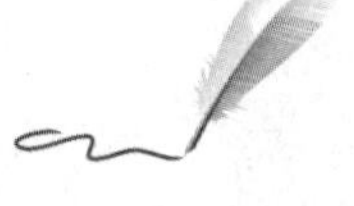

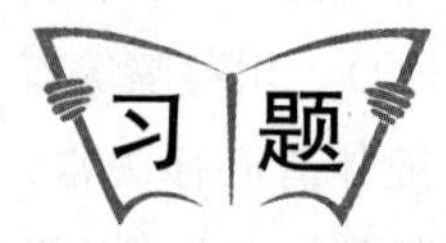


## 一、选择题

**【A1/A2 型题】**

1. 引起继发性肺动脉高压最常见的原因是

A. 结缔组织病　B. 慢性阻塞性肺疾病　C. 肺结核

D. 间质性肺炎　E. 肺血栓栓塞

2. 慢性肺心病肺动脉高压形成的最主要原因是

A. 肺气肿压迫及肺泡壁破坏使毛细血管床减少

B. 肺小动脉炎

C. 血液黏稠度增加

D. 缺氧引起肺小动脉痉挛

E. 血容量增加

3. 引起二氧化碳潴留的主要机制是

A. 通气不足　B. 无效腔通气　C. 动－静脉分流

D. 弥散功能障碍　E. 以上均不是

4. 治疗肺心病心力衰竭的首要措施是

A. 卧床休息、低盐饮食

B. 使用小剂量强心剂

C. 使用小剂量利尿剂

D. 应用血管扩张剂减轻心脏负荷

E. 积极控制感染，改善呼吸功能

5. 慢性肺源性心脏病急性加重期患者应慎用

A. 镇静剂　B. 祛痰剂　C. 解痉平喘药

D. 呼吸兴奋剂　E. 抗感染药物

6. 慢性肺源性心脏病右心衰竭时，首选的治疗措施为

A. 用利尿剂降低心脏前负荷

B. 用洋地黄药物增加心脏泵功能

C. 用血管扩张剂，降低右心前后负荷

D. 氧疗，控制呼吸道感染，改善呼吸功能，纠正缺氧及二氧化碳潴留

E. 气管插管机械通气

7. 慢性肺源性心脏病患者胸部X线片典型的心脏形态特征是

A. 心尖上翘　B. 心脏向右扩大　C. 心脏向左扩大

D. 心脏增大　E. 心腰部凹陷

8. 患者，男，54 岁。因“进行性呼吸困难 1 年”就诊，既往体健。查体：口唇轻度发绀，双肺呼吸音清晰，未闻及干湿啰音。心界无扩大，$P_2$亢进、分裂，三尖瓣区可闻及 2/6 级收缩期杂音。左下肢轻度凹陷性水肿，并可见浅静脉曲张。该患者最可能的诊断是

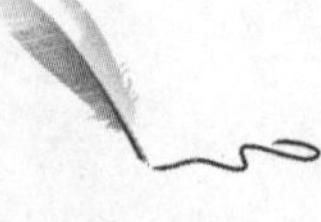

A. 慢性肺源性心脏病　　B. 冠心病
C. 扩张型心肌病　　D. 先天性心脏病
E. 风湿性心脏瓣膜病

9. 不符合慢性肺心病心电图表现的是
A. 肺型 P 波　　B. 右束支传导阻滞
C. $SV_1 + RV_5 \geq 1.05mV$　　D. $V_1$ 和 $V_2$ 导联出现 QS 波
E. 电轴右偏

**【A3/A4 型题】**

（10～11 题共用题干）

患者，男，70 岁。间断咳嗽 30 余年，加重伴意识障碍 2 天入院。查体：T 38.0℃，P 102 次/分，R 21 次/分，BP 120/80mmHg。烦躁不安，球结膜充血水肿，口唇发绀。桶状胸，双肺可闻及哮鸣音，双下肺少量湿啰音。

10. 对诊断最有意义的检查是
A. 心电图　　B. 脑电图　　C. 痰细菌培养
D. 动脉血气分析　　E. 胸部 CT

11. 该患者禁忌使用的药物是
A. 甲泼尼龙　　B. 地西泮　　C. 氨茶碱
D. 地塞米松　　E. 头孢曲松

## 二、思考题

1. 慢性肺源性心脏病最常见的并发症有哪些？
2. 慢性肺源性心脏病的主要发病机制是什么？

扫码“练一练”

（董新华）

# 第十节　原发性支气管肺癌

扫码“学一学”

**学习目标**

1. **掌握**　支气管肺癌的临床表现、诊断和治疗原则。
2. **熟悉**　支气管肺癌的病理分型和分期。
3. **了解**　支气管肺癌的病因和发病机制。
4. 学会运用特检对支气管肺癌进行诊断和鉴别诊断。
5. 具有针对支气管肺癌患者进行适宜沟通的能力和人文关怀的精神。

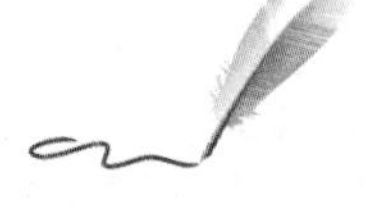

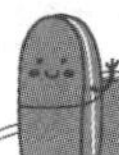

**案例讨论**

[案例]

患者，男，61岁。咳嗽、咳痰伴间断咯血1年余。患者1年余前无诱因出现咳嗽、咳痰，为白色泡沫样痰，偶有带血丝样痰咳出。

查体：精神萎靡不振。全身浅表淋巴结未触及明显肿大。右下肺语颤增强，右下肺叩诊浊音，双肺呼吸音粗，右肺闻及湿啰音。

[讨论]

1. 该患者初步诊断是什么？
2. 需同什么疾病鉴别？下一步应完善哪些检查？

原发性支气管癌（primary bronchogenic carcinoma），简称肺癌（lung cancer），为起源于支气管黏膜或腺体的恶性肿瘤，是我国最常见的恶性肿瘤之一。目前肺癌还是一种预后极差的疾病，由于起病隐匿，只有约15%的患者在病变早期时被发现，绝大部分患者在确诊后5年内死亡，因此早期诊断和早期规范治疗是延长生存率的有效途径。此外，随着技术进步，对于已确诊的非小细胞肺癌患者，以小分子靶向药物为代表的“精准治疗”和有针对性地制定多学科综合治疗方案，可以大大提升治疗效果，提高治疗效率，并有效延缓疾病的进展。

## 一、流行病学特点

肺癌具有高发病率、高增长率等特点。世界卫生组织2011年9月发布的最新资料表明，全球肺癌的发病率和病死率高居各类恶性肿瘤之首。近50年来，全球肺癌的男性发病率增加了10～30倍，而女性则增加了3～8倍。世界男性肺癌发病和死亡的世标率（世界标准人口发病率）分别为34.2/10万和30.0/10万，女性为13.6/10万和11.1/10万。在我国肿瘤登记中心2014年发布的数据显示，2013年，我国新发肺癌病例73.28万，肺癌发病世标率为43.41/10万，同期肺癌死亡率为28.41/10万，严重危害了我国人口健康。

## 二、病因和发病机制

虽然病因和发病机制尚未完全明确，但研究表明与下列因素有关。

### （一）吸烟

吸烟是肺癌的最主要危险因素。烟草中的苯并芘、尼古丁、亚硝胺等均有很强的致癌作用。与非吸烟者比较，吸烟者发生肺癌的危险性约高20倍。吸烟量与肺癌之间存在着明显的量效关系，开始吸烟的年龄越小，吸烟时间越长，吸烟量越大，肺癌的发病率越高。此外，被动吸烟也是肺癌的病因之一。随着被动吸烟指数和被动吸烟年限的增加，肺癌的发病率将显著增加。

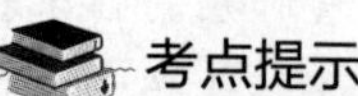

**考点提示**

吸烟是肺癌死亡率进行性增加的首要原因。

### （二）职业接触

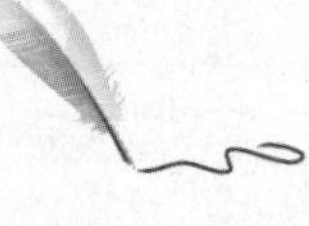

工业生产中的致癌物质很多，目前可疑的职业致肺癌物质包括焦油、煤烟、砷、铬、镍及石棉等，其中石棉是公认的致癌物质，接触者肺癌、胸膜和腹膜间皮瘤的发病率明显增高，而且发病时间同暴露程度呈正相关。此外，铀暴露等和肺癌发生之间也有很密切的

关系。

**（三）空气污染**

大气质量与人群肺癌的发病、死亡显著相关。大气污染中的细颗粒物所附着的工业污染物（3，4－苯并芘、氧化亚砷、放射性物质、镍、铬化合物以及不燃的脂肪族碳氢化合物等致癌物质）与肺癌的发病率具有很强的相关性。此外，室内被动吸烟、燃料燃烧和烹调过程中可能产生的致癌物也是肺癌的危险因素。

**（四）电离辐射**

大剂量电离辐射可引起肺癌。电离辐射是一切能引起物质电离的辐射的总称，其种类很多，高速带电粒子有 α 粒子、β 粒子、质子，不带电粒子有中子以及 X 射线、γ 射线。2017 年 10 月 27 日，世界卫生组织将国际癌症研究机构公布的致癌物清单初步整理，电离辐射（所有类型）在一类致癌物清单中。

**（五）饮食与营养**

饱和脂肪酸的高摄入是肺癌高危因素之一。而较多地食用含 β 胡萝卜素的绿色、黄色和橘黄色的蔬菜和水果及含维生素 A 的食物，可减少肺癌发生的危险性，对于正在吸烟者或既往吸烟者特别明显。

**（六）遗传和基因改变**

遗传因素可能在对环境致癌物质易感的人群和个体中起重要作用。近年来关于肺癌遗传易感性的研究取得了较大进展，研究者发现某些染色体区域突变与肺癌的发生密切相关，如 15q25、5p15、6p21、13q12 及 22q12 等。例如，在非小细胞肺癌中发现 myc 改变，然而在小细胞肺癌中发现所有的 myc 家族成员都有改变。非小细胞肺癌有 ras 基因突变者提示预后不良，而小细胞肺癌出现 c－myc 扩增者预后差。

**（七）其他诱发因素**

某些肺疾病与肺癌发病有关。有肺结核、慢性支气管炎等疾病者患肺癌的危险性较正常人群明显升高。此外，病毒和真菌感染对肺癌的发生可能也起一定作用。

## 三、病理和分类

**（一）按解剖学部位分类**

**1. 中央型肺癌** 发生在段支气管以上至主支气管的肺癌称为中央型肺癌，约占 3/4，以鳞状上皮细胞癌和小细胞肺癌多见。

**2. 周围型肺癌** 发生在段支气管以下的肺癌称为周围型肺癌，约占 1/4，以腺癌多见。

**（二）按组织病理学分类**

为临床应用方便将肺癌分为鳞癌、腺癌（包括细支气管肺泡癌）、大细胞癌和小细胞癌四类。从治疗角度出发，临床又常将肺癌概括为非小细胞肺癌（non－small cell lung cancer，NSCLC）和小细胞肺癌（small cell lung cancer，SCLC）两大类。

**1. 非小细胞肺癌**

（1）鳞状上皮细胞癌 简称鳞癌，鳞癌倾向于通过支气管管壁生长，也向中央播散，多为中央型肺癌。此类型肺癌最易发展成息肉或无蒂肿块，并有向管腔内生长的倾向，易阻塞支气管引起阻塞性肺炎。癌组织易变性、坏死，形成空洞或癌性肺脓肿。组织细胞形态学明确鳞癌病理分型，包括乳头状型、透明细胞型、小细胞型和基底细胞样型。

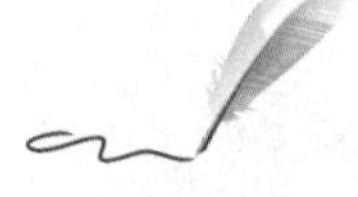

（2）腺癌　包括腺泡状腺癌、乳头状腺癌、支气管肺泡癌、伴黏液生成的实性腺癌及腺癌混合亚型。腺癌倾向于管外生长，但也可循泡壁蔓延，常表现为周围型肺实质肿块。早期即可侵犯血管、淋巴管，常在原发瘤引起症状前已转移。其中肺泡细胞癌分化好，发生在细支气管或肺泡壁，也可发生于肺外周，保持在原位很长时间，或呈弥漫型，侵犯肺叶的大部分，甚至波及一侧或两侧肺。

（3）大细胞癌　包括大细胞神经内分泌癌、复合性大细胞神经内分泌癌、基底细胞样癌、淋巴上皮瘤样癌、透明细胞癌、伴横纹肌样表型的大细胞癌。与鳞癌和腺癌比较，大细胞肺癌缺乏分化的细胞和结构特点是一种未分化细胞癌，由带有胞质的较大的恶性细胞组成。倾向于发生在周围肺实质。其诊断准确率与送检标本是否得当和病理学检查是否全面有关。这类肿瘤生长迅速，常侵犯淋巴结和血管，易转移到局部淋巴结和远处器官，但转移较小细胞未分化癌晚，手术切除机会较大。

组织学检查将肿瘤分为不同的细胞类型，并不意味着只由一种类型的细胞组成，很多肺癌可有两种甚至四种细胞类型，其中以腺鳞癌比较常见。也有类癌、肉瘤样癌、唾液腺型癌（腺样囊性癌、黏液表皮样癌）等。从分化角度看，分化好者可能生长慢、转移晚，预后相对好一些。而大细胞肺癌和小细胞肺癌基本都是未分化的，不适合这种区分。

**2. 小细胞肺癌**　包括燕麦细胞型、中间细胞型、符合燕麦细胞型。是肺癌中恶性程度最高的一种，占原发性肺癌的10%～15%。通常发生于大支气管，浸润支气管壁，造成管腔狭窄，但不形成分散的支气管内肿瘤。由于其发生发展的早期多已转移到肺门和纵隔淋巴结，并由于易侵犯血管，诊断时大多已有肺外转移。显微镜下可见典型的小细胞肺癌细胞多为类圆形或圆形，细胞小，约相当于淋巴细胞的2～4倍，胞质少。细胞质内含有神经内分泌颗粒，具有内分泌和化学受体功能，能分泌5－羟色胺、儿茶酚胺、组胺、激肽等肽类物质，可引起类癌综合征（carcinoid syndrome）。

## 四、临床表现

近5%的肺癌患者无症状，仅在胸部X线检查时发现。绝大多数患者可表现或多或少与肺癌相关的症状与体征。按部位可分为原发肿瘤、肺外胸内扩展、胸外转移和副癌综合征四类。

### （一）原发肿瘤引起的症状和体征

**1. 咳嗽**　是最常见的早期症状，多为刺激性干咳，一些患者可出现高调金属音性咳嗽。肺泡细胞癌可有大量黏液痰。吸烟者或者有慢性支气管炎病史者，当出现咳嗽程度加重或咳嗽性质改变时，应警惕肺癌。当肺癌伴有继发感染时，咳痰增加且呈黏液脓性。

**2. 血痰或咯血**　多见于中心型肺癌。由于肿瘤组织血供丰富，质地脆，咳嗽时血管破裂而致出血。肿瘤向管腔内生长者可有间歇或持续性痰中带血，如果表面糜烂严重侵蚀大血管，则可引起大咯血。

**3. 气短或喘鸣**　肿瘤向支气管内生长或肺门淋巴结转移压迫支气管引起局部气道阻塞时，可有呼吸困难、气短、喘息，偶尔表现为喘鸣，听诊时可发现局限或单侧哮鸣音。

**4. 发热**　多数发热是由于肿瘤引起的阻塞性肺炎所致。肿瘤组织坏死也可引起发热，抗生素治疗效果不佳。

**5. 体重下降**　消瘦为恶性肿瘤的常见症状之一。肿瘤发展到晚期，由于肿瘤毒素和消

耗的原因，并有感染、疼痛所致的食欲减退，可表现为消瘦或恶病质。

（二）肺外胸内扩展引起的症状和体征

**1. 胸痛** 近半数患者可有模糊或难以描述的胸痛或钝痛，可由于肿瘤细胞侵犯所致，也可由于阻塞性炎症波及胸膜或胸壁引起。若肿瘤位于胸膜附近，则产生不规则的钝痛或隐痛，疼痛于呼吸、咳嗽时加重。肋骨、脊柱受侵犯时可有压痛点，而与呼吸、咳嗽无关。肿瘤压迫肋间神经，胸痛可累及其分布区。

**2. 声音嘶哑** 癌肿直接压迫或转移致纵隔淋巴结压迫喉返神经而致一侧声带麻痹，可发生声音嘶哑。

**3. 咽下困难** 癌肿侵犯或压迫食管，可引起咽下困难，尚可引起气管－食管瘘，导致肺部感染。

**4. 胸水** 约 10% 的患者有不同程度的胸水，通常提示肿瘤转移累及胸膜或肺淋巴回流受阻。

**5. 上腔静脉阻塞综合征** 肿瘤直接侵犯、纵隔淋巴结转移压迫上腔静脉，以及腔静脉内癌栓阻塞静脉回流均可引起。表现为头面部和上半身淤血水肿，颈部肿胀，颈静脉扩张，患者常主诉呼吸困难、咳嗽、胸痛以及吞咽困难，可在前胸壁间道见扩张的静脉侧支循环。

**6. Horner 综合征** 肺尖部肺癌又称肺上沟瘤（Pancoast 瘤），易压迫颈部交感神经，引起病侧眼睑下垂、瞳孔缩小、眼球内陷，同侧颜面部无汗。也常有肿瘤压迫臂丛神经造成以腋下为主、向上肢内侧放射的火灼样疼痛，在夜间尤甚。

（三）肿瘤转移引起的症状和体征

**1. 中枢神经系统转移** 可引起颅内压增高，如头痛、恶心、呕吐，精神状态异常。少见的症状为癫痫发作、偏瘫、小脑功能障碍、定向力和语言障碍。此外，还可有脑病、小脑皮质变性、外周神经病变、肌无力及精神症状。

**2. 骨转移** 可引起骨痛和病理性骨折。大多为溶骨性病变，少数为成骨性病变。肿瘤转移至脊柱后可压迫椎管引起局部压迫和受阻症状。此外，也常见股骨、肱骨和关节转移，甚至引起关节腔积液。

**3. 腹腔脏器转移** 常见转移至肝脏，可表现为食欲减退、肝区疼痛，有时伴有恶心。也可转移到胃肠道、肾上腺和腹膜后淋巴结，多无临床症状，CT、MRI 或 PET 做出诊断。部分小细胞肺癌可转移到胰腺，表现为胰腺炎症状或阻塞性黄疸。

**4. 淋巴结转移** 最常见的是纵隔淋巴结转移和锁骨上淋巴结转移，典型者多位于前斜角肌区，固定且坚硬，逐渐增大、增多，可以融合，多无痛感。

（四）副癌综合征（paraneoplastic syndrome）

由于肺癌所产生的某些特殊活性物质（包括激素、抗原、酶等），使患者出现一种或多种肺外症状，称之为副癌综合征。

**1. 肥大性肺性骨关节病** 常见于肺癌，也见于局限性胸膜间皮瘤和肺转移癌（胸腺、子宫、前列腺转移）。临床上主要表现为发生杵状指（趾）和肥大性骨关节病。

**2. 异位促性腺激素** 合并异位促性腺激素的肺癌不多，大部分是大细胞肺癌，主要表现为男性轻度乳房发育和增生性骨关节病。

**3. 异位促肾上腺皮质激素（ACTH）分泌综合征** 临床症状与库欣综合征相似，主要表现为明显的色素沉着、进行性肌无力、周围性水肿、高血压、糖尿病、低钾性碱中毒等。

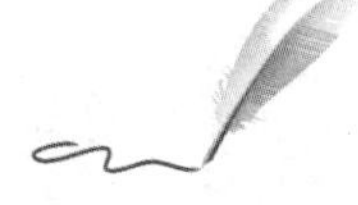

小细胞肺癌或支气管类癌是引起该综合征的最常见细胞类型，很多患者在瘤组织中甚至血中可测到 ACTH 增高。

**4. 抗利尿激素（ADH）分泌异常综合征** 由肿瘤组织分泌大量的 ADH 或具有抗利尿作用的多肽物质所致。可引起食欲缺乏、恶心、呕吐等水中毒症状，还可伴有逐渐加重的神经并发症。其特征是低钠（血清钠 <135mmol/L），低渗（血浆渗透压 <280mOsm/kg）。

**5. 神经 – 肌肉综合征（Eaton – Lambert 综合征）** 包括小脑皮质变性、脊髓小脑变性、周围神经病变、重症肌无力和肌病等，发生原因不明确。这些症状与肿瘤的部位和有无转移无关。它可以发生于肿瘤出现前数年，也可与肿瘤同时发生；在手术切除后尚可发生，或原有的症状无改变。

**6. 高钙血症** 可由骨转移或肿瘤分泌过多甲状旁腺素相关蛋白引起，常见于鳞癌。临床上以高血钙、低血磷为特点。患者表现为嗜睡、食欲缺乏、恶心、呕吐和体重减轻及精神变化。切除肿瘤后血钙水平可恢复正常。

**7. 类癌综合征** 由肿瘤释放不同的血管活性物质如 5 – 羟色胺、缓激肽、血管舒缓素和儿茶酚胺等所致。典型特征是皮肤、心血管、胃肠道和呼吸功能异常。主要表现为面部、上肢躯干的潮红或水肿，胃肠蠕动增强，腹泻，心动过速，喘息，瘙痒和感觉异常。

此外，还可有黑色棘皮症及皮肌炎、掌跖皮肤过度角化症、硬皮症，以及栓塞性静脉炎、非细菌性栓塞性心内膜炎、血小板减少性紫癜、毛细血管病性渗血性贫血等肺外表现。

## 五、实验室及其他检查

### （一）胸部影像学检查

包括 X 线胸片、CT、磁共振成像（MRI）、超声、核素显像、正电子发射计算机断层扫描（PET – CT）等方法，主要用于肺癌诊断、分期、再分期、疗效监测及预后评估等。可根据不同的检查目的，合理有效地选择检查方法。

**1. 胸部 X 线** 是非常重要的肿瘤基本检查方法，可发现肺部阴影。对胸片基本影像有疑问，或要了解病变的细节时需进一步检查。

**2. 胸部 CT** 是目前肺癌诊断、分期、疗效评价及治疗后随诊中最重要和最常用的影像学手段，能够显示一些普通 X 线检查所不能发现的病变，CT 还可显示早期肺门和纵隔淋巴结肿大，更易识别肿瘤有无侵犯邻近器官。中央型肺癌向管腔内生长可引起支气管阻塞征象，完全阻塞时，表现为段、叶不张。肺不张伴有肺门淋巴结肿大时，下缘可表现为倒 S 状影像（图 2 – 10 – 1）。周围型肺癌显示肿瘤的分叶、边缘的毛刺、胸膜凹陷征，支气管充气征和空泡征，甚至钙质分布类型。如肿瘤向肺门淋巴结蔓延，可见“其间”引流淋巴管增粗形成条索状阴影伴肺门淋巴结增大。癌组织坏死与支气管相通后，表现为厚壁、偏心、内缘凹凸不平的癌性空洞（图 2 – 10 – 2）。

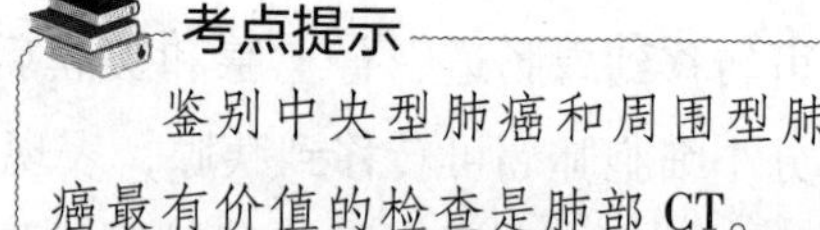


鉴别中央型肺癌和周围型肺癌最有价值的检查是肺部 CT。

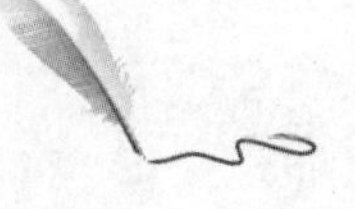

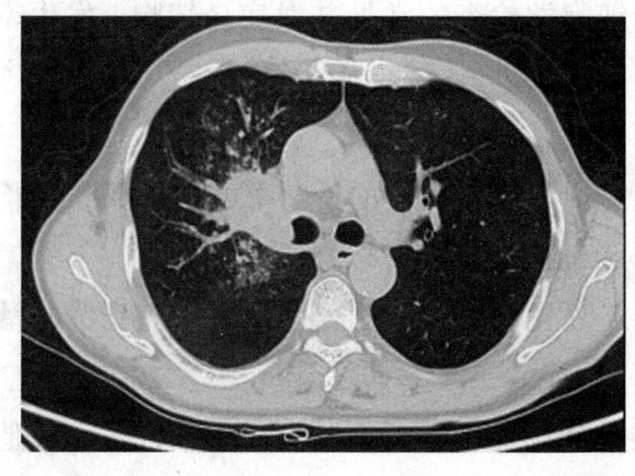
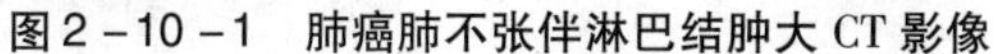

图2-10-1　肺癌肺不张伴淋巴结肿大CT影像

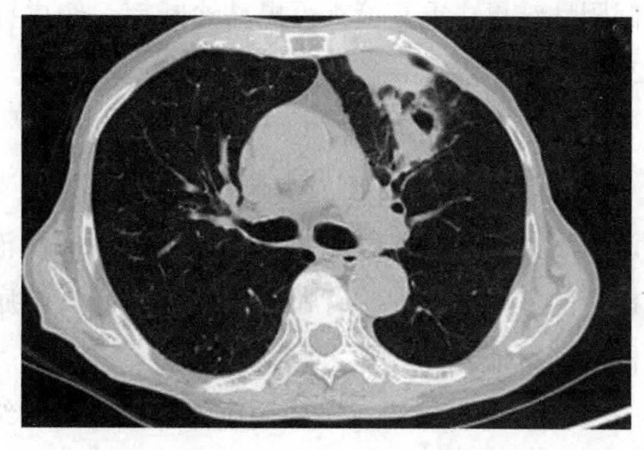

图2-10-2　肺癌癌性空洞CT影像

**3. MRI**　与CT相比，在明确肿瘤与大血管之间的关系上有优越性，而在发现小病灶（<5mm）方面则不如CT敏感。但非常适用于判定脑、脊髓有无转移，头颅增强MRI应作为肺癌术前常规分期检查。

**4. 核素骨显像**　简称骨扫描，是用于判断肺癌骨转移的常规筛查项目，骨显像阳性者需要做阳性区域骨的X线、CT、MRI加以验证。因肿瘤细胞与正常细胞摄取放射性核素的情况有差异，临床多用单光子发射计算机断层显像（SPECT）/CT融合显像，可进行肿瘤定位、定性和骨转移诊断。

**5. PET-CT**　与正常细胞相比，肺癌细胞的代谢及增殖加快，对葡萄糖的摄取增加，注入体内的18-氟-2-脱氧-D-葡萄糖（FDG）可相应地在肿瘤细胞内大量积聚，其相对摄入量可以反映肿瘤细胞的侵袭性及生长速度，故可用于肺癌及淋巴结转移的定性诊断。PET扫描对肺癌的敏感性可达95%，特异性可达90%，对发现转移病灶也很敏感，但对肺泡细胞癌的敏感性较差，评价时应予考虑。

**6. 超声影像**　主要用于发现腹部脏器以及腹腔、腹膜后淋巴结有无转移，也用于浅表淋巴结的检查。对于肺内病变，应用限于临近胸壁的肺内病变，可鉴别其囊性与实性，以及超声引导下行穿刺活检。超声还常用于胸水及心包积液抽取定位。

**（二）细胞学检查**

**1. 痰细胞学检查**　痰细胞学检查对肺癌诊断有很大帮助。3次以上的系列痰标本可使中央型肺癌的诊断率提高到80%，周围型肺癌的诊断率达50%。影响准确性的因素有痰标本不适当，送标本次数少于3次。

**2. 胸腔积液细胞学检查**　可对肿瘤明确诊断和分型。

**3. 针吸细胞学检查**　可经皮或经纤维支气管镜进行针吸细胞学检查，也可在超声波、X线或CT引导下进行。目前常用的主要为浅表淋巴结针吸细胞学检查和经超声波引导针吸细胞学检查。

（1）浅表淋巴结针吸细胞学检查　可在局麻甚至不麻醉时对锁骨上或腋下肿大的浅表淋巴结做针吸细胞学检查。对于质地较硬、活动度差的淋巴结可得到很高的诊断率。

（2）经纤维支气管镜针吸细胞学检查　对于周围型病变和气管、支气管旁肿大的淋巴结或肿块，可经纤维支气管镜针吸细胞学检查。

（3）经皮针吸细胞学检查　病变靠近胸壁者可在超声引导下行针吸活检，病变不紧贴胸壁时，可在X线或CT引导下行穿刺针吸或活检。由于针刺吸取的细胞数量有限，可出现

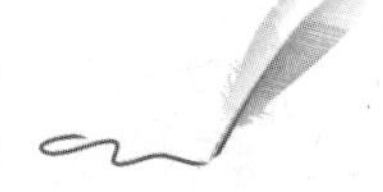

假阴性结果，重复检查可提高诊断率。经皮针吸细胞学检查的常见并发症是气胸，发生率25%～30%。

**（三）内镜检查**

**1. 支气管镜检查** 对于支气管镜可见的支气管内病变，刷检的诊断率可达92%，活检诊断率可达93%。镜检同时取分泌物和灌洗液作为细胞学补充，以提高诊断率。支气管镜检查的并发症很少。有肺动脉高压、低氧血症伴二氧化碳潴留和出血体质者，应列为肺活检的禁忌证。

**2. 纵隔镜检查** 主要用于伴有纵隔淋巴结转移的肺癌，不适合外科手术治疗，而其他方法又不能获得病理诊断的患者。

**3. 胸腔镜检查** 本方法在胸膜病变或病变累及胸膜，而其他方法无法取得病理标本的早期肺癌，或者伴有胸腔积液的中晚期肺癌，胸腔镜下可行胸膜活检。肺部微小结节病变也可行胸腔镜下手术，可达到明确诊断和治疗的目的。

**（四）开胸肺活检**

用于肺部肿块经多种检查和短期诊断性治疗仍未能明确病变性质，肺癌的可能性又不能排除者，可考虑开胸肺活检。但必须根据患者的年龄、肺功能等仔细权衡利弊后决定。

**（五）肿瘤标志物检查**

血清中的肿瘤相关标志物，包括以下几类：①肿瘤细胞的代谢产物，如糖酵解产物、组织多肽抗原、核酸分解产物；②分化紊乱的细胞基因产物，如异位的ACTH片段，甲胎蛋白、癌胚抗原、胎儿同工酶；③肿瘤细胞坏死崩解释放进入血液循环的物质，主要是某些细胞骨架蛋白成分，如细胞角蛋白19的可溶性片段cyfra21-1、多胺类物质；④肿瘤宿主细胞的细胞反应性产物，如VCA-IgA、EA-IgA。

肺癌的标志物虽然对肺癌的诊断有一定帮助，但缺乏特异性。对某些肺癌的病情监测有一定参考价值。

## 六、诊断

对于具有肺癌高危因素的患者，出现临床表现中描述的症状、体征时，应考虑到肺癌的可能，如果影像学具有典型表现，及时进行细胞学及纤维支气管镜等检查，可使80%～90%的肺癌患者得到确诊。

## 七、鉴别诊断

典型肺癌患者诊断不困难，但当肺癌合并某些肺部疾病共存时，常出现漏诊和误诊。

**1. 肺结核** 多见于青壮年，常有持续性发热及全身中毒症状，可有反复咯血，病程长，痰液可检出结核分枝杆菌，X线检查有结核灶的特征，抗结核治疗有效。

**2. 肺炎** 肺炎和单纯肺癌的鉴别相对容易。但对于肺癌合并阻塞性肺炎时，抗感染治疗有效且治疗后炎症可部分吸收，此时鉴别困难。对于抗生素治疗后肺部阴影吸收缓慢，或同一部位反复发生肺炎时，应考虑到肺癌可能。

**3. 肺脓肿** 起病急，中毒症状严重，多有寒战、高热、咳嗽、咳大量脓臭痰等症状。肺部X线表现为均匀的大片状炎性阴影，空洞内常见较深液平面。血常规检查可发现白细胞和中性粒细胞增多。肺癌一般先有慢性咳嗽，反复咳血痰，X线显示空洞壁增厚，内壁不平，偏离中心。如两者鉴别有困难时，可做支气管镜检查。

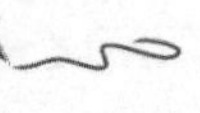

**4. 结核性胸膜炎**　需与癌性胸腔积液鉴别。癌性胸腔积液常为血性，增长速度快，胸腔积液中可找到癌细胞，抽液后肺 CT 检查可发现肺部或胸膜肿瘤。结核性胸膜炎往往有结核中毒症状，胸腔积液多为淡黄色，偶呈血性，胸腔积液中可查到抗酸杆菌，抗结核治疗后胸腔积液可迅速缓解。

## 八、肺癌的临床分期

国际肺癌研究协会（IASLC）2017 年第八版 TNM 分期标准将肺癌分为 4 期，见表 2－10－1～2－10－4。

**表 2－10－1　肺癌原发肿瘤（T）分类定义**

| 原发肿瘤（T） | |
|---|---|
| $T_x$ | 原发肿瘤不能评价；或痰、支气管灌洗液找到肿瘤细胞，但影像学或者支气管镜没有可视肿瘤 |
| $T_0$ | 没有原发肿瘤的证据 |
| $T_{is}$ | 原位癌 |
| $T_1$ | 肿瘤最大径≤3cm，气管镜检查肿瘤没有累及叶支气管近端以上位置（即没有累及主支气管）<br>$T_{1a}$：肿瘤最大径≤1cm<br>$T_{1b}$：肿瘤最大径＞1 但≤2cm<br>$T_{1c}$：肿瘤最大径＞2 但≤3cm |
| $T_2$ | 肿瘤大小或范围符合以下任何一项：肿瘤最大径＞3cm，但不超过 7cm；累及主支气管，但距隆突＜2cm；扩展到肺门的肺不张或阻塞性肺炎，但不累及全肺<br>$T_{2a}$：肿瘤最大径＞3cm 但≤4cm<br>$T_{2b}$：肿瘤最大径＞4cm 但≤5cm |
| $T_3$ | 肿瘤最大径＞5cm 但≤7cm，或肿瘤已直接侵犯了下述结构之一者：胸壁（包括肺上沟瘤）、心包；或肿瘤位于距隆突 2cm 以内的主支气管，但尚未累及隆突；或全肺的肺不张或阻塞性肺炎，或同一肺叶内出现分散的单个或多个卫星结节 |
| $T_4$ | 肿瘤的大小或范围符合以下任何一项：肿瘤最大径≥17cm，肿瘤已直接侵犯了下述部位之一者：膈肌、心脏、大血管、气管、食管、喉返神经、椎体、隆突；或与原发性不同叶的单发或多发病灶 |

**表 2－10－2　肺癌区域淋巴结（N）分类定义**

| 区域淋巴结（N） | |
|---|---|
| $N_x$ | 区域淋巴结不能评估 |
| $N_0$ | 没有区域淋巴结转移 |
| $N_1$ | 转移至同侧支气管旁淋巴结和（或）同侧肺门淋巴结，和肺内淋巴结，包括原发肿瘤直接侵犯 |
| $N_2$ | 转移至同侧纵隔和（或）隆突下淋巴结 |
| $N_3$ | 转移至对侧纵隔、肺门淋巴结、同侧或对侧斜角肌或锁骨上淋巴结 |

**表 2－10－3　肺癌远处转移（M）分类定义**

| 远处转移（M） | |
|---|---|
| $M_x$ | 远处转移不能评估 |
| $M_0$ | 没有远处转移 |
| $M_1$ | 有远处转移<br>$M_{1a}$：恶性胸腔（或心包）积液、或胸膜转移结节；对侧肺叶内出现分散的单个或多个肿瘤结节<br>$M_{1b}$：远处器官单发转移灶<br>$M_{1c}$：多个或单个器官多处转移 |

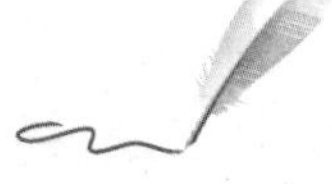

表 2－10－4　肺癌的 TNM 分期

| 分期 | TNM |
| --- | --- |
| 隐性肺癌 | $T_XN_0M_0$ |
| 原位癌 0 期 | $T_{is}N_0M_0$ |
| Ⅰ期 | / |
| $Ⅰ_A$ 期 | $T_1$a 或 $bN_0M_0$ |
| $Ⅰ_B$ 期 | $T_{2a}N_0M_0$ |
| Ⅱ期 | / |
| $Ⅱ_A$ 期 | $T_{2b}N_0M_0$<br>$T_{2a}N_1M_0$ |
| $Ⅱ_B$ 期 | $T_{1a}$或 $bN_1M_0$<br>$T_{2b}N_1M_0$<br>$T_3N_0M_0$ |
| Ⅲ期 | / |
| $Ⅲ_A$ 期 | $T_3N_1M_0$<br>$T_1$a 或 $bN_2M_0$<br>$T_2$a 或 $bN_2M_0$<br>$T_4N_0M_0$<br>$T_3N_1M_0$ |
| $Ⅲ_B$ 期 | $T_2N_3M_0$<br>$T_1N_3M_0$<br>$T_3N_2M_0$<br>$T_4N_2M_0$ |
| $Ⅲ_C$ 期 | $T_3N_3M_0$<br>$T_4N_3M_0$ |
| Ⅳ期 | / |
| $I_{VA}$期 | 任何 T，任何 N，$M_{1a}$、$M_{1b}$ |
| $I_{VB}$期 | 任何 T，任何 N，$M_{1c}$ |

## 九、治疗

肺癌治疗应遵循多学科综合治疗与个体化治疗相结合的原则。根据患者肿瘤组织学分类、TNM 分期和患者对治疗的耐受情况采取综合治疗模式，个体化的应用手术、化疗、放疗和靶向治疗，辅以免疫和中医药等治疗手段。

### （一）外科手术治疗

考点提示

手术是早期肺癌的主要治疗手段。

手术是早期肺癌的主要治疗手段，局限性肿瘤切除手术可取得相当于广泛切除者的疗效。一般推荐肺叶切除术。肺段切除术和楔形切除等范围更小的手术，一般仅用于外周性病变患者或肺功能不良者。

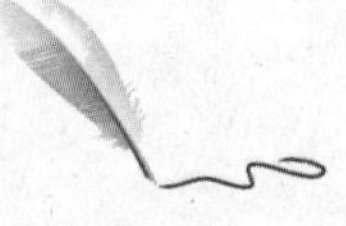

### （二）化疗

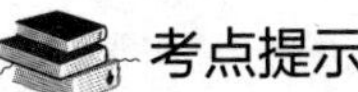

考点提示

化疗成为治疗小细胞肺癌的主要方法，尤其对Ⅳ期小细胞肺癌的价值更大。

小细胞肺癌对化疗有高度的反应性，有较多的化疗药物能提高小细胞肺癌的缓解率，因此，化疗成为治疗小细胞肺癌的主要方法，尤其对Ⅳ期小细胞肺癌的价值更大。常用化疗药物包括顺铂、卡铂、依托波苷、伊立替康，目前常用方案是顺铂或卡铂联合依托波苷，21 天为 1 周期，共 4～6 周期。对于治疗后进展和无反应患者应该调整化疗方案。复发患者可应用紫杉醇、多西他赛、伊立替康、环磷酰胺、多柔比星等。

### （三）放疗

包括根治性放疗、姑息放疗和预防性放疗。放疗对小细胞肺癌效果好，其次是鳞癌和腺癌。对于病灶局限、因解剖原因不能手术或患者不接受手术者，可给予根治性放疗。对于晚期患者，可给予姑息性放疗抑制肿瘤发展和缓解症状。

### （四）靶向治疗

是指通过干扰肿瘤生长和进展设计特异性分子而阻断肿瘤生长和扩散的治疗手段。针对肺癌发病的分子事件进行干预的靶向治疗，为肺癌的治疗开辟了新途径。其中吉非替尼、厄洛替尼和埃克替尼治疗 EGFR 敏感突变阳性的非小细胞肺癌，克唑替尼治疗 ALK 或 ROS1 敏感突变阳性的非小细胞肺癌。

### （五）免疫治疗

生物反应调节剂（BRM）为小细胞肺癌提供了一种新的治疗手段，如小剂量干扰素（$2\times10^6$U）每周 3 次间歇疗法。转移因子、左旋咪唑、集落刺激因子（CSF）在肺癌的治疗中都能增强机体对化疗、放疗的耐受性，提高疗效。

### （六）中医药治疗

部分中药具有一定的免疫调节和抗瘤作用，有许多单方及配方在肺癌的治疗中可与西药治疗起协同作用。

## 十、预防

预防肺癌应避免接触与肺癌发病有关的因素，应戒烟、减少大气污染和加强职业接触中的劳动保护。同时，对肺癌高发地区和具有高危险因素患者进行定期或有可疑征象时进行有关排癌检查。

## 十一、预后

肺癌的预后取决于早期发现，早期治疗。隐性肺癌早期治疗可获痊愈。一般认为鳞癌预后较好，腺癌次之，小细胞未分化癌较差。近年来采用综合治疗后小细胞未分化癌的预后有很大改善。

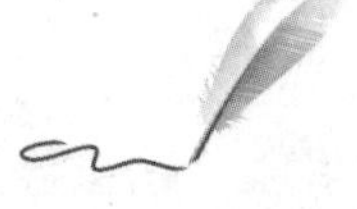

## 小结

支气管肺癌是肺部最常见的恶性肿瘤。绝大多数的肺癌起源于支气管黏膜上皮，故称支气管肺癌。原发癌肿局限在支气管肺内，尚未发生远处转移和淋巴结转移时，手术后5年生存率可达50%以上。因此早期发现、早期诊断及早期治疗仍是当前医者的重要任务和责任。支气管肺癌典型的临床表现包括刺激性咳嗽，伴痰中带血。当支气管不同程度阻塞时，可出现胸闷、哮喘、气促及局限性哮鸣音、局部肺气肿等症状和体征。病理学以查到找到癌细胞为诊断的金标准。原发癌肿尚局限在肺内，尚未有发生远处转移的病例，以外科手术治疗为主，对病变已属失去根治手术机会的晚期患者，若在Ⅲb期前，仍可争取切除肿瘤和清扫区域内淋巴结，有望获良好效果。一般认为鳞癌预后较好，腺癌次之，小细胞未分化癌较差。

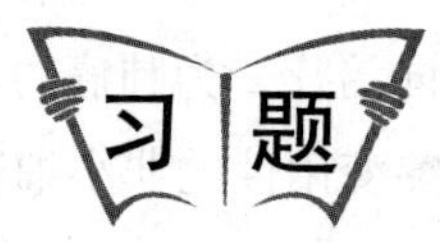


## 一、选择题

**【A1/A2 型题】**

1. 对放疗最敏感的肺癌是
   A. 小细胞未分化癌　B. 鳞癌　C. 腺癌
   D. 肺泡细胞癌　E. 以上均不敏感
2. 早期中央型肺癌的常见症状是
   A. 高热、胸痛　B. 声嘶
   C. 上肢及颜面部肿胀　D. 咳嗽、血痰
   E. 胸闷、呼吸困难
3. 中央型肺癌病变下列不正确的是
   A. 位于肺门部　B. 由段以下支气管发生
   C. 鳞癌多见　D. 痰涂片检查阳性率高
   E. 晚期肺门淋巴结转移
4. 早期诊断肺癌简单、有效的检查方法为
   A. 痰脱落细胞学检查　B. 胸部X线检查
   C. 放射性核素肺扫描　D. 支气管镜检查
   E. 活组织检查
5. 下述X线征象为周围型肺癌的是
   A. 肺段或肺叶的局限性肺气肿
   B. 圆形或类圆形肿块呈分叶状，有脐样切迹或有毛刺
   C. 阻塞性肺炎
   D. 出现囊状空洞或斑片状浸润

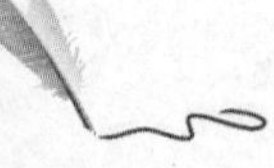

E. 可有“S”形的肺不张和密度较高的片状阴影

## 二、思考题

患者，男，65 岁。因“反复左胸痛 4 个月，加重伴发热 20 天”入院。患者 4 个月前无诱因下出现胸痛，为左胸隐痛，间有发热、不伴有咳嗽、咳痰和咯血。T 37.5℃。浅表淋巴结不大，呼吸音粗，左肺可闻及局限性哮鸣音，未闻及湿性啰音。行肺 CT 检查示左上肺前段可见片状高密度影，可见支气管充气征，邻近胸膜受累，边缘模糊。右肺门有一稍大的淋巴结，未见胸水，双肺见大小不等透亮区，界限清晰。

请问：

1. 患者初步诊断是什么？
2. 下一步需完善哪些检查？

（王　雷）

扫码“练一练”

扫码“学一学”

# 第十一节　胸膜疾病

## 【胸腔积液】

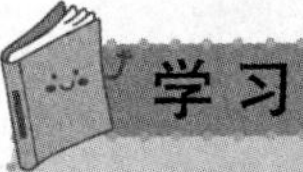

### 学习目标

1. **掌握**　胸腔积液、气胸的临床表现和诊断步骤；渗出液和漏出液的鉴别。
2. **熟悉**　胸腔积液、气胸的常见病因和治疗策略。
3. **了解**　胸腔积液、气胸的发病机制。
4. 学会运用基础知识对胸腔积液性质进行评估和对胸腔穿刺点的定位。
5. 具有行胸腔穿刺操作和对患者进行健康宣教的能力。

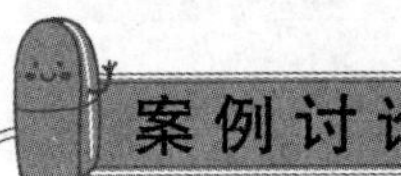

### 案例讨论

[案例]

患者，男，25 岁。因“一过性左胸痛 20 余天，活动后气促 48 小时”入院。患者 20 余天前深呼吸时出现左胸痛，为持续性锐痛，未予处理，逐渐自行缓解。48 小时前活动后出现胸闷、气促，症状进行性加重。

查体：右侧触觉语颤减弱，叩诊呈浊音，呼吸音较对侧明显减弱。胸部 X 线检查示右下肺向外、向上的弧形上缘高密度影。

[讨论]

1. 患者可能诊断是什么？
2. 需进一步完善哪些检查？
3. 应该如何治疗？

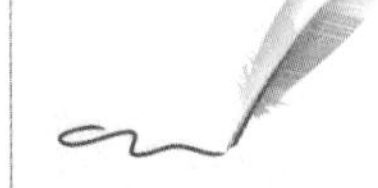

胸腔积液位于胸膜脏层和壁层之间的胸膜腔内，正常人5～15ml，在呼吸运动中起润滑作用。健康人胸膜腔内每天可有500～1000ml的液体形成和吸收，全身或局部病变因素使胸膜腔内液体形成过快或吸收过缓时，即产生胸腔积液。

## 一、病因和发病机制

胸腔积液从胸壁体循环毛细血管滤过进入胸腔，大部分通过壁层胸膜的淋巴管引流，当胸膜滤过速度超过胸膜淋巴管最大引流量时，产生胸腔积液。根据不同的病因，胸腔积液可分为两大类，即漏出液和渗出液。

### （一）胸膜毛细血管内静水压增高

当充血性心力衰竭、缩窄性心包炎、血容量增加、上腔静脉或奇静脉受阻时，体循环静水压升高，壁层胸膜毛细血管内液体大量滤出，产生漏出液。

### （二）胸膜毛细血管内胶体渗透压降低

当肝硬化、肾病综合征及营养不良等导致低蛋白血症时，血浆胶体渗透压降低，壁层胸膜毛细血管滤过率增加，同时脏层胸膜再吸收减少，产生漏出液。

### （三）胸膜毛细血管通透性增加

当胸膜腔或临近脏器组织炎症、感染或肿瘤时，胸膜毛细血管通透性增加，大量含有蛋白质和细胞的液体进入胸膜腔，产生渗出液。

### （四）壁层胸膜淋巴管引流障碍

肿瘤压迫、阻塞淋巴管等导致淋巴管引流异常，产生胸腔积液。

### （五）损伤

主动脉瘤破裂、食管破裂、胸导管破裂等，导致血胸、脓胸和乳糜胸，产生渗出液。

## 二、临床表现

### （一）症状

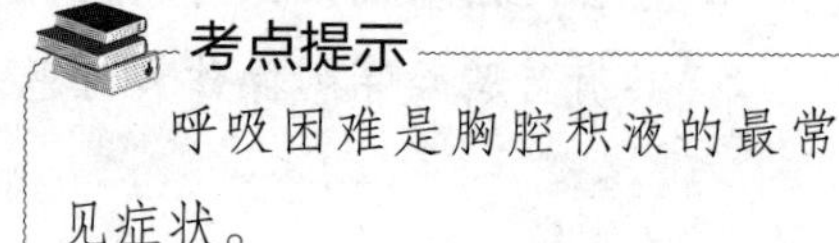


呼吸困难是胸腔积液的最常见症状。

大量胸腔积液可出现呼吸困难，并随胸腔积液增多而加重，严重时伴有心悸。胸腔积液量少于0.3～0.5L时可无明显症状或者仅表现为胸痛，深呼吸或咳嗽后加重。不同病因下患者的症状有所差别。结核性胸膜炎多见于青年人，常有结核中毒症状，包括发热、盗汗、干咳及胸痛等，随着胸腔积液量的增加胸痛可缓解，但可出现胸闷、气促。恶性胸腔积液多见于中年以上患者，一般无发热，可有胸部隐痛，伴有消瘦和呼吸道或原发部位肿瘤的症状。肺炎旁积液者往往胸痛明显，伴有咳嗽、咳痰及发热等。心力衰竭者有心功能不全的其他表现。

### （二）体征

与胸腔积液量多少有关。少量积液时，可无明显体征，或可触及胸膜摩擦感和闻及胸膜摩擦音。中等量以上积液时，患侧胸廓饱满，触觉语颤减弱，局部叩诊呈浊音，听诊呼吸音减低或消失。大量胸腔积液时可伴有气管向健侧移位。

## 三、实验室及其他检查

### （一）诊断性胸腔穿刺和积液检查明确胸腔积液性质和病因

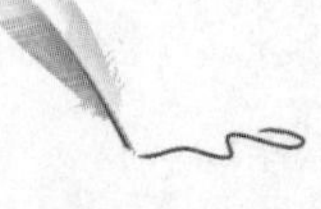

**1. 胸腔积液** 因病情不同，胸腔积液颜色有所不同。血性胸腔积液多见于肿瘤、肺结核，乳状胸腔积液多为乳糜胸；肺炎旁积液可出现脓胸，厌氧菌感染胸腔积液常有臭味。

另外结核性和肿瘤性胸腔积液中细胞分类以淋巴细胞为主，细菌性肺炎时中性粒细胞增多，寄生虫感染时嗜酸性粒细胞增多。恶性胸腔积液中找到癌细胞是诊断关键。

**2. 漏出液和渗出液鉴别**　见表2－11－1。

**表2－11－1　漏出液和渗出液的鉴别**

| 项目 | 漏出液 | 渗出液 |
|---|---|---|
| 病因 | 非炎症性（由心力衰竭、肝硬化、静脉回流障碍、肾病综合征、低蛋白血症等引起） | 炎性积液：炎症性或肿瘤、化学或物理性刺激（由感染、恶性肿瘤、外伤、变态反应性疾病、结缔组织病等引起） |
| 外观 | 透明，淡黄色，不易凝固 | 呈透明或浑浊，脓性或血色，易凝固 |
| 比重 | <1.018 | >1.018 |
| Rivalta 试验 | 阴性 | 阳性 |
| 蛋白质定量（g/L） | <25 | >30 |
| 积液蛋白/血清蛋白 | <0.5 | >0.5 |
| 葡萄糖（mmol/L） | 接近血糖 | 可低于血糖 |
| LDH（U/L） | <200 | >200 |
| 积液 LDH/血清 LDH | <0.6 | >0.6 |
| 细胞总数（$\times 10^5$/L） | <100 | >500 |
| 有核细胞分类 | 以淋巴细胞为主，偶见间皮细胞，单个核细胞>50% | 炎症早期以中性粒细胞为主，慢性期以淋巴细胞为主，恶性积液以淋巴细胞为主 |
| 细菌 | 无 | 可找到致病菌 |

**（二）影像学检查**

**1. X 线检查**　极少量胸腔积液时，X 线检查可无异常或者仅表现为肋膈角变钝。当胸腔积液量超过 300～500ml 时可见肋膈角模糊或者消失，中等量时显示有向外侧、向上的弧形上缘的积液影。平卧时积液散开，使整个肺野透亮度降低。大量积液时患侧胸部有致密影，气管和纵隔推向健侧。包裹性积液不随体位改变而变动，边缘光滑饱满，多局限于叶间或肺与膈之间（图2－11－1）。

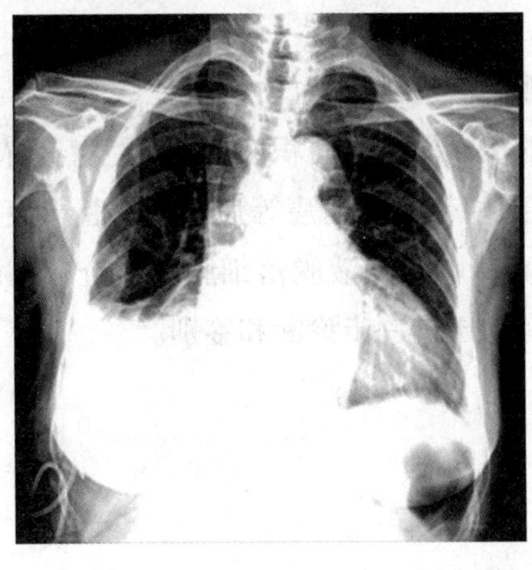

图2－11－1　大量胸腔积液的 X 线影像

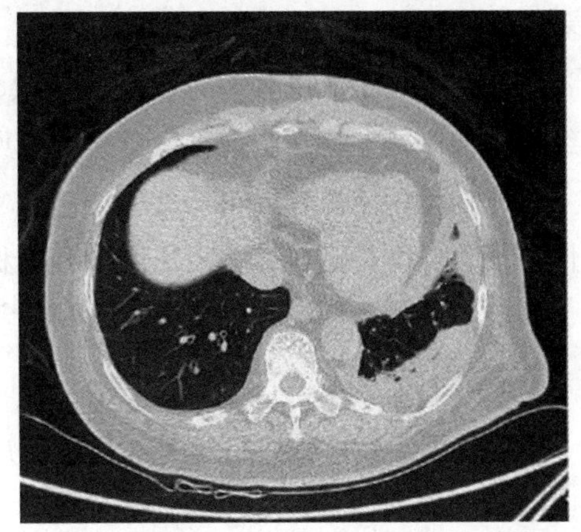

图2－11－2　大量胸腔积液的 CT 影像

**2. CT 检查**　可用于检查少量的胸腔积液，并显示 X 线片不能显示的肺内病灶和胸膜病变（图2－11－2）。

**3. 超声检查**　灵敏度高，定位准确。用于判断有无胸腔积液和指导胸膜腔定位穿刺，

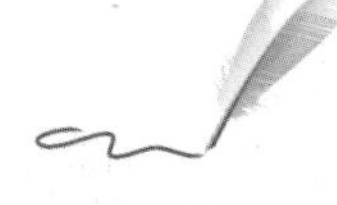

尤其是针对包裹性胸腔积液和少量胸腔积液的穿刺。

### （三）胸膜活检

胸膜针刺活检简单、易行，且损伤性小。胸膜活检标本病理检查和微生物培养，对于不明原因胸腔积液病的诊断有重要意义。

### （四）胸腔镜检查

对上述检查不能确诊者，可经胸腔镜下活检。通过胸腔镜能全面检查胸膜腔，观察病变形态特征、分布范围及邻近器官受累情况，且可在直视下多处活检，故诊断率较高，肿瘤临床分期亦较准确。

## 四、诊断与鉴别诊断

胸腔积液的诊断和鉴别诊断分为 3 个步骤。

### （一）确定有无胸腔积液

对于中量以上的胸腔积液患者，往往有呼吸困难，查体患侧叩诊呈浊音，听诊呼吸音减弱等典型临床表现，容易确诊。对于少量胸腔积液患者，需借助于胸部 X 线检查、肺部 CT 及超声检查确定有无胸腔积液。

### （二）区别漏出液和渗出液

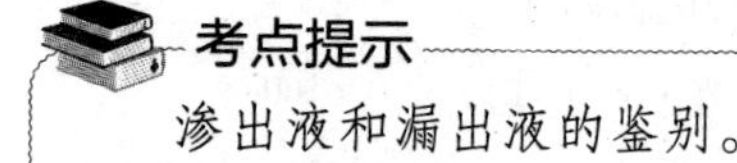
考点提示
渗出液和漏出液的鉴别。

诊断性胸腔穿刺可用于区别胸腔积液的性质。目前多根据 Light 标准，符合以下任何 1 条可诊断为渗出液：①胸腔积液/血清蛋白比例 >0.5；②胸腔积液 LDH/血清 LDH >0.6；③胸腔积液中 LDH >200 U/L。

### （三）寻找胸腔积液的病因

**1. 漏出液** 常见病因包括充血性心力衰竭、肝硬化、肾病综合征等，可结合上述疾病的特征性临床表现及辅助检查进行鉴别。

**2. 渗出液** 常见病因包括结核性胸膜炎、肺炎旁积液、癌性胸腔积液等，其中结核性胸腔积液多见于青壮年患者，常伴有发热、盗汗、消瘦等结核中毒症状，胸腔积液多为草绿色，细胞分类以淋巴细胞为主，胸腔积液检查腺苷脱氨酸（ADA）升高，残渣找结核分枝杆菌或培养阳性。

肺炎性胸腔积液患者多有发热、咳嗽、咳痰、胸痛等症状，血白细胞计数升高，中性粒细胞增加伴核左移。胸部影像学检查可见肺实质的浸润影，胸腔积液呈草黄色甚或脓性。

恶性胸腔积液患者以 45 岁以上多见，有胸痛、痰中带血和消瘦等症状，胸腔积液多呈血性、量大、增长迅速，胸腔积液中肿瘤标志物升高，胸腔积液脱落细胞学检查、胸膜活检、胸部影像学、纤维支气管镜及胸腔镜等检查，有助于进一步诊断和鉴别。

## 五、治疗

明确病因后针对性进行全身和局部治疗。

### （一）肺炎性胸腔积液和脓胸

肺炎旁积液量少时，经有效抗生素治疗后一般可自行吸收，可动态随访胸腔 B 超，无须胸腔穿刺抽液；如积液量大时，在有效抗生素治疗同时给予胸腔穿刺抽液，短时间内引流不尽时可给予胸腔闭式引流。

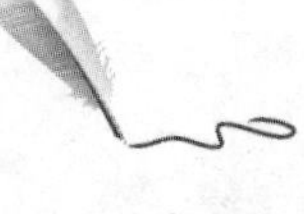

脓胸治疗原则为控制感染、引流胸腔积液，促使肺复张，恢复肺功能。在有效抗生素治疗同时反复抽脓或闭式引流。可用2%碳酸氢钠或生理盐水反复冲洗胸腔，然后注入适量抗生素及尿激酶，使脓液变稀便于引流。此外，一般支持治疗亦相当重要，应给予高能量、高蛋白及富含维生素的食物，纠正水、电解质紊乱，维持酸碱平衡。

**（二）结核性胸腔积液**

**1. 一般治疗** 包括休息、营养支持和对症治疗。

**2. 抽液治疗** 由于结核性胸膜炎患者胸腔积液蛋白含量高，容易引起胸膜粘连，原则上应尽快抽尽胸腔内积液。首次抽液不要超过700ml，以后每次抽液量不应超过1000ml，大量胸腔积液者每周抽液2～3次，直至胸腔积液完全消失。如不能短时间内抽尽胸腔积液，可注入尿激酶等防止胸膜粘连。

**3. 抗结核治疗** 见第二章呼吸系统疾病第七节肺结核相关内容。

**4. 糖皮质激素** 在有效抗结核药物治疗的同时，如胸腔积液改善不佳时可尝试加用泼尼松30mg/d，分3次口服，以减轻全身毒性症状，待病情好转后应逐渐减量以至停用，一般疗程约4～6周。注意不良反应或结核播散。

## 六、预后

预后取决于胸腔积液的病因。可祛除病因患者预后较好，恶性胸腔积液患者预后差，结核性胸腔积液可能出现胸膜肥厚、粘连，影响肺功能。

# 【气胸】

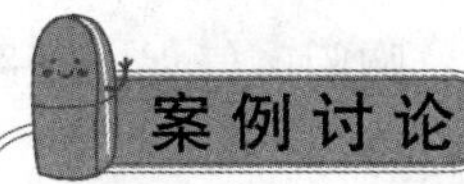


［案例］

患者，男，24岁。因"左胸痛后胸闷、气促5小时"入院。患者5小时前打篮球时出现左胸痛，随即出现胸闷、气促，伴刺激性干咳。查体：精神紧张，口唇无发绀。左侧胸廓饱满，叩诊呈鼓音，呼吸音消失。

［讨论］

1. 该患者初步诊断考虑为什么？
2. 下一步需完善哪些检查？
3. 如明确诊断，治疗原则是什么？

气体进入胸膜腔造成积气状态，称为气胸（pneumothorax）。气胸发生后，胸膜腔内负压可变成正压，对肺产生压迫，使肺失去膨胀能力，表现为肺容积缩小、肺活量减低、最大通气量降低的限制性通气功能障碍。大量气胸时，由于失去负压吸引静脉血回心，甚至胸膜腔内正压对血管和心脏的压迫，使心脏充盈减少，心输出量降低，引起心率加快、血压降低，甚至休克。现主要叙述自发性气胸。

## 一、病因和发病机制

**1. 原发性气胸** 又称特发性气胸，以瘦高体型的男性青壮年最为多见，大多数人认为是由胸膜下肺大疱的破裂所致，肺组织的先天发育不良是肺大疱形成的主要原因，而有一些人认为同吸烟、身高和大气污染等有关。

**2. 继发性气胸** 继发于基础肺部疾病，如肺结核、慢性阻塞性肺疾病、肺癌、肺脓肿、

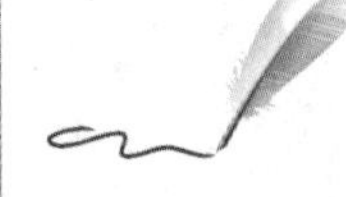

肺尘埃沉着症及淋巴管平滑肌瘤病等，是由各种原因引起肺大疱破裂或直接损伤胸膜所致。近年来艾滋病患者合并肺孢子菌感染导致的继发性气胸有增加趋势。抬举重物用力过猛、剧咳、屏气甚至大笑等，可能是促使气胸发生的诱因。

## 二、临床类型

**1. 闭合性气胸** 胸膜破裂口较小，随肺萎缩而闭合，空气不再继续进入胸膜腔。

**2. 交通性（开放性）气胸** 破裂口较大或因两层胸膜间有粘连或牵拉，使破口持续开放，吸气与呼气时空气自由进出胸膜腔。

**3. 张力性（高压性）气胸** 破裂口呈单向活瓣或活塞作用，吸气时胸膜腔内压变小，空气进入胸膜腔；呼气时胸膜腔内压升高，压迫活瓣使之关闭，致使胸膜腔内空气越积越多，内压持续升高，使肺脏受压，纵隔向健侧移位，影响心脏血液回流。对机体呼吸循环功能的影响最大，必须紧急抢救处理。

## 三、临床表现

### （一）症状

主要表现为突发胸痛后胸闷和呼吸困难，可伴刺激性咳嗽。患者的症状取决于有无肺基础疾病及功能状态、气胸发生的速度和气胸的类型三方面。起病前患者多有持重物、屏气、剧烈体力活动等诱因，后患者突感胸痛，继之胸闷和呼吸困难，可伴有刺激性咳嗽。年轻健康人中等量及以下气胸往往没有症状，而对于合并肺基础疾病老人，即便压缩不到20%，也可以发生明显呼吸困难。张力性气胸的患者表现为情绪紧张、胸闷、气促、烦躁不安、发绀等，严重时发生意识不清、呼吸衰竭，如抢救不及时，可引起死亡。

### （二）体征

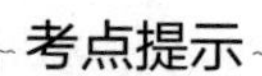
**考点提示**

气胸最典型的临床表现是突发胸痛后胸闷和呼吸困难。

取决于积气量的多少。小量气胸体征不明显，患侧听诊呼吸音减弱具有重要意义。当气胸量在30%以上时，患侧胸廓饱满，肋间隙膨隆，呼吸运动减弱，叩诊呈鼓音，听诊呼吸音减弱或消失。大量气胸时，气管、心脏向健侧移位。右侧气胸时肝浊音界下降，左侧气胸时心浊音界消失。左侧少量气胸时，有时可在左心缘处听到与心跳一致的气泡破裂音，称 Hamman 征。

## 四、影像学检查

**1. 胸部 X 线检查** 是诊断气胸的最可靠方法，气胸的典型 X 线表现为外凸弧形的细线条形阴影，线外透亮度增高，无肺纹理，线内为压缩的肺组织。大量气胸时，肺脏向肺门回缩，呈圆球形阴影。大量气胸或张力性气胸时可见全肺被压缩至肺门，伴气管及心脏移向健侧（图2-11-3）。

**2. CT 检查** 对于小量气胸、局限性气胸以及肺大疱与气胸的鉴别比胸部 X 线检查更敏感和准确，主要用于 X 线片易漏诊情况，如含极少量气体的气胸和前中胸膜腔的局限性气胸（图2-11-4）。

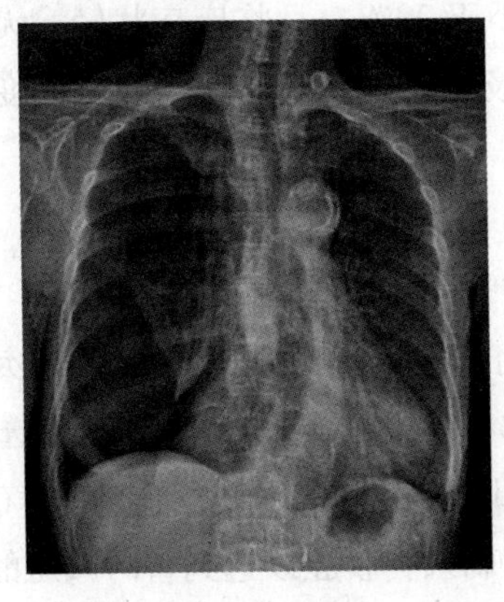

图2-11-3　右侧气胸X线检查

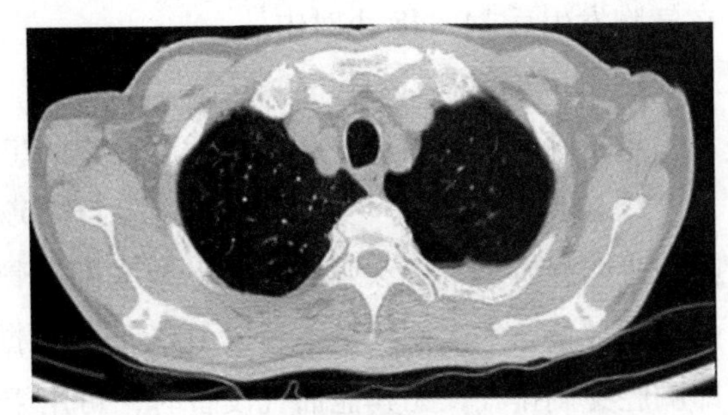

图2-11-4　前中胸膜腔气胸的CT检查

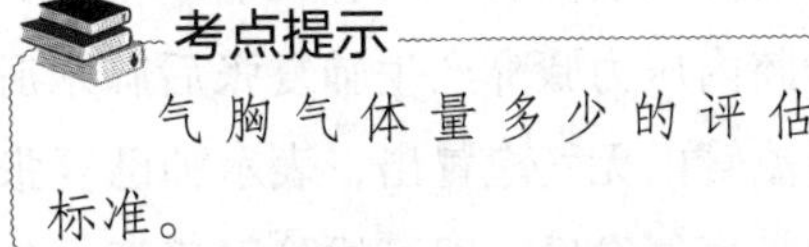

考点提示

气胸气体量多少的评估标准。

气胸容量的大小可依据胸部X线片判断，肺被压缩的面积（%）=（患侧胸腔面积-患侧肺面积）/患侧胸腔面积×100%。在肺门水平侧胸壁至肺边缘的距离为1cm时，约占单侧胸腔容量的25%左右，2cm时约50%。故从侧胸壁与肺边缘的距离≥2cm称为大量气胸，<2cm称为小量气胸。如果从肺尖气胸线至胸腔顶部估计气胸大小，距离≥3cm为大量气胸，<3cm为小量气胸。

## 五、诊断

根据典型临床症状、体征及影像学表现，诊断本病并不困难，但当阻塞性肺气肿合并小量气胸时，鉴别比较困难，X线或CT显示气胸线是确诊依据。

## 六、鉴别诊断

**1. 急性心肌梗死**　起病急骤，可表现为胸痛、胸闷、气促，严重时可出现呼吸困难甚至休克等临床表现，追问患者多有冠状动脉粥样硬化性心脏病、高血压等病史。查体无气胸体征，心电图、血清酶学及胸部影像学检查有助于鉴别诊断。

**2. 支气管哮喘与慢性阻塞性肺疾病**　均可出现气促、呼吸困难，但无胸痛，与小量气胸体征相近。支气管哮喘和慢性阻塞性肺疾病患者多有反复发作气促、憋喘病史，当哮喘或慢性阻塞性肺疾病患者突发严重呼吸困难、冷汗、烦躁，给予平喘药物治疗效果不好时，应考虑并发气胸的可能，X线检查有助鉴别诊断。

**3. 肺血栓栓塞症**　可表现为突发胸痛、呼吸困难，部分患者可伴有咯血和晕厥，往往有深静脉血栓形成或其高危因素，查体无气胸体征，心脏彩超、胸部X线或肺CT检查有助于鉴别诊断。

**4. 肺大疱**　无突发胸痛、呼吸困难表现，多起病缓慢，但对于位于肺周边的肺大疱，易被误认为气胸。X线检查腔内透光度增加，疱内有细小的条纹理，且在大疱的边缘无气胸线，可进一步行肺CT检查进行鉴别。

## 七、治疗

自发性气胸的治疗目的在于排出气体，缓解症状，促进肺复张，防止复发。

### （一）一般治疗

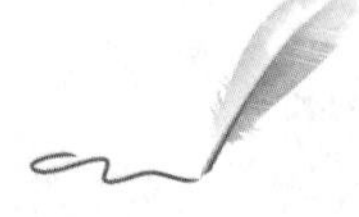

绝对卧床，减少肺活动，少讲话，避免屏气和用力咳嗽，可对症给予镇咳、镇痛，保

持大便通畅，情绪紧张者，可酌情镇静治疗。肺压缩小于20%，且临床症状轻、无基础肺部疾病患者，可给予持续高浓度氧疗加快胸腔内气体吸收，但需密切监测病情改变，尤其在气胸发生后24～48小时内。

**（二）胸腔排气减压**

用于呼吸困难明显，肺压缩程度较重的患者。

**1. 胸腔穿刺抽气** 适用于肺压缩大于20%，或小于20%，年龄偏大并有基础疾病、呼吸困难明显者。常规穿刺点选择患侧胸部锁骨中线第2肋间隙，局限性气胸则要选择相应的穿刺部位。一次抽气量不超过1000ml，根据气量每日或隔日抽气1次。张力性气胸应立即胸腔穿刺排气，无其他抽气设备时，可用粗针头迅速刺入胸膜腔以达到暂时减压的目的。

**2. 胸腔闭式引流** 适用于各种类型气胸，尤其是交通性气胸、张力性气胸和肺压缩严重需分次引流者。对肺压缩严重，时间较长的患者，插管后应夹住引流管分次引流，避免胸腔内压力骤降产生肺复张后肺水肿。如单次引流不能复张者，可考虑持续负压吸引。当引流管内无气泡冒出，表示肺已复张，停止负压吸引，观察2～3天，经透视或胸片证实气胸未再复发后，即可拔除引流管。各式插管引流排气过程中，应严格消毒，防止发生感染。

**（三）化学性胸膜固定术**

对于复发性气胸，可胸腔内注入硬化剂，产生无菌性胸膜炎症，使脏层和壁层胸膜粘连从而消灭胸膜腔间隙，避免气胸复发。主要用于：①持续性或复发性气胸；②有双侧气胸史者；③合并肺大疱；④合并肺功能不全，不能耐受手术者。常用硬化剂有多西环素、滑石粉等，可经过胸腔导管注入，或胸腔套管喷粉装置经胸腔镜直接用药。

**（四）手术治疗**

主要适用于内科治疗失败或复发性气胸、血气胸、双侧气胸、张力性气胸引流失败者，或合并巨大肺大疱者。

**1. 胸腔镜** 直视下粘连带烙断术促使破口关闭；对肺大疱或破裂口喷涂纤维蛋白胶或医用ZT胶；或用Nd－YAG激光或二氧化碳激光烧灼<20mm的肺大疱。电视辅助胸腔镜手术（VATS）可行肺大疱结扎、肺段或肺叶切除，具有微创、安全等优点。

**2. 开胸手术** 如无禁忌，亦可考虑开胸修补破口。肺大疱结扎手术过程中用纱布擦拭胸腔上部壁层胸膜，有助于促进术后胸膜粘连。若肺内原有明显病变，可考虑将肺叶或肺段切除。

**（五）并发症及其处理**

**1. 血气胸** 胸膜腔内出血与胸膜粘连带内血管断裂有关，保守或胸腔引流后随着肺复张，胸膜腔出血可自行停止。对于胸腔无法引流的血块，可给予肝素加生理盐水行胸膜腔冲洗。如肺复张后继续出血不止，可胸腔镜介入治疗，如仍不能止血，应考虑开胸手术。

**2. 纵隔气肿与皮下气肿** 一般在张力性气胸抽气或闭式引流术后出现，为大量气胸时胸膜腔内高压使经肺泡破裂逸出的气体进入肺间质，后沿血管鞘可进入纵隔，甚至进入胸部或腹部皮下组织，导致皮下气肿。患者常常出现干咳、呼吸困难、呕吐及胸骨后疼痛，并向双肩或双臂放射，严重的纵隔气肿可压迫纵隔大血管，表现为发绀、气促、脉速、低血压、心浊音界缩小或消失、心音遥远及心尖部可听到清晰的与心跳同步的“咔嗒”声。纵隔气肿及皮下气肿随胸腔内气体排出减压而自行吸收。若纵隔气肿张力过高则影响呼吸及循环，可作胸骨上窝切开排气。

## 八、预防和预后

建议所有患者在气胸后4周内至呼吸科复诊。对于具有高危因素患者应避免剧烈运动和身体碰撞运动。潜水等水下活动可增加气胸复发率，故气胸患者应尽量规避。乘坐飞机虽不增加气胸发生风险，但可增加气胸的严重程度，故气胸患者应待气胸完全吸收后才可乘坐飞机。

**小结**

胸腔积液是指存在于胸膜腔内的液体增多。按胸腔积液性质可分为渗出液与漏出液。可通过外观、比重、蛋白定量、LDH 等进行鉴定。胸腔积液最常见症状为呼吸困难，诊断除胸腔积液表现外有赖于 X 线、B 超和胸腔穿刺。治疗包括病因治疗和胸腔穿刺抽液等。

气体进入胸膜腔造成积气状态，称为气胸。临床上分为闭合性气胸、交通性气胸、张力性气胸。临床症状与肺基础疾病及功能状态、气胸发生的速度、气胸的类型等有关。主要表现为突发胸痛后胸闷和呼吸困难，可伴刺激性咳嗽。体征取决于积气量的多少，典型体征包括患侧胸廓饱满，肋间隙膨隆，呼吸运动减弱，叩诊呈鼓音，听诊呼吸音减弱或消失。胸部 X 线检查是诊断气胸的最可靠方法。治疗上对于小于 20% 气胸可行内科保守治疗，对于大于 20% 或者小于 20% 患者年龄偏大并有基础疾病、呼吸困难明显者，建议行胸腔穿刺抽气治疗。

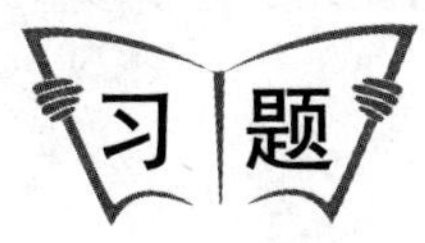


## 一、选择题

**【A1/A2 型题】**

1. 左侧大量气胸时，查体可发现
   A. 气管向左侧移位　　B. 气管向右侧移位
   C. 左侧叩诊呈鼓音　　D. 左侧叩诊呈实音
   E. 左侧呼吸音增强

2. 气胸小于可保守治疗
   A. 10%　　B. 20%　　C. 30%　　D. 40%　　E. 50%

3. 充血性心力衰竭所产生的胸腔积液为
   A. 渗出液　　B. 血性胸腔积液　　C. 漏出液
   D. 脓性胸腔积液　　E. 乳糜性胸腔积液

4. 患者，男，18 岁。活动后胸闷、气促 3 周，进行性加重。查体：左侧胸廓饱满，左下肺叩诊呈浊音，呼吸音及语音震颤较对侧减弱，该患者病变性质最可能是
   A. 肺实变　　B. 肺不张　　C. 胸腔积液
   D. 肺气肿　　E. 气胸

**【A3/A4 型题】**

（5 ~ 7 题共用题干）

患者，男，30 岁。右胸痛后胸闷、气促 8 小时。查体：气管向左侧移位，右肺叩诊呈

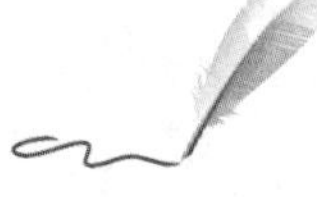

鼓音，左侧呼吸音消失。

5. 该患者最可能诊断是
   A. 右侧胸腔积液　　B. 右侧气胸　　C. 大叶性肺炎
   D. 肺栓塞　　E. 右侧肺不张
6. 以下检查中最有利于确诊的是
   A. 血常规　　B. 心电图　　C. 心脏彩超
   D. 胸部 X 线片　　E. 血气分析
7. 在胸腔穿刺抽气中患者突发心悸、出汗，伴面色苍白，应立即给予
   A. 阿托品 1mg 肌内注射
   B. 50% 葡萄糖注射液 20ml 静脉推注
   C. 0.1% 肾上腺素 0.5ml 皮下注射
   D. 多巴胺 20mg 静脉推注
   E. 去甲肾上腺素 1mg 皮下注射

## 二、思考题

患者，男，21 岁。因"右侧胸痛伴胸闷、气促 24 小时"入院，患者 24 小时前剧烈咳嗽后突发右侧胸痛，呈撕裂样，伴有胸闷、气促，感呼吸困难，未重视治疗，症状无改善。既往体检。查体：R 22 次/分，呼吸稍促，右侧叩诊呈鼓音，右侧肺呼吸音消失。胸部 X 线片示右侧气胸，肺压缩 70%。

请问：

1. 该患者初步诊断是什么？
2. 下一步治疗计划是什么？

扫码"练一练"

（王　雷）

# 第十二节　呼吸衰竭和急性呼吸窘迫综合征

## 【呼吸衰竭】

扫码"学一学"

### 学习目标

1. **掌握**　呼吸衰竭、急性呼吸窘迫综合征的定义和分类，呼吸衰竭的临床表现。
2. **熟悉**　呼吸衰竭、急性呼吸窘迫综合征的治疗原则。
3. **了解**　呼吸衰竭的发病机制和病理生理改变，机械通气的适应证。
4. 学会利用血气分析对呼吸衰竭进行诊断和分类，ARDS 的病因学诊断。
5. 具有初步治疗呼吸衰竭和对患者进行健康教育的能力，对 ARDS 患者进行早期诊断和病情评估的能力。

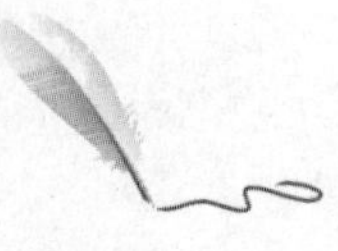

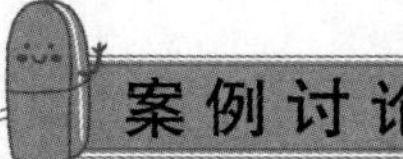


［案例］

患者，男，82 岁。有慢性阻塞性肺疾病病史 30 余年，此次 5 天前受凉后咳嗽、憋喘加重。

查体：精神不振，球结膜轻度水肿，口唇轻度发绀。桶状胸，叩诊呈过清音，双肺呼吸音粗，可闻及散在哮鸣音。心率 110 次/分，肺动脉瓣区第二心音亢进。双下肢水肿。

辅助检查：动脉血气分析示 pH 7.23，$PaCO_2$ 73mmHg，$PaO_2$ 53mmHg。

［讨论］

1. 该患者目前诊断是什么？
2. 需完善何种检查？
3. 简述下一步治疗措施。

呼吸衰竭是一种功能障碍的状态，是各种原因引起的肺通气和（或）换气功能严重障碍，导致在静息状态下也不能进行有效的气体交换，产生缺氧和（或）伴高碳酸血症，从而引起一系列生理功能和代谢紊乱的临床综合征。

## 一、病因

所有损害肺通气和换气功能的因素，都可以导致呼吸衰竭。

**1. 引起肺通气功能异常疾病**　①呼吸动力受损、神经中枢及其传导系统和呼吸肌疾病；②气道阻力增加呼吸道阻塞性炎症；③限制性通气不足、胸廓胸膜疾病。

**2. 引起肺换气功能异常疾病**　①累及肺泡和（或）肺间质疾病，肺炎、急性肺损伤、肺水肿及肺间质纤维化等；②肺血管疾病，如肺栓塞、肺血管炎、肺毛细血管瘤等。

## 二、发病机制和病理生理

**1. 肺泡通气不足**　当患者肺通气量小于 4L/min 时，会引起机体肺泡腔内氧气不足和二氧化碳排出障碍，使 $PaO_2$ 下降和 $PaCO_2$ 上升。

**2. 弥散功能障碍**　当呼吸面积减少，弥散距离增加时，如肺气肿、肺间质纤维化，可影响弥散功能。由于二氧化碳的弥散能力是氧气的 20 倍，所以弥散功能障碍时表现为缺氧，往往不伴有二氧化碳潴留。

**3. 通气/血流比例失调（$V_A/Q_A$）**　正常情况下肺泡通气与其周围毛细血管血流比值约为 0.8。当 $V_A/Q_A > 0.8$ 时，吸入气体不能充分同血流进行交换，形成无效腔效应；当 $V_A/Q_A < 0.8$ 时，吸入气体不足，静脉血不能充分氧合，形成肺内静脉血分流，产生缺氧。

**4. 肺内动－静脉解剖分流**　是通气/血流比例失调的特例，肺部病变如肺炎实变、肺水肿、肺不张等导致肺毛细血管静脉血未经气体交换，流入肺静脉引起右向左分流。因此，在这种情况下即使提高吸氧浓度，也不能提高分流静脉血的血氧分压。

**5. 氧耗量增加**　发热、寒战、呼吸困难、抽搐等均能增加氧耗量，为维持正常肺泡氧分压，所需肺泡通气量增加。

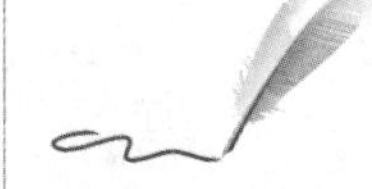

## 三、分类

**1. 按照动脉血气分析分类** 分为Ⅰ型呼吸衰竭（$PaO_2$ < 60mmHg、$PaCO_2$正常或降低）和Ⅱ型呼吸衰竭（$PaO_2$ < 60mmHg、$PaCO_2$ > 50mmHg）。

**2. 按照发病急缓分类** 分为急性呼吸衰竭（突发因素导致，机体很难迅速代偿）和慢性呼吸衰竭（慢性疾病导致，机体可逐渐适应）。

## 四、临床表现

### （一）呼吸困难

呼吸困难（dyspnea）是呼吸衰竭最早出现的症状。患者多感呼吸气体不足，呼吸费力，可表现为频率、节律和幅度的改变，同原发疾病有关。如吸气性呼吸困难时，辅助呼吸肌活动加强可出现三凹征。中枢性疾病或中枢神经抑制性药物所致的呼吸衰竭，表现为呼吸节律改变，如潮式呼吸、间隙或抽气样呼吸等。慢性阻塞性肺疾病患者病情加重时可出现点头或提肩呼吸，发生二氧化碳麻醉时出现浅慢呼吸。

### （二）发绀

考点提示

呼吸衰竭主要的临床表现是呼吸困难和发绀。

发绀是缺氧的典型体征。当动脉血氧饱和度低于90%时，可在皮肤、黏膜出现发绀，口唇、指甲最明显；另应注意，缺氧不一定有发绀，发绀不一定缺氧（因为发绀主要取决于血中还原血红蛋白的含量）。

### （三）精神－神经症状

急性缺氧可出现精神错乱、躁狂、昏迷、抽搐等症状。慢性缺氧多有记忆力减退，定向力、智力障碍。

### （四）循环系统表现

缺氧和高碳酸血症患者可出现心率加快、血压升高。严重低氧血症、酸中毒可引起心肌损害，导致周围循环衰竭、血压下降、心律失常等。

### （五）消化和泌尿系统表现

严重呼吸衰竭可影响肝肾功能，部分患者可出现谷丙转氨酶、尿素氮、肌酐等升高，尿中可见尿蛋白、红细胞和管型。严重缺氧可胃肠道黏膜屏障功能损伤，引起上消化道出血。

### （六）多个系统或器官功能衰竭

呼吸衰竭可导致心、肝、肾、大脑、肺、胃肠、血液等全身多个系统或器官功能障碍甚至衰竭，从而发生相应的临床表现。

## 五、诊断

知识链接

机械通气是呼吸衰竭和危重患者进行呼吸支持最为有效的手段，但并非所有患者都适合。其禁忌证有：①张力性气胸或纵隔气肿；②肺大疱和肺囊肿；③活动性大咯血；④低血压；⑤食管－气管瘘。

对于有急、慢性呼吸衰竭基础疾病病史的患者，如果出现缺氧或伴有高碳酸血症的上述临床表现，可进一步完善血气分析明确诊断。动脉血气分析可以客观地反应呼吸衰竭的性质和程度，可用于指导氧疗、机械通气、纠正酸碱失衡和评估疗效。

急性呼吸衰竭的患者在海平面大气压、静息状态下，当 $PaO_2 < 60mmHg$、$PaCO_2$ 正常或降低时，诊断为Ⅰ型呼吸衰竭，若伴有 $PaCO_2 > 50mmHg$，即可诊断Ⅱ型呼吸衰竭。

慢性呼吸衰竭患者由于机体的多种代偿，缺氧和酸血症可不明显或者不出现，称为代偿性慢性呼吸衰竭，而一旦有导致呼吸功能损害疾病发生时，如肺感染、气胸等，超过机体代偿极限，可出现严重缺氧和高碳酸血症，称为失代偿性慢性呼吸衰竭。

## 六、治疗

呼吸衰竭总的治疗原则是祛除病因；加强呼吸支持，包括保持呼吸道通畅、纠正缺氧和酸碱失衡等；针对呼吸衰竭病因和诱发因素的治疗；加强一般支持治疗和对其他重要脏器功能的监测与支持。

### （一）保持呼吸道通畅

保持呼吸道通畅是治疗呼吸衰竭的基本保证。

**1. 充分开放气道**　如患者昏迷应采取仰卧位，头后仰，托起下颌并打开口腔。

**2. 清除气道分泌物**　鼓励患者咳嗽，排痰无力者可用多孔导管吸除口腔、咽喉部分泌物。如有异物及时清除。

**3. 抗炎、解痉平喘**　对于气道痉挛者，给予支气管扩张药物，如 $\beta_2$－受体激动剂、抗胆碱能药物和糖皮质激素治疗。

**4. 建立人工气道**　若以上方法不能奏效，经气管插管或气管切开建立人工气道。

若患者存在支气管痉挛，需积极使用支气管扩张药物，可选用 $\beta_2$ 肾上腺素受体激动剂、抗胆碱能药、糖皮质激素或茶碱类药物等。在急性呼吸衰竭时，主要经静脉给药。

### （二）氧疗

通过增加吸入氧浓度，提高动脉血氧分压，纠正缺氧。通气不足的缺氧患者，吸入低浓度氧（<30%）能纠正缺氧；弥散功能障碍的患者，应吸入较高浓度氧（>35%～45%）才能改善缺氧。

**1. Ⅰ型呼吸衰竭**　可吸入较高浓度的氧（>35%）迅速缓解低氧血症而不引起 $CO_2$ 潴留，但需警惕氧中毒。

**2. Ⅱ型呼吸衰竭**　原则是低浓度持续给氧，警惕由于过高浓度吸氧导致 $PaO_2$ 迅速升高，使外周化感器丧失低氧血症的刺激，解除低氧性驱动，从而抑制呼吸中枢，导致 $PaCO_2$ 升高，可出现二氧化碳麻醉。

### （三）增加有效肺泡通气量，改善高碳酸血症

当患者出现高碳酸血症时，提示肺泡通气量不足，可给予呼吸兴奋剂和机械通气支持治疗。

**1. 呼吸兴奋剂**　常用药物有尼可刹米和山梗菜碱等。使用前保证呼吸道通畅。对于中枢呼吸抑制为主的疾病，治疗效果好；对于慢性阻塞性肺疾病引起的呼吸衰竭，应结合呼吸肌疲劳情况权衡利弊；对于肺炎、肺水肿、急性呼吸窘迫和肺间质纤维化等换气障碍的呼吸衰竭，不宜使用。

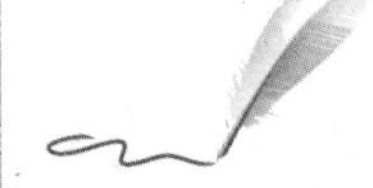

**2. 机械通气**　治疗效果不佳时，可给予机械通气治疗，根据病情选择无创或有创机械

通气。

**（四）病因治疗**

在纠正呼吸衰竭的同时，针对呼吸衰竭病因采取适宜的治疗措施祛除病因，是治疗呼吸衰竭的基础。

**（五）一般支持疗法**

包括纠正电解质紊乱和酸碱失衡，加强液体管理，防止血容量不足和液体负荷过大，保证充足的营养及热量供给。高蛋白质、高脂肪、低碳水化合物饮食；据临床需要每日补充维生素和微量元素。

**（六）并发症防治**

应积极预防消化道出血、心功能不全、肝肾功能异常等并发症。

扫码“学一学”

## 【急性呼吸窘迫综合征】

**案例讨论**

［案例］

患者，男，45 岁。因“急性化脓性胆管炎”入院，入院后给予抗感染、支持治疗。36 小时后患者出现气促、憋气。

查体：T 39.1℃，R 35 次/日，BP 105/70mmHg，双肺呼吸音清，双下肺可闻及湿性啰音。心率 105 次/分，律齐。右上腹压痛。2L/min 吸氧下血氧饱和度达 85%。

［讨论］

1. 该患者气促原因应考虑哪些？
2. 需要完善哪些化验检查？
3. 下一步治疗措施是什么？

急性呼吸窘迫综合征是指由心源性以外的各种肺内外因素导致的急性、进行性、缺氧性呼吸衰竭。它是一组疾病引起的连续性病理生理过程，包括早期肺实质水肿、出血和透明膜形成，随后组织机化和修复，最终导致肺纤维化。由肺容积减少、肺顺应性降低和严重通气/血流比例失调导致，临床表现为呼吸窘迫和顽固性低氧血症。预后同病因、是否出现多脏器功能不全和并发症有关。

### 一、病因和发病机制

**（一）病因**

引起 ARDS 的原因或高危因素很多，可以分为肺内因素和肺外因素。

**1. 肺内因素**　指对肺的直接损伤，包括：①生物性因素，其中重症肺炎是急性肺损伤最常见因素；②物理性因素，如肺挫伤、放射性损伤等；③化学性因素，如吸入毒气、烟尘、胃内容物等。

**2. 肺外因素**　包括严重的非心源性休克、感染中毒症、严重非胸部创伤、大面积烧伤、大量输血、急性胰腺炎、药物或麻醉品中毒等。在导致直接肺损伤的原因中，国内报道感染是 ARDS 最常见的病因。若同时存在一种以上的危险因素，对 ARDS 的发生具有叠加作用。

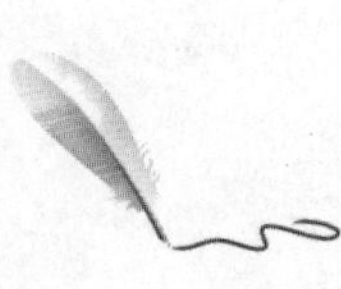

**（二）发病机制及病理生理**

急性肺损伤的发病机制尚未完全阐明。除肺内外致病因素可直接损伤肺泡膜外，更重要的是各种炎症细胞（巨噬细胞、中性粒细胞等）和炎症介质、细胞因子介导的肺炎症反应造成肺泡膜损伤、毛细血管通透性增加和微血栓形成；并可造成肺泡上皮损伤，表面活性物质减少或消失，加重肺水肿和肺不张，从而引起肺的氧化功能障碍，导致顽固性低氧血症。低氧血症可刺激颈动脉体和主动脉体化学感受器，反射性刺激呼吸中枢，产生过度通气；同时肺充血、水肿刺激毛细血管旁感受器，使呼吸加深、加快，最终出现呼吸窘迫。

病理改变可分为三个阶段。①渗出期见于发病后第1周。肺呈暗红或暗紫的肝样变，可见水肿、出血。②增生期见于损伤后1~3周，导致血管腔面积减少。③纤维化期内生存超过3~4周的ARDS患者见肺泡隔和气腔壁广泛增厚，散在分隔的胶原结缔组织增生致弥漫性不规则纤维化。

## 二、临床表现

临床表现多样，受病因和并发症影响。

**（一）症状**

ARDS起病迅速，呼吸窘迫是其最常见的症状，多在原发病后24~48小时内发生，可延长至5天。病初表现为呼吸急促，随肺损伤严重程度而加重，而后可出现进行性加重的呼吸困难、发绀，常伴有烦躁、焦虑、出汗等顽固性低氧血症的表现。病情危重者可出现意识障碍，严重时危及生命。

**（二）体征**

起病早期可无任何体征，随病情加重出现呼吸频率加快，严重患者可见三凹征。听诊早期可无异常，随病情加重可闻及细湿啰音，有时可有管样呼吸音，此时叩诊呈浊音。合并肺不张时叩诊呈实音。

考点提示

急性呼吸窘迫综合征最重要的临床特点是顽固性低氧血症。

## 三、实验室及其他检查

**（一）胸部影像学**

**1. X线检查**　早期可无异常，或呈轻度间质改变，表现为边缘模糊的肺纹理增多。继之出现斑片状，以至融合成大片状的浸润阴影，大片阴影中可见支气管充气征。其演变过程符合肺水肿的特点，快速多变；后期可出现肺间质纤维化的改变（图2-12-1）。

**2. 胸部CT检查**　早期为磨玻璃渗出影，随病情加重出现双肺弥漫性斑片状以及融合成大片状的浸润影，其中可见支气管充气征（图2-12-2）。

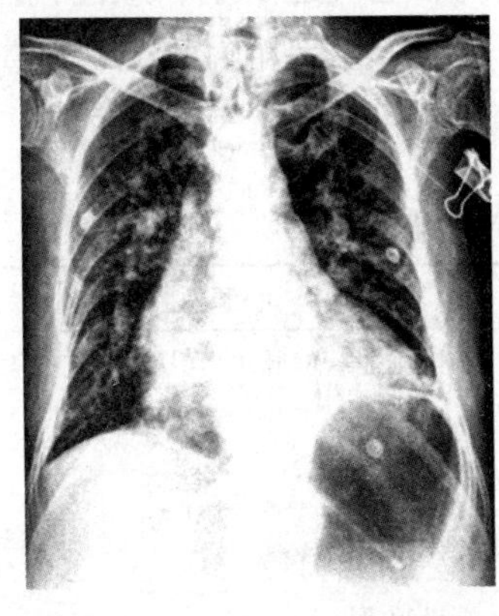

图2-12-1　AIDS的X线影像

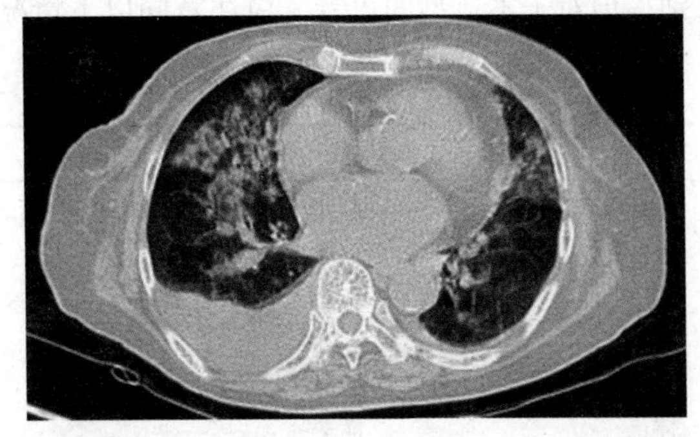

图2-12-2　AIDS的CT影像

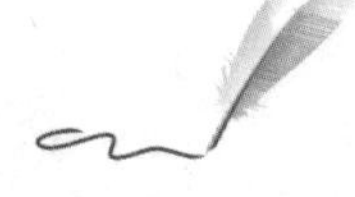

考点提示

急性呼吸窘迫综合征最重要的诊断依据是 $PaO_2/FiO_2 \leq 200$。

### （二）动脉血气分析

典型的改变为 $PaO_2$ 降低，$PaCO_2$ 降低，pH 升高。目前临床上常用 $PaO_2/FiO_2$ 作为判断肺氧合功能的指标。$PaO_2/FiO_2$ 降低是诊断 ARDS 的必要条件，正常值为 400～500，在 ALI 时≤300，ARDS 时≤200。

### （三）损伤标志物

内皮细胞损伤的标志物，如内皮素（ET）、vW 因子抗原（vWf－Ag）；上皮细胞损伤的标志物，如涎液化糖链抗原（KL－6）。另外，在脓毒症患者中乳酸≥2mmol/L 是 ARDS 的独立危险因素。

### （四）心脏超声和 Swan－Ganz 导管检查

有助于明确心脏情况和指导治疗。通过置入 Swan－Ganz 导管可测定肺动脉楔压（PAWP），这是反映左心房压较可靠的指标。PAWP 一般＜12mmHg，若＞18mmHg 则支持左心衰竭的诊断。

## 四、诊断

根据 2012 年新的柏林诊断标准，满足一下 4 项条件可诊断为 ARDS。见表 2－12－1。

**表 2－12－1　ARDS 柏林诊断标准**

| 指标 | 内容 |
|---|---|
| 起病时间 | 高危者 1 周以内新发的症状或症状加重（如气促、呼吸窘迫等） |
| 胸部影像学检查 | 无法用胸腔积液、肺不张或肺结节完全解释的双肺斑片状模糊影 |
| 水肿原因 | 无法完全由心衰或容量负荷过重解释的呼吸衰竭，如无危险因素，则需要通过客观检测（如超声心动图）鉴别心源性肺水肿 |
| 氧合 | |
| 轻度 | 200mmHg＜$PaO_2/FiO_2$≤300mmHg 且 PEEP 或 CPAP≥5$cmH_2O$ |
| 中度 | 100mmHg＜$PaO_2/FiO_2$≤200mmHg 且 PEEP≥5$cmH_2O$ |
| 重度 | $PaO_2/FiO_2$＜100mmHg 且 PEEP≥5$cmH_2O$ |

注：1$cmH_2O$＝0.098kPa；胸部影像学检查指胸部 X 线或胸部 CT；海拔＞1000m，校正氧合指数，$PaO_2/FiO_2$×（大气压/760）；轻度 ARDS 可以无创通气。

## 五、鉴别诊断

建立 ARDS 诊断时必须排除大片肺不张、自发性气胸、上气道阻塞、急性肺栓塞和心源性肺水肿等。典型的 ARDS 患者通常能通过详细询问病史、查体和胸部 X 线片等做出鉴别。但对于不典型的患者，应注意同以下情况鉴别，见表 2－12－2。

**表 2－12－2　ARDS 与心源性肺水肿的鉴别**

| 项目 | ARDS | 心源性肺水肿 |
|---|---|---|
| 发病机制 | 肺实质细胞损害、肺毛细血管通透性增加 | 肺毛细血管静脉水压升高 |
| 起病 | 较缓 | 急 |
| 病史 | 感染、创伤、休克等 | 心血管疾病 |
| 痰的性质 | 非泡沫状稀血样痰 | 粉红色泡沫样痰 |
| 体位 | 能平卧 | 端坐呼吸 |

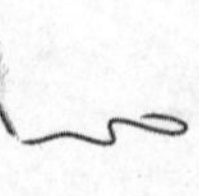

续表

| 项目 | ARDS | 心源性肺水肿 |
| --- | --- | --- |
| 胸部听诊 | 早期可无啰音<br>后期湿啰音广泛分布，不局限于下肺 | 湿啰音主要分布于双下肺 |
| X线 | 肺周边出现的斑片状阴影，早于体征 | 心脏常增大，肺部阴影治疗后可吸收 |
| 心脏大小 | 正常 | 常增大 |
| 叶间裂 | 少见 | 多见 |
| 胸膜渗出 | 少见 | 多见 |
| 支气管气象 | 多见 | 少见 |
| 水肿液分布 | 斑片状，周边区多见 | 肺门周围多见 |
| 强心利尿治疗 | 无效 | 有效 |
| 提高吸入氧浓度 | 难以纠正低氧 | 低氧血症可改善 |

## 六、治疗

治疗原则为积极治疗原发病，改善氧合功能和组织血供，进行机械通气及调节体液平衡等。

### （一）原发病的治疗

对原发病的治疗是治疗ARDS的基础，应积极明确ARDS的病因加以治疗。感染是导致ARDS的常见原因，且ARDS易并发感染，除非有明确的其他导致ARDS的原因存在，对于ARDS患者治疗上应及早给予广谱抗生素治疗。

### （二）纠正缺氧

采取有效措施，尽快提高 $PaO_2$。一般需高浓度给氧，使 $PaO_2 \geqslant 60mmHg$ 或 $SaO_2 \geqslant 90\%$。除轻症者可使用面罩给氧外，临床上多数患者需使用机械通气。

### （三）机械通气

一旦诊断为ARDS，应尽早进行机械通气。ALI阶段的患者可试用无创正压通气，无效或病情加重时尽快行气管插管或切开行有创机械通气，以便提供充分的通气和氧合。大潮气量可进一步加重肺损伤，目前推荐采用肺保护性通气策略，主要措施包括给予合适水平的呼气末正压（PEEP）和小潮气量。

**1. PEEP的调节**　适当水平的PEEP可使萎陷的小气道和肺泡再开放，使呼气末肺容量增加，不张的肺泡复张，并减轻肺泡水肿，从而改善肺泡弥散功能和通气/血流比例，达到改善氧合和肺顺应性的目的。但PEEP可增加胸内正压，减少回心血量，从而降低心输出量，因此在应用PEEP时应从低水平开始，一般PEEP水平为 $8 \sim 18cmH_2O$，密切监测患者血压。

**2. 小潮气量**　ARDS机械通气采用小潮气量，即 $6 \sim 8ml/kg$，旨在将吸气平台压控制在 $30 \sim 35cmH_2O$ 以下，防止肺泡过度扩张。为保证小潮气量，可允许一定程度的 $CO_2$ 潴留和呼吸性酸中毒（pH7.25～7.30）。合并代谢性酸中毒时需适当补碱。

### （四）液体管理、营养支持及监测

在血压稳定和保证组织器官灌注前提下，液体出入量宜轻度负平衡，可酌情使用利尿药促进水肿的消退。ARDS时机体处于高代谢状态，应补充足够的营养，提倡全胃肠营养。ARDS患者应动态监测呼吸、循环、水电解质、酸碱平衡及其他重要脏器的功能，以便及时

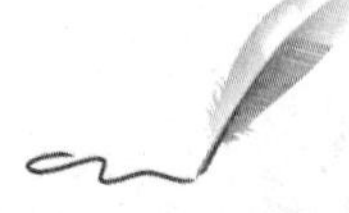

调整治疗方案。

**（五）其他治疗**

糖皮质激素、表面活性物质、鱼油和一氧化氮等在 ARDS 的治疗价值尚不确定。

## 七、预后

ARDS 患者的预后同病因、是否合并多脏器功能不全及合并的并发症有关，但总体预后不佳，死亡率高达 30% ~40%，其中高龄和感染性休克患者预后极差。对于 ARDS 患者，积极、有效地治疗策略和措施是降低死亡率、改善预后的关键因素。

**小 结**

呼吸衰竭是各种原因引起的肺通气和（或）换气功能严重障碍，导致低氧血症和（或）高碳酸血症。诊断主要依赖于动脉血气分析。$PaO_2 < 60mmHg$，伴或不伴 $PaCO_2 > 50mmHg$ 分别诊断为 I 型和 II 型呼吸衰竭。治疗包括保持呼吸通畅、纠正缺氧、治疗原发病、支持治疗等。

急性呼吸窘迫综合征是指由心源性以外的各种肺内、外因素导致的急性、进行性、缺氧性呼吸衰竭。病理生理改变以肺容积减少、肺顺应性降低和严重通气/血流比例失调为主。临床发病时间多在原发病起病内 72 小时，一般不超过 5 天。最早出现症状是呼吸加快并呈进行性加重的呼吸困难和发绀。临床表现为顽固性低氧血症，影像学表现为双肺浸润阴影，血气分析提示低氧低碳酸血症。治疗上对于原发病治疗是 ARDS 治疗的基础，根据患者情况采用机械通气给予纠正缺氧。

## 一、选择题

**【A1/A2 型题】**

1. ARDS 共同性病理变化是
   A. 气道阻塞　B. 肺不张　C. 肺部感染
   D. 肺血管内皮和肺泡损害，肺间质水肿　E. 气流受限
2. ARDS 最重要的临床特征是
   A. 双肺渗出性病变　B. 呼吸困难和体位无关
   C. 顽固性低氧血症　D. 呼吸频率明显增加
   E. 可闻及湿性啰音
3. ARDS 最重要的诊断依据是
   A. 呼吸频率增加，每分钟大于 30 次　B. 肺泡 - 动脉氧分压差降低
   C. 氧合指数≤200　D. 肺内分流量减少
   E. 胸部 X 线检查示两肺浸润阴影
4. 患者，男，34 岁。因肺炎入院，给予低流量吸氧（2L/min），动脉血气分析示 $PaO_2$

58mmHg。该患者氧合指数是

A. 500　　B. 300　　C. 200

D. 250　　E. 300

5. 患者，男，72 岁。慢性阻塞性肺疾病。3 天前受凉后加重伴呼吸困难。查体：憋喘貌，球结膜水肿，口唇发绀。双肺呼吸音粗，可闻及少量哮鸣音。动脉血气分析示 pH 7.23，$PaCO_2$ 73mmHg，$PaO_2$ 53mmHg。

A. 鼻导管低流量吸氧　　B. 鼻导管高流量吸氧　　C. 面罩吸氧

D. 无创通气　　E. 有创通气

## 二、思考题

患者，男，65 岁。因“乏力 10 天，气促 4 天，加重伴咳嗽 24 小时”入院。患者 10 天前出现乏力，之前有活禽接触史，4 天前开始出现气促、胸闷，24 小时前症状加重，伴咳嗽、咳痰，痰中带血，畏寒。查体：T 39.2℃，HR 135 次/分，BP 135/80mmHg，$SpO_2$ 80%，RR 35 次/分。烦躁，呼吸窘迫，口唇发绀，无颈静脉怒张，两肺可闻及干湿啰音，未闻及哮鸣音。既往有糖尿病病史 5 年。否认药物过敏史。入院完善化验检查。血常规：WBC $9.24\times10^9$/L，N 85.2%，CRP 213mg/L。胸部 CT 示两肺炎症，双侧少量胸腔积液。血气分析示：pH 7.38，$PaO_2$ 47mmHg，$PaCO_2$ 28mmHg，$SaO_2$ 82%，BE −4mmol/L，Lac 3.5mmol/L。

请问：

1. 该患者初步诊断是什么？

2. 请写出下一步治疗计划。

（王　雷）

扫码“练一练”

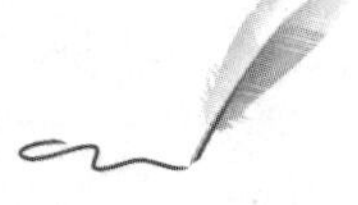

扫码“学一学”

# 第三章　循环系统疾病

## 第一节　总　论

**学习目标**

1. **掌握**　循环系统常见疾病的病因及诊断。
2. **熟悉**　循环系统疾病的预防和治疗。
3. **了解**　循环系统结构、功能特点和循环系统疾病的防治研究进展。
4. 学会对典型的循环系统疾病患者进行诊断。
5. 具有对循环系统常见病制订合理的防治计划和具体治疗措施的能力。

循环系统是由心脏和血管构成的腔道系统。这一系统中，血液在神经体液的调节下，按照固定方向循环流动，将氧气、营养物质和激素等物质运送到全身的组织器官，又将机体产生的代谢废物运走，以保证人体新陈代谢不断进行，维持正常的生命活动。同时循环系统也具有内分泌功能，通过心肌细胞特有的受体和信号传导系统，对心血管的功能起着重要的调节作用。

循环系统疾病包括心脏疾病和血管疾病，统称为心血管疾病，是当今社会严重威胁人类健康的常见病和多发病。流行病学资料统计显示，自20世纪90年代开始，无论城，心血管疾病的病死率均占前列，严重威胁人民的健康。心血管疾病的产生与患者的生活方式及其危险因素有关，改善生活方式或减少危险因素，能显著降低死亡率和发病率。因此，掌握心血管疾病的相关知识，积极预防和治疗有重要的意义。

### 一、循环系统的解剖生理

#### （一）心脏

**1. 心脏的解剖和生理**　心脏位于胸腔中纵隔内偏左侧，正常成人心脏中间由房间隔、室间隔完全分隔为左右心腔，左、右房室间分别由二尖瓣和三尖瓣分为左、右心房和左、右心室四个腔室。心脏肌肉通过收缩和舒张造成室内压、房内压、血管压力变化并形成压力梯度，成为推动血液流动的主要动力。其中心室射血主要由心室肌收缩造成的室内压来推动，而心室快速充盈主要由心室肌的舒张造成室内压急剧下降形成的抽吸力推动。瓣膜两侧的压力梯度决定房室瓣和半月瓣的开启和关闭，瓣膜的正常活动保证了血液按固定方向顺畅流动。各种原因导致心脏收缩和舒张功能损害，可出现心脏功能不全，最终将导致心力衰竭，而瓣膜及瓣环的损害则使血液不能按固定方向顺畅流动，从而导致心脏瓣膜性疾病的出现。

**2. 心脏的传导系统**　心肌细胞按生理功能可分为两类。一类是工作细胞，包括构成心房和心室壁的普通心肌细胞，具有兴奋性、传导性和收缩性，执行泵血功能；另一类是心

脏特殊分化的自律细胞，包括窦房结、结间束、房室结、房室束（又名希氏束）及浦肯野纤维，合称为心脏的传导系统。这类细胞收缩性较弱，能在没有外界刺激的情况下自动除极产生节律性的兴奋活动，正常心脏活动节律是起源于窦房结的窦性心律。心脏兴奋冲动的起源、频率、节律、传导速度和传导顺序的异常称为心律失常，了解心脏传导系统对理解心电图和进行心律失常疾病的诊治有重要意义。

**3. 心脏的血液循环**　心脏本身的血液供应来自于冠脉循环，运送血液营养心肌细胞。其中冠状动脉起源于主动脉根部，包括左、右冠状动脉，左冠状动脉分支出的前降支、回旋支和右冠状动脉构成冠状动脉的三支主干。冠状动脉主干及其大分支走行于心脏的表面，其小分支常以垂直方向穿入心肌及心内膜下，沿途发出分支，并在心内膜下分支成网。与左右冠状动脉分支伴行的多数静脉的血液经冠状窦回流到右心房。冠脉循环具有以下特点：①心肌毛细血管数量多，血供丰富；②细小的冠脉吻合支扩张后可建立有效的侧支循环；③冠脉血流受心肌收缩的影响而发生周期性变化，在收缩期冠脉受心肌挤压血流急剧减少，因此冠状动脉主要在舒张期供血。

**（二）血管**

循环系统的周围结构包括动脉、毛细血管和静脉，为运输血液的管道。由心室泵出的血液经由动脉系统被输送到各个器官，在毛细血管处进行物质和气体交换后，再经由静脉系统回流到心房。动脉和静脉管壁从内到外依次分为内膜、中膜和外膜，内膜由内皮细胞和内皮下层构成。内膜细胞作为血管的内表面，为血液流动提供光滑表面，同时构成通透性屏障。内皮细胞有复杂的酶系统，可以合成和分泌多种生物活性物质，参与血管的收缩与舒张、凝血、免疫和细胞增殖的调节，这对于调节血液循环、维持内环境的稳定和保证生命活动的正常进行具有十分重要的意义。

**（三）循环系统的调节**

**1. 血液循环的神经体液调节**　心脏虽然有自律性，但整个循环系统的功能受神经体液因素的调节：①交感神经通过兴奋心脏肾上腺素能 $\beta_1$ 受体，使心率加快、传导加快、心脏收缩力增强，$\alpha$ 受体兴奋后使周围血管收缩。②副交感神经通过兴奋乙酰胆碱能受体，使心率减慢、传导抑制、心肌收缩力减弱、周围血管扩张。③体液调节包括全身性调节和局部调节。全身调节由多个系统参与，如肾素－血管紧张素－醛固酮系统、交感－肾上腺素系统、激肽释放酶－激肽系统。其特点是作用时间持久稳定，调节物质经血液循环被携带到全身各处，作用于相应的靶组织或细胞而发挥调节作用。局部调节则是由一些细胞分泌的活性物质作用于其邻近的细胞，以旁分泌和（或）自分泌的方式产生调节作用。

**2. 冠状动脉血流量的调节**　心脏做功量大，耗氧量就大。心肌耗氧量的增加，主要通过扩张冠脉和增加冠脉血流量来适应心肌对氧需求的增加。冠状动脉血流量取决于：①心肌耗氧量；②冠状动脉灌注压；③舒张期的长短；④内源性或外源性血管活性物质对冠状动脉舒张、收缩状态的影响；⑤心脏收缩时，心室壁对穿行于其内的冠状动脉的压迫作用。

## 二、循环系统疾病的诊断

循环系统疾病的诊断应根据病史、临床症状和体征、实验室检查、器械检查等资料进行综合分析，进行诊断和鉴别诊断。

**（一）病因**

心血管疾病的病因可以分为先天性和后天性两大类。先天性心血管疾病简称先心病，

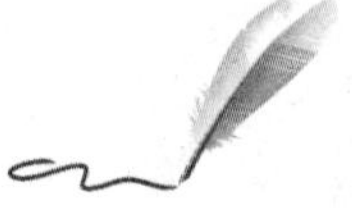

是心脏及大血管在胎儿发育阶段出现异常所致，病变可累及心脏各组织及血管，如先天性房间隔缺损、先天性动脉导管未闭、先天性室间隔缺损等。后天性心血管疾病更多见，为出生后心脏受外来或机体内各种影响因素所致，如动脉粥样硬化累及心脏冠脉血管引起的冠状动脉粥样硬化性心脏病、风湿热反复感染引起的风湿性心脏病、肺或肺血管疾病引起肺循环阻力增加导致的肺源性心脏病等。另外，临床上还有一些其他系统的疾病引起的心脏改变，如甲状腺功能亢进或减退引起内分泌性心脏病，贫血引起的贫血性心脏病，维生素 $B_1$ 缺乏导致的营养代谢性心脏病等。

**（二）症状**

循环系统疾病的常见症状有呼吸困难、发绀、胸痛或胸部不适、心悸、水肿、晕厥，其他症状如咯血、咳嗽、头晕、上腹胀痛、恶心、呕吐等，这些症状也可以见于其他系统疾病，因此分析时要做出仔细鉴别。常见症状如下。

**1. 呼吸困难** 心源性呼吸困难主要由左心衰竭引起肺淤血时表现明显，最初为劳力性呼吸困难，多于较重的体力活动时出现，休息后可缓解。随病情进展，可出现夜间阵发性呼吸困难和端坐呼吸，也称为心源性哮喘，临床上需与支气管哮喘进行鉴别诊断。

**2. 发绀** 是缺氧的表现，以皮肤较薄、色素较浅和毛细血管丰富的末梢较明显，如口唇、颊部、耳郭、甲床等。

**3. 胸痛** 胸痛的原因可分为心源性与非心源性两类。其中心源性胸痛多见于心绞痛、急性心肌梗死、心包疾病、主动脉夹层等。非心源性胸痛如肺栓塞、肋间神经痛、颈椎病。两者需要进行仔细的鉴别诊断。

**4. 心悸** 心悸的发生随个人感受不同而有差异。高血压心脏病、主动脉瓣关闭不全、异位搏动尤其是室性或室上性心动过速、心房扑动、心房颤动、甲状腺功能亢进及贫血患者常感心悸。心脏神经官能症时，心悸不适的主诉与患者的注意力有关。心悸对人的影响取决于心悸发作持续时间、频率及发作前心脏的基础状态。

**5. 水肿** 为右心衰竭致体循环淤血的主要表现之一。是由于心输血量减少，组织间隙水分潴留过多所致。心源性水肿的特点是出现于身体低垂部位，早期以足背、踝部、小腿显著，多为双侧，长期卧床以腰骶部为重。单侧下肢水肿，常常是由于局部原因，如下肢静脉血栓形成。

**（三）体征**

**1. 一般情况检查** 主要观察患者一般状况、呼吸状态、是否存在发绀、颈静脉怒张、水肿等。

**2. 心脏体征**

（1）视诊 观察心前区情况及心尖搏动位置，心脏腔室的扩大可出现心尖移位。

（2）触诊 可触及心尖搏动，进一步证实视诊时发现心脏增大。另外，部分患者可触及震颤，往往提示器质性心脏病，如二尖瓣狭窄时可在心尖部触诊到舒张期震颤。

（3）叩诊 可了解心界的大小和形状。

（4）听诊 具有重要诊断意义，包括心率、心律、心音、杂音和心包摩擦音等。收缩期杂音可以是病理性的，亦可为生理性的，舒张期杂音大都具有病理意义。先天性心脏病和心脏瓣膜病多具有特征性的心脏杂音，是诊断的重要依据。

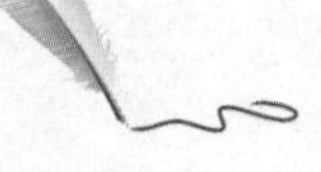

**3. 周围血管体征**

（1）动脉 重度主动脉瓣关闭不全及动脉导管未闭时出现水冲脉，左心衰竭出现强弱不等的交替脉，心脏压塞时出现奇脉。

（2）静脉 主要观察颈静脉充盈的水平。右心衰竭患者出现肝－颈静脉回流征阳性。

**（四）实验室及其他检查**

**1. 实验室检查** 除血、尿常规检查外，还有反映心肌坏死的血清酶学改变。另外，还有血糖、血脂、肝功能、肾功能、电解质测定等有关实验室检查。

**2. 心电图检查** 包括常规心电图、24 小时动态心电图、心电运动负荷试验、心内电生理检查等，是心血管疾病诊断的重要检查。

（1）常规心电图 是诊断心血管疾病简便易行的方法。对各种心律失常、心肌梗死有明确诊断价值；也有助于心房、心室肥大和冠状动脉供血不足的诊断；还能反映某些内分泌、电解质紊乱和药物对心肌电活动的影响。但同一心电图图形却可有多种发病原因，应客观分析并结合其他检查综合考虑，得出正确诊断。

（2）动态心电图 又称为 Holter 心电图，是长时间连续不断地记录并分析心脏电活动的检查方法。能获得比常规心电图更多的信息。通常记录长时间（24～72 小时）内的心电图波形、心搏总数、每小时心率、异常心律的类型和次数，观察 P－R 间期、QRS 波群及 ST 段改变等。对于诊断一过性心律失常和心肌缺血有重要意义，还可判断与心源性有关的心悸、呼吸困难、头晕及晕厥等，评价有无植入心脏起搏器的指征、预测高危患者出现恶性心律失常的风险等。

（3）运动负荷试验 是目前诊断冠心病最常见的一种辅助手段。是给予受检者适量的运动负荷后增加心脏负荷而诱发心肌缺血，记录心电图变化的方法。目前常用的有分级活动平板和踏车，该检查有一定比例的假阳性率和假阴性率。因为该检查运动量较大，可能出现血压下降、恶性心律失常甚至猝死等紧急情况，应密切进行心电及血压监护，并做好急救准备。

（4）心内电生理检查 可以测定心脏不同部位的电生理功能，结合程序刺激可测定窦房结功能和心房、房室结及心室内的传导功能，还可测定房室旁道前传和逆传的不应期。另外，对于预激综合征患者及曾经发作过快速性心律失常的患者，可通过诱发心动过速的发作，从而研究其发生机制并予以相应治疗。目前，该检查被公认为大多数快速性心律失常诊断的“金标准”，可用于一般心电图检查不能明确诊断的心律失常。

**3. 心脏 X 线检查**

（1）胸部 X 线检查 有助于了解整个心脏的大小和形态，判断肺水肿病情。应注意心脏大小和形态正常，不能完全排除心脏疾病。

（2）心脏 CT 检查 能显示心脏和大血管的钙化，准确地对心脏及其周围组织的肿瘤进行诊断和鉴别诊断，及时发现心包疾病，如心包积液、心包囊肿以及缩窄性心包炎引起的心包增厚等。可对心脏及大血管等结构进行三维重建，主要用于冠状动脉狭窄或畸形、肺动脉栓塞、主动脉夹层等疾病的诊断和鉴别诊断。

（3）心脏 MRI 检查 除了可以观察心脏结构、功能、心肌心包病变外，还可以识别急性心肌梗死后冠状动脉再灌注后的微血管阻塞。采用延迟增强技术可定量测定心肌瘢痕大小，识别存活的心肌。

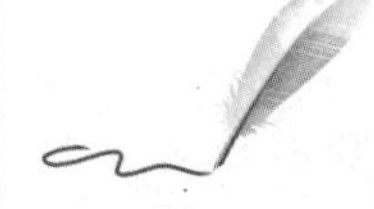

**4. 超声心动图** 是诊断心血管疾病不可缺少的检查方法，可以显示心脏和血管的结构和运动情况，测量血流速度等。

（1）M 型超声心动图 能清晰显示各界面的距离和某些结构的快速超微运动。目前主要用于测定心脏结构内径及搏动幅度、室壁厚度和瓣膜活动度。但不能反映心脏各结构的空间位置。

（2）二维超声心动图 能实时显示心脏切面及心脏各结构的空间关系，但难以发现较小的间隔缺损和赘生物，对于瓣膜关闭不全的定性和定量诊断也有一定的局限性。

（3）彩色多普勒超声心动图 对于瓣膜狭窄和反流、心内异常分流的定性和定量诊断具有重要意义。

（4）经食道超声心动图 不受胸壁和肺组织影响，可获得清晰度更高的图像，尤其对瓣膜赘生物、左房血栓及主动脉夹层的诊断有重要的作用。

（5）血管内超声成像 有创性操作，能区分纤维斑块和脂质斑块，从而鉴别出易损斑块，但该技术需要与冠状动脉造影技术相结合，费用高，临床未广泛使用。

**5. 放射性核素检查** 主要包括心肌灌注显像和核素心血管造影、正电子成像术等。心脏的灌注显像有冷区显像，可用$^{201}$Tl、$^{131}$Cs 使正常心肌显像，而缺血心肌不显像；热区显像，可用$^{99m}$Tc－焦磷酸盐，使新鲜坏死的心肌显像，而正常心肌不显像，对诊断心肌缺血和心肌梗死有意义。核素心血管造影，可测定左心室功能，对冠心病心肌缺血或心肌梗死后的心室节段性异常活动及室壁瘤形成有较大的检出价值。

**6. 心导管术** 是疑为心脏问题引起症状的患者，预计将做手术或干预性治疗，最常用的确定心脏病性质和程度的诊断性操作，为有创性的检查方式。包括左心导管术、右心导管术。近年在临床广泛开展的冠脉造影，是唯一能精确阐明冠状动脉病变程度和范围的检查技术，对于拟进行冠脉重建的患者是必不可少的检查。

## 三、循环系统疾病的防治研究进展

### （一）病因的预防和治疗

目前很多循环系统疾病，其病因和发病机制已阐明，针对病因是可以预防或治愈的，如梅毒性心血管病。有些疾病的病因和发病机制还未完全了解，针对这些疾病的防治主要针对其危险因素和可能的发病因素，如冠心病。疾病病因防治方面的进展包括以下几个方面。

**1. 急性冠脉综合征** 这一概念的提出体现出近年对冠心病认识方面的进展，临床意义在于将冠心病的急性临床类型作为一个整体来处理。治疗的重点在于使冠状动脉局部病变尽快趋于稳定，恢复和改善冠状动脉的血流灌注，保护心肌组织。治疗进展包括抗血栓治疗、溶栓治疗、对高危患者积极采取介入治疗等。

**2. 心脏瓣膜病和大血管病** 心脏瓣膜疾病以二尖瓣和主动脉瓣病变为主，但同时有三尖瓣病变的情况亦不少见，风湿热是主要病因。近年来随着抗生素的应用，老年退行性瓣膜钙化所致的心脏瓣膜病明显增加。随着检查手段的提高，大动脉炎也成为常见疾病。动脉粥样硬化仍是我国人群患主动脉瘤的主要原因。

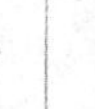

**3. 高血压和高血压心脏损害** 原发性高血压具有遗传倾向，是遗传因素和环境因素共同作用的结果，高血压患者心脏的损害及降压药的治疗反应也受基因调控。

**4. 先天性心脏病**　本病有明显的遗传倾向，患者常合并其他先天畸形。

**5. 心肌炎**　我国所见的心肌炎以病毒性特别是柯萨奇 B 组病毒为主，3～5 岁儿童患病率最高。心内膜心肌进行病毒基因检测及病理学检查可以明确诊断。

**（二）临床诊断方面**

**1. 无创性检查方法**

（1）超声心动图　已从二维向三维、声学造影和彩色多普勒显像技术发展，对显示心脏结构、功能、血流变化有诊断价值。

（2）核素检查　对于诊断心肌缺血和坏死有价值。$^{201}$T1 运动负荷心肌显像阳性率达 90%，$^{201}$T1 也用于注射双嘧达莫前后的灌注显像。$^{99m}$Tc 应用也比较广泛，有助于评估心脏功能。

（3）动态心电图、动态血压检查　前者已广泛用于 ST 段改变明显、不明显及有无心肌缺血患者的检测，并对各种心律失常提供了可靠的诊断依据。后者用于了解血压昼夜变化，指导临床正确用药。

**2. 有创性检查方法**

（1）冠状动脉造影　了解冠脉病变情况，为诊断及治疗冠心病提供最可靠的依据。

（2）心导管和心血管造影　是最常用的提供心血管畸形和血流动力学变化细节的有效诊断方法。

（3）心脏电生理检查　通过电生理检查测定窦房结功能，检测各种室上性、特发室性、房性心动过速，并借用射频消融技术，达到根治的目的。对于难治性、复杂性心律失常有特定的治疗效果，目前国内已广泛开展。

**（三）临床治疗方面**

**1. 药物治疗**　目前虽然治疗心血管疾病的方法越来越多，但药物治疗仍然是基础，是治疗首选的方法之一。非洋地黄类正性肌力药、β 受体阻断药、血管紧张素转化酶抑制剂等药物已用于心力衰竭患者的治疗。新型调血脂药物不断问世，他汀类、贝特类药物分别用于胆固醇、三酰甘油增高的患者。钙离子通道阻滞剂、血管紧张素转化酶抑制药作为一线降压药物已被高血压患者接受，可有效逆转心室肥厚，并取得肯定的疗效。同时药物治疗中还需注意个体化治疗。

**2. 介入治疗**　介入治疗已经成为心脏病学重要的独立分支学科，是非常重要的治疗手段，其技术不断发展，适应证不断扩大，极大地改善了患者的预后和生活质量。在冠心病、心脏瓣膜病、先心病和心律失常的治疗上均显示了重要的治疗优势。如经皮冠状动脉介入术（percutaneous coronary intervention，PCI），尤其是药物支架的出现大大改善了冠心病患者的预后和生活质量。经皮球囊瓣膜成形术对二尖瓣、主动脉瓣、肺动脉瓣及三尖瓣的治疗，方法简单，达到与外科手术近似的疗效。心脏电生理学的迅猛发展，检测技术的提高和应用，使导管射频消融术为各种严重、顽固的心律失常提供了崭新的治疗手段和方法。近年来埋藏式心脏起搏器植入术取得了迅速的发展，适应证不断扩大。先天性心脏病经皮封堵术处于世界领先地位。

**3. 外科治疗**　包括冠状动脉旁路移植术、心脏各瓣膜修补术及置换术、先天性心脏病矫治手术、心包剥离术、心脏移植等。

**4. 分子生物技术**　目前很多基因工程多肽类药物应用于心血管疾病的治疗，如组织型纤维蛋白溶酶原激活剂（t－PA）及其衍生物、水蛭素及其衍生物等。筛选致病基因对遗传

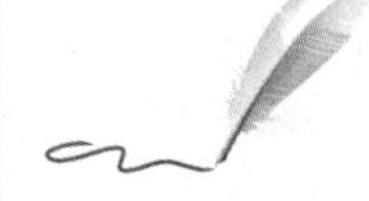

性或家族倾向性心脏病的防治具有重要意义，干细胞移植和血管新生治疗在动物实验取得许多进展，具有良好的应用前景。分子心脏病学也终将为临床实践带来更多、更新的诊疗方案。基因治疗是心血管治疗的新领域，正在探索中。随着分子克隆技术的日益完善，这一新的方法可能使心血管疾病的治疗产生重大变革。

（綦　兵）

## 第二节　心力衰竭

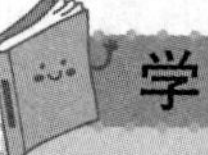

### 学习目标

1. 掌握　心力衰竭的病因、诱因、临床表现和诊断依据。
2. 熟悉　心力衰竭的治疗和预防。
3. 了解　心力衰竭的发病机制和分类。
4. 学会对心力衰竭患者进行诊断和治疗。
5. 具有对心力衰竭患者进行健康教育和指导的能力。

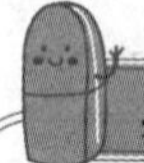

### 案例讨论

[案例]

患者，男，64岁。活动后气喘5年，夜间不能平卧3天入院。患者5年前出现劳动后气喘，休息后可缓解，未予正规治疗，症状渐加重。3天前受凉感冒后出现夜间不能平卧入院就诊。既往高血压病史20年，未正规治疗。入院查体：体温36.8℃，脉搏126次/分，呼吸24次/分，血压180/110mmHg。颈静脉无充盈，听诊双肺可闻及中小水泡音，叩诊心界向左下扩大，心率126次/分，$A_2 < P_2$，可闻及第四心音奔马律。双下肢无水肿。

辅助检查：WBC $11.2\times10^9$/L，N 80%，L 20%。心电图示左室肥厚。超声心动图示左室肥大，收缩功能减退；LVEF 36%。

[讨论]

1. 本病的临床诊断及诊断依据是什么？
2. 对该患者的治疗原则是什么？

### 【概述】

心力衰竭简称心衰，是各种心脏结构或功能性疾病导致心脏舒缩功能障碍或负荷增加，使心输血量下降，不能满足机体代谢需要，肺循环和（或）体循环淤血的一组临床综合征。

常见心力衰竭分类方法如下。

**1. 按发生的急缓可以分为急性心衰和慢性心衰**　急性心衰常因急性的严重心肌损害、

心律失常或突然加重的负荷，使功能正常或处于代偿期的心脏在短时间内发生衰竭或慢性心衰急剧恶化。临床常见的是急性左心衰，表现为急性肺水肿或心源性休克。

慢性心衰病程发展缓慢，一般有代偿期心腔扩大或肥厚及其代偿机制参与，失代偿期或在诱因下有心衰的表现。

**2. 按发生部位可分为左心衰、右心衰和全心衰**　左心衰竭由左心室功能不全导致，以肺循环淤血、体循环供血不足为特征，临床上较常见。右心衰竭主要见于肺源性心脏病、某些先天性心脏病或右心室梗死，以体循环淤血为主要表现。左心衰竭后肺动脉压力不断升高，继而出现右心负荷增加，随病情进展出现右心衰竭，即为全心衰竭。广泛心肌改变如心肌炎时，患者左、右心同时受损可出现全心衰。

**3. 按功能阶段可分为收缩性心衰和舒张性心衰**　收缩性心衰时心脏收缩功能下降，心排血量减少不能满足机体代谢需要。舒张性心衰时心室主动舒张功能障碍或心室肌顺应性减退，导致心脏充盈障碍，静脉回流受阻，出现循环淤血。

## 【慢性心力衰竭】

慢性心力衰竭（chronic heart failure，CHF），简称慢性心衰，是大多数心血管疾病的最终归宿，也是最主要的死亡原因。其发病率高，是重要的心血管病之一。慢性心衰最主要的病因是冠心病和高血压。

### 一、病因

#### （一）基本病因

**1. 心肌病变**

（1）原发性心肌损害　缺血性心肌病如冠心病心肌缺血或心肌梗死是引起心力衰竭最常见的病因之一。各种类型的心肌炎和心肌病等也可导致心力衰竭，以病毒性心肌炎和原发性扩张型心肌病最为常见。

（2）继发性心肌损害　内分泌代谢性疾病如糖尿病所致的心肌病最常见，其次是甲状腺功能亢进或减低出现的心肌病，其他还有结缔组织病、心脏毒性药物等并发的心肌损害，酒精性和围生期心肌病等也是常见的继发性心肌损害。

**2. 心脏负荷过重**

（1）压力负荷（后负荷）过重　左心室压力负荷过重常见于高血压、主动脉瓣狭窄等疾病，右心室压力负荷过重常见于肺动脉高压、肺动脉瓣狭窄、肺栓塞等疾病。

（2）容量负荷（前负荷）过重　左心室容量负荷过重常见于心脏瓣膜关闭不全如主动脉瓣关闭不全、二尖瓣关闭不全，先天性心脏病如室间隔缺损等。右心室容量负荷过重常见于肺动脉瓣、三尖瓣关闭不全，房间隔缺损等。慢性贫血、甲状腺功能亢进等疾病可导致全身血容量增加，出现双心室负荷过重。

> **考点提示**
> 高血压引起左心室压力负荷过重，肺动脉高压引起右心室压力负荷过重。慢性贫血和甲状腺功能亢进对心脏产生的影响是左、右心室容量负荷加重。

#### （二）诱因

大部分心衰的发生都有明确的诱因，这些诱因使心脏负荷加重，导致心衰的发生或原有的

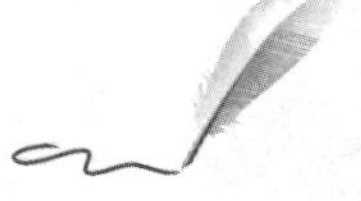

症状加重。

**1. 感染** 呼吸道感染是最常见、最重要的诱因，心衰患者由于肺部淤血容易发生呼吸道感染；感染性心内膜炎也可成为心衰的诱因。

**2. 心律失常** 尤其是快速心律失常如伴快速心室率的心房颤动、心房扑动、室上性心动过速等。一些严重的缓慢性心律失常也可诱发心衰的发生。

**3. 血容量增加** 如摄入钠盐过多，静脉输血、输液速度过快、过量等。

**4. 过度体力劳动或情绪激动** 引发血流动力学改变，常于已经有心脏基础疾病改变的患者发生。

**5. 妊娠和分娩** 妊娠晚期机体代谢率和血容量显著增加，分娩过程中子宫收缩、腹内压增高、精神紧张等均可加重心脏负荷。

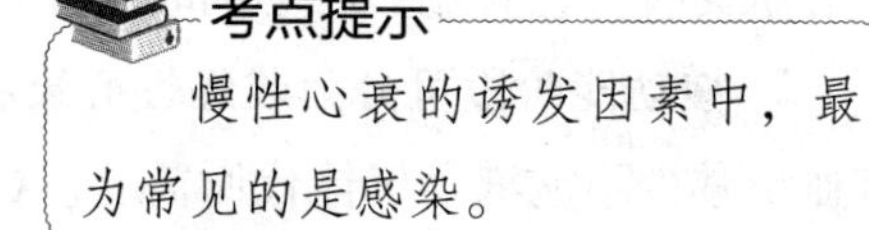


慢性心衰的诱发因素中，最为常见的是感染。

**6. 治疗不当或原有心脏疾病加重** 不恰当停用利尿剂、洋地黄制剂或降压药；冠心病发生心肌梗死，风湿性心脏病出现风湿活动，合并电解质紊乱、甲状腺功能亢进或贫血等。

## 二、病理生理

### （一）代偿机制

当心肌受损或心室负荷过重时，机体通过多种机制进行代偿以维持泵血功能，但是这些机制的代偿能力都是有限的，长时间的改变将出现失代偿。

**1. Frank－Starling 机制** 增加心脏的前负荷，使心室舒张末期容量增加，心室肌纤维适当延长，回心血量增加，从而提高心排血量。

**2. 神经体液机制**

（1）交感－肾上腺素能系统（SAS）激活 心衰患者去甲肾上腺素水平升高，作用于心脏 $\beta_1$ 肾上腺素能受体，增强心肌收缩力并提高心率，以提高心排血量。

（2）肾素－血管紧张素－醛固酮系统（RASS）激活 心衰时心排血量降低，肾血流量随之减少，RASS 系统被激活。该系统一方面可以增强心肌收缩力，使周围血管收缩维持血压，调节血流再分配，保证心、脑等重要脏器的血液供应，另一方面可以促进醛固酮分泌，使水钠潴留，增加总体液量及心脏负荷，对心衰起代偿作用。

（3）体液因子改变 在初始的心肌损伤后，多种内源性神经内分泌和细胞因子长期激活，如去甲肾上腺素（NE）、血管紧张素Ⅱ（AngⅡ）、醛固酮（ALD）、内皮素（ET）、精氨酸加压素（AVP）、心钠肽（ANP）、肿瘤坏死因子（TNF）等，这些因子不仅通过增加水钠潴留和周围血管收缩改善血流动力学，而且对心肌细胞有直接毒性作用并刺激心肌纤维化，促进心肌重塑，加重心肌损伤和心功能恶化，形成恶性循环。

**3. 心室重构** 心室重构是心力衰竭发生发展的基本病理机制，是一种慢性的综合性适应性反应。在心腔扩大、心肌肥厚的过程中，复杂的分子和细胞机制导致心肌结构、功能和表型发生变化，如心肌细胞凋亡或肥大、胞外基质的表达发生变化，导致心肌质量增加、心室容积增大及形态改变。心室重构初期是对血流动力学等因素改变的适应性反应，可维持心排血量，但这种心脏结构的长期改变最终会导致失代偿性心衰。因此，目前心衰的治疗除了要改善血流动力学外，还要阻断心脏重构过程，以利于改善患者的预后。

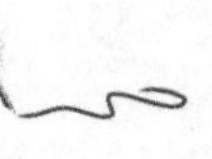

### （二）舒张功能不全

心脏舒张功能不全的机制主要包括两个方面。一是主动舒张功能障碍，由于能量供应不足导致钙离子摄入和泵出受损，如冠心病明显心肌缺血，在出现收缩障碍前即有舒张功能障碍。二是心室肌顺应性下降及充盈障碍，主要见于心室肥厚，如高血压及肥厚型心肌病。

## 三、临床表现

临床上左心衰竭最常见，单纯右心衰竭较少见。左心衰竭后继发出现右心衰竭而致全心衰竭，以及严重广泛的心肌疾病同时累及左、右心而发生全心衰临床上更多见。

### （一）左心衰竭

主要表现为肺循环淤血和心排量下降。

**1. 症状**

（1）呼吸困难　不同程度的呼吸困难，主要是由于肺循环淤血，是左心衰竭最基本的临床表现。①劳力性呼吸困难：是左心衰最早出现的症状，因体力活动使回心血量增加，左心房压力升高，加重肺淤血。②端坐呼吸：肺淤血达到一定严重程度的时候，患者因平卧时回心血量增多且横膈上抬，加重呼吸困难，被迫采取高枕卧位、半卧位甚至端坐位时方可使憋气好转。③夜间阵发性呼吸困难：患者多于夜间睡眠时突发憋气而惊醒，被迫采取坐位，可伴咳嗽，重者肺部有哮鸣音，类似哮喘发作，又称为心源性哮喘。其发生机制及促发因素有睡眠时血液重新分布使肺血量增加、夜间迷走神经兴奋、小气道收缩、横膈抬高、肺活量减少等。

（2）咳嗽、咳痰、咯血　主要由肺泡和支气管黏膜淤血所致，开始常于夜间发生，坐位或立位时咳嗽可减轻。多为白色浆液性泡沫状痰，偶可见痰中带血丝，急性左心衰发作时可出现粉红色泡沫痰。长期慢性淤血肺静脉压力升高，导致肺循环和支气管血液循环在支气管黏膜下形成扩张的侧支，一旦破裂可引起大咯血。

（3）其他症状　心排血量不足，器官、组织灌注不足及代偿性心率加快，出现乏力、疲倦、头晕、心悸等，肾的血流量减少出现夜尿增多、少尿及肾功能损害症状。

**2. 体征**

（1）肺部体征　肺淤血时肺毛细血管压增高，液体渗出到肺泡而出现湿啰音，常在双侧肺底可闻及。随着病情进展，肺部啰音可从局部至遍布全肺，侧卧位则低垂的一侧啰音较多。

（2）心脏体征　除原有心脏病的体征外，大多数慢性收缩性心衰患者可见心脏扩大，常有心率增快、肺动脉瓣区第二心音亢进及舒张期奔马律，左心腔扩大可伴有相对二尖瓣关闭不全，产生心尖区收缩期杂音。

### （二）右心衰竭

主要为体循环淤血表现。

**1. 症状**

（1）消化道症状　胃肠道淤血引起的食欲不振、恶心、呕吐等是右心衰最常见的症状。肝淤血引起上腹饱胀甚至剧烈疼痛，长期肝淤血可引起黄疸或心源性肝硬化。

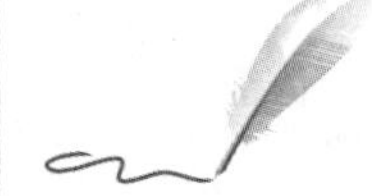

（2）劳力性呼吸困难　可见于继发于左心衰的右心衰。单纯性右心衰为分流性先天性

心脏病或肺部疾病所致，也可有明显的呼吸困难。

**2. 体征**

（1）心脏体征　除原有心脏病的体征外，右心腔扩张导致三尖瓣相对关闭不全，可在三尖瓣区闻及收缩期杂音，剑突下或三尖瓣听诊区闻及右心室奔马律。

（2）颈静脉征　是右心衰最早出现的体征。取半卧位或坐位时可见锁骨上方颈外静脉充盈、怒张、搏动增强，表示静脉压力增高。压迫肝脏，可见颈静脉充盈加重，即肝－颈静脉回流征阳性。

（3）肝大　肝脏因淤血肿大常伴压痛，持续慢性右心衰可致心源性肝硬化，晚期可出现黄疸、肝功能受损及大量腹水。

（4）水肿　为右心衰重要体征，早期常不明显，多在颈静脉充盈和肝大后出现，由于体静脉压力升高使皮肤等软组织出现对称性凹陷性水肿，首先出现于身体最低垂的部位。起床活动后以脚、踝内侧和胫前较明显，仰卧者骶部比较明显，严重者全身水肿乃至胸、腹腔积液。胸腔积液更多见于全心衰，以双侧多见，单侧者以右侧多见。

（5）其他　长期右心衰患者可出现发绀、营养不良、消瘦等。

**（三）全心衰竭**

左、右心衰的临床表现并存即为全心衰。当右心衰出现之后，右心排血量减少，使左心衰导致的肺淤血症状减轻。扩张型心肌病等表现为全心衰竭时，肺淤血症状往往不严重。

> **考点提示**
> 与活动有关并逐渐加重的呼吸困难，以身体低垂部位起始的体液潴留等症状提示心力衰竭。

## 四、实验室及其他检查

**1. 实验室检查**

（1）血浆 B 型尿钠肽（B－type natriuretic peptide，BNP）　与左心室心功能不全的程度呈正相关，是心衰诊断、严重程度判断、预后评估的重要指标。BNP＞100pg/ml 即可诊断为心功能不全。如 BNP 正常（＜100pg/ml）则可排除心衰，因而可用于心源性哮喘和肺源性呼吸困难的鉴别诊断。急性心衰时其敏感性和特异性均较高。不足之处在于不能鉴别收缩性或舒张性心功能不全。

（2）肌钙蛋白　严重心衰患者或失代偿期可监测到肌钙蛋白有轻微升高，有利于明确是否存在急性冠脉综合征，可以与利钠肽一起监测心衰预后。

（3）常规检查　如血常规、尿常规、血清电解质、血糖、肝肾功能等检查可帮助发现引起或加重心衰的疾病或诱因。甲状腺功能检查可以帮助发现与心衰有关的甲状腺功能异常情况。

**2. 心电图**　一般无特异性表现。可提供既往心室肥厚、心肌梗死、广泛性心肌损害及心律失常等信息。

**3. 影像学检查**

（1）X 线检查　确诊左心衰肺水肿的主要依据，有助于心衰与肺部疾病的鉴别诊断。可获得以下信息。①心影形态和大小。②肺淤血：早期肺静脉压增高时，可见肺门血管影增强；随着压力进行性升高，肺野模糊；压力增加明显导致间质性肺水肿时，可导致肺小叶间隔内积液，显示 Kerley B 线；明显肺水肿时，可见肺门蝴蝶影。

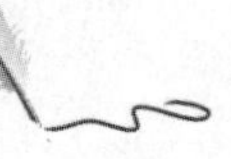

（2）超声心动图　是心衰诊断中最有价值的检查，可以评价各心腔及瓣膜结构和功能。①收缩功能：判断收缩功能最有价值的指标是左室舒张末容积（LVEDV）和左室射血分数（LVEF），LVEF 正常大于 50%，LVEF≤40% 为收缩期心力衰竭的诊断标准。②舒张功能：心动周期中舒张早期心室充盈速度最大值为 E 峰，舒张晚期（心房收缩）心室充盈最大值为 A 峰，E/A 为两者之比值。正常人 E/A 值不应小于 1.2，中青年应更大。舒张功能不全时，E 峰下降，A 峰增高，E/A 比值降低。

（3）放射性核素检查　放射性核素心血池显影，反映心脏舒张功能。除有助于判断心室腔大小、LVEF 及室壁运动外，还可诊断心肌缺血和心肌存活情况，对鉴别缺血性心肌病或扩张性心肌病有一定意义。

（4）核磁共振　能评价左右心室容积、心功能、节段性室壁运动、心肌厚度、心脏肿瘤、瓣膜病、先天性畸形及心包疾病等。对复杂性先天性心脏病患者是首选检查方法，但费用昂贵、有一定局限性。

**4. 有创性血流动力学检查**　对急性重症心力衰竭患者必要时采用漂浮导管在床边进行。经静脉插管直至肺小动脉，测定各部位的压力及血液含氧量，计算心脏指数（CI）及肺小动脉楔压（PCWP），直接反映左心功能。正常时 CI > 2.5L/（min · $m^2$），PCWP < 12mmHg。

**5. 心 – 肺运动试验**　本试验仅适用于慢性稳定型心衰患者。在运动状态下测定患者对运动的耐受量，更能说明心脏的功能状态。运动时肌肉的需氧量增高，需要心排血量相应增加。正常人每增加 100ml/（min · $m^2$）的耗氧量，心排血量需增加 600ml/（min · $m^2$）。当患者的心排血量不能满足运动时的需要，肌肉组织需要从流经它的单位容积的血液中提取更多的氧，结果使动 – 静脉血氧差值增大。①最大耗氧量（$VO_2max$）：单位为 ml/（min · kg）。心功能正常时，此值应 >20，轻至中度心功能受损时为 16 ~ 20，中至重度损害时为 10 ~ 15，极重损害时则 <10。②无氧阈值：呼气中的 $CO_2$ 的增长超过了耗氧量的增长，标志着无氧代谢的出现，值愈低说明心功能愈差。

## 五、诊断与鉴别诊断

### （一）诊断

典型的心衰诊断并不困难，综合病因、病史、症状、体征及客观检查而做出诊断。首先应有明确的器质性心脏病诊断，临床表现是诊断心衰的重要依据。疲乏、无力等由于心排血量减少的症状无特异性，诊断价值不大。左心衰竭时肺淤血引起不同程度的呼吸困难，右心衰竭时体循环淤血引起的颈静脉怒张、肝大、水肿等是诊断心衰的重要依据。注意诊断时，需对心衰的程度和类型进行判断，目前通用的是美国纽约心脏协会（NYHA）分级方案，根据患者自觉的活动能力，划分为四级。见表 3 – 2 – 1。

**表 3 – 2 – 1　NYHA 心功能分级**

| 分级 | 分级依据 |
| --- | --- |
| Ⅰ级 | 患有心脏病但活动不受限，日常活动不引起明显的气促、疲乏或心悸 |
| Ⅱ级 | 活动轻度受限。休息时无症状，日常活动可出现疲乏、心悸、呼吸困难或心绞痛 |
| Ⅲ级 | 体力活动明显受限。休息时无症状，小于日常活动即引起上述的症状 |
| Ⅳ级 | 休息状态下也出现心衰的症状，体力活动后加重 |

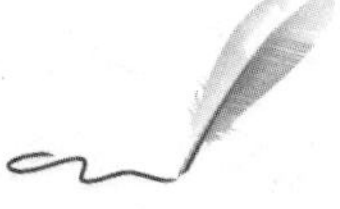

### （二）鉴别诊断

**1. 支气管哮喘** 左心衰竭夜间阵发性呼吸困难，常称之为“心源性哮喘”，多见于有高血压或慢性心瓣膜病史的老年人。发作时必须坐起，重症者肺部有干湿啰音，甚至咳粉红色泡沫痰，BNP升高，对强心、利尿、扩血管等治疗有效。支气管哮喘的患者多见于青少年，有过敏史，发作时双肺可闻及典型哮鸣音，咳出白色黏痰后呼吸困难常可缓解，支气管扩张剂有效。鉴别困难时，可先予给氧及静脉使用氨茶碱等以缓解症状。

**2. 心包积液、缩窄性心包炎、肝硬化、肾源性水肿** 这些疾病均可引起水肿、腹腔积液和呼吸困难，应注意鉴别右心衰竭。仔细询问病史，结合超声心动图、肝肾功能检查及腹部超声等检查，有助于鉴别诊断。此外，肝硬化及肾源性水肿者无颈静脉充盈，且肝－颈静脉回流征阴性，是进行鉴别诊断的重要体征。

**知识拓展**

1. 对于存在急发症状可疑心衰的急诊患者，建议尽早行超声心动图检查明确心脏功能状态，如伴有休克或严重血流动力学障碍者应立即进行该项检查。若行脑钠肽（BNP）测定应参照较高的排除值帮助确诊。

2. 对于症状、体征缓慢出现，提示存在心衰的门诊患者，建议先行心电图和BNP测定以决定进一步行超声心动图的必要性，此时应参考较低的BNP排除值以防漏诊。

3. 对于高度疑似的心衰患者，如有心肌梗死病史，可直接行超声心动图检查。

## 六、治疗

### （一）治疗的原则和目的

心衰的治疗目标包括防止和延缓心衰的发生发展、缓解临床症状、改善其长期预后和降低死亡率。应采取综合治疗的措施强调针对神经体液因素长期激活所致的心室重构。近年来评价疗效的指标不仅包括血流动力学和临床症状的改善，还增加对预后的影响，从而使心衰的治疗观念发生了根本性变化。

### （二）一般治疗

**1. 去除基本病因** 通过药物、介入或外科手术改善心肌缺血，控制高血压，矫正先天性心脏病，可使心衰缓解或根治。

**2. 避免诱因** 最常见的诱因为呼吸道感染、心律失常、电解质紊乱、情绪激动或过度劳累。消除上述诱因可减少心衰的发作，减缓心衰的发展恶化。

**3. 休息** 适当控制体力活动，严重者绝对卧床休息。随着心功能改善，逐步下床活动。避免情绪刺激，必要时给予小剂量镇静剂。

**4. 控制钠盐** 适当控制钠盐摄入，每日摄入量2～5g。应用大剂量利尿剂时，应注意随钠离子情况适当补充钠盐，以避免低钠血症的发生。

**5. 恰当的水分摄入** 在严格控制钠盐的情况下，一般不必严格控制水分，液体摄入量以每日1.5～2.0L为宜。在重症心衰、水钠潴留严重、血清白蛋白降低或伴有稀释性低钠血症时，应限制水分的摄入。

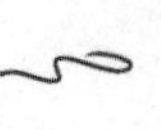

**6. 其他** 注意监测体重和电解质，对患者进行健康教育。

（三）药物治疗

大多数心衰患者常规使用四类药物，即利尿剂、血管紧张素转换酶抑制剂（ACEI）或血管紧张素受体阻断药（ARBs）、β受体阻断药和正性肌力药。这些药物的作用已在许多大规模的临床试验中得到证实。

**1. 利尿剂**　是心力衰竭治疗中最常用的药物。通过排钠排水减轻心脏的容量负荷，可迅速有效地缓解症状，是心衰治疗的基础药物。对慢性心衰患者原则上利尿剂应长期维持，水肿消失后，应以最小剂量维持，但是不能将利尿剂作单一治疗。利尿剂对心衰患者的长期预后影响，尚不清楚。

（1）作用机制　通过抑制肾小管特定部位 $Na^+$ 和 $Cl^-$ 的重吸收，减轻水钠潴留，静脉回流减少从而降低前负荷，减轻肺淤血和改善心脏功能。

（2）适应证　存在或出现过水钠潴留表现的心衰患者，均应给予利尿剂治疗。该药可迅速缓解症状，在数小时或数天内缓解肺淤血和周围水肿，但单独使用利尿剂不能保持心衰患者的长期稳定。

（3）常用利尿剂

1）噻嗪类利尿剂：以氢氯噻嗪（双氢克尿噻）为代表，作用于肾远曲小管和髓袢升支远端，抑制钠的再吸收。钠－钾交换机制也使钾的吸收降低。噻嗪类为中效利尿剂，轻度心力衰竭可首选此药，开始25mg，每日1次，逐渐加量。对较重的患者用量可增至每日75～100mg，分2～3次服用，同时补充钾盐，否则可因低血钾导致各种心律失常。噻嗪类利尿剂可抑制尿酸的排泄，引起高尿酸血症。长期大剂量应用还可干扰糖及胆固醇代谢，应注意监测。

2）袢利尿剂：以呋塞米为代表，作用于Henle袢的升支，在排钠的同时也排钾，为强效利尿剂。口服用20mg，2～4小时达高峰。对重度慢性心力衰竭者用量可增至100mg，每日2次。效果仍不佳者可用静脉注射，每次用量100mg，每日2次。更大剂量不能收到更好的利尿效果。主要副作用是产生低血钾症，必须注意补钾。

3）保钾利尿剂：常用的有以下几种。①螺内酯作用于肾远曲小管，干扰醛固酮的作用，使钾离子吸收增加，同时排钠利尿，但利尿效果不强。在与噻嗪类或袢利尿剂合用时能加强利尿并减少钾的丢失，一般用20mg，每日3次。②氨苯蝶啶直接作用于肾远曲小管，排钠保钾，利尿作用不强。常与排钾利尿剂合用，起到保钾作用，一般用50～100mg，每日2次。③阿米洛利作用机制与氨苯蝶啶相似，利尿作用较强而保钾作用较弱，可单独用于轻型心衰的患者，一般口服5～10mg，每日2次。保钾利尿剂，可能产生高钾血症。一般与排钾利尿剂联合应用时，一般不发生高血钾。

4）血管加压素 $V_2$ 受体阻断药：通过结合 $V_2$ 受体减少水的重吸收，为仅排水不利钠的新型利尿剂，代表药物是托伐普坦，可用于治疗顽固性水肿或伴低钠血症的心衰患者。

（4）注意事项　电解质紊乱是长期使用利尿剂最容易出现的副作用，应注意监测。血管紧张素转换酶抑制剂、血管紧张素受体阻断药等有较强的保钾作用，与不同类型利尿剂合用时应特别注意监测血钾变化。应从小剂量开始，建议长期但间断使用，对于顽固性水肿可联合使用多种利尿剂。

（5）不良反应　①电解质紊乱：应监测血中钾、钠、氯水平，对于血钠过低者应注意区别是由于血液稀释导致还是体内钠不足导致，两者治疗原则不同。前者又称难治性水肿，

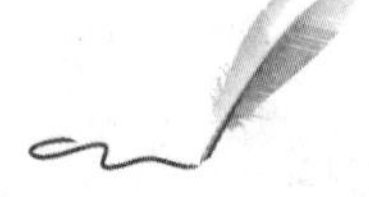

见于心衰进行性恶化患者，此时水钠潴留而水多于钠，患者尿少比重低，治疗应严格限制液体入量，并按利尿剂抵抗处理；后者发生于大量利尿后，患者可有直立性低血压，尿少比重高，治疗应予以补充钠盐。②神经内分泌激活：利尿剂的使用可以激活内源性神经内分泌系统，尤其是 RASS 系统。短期激活会增加电解质丢失，长期会促进疾病的发展，因此利尿剂常联合其他药物，而不作为心衰的单一治疗。③低血压和氮质血症：如患者已无液体潴留，利尿过量可导致血容量减少，此时应减少利尿剂用量；如患者继续存在液体潴留，则可能由于心衰恶化，终末器官灌注不足，可继续使用利尿剂并短期内联合增加肾灌注的药物，如多巴胺和多巴酚丁胺等。④其他：长期服用噻嗪类利尿剂可能并发高尿酸血症、高脂血症和糖耐量异常；大剂量袢利尿剂可能引起耳聋，但大多数是可逆的，少数不能恢复；螺内酯长期服用可致男性乳房发育、性欲减退和女性月经失调等。

**2. RASS 抑制剂**

（1）血管紧张素转换酶抑制剂（ACEI）　在心衰治疗中的作用已得到广泛的研究，临床试验显示 ACEI 可以缓解心衰患者的症状、延缓心衰进展、抑制心脏重构及改善患者的长期预后。

1）作用机制：除了发挥扩血管作用而改善心衰时的血流动力学、减轻淤血症状外，更重要的是通过降低神经体液因素的不利影响。包括如下：①抑制 RASS；②增加激肽水平及增加激肽介导的前列腺素，具有扩血管和抗增生作用；③改善心脏及血管的重塑，维护心肌功能，改善远期预后，降低死亡率。

2）适应证：ACEI 是心衰治疗的基础用药，适用于各型和心功能分级的心衰患者，除非有禁忌证或不能耐受。部分血钾异常或血压偏低的患者，待病情稳定后可重新评价 ACEI 的使用。

3）禁忌证：①双侧肾动脉狭窄；②血肌酐水平升高（>265μmol/L）；③高钾血症（>5.5mmol/L）；④低血压（收缩压<90mmHg）。对本药曾有致命性不良反应的患者，如血管神经性水肿（发生率<1%）、无尿性肾衰竭或妊娠妇女，绝对禁用。

4）常用制剂：临床可用的 ACEI 种类很多，可根据半衰期的不同确定用药剂量及每天用药次数。应从小剂量开始，如能耐受则每隔 3~7 天剂量加倍，直至目标剂量再长期维持，具体见表 3-2-2。ACEI 的良好治疗反应通常要 1~2 个月或更长时间才能显示，即使症状改善不明显，长期应用 ACEI 仍有利于改善疾病进程，降低死亡率或再住院率。避免突然撤药，开始用药后 1~2 周注意监测血压、血钾和肾功能，后期定期复查。

**表 3-2-2　常用 ACEI 及参考剂量**

| 药物 | 起始剂量 | 目标剂量 |
|---|---|---|
| 卡托普利 | 6.25mg，3 次/日 | 25~50mg，3 次/日 |
| 依那普利 | 2.5mg，1 次/日 | 10mg，2 次/日 |
| 贝那普利 | 2.5mg，1 次/日 | 5~10mg，2 次/日 |
| 培哚普利 | 2mg，1 次/日 | 4mg，1 次/日 |
| 赖诺普利 | 2.5mg，1 次/日 | 5~20mg，1 次/日 |
| 福辛普利 | 10mg，1 次/日 | 20~40mg，1 次/日 |
| 雷米普利 | 1.25~2.5mg，1 次/日 | 2.5~5mg，2 次/日 |

5）不良反应：①刺激性咳嗽，常为干咳，是患者不能耐受的常见原因。停药后可自行消失，再服药后可再出现。②低血压，常见于递增剂量的最初几天，尤其是伴低血容量、近期大量服用利尿剂或严重低钠血症的患者。③肾功能恶化，心衰时肾脏灌注减少，肾小球滤过率的维持主要依赖于血管紧张素介导的出球小动脉收缩，因而使用ACEI可能造成肾功能不全。④由于ACEI阻止醛固酮合成而减少钾的丢失，故可发生高钾血症，尤其见于肾功能恶化、补钾或口服保钾利尿剂时。服用本药1周后查血清钾，如血钾≥5.5mmol/L应停用ACEI。

（2）血管紧张素受体阻断药（ARBs）　ARBs减少血管紧张素Ⅱ（AngⅡ）与AngⅠ受体1（$AT_1$）结合，抑制RASS而不抑制激肽酶，可以产生与ACEI相似的作用，而减少干咳和血管性水肿等不良反应的发生。目前ACEI治疗心衰的地位已被确定，但尚未证实ARBs是否相当于或优于ACEI，故对于未使用或能耐受ACEI治疗的心衰患者，目前不宜以ARBs取代治疗或两者联合应用。本药亦可引起低血压、高钾血症及肾功能恶化等不良反应。常用药物及剂量见表3-2-3。

**表3-2-3　常用ARBs及参考剂量**

| 药物 | 起始剂量 | 目标剂量 |
| --- | --- | --- |
| 氯沙坦 | 25mg，1次/日 | 100~150mg，1次/日 |
| 缬沙坦 | 20~40mg，1次/日 | 80~160mg，2次/日 |
| 厄贝沙坦 | 75mg，1次/日 | 300mg，1次/日 |
| 坎地沙坦 | 4mg，1次/日 | 32mg，1次/日 |
| 替米沙坦 | 40mg，1次/日 | 80mg，1次/日 |
| 奥美沙坦 | 10mg，1次/日 | 20~40mg，1次/日 |

（3）醛固酮受体阻断药　心衰患者醛固酮生成和活化增加与心衰严重程度成正比，对心室重构起重要作用。长期应用ACEI或ARBs不能保持醛固酮水平稳定下降，因此常联合应用醛固酮受体阻断药以改善患者的预后，降低死亡率。醛固酮受体阻断药适用于：①LVEF≤35%、NYHA分级为Ⅱ~Ⅳ级的患者。②已使用ACEI或ARBs和β受体阻断药，仍有持续症状者。③急性心肌梗死后LVEF≤40%，有心衰症状或既往有糖尿病病史者。从小剂量起始，逐渐加量。常用剂量如下。螺内酯，起始剂量为10~20mg，1次/日，目标剂量为20mg，1次/日，不推荐用最大剂量；依普利酮，起始剂量为12.5mg，1次/日，目标剂量为25~50mg、1次/日。高钾血症及肾功能受损者不宜使用本药，注意定期监测血钾和肾功能，避免使用NSAIDs和环氧合酶-2抑制剂，尤其老年患者。螺内酯可出现男性乳房增生，停药后可消失；依普利酮不良反应较少见。

（4）肾素抑制剂　动脉粥样硬化、糖尿病和心力衰竭等患者可通过监测血浆肾素活性可预测发生心血管事件危险性及死亡率。代表药物阿利吉仑是新型口服非肽类肾素抑制剂，可直接抑制肾素，并可阻断噻嗪类利尿剂、ACEI或ARBs使用造成的肾素蓄积，有效降压，对心率无明显影响。目前不推荐用于替代ACEI或ARBs，需进一步研究获得更多循证依据。

**3. β受体阻断药**

（1）作用机制　心衰开始时，肾上腺素能代偿作用有利于维持衰竭心脏的功能，交感神经系统激活对心室重构及心衰发生发展均有不利作用。因此，β受体阻断药可以改善慢

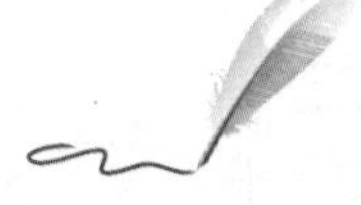

性心衰患者的预后。

（2）适应证　所有慢性收缩性心衰 NYHA 心功能Ⅱ、Ⅲ级，病情稳定，LVEF <40% 者，均须应用β受体阻断药，有禁忌证或不能耐受者除外。NYHA 心功能Ⅳ级的患者，如病情已稳定，无液体潴留，且不需要静脉用药者，在严密监护下由医生指导用药。应用β受体阻断药治疗心衰，症状改善常在治疗后 2～3 个月才出现，即使症状未能改善，β受体阻断药仍能减少疾病进展的危险性。

（3）禁忌证　①支气管痉挛性疾病；②严重心动过缓（<55 次/分）；③二度及以上房室传导阻滞（除非已安装心脏起搏器）；④有明显液体潴留，需大量利尿者，暂时不能应用；⑤急性心衰；⑥难治性心衰需静脉给药者。

（4）常用制剂　β受体阻断药具有负性肌力作用，临床应用应十分慎重。在心衰稳定后使用利尿剂、ACEI 的基础上应用。需从小剂量开始，如患者能耐受，可每隔 2～4 周将剂量加倍；如前一较低剂量出现不良反应，可延迟加量至不良反应消失。目前临床常用药物及用法见表 3－2－4：如美托洛尔 12.5mg 口服，1 次/日；比索洛尔 1.25mg 口服，1 次/日。

**表 3－2－4　常用β受体阻断药及参考剂量**

| 药物 | 起始剂量 | 目标剂量 |
|---|---|---|
| 选择性 $β_1$ 受体阻断药 | | |
| 酒石酸美托洛尔 | 6.25mg，2～3 次/日 | 50mg，2～3 次/日 |
| 琥珀酸美托洛尔 | 11.875～23.750mg，1 次/日 | 142.5～190.0mg，1 次/日 |
| 比索洛尔 | 1.25mg，1 次/日 | 10mg，1 次/日 |
| 非选择性肾上腺素能受体阻断药 | | |
| 卡维地洛 | 3.125～6.250mg，2 次/日 | 25～50mg，2 次/日 |

（5）不良反应　①心动过缓和传导阻滞：如清醒时静息心率 <55 次/分或出现二、三度房室传导阻滞，可减少用量或停用，如小剂量使用仍能导致有症状的上述现象，可考虑安装心脏起搏器后再应用。②低血压：尤其同时具有α受体阻滞作用的制剂，多出现于首剂或加量的最初 24～48 小时，可将利尿剂减量或调整 ACEI 用量及β受体阻断药在一天中的不同时段使用。③开始使用β受体阻断药 1～2 个月时可导致液体潴留与心衰恶化，此时可首先调整利尿剂和 ACEI 的用量，以到达临床稳定。如病情恶化需静脉用药时，可将β受体阻断药减量或停用，待病情稳定后再加量或继续应用。

**4. 正性肌力药**　包括洋地黄类和非洋地黄类。其中非洋地黄类包括：①肾上腺素能受体兴奋剂如多巴胺，其作用随应用剂量的大小而表现不同，较小剂量 2～5μg/（kg·min）表现为心肌收缩力增强，血管扩张，特别是肾小动脉扩张。大剂量 5～10μg/（kg·min）则可出现不利于心衰治疗的负性作用。多巴酚丁胺是多巴胺的衍生物，但扩血管作用不如多巴胺明显。起始用药剂量与多巴胺相同。②磷酸二酯酶抑制剂：通过抑制磷酸二酯酶活性促进 $Ca^{2+}$ 内流增加，心肌收缩力增强。目前临床应用的制剂为米力农，50μg/kg 稀释后缓慢静脉注射，继以 0.375～0.75μg/（kg·min）静脉滴注维持。短期应用对改善心衰症状的效果是肯定的，但已有大量前瞻性研究证明长期应用米力农治疗重症心衰患者，其死亡率较不用者更高。因此，该类药物仅限于重症心衰患者，完善心衰的各项治疗措施后症状仍不能控制时短期应用。③左西孟旦：通过与心肌细胞上的肌钙蛋白 C 结合增强心肌收

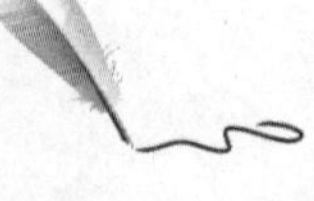

缩力，并介导 ATP 敏感的钾通道，扩张冠状动脉和外周血管。适用于低心输血量的急性失代偿性心力衰竭的短期治疗，注意低血压和心律失常的发生。

洋地黄类为传统的正性肌力药，该药的使用可以显著减轻症状，改善生活质量，提高运动耐力，但对生存率无明显改善。

（1）作用机制 通过抑制心肌细胞膜上的 $Na^+$，$K^+$ – ATP 酶，使内流的钙离子增多，从而发挥正性肌力作用。此外，通过兴奋迷走神经间接降低窦房结自律性和传导性，具有负性频率和负性传导作用。

（2）适应证 ①NYHA 心功能Ⅱ～Ⅳ级的收缩性心衰患者，在利尿剂、ACEI（或 ARBs）和 β 受体阻断药治疗时仍有持续性心衰症状，同时合并快速心室率的心房颤动是其最好的适应证；②室上性快速心律失常，如室上性心动过速、心房扑动和心房颤动。

（3）禁忌证 ①洋地黄过量或中毒者；②肥厚型心肌病；③二度或三度房室传导阻滞而无永久性心脏起搏器保护者；④预激综合征伴心房颤动或心房扑动；⑤重度二尖瓣狭窄伴窦性心律并发肺水肿者。

（4）常用制剂 最常用的洋地黄制剂为地高辛、毛花苷 C（西地兰），洋地黄毒苷、毛花苷 K 等较少应用。①地高辛是一种有效、安全、使用方便、价格低廉的治疗心衰药物，目前临床应用最为广泛。多采用维持量疗法，0.125～0.25mg 口服，1 次/日。高龄或肾功能受损者，剂量酌减。②毛花苷 C 为静脉注射剂，注射后 10 分钟起效，1～2 小时达高峰，半衰期为 3 小时，90% 经肾排出。每次用量为 0.2～0.4mg，稀释后静脉注射，24 小时总量为 0.8～1.2mg。适用于急性心衰或慢性心衰加重时，特别适用于伴快速房室率房颤的心衰患者。

（5）中毒表现和处理

1）影响洋地黄中毒的因素：洋地黄用药安全窗很小，轻度中毒剂量约为有效治疗量的两倍。下列情况易发生洋地黄中毒反应：①电解质紊乱特别是低钾血症、低镁血症；②心肌缺血、缺氧；③肾功能不全；④联合应用某些药物，如奎尼丁、普罗帕酮、维拉帕米、胺碘酮及阿司匹林等，这些药物同洋地黄均通过肝脏 P450 代谢而相互竞争，从而降低洋地黄经肾脏的排泄率，增加其血清浓度及中毒的可能性。

2）洋地黄中毒表现如下：①心律失常是洋地黄中毒最重要的表现，以室性期前收缩最常见，多表现为二联律，快速房性心律失常又伴有传导阻滞是洋地黄中毒的特征性表现。洋地黄可引起心电图 ST – T 段出现特征性的鱼钩样改变，称为洋地黄效应而非中毒表现。②胃肠道反应，如厌食、恶心、呕吐等。③神经系统症状，即视物模糊、黄视、绿视、倦怠、眩晕、定向障碍和意识错乱等。

3）洋地黄中毒的处理如下：①立即停药，单发性室性期前收缩、一度房室传导阻滞以及轻度的胃肠道神经系统表现等停药后常自行消失。②快速性心律失常者，如血钾浓度低则可用静脉补钾，如血钾不低可用利多卡因或苯妥英钠。电复律一般禁用，因易致心室颤动。③传导阻滞及缓慢性心律失常者可用阿托品 0.5～1.0mg，皮下或静脉注射，一般不需安置临时心脏起搏器。④严重地高辛中毒时可应用地高辛抗体治疗，使心肌内地高辛迅速转移到地高辛抗体上，解毒效果迅速可靠，但应密切观察以防止心衰恶化。

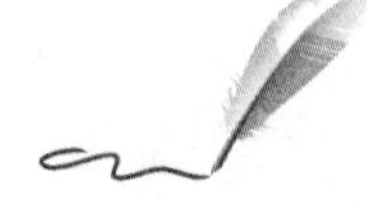

**5. 血管扩张剂** 近年研究表明，血管扩张剂虽然在短期内可产生即刻的血流动力学效应，降低心脏前、后负荷，减轻肺淤血和增加心排血量，改善临床症状，发挥良好的短期

效应，但长期治疗却增加死亡率。因此，血管扩张剂目前仅用于急性心衰或慢性心衰急性加重时的短期应用，不作为慢性心衰一线药物常规使用。

（1）硝酸酯类　在尚未使用ACEI的患者中不应使用，在能够耐受ACEI的患者中也不应取代ACEI。临床常用制剂如下：①硝酸甘油，0.3～0.6mg舌下含化，2分钟起效，8分钟达高峰，持续15～30分钟。急性病例可静脉滴注硝酸甘油，起始量5～10μg/min，根据血压调整剂量，维持量可达50～100μg/min。②硝酸异山梨酯（消心痛），舌下含化2.5～5mg，每2小时1次，或10～20mg口服，每4小时1次。③单硝酸异山梨酯是硝酸异山梨酯的活性代谢产物，与母药相比，生物利用度达100%，作用维持时间长，常用量是10～20mg口服，3次/日。硝酸酯类药物不良反应有头胀、头痛、心跳加快、低血压等。

（2）钙离子通道阻滞剂　钙离子通道阻滞剂的效果不佳，特别是短效制剂，甚至增加并发症和死亡率，可能与其负性肌力作用、RASS系统激活有关，因此即使合并心绞痛或高血压的心衰患者，大多数钙离子通道阻滞剂仍应避免使用。临床试验中，现有制剂仅氨氯地平和非洛地平，未显示对生存产生不利影响。

（3）硝普钠　具有小静脉、小动脉双重扩张作用，常用于急性心衰或慢性心衰加重时。值得注意的是，对于那些依赖升高的左心室充盈压来维持心排血量的阻塞性心瓣膜病，如二尖瓣狭窄、主动脉瓣狭窄患者，不宜应用强效血管扩张剂。

**6. 伊伐布雷定**　首个窦房结起搏电流选择特异性抑制剂，可以降低窦房结发放冲动的频率，从而减慢心率。慢性心衰患者表现为窦性心律，LVEF下降，使用ACEI或ARBs、β受体阻断药和醛固酮受体阻断剂达最大耐受剂量，心率仍超过70次/分，症状持续存在可加用伊伐布雷定。

**（四）非药物治疗**

**1. 心脏再同步化治疗（CRT）**　30%进展性心衰患者存在左、右心室之间的收缩不协调，导致心室充盈欠佳、二尖瓣反流，左室射血分数下降。通过心脏再同步化治疗（cardiac resynchronization therapy，CRT）可改善房室、左右心室间以及心室内的收缩同步性，减少继发性二尖瓣反流，改善心脏功能。研究表明，CRT可改善生活质量和运动耐量，延缓心室重构和病情进展，降低死亡率。

**2. 左室辅助装置（LVAD）**　适用于严重心脏事件后或准备行心脏移植手术患者短期过渡期和急性心衰患者的辅助性治疗。但并发症如出血、血栓形成、感染等使其应用受限。

**3. 植入式心脏转复除颤器（ICD）**　半数以上中度心衰的患者死于严重的室性心律失常所致的心源性猝死，ICD可作为一级预防，有效降低由此引发的猝死率，也可作为二级预防，降低由于持续性室性心动过速及心室颤动导致的心脏骤停存活者的病死率。

**4. 心脏移植**　对于不可逆的心衰，病因无法纠正，如扩张型心肌病、晚期缺血性心肌病患者，药物治疗效果差，心肌状况已处终末期无法逆转，唯一的选择就是心脏移植。但因供体来源及排斥反应而难以广泛开展。

**5. 细胞替代治疗**　目前处于临床试验阶段，干细胞移植有益于修复受损心肌、改善心功能。但仍有一系列问题需要解决，如移植细胞来源、疗效稳定性等。

**（五）舒张性心力衰竭治疗**

**1. 基本病因治疗**　如有效地降压，改善心肌缺血等；药物如硝酸酯类药物、β受体阻断药、钙离子通道阻滞剂、ACEI等，有助于逆转左心室肥厚，改善舒张功能。

**2. 缓解肺淤血** 如限制钠盐摄入、使用利尿剂减少循环血量、使用硝酸酯类药物减少静脉回流，从而缓解肺淤血。但上述用药均需从小剂量开始，注意不使前负荷过度降低。对于单纯舒张性心衰，心室充盈压需高于正常才能维持心搏量。

**3. 适宜的心室率和心律** 心率增快可缩短心室充盈和冠状动脉灌注时间，对舒张性心衰不利，应尽可能使静息状态下心率维持在60次/分左右。β受体阻断药和钙离子通道阻滞剂是最常用的药物，以降低心室率，延长舒张期。维持窦性心律有利于保证房室同步，增加心室充盈。如舒张性心衰并发心房颤动，应尽可能转复并维持窦性心律；如果安装永久性心脏起搏器，应考虑房室顺序起搏。

**4. 改善左室舒张早期充盈** 钙离子通道阻滞剂明显增加左室松弛率和舒张早期心室充盈，可作为舒张性心衰治疗的主要药物，但维拉帕米不宜与β受体阻断药合用。

**5. 禁用正性肌力药物** 单纯舒张性心衰不宜应用正性肌力药物，如同时合并收缩性心衰则以治疗后者为主。

**知识拓展**

**心力衰竭患者的长期管理**

心力衰竭的治疗中，患者自我管理和定期随访至关重要，应包括以下内容。①患者教育：心衰患者及家属应得到准确的有关疾病知识和管理的指导，内容包括健康的生活方式、平稳的情绪、适当的诱因规避、规范的药物服用、合理的随访计划等。②体重管理：体重改变往往出现临床液体潴留症状和体征之前，更为敏感，通常体重增加超过2kg/3d，则提示需调整利尿剂剂量。③饮食管理：少钠盐摄入有利于减轻水钠潴留。④活动：适宜的活动能提高骨骼肌功能，改善活动耐量，改善疾病预后。应鼓励病情稳定的心衰患者主动运动，根据病情轻重不同，在不诱发症状的前提下从床边小坐开始逐步增加有氧运动。

## 【急性心力衰竭】

急性心力衰竭指急性心脏病变导致短时间内心肌收缩力明显减低，致使心排血量显著、急骤降低引起组织、器官灌注不足和急性肺淤血的综合征。可分为急性左心衰和急性右心衰，临床以急性左心衰较为常见，是内科急危重症，以肺水肿和心源性休克为主要表现，抢救是否及时、合理与预后密切相关。急性右心衰较少见，常见于急性右心室心肌梗死或大面积肺栓塞引起的急性肺源性心脏病。下面重点介绍临床常见的急性左心衰。

### 一、病因

**1. 心肌舒缩功能障碍** 慢性心衰急性加重、急性广泛性心肌梗死、急性心肌炎、围生期心肌病等导致心脏收缩功能明显下降；急性大量心包积液或积血所致的急性心脏压塞造成心室舒张功能受限。

**2. 心脏负荷过重** 机械梗阻或压力负荷过重如高血压性心脏病者血压急剧升高、严重的二尖瓣或主动脉瓣狭窄、左室流出道梗阻、二尖瓣口黏液瘤或血栓的嵌顿等使心脏排血受阻；容量负荷过重如急性心肌梗死或急性感染性心内膜炎所致乳头肌或肌腱断裂、瓣膜

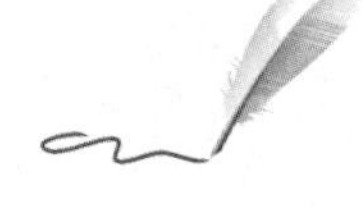

穿孔，输血或输液过多、过快等，导致心脏内容量负荷增多。

**3. 严重的心律失常** 包括快速的室上性和室性心律失常以及严重的心动过缓，使心脏排血显著减少，尤其是原来有心脏病基础的患者更易发生。

**4. 其他非心源性因素** 如药物治疗依从性不佳、严重感染或大手术后，以及存在高输出综合征如甲状腺危象、重度贫血、分流综合征等。

## 二、发病机制

心脏解剖或功能突发的异常，导致心脏收缩力突然严重减弱，或左室瓣膜急性反流，心排血量急剧减少，左室舒张末期压迅速升高，肺静脉压和肺毛细血管压迅速升高，肺毛细血管内液体渗入到肺间质和肺泡内形成急性肺水肿。

## 三、临床表现

**1. 症状** 起病急骤，患者突然出现严重呼吸困难，呼吸频率可达30～40次/分，端正呼吸、发绀、大汗、烦躁不安，伴恐慌、濒死感、窒息感。同时伴频繁咳嗽，咳粉红色泡沫痰。肺水肿早期血压可升高，但随着病情持续进展，血压将逐步下降甚至休克，出现意识障碍、少尿、肾功能衰竭等表现。

**2. 体征** 听诊两肺满布湿性啰音和哮鸣音，心尖部第一心音减弱，频率快，同时有舒张早期可闻及奔马律，肺动脉瓣第二心音亢进。休克时面色苍白、发绀、大汗、皮肤湿冷，心率增快，持续低血压。

## 四、诊断与鉴别诊断

（1）根据典型的症状和体征，有引起急性左心衰竭的病因，一般不难做出诊断。既往心脏病史、咳粉红色泡沫痰及心尖区舒张期奔马律，结合BNP水平易与支气管哮喘相鉴别。心源性休克并发肺水肿可与其他原因所致的休克鉴别。

（2）急性心力衰竭的临床严重程度常用Killip分级。

Ⅰ级：无急性心力衰竭。

Ⅱ级：有急性心力衰竭，肺部中下肺野湿性啰音，心脏奔马律，胸部X线检查见肺淤血。

Ⅲ级：严重急性心力衰竭，严重肺水肿，满肺湿性啰音。

Ⅳ级：心源性休克。

## 五、治疗

治疗目标是改善心衰症状，纠正血流动力学异常；去除诱因，积极治疗病因；降低死亡率，改善患者长期预后。

### （一）基本处理

**1. 体位** 患者取坐位，双腿下垂，以减少回心血量，减轻心脏前负荷。

**2. 吸氧** 立即给予高流量鼻导管吸氧，病情严重者可以给予持续气道正压通气或无创性正压机械通气给氧，使肺泡内压力在吸气时增加，加强气体交换，且可对抗组织液向肺泡内渗透。有时采用乙醇（浓度20%～95%）湿化氧疗，以降低肺泡内泡沫表面张力，有利于改善通气。

**3. 救治准备** 开放静脉通道，留置导尿管、心电监护、血氧监测等。

**（二）药物治疗**

**1. 吗啡**　多用于急性心衰的早期，尤其患者烦躁不安时，不仅可以使患者镇静，减少躁动所带来的额外的心脏负担，而且具有小血管舒张的功能而减轻心脏的负荷。3～5mg 静脉注射，必要时每间隔 15 分钟重复 1 次，共 2～3 次。老年患者可酌减剂量或改为肌内注射。注意呼吸抑制情况的观察。

**2. 利尿剂**　首选强效袢利尿剂，降低心脏负荷，快速改善心衰症状。主要用于急性心衰伴肺循环或体循环淤血者，尤其是容量负荷过重者。常用呋塞米、托拉塞米、布美他尼等。如呋塞米 20～40mg 静脉注射，于 2 分钟内推完，10 分钟内起效，可持续 3～4 小时，4 小时后可重复 1 次。应注意低血容量和低钾血症的发生。

**3. 血管扩张剂**

（1）硝酸甘油　扩张小静脉，降低回心血量。在不减少每搏量和增加心肌耗氧的情况下能减少肺淤血，尤其适用于急性冠脉综合征伴心衰的患者。本药的耐受量个体差异很大，起始剂量为 5～10μg/min，然后每 10 分钟调整 1 次，每次增加 5～10μg，维持剂量为 50～100μg/min，最大剂量为 200μg/min，以收缩压达到 90～100mmHg 为度。

（2）硝普钠　为动静脉血管扩张剂，有效降低心脏前后负荷，作用迅速、短暂，静注后 2～5 分钟起效。起始剂量 0.3μg/（kg・min）滴入，根据血压逐步增加剂量，最大量可用至 5μg/（kg・min），维持量为 50～100μg/min。硝普钠含有氰化物，静脉滴注时需避光并临床配制，4～8 小时内滴完。

（3）重组人脑利钠肽　扩张动静脉，包括冠状动脉，降低心脏前后负荷，还可抑制 RASS 系统及交感系统活性，起一定程度的排钠利尿作用。先予以负荷剂量 1.5～25μg/kg 静脉推注，然后以 0.01μg/（kg・min）静脉滴注，也可直接静脉滴注，疗程一般为 3 天。

**4. 正性肌力药**

（1）多巴胺　小剂量多巴胺［<2μg/（kg・min）］静脉注射可降低外周阻力，扩张肾、冠脉和脑血管；较大剂量［>2μg/（kg・min）］可增加心肌收缩力和心输出量，均有利于改善急性心衰的病情。但 >5μg/（kg・min）的大剂量静脉注射时，因可兴奋 α 受体而增加左室后负荷和肺动脉压而对患者有害。

（2）多巴酚丁胺　可增加心输出量，起始剂量为 2～3μg/（kg・min），可根据尿量和血流动力学监测结果调整剂量，最高可用至 20μg/（kg・min）。多巴酚丁胺可使心律失常发生率增加，应特别注意。

（3）磷酸二酯酶抑制剂（PDEI）　米力农兼有正性肌力及降低外周血管阻力的作用。在扩管利尿的基础上短时间应用米力农可取得较好的疗效。起始 25μg/kg 于 10～20 分钟推注，继以 0.375～0.75μg/（kg・min）速度静脉滴注。

（4）洋地黄类制剂　适用于心房颤动伴快速心室率或原有心脏增大伴左心室收缩功能不全者，首剂可给 0.4～0.8mg，2 小时后可酌情再给 0.2～0.4mg。对急性心肌梗死，在急性期 24 小时内不宜用洋地黄类药物；二尖瓣狭窄所致肺水肿，洋地黄类药物也无效。后两种情况如伴有心房颤动的快速心室率则可应用洋地黄类药物减慢心室率，有利于缓解肺水肿。

**5. 氨茶碱**　可缓解支气管痉挛，并有一定的正性肌力及扩血管和利尿的作用，可辅助治疗，缓解症状。

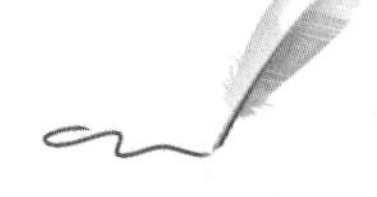

### （三）机械辅助治疗

**1. 主动脉内球囊反搏（IABP）** 能显著改善血流动力学，目前已成为心源性休克或严重左心衰治疗的一部分，可有效改善心肌灌注，降低心肌耗氧量和增加心输出量。适用于如下几种情形：①强心、扩血管等治疗短期效果不佳；②并发严重二尖瓣反流或室间隔破裂，为获得血流动力学稳定以利进一步诊治；③严重心肌缺血，准备行冠状动脉造影术和血运重建术。严重的周围血管疾病、难以纠正的心力衰竭和多脏器衰竭者不宜使用。

**2. 心室辅助装置** 包括心室辅助泵、体外膜肺氧合（ECMO）等。近年来心室辅助装置多用作急性失代偿性心力衰竭的短期循环支持，以协助治疗急性心力衰竭或作为心脏移植前的一种过渡措施。研究表明 ECMO 可部分或全部替代心肺功能，明显改善预后。

**知识拓展**

**辅助检查在急性心力衰竭诊断中的价值**

1. 超声心电图可以发现基础心脏疾病并对心脏功能进行评价，还可以鉴别左心衰竭、右心衰竭。

2. 血气分析不仅仅用于肺及支气管疾病诊断，氧饱和度和酸碱平衡对判断患者病情危险度，甚至对于病因辅助诊断都有较高的价值。

3. 关于急性心衰疾病的诊断，除了超声心动图外，心肌标志物检测也是必要的检查。

4. 由于急性心力衰竭与肺栓塞都有呼吸困难和低血压的表现，所以要进行鉴别，可先进行 D－二聚体筛查。

**小结**

心力衰竭在心血管疾病的基础上发生，其分类有多种，按发生部位可分为左心衰、右心衰或全心衰。左心衰主要表现为肺循环淤血，如呼吸困难、咳嗽、咳痰、咯血等。右心衰表现为体循环淤血，如水肿、食欲减退、恶心、呕吐、颈静脉充盈、肝大等。X 线检查和超声心动图是心衰诊断中的主要检查手段。心衰的治疗不仅包括血流动力学和临床症状的改善，而且还要注重对预后的改善。

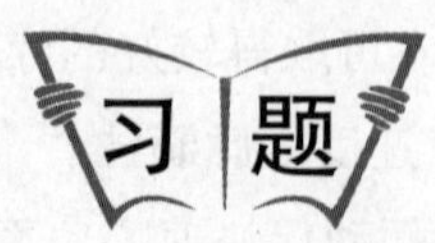


## 一、选择题

**【A1/A2 型题】**

1. 慢性心力衰竭最常见的诱发因素是
   A. 过劳与情绪激动　　B. 感染
   C. 环境、气候的急剧变化　　D. 妊娠与分娩
   E. 输液过多，过快

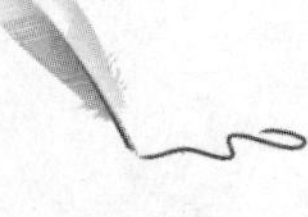

2. 下列可以造成左室压力负荷过重的是
   A. 甲状腺功能亢进　　B. 主动脉瓣关闭不全
   C. 二尖瓣关闭不全　　D. 高血压
   E. 贫血
3. 下列引起左室后负荷增高的主要因素是
   A. 肺循环压增高　　B. 体循环压增高
   C. 回心血量增加　　D. 主动脉瓣关闭不全
   E. 红细胞压积增大
4. 下列体征对诊断右心衰竭最有意义的是
   A. 心率明显增快
   B. 心律显著不齐
   C. 胸骨左缘第 3 ~4 肋间闻及舒张期奔马律
   D. 胸骨左缘第 3 ~4 肋间闻及收缩期杂音
   E. 肺动脉瓣区第二心音明显亢进
5. 右心衰竭的患者常因组织液生成过多而导致下肢水肿，其主要发病机制是
   A. 血浆胶体渗透压降低　　B. 毛细血管血压增高
   C. 组织液静水压降低　　D. 组织液胶体渗透压升高
   E. 淋巴回流受阻
6. 心力衰竭患者水肿通常首先出现在的部位是
   A. 颜面　　B. 双手　　C. 身体最低部位
   D. 眼睑　　E. 腹部
7. 下列脉搏改变提示左心功能不全的是
   A. 奇脉　　B. 迟脉　　C. 交替脉
   D. 水冲脉　　E. 重搏脉
8. 下列检查项目结果正常时，对未经治疗的患者最有助于排除心力衰竭的是
   A. 血浆利钠肽水平　　B. 冠状动脉造影
   C. 血浆肌钙蛋白水平　　D. 心电图
   E. 胸部 X 线检查
9. 下列药物可以治疗慢性心功能不全和逆转心肌肥厚并能降低病死率的是
   A. 强心苷　　B. 哌唑嗪　　C. 硝酸甘油
   D. 酚妥拉明　　E. 卡托普利
10. 慢性心力衰竭时推荐使用的 β 受体阻断药是
    A. 所有已上市的 β 受体阻断药　　B. 美托洛尔
    C. 阿替洛尔　　D. 普萘洛尔
    E. 吲哚洛尔
11. 下列药物对急性左心衰竭症状改善最有效的是
    A. 洋地黄　　B. 利尿剂
    C. 钙离子通道阻滞剂　　D. β 受体阻断药
    E. 血管紧张素转换酶抑制剂

12. 患者，男，50 岁。突发呼吸困难，伴咯粉红色泡沫痰。查体：血压 190/100mmHg，听诊双肺布满干湿啰音。该患者的最佳治疗药物是

A. 硝普钠　　B. 毛花苷 C　　C. 氨茶碱

D. 硝酸甘油　　E. 多巴酚丁胺

**【A3/A4 型题】**

（13～14 题共用题干）

患者，男，45 岁。因呼吸困难和水肿入院。查体：颈静脉怒张，肝右肋缘下 5cm 处可触及，表面光滑，轻度压痛，双下肢有指凹性水肿。

13. 查体时心脏体征可能发现

A. 心脏形态呈靴形

B. 主动脉瓣区可听到粗糙的收缩期杂音

C. 心尖部可听到舒张期杂音

D. 心尖搏动向左下移位

E. 主动脉瓣第二听诊区可听到叹气样舒张期杂音

14. 下列心音改变不出现于该患者的是

A. 心尖部第二心音增强

B. 心尖部第一心音增强

C. 肺动脉瓣区第二心音增强

D. 肺动脉瓣区第二心音分裂

E. 心尖部第一心音可呈拍击性

## 二、思考题

患者，男，75 岁。因胸闷、憋气 2 年，加重 1 周入院。患者 15 年前确诊为高血压，最高血压 190/100mmHg，平时未规律服药，血压控制不良。2 年前间断出现活动后胸闷、憋气，活动耐量下降，1 周前受凉后自觉胸闷、憋气症状加重，夜间不能平卧。

查体：T 37.8℃，P 120 次/分，R 24 次/分，BP 200/100mmHg。半卧位，颈静脉无怒张，双下肺可闻及湿啰音，心界向左下扩大，心率 120 次/分，律齐，心前区无杂音，肝肋下未触及，四肢肌力正常，双下肢无水肿。

实验室检查：WBC $11.5\times10^9$/L，N 85%，L 20%。心电图示左室肥厚伴劳损。超声心动图示左室增大，收缩功能减退，LVEF 35%。

请问：

1. 请写出患者的临床诊断、诊断依据、鉴别诊断。
2. 该患者的治疗方案是什么？
3. 请对患者进行健康教育。

扫码“练一练”

（綦　兵）

# 第三节　心律失常

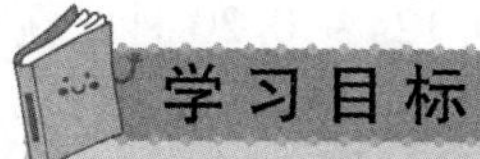


1. **掌握**　心律失常的概念与分类，期前收缩、心动过速、房颤、房室传导阻滞的诊断与治疗。

2. **熟悉**　常见心律失常的病因、临床表现与鉴别诊断。

3. **了解**　心律失常的发病机制。

4. 学会准确分析心电图图像和电生理检查。

5. 具有对患者及家属进行健康教育、指导科学合理用药的能力。

心律失常是指心脏激动的起源部位、频率、节律、传导速度与激动次序等的异常，可单独发病，更可为其他心血管等疾病所伴发。其预后与心律失常的病因、诱因、是否导致严重血流动力障碍有关。临床上通过心脏听诊、常规心电图检查、运动心电图检查、动态心电图检查、电生理检查等可做出诊断。

## 【窦性心律失常】

心脏激动正常即起源于窦房结。窦性心律失常指由于窦房结冲动发放频率的异常或窦房结冲动向心房传导受阻所导致的心律失常。

**课堂互动**

熟练掌握正常心脏激动的传导途径

学生思考：

心脏正常的传导途径，分析心房、心室顺序激动，协调一致完成泵血功能的电生理基础是什么？

老师解答：

1. 正常心脏激动的传导途径是窦房结—节间束—房室结—希氏束—希氏束左右束支—浦肯野纤维。

2. 主要特点为房室交界区传导性低、传导速度慢，产生房室延搁，保证心室肌在心房收缩之后才收缩，使两者协调一致完成泵血功能。

### （一）窦性心动过速

成人窦性心律，其频率超过100次/分即为窦性心动过速（sinus tachycardia），简称窦速。

**1. 病因**　常见于某些生理情况，如运动、情绪激动、饮用咖啡、茶等。也可见于各种心脏病及其他全身疾病，如发热、贫血、甲状腺功能亢进、休克等。此外，可由某些药物所致，如β受体激动剂（异丙基肾上腺素）、M受体阻断药（阿托品）等。

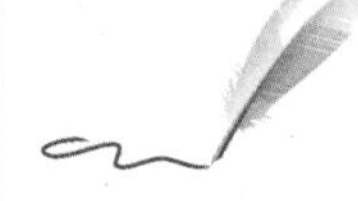

**2. 临床表现** 除原发病表现外，常伴有心悸，通常逐渐开始和终止，频率大多在100～150次/分。

**3. 心电图特点** ①P波频率>100次/分；②具有正常窦性心律P波的其他特点（即P波在Ⅰ、Ⅱ、aVF、$V_4$～$V_6$导联直立，在aVR导联倒置；P－R间期为0.12s～0.20秒；在同一导联P－P间距之差<0.12秒）；③当窦性心动过速的频率过快，尤其超过>150次/分时，P波可与前一心搏的T波重叠，需与阵发性室上性心动过速相鉴别（图3－3－1）。

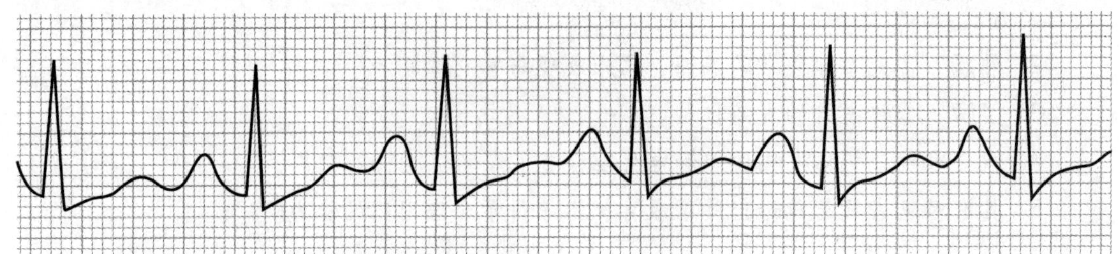

图3－3－1 窦性心动过速

**4. 治疗** 主要是治疗原发病及祛除诱因，必要时可给予β受体阻断药或镇静剂治疗。

**（二）窦性心动过缓**

成人窦性心律频率低于60次/分即为窦性心动过缓（sinus bradycardia），简称窦缓。

**1. 病因** 常见于某些生理状况，如健壮的青年人、运动员或睡眠时；也可见于某些心内外疾病，如各种原因引起的颅内压增高、低温、甲状腺功能减退、下壁心肌梗死、阻塞性黄疸等；还可因为服用导致心率减慢的药物，如β受体阻断药、胺碘酮、拟胆碱药物等。

**2. 临床表现** 生理性及轻度窦缓多无临床表现，疾病及药物所致可伴有心悸、头晕、乏力，严重患者可出现晕厥、休克等。

**3. 心电图特点** ①P波频率<60次/分，通常为40～59次/分；②具有正常窦性心律P波的其他特点；③可伴有窦性心律不齐，即在同一次心电图记录中，P－P间隔之差>0.12秒。（图3－3－2）

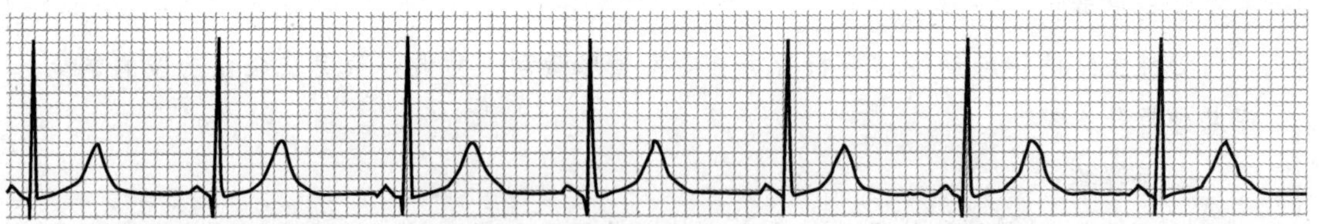

图3－3－2 窦性心动过缓

**4. 治疗** 无症状者无须治疗，有症状者应进行病因治疗和酌情给予阿托品或异丙基肾上腺素等治疗，但长期应用效果不确定，易产生严重的副作用，可考虑安装心脏起搏器。

**（三）病态窦房结综合征**

病态窦房结综合征（sick sinus syndrome，SSS）简称病窦综合征，是由于窦房结病变导致其功能减退，引起一系列心律失常的综合表现。

**1. 病因** 窦房结退行性变，冠心病、心肌病、心肌炎、风湿性心脏病、外科手术损伤、高血压等均可导致。

**2. 临床表现** 起病隐匿，轻者头晕、心悸、乏力、记忆力减退等，重者出现发作性黑曚甚至晕厥，偶可发生心绞痛、心力衰竭或休克等。急性下壁心肌梗死和心肌炎，可引起暂时性窦房结功能不全，急性期过去后多消失。

**3. 心电图特点**　①持续而显著的窦性心动过缓（<50 次/分），排除药物所致。②窦性停搏，即在正常的窦性节律后，突然出现一个较长的无窦性 P 波的长间歇，这一显著延长的 P－P 间期与原窦性 P－P 间期不成倍数关系，但常超过基本窦性周期的 1.5 倍（图 3－3－3）。③窦房传导阻滞分为三度：其二度Ⅰ型窦房传导阻滞为一系列连续出现的 P 波中，P－P 间期依次逐渐缩短，直至发生一 P 波脱漏而出现长的 P－P 间期，如此周而复始，长的 P－P 间期短于基本 P－P 间期的 2 倍（图 3－3－4）；其二度Ⅱ型窦房传导阻滞为一系列连续出现的 P 波中，多数 P－P 间期相等，但间歇性出现 P 波脱漏，长的 P－P 间期是短的 P－P 间期的 2 倍，据此与窦性停搏鉴别（图 3－3－5）；一度及三度窦房传导阻滞心电图无法明确诊断。④窦房传导阻滞与房室传导阻滞并存。⑤心动过缓－心动过速综合征，即心动过缓与房性快速性心律失常交替出现。

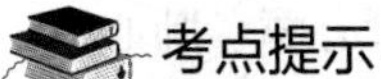


病态窦房结综合征的心电图诊断：①持续而显著的窦性心动过缓；②窦性停搏；③窦房传导阻滞；④窦房传导阻滞与房室传导阻滞并存；⑤心动过缓－心动过速综合征。

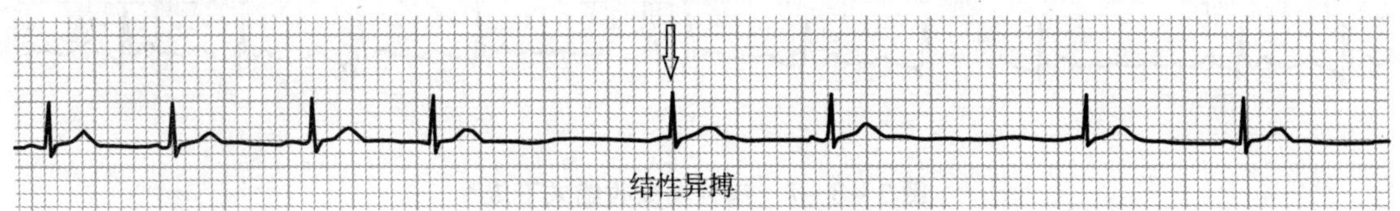


图 3－3－3　窦性停搏

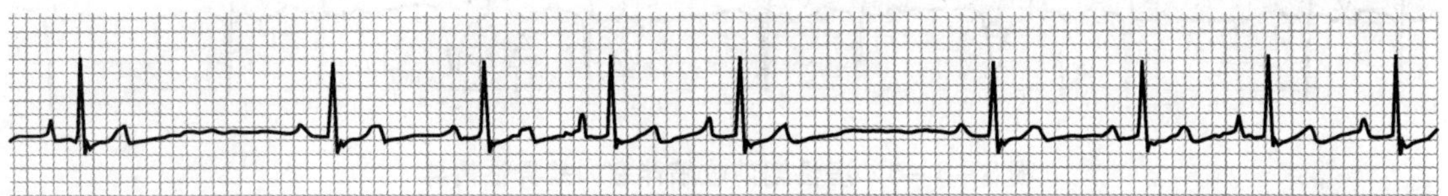

图 3－3－4　二度Ⅰ型窦房传导阻滞

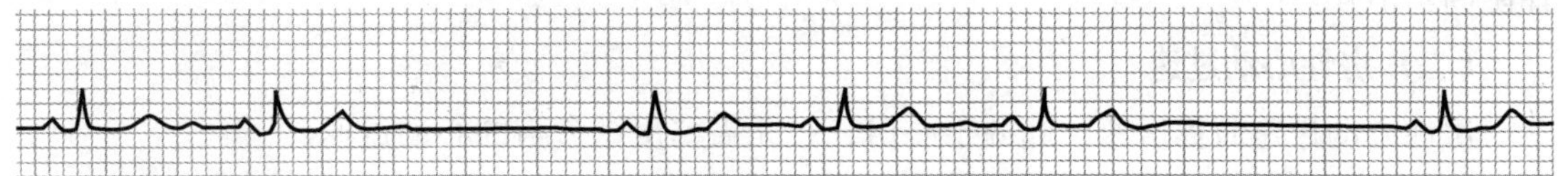

图 3－3－5　二度Ⅱ型窦房传导阻滞

**4. 治疗**　①病因治疗；②药物治疗：可选用 β 受体兴奋剂（如肾上腺素）、M 受体阻断药（如阿托品）等，但多效果欠佳；③安装起搏器：对反复出现严重症状，尤其慢快综合征型及心电图 >3 秒长间歇者宜首先安装起搏器。

## 【房性心律失常】

### （一）房性期前收缩

房性期前收缩（atrial premature beats），亦称房性早搏或房早，指比基本心律（通常为

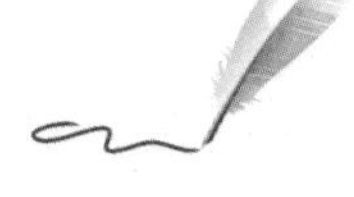

窦性心律）提早出现的、起搏点位于心房的异位激动，较常见。

**1. 病因** 可见于某些生理情况，如剧烈运动、过量吸烟、过量饮酒与咖啡等；亦可见于心内外疾病，如冠心病、肺心病、高血压、心肌病等。

**2. 临床表现** 可无明显症状，部分患者感心悸、乏力，自觉心脏停跳感，尤其频发房早。

**3. 心电图特点** ①提早出现P′波，P′形态与同一导联窦律P波不同；②P′－R间期≥0.12秒；③代偿间歇不完全，少数房早因发生较晚等原因，窦房结的节律未被干扰，其后出现完全性代偿间歇；④P′后QRS波群一般与窦性心律相似（图3－3－6）；⑤如P′后无QRS波时称房早未下传，可形成有较长间歇（图3－3－7）；⑥有时出现相关宽大畸形的QRS波群，称房性期前收缩伴室内差异性传导（图3－3－8）。

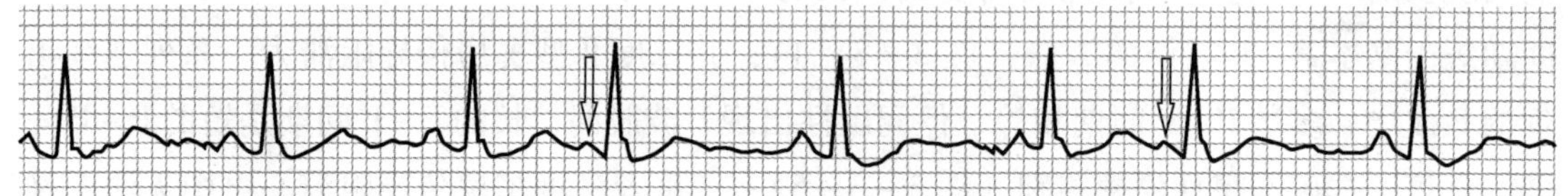

图3－3－6 房性期前收缩

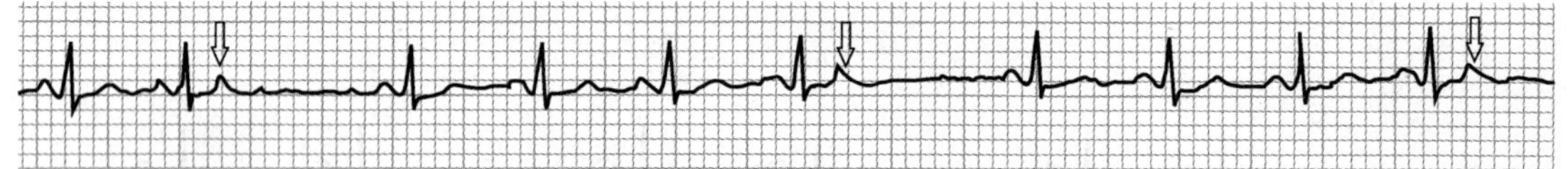

图3－3－7 房性期前收缩未下传

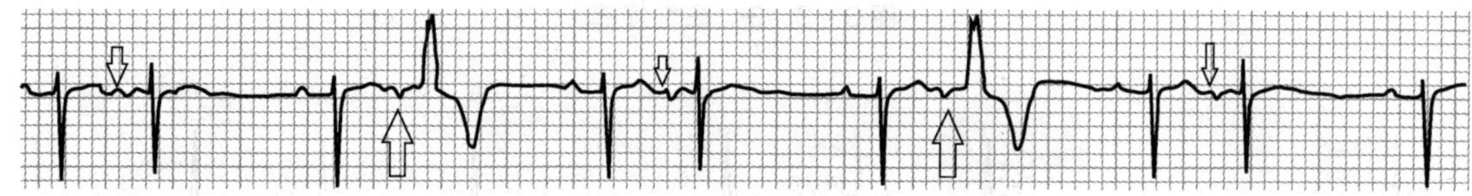

图3－3－8 房性期前收缩伴室内差异性传导

**4. 治疗** 祛除诱因，开展病因治疗；有明显症状者可给予莫雷西嗪或普罗帕酮等β受体阻断药治疗。

**（二）房性心动过速**

房性心动过速简称房速。起源于心房，且无需窦房结参与的心动过速。

**1. 病因** 常见于心肌梗死、肺心病、心肌病、低钾血症、洋地黄中毒等。无明确病因者称特发性房速，多见于儿童、青少年，成人少见。

**2. 临床表现** 多表现为心悸、乏力、胸闷等，部分可无症状，合并器质性心脏病者，可出现头晕、晕厥、心绞痛、肺水肿等。

**3. 心电图特点** ①心房P′波频率通常为130～150次/分，较为规则；②P′波形态与窦性者不同；③P′－R间期≥0.12秒；④P′波之间的等电位线仍存在（心房扑动时等电线消失不同），QRS形态与时限与窦性相同（图3－3－9）；⑤刺激迷走神经不能终止心动过速，仅加重房室传导阻滞；⑥发作开始时，心率逐渐加速。

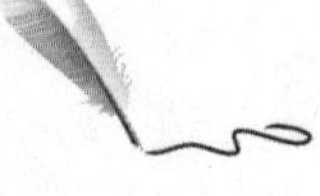

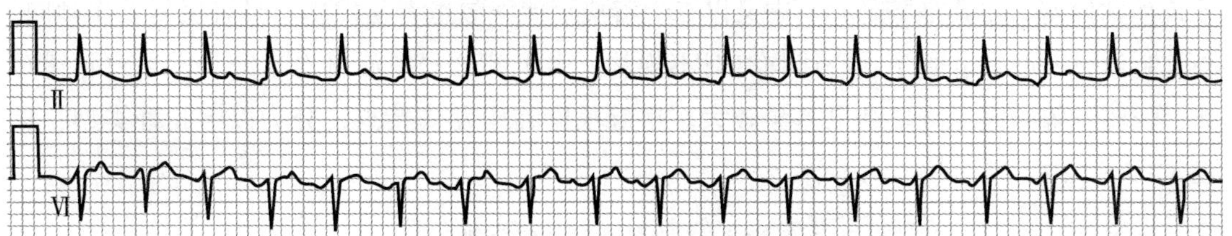


图3-3-9　房性心动过速

**4. 治疗**　在病因治疗的基础上可选用洋地黄、β受体阻断药、非二氢吡啶类钙离子通道阻滞剂以控制心室率；也可给予$I_A$类、$I_C$类或Ⅲ类抗心律失常药物以转复窦性心律或射频消融治疗。

**（三）心房扑动**

心房扑动（atrial flutter）简称房扑，是介于房速与心房颤动之间的快速性心律失常。

**1. 病因**　多见于器质性心脏病患者，包括风湿性心脏病、冠心病、高血压性心脏病、甲亢性心脏病等，也可因为心包炎、心肌病、肺心病、先天性心脏病及酒精中毒等。

**2. 临床表现**　主要与心室率的快慢有关。如心室率不快，可无明显症状，如心房扑动伴极快的心室率，则出现心悸、气促，甚至诱发心绞痛、心衰、休克等。

**3. 心电图特点**　①P波消失，代之以大小间距形态一致的扑动波（F波），F波之间无等电位线，多呈锯齿状，在Ⅱ、Ⅲ、aVF清晰；②扑动波多为250～350次/分；③大多不能1∶1下传，可按一定比例下传，如2∶1、3∶1、4∶1等；④QRS波群一般不增宽（图3-3-10）。

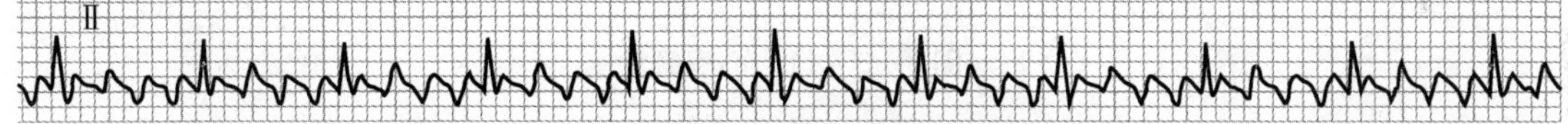


图3-3-10　心房扑动4∶1传导

**4. 治疗**　①病因治疗；②控制心室率：常用β受体阻断药、钙离子通道阻滞剂（维拉帕米、地尔硫䓬）或洋地黄制剂（地高辛、毛花苷C）；③转复心律，根据发病机制不同，可采用包括药物治疗（奎尼丁、普罗帕酮、胺碘酮）、快速食道心房调拨、射频消融及电转复等。

**（四）心房颤动**

心房颤动（atrial fibrillation）简称房颤，是一种以心房不协调活动而导致心房机械舒缩功能恶化为特征的室上性心动过速性心律失常。

**1. 病因**　临床上房颤发生的高风险因素包括高龄、高血压、糖尿病、心肌梗死、瓣膜性心脏病、心力衰竭、肥胖、阻塞性睡眠呼吸暂停、心胸外科手术、吸烟、运动、饮酒、甲状腺功能亢进、脉压增加、家族史、遗传变异等。

**2. 临床表现**　房颤的症状取决于有无器质性心脏病、心功能基础、心室率的快慢及发作形式。特发性房颤而心室率不快者，可无症状。其他常见的症状包括心悸、气促、乏力和心前区不适，尤其初发及阵发性者。严重者可出现头晕、急性肺水肿、心绞痛、心源性休克等。房颤时由于心房丧失机械收缩功能及血液淤滞，易形成左心房血栓，栓子脱落后

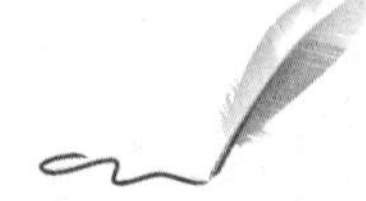

导致动脉栓塞，尤其是脑部，其中又以二尖瓣狭窄伴房颤患者易发生，且有反复发作倾向。心脏听诊第一心音、心率、心律均绝对不规整。由于部分每搏心输血量减少，导致脉搏短绌、强弱不等和血压测量结果差异较大。房颤根据临床发作特点，分为以下几种类型，见表3－3－1。

**表3－3－1　房颤临床分型**

| 初发房颤 | 指首次发现的房颤 |
|---|---|
| 阵发性房颤 | 指持续时间＜7天的房颤，一般＜48小时，多为自限性 |
| 持续性房颤 | 房颤持续时间＞7天或更长（＞1年），经药物、电转复能恢复为窦性心律 |
| 永久性房颤 | 不能转为窦性心律的房颤（转复失败或不能转复） |

**3. 心电图特点**　①P波消失，代之以大小不等，形态各异的颤动波（f波），通常 $V_1$ 导联明显；颤动波频率范围为350～600次/分；②R－R间距绝对不规则，QRS波一般不增宽（图3－3－11）；③由于R－R间距长短不一，有时可伴室内差异传导使QRS波增宽，需与室性期前收缩进行鉴别（图3－3－12）。

> **考点提示**
> 房颤的临床表现特点为心脏听诊第一心音、心率、心律均绝对不规整；脉搏短绌、强弱不等和血压测量结果差异较大。

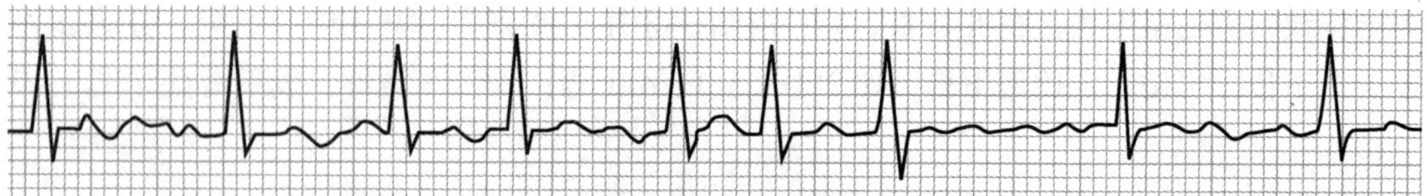

图3－3－11　心房颤动

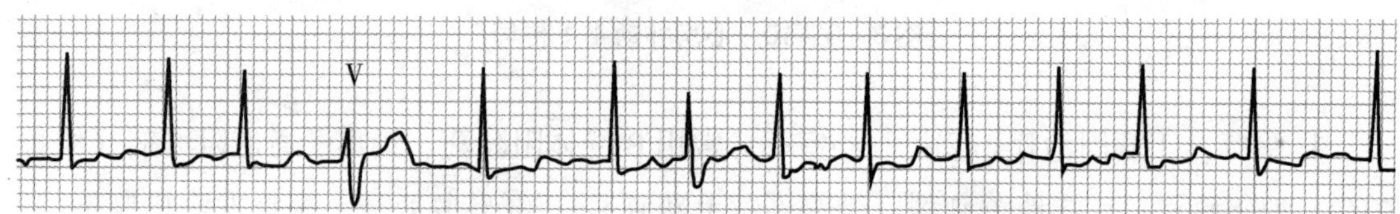


图3－3－12　心房颤动伴室内差异传导

**4. 治疗**　①治疗原发病，祛除诱发因素；②控制心室率，口服β受体阻断药或钙离子通道阻滞剂（伴低血压或急性心衰除外），使静息心率控制在60～80次/分，活动心率控制在90～115次/分；心衰患者可口服或静脉使用洋地黄类药物，或使用胺碘酮控制静息时心室率；③转复窦性心律，在住院条件下应用胺碘酮、多非利特、氟尼卡、普罗帕酮、伊布利特、普罗帕酮、奎尼丁等药物对心房颤动施行药物心律转复。快速房颤伴心肌缺血、低血压、心绞痛、心衰、预激综合征，血流动力学不稳定而药物疗效不佳时，应立即行直流电复律；④抗凝治疗，防治血栓栓塞。房颤患者发生栓塞的危险因素包括年龄＞75岁、心衰、高血压、糖尿病。存在上述1

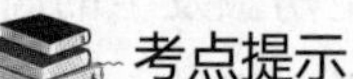

> **考点提示**
> 心房颤动的治疗原则是：①控制心室率；②转复窦性心律；③抗凝治疗，防治血栓栓塞。

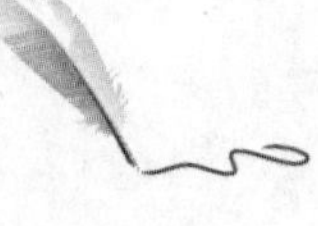

个危险因素为栓塞低危，1 个以上为中危，有短暂脑缺血发作（TIA）或栓塞史者为高危人群。

抗凝治疗原则为：年龄 <60 岁，临床及超声心动图提示无器质性心脏病者，不需要抗凝治疗；>60 岁房颤患者均需抗凝治疗。栓塞低危者服用阿司匹林或华法林，栓塞中高危者口服华法林，凝血酶原时间国际标准化比值 INR 维持在 2.0 ~ 3.0。

**知识链接**

**神奇的阿司匹林**

阿司匹林是一种历史悠久的解热镇痛药，于 1899 年由德莱塞介绍到临床。上市后发现其还具有抗血小板凝聚的作用，于是重新引起了人们极大的兴趣。现多用于预防血栓等疾病。

## 【房室交界性心律失常】

### （一）房室交界性期前收缩

房室交界性期前收缩（junction premature beats）简称交界性期前收缩，指比基本心律（通常为窦性心律）提早出现的、起搏点位于房室交界区性的异位激动。心电图特点是：①提早出现 QRS－T 波群，形态多与窦性心律相同；②在 QRS 波群之前、之中、之后可见逆行 P′波，其中之前者 P′－R <0.12s，之后者 R－P′<0.20s；③代偿间歇常为完全。（图 3－3－13）。其病因、临床表现及治疗同房性期前收缩。

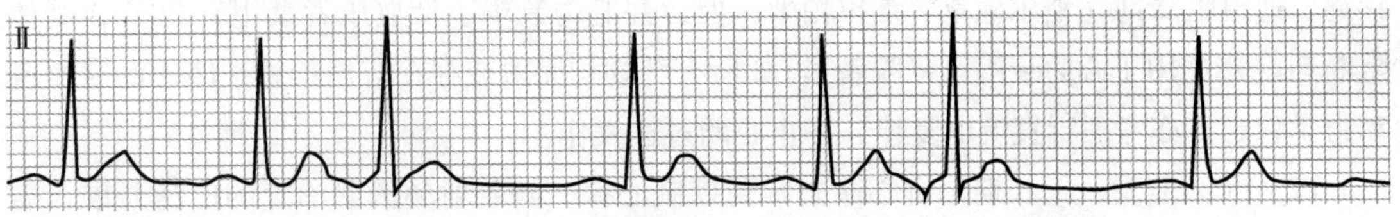


图 3－3－13　交界性期前收缩

### （二）阵发性室上性心动过速

阵发性室上性心动过速（paroxysmal supraventricular tachycardia，PSVT）简称阵发性室上速，指连续出现 3 次以上的房性期前收缩或房室交界性期前收缩，因心律过快，心电图上 P 波无法分辨，统称为阵发性室上速，其中 90% 为房室结折返性心动过速（AVNRT）和房室折返性心动过速（AVRT），其他 PSVT 有窦性心动过速及房性阵发性心动过速等。

**1. 病因**　通常患者无器质性心脏病，不同性别及年龄均可发生。

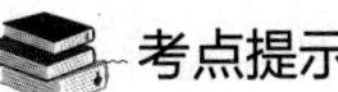

**考点提示**

阵发性室上性心动过速发作通常患者无器质性心脏病。

**2. 临床表现**　AVNRT 及 AVRT 均为突然发作，突然终止，多由一个室上性期前收缩诱发。持续时间长短不一，从数秒钟到数小时，甚至数天。发作时出现心悸、紧张、焦虑、头晕，甚至诱发心绞痛、心衰、晕厥、休克等。AVNRT 有衬衫扑动或者被敲打颈部的感觉。症状轻重与心率快慢、持续时间和有无基础心脏病密切相关。

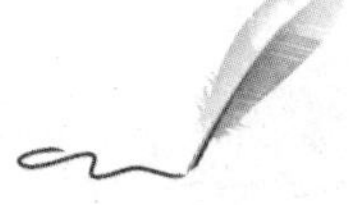

**3. 心电图特点** ①心室率一般在160～260次/分；②节律快而规则；③QRS形态一般正常（伴有束支阻滞或室内差异性传导时，或预激综合征者，可呈宽QRS波心动过速，需与室性心动过速鉴别），（图3－3－14）。

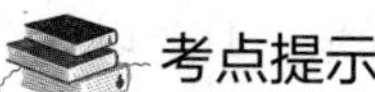
考点提示

阵发性室上性心动过速发作的临床特点是突然发作，突然终止。

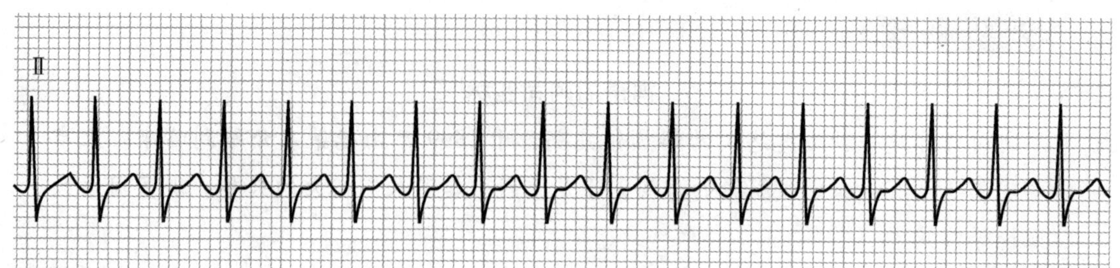


图3－3－14 阵发性室上性心动过速

**4. 治疗**

（1）急性发作期 ①如患者心功能及血压正常，可先尝试刺激迷走神经，包括按摩颈动脉窦（患者仰卧，先按摩右侧5～10秒，如无效再试左侧5～10秒，切勿两侧同时加压，以免引起大脑缺血）；做Valsalva动作（患者用力吸气后屏气，然后用力呼气）；刺激咽部引起恶心（用筷子或勺子）；将面部浸入冷水内等；②药物治疗首选腺苷，半衰期很短，仅有6秒，故若无效，3～5分钟后可重复静脉注射；伴有心功能不全者，可首选洋地黄。上述措施无效或无法实施时，如伴血流动力学不稳定，则应考虑行直流电复律；③其他药物钙离子通道阻滞剂（地尔硫䓬、维拉帕米，但合并心力衰竭、低血压者禁用）以及β受体阻断药（避免用于心力衰竭及哮喘者）。如所有药物均无效或存在应用禁忌，即便此时血流动力学稳定，亦考虑行直流电复律，终止心动过速发作。

（2）预防复发 ①长期用抗心律失常药控制心律，随着射频消融治疗的广泛开展，需口服药物预防PSVT者已日渐减少；②经导管射频消融术（RFCA）：发作频繁、症状明显、药物治疗无效或不愿意长期服药预防的AVNRT和AVRT患者，应选用RFCA。

## 【室性心律失常】

### （一）室性期前收缩

室性期前收缩（premature ventricular beats）又称室性早搏，简称室早，指比基本心律（通常为窦性心律）提早出现的、起搏点位于心室的异位激动。

**1. 病因** 可见于某些生理情况，如激烈运动，精神紧张，过量饮酒、茶或咖啡，大量吸烟等。也可由心内外疾病所致，如冠心病、心肌炎、高血压、心脏瓣膜病、甲状腺功能亢进症、低钾血症、药物中毒等。

**2. 临床表现** 可无明显症状，部分患者可出现心悸、心跳停搏感、胸闷、恶心，严重者头晕、乏力、出汗、晕厥等，尤以频繁室早者明显，但症状的轻重常与病情的严重程度不呈正相关。

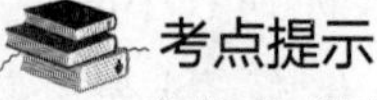
考点提示

房性期前收缩与室性期前收缩的心电图鉴别。

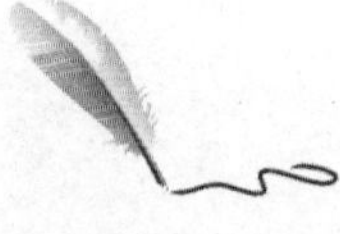

**3. 心电图特点**　①提早出现的 QRS－T 波群增宽变形，QRS 时限常 >0.12 秒；②QRS 波群前后无相关 P 波，代偿间歇往往完全；③ST 段和 T 波方向与 QRS 主波相反（图 3－3－15）。

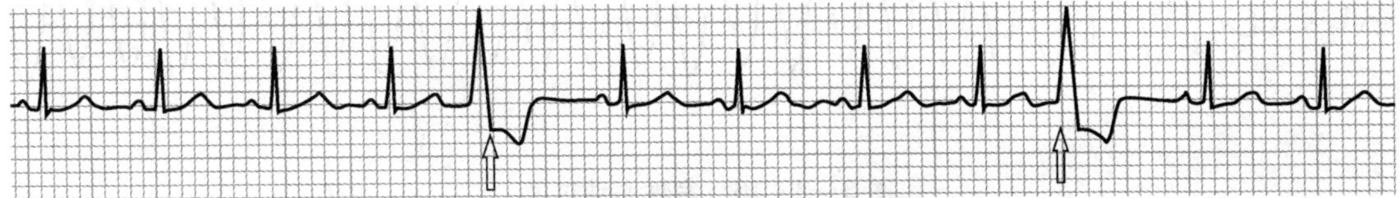

图 3－3－15　室性期前收缩

**4. 治疗**　①对无器质性心脏病者，早搏不会增加心脏性猝死的危险性，因此不需治疗；症状明显者以消除症状为目的，纠正诱发因素。给予镇静类药物，如地西泮，必要时短期应用Ⅱ类抗心律失常药（β 受体阻断药）及美西律等副作用较小的药物。以缓解症状。②有器质性心脏病者，首先治疗原发病，祛除其他诱发因素如吸烟、饮酒与咖啡。治疗药物包括镇静剂和 β 受体阻断药等，亦可选用Ⅰ类、Ⅲ类和Ⅳ类抗心律失常药物治疗，如普罗帕酮、胺碘酮等。③经导管射频消融治疗，少数症状明显或有不明原因左室功能障碍的频发室早及药物治疗效果不佳的高负荷流出道的室早可考虑。

### （二）室性心动过速

室性心动过速（ventricular tachycardia，VT）简称室速，是起源于希氏束分叉以下的特殊传导系统，或心室肌的连续 3 个或 3 个以上的异位心搏，频率超过 100 次/分。

**1. 病因**　常发生于器质性心脏病患者，其中以冠心病、急性心肌梗死最常见，其次易见于心肌病、二尖瓣脱垂等心脏瓣膜病，其他也见于电解质紊乱、代谢障碍、长 Q－T 综合征等，偶尔出现特发性室速。

**2. 临床表现**　室速症状与心室率的快慢、持续时间的长短、有无基础心脏病及心功能状态密切相关，非持续性室速（发作时间短于 30 秒，可自行终止）症状轻微。持续性室速（发作时间超过 30 秒，需药物或电复律才能终止）常伴有明显血流动力学障碍与心肌缺血，可出现头晕、气促、心绞痛、低血压、晕厥等。心脏听诊由于房室分离可闻及第一心音强弱不等，偶尔可闻及大炮音，颈静脉可见巨大 a 波。

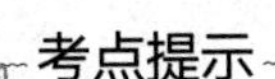

**考点提示**

心电图出现心室夺获及室性融合波可确立室性心动过速的诊断。

**3. 心电图特点**　①3 个或 3 个以上的室性期前收缩连续出现；②QRS 波群宽大畸形，时限通常 ≥0.12 秒；ST－T 方向与主波方向相反；③频率多在 100～250 次/分，节律可稍不齐；④心房激动波独立活动，与 QRS 波无固定关系，形成房室分离，心房激动波（P/P′）多埋藏于 QRS 波中，偶尔心室激动逆传，夺获心房，同样偶尔心房激动可下传至心室，产生心室夺获（P 波之后出现一个正常的 QRS 波群）或室性融合波（QRS 形态介于窦性与室性之间），支持室性心动过速的诊断；⑤多突然发生（图 3－3－16）；⑥尖端扭转型室速的心电图特点是发作时室性 QRS 波群振幅和方向每隔 3～10 个心搏转至相反方向，似围绕等电位线扭转，QRS 频率为 160～280 次/分，Q－T 间期常延长，或伴高大 U 波（图 3－3－17）。

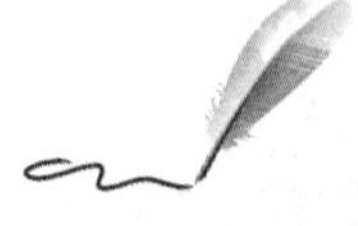

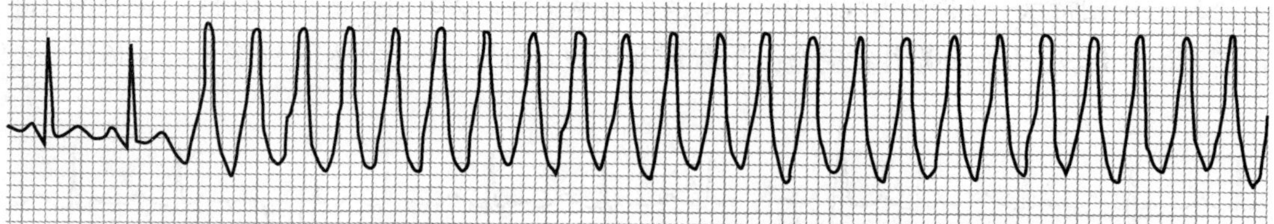

图3－3－16　室性心动过速

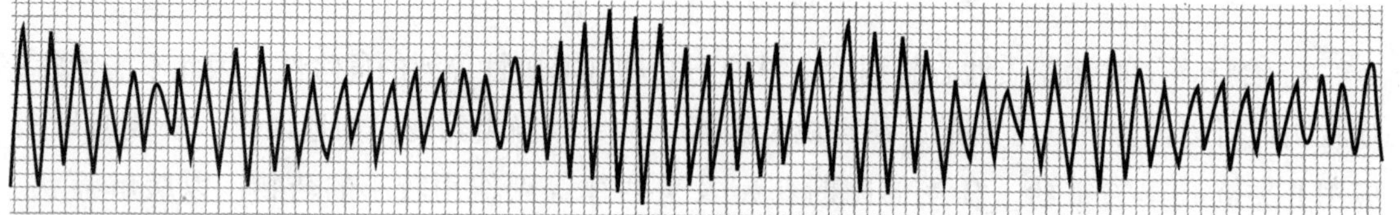

图3－3－17　尖端扭转型室速

**4. 治疗**　①病因治疗和祛除诱因，针对短阵室速治疗同室早。②终止室速发作，针对血流动力学不稳定的、多形的、极快或持续增快的室速，上述患者常伴有气促、胸闷、胸痛、意识障碍等症状，立即电复律，成功后给予胺碘酮（Q－T延长者禁用）或利多卡因维持。血流动力学稳定者，应首先予抗心律失常药物治疗，包括β受体阻断药（如索他洛尔）、普罗帕酮、维拉帕米、胺碘酮等。药物治疗无效，可选用电复律（洋地黄中毒者禁用）；③预防复发主要是寻找和治疗诱发因素，如缺血、低血钾、低血压等；心肌梗死者可给予β受体阻断药，以降低心源性猝死的概率。对于反复发作，药物治疗无效者可给予导管射频消融或置入埋藏式自动转复除颤仪。

**知识拓展**

**室上性心动过速与室上性心动过速伴差异性传导的心电图鉴别要点**

下列心电图特点支持室上性心动过速伴差异性传导的鉴别：①每次心动过速均由提前出现的P波开始；②P波与QRS波相关，通常呈1:1传导；③刺激迷走神经通常可减慢或终止心动过速；④预激综合征伴房颤可出现QRS明显增宽>0.20秒，宽窄不一，心律明显不规整，心率常>200次/分。

### （三）心室扑动与颤动

心室扑动（ventricular flutter，简称室扑）与颤动（ventricular fibrillation，简称室颤），指心室肌丧失有效的整体收缩能力，被各部位心室肌快而不协调的扑动或颤动所代替，心室停止机械收缩，是最严重的致死性心律失常。

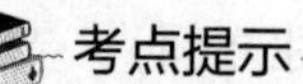

**考点提示**

心室扑动与颤动为致死性心律失常，心室失去射血能力，需立即抢救。

**1. 病因**　室扑和室颤常见于急性心肌梗死等严重器质性心脏病患者，也见于多数心脏骤停和心源性猝死患者，其他尚见于药物中毒（包括抗心律失常药物）、电解质紊乱、心脏手术、麻醉、电击伤等。各种疾病临终期亦可出现。

**2. 临床表现**　意识丧失、抽搐、呼吸不规整或

停止，面色苍白或青紫，大动脉（颈动脉、股动脉）搏动消失，心音消失，血压测不到，瞳孔散大，对光反射消失，如不及时抢救，迅速死亡。

**3. 心电图特点**　①室扑：P 波消失，QRS－T 波无法分辨，代之以连续快速而相对规则的大振幅波动，频率达 150～300 次/分（图 3－3－18），持续时间较短，多很快转为室颤；②室颤：P 波，QRS－T 波完全消失，出现大小不等、极不匀齐的低小波，频率 250～500 次/分（图 3－3－19）。

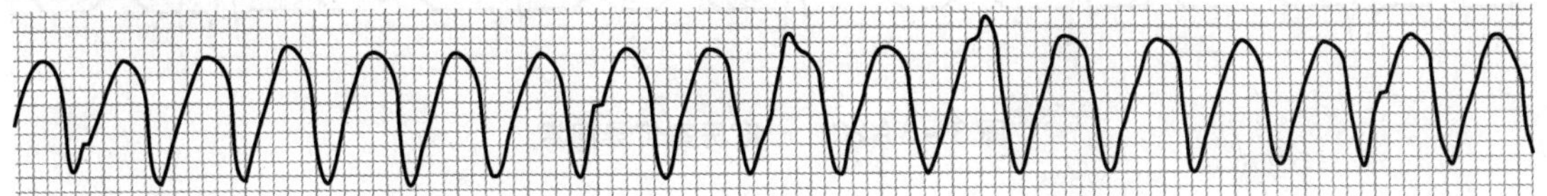

图 3－3－18　室扑

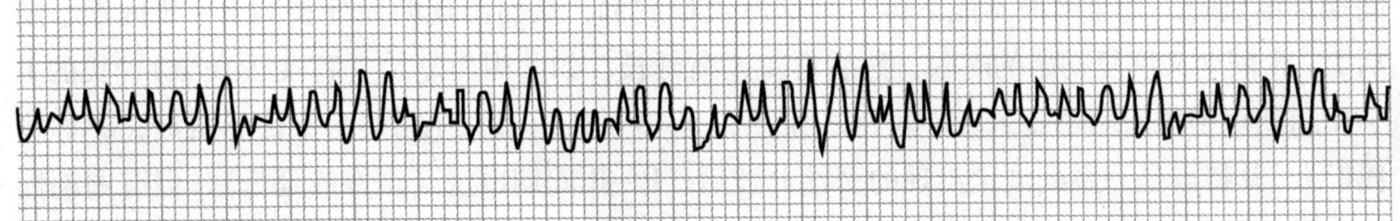

图 3－3－19　室颤

**4. 治疗**　必须立即抢救，按心肺脑复苏原则进行。治疗原则包括胸外心脏按压和早期非同步心脏电除颤，操作步骤包括 C 胸外心脏按压（circulation support）、A 开放气道（airway control）、B 人工呼吸（breathing support）。药物治疗包括肾上腺素、利多卡因、胺碘酮、纳洛酮。

## 【心脏传导阻滞】

心脏传导阻滞指冲动在心脏传导系统任何部位传导的减慢或中断。如发生在窦房结与心房之间，称窦房传导阻滞。在心房与心室之间，称房室传导阻滞。位于心房内，称房内阻滞。位于心室内，称为室内阻滞。窦房传导阻滞已于本节病态窦房结综合征中叙述。

### （一）房室传导阻滞

房室传导阻滞（atrial ventricular block，AVB）又称房室阻滞，指心房冲动，通过房室交界区传导延迟或不能传导到心室。按阻滞程度分为一度、二度（包括莫氏Ⅰ型、莫氏Ⅱ型）、三度房室传导阻滞。

**1. 病因**　大多见于病理情况，常见于冠心病、心肌炎、心肌病、风湿热、药物中毒、电解质紊乱、原发性传导束退行性硬化（即老化）等，亦可见于外伤、心脏外科手术或介入手术及导管消融时误伤等。偶尔一度及二度Ⅰ型 AVB 可见于健康人，与迷走神经张力增高有关。

**2. 临床表现**　一度房室传导阻滞者通常无症状。二度房室传导阻滞者可无症状，或有心悸。三度房室传导阻滞患者其症状与心室率的快慢和伴随疾病相关，患者常感到疲倦、乏力、头晕、心绞痛、心力衰竭，心脏听诊有时可闻及大炮音等。因心室率减慢导致脑缺血，患者可发生晕厥、抽搐，称阿－斯综合征（Adams－Stokes 综合征），常发生于一度、二度房室传导阻滞突然进展为三度房室传导阻滞时，严重可致猝死。

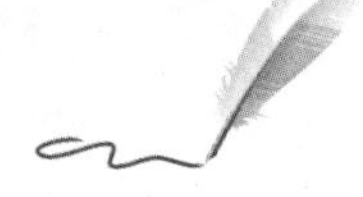

**3. 心电图特点**

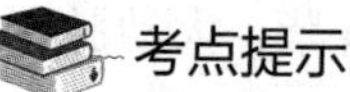
考点提示

心脏听诊闻及大炮音，提示三度房室传导阻滞。

(1) 一度房室传导阻滞　房室传导延期，P－R 间期延长 >0.20 秒或 P－R 间期较原先延长 0.04 秒，QRS 波形态正常，无脱漏（图 3－3－20）。

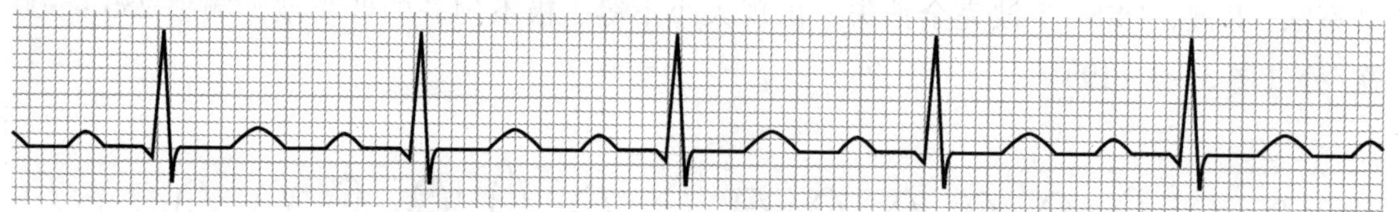

图 3－3－20　一度房室传导阻滞

(2) 二度房室传导阻滞　指部分室上性激动不能下传至心室，包括：①二度Ⅰ型房室传导阻滞，亦称莫氏Ⅰ型或文氏现象房室传导阻滞。其特点为一系列规则出现的窦性 P 波后，P－R 间期逐渐延长，直至 P 波不能下传，而 QRS 波群脱漏，从而出现明显变长的 R－R 间期，随后 P－R 间期又恢复初始的时限，然后再次逐渐延长，如此周而复始（称文氏现象）；长的 R－R 间期短于任何两个短 R－R 间期之和（图 3－3－21）。②二度Ⅱ型房室传导阻滞，亦称莫氏Ⅱ型，其特点是一系列规则出现的窦性 P 波后，P－R 间期恒定（正常或延长），但有周期性的 P 波不能下传，而出现 QRS 波脱漏，导致出现长的 R－R 间期，其长度为短的 R－R 间期的 2 倍或整数倍（图 3－3－22）。2∶1 房室传导可能是二度Ⅰ型或二度Ⅱ型房室传导阻滞。

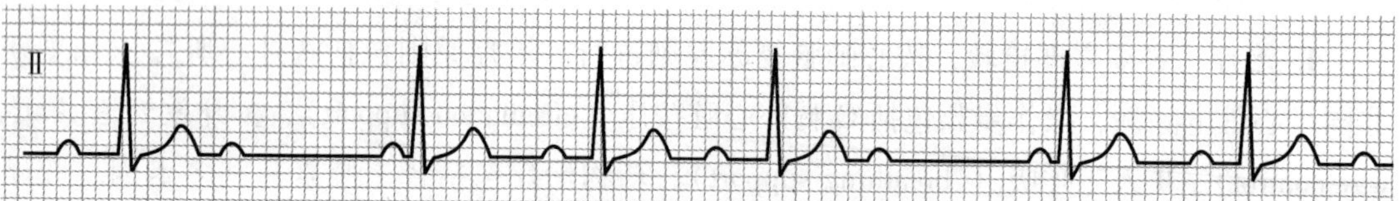


图 3－3－21　二度Ⅰ型房室传导阻滞

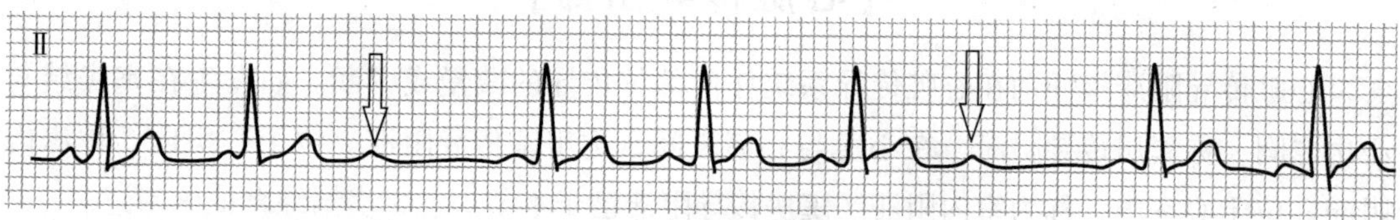


图 3－3－22　二度Ⅱ型房室传导阻滞

(3) 三度（完全性）房室传导阻滞　心房激动完全不能传至心室，心房与心室活动各自独立，其心电图特点如下：①P 波与 QRS 波群无关；②P－P 与 R－R 间期各有其固定的频率；③心房率 >心室率；④QRS 波的形态与起搏点的位置有关，心室节律点位于希氏束分叉以上，QRS 波群时间形态正常，心室率为 40～60 次/分（图 3－3－23a）；心室节律点位于希氏束之下，QRS 波群呈宽大畸形，心室率 20～40 次/分以下（图 3－3－23b）。

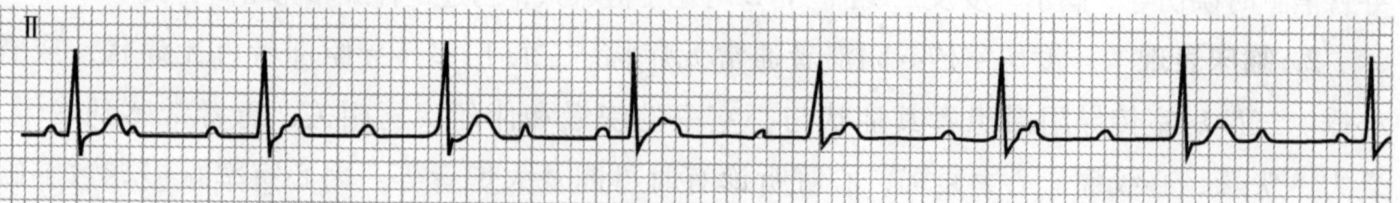


图 3－3－23a　三度房室传导阻滞（心室节律点位于希氏束之下）

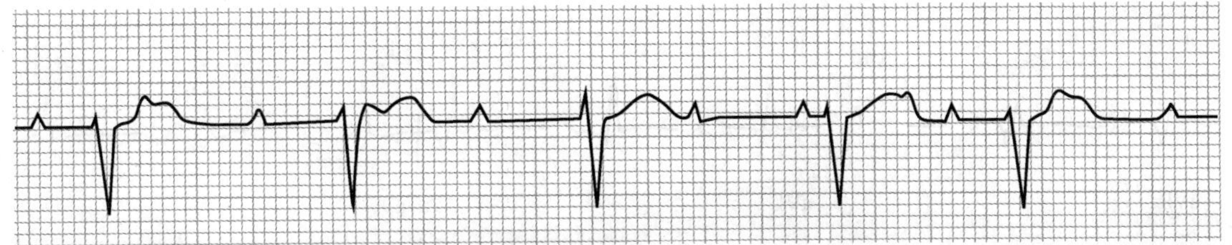

图3-3-23b　三度房室传导阻滞（心室节律点位于希氏束之下）

**4. 治疗**　①病因治疗。②抗缓慢心律失常药物，一度及二度Ⅰ型房室传导阻滞患者，无症状者，无须治疗，二度Ⅱ型以上房室传导阻滞可酌情选用β受体激动剂、M受体阻断药和非特异性兴奋传导促进剂。③人工起搏治疗，二度Ⅱ型以上房室传导阻滞，伴心室率缓慢、血流动力学甚至阿-斯综合征者，应及时安装临时或永久起搏器。

### （二）室内传导阻滞

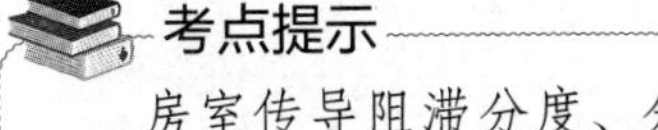

考点提示

房室传导阻滞分度、分型及心电图特点。

室内传导阻滞（intraventricular block）又称室内阻滞，指发生于希氏束分支以下部位的传导阻滞，一般分为左、右束支传导阻滞及左前分支、左后分支传导阻滞。

**1. 病因**　中老年患者常见于冠心病、高血压、肺心病等，青年人常见于心肌炎、心瓣膜病、心肌病等。右束支传导阻滞偶可见于健康人。

**2. 临床表现**　束支及分支阻滞无明显症状，但严重的三分支阻滞和双束支阻滞因可发生心室停搏而出现心悸、头晕甚至晕厥。

**3. 心电图特点**

（1）右束支传导阻滞（right bundle-branch block，RBBB）　简称右束支阻滞。完全性右束支传导阻滞其的特点为：①QRS时间延长≥0.12秒。②QRS形态$V_1$呈rSR'型，R波宽大而有切迹或M形波（最具特征性），$V_5$、$V_6$、Ⅰ及avL导联S波宽钝而不深，aVR导联常有终末粗钝的r波。③ST-T在$V_1$、$V_2$导联与QRS主波相反。④电轴常右偏（图3-3-24）。不完全性右束支传导阻滞指QRS时限<0.12秒，而其他表现与完全性右束支传导阻滞相同。

（2）左束支传导阻滞（left bundle-branch block，LBBB）　简称左束支阻滞。完全性左束支传导阻滞其的特点为：①QRS时间延长≥0.12秒。②QRS形态$V_1$，$V_2$导联呈rS型，r波极小，S波宽钝或呈QS型，Ⅰ、avL、$V_5$或$V_6$ R波增宽（成人>0.06秒，小儿>0.04秒），顶端粗钝或切迹。③电轴可左偏。④ST-T的方向与QRS波的主波方向相反（图3-3-25）。不完全性左束支传导阻滞指QRS时限<0.12秒，而其他表现与完全性传导阻滞相同。

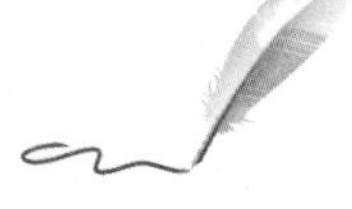

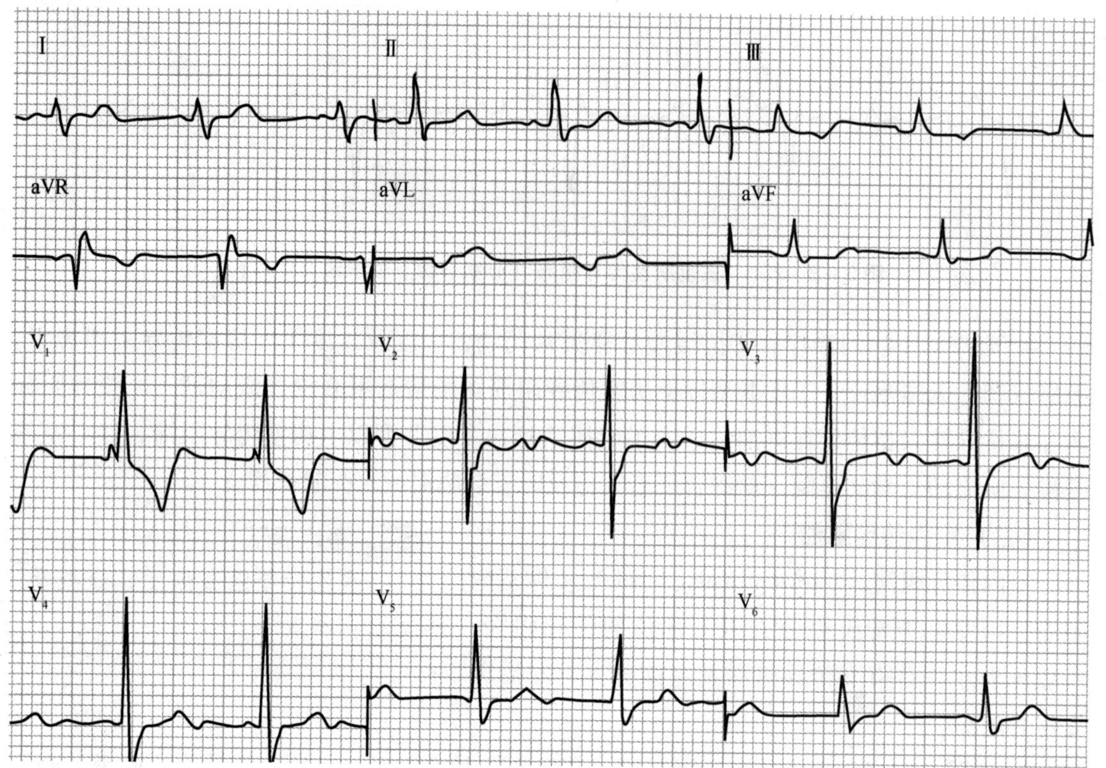


**图3－3－24　完全性右束支传导阻滞**

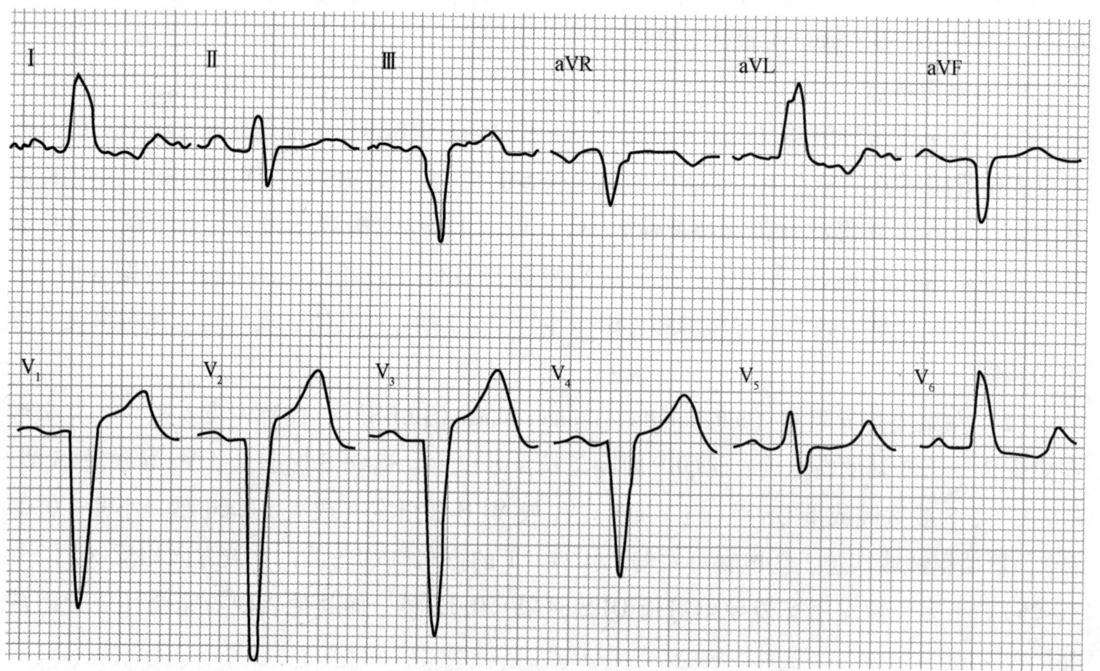


**图3－3－25　完全性左束支传导阻滞**

（3）左前分支阻滞（left anterior fascicular block，LAH）　①电轴左偏－45°～－90°。②Ⅰ、aVL导联呈qR型，$R_{aVL}>R_{Ⅰ}$，Ⅱ、Ⅲ、aVF导联呈rS型，$S_{Ⅲ}>S_{Ⅱ}$。③QRS时间<0.12秒（图3－3－26）。

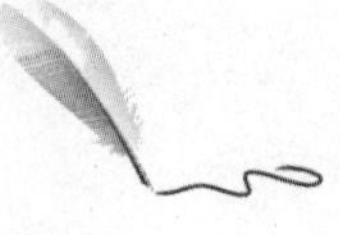

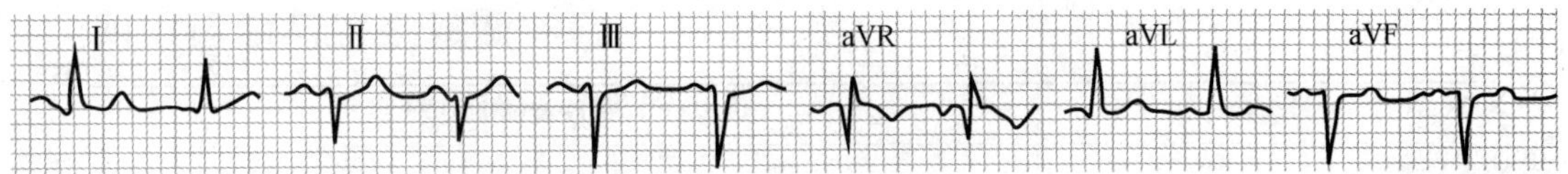


图3－3－26　左前分支阻滞

（4）左后分支阻滞（Left posterior fascicular block，LPFB）　①电轴右偏＋90°～＋120°。②Ⅰ、aVL导联呈rS型，Ⅱ、Ⅲ、aVF导联呈qR型，$R_{Ⅲ}>R_{Ⅱ}$。③QRS时间＜0.12秒（图3－3－27）。

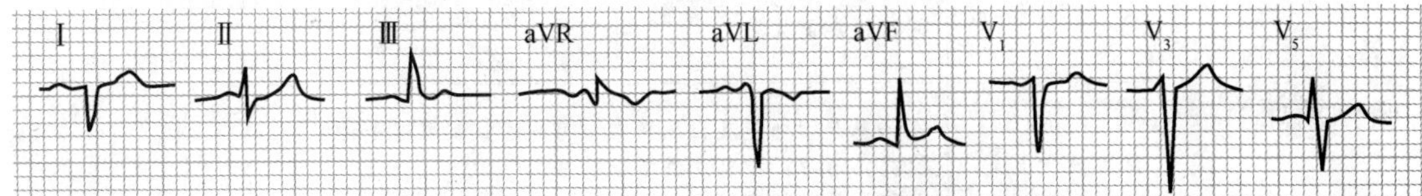


图3－3－27　左后分支阻滞

**4. 治疗**　①病因治疗。②慢性单束支或分支阻滞，无须治疗。双支阻滞或三分支阻滞（上述阻滞可因累及的束支和分支不同，表现为许多不同的组合，有复杂的心电图表现）易发展为完全房室传导阻滞，当出现相应表现，如头晕、晕厥等症状时需及时安装起搏器。

## 小结

由于心脏激动的起源或传导异常所致的频率或节律的改变叫心律失常，是临床最常见的心血管表现之一。心律失常的诊断除了病史及临床表现，心电图检查多可做出明确的诊断。

心律失常患者的临床症状轻重不一，轻者可无任何不适，偶于查体时被发现，无须特殊处理，严重的可以危及患者生命，需立即抢救。其治疗原则见下表。

常见心律失常治疗原则

| 名称 | | 治疗原则 |
|---|---|---|
| 窦性心律失常 | 窦性心动过速 | ①原发病及祛除诱因<br>②受体阻断药或镇静剂治疗 |
| | 窦性心动过缓 | ①无症状者无须治疗<br>②有症状者应进行病因治疗和酌情给予阿托品或异丙基肾上腺素等治疗；严重者考虑安装心脏起搏器 |
| | 病态窦房结综合征 | ①病因治疗<br>②药物治疗：可选用β受体激动剂（如肾上腺素）、M受体阻断药（如阿托品）等，但多效果欠佳<br>③安装起搏器：对反复出现严重症状，尤其慢快综合征型及心电图＞3秒长间歇者宜首先安装起搏器 |
| 房性心律失常 | 房性期前收缩 | ①病因治疗及祛除诱因<br>②有明显症状者可给予普罗帕酮、莫雷西嗪或β受体阻断药治疗 |

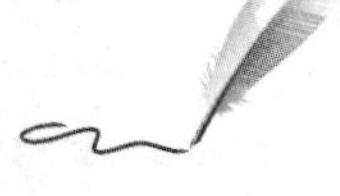

续表

| 名称 | | 治疗原则 |
|---|---|---|
| 房性心律失常 | 心房扑动 | ①病因治疗<br>②控制心室率：常用β受体阻断药、钙离子通道阻滞剂（维拉帕米、地尔硫䓬）或洋地黄制剂（地高辛、毛花苷C）<br>③转复心律，包括应用药物（奎尼丁、普罗帕酮、胺碘酮）及电转复 |
| | 心房颤动 | ①控制心室率<br>②转复窦性心律<br>③抗凝治疗 |
| 交界性心律失常 | 交界性期前收缩 | 同房性期前收缩 |
| | 阵发性室上速 | ①如患者心功能及血压正常，可先尝试刺激迷走神经<br>②药物治疗：控制发作首选腺苷<br>③经导管射频消融术（RFCA） |
| 室性心律失常 | 室性期前收缩 | ①无器质性心脏病者不需治疗，症状明显者以消除症状为目的<br>②有器质性心脏病者首先治疗原发病，祛除其他诱发因素，治疗药物包括镇静剂和β受体阻断药等<br>③少数经导管射频消融治疗 |
| | 室性心动过速 | ①病因治疗和祛除诱因<br>②终止室速发作，针对血流动力学不稳，可电复律；血流动力学稳定者，应首先予抗心律失常药物治疗，药物治疗无效，可选用电复律（洋地黄中毒者禁用）<br>③预防复发主要是寻找和治疗诱发因素，对于反复发作，药物治疗无效可给予导管射频消融或置入埋藏式自动转复除颤仪 |
| | 心室扑动与颤动 | 立即抢救，按心肺脑复苏原则进行 |
| 心脏传导阻滞 | 房室传导阻滞 | ①病因治疗<br>②抗缓慢心律失常药物<br>③人工起搏治疗 |
| | 室内传导阻滞 | ①病因治疗<br>②慢性单束支或分支阻滞，无需治疗。双支阻滞或三分支阻滞出现相应表现，如头晕、晕厥等症状时需及时安装起搏器 |

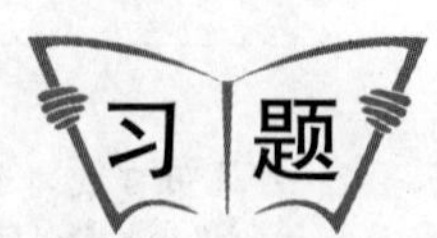


## 一、选择题

**【A1/A2 型题】**

1. 鉴别房性期前收缩与室性期前收缩，下列哪一条最有意义

   A. 期前收缩的 QRS 波群有无畸形

   B. 期前收缩后的代偿间期是否完全

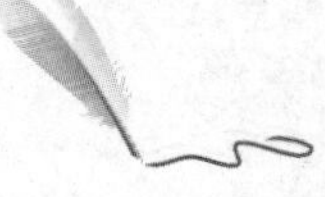

C. 期前收缩的 QRS 波群有无与其固定关系的 P 波

D. 期前收缩的 T 波是否与主波方向一致

E. 是否有器质性心脏病的基础

2. 心功能不全患者发作阵发性室上性心动过速时，首选

A. 腺苷　　B. 胺碘酮　　C. 维拉帕米

D. 洋地黄　　E. 普罗帕酮

3. 以下情况首选电击复律治疗的是

A. 室性心动过速伴严重血流动力学障碍

B. 房颤

C. 房性心动过速

D. 洋地黄中毒患者出现室性心动过速

E. 阵发性室上性心动过速

4. 诊断室速最有力的心电图证据是

A. 心率 140～200 次/分

B. 出现心室夺获或室性融合波

C. QRS 波群增宽 >0.12 秒

D. 节律整齐或轻度不齐

E. 房室分离，P 波与 QRS 波无固定关系

5. 患者，女，55 岁。有高血压病史，心脏听诊心率 120 次/分，律不齐，心音强弱不等，该患者心电图改变最可能为

A. 窦性心动过速　　B. 房性心动过速

C. 室性心动过速　　D. 心房颤动

E. 阵发性室上性心动过速

6. 患者，女，28 岁。既往有风湿性心脏病，近来活动后气促，胸闷。查体：心率 38 次/分，律齐，第一心音强弱不等，可闻大炮音，颈动脉搏动强弱不等，该患者最可能的心电图诊断为

A. 窦性心动过缓　　B. Ⅰ度房室传导阻滞

C. Ⅱ度房室传导阻滞　　D. Ⅲ度房室传导阻滞

E. 室内传导阻滞

**【A3/A4 型题】**

（7～10 题共用备选答案）

A. P－R 间期逐渐延长，直到 P 波受阻，QRS 波群脱落

B. P－P 间期显著延长，长间歇与正常 P－P 无倍数关系

C. P－P 间期逐渐缩短，直到 P－QRS 波群脱落

D. P 波与 QRS 波无关，各成节律

E. P－P 间期显著延长，长间歇与正常 P－P 成倍数关系

7. 二度Ⅱ型窦房传导阻滞

8. 二度Ⅰ型房室传导阻滞

9. 三度房室传导阻滞

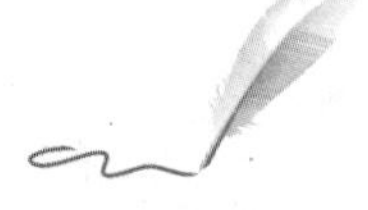

10. 窦性静止

**【X 型题】**

11. 室速的心电图特征包括
    A. 通常突然发作
    B. 房室分离，也可见心房夺获
    C. 偶尔出现心室夺获与室性融合波
    D. 心室率通常为 >250 次/分
    E. QRS 波群形态宽大畸形

12. 室上性心动过速的临床表现包括
    A. 突然发作，突然中止
    B. 听诊心律不齐，心音强度不一
    C. 可出现心悸等不适
    D. 多合并器质性心脏病
    E. 心率可达 160～220 次/分

## 二、思考题

阵发性室上性心动过速治疗原则是什么？

扫码“练一练”

（岳淑英）

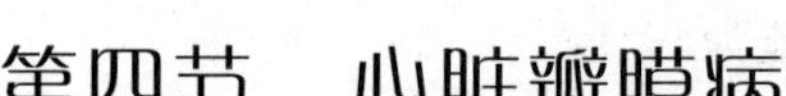

# 第四节　心脏瓣膜病

### 学习目标

1. **掌握**　二尖瓣和主动脉瓣病变的临床表现、诊断方法。
2. **熟悉**　二尖瓣和主动脉瓣病变的病因、并发症。
3. **了解**　二尖瓣和主动脉瓣病变的治疗原则和手术适应证。
4. 学会准确解读超声心动报告单，明确其对心脏瓣膜病的诊断意义。
5. 具有对患者及家属进行积极健康教育，定期随访和进行健康指导的能力。

心脏瓣膜病（valvular disease）是指由于炎症、退行性变、先天发育畸形、缺血坏死、黏液样变性、创伤、结缔组织疾病等引起心脏瓣膜解剖结构或功能异常，造成瓣膜狭窄和（或）关闭不全，导致心脏血流动力学改变，从而引起心脏结构和（或）功能异常的疾病。在我国，心脏瓣膜病最常见的病因是急性风湿热。近年来随着青霉素类药物的应用及生活环境等条件的改善，风湿性心脏瓣膜病发病率明显下降，老年人退行性瓣膜病变及黏液样变性逐渐增多。

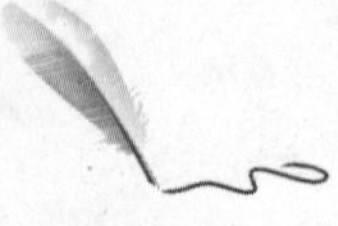

## 【二尖瓣狭窄】

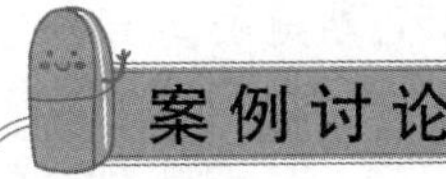

### 案例讨论

［案例］

患者，男，45岁。劳累后心悸、气短10年，咯血3小时。10年前患者开始出现劳累后心悸、气促，无胸痛及咳嗽。平时容易感冒，间断服用抗生素。3小时前在劳动中突然咯血3次，总量40ml，伴乏力、心悸、气短。患者发病以来一般情况尚可。查体：卧位，神志清，口唇无发绀，颈静脉无怒张，双下肺未闻及干湿啰音，心界扩大，心率92次/分，心律绝对不齐，心音强弱不等，心尖区可闻及3/6级吹风样杂音和舒张期隆隆样杂音，肝肋下未及，下肢无水肿。

辅助检查：WBC $6.9\times10^9$/L。心电图示心房颤动。胸部X线示心脏呈梨形，肺淤血征象。超声心动图示左房增大，肺动脉压力升高，二尖瓣瓣叶增厚、粘连，开放受限。

［讨论］

1. 本病的临床诊断及诊断依据是什么？

2. 该患者的治疗原则是什么？

## 一、病因

**1. 风湿热** 我国二尖瓣狭窄最常见的病因是风湿热，多见于20～40岁中青年，其中2/3为女性。风湿性心脏病中二尖瓣最常受累，约25%为单纯二尖瓣狭窄，40%为二尖瓣狭窄合并关闭不全。二尖瓣病变多出现于风湿热首次感染后至少2年，通常5年以上时间，多数患者无症状期为10年以上。早期为瓣膜的交界处和基底部发生炎症、水肿及赘生物形成，继而纤维化导致瓣叶交界面粘连增厚，腱索缩短融合，瓣膜活动受限，瓣口变形、狭窄。根据病变程度和性质分为两种病理类型。①隔膜型：病变多较轻，一般无关闭不全，主要为二尖瓣交界处粘连，随病情进展，可伴瓣叶、腱索、乳头肌缩短，出现不同程度关闭不全。②漏斗型：二尖瓣前后叶极度增厚和纤维化，瓣膜弹性差，腱索和乳头肌显著缩短和粘连、挛缩、融合，使瓣膜僵硬而呈漏斗状，常伴明显关闭不全。

**2. 其他病因** 少见。①老年人退行性病变瓣膜钙化；②先天性发育异常；③结缔组织病等。

### 知识拓展

**风湿热**

风湿热是一种反复发作的自身免疫性疾病，多见于儿童和青少年。是由A组乙型溶血性链球菌感染人的咽部后，机体产生的异常免疫反应，形成免疫复合物沉积于关节滑膜、心肌、心脏瓣膜、皮肤、脑组织、血管和浆膜等部位，从而激活体内补体系统产生一系列炎性病变。典型的临床表现包括游走性关节炎、心脏炎、边缘性红斑、皮下结节、发热、毒血症等，反复发作可引起心脏瓣膜永久性损害，成为心脏瓣膜疾病的主要病因之一。1992年美国心脏病协会根据Jones标准修订的风湿热诊断标准为：如有前驱链球菌感染的证据，包括咽拭子或快速链球菌抗原阳性、链球菌抗体效价升高，同时有2项主要表现或1项主要表现加2项次要表现者，高度提示为急性风湿热。

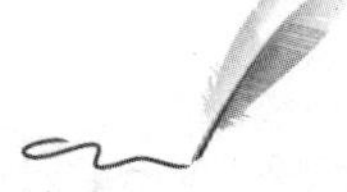

主要表现包括：①心脏炎。②多发性关节炎。③舞蹈病。④环形红斑。

次要表现包括：①关节痛。②发热。③急性反应物增高。④P－R间期延长。

有下列三种情况可不必严格执行该标准：①舞蹈病者。②隐匿发病或缓慢发展的心脏炎。③有风湿病史或现患风湿性心脏病，当再感染A组乙型溶血性链球菌时，有风湿热复发的高度危险者。

## 二、病理生理

正常成人二尖瓣瓣口面积为4～6cm$^2$，临床上按瓣口面积将二尖瓣狭窄程度分为：1.5～2.0cm$^2$为轻度狭窄；1.0～1.5cm$^2$为中度狭窄；<1.0cm$^2$为重度狭窄。

根据二尖瓣狭窄的程度及血流动力学改变，将其病理生理过程分为三个阶段。

### （一）左心房代偿期

当瓣口面积为轻度狭窄时，左房排血受阻，压力增高，继而发生代偿性扩张和肥厚，临床可不出现症状。

### （二）左心房失代偿期

当瓣口面积为中度狭窄时，左房压进一步升高，肺静脉回流受阻，导致肺静脉压和肺毛细血管压升高，继而出现肺毛细血管扩张和肺淤血。当压力超过一定限度，易渗出产生肺水肿。长期淤血，肺顺应性下降，反射性引起肺小动脉痉挛形成肺动脉高压。此时患者静息状态可无明显症状，体力活动、感染、房颤等因素下可出现呼吸困难、咳嗽、发绀等。

### （三）右心衰竭期

长期肺动脉高压导致肺小动脉硬化，右心室负荷增加，出现右心肥厚扩张，最后导致右心衰竭。右心衰竭后肺循环血液有所减少，肺淤血在一定程度上有所缓解。

## 三、临床表现

### （一）症状

患者常有较长时间的无症状期，多在失代偿期二尖瓣中度狭窄时出现明显症状，症状严重程度与狭窄程度有关。

**1. 呼吸困难** 劳力性呼吸困难为早期最常见的症状。随病情发展，在体力活动、情绪激动、房颤、感染、发热、妊娠等诱因下，可出现静息时呼吸困难、端坐呼吸、夜间阵发性呼吸困难甚至发生急性肺水肿。

**2. 咳嗽** 常见症状，多为干咳，多于体力活动或夜间睡眠时发生。因肺淤血加重，支气管黏膜水肿、渗出或增大的左心房压迫主支气管所致。并发感染时可出现黏液样痰或脓痰。

**3. 咯血** 有以下几种情况：①大咯血，常见于严重二尖瓣狭窄，可为首发症状。肺静脉压升高引起肺－支气管静脉侧支循环，支气管黏膜下静脉曲张、破裂导致大量咯血，出血量常达数百毫升。②中量咯血或痰中带血，由支气管内膜微血管或肺泡间毛细血管破裂所致。③粉红色泡沫痰，左心衰竭致急性肺水肿的典型表现。④胶冻状暗红色痰，较少见，见于晚期伴心衰出现肺梗死并发症的患者。

**4. 其他** ①声音嘶哑，由明显扩大的左心房及肺动脉压迫左喉返神经所致。②吞咽困难，巨大的左心房压迫食管可致。③心输血量下降表现，如疲乏、无力等。④心悸：频发的房性期前收缩或房扑、房颤等引起。

**（二）体征**

**1. 二尖瓣面容**　双颧部呈绀红色，见于中、重度二尖瓣狭窄，因心输血量低和严重肺动脉高压所致。

**2. 右心衰竭体征**　右心室肥厚和扩张，剑突下可触及收缩期抬举样搏动，也可出现颈静脉怒张、肝颈静脉回流征阳性、肝大、下肢水肿等。

**3. 心音改变**　当狭窄的二尖瓣活动性和弹性较好时，心尖区可闻及第一心音亢进，胸骨左缘第3～4肋间可闻及二尖瓣开放拍击产生的开瓣音。当瓣叶钙化僵硬，开瓣音消失，第一心音减弱。肺动脉高压时肺动脉瓣区可闻及第二心音亢进或伴分裂。

**4. 心脏杂音**　①特有体征是局限于心尖区舒张中晚期低调的递增型隆隆样杂音，左侧卧位、运动及深呼气时增强，常伴舒张期震颤。房颤时杂音可不典型。②Graham－Steell杂音明显狭窄伴肺动脉高压时，肺动脉扩张引起相对肺动脉瓣关闭不全时，于胸骨左缘第2肋间可闻及舒张早期吹风样杂音。可向三尖瓣区传导，吸气时增强。③右心室扩大伴三尖瓣相对关闭不全时，胸骨左缘第4～5肋间有全收缩期吹风性杂音，吸气时明显。

## 四、辅助检查

**1. X线检查**　轻度二尖瓣狭窄时心影多正常或仅见肺动脉主干突出，左心缘变直，左心耳饱满。二尖瓣、中重度狭窄时左心房显著扩大，心脏呈梨形。钡剂透视后前位和右前斜位可见增大的左心房压迫食管向右后移位。重者可见右心缘呈双心房影。其他X线征象包括右心室增大、主动脉结缩小、肺动脉干和次级肺动脉扩张、肺淤血、间质性肺水肿（如Kerley B线）和含铁血黄素沉着等。

**2. 心电图**　重度二尖瓣狭窄时，左心房增大可有“二尖瓣型P波”，P波增宽>0.12秒伴切迹；合并肺动脉高压时，QRS波群可示右心室肥厚和电轴右偏，偶见右束支传导阻滞，晚期常心房颤动。

**3. 超声心动图**　是明确和判断病变程度、决定手术方法及评估手术疗效最可靠的无创性诊断方法。二维超声心动图可显示狭窄瓣膜的形态和活动度，测绘瓣口面积，测定房室大小、室壁厚度，评价心功能、肺动脉压。M型超声心动图典型改变为二尖瓣前后叶同向运动，呈“城墙样”改变。经食管超声显示心脏结构、二尖瓣图像更佳。彩色多普勒超声可测定二尖瓣血流速度，用于评价跨瓣压差，从而评估瓣叶狭窄程度。平均压差<5mmHg属轻度狭窄，5～10mmHg属中度狭窄，>10mmHg提示重度狭窄。

**4. 心导管检查**　如症状、体征与超声心动图测定和计算二尖瓣瓣口面积不一致，在考虑介入或手术治疗时，应行心导管检查同步测定肺毛细血管压和左心室压以确定跨瓣压差和计算瓣口面积，正确判断狭窄程度。患者合并冠心病，可行冠状动脉造影明确冠脉情况。

## 五、诊断

依据患者既往存在风湿热等病史，结合劳力性气促、心悸、咳嗽等症状，典型的心尖区舒张期隆隆样杂音及X线表现或心电图示左心房增大，可初步诊断为二尖瓣狭窄，超声心动图检查可以明确诊断。

## 六、鉴别诊断

如闻及心尖区舒张期隆隆样杂音，需与如下疾病鉴别。

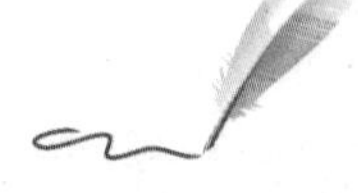

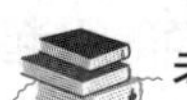
考点提示

听诊杂音时心尖部舒张期隆隆样杂音的特点是诊断二尖瓣狭窄疾病的重要依据。

**1. 左心房黏液瘤** 瘤体阻塞二尖瓣口，产生随体位改变的舒张期杂音，其前可闻及肿瘤扑落音，一般无开瓣音。超声心动图可见左心房团块状回声反射。

**2. 相对性二尖瓣狭窄** 严重二尖瓣反流、大量左向右分流的先天性心脏病、甲状腺功能亢进、重度贫血、重症心肌炎、扩张型心肌病等，左心室扩大，二尖瓣瓣环未能相应扩张而出现相对二尖瓣狭窄的杂音。

## 七、并发症

**1. 心房颤动** 房颤为二尖瓣狭窄相对早期的最常见的心律失常，可能为患者就诊的首发症状。发生房颤时，由于心室率加快，舒张期时间缩短，心排量降低20%～30%，使血流通过狭窄的二尖瓣时间减少，导致左心房压力更高，可能诱发加重心衰，突发出现严重呼吸困难，甚至急性肺水肿。发生率随左心房增大和年龄增加而增加。

**2. 急性肺水肿** 重度二尖瓣狭窄的严重并发症。患者突然出现重度呼吸困难和发绀，不能平卧，咳粉红色泡沫痰，双肺满布干湿啰音。

**3. 右心衰竭** 主要并发症和晚期死亡原因。临床表现为右心衰竭的症状和体征。右心衰竭时，右心排出量明显减少，肺循环血量减少，左心房压相对下降，肺淤血症状可减轻。

**4. 血栓栓塞** 20%的患者发生体循环栓塞，偶为首发症状，最常见的为脑动脉栓塞，其余依次为外周动脉、脾动脉、肾动脉及肠系膜动脉栓塞。80%有房颤，栓子常来源于左心耳或左心房，来源于右心房的栓子可导致肺栓塞。

**5. 肺部感染** 长期肺淤血，易发生感染，可诱发和加重心衰。

**6. 感染性心内膜炎** 较少见。

## 八、治疗

### （一）内科治疗

**1. 一般治疗** 预防链球菌感染和风湿热复发，应长期甚至终身应用长效青霉素。无症状者避免剧烈体力活动，无须特殊治疗。心率增快后有呼吸困难患者可使用负性心率药物，如β受体阻断药或非二氢吡啶类钙离子通道阻滞剂，不宜使用地高辛。应减少体力活动，限制钠盐摄入或口服利尿剂减轻心脏前负荷、肺淤血症状。避免和控制诱发急性肺水肿的因素，如急性感染、贫血等。

**2. 并发症的处理**

（1）大量咯血 应取坐位，用镇静剂，静脉注射利尿剂，以降低肺静脉压。

（2）急性肺水肿 避免使用以扩张小动脉为主、减轻心脏后负荷的血管扩张药物，应选用扩张静脉系统、减轻心脏前负荷为主的硝酸酯类药物。正性肌力药对二尖瓣狭窄的肺水肿无益，仅在合并房颤伴快速心室率，使用洋地黄类正性肌力药物以减慢心室率。

（3）心房颤动 见本章第三节心律失常。

（4）预防栓塞 慢性心房颤动、有栓塞史或超声检查有左心房血栓者，无禁忌证时，均应长期服用华法林抗凝治疗。

（5）右心衰竭 限制钠盐、利尿剂和硝酸酯类药物等减轻心脏容量负荷。

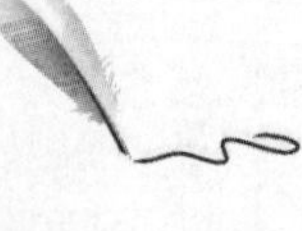

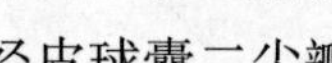

### （二）介入治疗

经皮球囊二尖瓣成形术，适用于中重度单纯二尖瓣狭窄，瓣膜无明显钙化和瓣下结构增厚，心腔内无血栓，二尖瓣无明显关闭不全者。能明显降低二尖瓣跨瓣压力阶差和左心房压力，有效地改善临床症状。

**（三）手术治疗**

**1. 二尖瓣分离手术**　包括闭式和直视式两种。闭式适应证和效果与经皮球囊二尖瓣成形术相似，目前临床已很少使用。直视式适用于瓣叶严重钙化、病变累及腱索和乳头肌、左心房内有血栓或球囊成形术后再狭窄者。

**2. 人工瓣膜置换术**　适用于严重瓣叶和瓣下结构钙化、畸形，不宜做分离术者；二尖瓣狭窄合并明显二尖瓣关闭不全者。人工瓣膜分为机械瓣和生物瓣两种。机械瓣经久耐用，但血栓栓塞发生率高，术后须终身抗凝，伴有溃疡病或出血性疾病者禁用；生物瓣不需抗凝治疗，可因感染性心内膜炎或数年后钙化而失效。

**知识拓展**

**心房颤动栓塞危险因素**

1. 心脏瓣膜病患者既往发生过栓塞事件。
2. 左心房内查到有血栓或超声心动图提示左心房自发显影。
3. 合并心房颤动，无论阵发性心房颤动、持续性心房颤动还是永久性心房颤动。
4. 口服抗凝药物的目标是维持 INR 在 2.0～3.0。

## 九、预后

二尖瓣狭窄出现症状和发生心房颤动、心力衰竭伴心脏扩大及有栓塞史者预后不良。非手术情况下，确诊而无症状患者 10 年存活率为 84%，轻症者为 42%，重者为 15%，伴有严重肺动脉高压后平均生存时间为 3 年。常见死亡原因为心力衰竭、血栓栓塞和感染性心内膜炎。抗凝治疗后，栓塞发生率下降。手术治疗明显提高了患者的生活质量和存活率。预防风湿活动，减少并发症，及时外科治疗，可有效改善预后。

## 【二尖瓣关闭不全】

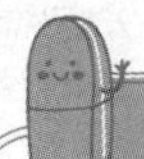

**案例讨论**

[案例]

患者，女，44 岁。因“发现心脏杂音 20 年，活动后气促、心悸半年”就诊。患者 20 余年前体检时发现心脏杂音，无症状，未进一步诊治。半年前患者开始感觉活动后气促、心悸，休息后缓解，但日常活动症状不明显，无口唇发绀，无夜间阵发性呼吸困难，无发热、盗汗等。查体：颈静脉未见充盈、怒张，心脏向左下扩大，心尖区可闻及 3/6 级收缩期吹风样杂音，向左腋下传导，双下肢不肿。辅助检查：超声心动图示左心扩大，二尖瓣前叶脱垂，二尖瓣关闭不全。

[讨论]

1. 本病的临床诊断及诊断依据是什么？
2. 该患者的治疗原则是什么？

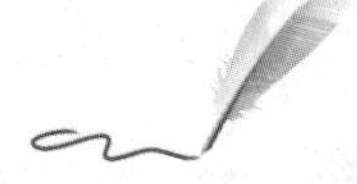

## 一、病因

二尖瓣关闭不全可由二尖瓣结构（瓣叶、瓣环、腱索、乳头肌）和左心室的结构和功能异常引起。在单纯性二尖瓣关闭不全的病因中以腱索断裂最常见，其次为感染性心内膜炎、黏液样变性及缺血性心脏病。风湿热引起的单纯二尖瓣关闭不全的发病率呈下降趋势。

**1. 瓣叶** ①风湿性损害最为常见，占全部患者的1/3，女性多于男性。病理变化主要是炎症和纤维化，使瓣膜僵硬、变形、连接处融合以及腱索融合、缩短，常合并二尖瓣狭窄。②二尖瓣脱垂多为二尖瓣原发性黏液性变，使瓣叶宽松膨大或伴腱索过长，心脏收缩时，瓣叶突入左心房可影响二尖瓣关闭。部分二尖瓣脱垂为其他遗传性结缔组织病（如马方综合征）所致。③感染性心内膜炎破坏瓣叶可致瓣膜穿孔。④肥厚型心肌病收缩期时，二尖瓣前叶向前运动导致二尖瓣关闭不全。⑤先天性心脏病如心内膜垫缺损常合并二尖瓣前叶裂，导致关闭不全。

**2. 瓣环** ①任何病因引起左心室增大或伴左心衰竭都可造成二尖瓣环扩大而导致二尖瓣相对的关闭不全。②老年性退行性变致瓣环钙化，多见于老年女性，多合并主动脉瓣环钙化。

**3. 腱索** 先天性或获得性的腱索病变，如腱索过长、断裂缩短和融合。

**4. 乳头肌** 冠心病心肌梗死后、慢性心肌缺血累及乳头肌，引起乳头肌功能失常，收缩无力致收缩期瓣叶脱入左心房。其他少见病因为先天性乳头肌过长或缺如等。乳头肌脓肿、肉芽肿、淀粉样变和结节病等更为罕见。

## 二、病理生理

### （一）急性

各种原因致腱索、乳头肌断裂时，可发生急性二尖瓣关闭不全。左心室收缩时，左心房突然接收大量反流的血液，容量负荷骤增，肺静脉压及肺毛细血管压随之急剧增高，导致肺淤血，甚至急性肺水肿，之后可致肺动脉高压和右心衰竭。

### （二）慢性

左心房的顺应性增加，左心房扩大，在较长的代偿期，扩大的左心房和左心室可适应容量负荷增加，左心房、左心室舒张末压升高不明显，不出现肺淤血。失代偿时持续严重的过度容量负荷终致左心衰竭，导致肺淤血、肺动脉高压和右心衰竭。

## 三、临床表现

### （一）症状

**1. 急性二尖瓣关闭不全** 轻度二尖瓣反流患者仅有轻微劳力性呼吸困难。严重反流者可迅速发生急性左心衰竭，甚至发生急性肺水肿或心源性休克。

**2. 慢性二尖瓣关闭不全** 症状取决于二尖瓣反流的严重程度、病情进展速度、是否伴随其他瓣膜及冠状动脉病变等。轻度二尖瓣关闭不全者可无明显症状或仅有轻度不适感。严重反流出现左心衰时可有心输出量减少，表现为疲乏无力、活动耐力下降，肺淤血时出现不同程度呼吸困难等。风湿性心脏病患者从首次风湿热后，无症状期远较二尖瓣狭窄长，常超过20年。一旦出现明显症状，多已有不可逆的心功能损害。急性肺水肿和咯血较二尖瓣狭窄少见。二尖瓣脱垂患者多无明显症状。晚期右心衰竭时出现相应症状，合并冠心病患者可出现心绞痛的临床症状。

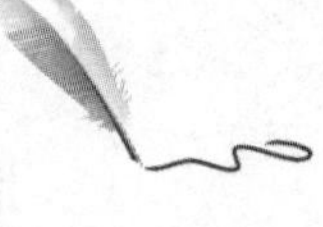

### （二）体征

**1. 急性二尖瓣关闭不全**　心界向左下扩大，心尖搏动明显，可触及局限性收缩期抬举样搏动，心尖区第一心音减弱，肺动脉瓣区第二心音分裂，左房收缩强可致心尖区出现第四心音。心尖区可闻及3/6级以上全收缩期粗糙吹风样杂音，累及腱索和乳头肌，瓣叶呈连伽样，杂音可似海鸥鸣或呈乐鸣音。急性肺水肿时两肺可闻及干湿啰音。

**2. 慢性二尖瓣关闭不全**

（1）心音　风湿性心脏病时瓣叶缩短，或关闭不全时，心室舒张期过度充盈，使二尖瓣漂浮，导致第一心音减弱；心室射血期缩短，主动脉瓣提前关闭，出现第二心音分裂；严重反流时心尖区可闻及第三心音；肺动脉高压时，肺动脉瓣听诊区可闻及第二心音亢进、分裂。

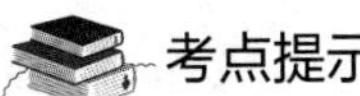
考点提示

慢性二尖瓣关闭不全心脏听诊为第一心音减弱，第二心音分裂增宽，心尖区全收缩期吹风样杂音向腋下传导。

（2）心脏杂音　二尖瓣关闭不全的典型体征是心尖区可闻及≥3/6级的全收缩期粗糙吹风样杂音，伴收缩期震颤。二尖瓣前叶损害为主时，杂音可向左腋下或左肩胛下传导；后叶损害为主时，杂音向心底部传导。典型二尖瓣脱垂时，收缩中、晚期杂音出现在喀喇音之后。严重反流时，由于相对性二尖瓣狭窄，心尖区可闻及短促舒张期隆隆样杂音。累及腱索和乳头肌，瓣叶呈连伽样，杂音可似海鸥鸣或呈乐鸣音。

（3）其他　心界向左下扩大，心尖搏动向左下移位，呈抬举性搏动，并可触及收缩期震颤。右心衰竭时出现相应体征。

## 四、辅助检查

**1. X 线检查**　急性者心影正常或左心房轻度增大伴明显肺淤血，甚至肺水肿。慢性重度反流常见左心房、左心室增大及肺淤血等征象。食管钡餐造影右前斜位可示扩大的左心房将食管推向右后方。左心衰竭者可见肺间质水肿和 Kerley B 线等。肺动脉高压或右心衰时，可有右心室增大。

**2. 心电图**　急性者心电图多为窦性心动过速。慢性中、重度关闭不全者，表现为左心房扩大和左心室肥大伴劳损，如 P 波增宽且有切迹，电轴左偏。肺动脉高压和右心室负荷过重可表现为双心室肥大劳损。心房颤动常见，可有传导阻滞或偶尔室性期前收缩。

**3. 超声心动图**　二维超声心动图可见二尖瓣结构的形态特征，有助于明确病因。M 型超声心动图可见左心房增大、二尖瓣前叶舒张期 EF 斜率增大、瓣叶活动幅度增大、左心室扩大及室间隔搏动增强。彩色多普勒超声对于确诊二尖瓣反流具有决定性意义，但急性时左心房－左心室压力阶差小，可能探测不到反流信号。通过左心房内探及收缩期高速射流，并根据所探测的最大射流面积可估测反流程度：$<4cm^2$为轻度，$4\sim8cm^2$为中度，$>8cm^2$为重度。

**4. 放射性核素心室造影**　可测定左心室收缩、舒张末容量和静息、运动时的射血分数，以判断左心室收缩功能。通过左心室与右心室心搏量之比值评估反流程度，该比值>2.5提示严重反流。

**5. 左心室造影**　经注射造影剂行左心室造影，观察收缩期造影剂反流入左心房的量，可判定反流程度。

## 五、诊断

如突然发生呼吸困难，心尖区出现典型的收缩期杂音，X 线显示心影不大而肺淤血明

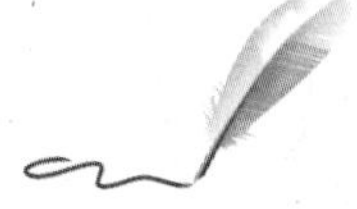

显和有病因可寻者，如急性心肌梗死、二尖瓣脱垂、感染性心内膜炎、创伤和人工瓣膜置换术后等，可诊断急性二尖瓣关闭不全。慢性二尖瓣关闭不全者，心尖区有典型杂音伴左心房、左心室增大。超声心动图检查可明确诊断。

## 六、鉴别诊断

心尖区收缩期杂音需与以下情况引起的收缩期杂音相鉴别。

**1. 三尖瓣关闭不全** 在胸骨左缘第4～5肋间最明显，右心室显著扩大时可传导至心尖区，但不向左腋下传导，吸气时增强，常伴颈静脉收缩期搏动，可触及肝大和搏动。

**2. 相对性二尖瓣关闭不全** 常有左心室扩大的病因及相应的临床表现，如高血压性心脏病、扩张型心肌病等。由于左心室或二尖瓣环明显扩大造成相对关闭不全，出现心尖区收缩期杂音。

**3. 室间隔缺损** 为全收缩期杂音，在胸骨左缘第3～4肋间最清楚，不向腋下传导，常伴胸骨旁收缩期震颤。

**4. 功能性心尖区收缩期杂音** 杂音轻而柔和，多数≤2/6级，无心脏增大。多见于剧烈活动后、贫血、甲亢、发热者。

## 七、并发症

心力衰竭是二尖瓣关闭不全常见并发症和致死的主要原因。急性患者较早出现心力衰竭，慢性患者出现较晚。腱索断裂时短时间内即可出现急性左心衰、肺水肿等，预后较差。房颤见于慢性重度二尖瓣关闭不全患者，约占3/4；感染性心内膜炎较二尖瓣狭窄患者多见，血栓栓塞以脑栓塞最为多见，发生率较二尖瓣狭窄少见。

## 八、治疗

### （一）急性二尖瓣关闭不全

内科治疗目的是减少反流量，增加心输出量，降低肺静脉压和纠正病因。一般为术前过渡措施。硝酸盐类或者利尿剂可以降低充盈压，硝普钠可以降低左心室后负荷以及反流量，低血压时不宜使用动脉扩张剂，可行主动脉球囊反搏，增加心输出量。应在药物控制症状的基础上，采取紧急或择期手术治疗。

### （二）慢性二尖瓣关闭不全

**1. 内科治疗** 一般治疗包括避免体力活动、低盐饮食、预防感染等。风湿性心脏病伴风湿活动患者进行抗风湿治疗并预防风湿热复发，预防感染性心内膜炎。慢性二尖瓣关闭不全无症状时，如心功能正常，无须特殊治疗，可定期进行随访。并发心房颤动的处理同二尖瓣狭窄，但此时维持窦性心律不如在二尖瓣狭窄时重要，亦应长期抗凝治疗。出现心力衰竭者，限制钠盐摄入，应用对抗心衰的药物治疗。

**2. 外科治疗** 外科手术是恢复二尖瓣瓣膜关闭完整性的根本措施。术后心功能改善明显，疗效优于药物治疗，但正确把握手术时机较为关键。

（1）瓣膜修补术 适用于瓣膜损害较轻，瓣叶无钙化，瓣环有扩大，但瓣下腱索无明显增厚者。术后发生感染性心内膜炎和血栓栓塞少，能最大限度保存天然瓣膜，左心室功能恢复较好，不需长期抗凝，死亡率低，作用持久。

（2）人工瓣膜置换术 适用于瓣叶钙化，瓣下结构病变严重，感染性心内膜炎或合并二尖瓣狭窄者。感染性心内膜炎感染控制不满意或反复栓塞或合并心衰药物治疗不满意者提倡早做换瓣手术，真菌性心内膜炎应在心衰或栓塞发生之前行换瓣手术。但当二尖瓣关闭不全致重度心衰，左室射血分数<30%、左室舒张末内径>80mm时，患者已丧失手术时机，不宜再行手术治疗。置换瓣膜有机械瓣和生物瓣两种。

**知识拓展**

**二尖瓣外科手术适应证**

1. 有症状的患者LVEF>30%，并且左心室ESD<55mm。
2. 左心室功能不全的无症状患者，LVEF≤60%或者左心室ESD>45mm。
3. 左心室功能正常的无症状患者但是存在心房颤动或者肺动脉高压者，静息时肺动脉收缩压>50mmHg。
4. 严重左心室功能不全患者，LVEF<30%或左心室ESD>55mm。
5. 左心室功能正常的无症状患者，手术修补长期疗效好，且手术风险小。

## 九、预后

病因和反流程度决定了二尖瓣关闭不全的自然病史。急性严重反流伴血流动力学不稳定者，如不及时手术干预，死亡率极高。慢性患者可在长时间内无症状，一旦出现症状则预后较差。单纯二尖瓣脱垂无明显反流，无收缩期杂音者大多预后良好；年龄>50岁、有明显收缩期杂音和二尖瓣反流、瓣叶冗长增厚及左心房、左心室增大者预后较差。外科手术后大多数患者预后改善明显，存活率明显提高。

# 【主动脉瓣狭窄】

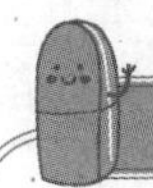

**案例讨论**

[案例]

患者，男，72岁。因“劳力性气促、胸痛3年，加重伴间断头晕、黑矇2个月”就诊。患者近3年于爬楼、快走时出现胸前区闷痛、气促，不伴咳嗽、咳痰，不伴恶心、呕吐，休息后即可缓解。近2个月来，患者于平路行走时短途即感胸闷、胸痛、气促，且间断出现头晕、黑矇，不伴抽搐、大小便失禁、头痛、呕吐。查体：神清，双肺呼吸音清，心界向左下扩大，心率70次/分，律齐，主动脉瓣听诊区可闻及3/6级收缩期递增-递减减型喷射性杂音，腹平软，肝脾未及，双下肢无水肿。X线示左心扩大，升主动脉扩张，主动脉瓣钙化。心电图示窦性心律，ST-T异常改变。

[讨论]

1. 本病的临床诊断及诊断依据是什么？
2. 该患者的治疗原则是什么？

## 一、病因

主动脉瓣狭窄常见病因包括先天性主动脉瓣畸形、风湿性心脏病、老年退行性变等。单纯主动脉瓣狭窄，多为先天性或退行性病变，风湿性多并发其他瓣膜病变。

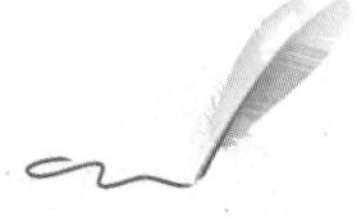

### （一）先天性主动脉瓣畸形

可为单叶、二叶或三叶型，其中二叶型最常见。在幼年即可出现瓣口狭窄，也可因结构畸形导致血流长期损害，造成瓣口纤维化和钙化进行性加重，从而导致瓣口狭窄。

### （二）风湿性心脏病

风湿炎症反复发作，导致瓣膜交界处粘连融合，瓣叶纤维化、僵硬、钙化和挛缩畸形，进而出现瓣口狭窄。单纯的风湿性主动脉瓣狭窄较少见，大多伴有关闭不全和二尖瓣病变。

### （三）老年退行性变

65 岁以上老年人单纯性主动脉瓣狭窄的常见原因。无交界处融合，由于钙质沉积于瓣膜基底部，限制瓣叶活动，引起主动脉口狭窄，常伴有二尖瓣环钙化。

## 二、病理生理

正常成人主动脉瓣口面积为 $3.0 \sim 4.0cm^2$，瓣口 $<1.0cm^2$ 时为重度狭窄，左心室收缩压明显升高，跨瓣压差显著。主动脉瓣狭窄的代偿期为维持正常收缩期室壁应力和左心室心排出量，左心室室壁代偿性肥厚，肥厚的左心室顺应性降低，舒张末压进行性升高，为保证左心室的充盈和心搏量正常，左心房亦代偿性肥大。失代偿期左心压力增高，肺动脉压、肺毛细血管楔压和右心室压均可上升，出现心力衰竭，心排血量下降。

当主动脉瓣重度狭窄时左心室收缩压升高，引起心室肥厚、射血时间延长，增加心肌工作和氧耗；舒张期心腔内压力增高，主动脉根部舒张压减低压迫心内膜下血管使冠状动脉血流减少，导致心肌缺血和心绞痛发作，使心排量进一步下降，脑供血不足出现头晕、黑矇、晕厥等。

## 三、临床表现

### （一）症状

由于左心室代偿能力较强，患者可多年无症状。当主动脉瓣严重狭窄，左心室失代偿，才出现临床症状。典型主动脉狭窄常见的三联征表现为呼吸困难、心绞痛和晕厥。

**1. 呼吸困难** 劳力性呼吸困难为晚期肺淤血引起的常见首发症状，随病情进展，可以出现端坐呼吸及夜间阵发性呼吸困难和急性肺水肿等表现。左心心排量下降时可出现明显的疲乏、无力、发绀等症状。

**2. 心绞痛** 发生较晚，见于60%的有症状患者，提示主动脉瓣严重狭窄。为劳力性心绞痛，常由运动诱发，休息或含服硝酸甘油后缓解，主要由心肌缺血所致，极少数可由瓣膜的钙质栓塞冠状动脉引起。患者同时患冠心病，可进一步加重心肌缺血。

**3. 晕厥** 可为首发症状，多于直立、运动中或运动后即刻发生，少数在休息时发生。轻者表现为黑矇、晕厥，严重时可发生猝死。可能原因为运动时周围血管扩张，而狭窄的主动脉瓣口限制心排出量的相应增加，心肌缺血加重导致心肌收缩力明显减弱，心排量进一步下降；运动停止后，突然体循环静脉回心血量减少，左心室充盈量及心排血量下降。静息状态下，晕厥多由于心律失常如心房颤动、房室阻滞或心室颤动等，导致心排出量骤减所致。以上原因均可引起体循环动脉压下降，脑供血不足引发头晕、黑矇、晕厥等症状。

**4. 猝死** 20% ~25%患者可作为首发症状，可能与急性心肌缺血导致致死性心律失常有关。

（二）体征

> **考点提示**
>
> 主动脉瓣狭窄主要体征为主动脉瓣区可闻及喷射性杂音，向颈动脉传导，也可向胸骨左下缘传导，常伴震颤，杂音持续时间与狭窄程度有关。

**1. 心音**　第一心音正常。严重主动脉瓣狭窄或钙化时，左心室射血时间明显延长，第二心音主动脉瓣成分延迟，第二心音逆分裂。瓣膜钙化增厚时主动脉瓣第二心音减弱甚至消失。中、重度狭窄患者，肥厚的左心房强有力收缩产生明显的第四心音。

**2. 心脏杂音**　主动脉瓣区可闻及收缩期喷射性杂音，≥3/6级，较粗糙，呈递增－递减型，主要向颈部传导，也可向胸骨左下缘传导，常伴震颤。狭窄越重，杂音持续时间越长。左心室衰竭或心排出量减少时，杂音减弱或消失。

**3. 其他**　心界正常或轻度向左扩大，心尖搏动相对局限、持续有力，可向左下移位。收缩压降低、脉压减小、脉搏细弱。严重的主动脉瓣狭窄患者，同时触诊心尖部和颈动脉可发现颈动脉搏动明显延迟。

## 四、辅助检查

**1. X线检查**　轻度主动脉瓣狭窄者心影多正常。中、重度瓣狭窄代偿期可见左心室、左心房轻度增大，升主动脉根部常见狭窄后扩张。在侧位透视下可见主动脉瓣钙化。晚期合并心力衰竭时左心室明显扩大，还可见左心房增大、肺淤血等征象。

**2. 心电图检查**　轻度主动脉瓣狭窄者心电图可正常。重度狭窄者有左心室肥厚伴ST－T继发性改变和左心房增大。可有房室阻滞、室内阻滞（左束支阻滞或左前分支阻滞）、心房颤动或室性心律失常。

**3. 超声心动图**　是确定主动脉瓣狭窄的重要方法。二维超声心动图可见主动脉瓣瓣叶增厚、钙化、回声增强，瓣叶收缩期开放幅度减少，瓣环增大等；左心室及室间隔对称性肥厚、左心房可增大，主动脉根部狭窄后扩张等；并可发现有无先天性瓣叶畸形。彩色多普勒超声心动图上可见血流于瓣口下方形成五彩镶嵌的射流。连续多普勒测定通过主动脉瓣的最大血流速度，可计算出平均和峰跨膜压差以及瓣口面积，判断主动脉瓣狭窄程度。超声心动图还可提供心腔大小、左室肥厚及功能等多种信息。

**4. 心导管检查**　当超声心动图不能确定狭窄程度并考虑人工瓣膜置换时，应行心导管检查。计算左心室－主动脉收缩期峰值压差，根据所得压差可计算出瓣口面积。

> **知识拓展**
>
> **重度主动脉瓣狭窄的超声心动图标准**
>
> 满足以下标准的任何一项可考虑为重度主动脉瓣狭窄。①主动脉瓣口面积 $<1.0cm^2$。②瓣口面积指数 $<0.6cm^2/m^2$。③平均跨瓣压差 >40mmHg。④瓣口最大流速 >4.0m/s。⑤速度比 <0.25。

## 五、诊断

结合典型的症状如劳力性呼吸困难、心绞痛、晕厥及心脏杂音等特点较易诊断。如合并关闭不全和二尖瓣损害，多为风湿性心脏病。单纯主动脉瓣狭窄儿童或年轻患者以先天性瓣叶畸形多见，老年患者以退行性钙化性病变多见。超声心动图可明确诊断并对狭窄程度做定量分析。

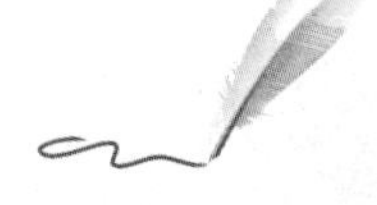

## 六、鉴别诊断

主动脉瓣狭窄需与其他左室流出道梗阻疾病鉴别。

**1. 先天性主动脉瓣上狭窄** 杂音最响在右锁骨下，可传导至胸骨右上缘和右颈动脉，喷射性杂音少见。约半数患者右颈动脉和肱动脉的搏动和收缩压大于左侧。

**2. 先天性主动脉瓣下狭窄** 难以与主动脉瓣狭窄鉴别。超声心动图可明确诊断。

**3. 梗阻性肥厚型心肌病** 胸骨左缘第 4 肋间可闻及收缩期杂音，位置较低，不向颈部和锁骨下区传导，多不伴震颤和喷射性杂音。

## 七、并发症

**1. 心力衰竭** 50% ~70% 患者死于充血性心力衰竭，发生左心衰竭后，自然病程明显缩短，终末期的右心衰竭少见。

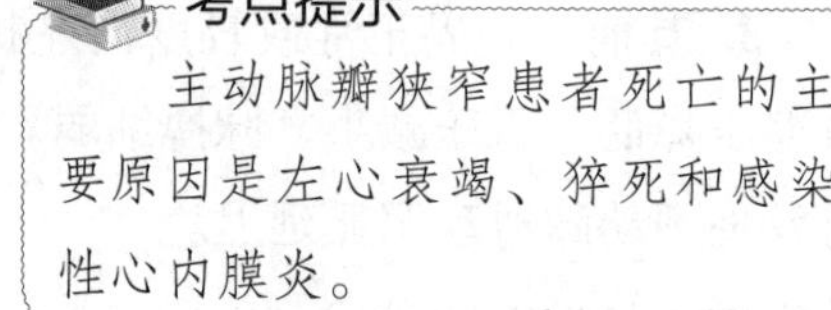


主动脉瓣狭窄患者死亡的主要原因是左心衰竭、猝死和感染性心内膜炎。

**2. 心源性猝死** 一般于发生前多有晕厥、心绞痛或心力衰竭等症状。无症状者发生猝死少见。

**3. 感染性心内膜炎** 不常见。年轻人轻度的瓣膜畸形较老年人的钙化性瓣膜狭窄发生感染性心内膜炎的危险性大。

**4. 心律失常** 心房颤动、室性心律失常、房室传导阻滞等。

**5. 体循环栓塞** 少见。栓子可来自钙化性狭窄瓣膜的钙质或增厚的瓣膜的微血栓。

## 八、治疗

### （一）内科治疗

无症状的轻度狭窄患者不需特殊处理，应定期随诊，每 2 年复查一次超声心动图。中重度狭窄患者应避免过度的体力活动，以防心绞痛、晕厥、猝死等发生，每 6 ~ 12 个月复查一次，有手术指征的患者选择合适时机手术。合并房颤等心律失常者，应及时转复窦律，否则可致心排量明显下降，左心房压力升高，临床症状迅速恶化。心绞痛患者可试用硝酸酯类药物。心力衰竭者应限制钠盐摄入，谨慎使用洋地黄类药、利尿剂，避免使用作用于小动脉的血管扩张剂，以防血压过低。

### （二）外科治疗

**1. 人工瓣膜置换术** 是治疗成人主动脉狭窄的主要方法。无症状的轻、中度狭窄患者无手术指征。重度狭窄伴心绞痛、晕厥或心力衰竭症状为手术的主要指征。无症状的重度狭窄患者，如伴有进行性心脏增大和（或）明显左心室功能不全，也应考虑手术。严重左心室功能不全、高龄、合并主动脉瓣关闭不全或冠心病者，增加手术和术后晚期死亡风险，但不是手术禁忌证。手术死亡率≤5%。术后的远期预后优于二尖瓣疾病和主动脉瓣关闭不全的换瓣患者。合并冠心病患者，需同时作冠状动脉旁路移植术。

**2. 直视下行瓣膜交界处分离术** 姑息性治疗手段，适用于儿童和青少年的非钙化性先天性主动脉瓣严重狭窄，甚至包括无症状者。

**3. 经皮球囊主动脉瓣成形术** 临床应用范围局限。是单纯先天性非钙化性主动脉瓣狭窄的婴儿、青少年患者的首选治疗方法。老年患者有钙化的不适用，但高龄、有心力衰竭、手术高危患者、妊娠和拒绝手术时，可作为过渡治疗。

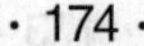

知识拓展

**主动脉瓣狭窄的介入治疗**

经皮球囊主动脉瓣成形术（percutaneous ballon aortic valvuloplasty，PBAV）能解除主动脉瓣狭窄，降低跨瓣压力阶差，增加心排血量，改善症状，是单纯先天性非钙化性主动脉瓣狭窄的婴儿、青少年患者首选的治疗方法，但大部分患者术后6~12个月会出现再狭窄。目前PBAV主要作为血流动力学不稳定的高手术风险患者的过渡治疗，或者用于需要紧急非心脏手术的患者，以及妊娠、拒绝手术等情况。

经皮主动脉瓣置换术（percutaneous aortic valve replacement，PAVR）是研究和采用的一种全新的微创瓣膜置换技术。由于瓣膜不像外科手术一样被置换出来，又称为经导管主动脉瓣植入术（transcatheter aortic valve implantation，TVAI）。该技术于1992年由Andersen等人证实了可行性，2002年Cribier等完成首例PAVR，成功植入一枚经皮球囊支架释放的牛心包主动脉瓣膜装置，开启了PAVR临床应用的先河。PAVR途径包括顺行法，即经静脉穿刺房间隔经左心房→二尖瓣→左心室途径；逆行法，即股动脉→主动脉路径；心尖法。这种治疗方法不用传统的体外循环，不开胸，手术创伤小，适用于70岁以上高龄，存在严重并发症如肾衰竭、贫血、肿瘤、慢性肺疾病等，不能行常规外科手术的患者。

## 九、预后

先天性单叶瓣出生时即有狭窄，预后不良。成年人可多年无症状，存活率与正常群体相当。但大部分患者的狭窄进行性加重，一旦出现症状，预后恶化。死亡原因为左心衰竭、猝死和感染性心内膜炎。退行性钙化性狭窄较先天性或风湿性病变发展迅速。未手术治疗的有症状患者预后较二尖瓣疾病或主动脉瓣关闭不全患者差。人工瓣膜置换术后预后明显改善，手术存活者的生活质量和远期存活率显著优于内科治疗的患者。

## 【主动脉瓣关闭不全】

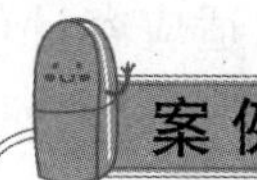

案例讨论

［案例］

患者，女，52岁。因“劳力性气促、心悸、胸闷1年，加重1个月”就诊。患者于1年前出现气促，多于劳动时出现，间断伴心悸、胸闷，近1个月上述症状明显加重，劳动耐力也进行性下降。既往有风湿性关节炎病史。查体：神清，口唇发绀，颈静脉充盈，双肺呼吸音清，心界向左下扩大，心率85次/分，心律不齐，主动脉瓣听诊区可闻及舒张期高调递减型哈气样杂音。腹平软，肝脾未及，双下肢轻度指凹性水肿。

辅助检查：心电图示房颤心律。超声心动图示左心扩大，肺动脉压力升高，二尖瓣瓣膜增厚、粘连、开放受限、关闭不全，主动脉瓣瓣膜增厚、关闭不全。

［讨论］

1. 本病的临床诊断及诊断依据是什么？

2. 该患者的治疗原则是什么？

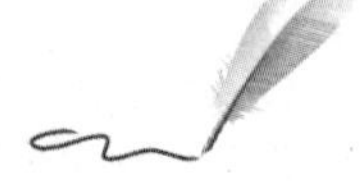

## 一、病因

主动脉瓣关闭不全主要因主动脉瓣病变、瓣环扩大或主动脉根部疾病所致。

### （一）主动脉瓣病变

**1. 风湿性心脏病** 最常见的病因，约 2/3 患者为风湿性心脏病所致。慢性风湿性炎症使瓣叶纤维化、增厚和缩短，致瓣膜关闭不全。风湿性心脏病时单纯主动脉瓣关闭不全少见，常因瓣膜交界处融合伴不同程度狭窄，也常合并二尖瓣损害。

**2. 先天性畸形** 二叶和三叶主动脉瓣畸形常见，单叶病变多合并主动脉瓣狭窄；先天性主动脉瓣穿孔、室间隔缺损伴主动脉瓣脱垂等。

**3. 主动脉瓣黏液样变性** 瓣叶舒张期脱垂入左心室，偶尔合并主动脉根部中层囊性坏死，可能为先天性原因。

**4. 退行性变** 老年退行性钙化致主动脉瓣狭窄中有 3/4 患者合并关闭不全，成为老年性主动脉瓣关闭不全的主要原因。

**5. 感染性心内膜炎** 感染性赘生物致瓣叶破损、穿孔或介于瓣叶间妨碍瓣膜闭合。

**6. 结缔组织病** 如类风湿关节炎、系统性红斑狼疮等，瓣叶基底部和远端边缘增厚伴瓣叶缩短。

### （二）瓣环扩大或主动脉根部病变

**1. 马方综合征** 为遗传性结缔组织病，本病可累及升主动脉，呈瘤样扩张。

**2. 主动脉夹层** 主动脉夹层血肿撕裂主动脉瓣环和瓣叶。

**3. 升主动脉病变** 主动脉根部扩张，如老年动脉粥样硬化、主动脉窦动脉瘤、特发性主动脉扩张等。

**4. 其他** 创伤及人工瓣膜破裂、瓣膜置换术后瓣周漏和瓣膜损伤等。

## 二、病理生理

### （一）急性主动脉瓣关闭不全

急性主动脉瓣关闭不全时，左心室突然接收大量反流的血液，左心室难以适应容量负荷急剧增加，舒张末压迅速升高，左心房压力增高，引起肺淤血、肺水肿。

### （二）慢性主动脉瓣关闭不全

慢性容量负荷增加左心室的舒张末容量，左心室代偿性肥厚，心肌收缩力增强，维持左心室正常的泵血功能，早期表现为左心室心搏量和主动脉压增加，左心室舒张末压可正常，左房压和肺静脉压也正常；随着病情进展反流量增多，左心室进一步扩张，最终导致心肌收缩力减弱，可出现左心衰竭。主动脉瓣反流导致舒张期主动脉压降低，可出现代偿性心律增快，以缩短舒张期，冠脉血流量减少，同时肥大的心肌耗氧增加，可导致心肌缺血，出现心绞痛症状。明显主动脉瓣关闭不全时，舒张压降低，脉压增大，可出现周围血管征。

## 三、临床表现

### （一）症状

**1. 急性主动脉瓣关闭不全** 轻者可无症状，重者可出现急性左心衰竭或肺水肿和低血压等表现。

**2. 慢性主动脉瓣关闭不全** 轻者可多年无症状，一旦发生心力衰竭，则进展迅速。常见症状如下。①心悸：可能是最早的主诉，心尖搏动增强，以左侧卧位、仰卧位明显。②呼吸困难：最早出现的是劳力性呼吸困难，随病情进展可以出现夜间阵发性呼吸困难、端坐呼吸等。③心前区不适或胸痛：可因左室射血量大、流速快，升主动脉被过度牵张所致，也可由心肌缺血致心绞痛引起。其中心绞痛的发生较主动脉瓣狭窄者少见，持续时间较长，对硝酸甘油反应差。④头部搏动感：由于脉压显著增大，身体各部位有强烈的动脉搏动感，其中头颈部最明显。⑤其他：猝死可能与突发致命性心律失常有关，晚期可出现右心衰竭的症状。

**（二）体征**

**1. 急性主动脉瓣关闭不全**　第一心音减弱或消失，可闻及第三心音，舒张期杂音为低调、柔和、短促。收缩压、舒张压和脉压正常或舒张压稍低，脉压稍增大，周围血管征不明显，心尖搏动多正常。肺部可闻及水泡音，重症出现面色晦暗、发绀、血压下降等休克表现。

**2. 慢性主动脉瓣关闭不全**

（1）心音　舒张期左心室快速、过度充盈，二尖瓣位置高可致第一心音减弱，第二心音主动脉瓣成分减弱或消失，心尖区常可闻及第三心音奔马律。左心房代偿性收缩增强可闻及第四心音。

（2）心脏杂音　①主动脉瓣听诊区可闻及舒张期高调递减型叹气样杂音，坐位前倾和深呼气时明显，向心尖区传导。轻度关闭不全时，此杂音柔和、低调；重度关闭不全时，为全舒张期且粗糙。瓣叶脱垂、撕裂或穿孔时常呈乐音性。②Austin Flint 杂音：严重的主动脉瓣反流使左心室舒张压快速升高，引起二尖瓣相对狭窄时心尖区可闻及舒张中晚期隆隆样杂音。③主动脉扩张或瓣环扩大者，多于心底部主动脉瓣听诊区闻及收缩中期喷射性杂音，常伴震颤，可向颈部及胸骨上窝传导。

（3）周围血管征　由于收缩压升高，舒张压降低，脉压增大引起。包括随心脏搏动的点头征（De Mtasset 征）、水冲脉、毛细血管搏动征、股动脉枪击音（Traube 征）、股动脉双期杂音（Duroziez 征）等。

（4）其他　心尖搏动向左下移位，呈抬举样，搏动范围较大，心界向左下扩大。颈动脉搏动明显。

## 四、辅助检查

**1. X 线检查**　急性者常有肺淤血或肺水肿等表现。心脏大小多正常，除原有主动脉根部扩大或由主动脉夹层外，无主动脉扩大。慢性者左心室增大，可有左心房增大，升主动脉继发性扩张，心影可呈靴形。出现左心衰竭时可有肺淤血征。

**2. 心电图**　轻度患者心电图可正常，严重者出现左心室肥大的心电图改变，可合并冠状动脉供血不足及心律失常。

**3. 超声心动图**　二维超声可显示瓣膜和主动脉根部的形态改变，如瓣叶增厚、钙化、变形、关闭不全等，有助于确定病因。M 型显示舒张期二尖瓣前叶震颤，为主动脉瓣关闭不全的可靠诊断征象。多普勒超声显示主动脉瓣的心室侧探及全舒张期反流信号，为诊断主动脉瓣反流高敏感和准确的方法，并可定量判断其严重程度。经食管超声有利于主动脉夹层和感染性心内膜炎的诊断。

**4. 放射性核素心室造影**　可测定左心室收缩、舒张末容量和静息、运动时的射血分数，判断左心室功能。根据左心室和右心室心搏量比值估测反流程度。

**5. 磁共振显像**　诊断主动脉疾病如主动脉夹层极准确。可目测主动脉瓣反流射流，可

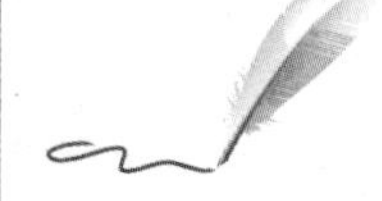

半定量反流程度，并能定量反流量和反流分数。

**6. 主动脉造影** 当无创技术不能确定反流程度，并考虑外科治疗时，可行选择性主动脉造影，半定量反流程度。

## 五、诊断

根据典型的症状、主动脉瓣区高调递减型哈气样杂音及周围血管征可诊断为主动脉瓣关闭不全，超声心动图检查可确定诊断。慢性主动脉瓣关闭不全如合并主动脉瓣或二尖瓣狭窄时，支持风湿性心脏瓣膜病的诊断。

## 六、鉴别诊断

主动脉瓣舒张早期杂音于胸骨左缘明显时，应与Graham Steel杂音鉴别。后者见于严重肺动脉高压伴肺动脉扩张所致相对性肺动脉瓣关闭不全，颈动脉搏动正常，无周围血管征，杂音于吸气时增强，常有肺动脉高压体征，超声心动图检查有助于鉴别。当闻及Austin Flint杂音，应与二尖瓣狭窄的心尖区舒张期隆隆样杂音相鉴别。前者紧随第三心音后，第一心音减弱；二尖瓣狭窄的舒张期杂音则紧随开瓣音后，第一心音常亢进。另外，还需与肺动脉瓣关闭不全、主动脉窦瘤破裂、冠状动静脉瘘等疾病相鉴别。

## 七、并发症

**1. 心力衰竭** 在急性者出现早，慢性者于晚期始出现，为死亡的主要原因。

**2. 感染性心内膜炎** 常见且危险的并发症，会加速心衰的发生。

**3. 室性心律失常** 较常见，但心脏性猝死少见。

**知识拓展**

**感染性心内膜炎的诊断标准**

主要标准：

1. 两次血培养阳性。
2. 超声心动图发现赘生物或新发的瓣膜关闭不全。

次要标准：

1. 基础心脏疾病或静脉药物滥用史。
2. 发热，体温≥38.0℃。
3. 外周血管表现有栓塞、细菌性动脉瘤、颅内出血、结膜瘀点、Janway损害。
4. 免疫反应出现Roth斑、Osler结节。
5. 血培养阳性，但不符合主要标准。

确诊：符合2条主要标准或符合1条主要标准及3条次要标准或符合5条次要标准。

疑似诊断：符合1条主要标准和1条次要标准或符合3条次要标准。

## 八、治疗

### （一）急性主动脉瓣关闭不全

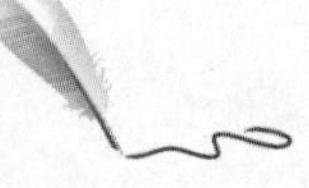

严重的急性患者可迅速发生左心衰竭、肺水肿和低血压，因此外科治疗为根本治疗措施，内科治疗一般仅为术前准备过渡措施。目的在于降低肺静脉压，增加心排出量，改善肺淤血。静滴硝普钠可降低心脏前后负荷、改善肺淤血、减少反流量和增加排血量，也可酌情经静脉使用利尿剂和正性肌力药物。血流动力学不稳定者，如严重肺水肿，或并发动脉夹层者应立即手术。感染性心内膜炎患者，应积极进行抗生素治疗，控制感染或视病情行外科瓣膜置换术。

**（二）慢性主动脉瓣关闭不全**

**1. 内科治疗** 无症状且心功能正常者无须治疗，应定期随访。轻中度主动脉瓣反流者，每1~2年随访一次，重者每半年随访一次，包括临床症状和超声心动图检查。患者应限制重体力活动，限制钠盐摄入，预防感染性心内膜炎、风湿活动等。左心衰竭时可应用利尿剂、血管转换酶抑制剂、血管扩张剂及洋地黄类药物。积极治疗，预防心律失常和感染，以避免出现急性左心衰竭。

**2. 外科治疗** 人工瓣膜置换术为严重主动脉瓣关闭不全的主要治疗方法，应在不可逆的左心室功能不全发生之前进行。慢性无症状患者，左心室功能正常可不需手术，但要定期随访。对有明确手术适应证的患者，应尽早行主动脉瓣置换术，可以改善预后。部分病例如创伤、感染性心内膜炎所致瓣叶穿孔者，可行瓣膜修复术。主动脉根部扩大者，如马方综合征，需行主动脉根部带瓣人工血管移植术。

**知识拓展**

**主动脉瓣关闭不全手术适应证**

1. 有症状和左心室功能不全者。

2. 无症状伴左心室功能不全者，经一系列无创检查（如超声心动图、放射性核素造影等）显示持续或进行性左心室收缩末容量增加或静息射血分数降低者。

3. 有症状而左心室功能正常者，先试用内科治疗，如无改善，不宜拖延手术时间。

## 九、预后

急性重度主动脉瓣关闭不全如不及时手术治疗，常死于左心室衰竭。慢性者无症状期长，一旦出现症状，病情常迅速恶化。重度者经确诊后内科治疗5年存活率为75%，10年存活率为50%。外科术后存活者大多为临床改善明显者，但恢复程度及远期存活率不如主动脉瓣狭窄者大。

**小结**

心脏瓣膜病可由多种病因引起心脏瓣膜结构或功能的异常，造成血流动力学改变，从而导致心脏结构改变和功能失常，最终表现为心力衰竭、心律失常等疾病状态。病变可累及单个瓣膜，也可为累及两个或以上瓣膜出现多瓣膜病。在我国最常见的病因是风湿性损害，其次是瓣膜退行性改变，其中风湿性心脏瓣膜损害以二尖瓣受累多见，其次是二尖瓣合并主动脉瓣病变。老年退行性病变主要累及主动脉瓣。心脏瓣膜病根据症状、体征中典型杂音的特点不难诊断，超声心动图对确诊有重要意义。药物治疗可以改善症状，但治疗的根本方法是手术，瓣膜置换术后患者的抗凝治疗至关重要。

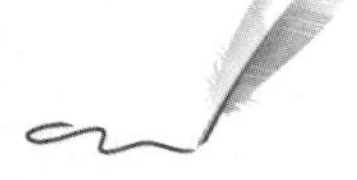

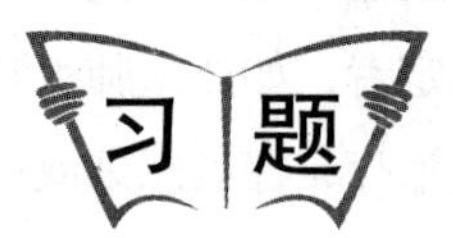


## 一、选择题

【A1/A2 型题】

1. 二尖瓣狭窄患者早期最常见的症状为
   A. 咯血　B. 劳力性呼吸困难
   C. 端坐呼吸　D. 阵发性夜间呼吸困难
   E. 声音嘶哑
2. 下列病变为单纯性二尖瓣狭窄的患者通常不伴有的是
   A. 左心房肥厚　B. 左心房扩张　C. 左心室肥厚
   D. 右心室肥厚　E. 心脏呈梨形
3. 风湿性心脏病二尖瓣严重狭窄突发大咯血是由于
   A. 肺毛细血管破裂　B. 合并肺结核　C. 急性肺水肿
   D. 支气管静脉破裂　E. 合并支气管扩张
4. 风湿性心脏病二尖瓣狭窄患者常见症状为呼吸困难、咳嗽和咯血等，随病程延长，上述症状可减轻，但若出现腹胀、肝大，提示的改变是
   A. 二尖瓣狭窄程度减轻　B. 发生二尖瓣关闭不全
   C. 合并主动脉瓣狭窄　D. 合并主动脉瓣关闭不全
   E. 进入右心功能不全期
5. 下列不是由主动脉瓣病变引起主动脉瓣关闭不全的是
   A. 风湿性心脏病　B. 先天性二叶式主动脉瓣
   C. 感染性心内膜炎　D. 梅毒性主动脉炎
   E. 主动脉瓣黏液样变性
6. 在发达国家，慢性二尖瓣关闭不全病因中最常见的是
   A. 风湿性心脏病　B. 感染性心内膜炎
   C. 二尖瓣黏液样变性　D. 二尖瓣先天异常
   E. 结缔组织病
7. 下列属于单纯性二尖瓣狭窄患者的心脏改变的是
   A. 左心房扩大，右心房缩小
   B. 右心房扩大，左心房缩小
   C. 右心室缩小，左心房扩大
   D. 左心室缩小或正常，左心房扩大
   E. 左心房扩大，左心室扩大
8. 主动脉瓣狭窄患者出现劳累时心绞痛及晕厥发作时首选治疗为
   A. 强心　B. 利尿　C. 静脉滴注硝酸甘油
   D. 主动脉瓣瓣膜置换术　E. 主动脉瓣球囊成形术
9. 风湿性心脏病二尖瓣狭窄程度加重时会出现下列的改变是

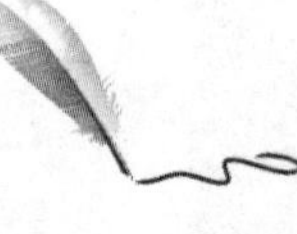

A. 心尖部收缩期吹风样杂音和舒张期滚筒样杂音增强
B. 心尖部舒张期滚筒样杂音增强，肺动脉第二心音减低
C. 心尖部舒张期滚筒样杂音减低，肺动脉第二心音减低
D. 心尖部舒张期滚筒样杂音增强，肺动脉第二心音增强
E. 心尖部舒张期滚筒样杂音减低，肺动脉第二心音增强

10. 下列检查对诊断风湿性心脏病二尖瓣狭窄最具诊断价值的是
A. 心电图检查　B. 胸部X线检查　C. 血沉检查
D. 抗O检查　E. 心脏听诊

11. 在重度主动脉瓣反流时心尖部可听到的杂音是
A. Graham Steell杂音　B. Austin Flint杂音　C. Durozier征
D. Traube　E. De Musset征

12. 易导致主动脉瓣狭窄患者出现晕厥的情况是
A. 静坐休息　B. 睡眠　C. 剧烈运动
D. 服用硫氮䓬酮　E. 窦性心律，心率为70次/分

13. 主动脉瓣中度狭窄时瓣口面积为
A. $<0.75cm^2$　B. $0.75\sim1.0cm^2$　C. $1.1\sim1.75cm^2$
D. $1.76\sim2.0cm^2$　E. $2.1\sim4.0cm^2$

14. 患者，男，30岁。劳累时出现心悸，伴胸骨后疼痛半年。查体：闻及主动脉瓣区收缩期粗糙的喷射性杂音，主动脉瓣区第二心音减弱。X线检查示：左心室扩大和升主动脉扩张，该患者可能的诊断是
A. 冠心病心绞痛　B. 高血压性心脏病
C. 主动脉瓣狭窄　D. 非梗阻性肥厚型心肌病
E. 主动脉瓣关闭不全

15. 患者，男，老年。因咳嗽、咳黄痰3天就诊。查体：主动脉瓣区粗糙的收缩期杂音。超声心动图示主动脉瓣狭窄，左室射血分数55%，心电图检查正常。请问对该患者下列处理不恰当的是
A. 抗生素抗感染　B. 给予化痰药物
C. 予以血管紧张素转换酶抑制剂　D. 定期监测超声心动图
E. 胸部X线检查

16. 患者，女性。心脏联合瓣膜病15年，低热1个月，体温为37.2～37.6℃，伴食欲缺乏、消瘦，营养状态差，贫血貌。为确诊疾病应首选的检查是
A. 胸部X线　B. 血培养　C. 测定血红蛋白
D. 心肌酶检查　E. 测定血沉

17. 患者，女，22岁。于心尖部闻及舒张中期出现的先递减后递增型的隆隆样杂音，伴有第一心音增强，节律不规则，第一心音强弱不等，心率大于脉率。以上杂音提示该患者的风湿性心脏瓣膜病变是
A. 二尖瓣狭窄　B. 二尖瓣关闭不全
C. 二尖瓣狭窄并关闭不全　D. 二尖瓣狭窄并心房颤动
E. 二尖瓣关闭不全并心房颤动

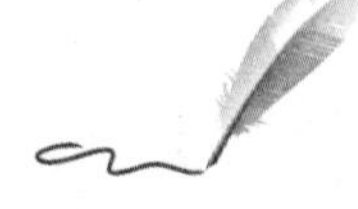

18. 患者，女，40岁。因活动后心悸、气喘1年余就诊。查体：贫血貌，心率快，律齐，胸骨右缘第2肋间闻及响亮而粗糙的收缩期杂音（3/6级），该患者最可能患的疾病为

A. 动脉导管未闭　B. 主动脉瓣关闭不全　C. 二尖瓣关闭不全

D. 室间隔缺损　E. 主动脉瓣狭窄

19. 患者，男，60岁。出现头晕、心悸5年余。查体：心尖搏动向左下移位，呈抬举样，于胸骨左缘第3～4肋间可闻及叹气样舒张期杂音，为递减型，向心尖传导，于心尖区闻及隆隆样舒张早期杂音，股动脉可闻及射枪音，首先应想到的诊断为

A. 二尖瓣狭窄　B. 主动脉瓣关闭不全　C. 二尖瓣关闭不全

D. 主动脉瓣狭窄　E. 室间隔缺损

**【A3/A4型题】**

（21～22题共用题干）

患者，男，52岁。近年来逐渐出现心悸、乏力，活动后气促。查体：心脏向左下扩大，心尖部可闻及舒张期滚筒样杂音，主动脉听诊区闻及舒张期泼水样杂音。

21. 该患者可能的诊断是

A. 二尖瓣关闭不全　B. 二尖瓣狭窄

C. 主动脉瓣狭窄　D. 梗阻性肥厚型心肌病

E. 主动脉瓣关闭不全

22. 对该患者最有价值的诊断方法是

A. 胸部X线检查　B. 心电图　C. 超声心动图

D. 心脏核素检查　E. 冠状动脉造影

23. 治疗应选用的药物是

A. 地高辛　B. 硝酸甘油　C. 普萘洛尔

D. 卡托普利　E. 氢氯噻嗪

## 二、思考题

患者，男，45岁。因劳累后心悸、气短10年，咯血3小时。10年前患者开始出现劳累后心悸、气促，无胸痛及咳嗽。平时容易感冒，间断服用抗生素。3小时前在家活动过程中突然咯血2次，总量约50ml，伴乏力、心悸、气短。

查体：卧位，神志清，口唇无发绀，颈静脉无怒张，双下肺未闻及干湿啰音，心界扩大，心率90次/分，心律绝对不齐，心音强弱不等，心尖区可闻及3/6级吹风样杂音和舒张期隆隆样杂音，肝肋下未及，下肢无水肿。

辅助检查：WBC $6.5\times10^9/L$，心电图示房颤，超声心动图示二尖瓣狭窄并关闭不全。

请问：

1. 请写出患者的临床诊断、诊断依据、鉴别诊断。
2. 请写出该患者的治疗原则。

（綦　兵）

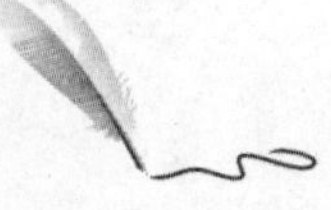

# 第五节　冠状动脉粥样硬化性心脏病

扫码"学一学"

## 学习目标

1. **掌握**　冠状动脉粥样硬化性心脏病的分型，心绞痛型、心肌梗死型的临床表现、诊断与治疗。
2. **熟悉**　冠心病（心绞痛型、心肌梗死型）的实验室检查。
3. **了解**　冠心病的病因、发病机制。
4. 学会冠心病心绞痛型与心肌梗死型的区别。
5. 具有对人群进行健康指导的能力，对冠心病做到一级和二级预防。

## 案例讨论

［案例］

患者，女，65岁。反复胸痛5年，加重半天。5年来，每当过劳或情绪激动时，出现胸骨后压榨性疼痛，历时10分钟左右，休息后可自行缓解，未予诊治。半天前晨起突发胸骨后疼痛，疼痛比以往剧烈且持续时间较长，1小时才自行缓解。3小时前又发生剧烈胸痛，持续不缓解，伴左上肢麻木、大汗并伴恶心、呕吐胃内容物2次，遂急诊入院。发病以来无发热、盗汗、消瘦，无咳嗽、咳痰及咯血，无气短，饮食、二便正常。无烟酒嗜好，闭经15年。

查体：BP 110/80mmHg，P 85次/分，R 20次/分，T 36.7℃。神志清楚，表情痛苦，呻吟不止。双肺无异常，心界不大，心音低钝，心尖部可闻及2/6级收缩期吹风样杂音，心率85次/分，心律齐。全腹软无压痛，肝脾未触及，双下肢无水肿。

血常规 WBC $12.0\times10^9$/L，N 0.70，L 0.30。其他辅助检查：AST 50U/L，CPK 530U/L，LDH 240U/L。

心电图示 $V_1\sim V_3$ 出现病理性Q波及ST段弓背向上抬高。

［讨论］

1. 该患者的诊断和诊断依据是什么？
2. 请写出该患者的鉴别诊断。
3. 如何急救？

## 【概述】

冠状动脉粥样硬化性心脏病（coronary atherosclerotic heart disease，CHD）指冠状动脉粥样硬化使血管腔狭窄或阻塞，导致心肌缺血、缺氧或坏死而引起的心脏病。其和冠状动脉功能性改变（痉挛）一起，统称冠状动脉性心脏病，简称冠心病，亦称缺血性心脏病（IHD）。

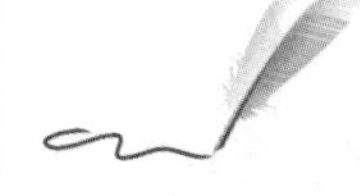

冠状动脉粥样硬化性心脏病是动脉粥样硬化导致器官病变的最常见类型，也是严重危害人类健康的常见病。本病多发生在40岁以后，男性发病早于女性，脑力劳动者较多。本病在欧美发达国家极为常见，在我国不如欧美多见。但近年来随着生活水平提高，滋长的不健康的生活方式使本病相对和绝对发生率呈增长趋势。

## 一、病因

本病病因尚未完全确定，对冠状动脉粥样硬化进行的广泛而深入的研究表明，本病是多病因引起的疾病，即多种因素作用于不同环节所致，这些因素称为危险因素。主要的危险因素如下。

**1. 年龄** 本病多见于40岁以上的中老年人，49岁以后进展较快。近年来，临床发病年龄有年轻化趋势。

**2. 性别** 本病男性多见，男女比例约为2:1，女性绝经期之后患病率增加。

**3. 高脂血症** 脂质代谢异常是动脉粥样硬化最重要的危险因素。主要表现为血清总胆固醇（TC）、三酰甘油（TG）、低密度脂蛋白（LDL）或极低密度脂蛋白（VLDL）、载脂蛋白B（ApoB）增高；高密度脂蛋白（HDL）、载脂蛋白A（ApoA）降低。在危险因素中，以TC及LDL增高最受关注。

**4. 高血压** 血压增高与本病关系密切。60%~70%的冠状动脉粥样硬化患者有高血压，高血压患者患本病较血压正常者高3~4倍。收缩压和舒张压增高都与本病密切相关。

**5. 吸烟** 吸烟者与不吸烟者比较，本病的发病率和病死率增高2~6倍，且与每日吸烟的支数呈正比。被动吸烟也是危险因素。

**6. 糖尿病** 糖尿病患者中本病发病率较无糖尿病者高数倍，本病患者中糖耐量减低者也十分常见。

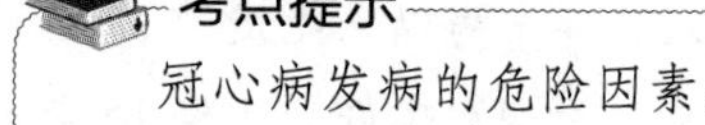

考点提示

冠心病发病的危险因素。

**7. 其他** 其他危险因素尚有肥胖、脑力活动紧张、西方饮食习惯、遗传、A型性格者等。

## 二、发病机制

对本病发病机制的阐述曾有多种学说，包括内皮损伤反应学说、脂质浸润学说、血栓形成学说、平滑肌细胞克隆学说等。近年多数学者支持“内皮损伤反应学说”，认为本病各种主要危险因素最终都损伤动脉内膜，而粥样斑块的形成是动脉对内膜损伤做出反应的结果。

动脉内膜受损可分为功能损伤和解剖损伤。在长期高脂血症的情况下，增高的氧化修饰的低密度脂蛋白（oxLDL）和胆固醇对动脉内膜造成功能性损伤，使内皮细胞和白细胞（单核细胞和淋巴细胞）表面特性发生变化，黏附因子表达增加。单核细胞黏附在内皮细胞上的数量增多，并从内皮细胞之间移入内膜下成为巨噬细胞，通过吞噬oxLDL，转变为泡沫细胞形成最早的粥样硬化病变脂质条纹。巨噬细胞能氧化LDL，形成过氧化物和超氧化离子，还能合成和分泌至少多种细胞因子。在这些细胞因子的作用下，促使脂肪条纹演变为纤维脂肪病变，再发展为纤维斑块。

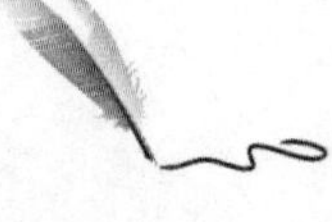

在血流动力学发生变化的情况下，如血压增高、动脉分支形成特定角度、血管局部狭窄所产生的湍流和切应力，使动脉内膜发生解剖损伤，内皮细胞间的连续性中断，内皮细胞回缩，从而暴露内膜下的组织。此时血液中的血小板得以黏附、聚集于内膜，形成附壁

血栓。血小板可释出许多细胞因子。这些因子进入动脉壁，对促发粥样硬化病变中平滑肌细胞增生起重要作用。

## 三、分型

根据冠状动脉病变的部位、范围、血管阻塞程度和心肌供血不足的发展速度、范围和程度的不同，本病可分为五种临床类型。

**1. 无症状型冠心病**　亦称隐匿型冠心病。患者无症状，但静息时或负荷试验后有 ST 段压低，T 波减低、变平或倒置等心肌缺血的心电图改变。病理学检查心肌无明显组织形态改变。

**2. 心绞痛型冠心病**　有发作性胸骨后疼痛，为一过性心肌供血不足引起。病理学检查心肌无明显组织形态改变或有纤维化改变。

**3. 心肌梗死型冠心病**　病情严重，由冠状动脉闭塞致心肌急性缺血性坏死所致。

**4. 缺血性心肌病型冠心病**　表现为心脏增大、心力衰竭和心律失常，为长期心肌缺血导致心肌纤维化引起。临床表现与原发性扩张型心肌病类似。

**5. 猝死型冠心病**　因原发性心搏骤停而猝然死亡，多为缺血心肌局部发生电生理紊乱，引起严重的室性心律失常所致。

近年来学术界根据病情的轻重缓急将本病分为急性冠脉综合征（ACS）和慢性冠脉病（CAD）两大类。前者包括不稳定型心绞痛、急性心肌梗死或冠心病猝死；后者包括稳定型心绞痛、冠脉正常的心绞痛（如 X 综合征）、无症状性心肌缺血和缺血性心肌病。

本章将重点讨论“心绞痛”和“心肌梗死”。

# 【心绞痛】

## 一、稳定型心绞痛

稳定型心绞痛（stable angina pectoris）亦称稳定型劳力性心绞痛，是在冠状动脉固定性严重狭窄的基础上，由于心肌负荷的增加导致心肌急剧的、暂时的缺血与缺氧所引起的临床综合征。其特点为阵发性的前胸压榨性疼痛或憋闷感，主要位于胸骨后部，可放射至心前区和左上肢，常发生于劳动或情绪激动时，持续数分钟，休息或用硝酸酯制剂后消失。

本病多见于男性，多数患者年龄在 40 岁以上，劳累、情绪激动、饱食、受寒、急性循环衰竭等为常见的诱因。除冠状动脉粥样硬化外，本病还可由主动脉瓣狭窄或关闭不全、梅毒性主动脉炎、原发性肥厚型心肌病、先天性冠状动脉畸形、风湿性冠状动脉炎等引起。

### （一）发病机制

当冠状动脉的供血与心肌的需氧之间发生矛盾，冠状动脉血流量不能满足心肌代谢的需要，引起心肌急剧的、暂时的缺血缺氧时，即可发生心绞痛。

心肌氧耗的多少主要由心肌张力、心肌收缩强度和心率所决定。心肌能量的产生要求大量的氧供，心肌平时对血液中氧的吸取已接近于最大量，氧需求再增加时已难从血液中更多地摄取氧，只能依靠增加冠状动脉的血流量来提供。在正常情况下，冠状循环有很大的储备力量，其血流量可随身体的生理情况而有显著的变化；在剧烈体力活动时，冠状动脉适当地扩张，血流量可增加到休息时的 6～7 倍。缺氧时，冠状动脉也扩张，能使血流量增加 4～5 倍。动脉粥样硬化致冠状动脉狭窄或部分分支闭塞时，其扩张性减弱，血流量减少，冠状动脉的最大储备量下降。心肌的血供减少但尚能满足静息状态下心脏的需要，则

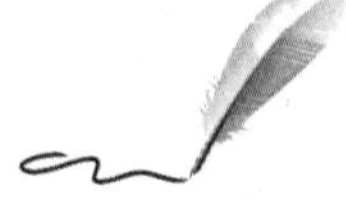

休息时可无症状。但在劳累、激动、左心衰竭等情况下，心脏负荷突然增加，使心肌张力和心肌收缩力增加，心率增快，导致心肌氧耗量增加，心肌对血供的需求增加，而冠脉的供血已不能相应增加，即可引起心绞痛。

产生疼痛感觉的直接因素可能是在缺血、缺氧的情况下，心肌内积聚过多的代谢产物，如乳酸、丙酮酸、磷酸等酸性物质，或类似激肽的多肽类物质，刺激心脏内自主神经的传入纤维末梢，经胸 1～5 交感神经节和相应的脊髓段，传至大脑产生疼痛感觉。这种痛觉反映在与自主神经进入水平相同脊髓段的脊神经所分布的区域，即胸骨后及两臂的前内侧与小指，尤其是在左侧，而多不在心脏部位。

**（二）临床表现**

**1. 症状** 心绞痛以发作性胸痛为主要临床表现，胸痛的主要特点如下。

（1）部位 主要在胸骨体中段或上段之后可波及心前区，有手掌大小范围，甚至横贯前胸，界限不很清楚。常放射至左肩、左臂内侧达环指和小指，少数可放射至颈、咽或下颌部。

（2）性质 胸痛常为压迫、发闷或紧缩性，也可有烧灼感，但不尖锐，不像针刺或刀扎样痛，偶伴濒死的恐惧感觉。有些患者仅觉胸闷不适。发作时，患者往往不自觉地停止原来的活动，直至症状缓解。

（3）诱因 发作常由体力劳动或情绪激动（如愤怒、焦急、过度兴奋等）所诱发，饱食、寒冷、吸烟、心动过速、休克等亦可诱发。典型的心绞痛常在相似的条件下重复发生，但有时同样的劳力只在早晨而不在下午引起心绞痛，提示与晨间交感神经兴奋性增高等昼夜节律变化有关。

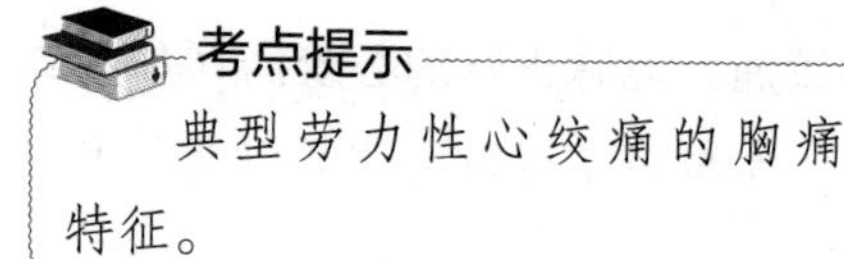


（4）持续时间 大部分为 3～5 分钟，一般不超过 15 分钟，可数天或数星期发作一次，亦可一日内多次发作，但频率相对固定。

（5）缓解方式 一般在诱因消除后或舌下含用硝酸甘油即可缓解。

**2. 体征** 未发作时多无异常体征。心绞痛发作时常见心率增快，血压升高，表情焦虑，皮肤湿冷，有时出现第四或第三心音奔马律。若乳头肌缺血致功能失调引起二尖瓣关闭不全，可有暂时性心尖部收缩期杂音。

**（三）辅助检查**

因心绞痛发作时间短暂，以下大多数检查均应在发作间期进行，可直接或间接反映心肌缺血。

**1. 心电图检查** 是发现心肌缺血、诊断心绞痛最常用的检查方法。

（1）静息时心电图（图 3－5－1a） 约半数患者心电图正常，也可能有陈旧性心肌梗死的改变或非特异性 ST 段和 T 波异常，有时出现室性、房性期前收缩等心律失常。

（2）心绞痛发作时心电图（图 3－5－1b） 绝大多数患者可出现暂时性、缺血性 ST 段水平型或下斜型压低改变（≥0.1mV），发作缓解后恢复。有时出现 T 波倒置。但变异型心绞痛发作时心电图 ST 段抬高。

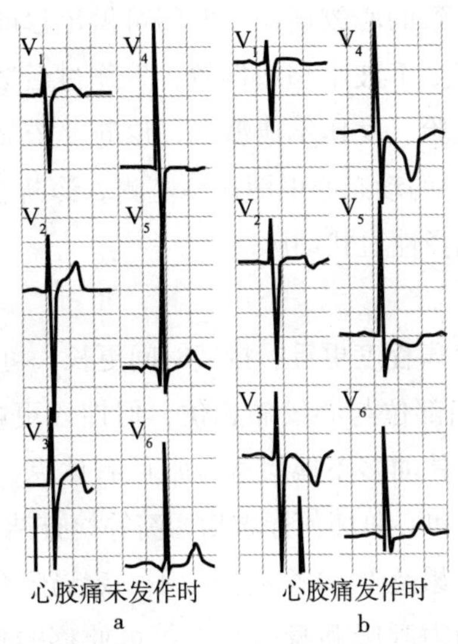


**图3－5－1　心绞痛未发作（左）及发作时（右）心电图表现**

（3）心电图负荷试验　以运动负荷试验最常用。通过运动增加心脏负荷，观察心电图有无缺血改变，借以了解冠脉循环状况。运动方式主要为分级活动平板或踏车，其运动强度可逐步分期升级，以前者较为常用。运动中出现典型心绞痛，心电图改变主要以 ST 段水平型或下斜型压低≥0.1mV，并持续 2 分钟为阳性标准。运动中出现心绞痛、步态不稳、室性心动过速或血压下降时，应立即停止运动。心肌梗死急性期、不稳定型心绞痛、心力衰竭、严重心律失常或急性疾病者禁作运动负荷试验。

（4）心电图连续动态监测　通过心电图监测，连续记录并自动分析患者在正常活动状态下 24 小时心电图（又称 Holter 心电图），可发现 ST－T 改变和各种心律失常，出现时间可与患者的活动和症状相对照。胸痛发作时相应时间的缺血性 ST－T 改变有助于确定心绞痛的诊断。

**2. 放射性核素心肌显像**　采用$^{201}$Tl 或$^{99}$Tc 标记，缺血心肌在运动或药物（双嘧达莫或腺苷）等负荷下，可出现灌注缺损。

**3. 冠状动脉造影**　冠状动脉造影是确诊冠心病常用而有重要价值的方法，可明确病变部位和狭窄程度。

一般认为，管腔直径减少 70%～75% 以上会严重影响血供，减少 50%～70% 者也有一定影响。造影的主要指征为胸痛似心绞痛不能确诊者；内科治疗无效的心绞痛，需明确冠状动脉病变情况而考虑冠脉介入治疗或搭桥手术者。

**4. 其他检查**　二维超声心动图可探测到缺血区心室壁的运动异常，心肌超声造影可了解心肌血流灌注。电子束或多层螺旋 X 线计算机断层显像冠状动脉造影二维或三维重建，磁共振显像冠状动脉造影等，已用于冠状动脉的显像。血管镜检查、冠状动脉内超声显像及多普勒检查有助于指导冠心病介入治疗时采取更恰当的治疗措施。

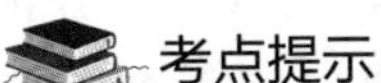
**考点提示**

心绞痛发作时的心电图表现；冠状动脉造影是确诊冠心病的方法。

**（四）诊断和鉴别诊断**

**1. 诊断**　根据典型的心绞痛发作特点和体征，含用硝酸甘油后有效，结合已知的冠心

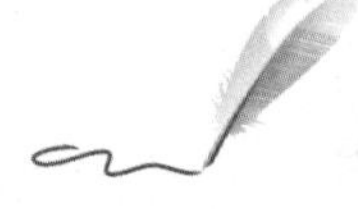

病危险因素，排除其他原因所致的心绞痛，一般即可做出诊断。发作时心电图检查可见以R波为主的导联中，ST段压低，T波平坦或倒置，发作过后数分钟内逐渐恢复。心电图无变化者可考虑做心电图负荷试验。发作不典型者，诊断要依靠观察硝酸甘油的疗效和发作时心电图的改变，或做24小时的动态心电图连续监测。诊断有困难者可行放射性核素心肌显像，如确有必要可考虑行选择性冠状动脉造影。

**2. 鉴别诊断**

（1）不稳定型心绞痛　疼痛程度更重、持续时间更长，可在休息时发作。

（2）急性心肌梗死　疼痛部位与心绞痛相仿，但性质更剧烈，持续时间多超过30分钟，可长达数小时，含用硝酸甘油多不能缓解。常伴有休克、心律失常及心力衰竭，并有发热。结合典型的心电图改变和心肌坏死标志物增高等检查结果，通常不难鉴别。

（3）肋间神经痛　疼痛常累及1～2个肋间，不一定局限在前胸，为刺痛或灼痛，多为持续性而非发作性，咳嗽、用力呼吸和身体转动等可使疼痛加剧，沿神经行径处有压痛，故与心绞痛不同。

（4）心脏神经症　患者多为中青年女性，胸痛部位多在左胸乳房下心尖部附近，或经常变动。一般为短暂（几秒钟）的刺痛或持久（几小时）的隐痛，与体力活动无关，含用硝酸甘油无效，常伴有心悸、疲乏、头晕、失眠及其他神经官能症的表现，心电图及其他检查无阳性发现。

（5）其他疾病引起的心绞痛　包括严重的主动脉瓣狭窄或关闭不全、风湿性冠状动脉炎、梅毒性主动脉炎引起冠状动脉口狭窄或闭塞、肥厚型心肌病、X综合征等均可引起心绞痛。依据各病特点，鉴别多不困难。

（6）其他　不典型疼痛还需与反流性食管炎等食管疾病、消化性溃疡、肺炎链球菌肺炎、胆石症、颈椎病等相鉴别。

**（五）治疗**

治疗原则为增加冠状动脉的血供，降低心肌的耗氧量，同时治疗动脉粥样硬化。

**1. 发作时的治疗**

（1）休息　发作时立刻休息，停止活动后症状多可消除。

（2）药物治疗　发作严重者，可使用作用较快的硝酸酯制剂，扩张冠状动脉，降低阻力，增加冠状循环的血流量；扩张周围血管，减低心脏前后负荷和心肌的需氧，从而缓解心绞痛。常用制剂如下。

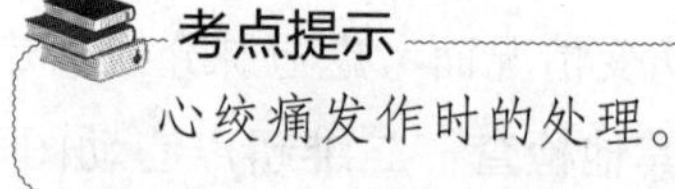


心绞痛发作时的处理。

1）硝酸甘油（nitroglycerin）：常用剂量为0.3～0.6mg，置于舌下含化，1～2分钟即开始起作用，约半小时后作用消失。对大多数患者有效，延迟见效或完全无效时提示患者并非患冠心病或为严重的冠心病，同时应注意药物是否失效或未溶解。长时间反复应用可产生耐受性，停用10小时以上可恢复有效。副作用有头晕、头胀痛、头部跳动感、面红、心悸等，偶有血压下降。因此第一次用药时患者宜平卧片刻，必要时吸氧。

2）硝酸异山梨酯（isosorbide dinitrate）：常用剂量为5～10mg，舌下含化，2～5分钟见效，作用维持2～3小时。在应用上述药物的同时，可酌情应用镇静药。

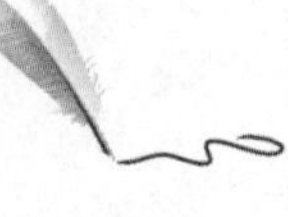

**2. 缓解期的治疗**　尽量避免各种诱发因素。调节饮食，勿暴饮暴食，戒烟禁酒。注意

心情愉快，保持适当的体力活动，以不致发生疼痛症状为度。一般不需卧床休息。

（1）药物治疗　使用作用持久的抗心绞痛药物，以防心绞痛发作，可单独选用、交替应用或联合应用下列药物。

1）硝酸酯制剂：常用制剂如下。①硝酸异山梨酯缓释制剂：药效可维持12小时，每次20mg，2次/日；②5－单硝酸异山梨酯：是长效硝酸酯类药物，生物利用度几乎100%。每次20～40mg，2次/日；③长效硝酸甘油制剂：每次2.5mg，每8小时服1次；2%硝酸甘油油膏或橡皮膏贴片（含5～10mg）涂或贴在胸前或上臂皮肤而缓慢吸收，适于预防夜间心绞痛发作。

2）β受体阻断药：阻断拟交感胺类对心率和心收缩力受体的刺激作用，减慢心率、降低血压及心肌收缩力，减少心肌氧耗量，从而减少心绞痛的发作。目前常用制剂有美托洛尔25～100mg，2次/日，缓释片95～190mg，1次/日；阿替洛尔12.5～25mg，1次/日；比索洛尔2.5～5mg，1次/日；塞利洛尔200～300mg，1次/日。

本药与硝酸酯制剂合用有协同作用，因而用量应偏小，以免引起直立性低血压等副作用。停药时应逐步减量，若突然停药可致心绞痛复发甚至诱发心肌梗死。支气管哮喘、心动过缓、二度或以上房室传导阻滞者不宜应用。

3）钙离子通道阻滞剂：本类药物通过阻滞L型钙离子通道，抑制心肌及血管平滑肌的钙离子内流，从而使心肌收缩力降低，血管平滑肌松弛。抑制心肌收缩力，从而减少心肌氧耗；扩张冠状动脉，改善心内膜下心肌的供血；扩张周围血管，降低动脉压，减轻心脏负荷；还降低血黏度，抗血小板聚集，改善心肌的微循环。对合并有高血压的患者更适用。常用制剂有：①硝苯地平缓释制剂20～40mg，2次/日，控释剂30mg，每日1次；②氨氯地平5～10mg，1次/日；③地尔硫䓬30～60mg，3次/日，其缓释制剂90mg，1次/日。

4）曲美他嗪：通过抑制脂肪酸氧化和增加葡萄糖代谢，改善心肌氧的供需平衡而治疗心肌缺血，剂量为20mg，3次/日，饭后服。

5）其他治疗：中医中药治疗以“活血化瘀”“芳香温通”和“祛痰通络”法最为常用。因心力衰竭而诱发心绞痛者，宜用快速作用的洋地黄类制剂。

（2）介入治疗　介入治疗是心肌血流重建术中创伤性最小的一种治疗方法，又称经皮冠状动脉介入治疗（PCI），即用心导管技术疏通狭窄甚至闭塞的冠状动脉管腔，改善心肌的血流灌注，故属于血管再通术的范畴。经皮冠状动脉腔内成形术（PTCA）在临床中应用最早，其后又开发了冠状动脉内支架置入术。目前PTCA加上支架置入术已成为治疗本病的重要手段。

（3）外科手术治疗　主要是在体外循环下施行主动脉－冠状动脉旁路移植手术（CABG），又称冠状动脉搭桥术。术后心绞痛症状改善者可达80%～90%，且65%～85%患者生活质量提高。这种手术创伤较大有一定的风险，围手术期死亡率为1%～4%，因此应个体化权衡利弊，慎重选择手术适应证。本手术主要适用于：①左冠状动脉主干病变狭窄>50%；②左前降支和回旋支近端狭窄≥70%；③冠状动脉3支病变伴左心室射血分数<50%；④稳定型心绞痛对内科药物治疗反应不佳，影响工作和生活；⑤有严重室性心律失常伴左主干或3支病变；⑥介入治疗失败仍有心绞痛或血流动力学异常。

**（六）预防**

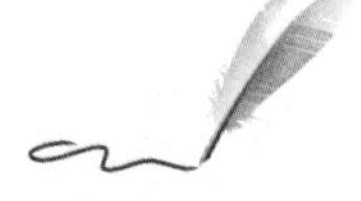

对冠心病稳定型心绞痛除用药物防止心绞痛再次发作外，还应从阻止或逆转动脉粥样

硬化病情进展，预防心肌梗死等方面综合考虑，以改善预后。

## 二、不稳定型心绞痛

冠心病中除上述典型的稳定型劳力性心绞痛之外，心肌缺血所引起的缺血性胸痛尚有各种不同的表现类型，有关心绞痛的分型命名不下10余种，但其中除变异性心绞痛仍为临床所保留外，其他如恶化性心绞痛、卧位性心绞痛、静息性心绞痛、梗死后心绞痛、混合性心绞痛等，目前已趋向于统称之为不稳定型心绞痛（unstable angina，UA）。UA有进展至心肌梗死的高度危险性，必须予以足够的重视。

### （一）发病机制

与稳定型劳力性心绞痛的差别主要在于冠脉内不稳定的粥样斑块继发病理改变，使局部心肌血流量明显下降，如斑块内出血、斑块纤维帽出现裂隙、表面上有血小板聚集及（或）刺激冠状动脉痉挛，导致缺血加重。虽然也可因劳力负荷诱发但劳力负荷中止后胸痛并不能缓解。

### （二）临床表现

胸痛的部位、性质与稳定型心绞痛相似，但具有以下特点之一。①恶化型心绞痛：原为稳定型心绞痛，在1个月内疼痛发作的频率增加，程度加重、时限延长、诱发因素变化，硝酸类药物缓解作用减弱。②初发性心绞痛：1个月之内因较轻的负荷所诱发的新心绞痛。③静息性心绞痛：在较轻微活动或休息状态下发作的心绞痛。④变异性心绞痛：发作时表现有ST段抬高，发作缓解后ST恢复等电位线。此外，由于贫血、感染、甲状腺功能亢进、心律失常等原因诱发的心绞痛称之为继发性不稳定型心绞痛。UA与非ST段抬高型心肌梗死（NSTEMI）同属非ST段抬高型急性冠脉综合征（NSTE－ACS），血清坏死标志物是区分UA与NSTEMI的主要指标。

### （三）治疗

不稳定型心绞痛病情发展常难以预料，有进展至心肌梗死的高度危险性，疼痛发作频繁或持续不缓解及高危组的患者应立即住院。

**1. 一般处理** 卧床休息1～3天，连续监测心电图和心肌坏死标志物。有呼吸困难者应给氧吸入，维持血氧饱和度达到90%以上。烦躁不安、剧烈疼痛者可予以吗啡5～10mg，皮下注射。无论血脂是否增高均应及早使用他汀类药物。

**2. 缓解疼痛**

（1）硝酸酯类制剂　立刻含化或喷雾吸入硝酸酯类制剂，如不能缓解症状，可每隔5分钟一次，共用3次，后再用硝酸甘油或硝酸异山梨酯持续静脉滴注或微泵输注，以10μg/min开始，每3～5分钟增加10μg/min，直至症状缓解或出现血压下降。

（2）β受体阻断药　硝酸酯类制剂静脉滴注疗效不佳，且无低血压等禁忌证者，应及早开始用β受体阻断药，口服β受体阻断药的剂量应个体化，宜从小剂量开始。

（3）钙离子通道阻滞剂　少数情况下，如伴血压明显升高，心率增快者可静脉滴注艾司洛尔250μg/（kg·min），停药后20分钟内作用消失。也可用非二氢吡啶类钙离子通道阻滞剂，如硫氮䓬酮1～5μg/（kg·min）持续静脉滴注，常可控制发作。

治疗变异性心绞痛以钙离子通道阻滞剂的疗效最好。钙离子通道阻滞剂可与硝酸酯同服，其中硝苯地平尚可与β受体阻断药同服。停用这些药时宜逐渐减量然后停服，以免诱

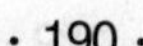

发冠状动脉痉挛。

**3. 抗凝（抗栓）**　阿司匹林、氯吡格雷和肝素（包括低分子量肝素）是UA中的重要治疗措施，其目的在于防止血栓形成，阻止病情向心肌梗死方向发展。溶栓药物有促发心肌梗死的危险，不推荐应用。

**4. 其他**　对于个别病情极严重者，保守治疗效果不佳，心绞痛发作时ST段压低>1mm，持续时间>20分钟，或血肌钙蛋白升高者，在有条件的医院可行急诊冠脉造影，考虑PCI治疗。病情稳定后应继续强调抗凝和调脂治疗，特别是他汀类药物的应用以促使斑块稳定。

## 【心肌梗死】

心肌梗死（MI）是心肌缺血性坏死，是指在冠状动脉粥样硬化的基础上，冠状动脉血供急剧减少或中断，使相应的心肌发生严重而持久的急性缺血性损伤和坏死。急性心肌梗死（AMI）临床表现为有持久的胸骨后剧烈疼痛、发热、白细胞计数和血清心肌坏死标志物增高以及心电图特征性动态改变。可发生心律失常、休克、心力衰竭等，属急性冠脉综合征的严重类型。

### 一、病因和发病机制

本病的基本病因是冠状动脉粥样硬化（偶为冠状动脉栓塞、炎症、先天性畸形、痉挛和冠状动脉口阻塞所致），造成管腔严重狭窄和心肌血供不足，而侧支循环未充分建立。在此基础上，一旦血供进一步急剧减少或中断，使心肌严重而持久地急性缺血达20～30分钟以上，即可发生AMI。

研究证明，本病的直接病因多为不稳定的粥样斑块溃破出血和管腔内血栓形成而使管腔闭塞。少数情况下粥样斑块内或其下发生出血或血管持续痉挛，也可使冠状动脉完全闭塞。

本病的常见诱因如下。①重体力活动、情绪过分激动、血压剧升或用力大便时，致左心室负荷明显加重。②晨起6～12时交感神经活动增加，机体应激反应性增强，心肌收缩力、心率、血压增高，冠状动脉张力增高。③在饱餐特别是进食大量脂肪后，血脂增高，血黏稠度增高。④休克、缺水、出血、外科手术或严重心律失常，致心排血量骤降，冠状动脉灌流量锐减。

### 二、临床表现

与心肌梗死的部位、大小、侧支循环情况密切有关。

**（一）先兆表现**

大多数患者在发病前有先兆表现，如乏力、胸部不适、烦躁或不稳定型心绞痛发作。出现心绞痛发作与以往更频、更剧、持续时间更长、硝酸甘油疗效差、诱发因素不明显等。心电图示ST段一过性明显抬高（变异性心绞痛）或压低，T波倒置或增高。

**（二）症状**

**1. 疼痛**　是最早出现的症状，多在清晨或安静时发生，疼痛部位和性质与心绞痛相似。但程度更重，持续时间更长，休息和含用硝酸甘油片多不能缓解，诱因多不明显。少数患者无疼痛，起病即表现为休克或急性心力衰竭。部分患者疼痛位于上腹部或放射至下颌、颈部、背部上方，易被误诊。

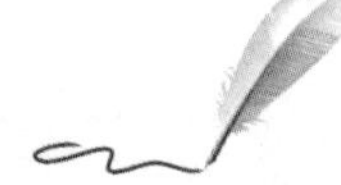

**2. 全身症状**　患者烦躁不安、面色苍白、大汗、恐惧或有濒死感。发热一般在疼痛发生后

24～48小时出现，由心肌坏死物质被吸收所引起，体温一般在38℃左右，持续约1周。

**3. 胃肠道症状** 常见恶心、呕吐、上腹胀气或胀痛，与迷走神经受坏死心肌刺激和心输血量降低组织灌注不足等有关。重症者可发生呃逆。

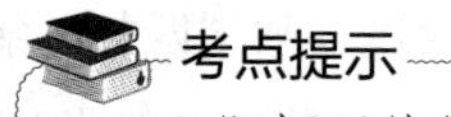

考点提示

心肌梗死的临床表现。

**4. 心律失常** 绝大多数患者可发生心律失常，多发生在起病1～2天，以24小时内常见。室性心律失常最多见，尤其是室性期前收缩。若室性期前收缩频发（每分钟5次以上），成对出现或呈短阵室性心动过速，多源性或呈RonT现象，常为心室颤动的先兆。室颤是AMI早期，特别是入院前主要的死因。房室传导阻滞和束支传导阻滞也较多见，前壁MI如发生房室传导阻滞表明梗死范围广泛，情况严重。

**5. 低血压和休克** 疼痛期常见血压下降，未必是休克。若疼痛缓解而收缩压仍低于80mmHg，并伴有组织器官血流灌注不足的表现，如面色苍白、皮肤湿冷、脉搏细数、大汗淋漓、尿量减少（<20ml/h）、神志改变（烦躁不安、迟钝、晕厥等），则为心源性休克。休克多在起病后数小时至数日内发生。

**6. 心力衰竭** 绝大多数为急性左心衰竭，为梗死后心脏舒缩力显著减弱或不协调所致，可在起病最初几天内发生，或见于疼痛、休克好转阶段。表现为左心衰竭常见症状，如呼吸困难、咳嗽、发绀等，重者可出现急性肺水肿，随后可继发右心衰竭。右心室MI者可一开始即出现右心衰竭表现，如颈静脉怒张、肝大、水肿等，伴血压下降。

**（三）体征**

**1. 心脏体征** 心脏浊音界可正常或轻至中度增大；心率多增快，少数患者可减慢；心尖区第一心音减弱（心肌收缩力减弱）；可出现舒张晚期或早期奔马律（心肌严重受损，左心室衰竭）；少数患者在起病第2～3天出现心包摩擦音（反应性纤维性心包炎）；心尖区可出现粗糙的收缩期杂音或伴收缩中晚期喀喇音（二尖瓣乳头肌功能失调或断裂）；可有各种心律失常。

**2. 血压** 除极早期血压可增高外，几乎所有患者都有血压降低。起病前有高血压者，血压可降至正常，且可能不再恢复到起病前的水平。

**3. 其他** 可出现与心律失常、休克或心力衰竭相关的其他体征。

## 三、实验室及其他检查

**（一）心电图检查**

心电图常有特征性和进行性的改变。对MI的诊断、定位、定范围、估计病情演变和预后都有帮助。

**1. 特征性改变** ST段抬高型MI者心电图表现特点为：①ST段弓背向上抬高。②病理性Q波（宽而深的Q波）。③T波倒置（图3－5－2）。

在背向MI区的导联则出现相反的改变，即R波增高、ST段压低和T波直立并增高。

非ST段抬高型MI者心电图有两种类型。①无病理性Q波，有普遍性ST段压低≥0.1mV，但aVR（有时还有$V_1$）导联ST段抬高或出现对称性T波倒置，为心内膜下MI的特点。②无病理性Q波，也无ST段变化，仅有T波倒置改变。

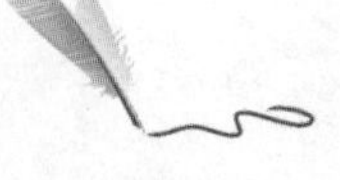

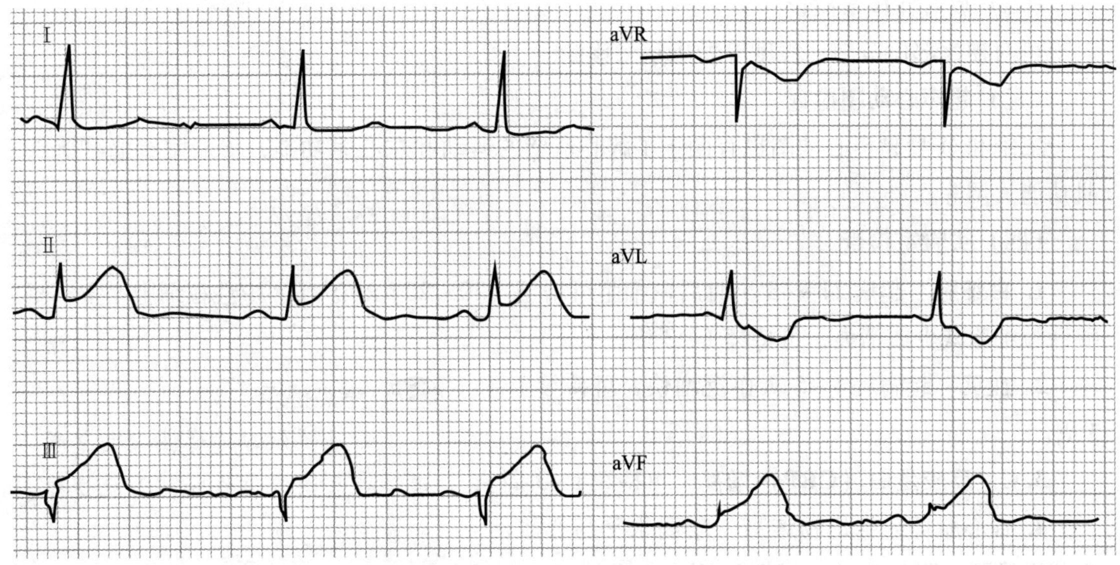


发病后3小时

**图 3－5－2　急性下壁心肌梗死心电图**

**2. 动态性改变**　ST 段抬高型 MI 者动态性改变如下。①超急性期：起病数小时内，可尚无异常或出现异常高大两肢不对称的 T 波。②急性期：数小时后，ST 段明显抬高，弓背向上，与直立的 T 波连接，形成单相曲线。数小时至 2 天内出现病理性 Q 波，同时 R 波减低。Q 波在 3～4 天内稳定不变，以后大多数永久存在。③亚急性期：若早期不进行治疗干预，ST 段抬高持续数日至 2 周左右，逐渐回到基线水平，T 波则变为平坦或倒置。④慢性期：数周至数月后，T 波呈 V 形倒置，两肢对称，波谷尖锐。T 波倒置可永久存在，也可在数月至数年内逐渐恢复。

非 ST 段抬高型 MI 者动态性改变如下。除外典型的 ST 段抬高性 MI，尚有两类特殊。①先是 ST 段普遍压低（除 aVR，有时 $V_1$ 导联外），继而 T 波倒置加深呈对称型。ST 段和 T 波的改变持续数日或数周后恢复。②T 波改变在 1～6 个月内恢复。

**3. 定位诊断**　ST 段抬高型 MI 的定位可根据出现特征性改变的导联数来判断见表 3－5－1。

**表 3－5－1　ST 段抬高型心肌梗死的心电图定位诊断**

| 导联 | 前间壁 | 局限前壁 | 前侧壁 | 广泛前壁 | 下壁 | 下间壁 | 下侧壁 | 高侧壁 | 正后壁 |
|---|---|---|---|---|---|---|---|---|---|
| $V_1$ | + | | | + | | + | | | |
| $V_2$ | + | | | + | | + | | | |
| $V_3$ | + | + | | + | | + | | | |
| $V_4$ | | + | | + | | | | | |
| $V_5$ | | + | + | + | | | + | | |
| $V_6$ | | | + | | | | + | | |
| $V_7$ | | | + | | | | + | | + |
| $V_8$ | | | | | | | | | + |
| aVR | | | | | | | | | |
| aVL | | | + | ± | | | | + | |
| aVF | | | | | + | + | + | | |
| Ⅰ | | | + | ± | | | | + | |
| Ⅱ | | | | | + | + | + | | |
| Ⅲ | | | | | + | + | + | | |

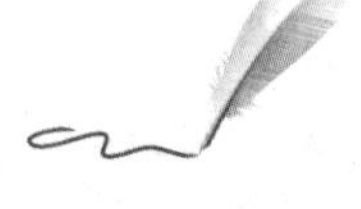

**（二）放射性核素检查**

可对梗死部位范围、程度等做出定量诊断。

**（三）超声心动图检查**

二维和 M 型超声心动图也有助于了解心室壁的运动和左心室功能，诊断室壁瘤和乳头肌功能失调等。

**（四）实验室检查**

**1. 白细胞** 起病24～48 小时后白细胞可增至（10～20）×$10^9$/L，中性粒细胞增多，嗜酸性粒细胞减少或消失，可持续1～3 周。

**2. 血沉** 起病后4～5 天血沉增快，可持续1～3 周。

**3. C－反应蛋白（CRP）增高** 可持续1～3 周。

> 考点提示
> 心肌梗死的特征性心电图表现及心电图定位诊断；心肌梗死的血清标志物。

**4. 血心肌坏死标记物增高** 增高水平与心肌梗死范围及预后明显相关。①肌红蛋白：在 AMI 后出现最早，起病后2 小时内升高，12 小时内达高峰；24～48 小时内恢复正常。②肌钙蛋白 I（cTnI）或 T（cTnT）：是诊断心肌梗死的敏感指标和特异性指标。起病 3～4 小时后升高，cTnI 于11～24 小时达高峰，7～10 天降至正常，cTnT 于24～48 小时达高峰，10～14 天降至正常。③肌酸激酶同工酶（CK－MB）：其增高的程度能较准确地反映梗死的范围大小，其高峰时间是否提前有助于判断溶栓治疗是否有效。起病后4 小时内增高，16～24 小时达高峰，3～4 天恢复正常。④其他 AMI 心肌酶测定：包括肌酸激酶（CK）、天门冬氨酸氨基转移酶（AST）以及乳酸脱氢酶（LDH），其特异性及敏感性均远不如上述心肌坏死标志物，但仍有参考价值。三者在 AMI 发病后6～10 小时开始升高，分别于12 小时、24 小时及2～3 天内达高峰；又分别于3～4 天、3～6 天及1～2 周内回降至正常。

## 四、诊断与鉴别诊断

**1. 诊断** 根据典型的临床表现，特征性的心电图改变以及实验室检查发现，诊断本病并不困难。对老年患者，突然发生严重心律失常、休克、心力衰竭而原因未明，或突然发生较重而持久的胸闷或胸痛者，都应考虑本病的可能。宜先按 AMI 来处理，并短期内进行心电图、血清心肌酶测定和肌钙蛋白测定并动态观察以确定诊断。对非 ST 段抬高型 MI，血清肌钙蛋白测定的诊断价值更大。

> 考点提示
> 心绞痛与急性心肌梗死的鉴别。

**2. 鉴别诊断** 急性心肌梗死应与心绞痛、主动脉夹层、急性肺动脉栓塞、急腹症、急性心包炎等疾病鉴别，根据病史、体格检查、心电图表现、血清心肌坏死标志物检测等可帮助鉴别。心绞痛与急性心肌梗死的鉴别要点见表3－5－2。

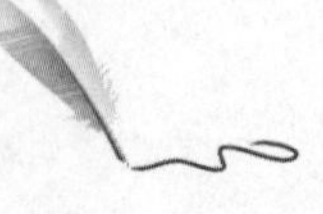

表 3-5-2　心绞痛与急性心肌梗死的鉴别要点

| 鉴别点 | 心绞痛 | 急性心肌梗死 |
| --- | --- | --- |
| 疼痛 | | |
| 部位 | 胸骨上、中段之后 | 相同，但可在较低位置或上腹部 |
| 性质 | 压榨性或窒息性 | 相似，但程度更剧烈 |
| 诱因 | 劳力、情绪激动、受寒、饱餐等 | 不常有 |
| 时限 | 短，1~5 分钟或 15 分钟内 | 长，数小时或 1~2 天 |
| 频率 | 频繁发作 | 不频繁 |
| 硝酸甘油疗效 | 显著缓解 | 作用较差或无效 |
| 气喘或肺水肿 | 极少 | 可有 |
| 血压 | 升高或无显著变化 | 可降低，甚至发生休克 |
| 心包摩擦音 | 无 | 可有 |
| 坏死物质吸收表现 | | |
| 发热 | 无 | 常有 |
| 血白细胞增加（嗜酸性粒细胞减少） | 无 | 常有 |
| 血沉增快 | 无 | 常有 |
| 血清坏死标志物升高 | 无 | 有 |
| 心电图变化 | 无变化或暂时性 ST 段和 T 波改变 | 有特征性和动态性变化 |

## 五、并发症

**1. 乳头肌功能失调或断裂**　总发生率可高达 50%。二尖瓣乳头肌因缺血、坏死等使收缩功能发生障碍，造成不同程度的二尖瓣脱垂并关闭不全，心尖区出现收缩中晚期喀喇音和吹风样收缩期杂音。轻者功能可以恢复，杂音可消失。乳头肌整体断裂极少见，见于下壁 MI，多发生在二尖瓣后乳头肌，临床上突然出现左心衰竭和（或）心源性休克，可迅速发生肺水肿在数日内死亡。

**2. 心脏破裂**　少见，常在起病 1 周内出现。多数因心室游离壁破裂导致心包积血，引起急性心脏压塞而猝死。极少数为心室间隔破裂造成穿孔，可导致心力衰竭和休克而在数日内死亡。亚急性心脏破裂患者能存活数月。

**3. 栓塞**　少见，常于起病后 1~2 周发生。多为左心室附壁血栓脱落致脑、肾、脾或四肢等动脉栓塞。下肢静脉血栓脱落则产生肺动脉栓塞。

**4. 心室壁瘤**　主要见于左心室，发生率为 5%~20%。体格检查可见心脏搏动弥散，叩诊左侧心界扩大，可听到收缩期杂音。心电图显示 ST 段持续抬高。X 线检查、超声心动图、放射性核素心脏血池显像以及左心室造影均可见心室壁瘤表现。

**5. 心肌梗死后综合征**　约 10% 患者发生。于 MI 后数周至数月内出现，表现为心包炎、胸膜炎或肺炎。可反复发生，出现发热、胸痛等症状。可能为机体对坏死物质的过敏反应，抗生素效果不佳而糖皮质激素疗效明显。

## 六、治疗

治疗原则为及早发现，及早住院，加强住院前的就地处理。尽快恢复心肌的血液灌注（到达医院后 30 分钟内开始溶栓或 90 分钟内开始介入治疗）以挽救濒死的心肌、防止梗死扩大和缩小心肌缺血范围，及时处理严重心律失常、心力衰竭和各种并发症，防止猝死，

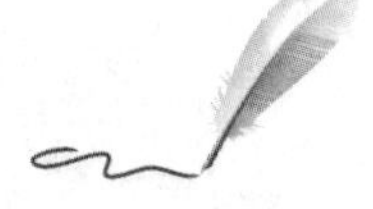

使患者不但能渡过急性期，而且能保有尽可能多有功能的心肌。

**（一）一般治疗**

**1. 休息** 急性期卧床休息，保持环境安静。应减少或避免探视，防止不良刺激，解除焦虑。

**2. 监测** 密切观察心律、心率、血压和心功能的变化，持续进行心电图、血压、呼吸、血氧饱和度的监测，除颤仪应随时处于备用状态。对于严重心力衰竭者还应监测肺毛细血管压和静脉压。

**3. 吸氧** 对有呼吸困难和血氧饱和度降低者，可间断或持续通过鼻管或面罩吸氧数日。

**4. 护理** 急性期12小时内卧床休息；若无并发症，24小时内应鼓励患者在床上行肢体活动；如无低血压，第3日就可在病房内适当走动；梗死后第4～5日，逐步增加活动直至每日3次步行100～150米。注意饮食，保持大便通畅。

**5. 建立静脉通道** 保持给药途径畅通。

**6. 阿司匹林** 无禁忌证者应立即服用水溶性阿司匹林或嚼服肠溶性阿司匹林150～300mg，每日1次，3日后改为75～150mg，每日1次长期服用。

**（二）解除疼痛**

可选用吗啡5～10mg皮下注射或哌替啶50～100mg肌内注射，必要时1～2小时后再注射一次，以后每4～6小时可重复应用，注意防止对呼吸功能的抑制。疼痛较轻者可用可待因或罂粟碱0.03～0.06g肌内注射或口服，或使用硝酸甘油0.3mg或硝酸异山梨酯5～10mg舌下含化或静脉滴注，应注意心率增快和血压降低的副作用。心肌再灌注疗法可极有效地解除疼痛。

**（三）再灌注治疗**

此疗法应在起病3～6小时最多在12小时内进行，使闭塞的冠状动脉再通，心肌得到再灌注，濒临坏死的心肌可能得以存活或使坏死范围缩小，减轻梗死后心肌重塑，改善预后，是一种积极的治疗措施。

**1. 溶栓疗法** 无条件施行介入治疗或因患者就诊延误、转送患者到可施行介入治疗的单位将会错过再灌注时机，如无禁忌证应立即（接诊患者后30分钟内）行溶栓治疗。

（1）适应证 ①两个或两个以上相邻导联ST段抬高（胸导联≥0.2mV，肢导联≥0.1mV），或病史提示AMI伴左束支传导阻滞，起病时间<12小时，患者年龄<75岁。②ST段显著抬高的MI患者年龄>75岁，经慎重权衡利弊仍可考虑。③ST段抬高型MI，发病时间已达12～24小时，但如仍有进行性缺血性胸痛，广泛ST段抬高者也可考虑。

（2）禁忌证 ①既往发生过出血性脑卒中，1年内发生过缺血性脑卒中或脑血管事件。②颅内肿瘤。③近期（2～4周）有活动性内脏出血。④未排除主动脉夹层。⑤入院时严重且未控制的高血压（>180/110mmHg）或慢性严重高血压病史。⑥目前正在使用治疗剂量的抗凝药或已知有出血倾向。⑦近期（2～4周）创伤史，包括头部外伤、创伤性心肺复苏或较长时间（>10分钟）的心肺复苏。⑧近期（<3周）外科大手术。⑨近期（<2周）曾在不能压迫部位的大血管行穿刺术。

（3）溶栓药物的应用 以纤维蛋白溶酶原激活剂激活血栓中纤维蛋白溶酶原，使其转变为纤维蛋白溶酶而溶解冠状动脉内的血栓。国内常用药物如下。①尿激酶（UK）30分钟内静脉滴注150万U～200万U。②链激酶（SK）或重组链激酶（rSK）60分钟内静脉滴注150万U。用链激酶时，应注意寒战、发热等过敏反应。③重组组织型纤维蛋白溶酶原激活

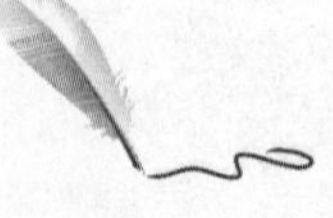

剂（rt－PA）100mg在90分钟内静脉给予（加速给药方案），先静脉注入15mg，继而30分钟内静脉滴注50mg，其后60分钟内再滴注35mg。用rt－PA前先用肝素5000U静脉注射，用药后继续以肝素每小时700～1000U持续静脉滴注共48小时，以后改为皮下注射7500U每12小时一次，连用3～5天（也可用低分子量肝素）。

（4）冠脉再通指标　根据冠状动脉造影直接判断再通情况，或根据以下间接指标判断血栓是否溶解。①心电图抬高的ST段于2小时内回降＞50%；②胸痛2小时内基本消失；③2小时内出现再灌注性心律失常；④血清CK－MB酶峰值提前出现（14小时内）。

**2. 介入治疗（PCI）**

（1）直接PCI　适应证：①ST段抬高和新出现左束支传导阻滞（影响ST段的分析）的MI。②ST段抬高型MI并发心源性休克。③适合再灌注治疗而有溶栓治疗禁忌证者。④非ST段抬高型MI，但梗死相关动脉严重狭窄，血流≤TIMI Ⅱ级。

注意事项：①发病12小时以上不宜施行PCI。②不宜对非梗死相关的动脉施行PCI。③有心源性休克者宜先行主动脉内球囊反搏术，待血压稳定后再施行。

（2）补救性PCI　溶栓治疗后仍有明显胸痛，抬高的ST段无明显降低者，应尽快进行冠状动脉造影，如显示TIMI 0～Ⅱ级血流，说明相关动脉未再通，宜立即施行补救性PCI。

（3）溶栓治疗再通者的PCI　溶栓治疗成功的患者，如无缺血复发表现，可在7～10天后行冠状动脉造影，如残留的狭窄病变适宜可行PCI治疗。

**3. 紧急主动脉－冠状动脉旁路移植术**　介入治疗失败或溶栓治疗无效有手术指征者，宜争取6～8小时内施行主动脉－冠状动脉旁路移植术。

急性缺血心肌再灌注时，可出现再灌注损伤，常表现为再灌注性心律失常。各种快速、缓慢性心律失常均可出现，应作好相应的抢救准备。但出现严重心律失常的情况少见，最常见的为一过性非阵发性室性心动过速，对此不必行特殊处理。

**（四）消除心律失常**

心律失常必须及时消除，以避免演变为严重心律失常甚至猝死。

**（五）控制休克**

**1. 补充血容量**　估计有血容量不足或中心静脉压和肺动脉楔压低者，予以右旋糖酐或5%～10%葡萄糖液静脉滴注，输液后如中心静脉压上升＞18cm$H_2O$，肺小动脉楔压＞15～18mmHg，则应停止。右心室梗死时，中心静脉压的升高则未必是补充血容量的禁忌。

**2. 升压药**　补充血容量后血压仍不升，而肺小动脉楔压和心排血量正常时，提示周围血管张力不足，可用多巴胺［起始剂量为3～5μg/(kg·min)］，或去甲肾上腺素2～8μg/min，亦可选用多巴酚丁胺［起始剂量为3～10μg/(kg·min)］静脉滴注。

**3. 血管扩张剂**　经上述处理血压仍不升，而肺动脉楔压（PCWP）增高，心排血量低或周围血管显著收缩以致四肢厥冷并有发绀时，选用硝普钠15μg/min开始静脉滴注，每5分钟逐渐增量至PCWP降至15～18mmHg；硝酸甘油10～20μg/min开始静脉滴注，每5～10分钟增加5～10μg/min直至左室充盈压下降。

**4. 其他**　有条件的医院可考虑用主动脉内球囊反搏术进行辅助循环，然后作选择性冠状动脉造影，随即施行介入治疗或主动脉－冠状动脉旁路移植手术，可降低病死率。另外，治疗休克的其他措施还包括纠正酸中毒、避免脑缺血、保护肾功能，必要时应用洋地黄制剂等。

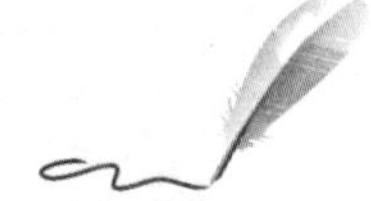

### （六）治疗心力衰竭

主要是治疗急性左心衰竭，应用吗啡（或哌替啶）、利尿剂、血管扩张剂减轻左心室的负荷。在梗死发生后24小时内宜尽量避免使用洋地黄制剂。

### （七）其他治疗

下列疗法可能有助于心肌梗死的治疗，但有些尚未完全成熟或疗效尚有争议，可根据患者具体情况考虑选用。

**1. β受体阻断药** 在起病的早期，无禁忌证可尽早使用，如美托洛尔、阿替洛尔或卡维地洛等β受体阻断药，尤其是前壁MI伴有交感神经功能亢进者，但应注意其对心脏收缩功能的抑制。

**2. 血管紧张素转换酶抑制剂和血管紧张素受体阻断药** 在起病早期应用，从低剂量开始逐渐加量，如卡托普利、依那普利（2.5mg，2次/日）、雷米普利、福辛普利等。如不能耐受血管紧张素转换酶抑制剂者，可选用血管紧张素Ⅱ受体阻断药氯沙坦或缬沙坦等。

**3. 极化液疗法** 氯化钾1.5g、胰岛素10U加入10%葡萄糖液500ml中，静脉滴注，1～2次/日，7～14日为一疗程。可在急性心肌梗死早期应用。

**4. 抗凝疗法** 目前多用在溶解血栓疗法之后，单独应用者少。先用肝素或低分子量肝素。维持凝血时间在正常的两倍左右（试管法20～30分钟，APTT法60～80秒，ACT法300秒左右），继而口服氯吡格雷或阿司匹林。

### （八）恢复期的处理

如病情稳定，体力增进，可考虑出院。近年主张出院前作症状限制性运动负荷心电图、放射性核素和（或）超声显像检查，必要时行冠状动脉造影。AMI恢复后，应逐步进行适当的体育锻炼，有利于体力和工作能力的增进。但应避免过重体力劳动或精神过度紧张。

### （九）并发症的处理

并发栓塞时，用溶解血栓和（或）抗凝疗法。心脏破裂和乳头肌功能严重失调都可考虑手术治疗，但手术死亡率高。心室壁瘤如影响心功能或引起严重心律失常，宜手术切除。心肌梗死后综合征可用糖皮质激素或阿司匹林、吲哚美辛等治疗。

### （十）右心室心肌梗死的处理

治疗措施与左心室梗死略有不同。右心室心肌梗死引起右心衰竭伴低血压，而无左心衰竭的表现时，可在血流动力学监测下静脉滴注输液补充血容量，直到低血压得到纠正或肺毛细血管压达15～18mmHg。如输液1～2L低血压未能纠正可用正性肌力药，以多巴酚丁胺为优。不宜用利尿剂。伴有房室传导阻滞者可予以临时起搏。

### （十一）非ST段抬高型心肌梗死的处理

非ST段抬高的MI患者其住院期病死率较低，但再梗死率、心绞痛再发生率和远期病死率则较高。治疗措施与ST段抬高型MI有所区别。

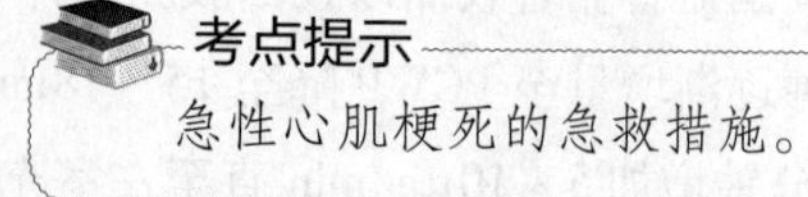


非ST段抬高型MI也多是非Q波性，此类患者不宜行溶栓治疗。其中低危险组（无并发症、血流动力学稳定、不伴反复胸痛者）以阿司匹林和肝素尤其是低分子量肝素治疗为主；中危险组（伴持续或反复胸痛，心电图无变化或ST段压低1mm上下者）和高危险组（并发心源性休克、肺水肿或持续低血压）则以介入治疗为首

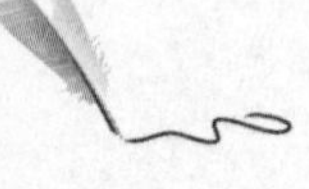

选。其余治疗原则同上。

## 七、预后

预后与梗死前是否形成侧支循环、梗死发生时是否及时进行了再灌注治疗以及最终心肌梗死的面积大小有关。患者死亡多发生在心肌梗死 1 周以内，尤其是 24 小时以内，死亡原因多为恶性心律失常。

## 八、预防

预防动脉粥样硬化和冠心病，属一级预防。已有冠心病和 MI 病史者还应预防再次梗死和其他心血管事件，称之为二级预防。二级预防应全面综合考虑，为便于记忆可归纳为以 A、B、C、D、E 为符号的五个方面。A 即 aspirin，抗血小板聚集；anti - anginal therapy，抗心绞痛治疗，硝酸酯类制剂。B 即 beta - blocker，预防心律失常，减轻心脏负荷等；blood pressure control，控制好血压。C 即 cholesterol lowing，控制血脂水平；cigarettes quiting，戒烟。D 即 diet control，控制饮食；diabetes treatment，治疗糖尿病。E 即 education，普及有关冠心病的教育，包括患者及其家属；exercise，鼓励有计划地、适当地运动锻炼。

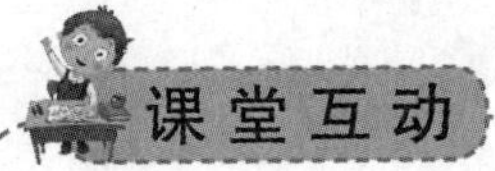


**掌握急性心肌梗死的治疗措施**

学生思考：

患者，男，50 岁。反复胸痛 3 年，加重 2 小时。入院诊断：①冠心病，急性广泛前壁心肌梗死，阵发性室性心动过速，心功能 I 级；②高血压 2 级，很高危。请说出该患者的治疗原则。

教师解答：

①绝对卧床，吸氧，心电监护，低脂饮食；②解除疼痛（如使用硝酸酯类药物）；③抗凝及抗血小板聚集药治疗；④心肌再灌注治疗（静脉溶栓或冠脉介入治疗）；⑤纠正心律失常；⑥长期降压治疗；⑦冠心病二级预防。

**小结**

冠状动脉粥样硬化性心脏病是动脉粥样硬化导致器官病变的最常见类型，是严重危害人类健康的常见疾病。近年趋于将本病分为急性冠脉综合征（ACS）和慢性冠脉病（CAD）两大类。前者包括不稳定型心绞痛、急性心肌梗死或冠心病猝死；后者主要包括稳定型心绞痛。稳定型心绞痛是最常见的心绞痛类型，其典型临床表现为活动后胸骨后压榨性疼痛，休息或含服硝酸甘油能缓解，诊断的金标准是冠状动脉造影，治疗的基本原则是增加心脏供血，降低心肌耗氧。急性心肌梗死是冠脉持续、完全闭塞造成的心肌缺血、坏死，根据典型的胸痛症状、特征性的心电图改变及动态演变过程、心肌坏死标志物升高可以诊断，尽早恢复心肌的血流灌注，以挽救濒死心肌是治疗的关键。直接 PCI 是首选的血运重建方法，其次可以选择静脉溶栓。

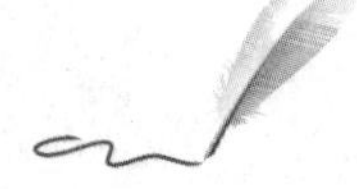

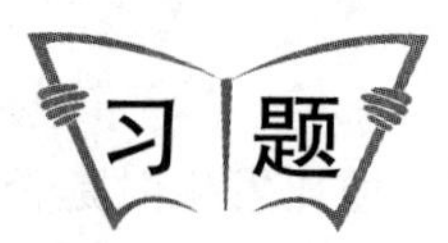


## 一、选择题

**【A1/A2 型题】**

1. 下列不是我国冠心病主要的易感因素的是

   A. 高血压病　　B. 高脂血症　　C. 吸烟

   D. 甲状腺功能低下　　E. 糖尿病

2. 诊断典型劳力性心绞痛，最具特征的是

   A. 胸痛多在夜间发作

   B. 胸痛发作多在 15 分钟以上

   C. 持续左前胸憋闷感

   D. 胸痛时心电图示 ST 段抬高

   E. 休息或含服硝酸甘油数分钟内疼痛消失

3. 心肌梗死最先出现和最突出的症状是

   A. 恶心、呕吐、腹痛　　B. 剧烈胸痛　　C. 心力衰竭

   D. 心律失常　　E. 发热

4. 诊断冠脉狭窄程度最可靠的检查是

   A. 放射性核素检查　　B. 心电图

   C. 冠状动脉造影　　D. 运动负荷试验

   E. 动态心电图

5. 发作时心电图 ST 段抬高的是

   A. 梗死后心绞痛　　B. 变异性心绞痛

   C. 初发劳力性心绞痛　　D. 恶化劳力性心绞痛

   E. 稳定劳力性心绞痛

6. 患者，男，50 岁。近 6 个月来反复发生活动时胸骨后闷痛，每于快步行走或负重时发生，每月约发作 1 次，每次持续 3 ~5 分钟，休息后可自行缓解。患者的心绞痛类型是

   A. 初发劳力性心绞痛　　B. 变异性心绞痛

   C. 混合性心绞痛　　D. 恶化劳力性心绞痛

   E. 稳定劳力性心绞痛

7. 患者，男，63 岁。发作性胸痛 3 天，于劳累时发作，休息 5 分钟可缓解，每天发作 3 ~4 次。最近 2 小时内上述症状发作 2 次，每次持续 20 分钟。该患者最恰当的处理措施是

   A. 门诊预约超声心动图检查

   B. 立即收住院行心电图运动负荷试验

   C. 门诊预约动态心电图检查

   D. 立即收住院监测心电图和血肌钙蛋白

   E. 立即收住院行胸部 X 线检查

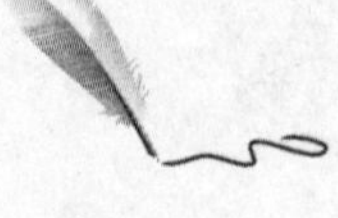

8. 患者，女，76 岁。持续性胸痛 5 小时来诊，既往糖尿病史 10 年。心电图示 $V_1 \sim V_6$

导联，ST 段抬高 0.2mV。实验室检查：血清肌钙蛋白升高。该患者心电图 ST 段抬高的最可能原因是

A. 急性心包炎　　B. 肺血栓栓塞
C. 不稳定型心绞痛　　D. 急性心肌梗死
E. 急性心肌炎

9. 患者，男，66 岁。持续胸痛 2 小时，既往体健。查体：BP 110/65mmHg，双肺呼吸音清，心率 94 次/分，心音低钝，$A_2 > P_2$。心电图示：$V_1 \sim V_6$ 导联 ST 段弓背向上抬高 0.3～0.5mV。实验室检查：血清肌钙蛋白 I 水平正常。该患者最可能的诊断是

A. 急性心肌梗死　　B. 肺血栓栓塞　　C. 急性心肌炎
D. 急性心包炎　　E. 不稳定型心绞痛

**【A3/A4 型题】**

（10～12 题共用题干）

患者，男，63 岁。2 年来每于剧烈活动时发作剑突下疼痛，向咽部放射，持续数分钟可自行缓解。2 周来发作频繁且有夜间睡眠中发作。2 小时前出现剑突下剧烈疼痛，向左上肢放射，伴憋闷、大汗，症状持续不缓解，急诊入院。既往有高血压病史 10 年，糖尿病病史 8 年，吸烟 40 年，20 支/天。查体：T 36.2℃，BP160/80mmHg。急性病容，口唇无发绀，双肺呼吸音清，心率 103 次/分，律不齐，期前收缩 15 次/分，$A_2 > P_2$，腹软无压痛。

10. 接诊时首先应考虑

A. 急性胰腺炎　　B. 急性心肌梗死
C. 消化性溃疡　　D. 急性胆囊炎
E. 急性肺栓塞

11. 最可能引起患者死亡的原因是

A. 上消化道出血　　B. 弥漫性血管内凝血
C. 急性腹膜炎　　D. 恶性心律失常
E. 休克

12. 接诊时患者须首先完善的检查是

A. 血气分析　　B. 急诊胃镜
C. 血、尿淀粉酶测定　　D. 心电图
E. 急诊腹部 B 超

## 二、思考题

患者，男，50 岁。反复胸痛 5 年，加重 3 小时。

5 年前，患者每于剧烈活动时发生胸骨后压榨性疼痛，伴左肩麻木，自服“速效救心丸”数分钟后可缓解。近日来患者胸痛发作频繁，无明显诱因。3 小时前晨起后感胸骨后剧烈疼痛，伴恶心、呕吐胃内容物、大汗，服用“速效救心丸”后不能缓解。在当地卫生院检查，心电图示：Ⅱ、Ⅲ、avF 导联 ST 段弓背向上抬高，病理性 Q 波。遂急诊转入我院治疗。

个人史：吸烟 25 年，每日 20 支，饮少量酒。

查体：神志清楚，T 37℃，P 70 次/分，R 18 次/分，BP 120/75mmHg，急性病容，表情痛苦，自主体位，无发绀，双肺无啰音，心界不大，心率 70 次/分，律齐，无心脏杂音及心包摩擦音。腹软，肝脾未触及，双下肢无水肿。

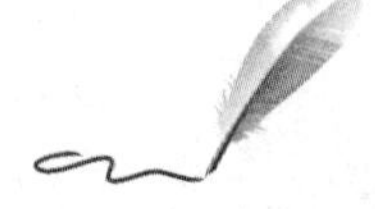

请问：

1. 患者最可能的诊断是什么？

扫码“练一练”

扫码“学一学”

2. 如患者出现血压下降，颈静脉怒张，诊断还应考虑什么？如何明确？
3. 应与那些疾病相鉴别？
4. 简述其抢救治疗措施。

（蒲永莉）

## 第六节　原发性高血压

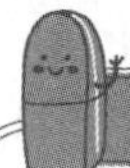

### 学习目标

1. **掌握**　原发性高血压的临床表现、并发症、诊断与治疗。
2. **熟悉**　血压水平分类和定义与高血压危险度分层。
3. **了解**　原发性高血压的病因、流行病学特点、发病机制和病理改变。
4. 学会区分常见继发性高血压的特点。
5. 具有运用高血压知识对人群进行健康指导的能力。

### 案例讨论

**[案例]**

患者，男，53岁。反复头晕、头痛8年，加重1年。

患者于8年前出现头晕、头胀痛、失眠，劳累或精神波动时加重，未予特殊诊治。1年前于情绪激动后头晕、头痛明显加重，在当地医院就诊，发现血压高达190/110mmHg。经降压治疗（药物不详），头晕、头痛减轻。此后未规律服用降压药物，血压波动在160～140/100～95mmHg。既往糖尿病病史3年，长期口服降糖药，空腹血糖控制在7mmol/L左右。发病以来大小便正常，无活动后心悸、气促，无水肿，无心前区不适及疼痛。吸烟30年，20～30支/日。父亲有高血压病史，70岁时因脑出血去世。

查体：意识清楚，身高165cm，体重80kg，BP 160/105mmHg，P 90次/分，R 18次/分，T 36.5℃。无颈静脉怒张，双肺呼吸音清晰，心界不大，主动脉区第二心音亢进，心律齐无杂音。腹平软，无压痛，肝脾肋下未及，双下肢无水肿。

辅助检查：空腹血糖8.5mmol/L。心电图示窦性心律、左心室高电压。超声心动图示左心室各壁均匀性增厚，舒张功能减低，主动脉硬化。尿常规示轻度蛋白尿。血常规示肌酐正常。眼底检查发现视网膜动脉变细，动静脉交叉压迫。

**[讨论]**

1. 该患者的诊断和诊断依据是什么？
2. 该患者的鉴别诊断是什么？
3. 为明确诊断，需进一步做哪些检查？
4. 治疗原则是什么？

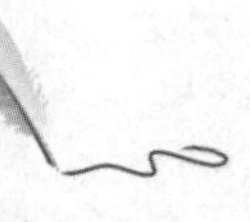

高血压（hypertension）是以体循环动脉压增高为主要表现的临床综合征，是最常见的心血管疾病。高血压是多种心、脑血管疾病的重要病因和危险因素，影响重要脏器，如心、脑、肾的结构与功能，最终导致这些器官的功能衰竭，迄今仍是心血管疾病死亡的主要原因之一。

高血压可分为原发性和继发性两大类。在绝大多数患者中，高血压病因不明，称之为原发性高血压，又称高血压病，约占总高血压患者的95%；继发性高血压是指由某些确定的疾病或病因引起的血压升高，约占所有高血压患者的5%。

## 一、流行病学特点

高血压患病率和发病率在不同国家、地区或种族之间有差别，工业化国家较发展中国家高，同一国家不同种族之间也有差异，如美国黑人的高血压患病率约为白人的2倍。高血压患病率、发病率及血压水平随年龄增加而升高。高血压在老年人较为常见，尤以单纯收缩期高血压为多。

我国流行病学调查显示，高血压患病率城市高于农村，沿海高于内地，北方高于南方，高原少数民族地区患病率较高。男女高血压患病率差别不大，青年期男性略高于女性，中年后女性稍高于男性。

据2002年卫生部组织的调查资料显示，我国成人高血压患病率已经达到18.8%，估计全国患病人群约1.6亿。与1991年资料相比较，患病率上升了31%。然而，我国人群高血压知晓率、治疗率、控制率仅为30.2%、24.7%、6.1%，依然很低。

## 二、血压水平分类和定义

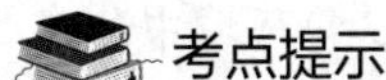

考点提示

高血压的诊断必须以未服用药物情况下非同日测量3次血压值为依据，收缩压均≥140mmHg和（或）舒张压均≥90mmHg。

人群中血压水平呈连续性正态分布，正常血压和血压升高的划分并无明确界线。高血压的标准是根据临床及流行病学资料人为界定的。目前，我国采用国际上统一的标准，将高血压定义为收缩压≥140mmHg和（或）舒张压≥90mmHg。患者既往有高血压病史，目前正在使用降压药物，血压虽然正常，也应诊断为高血压。根据血压升高水平，又进一步将高血压分为1～3级，见表3－6－1。

**表3－6－1　血压水平分类和定义**

| 类别 | 收缩压（mmHg） | | 收缩压（mmHg） |
|---|---|---|---|
| 正常血压 | ＜120 | 和 | ＜80 |
| 正常高值 | 120～139 | 和（或） | 80～89 |
| 高血压 | | | |
| 1级（轻度） | 140～159 | 和（或） | 90～99 |
| 2级（中度） | 160～179 | 和（或） | 100～109 |
| 3级（重度） | ≥180 | 和（或） | ≥110 |
| 单纯收缩期高血压 | ≥140 | 和 | ＜90 |

注：以上标准适用于男、女性任何年龄的成人。当收缩压和舒张压属于不同分级时，以较高的级别作为标准。

上述高血压的诊断必须以未服用药物状态下非同日测量3次血压值为依据，偶然测得一次血压增高不能诊断为高血压，必须重复和进一步观察。

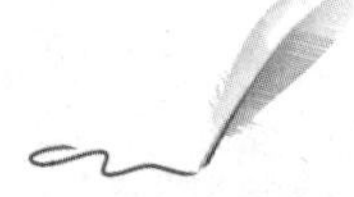

**知识拓展**

2017年11月，美国心脏学会（AHA）/美国心脏病学会（ACC）第一版高血压指南正式发布。本次指南最大的更新是对使用了近15年的2003版高血压检测和治疗纲要进行了重新修订，重新定义高血压诊断标准为≥130/80mmHg，取代以前140/90mmHg的高血压标准。

重新定义高血压，体现了高血压早期干预的重要性。在130/80mmHg就开始干预，可以预防更多的高血压并发症，可有效地降低高血压引起的致残率与致死率。

不久的将来，国家卫健委相关部门也将根据中国的具体情况重新修订和调整高血压的诊断标准，将高血压的防线前移，这将对中国高血压人群的防控发挥重要意义。

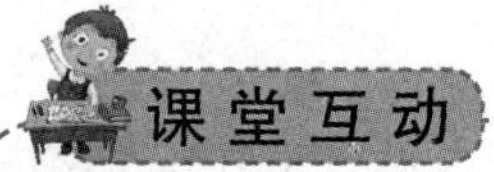


**复习血压测量的正确方法**

学生思考：

血压测量的正确方法？

教师解答：

①测量前的爱伤意识——向被检查者说明操作目的，取得配合。②血压测量前，叮嘱被检查者在安静环境中休息5～10分钟。③被检查者取坐位或仰卧位，测量一般在右上肢进行，医生应站在被检查者右侧。④充分暴露右上肢，并将其置于右心房同一水平（坐位平第四肋软骨，仰卧位与腋中线同一水平）并外展45°。⑤打开血压计，观察有无水银漏出，水银柱是否为0mmHg。⑥取出血压计袖带，并将其展平，袖带中部对着肱动脉，缚于右上臂，袖带下缘距肘窝线2～3cm，以能放进一指为宜。⑦检查者左手持听诊器膜式体件，触及肱动脉搏动最强点，并将听诊器体件按压在肱动脉上（不要塞在袖带下）。⑧右手向袖带内充气，边充气边听诊，待听诊肱动脉搏动消失，再将水银柱升高20～30mmHg，缓慢放气。听到第一个声响的数值为收缩压，声音消失的数值为舒张压。⑨解开袖带，将血压表向右倾斜45°直至看不到水银，关闭开关，整理并关闭血压计。⑩测量后的爱伤意识——帮助被检查者恢复体位，穿好衣服。

## 三、病因

原发性高血压的病因尚未完全阐明，一般认为高血压是遗传易感性和环境因素相互作用的结果，遗传因素约占40%，环境因素约占60%。

### （一）遗传因素

原发性高血压有群集于某些家族的倾向，提示其有遗传学基础或伴有遗传生化异常。父母均有高血压，子女的发病率高达46%，约60%高血压患者可询问到有高血压家族史。高血压的遗传可能存在主要基因显性遗传和多基因关联遗传两种方式。

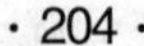

**（二）环境因素**

**1. 饮食**　不同地区人群血压水平和高血压患病率与钠盐平均摄入量显著有关。摄盐越多，血压水平和患病率越高，但是同一地区人群中个体间血压水平与摄盐量并不相关。摄盐过多导致血压升高，主要见于对盐敏感的人群中。有人认为饮食低钾、低钙、高蛋白摄入、饱和脂肪酸或饱和脂肪酸与不饱和脂肪酸的比值较高也可能属于升压因素。饮酒量与血压水平呈线性相关。

**2. 肥胖**　是血压升高的重要危险因素。一般采用体重指数（BMI）来衡量肥胖程度（以20～24为正常范围）。高血压患者约1/3有不同程度肥胖。血压与BMI呈显著正相关。肥胖的类型与高血压发生关系密切，腹型肥胖者容易发生高血压。

**3. 精神应激**　人在长期精神紧张、压力、焦虑或环境噪音、视觉刺激下可引起高血压。高血压患者经休息后往往症状和血压可获得一定改善。

## 四、发病机制

高血压的发病机制，即遗传与环境因素通过什么途径和环节使血压升高，至今还没有一个完整统一的认识。从血流动力学角度看，血压水平主要取决于心排血量和体循环外周血管阻力，目前高血压的发病机制研究集中在以下几个环节。

**（一）交感神经系统活性亢进**

城市脑力劳动者高血压患病率超过体力劳动者，从事精神紧张度高的职业者和长期生活在噪声环境中的个体发生高血压的可能性较大。各种病因因素使大脑皮层下神经中枢功能发生变化，各种神经递质浓度与活性异常，导致交感神经系统活性亢进，血浆儿茶酚胺浓度升高，阻力小动脉收缩增强。交感神经活动增强是高血压发病机制中的重要环节。

**（二）肾素－血管紧张素－醛固酮系统（RAAS）激活**

体内存在两种RAAS，即循环RAAS和局部RAAS。肾小球入球动脉的球旁细胞可分泌肾素，作用于肝合成的血管紧张素原而生成血管紧张素Ⅰ（AngⅠ），然后经肺循环的血管紧张素转换酶（ACE）的作用转变为血管紧张素Ⅱ（AngⅡ），AngⅡ是RAAS的主要效应物质，作用于血管紧张素Ⅱ受体，使小动脉平滑肌收缩，刺激肾上腺皮质球状带分泌醛固酮，通过交感神经末梢突触前膜的正反馈使去甲肾上腺素分泌增加。以上作用均可使血压升高，是参与高血压发病并使之持续的重要机制。近年来发现很多组织也有RAAS各种组成成分，组织RAAS对高血压的形成可能有更大作用。

**（三）肾性水钠潴留**

正常肾脏通过利钠作用维持血管内容量和调节血压。某些患者肾脏利钠作用被干扰，出现肾性水钠潴留，需要有较高的灌注压才能产生同等的利钠效应，再将潴留的水钠排泄出去，因此，使血压维持在高水平上。这个学说的理论意义在于将血压升高作为维持体内水钠平衡的一种代偿方式。

**（四）内皮细胞功能受损**

血管内皮通过代谢、生成、激活和释放各种血管活性物质而在血液循环、心血管功能的调节中起着极为重要的作用。内皮细胞生成血管舒张及收缩物质，高血压时血管舒张物质生成减少，而血管收缩物质生成增加。同时，血管平滑肌细胞对舒张因子的反应减弱而对收缩因子的反应增强。

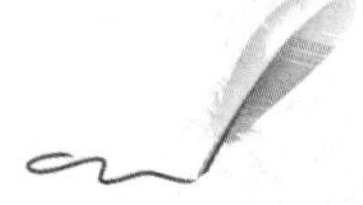

**（五）胰岛素抵抗（insulin resistance，IR）**

约半数原发性高血压患者存在不同程度的胰岛素抵抗。胰岛素抵抗是指胰岛素维持正常血糖的能力下降，即一定浓度的胰岛素没有达到预期的生理效应，表示机体组织对胰岛素的反应性下降。临床表现为继发性高胰岛素血症。据观察，大多数高血压患者空腹胰岛素水平增高，而糖耐量有不同程度降低，提示有胰岛素抵抗现象。胰岛素的以下作用可能与血压升高有关。①使肾小管对钠的重吸收增加。②增强交感神经活动。③使细胞内钠、钙浓度增加。④刺激血管壁增生肥厚。

## 五、病理

高血压早期并无明显病理学改变。高血压持续及进展即可引起全身小动脉病变，表现为小动脉玻璃样变、中层平滑肌细胞增殖、管壁增厚、管腔狭窄，导致重要靶器官如心、脑、肾缺血损伤。同时，长期高血压可促进动脉粥样硬化的形成及发展，该病变主要累及大、中动脉。

**（一）心脏**

长期压力负荷增高，使左心室肥厚扩大。高血压发病过程中的儿茶酚胺与血管紧张素Ⅱ等生长因子都可刺激心肌细胞肥大。长期高血压发生心脏肥厚或扩大时，称为高血压心脏病，最终可导致心力衰竭。高血压持续存在可促使脂质在大、中动脉内膜下沉积，引起动脉粥样硬化，如冠状动脉粥样硬化。

**（二）脑**

脑部小动脉硬化及血栓形成可致脑腔隙性梗死。脑血管结构薄弱，易形成微动脉瘤，当压力升高时可引起破裂、脑出血。长期高血压也可导致脑中型动脉的粥样硬化，可并发脑血栓。急性血压升高时可引起脑小动脉痉挛、缺血、渗出，致高血压脑病。

**（三）肾脏**

肾小球入球动脉硬化，肾实质缺血。持续高血压致肾小球囊内压升高，肾小球纤维化、萎缩，最终致肾衰竭。慢性肾衰竭是长期高血压的严重后果之一。恶性高血压时，入球小动脉及小叶间动脉发生增殖性内膜炎及纤维素样坏死，可在短期内出现肾衰竭。

**（四）视网膜**

视网膜小动脉早期发生痉挛，随着病程进展出现硬化改变，可引起视网膜出血和渗出。

## 六、临床表现与并发症

**（一）症状**

原发性高血压通常起病缓慢，早期常无症状或不明显，仅于体格检查时发现血压升高。少数患者则在发生心、脑、肾等并发症后才被发现。高血压患者可有头痛、眩晕、颈项板紧、气急、疲劳、心悸、耳鸣等症状，但并不一定与血压水平相关。症状呈轻度持续性，多数症状可自行缓解，在紧张或劳累后加重。

高血压后期的临床表现常与心、脑、肾功能不全或器官并发症有关。

**（二）体征**

体检时可听到主动脉瓣区第二心音亢进、收缩期杂音或收缩早期喀喇音。长期持续高血压可有左心室肥厚，出现抬举样心尖搏动，并可闻及第四心音。

### （三）恶性或急进型高血压

少数患者病情急骤进展，可发展为恶性高血压，其发病机制尚不清楚，可能与不及时治疗或治疗不当有关。病理上以肾小动脉纤维样坏死为特征。临床特点如下。①发病较急骤，多见于中、青年。②血压显著升高，舒张压持续≥130mmHg。③头痛，视物模糊，眼底出血、渗出和视乳头水肿。④肾脏损害突出，持续蛋白尿、血尿及管型尿，并可伴肾功能不全。⑤病情进展迅速，如不及时有效降压治疗，预后很差，常死于肾衰竭、脑卒中或心力衰竭。

### （四）并发症

**1. 高血压危象**　因紧张、疲劳、寒冷、嗜铬细胞瘤发作、突然停服降压药等诱因，致使交感神经活动亢进，血中儿茶酚胺升高，小动脉发生强烈痉挛，血压突然和显著升高（一般超过180/120mmHg），影响重要脏器血液供应而产生危急症状。出现头痛、烦躁、眩晕、恶心、呕吐、心悸、气急及视物模糊等严重症状，以及伴有痉挛动脉累及相应的靶器官缺血症状。发作一般历时短暂，控制血压后病情可迅速好转。

**2. 高血压脑病**　发生机制可能为过高的血压突破了脑血流自动调节范围，导致脑组织血流灌注过多引起脑水肿。临床表现以脑病的症状与体征为特点，表现为弥漫性严重头痛、恶心、呕吐、意识障碍、精神错乱、昏迷或惊厥。血压降低即可逆转。

**3. 脑血管病**　包括短暂性脑缺血发作、腔隙性脑梗死、脑血栓形成、脑出血。

**4. 心力衰竭**　高血压心脏病以及高血压合并冠状动脉粥样硬化均可导致心力衰竭。

**5. 慢性肾功能不全**　长期血压升高可致进行性肾小球硬化，可出现蛋白尿、肾功能损害，晚期出现肾衰竭。

**6. 主动脉夹层**　严重高血压可促使血液渗入主动脉壁中层形成夹层血肿，并沿着主动脉壁延伸剥离，是一种严重的心血管急症，也是猝死的病因之一。

## 七、实验室及其他检查

为了原发性高血压的诊断、了解相关危险因素和靶器官的结构功能状态并正确选择治疗药物，必须进行相应实验室及辅助检查。

### （一）动态血压监测（ABPM）

与通常血压测量不同，动态血压监测是由仪器自动定时测量血压，连续 24 小时或更长。可测定白昼与夜间各时间段血压的平均值和离散度，了解其血压变异性和血压昼夜节律。能较敏感、客观地反映实际血压水平，判断血压升高的严重程度，指导降压治疗以及评价降压药物疗效。

### （二）发现相关危险因素和靶器官损害

尿常规、血糖、血胆固醇、血三酰甘油、肾功能、血尿酸和心电图等检查有助于发现相关的危险因素和靶器官损害。部分患者根据需要和条件可以进一步检查眼底、胸部 X 线片、超声心动图、血电解质、低密度脂蛋白胆固醇与高密度脂蛋白胆固醇等。

早期患者上述检查可无特殊异常，后期高血压患者可出现尿蛋白增多及尿常规异常，肾功能减退。胸部 X 线可见主动脉弓迂曲延长、左室增大，心电图可见左心室肥大劳损。部分患者可伴有血清总胆固醇、三酰甘油、低密度脂蛋白胆固醇的增高和高密度脂蛋白胆固醇的降低，亦常有血糖或尿酸水平增高。

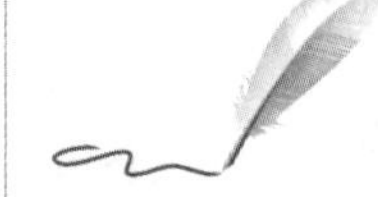

眼底检查有助于对高血压严重程度的了解，其分级标准如下。Ⅰ级，视网膜动脉变细、反光增强。Ⅱ级，视网膜动脉狭窄、动静脉交叉压迫。Ⅲ级，上述血管病变基础上有眼底出血、棉絮状渗出。Ⅳ级，上述基础上出现视乳头水肿。

**（三）鉴别诊断继发性高血压的检查**

部分检查还可用于对继发性高血压的鉴别诊断。如肾动脉造影可明确诊断肾血管性高血压；血或尿儿茶酚胺显著升高提示嗜铬细胞瘤；血浆醛固酮/血浆肾素活性比值增大对原发性醛固酮增多症有较高诊断敏感性和特异性。

## 八、诊断与鉴别诊断

**（一）诊断**

高血压诊断有赖于血压的正确测定。采用经核准的水银柱或电子血压计，测量安静休息坐位时上臂肱动脉部位血压。高血压的诊断必须以未服用药物状态下非同日测量3次血压值，收缩压均≥140mmHg和（或）舒张压均≥90mmHg为标准。必要时可行动态血压监测。

**（二）鉴别诊断**

一旦诊断有高血压，必须鉴别是原发性还是继发性。如为原发性高血压，除病史及体格检查外，需作有关实验室检查，评估危险因素和靶器官损害、相关的临床疾病等。如为继发性高血压则针对病因治疗。常见的继发性高血压及其特点如下。

**1. 肾实质性高血压** 包括急、慢性肾小球肾炎，糖尿病肾病、慢性肾盂肾炎，多囊肾等多种肾脏病变引起的高血压，是最常见的继发性高血压。这些疾病早期均有明显的肾脏病变的临床表现，在中后期因水钠潴留、肾脏RAAS激活与排钠激素减少等原因出现继发性血压增高。根据病史、尿常规和肾功能检查等不难与原发性高血压的肾脏损害相鉴别。如果条件允许，肾穿刺组织学检查有助于确立诊断。

**2. 原发性醛固酮增多症** 本症是由肾上腺皮质增生或肿瘤分泌过多醛固酮所致。临床上以长期高血压伴低血钾为特征。由于电解质代谢障碍，本症可有肌无力、周期性麻痹、烦渴、多尿等症状。血压大多为轻、中度升高，血浆醛固酮/血浆肾素活性比值增大对本病诊断有较高敏感性和特异性。

**3. 嗜铬细胞瘤** 嗜铬细胞瘤起源于肾上腺髓质、交感神经节和体内其他部位嗜铬组织，肿瘤间歇或持续释放过多肾上腺素、去甲肾上腺素与多巴胺，导致阵发性或持续性血压升高。对血压波动明显，阵发性血压增高伴心动过速、头痛、出汗、面色苍白，对一般降压药物无效者均应怀疑本病。在血压增高期测定血或尿中儿茶酚胺或其代谢产物浓度，如有显著增高，提示嗜铬细胞瘤。超声、放射性核素、CT或磁共振等可作定位诊断。

**（三）高血压危险度分层**

高血压的严重程度不仅与血压升高水平有关，还与有无其他心血管危险因素以及靶器官损害程度有关。现在主张对高血压作危险度分层，将高血压患者分为低危、中危、高危和极高危，治疗目标及预后判断也必须以此为基础。分层标准的根据是血压升高水平（1、2、3级）、其他心血管危险因素、糖尿病、靶器官损害以及并发症情况，见表3-6-2。

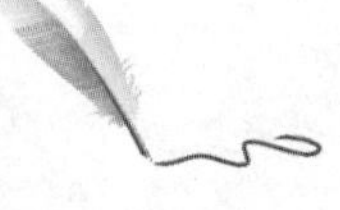

**表 3－6－2　高血压患者的危险度分层**

| 其他危险因素和病史 | 血压（mmHg） | | |
|---|---|---|---|
| | 1 级 | 2 级 | 3 级 |
| 无 | 低危 | 中危 | 高危 |
| 1～2 个其他危险因素 | 中危 | 中危 | 很高危 |
| ≥3 个其他危险因素或靶器官损害 | 高危 | 高危 | 很高危 |
| 有并发症或合并糖尿病 | 很高危 | 很高危 | 很高危 |

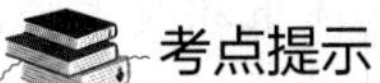

**考点提示**

高血压的诊断需要写出血压水平分级及危险度分层。

**1. 用于分层的其他心血管危险因素**　①男性＞55 岁，女性＞65 岁；②吸烟；③血脂异常：血胆固醇（TC）＞5.72mmol/L（220mg/dl），或低密度脂蛋白胆固醇（LDL－c）＞3.3mmol/L（130mg/dl），或高密度脂蛋白胆固醇（HDL－c）＜1.0mmol/L（40mg/dl）；④早发心血管疾病家族史（一级亲属发病年龄＜50 岁）；⑤腹型肥胖（男性腹围≥85cm，女性腹围≥80cm），或体重指数（BMI）＞28kg/ $m^2$；⑥血同型半胱氨酸≥10μmol/L；⑦糖耐量受损：餐后 2 小时血糖为 7.8～11.0mmol/L 和（或）空腹血糖为 6.1～6.9mmol/L。

**2. 用于分层的靶器官损害**　①左心室肥厚（心电图或超声心动图）；②颈动脉超声证实有动脉粥样斑块或内膜中层厚度（IMT）≥0.9mm；③血肌酐轻度升高，男性 115～133μmol/L（1.3～1.5mg/dl），女性 107～124μmol/L（1.2～1.4mg/dl）；④微量白蛋白尿 30～300mg/24h，或尿白蛋白/肌酐比值男性≥22mg/g，女性≥31mg/g。

**3. 用于分层的并发症或糖尿病**　①心脏疾病：如心绞痛、心肌梗死、冠状动脉血运重建、心力衰竭；②脑血管疾病：如脑出血、缺血性脑卒中、短暂性脑缺血发作；③肾脏疾病：如糖尿病肾病血肌酐升高，男性超过 133μmol/L 或女性超过 124μmol/L，临床蛋白尿≥300mg/24h；④血管疾病：如主动脉夹层、外周血管病；⑤高血压性视网膜病变：如出血或渗出、视神经乳头水肿；⑥糖尿病：空腹血糖≥7.0mmol/L，餐后 2 小时血糖≥11.1mmol/L，糖化血红蛋白 HbA1c≥6.5%。

## 九、治疗

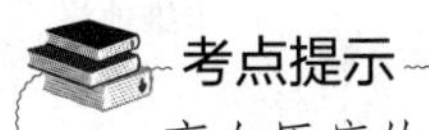

**考点提示**

高血压病的血压控制目标。

原发性高血压的治疗目标是：降低血压，使血压降至正常范围；防止或减少心脑血管、肾脏等并发症，降低病残率和病死率。目前一般主张血压控制目标值应＜140/90mmHg；糖尿病、慢性肾脏病、心力衰竭或病情稳定的冠心病合并高血压患者，血压控制目标值＜130/80mmHg；老年收缩期性高血压，收缩压控制在 150mmHg 以下，如果能够耐受可降至 140mmHg 以下。年轻、病程较短的高血压患者，可较快达标。老年人、病程较长或已有靶器官损害或并发症的患者，降压速度宜适度缓慢。

原发性高血压的治疗原则是在帮助患者保持平静、愉悦心情、纠正心血管危险因素的基础上，低危组首先改善生活方式，如 6 个月无效时再服药；中危组在改善生活方式的同时可服用药物；高危组在改善生活方式的同时必须服用药物；极高危组必须尽快给予强化治疗。

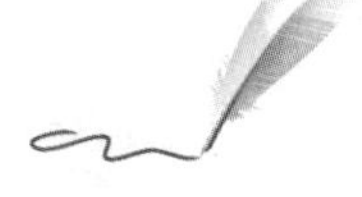

（一）改善生活方式

适用于所有高血压患者，包括使用降压药物治疗的患者。①限制钠盐摄入：应减少烹调用盐，每人每日食盐量以不超过6g为宜。②减少脂肪摄入，补充钙和钾盐：膳食中脂肪量应控制在总热量的25%以下，每人每日吃新鲜蔬菜400～500g，喝牛奶500ml，可以补充钾1000mg和钙400mg。③戒烟、限制饮酒：酒精摄入量与血压水平及高血压患病率呈线性相关，饮酒量每日不可超过相当于50g乙醇的量。④减轻体重：尽量将体重指数（BMI）控制在<25。体重降低对改善胰岛素抵抗、糖尿病、高脂血症和左心室肥厚均有益。⑤运动：运动有利于减轻体重和改善胰岛素抵抗，提高心血管适应调节能力，稳定血压水平。可根据年龄及身体状况选择慢跑或步行，运动频率一般每周3～5次，每次20～60分钟。⑥心理调节：减少精神压力，保持心理平衡。

（二）降压药物治疗

**1. 降压药物种类与作用特点** 目前常用降压药物可归纳为五大类，见表3－6－3。即利尿剂、β受体阻断药、钙离子通道阻滞断剂（CCB）、血管紧张素转换酶抑制剂（ACEI）和血管紧张素Ⅱ受体阻断药（ARB）。

表3－6－3 常用降压药物的名称、剂量及用法

| 药物分类 | 药物名称 | 剂量（mg） | 用法（次/天） |
|---|---|---|---|
| 利尿剂 | | | |
| | 氢氯噻嗪 | 12.5 | 1～2 |
| | 氯噻酮 | 25～50 | 1 |
| | 呋塞米 | 20～40 | 1～2 |
| | 螺内酯 | 20～40 | 1～2 |
| | 氨苯蝶啶 | 50 | 1～2 |
| | 阿米洛利 | 5～10 | 1 |
| β受体阻断药 | | | |
| | 普萘洛尔 | 10～20 | 2～3 |
| | 美托洛尔 | 25～50 | 2 |
| | 阿替洛尔 | 50～100 | 1 |
| | 卡维地洛 | 12.5～25 | 1～2 |
| 钙离子通道阻滞剂 | | | |
| | 硝苯地平 | 5～10 | 3 |
| | 硝苯地平控释剂 | 30～60 | 1 |
| | 氨氯地平 | 5～10 | 1 |
| | 维拉帕米缓释剂 | 240 | 1 |
| | 地尔硫䓬缓释剂 | 90～180 | 1 |
| 血管紧张素转换酶抑制剂 | | | |
| | 卡托普利 | 12.5～50 | 2～3 |
| | 依那普利 | 10～20 | 2 |
| | 贝那普利 | 10～20 | 1 |
| | 培哚普利 | 4～8 | 1 |
| 血管紧张素Ⅱ受体拮抗剂 | | | |
| | 缬沙坦 | 80～160 | 1 |
| | 氯沙坦 | 50～100 | 1 |
| | 奥美沙坦 | 20～40 | 1 |

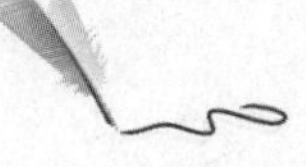

（1）利尿剂（diuretics）　利尿剂主要通过排钠，减少细胞外液容量，降低外周血管阻力从而使血压降低。降压作用缓和持久，服药2~3周后作用达高峰。适用于轻、中度高血压，尤其适宜于老年人收缩期高血压及心力衰竭伴高血压的治疗。可单独用，也适宜与其他类降压药合用。有噻嗪类、袢利尿剂和保钾利尿剂三类。噻嗪类长期应用可引起低血钾症并影响血脂、血糖、血尿酸代谢，糖尿病及高脂血症患者宜慎用，痛风患者禁用；保钾利尿剂可引起高血钾，不宜与ACEI、ARB合用，肾功能不全者禁用；袢利尿剂利尿迅速，主要用于肾功能不全时，但过度作用可致血钾低、血压低。

（2）β受体阻断药（β blockers）　β受体阻断药后可使心排血量降低、抑制肾素释放并通过交感神经突触前膜阻滞使神经递质释放减少，从而使血压降低。β受体阻断药降压作用缓慢，1~2周内起作用，适用于轻、中度高血压，尤其是心率较快的中青年患者或合并心绞痛、心肌梗死后的高血压患者。对老年人高血压疗效相对较差。临床上治疗高血压宜使用选择性$\beta_1$受体阻断药或者兼有α受体阻滞作用的β受体阻断药。β受体阻断药对心肌收缩力、房室传导及窦性心律均有抑制，可引起血脂升高、末梢循环障碍、乏力及增加气道阻力，因此急性心力衰竭、支气管哮喘、病态窦房结综合征、房室传导阻滞、外周血管疾病禁用。冠心病患者长期用药后不宜突然停用，因可诱发心绞痛；由于抑制心肌收缩力，也不宜与维拉帕米等合用。

（3）钙离子通道阻滞剂（CCB）　又称钙离子拮抗剂，通过阻滞L型钙离子通道，抑制血管平滑肌及心肌的钙离子内流，从而使血管平滑肌松弛、心肌收缩力降低，使血压下降。钙离子拮抗剂降压迅速、稳定，降压疗效和降压幅度相对较强，对血脂、血糖等代谢无明显影响，与其他类型降压药物联合治疗能明显增强降压作用。可用于中、重度高血压的治疗，尤其适用于老年人收缩期高血压。钙离子拮抗剂分为二氢吡啶类和非二氢吡啶类，二氢吡啶类以硝苯地平为代表，非二氢吡啶类有维拉帕米和地尔硫䓬。二氢吡啶类作用以阻滞血管平滑肌钙通道为主，因此对心肌收缩性、自律性及传导性的抑制少，但其短效制剂由于血管扩张，易引起反射性交感活性增强，导致心率增快、面色潮红、头痛、下肢水肿等。近年来二氢吡啶类长效制剂不断问世，使上述副作用显著减少，可用于长期治疗。非二氢吡啶类除抑制血管平滑肌外，还抑制心肌收缩及自律性和传导性，不宜在心力衰竭、窦房结功能低下或心脏传导阻滞患者中应用。

（4）血管紧张素转换酶抑制剂（ACEI）　ACEI通过抑制ACE使血管紧张素Ⅱ生成减少，同时抑制激肽酶使缓激肽降解减少，两者均有利于血管扩张，使血压降低。降压起效缓慢，逐渐增强，在3~4周时达最大作用，ACEI对各种程度高血压均有一定降压作用。ACEI具有改善胰岛素抵抗和减少尿蛋白作用，并能逆转左心室肥厚，在肥胖、糖尿病以及心脏、肾脏靶器官受损的高血压患者具有相对较好的疗效，特别适用于伴有心力衰竭、左室肥大、心肌梗死后、糖耐量减退或糖尿病肾病的高血压患者。高钾血症、妊娠和双侧肾动脉狭窄患者禁用。血肌酐超过3mg者使用时需谨慎。最常见的不良反应是干咳，发生率为10%~20%，可能与体内缓激肽增多有关，停用后可消失。

（5）血管紧张素Ⅱ受体阻断药（ARB）　ARB降压作用主要通过阻断血管紧张素Ⅱ受体，更充分有效地阻断血管紧张素Ⅱ的水钠潴留、血管收缩与重构作用。降压作用起效缓慢，但持久而平稳，一般在6~8周时才达最大作用，作用持续时间能达24小时以上，可与大多数降压药物合用。治疗对象和禁忌证与ACEI相同，但不良反应很少，不引起刺激性

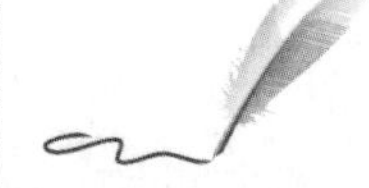

干咳。

（6）其他　除了上述五大类主要的降压药物外，还有一些药物曾多年用于临床并有一定的降压疗效，包括中枢交感神经抑制剂如可乐定、甲基多巴；周围交感神经抑制剂如利血平；直接血管扩张剂如肼屈嗪；$\alpha_1$ 受体阻断药如哌唑嗪等。上述药物因其副作用较多，因此不适宜长期单独服用。

**2. 降压药物应用方案**　联合治疗可增强药物疗效，减少不良反应。联合治疗应采用不同降压机制的药物。目前比较合理的两种降压药物联合治疗方案是：①利尿剂与 β 受体阻断药。②利尿剂与 ACEI 或 ARB。③二氢吡啶类钙离子拮抗剂与 β 受体阻断药。④钙离子拮抗剂与 ACEI 或 ARB。三种降压药联合治疗方案除有禁忌证外必须包含利尿剂。治疗应从小剂量开始，逐步递增剂量。采用合理的治疗方案和良好的治疗依从，一般可使患者在治疗后 3 ~6 个月内达到血压控制目标值。

对于有并发症或并发症患者，降压药和治疗方案选择应该个体化。①高血压合并脑血管病：压力感受器敏感性减退，患者容易发生直立性低血压，因此降压过程应该缓慢、平稳，最好不减少脑血流量。可选择 ARB、长效钙离子拮抗剂、ACEI 或利尿剂。②高血压合并稳定型心绞痛：应选择 β 受体阻断药、ACEI 和长效钙离子拮抗剂。③心肌梗死后高血压：患者应选择 ACEI 和 β 受体阻断药，预防心室重构。④高血压合并心力衰竭：应选用利尿剂、ACEI 或 ARB 和 β 受体阻断断联合治疗。⑤高血压合并慢性肾功能不全（非肾血管性）：ACEI 或 ARB 在早、中期能延缓肾功能恶化，但在低血容量或病情晚期（肌酐清除率 <30ml/min 或血肌酐超过 265μmol/L，即 3. 0mg/dl）有可能反而使肾功能恶化。⑥高血压合并糖尿病：应选用 ARB 或 ACEI、长效钙离子通道阻滞剂和小剂量利尿剂。ACEI 或 ARB 能有效减轻和延缓糖尿病肾病的进展，改善血糖控制。

原发性高血压诊断一旦确立，通常需要终身治疗（包括非药物治疗）。经过降压药物治疗后，血压得到满意控制，可以逐渐减少降压药的剂量，但仍需长期用药维持。推荐使用长效制剂，便于长期治疗且可减少血压的波动。中止治疗后高血压仍将复发。

**（三）高血压急症的治疗**

高血压急症是指短时期内（数小时或数天）血压重度升高，一般大于 180/120mmHg，伴有重要组织器官如心脏、脑、肾脏、眼底、大动脉的严重功能障碍或不可逆性损害。高血压急症可以发生在高血压患者，表现为高血压危象或高血压脑病；也可发生在其他许多疾病过程中，主要在心、脑血管病急性阶段，如脑出血、脑梗死、急性左心衰竭等情况时。及时正确处理高血压急症可在短时间内使病情缓解，预防进行性或不可逆性靶器官损害，降低死亡率。

**1. 迅速降低血压**　选择适宜有效的降压药物静脉滴注给药，为防止血压急骤下降致重要脏器血流灌注不足，应采取逐步控制性降压，即开始的 24 小时内将血压降低 20% ~25%，48 小时内血压不低于 160/100mmHg，之后再将血压逐步降至正常水平。常用的降压药物如下。①硝普钠：常为首选药物，能同时直接扩张动脉和静脉，降低前后负荷。可用于各种高血压急症。硝普钠降压作用迅速，停止滴注后作用在 3 ~5 分钟内即消失。使用硝普钠必须密切观察血压，根据血压水平调节滴速，稍有改变就可引起血压较大波动。该药溶液对光敏感，需新鲜配制，避光滴注。硝普钠在体内代谢后产生氰化物，长期或大剂量使用可能发生氰化物中毒，因此静脉滴注时间一般不超过 72 小时。②硝酸甘油：扩张静脉

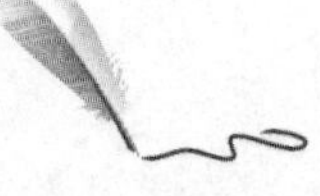

和选择性扩张冠状动脉与大动脉。主要用于急性心力衰竭或急性冠脉综合征时高血压急症。③尼卡地平：二氢吡啶类钙离子通道阻滞剂，作用迅速，持续时间较短，降压的同时改善脑血流量。主要用于高血压危象或急性脑血管疾病时的高血压急症。

> 考点提示
> 高血压急症须迅速降低血压，采用静脉途径给药。

2. 高血压脑病　宜应用脱水剂如甘露醇，或选择快速利尿剂如呋塞米静脉注射。

3. 伴烦躁、抽搐　应用地西泮静脉注射、巴比妥类药物肌内注射。

4. 脑出血急性期　血压明显升高多数是由于应激反应和颅内压增高，原则上实施血压监控与管理，不实施降压治疗，因为降压治疗有可能进一步减少脑组织的血流灌注，加重脑缺血和脑水肿。只有在血压极度升高情况时，即＞200/130mmHg，才考虑严密血压监测下进行降压治疗。血压控制目标不能低于160/100mmHg。

## 十、预后

缓进型高血压发展慢，经正规治疗者，预后效果好，已有的心血管损害可终止发展或有所恢复。不治疗或未充分治疗者，易发生心、脑、肾并发症。死亡原因以脑血管并发症最多见，其次为心力衰竭和尿毒症。急进型高血压预后不良，不治疗者多在1～2年内死亡，若积极治疗，如未形成严重肾衰竭，则有存活的可能。

## 十一、预防

原发性高血压是遗传易感性和环境因素相互作用的结果。因此，尽可能减少易感人群与不良环境因素之间的相互作用，是预防高血压的有效措施。具体预防措施包括：在社区人群中实施以健康教育和健康促进为主导的高血压防治宣传，提倡减轻体重、减少食盐摄入、控制饮酒及适量运动等健康生活方式；提高大众对高血压及其后果的认识，做到及早发现和有效治疗，提高对高血压的知晓率、治疗率与控制率。这些措施对高血压导致靶器官损害的二级预防也十分重要。

**小结**

高血压是以体循环动脉压增高为主要表现的临床综合征，血压持续升高可导致重要脏器如心、脑、肾及血管的结构和功能损害，最终导致器官的功能衰竭。高血压的诊断必须以未服用药物情况下非同日测量3次血压值为依据，收缩压均≥140mmHg和（或）舒张压均≥90mmHg。根据血压升高水平，将高血压分为1～3级。一旦诊断为高血压，必须鉴别是原发性还是继发性。原发性高血压患者需做有关检查，评估靶器官损害和相关危险因素，用于患者的危险度分层。其治疗要点是通过综合治疗达到血压控制目标值，包括改善生活方式、降压药物治疗、处理高血压急症。

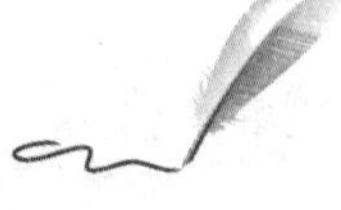

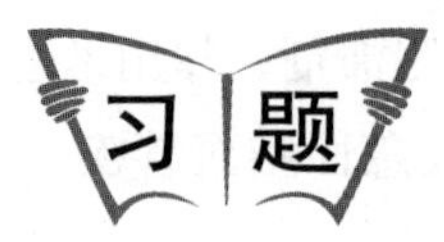


## 一、选择题

**【A1/A2 型题】**

1. 根据世界卫生组织的规定，高血压的诊断标准为血压

A. ＞140/90mmHg　B. ＞120/80mmHg　C. ＞135/85mmHg

D. ＞135/80mmHg　E. ＞120/75mmHg

2. 患者，男，66 岁。发现高血压 2 年，未治疗。查体：血压 150/85mmHg。该患者的血压属于

A. ＞正常高值　B. 单纯收缩期高血压　C. 理想血压

D. 1 级高血压　E. 2 级高血压

3. 合并双侧肾动脉狭窄的高血压患者降压不宜首选

A. 钙离子通道阻滞剂　B. 血管紧张素转化酶抑制剂

C. 利尿剂　D. β 受体阻断药

E. $\alpha_1$ 受体阻断药

4. 患者，男，45 岁。1 年前发现血压 170/110mmHg，长期空腹氨氯地平等药物治疗。2 个月前诊断为糖尿病，口服降糖药治疗，目前血压、血糖均在正常范围。该患者高血压诊断正确的是

A. 高血压 3 级，高危　B. 高血压 1 级

C. 高血压 3 级，很高危　D. 高血压 2 级，很高危

E. 高血压 2 级，高危

5. 患者，男，66 岁。1 天前与人争吵时觉头晕，当时测血压 140/80mmHg，今日步行 3 公里到医院就诊，到达时测血压 160/85mmHg。关于此患者的诊断，正确的说法是

A. 诊断为高血压 2 级，中危

B. 暂不诊断为高血压，需多次测量安静休息时血压后才能明确诊断

C. 诊断为单纯收缩期高血压 2 级，但需进一步检查后才能明确危险分组

D. 诊断为高血压 1 级，低危

E. 诊断为单纯收缩期高血压 2 级，中危

6. 患者，女，68 岁。高血压病史 5 年，药物治疗后血压控制在 140 ~ 170/50 ~ 80mmHg，既往有糖尿病病史，该患者的收缩压控制目标应低于

A. 125mmHg　B. 130mmHg　C. 110mmHg

D. 120mmHg　E. 140mmHg

7. 患者，男，70 岁。高血压病史 15 年，平时血压控制在 160/80mmHg 左右。实验室检查：空腹血糖 5.6mmol/L，血肌酐 180μmol/L，尿蛋白（++）。该患者收缩压至少应控制在

A. 130mmHg 以下　B. 110mmHg 以下　C. 140mmHg 以下

D. 120mmHg 以下　E. 150mmHg 以下

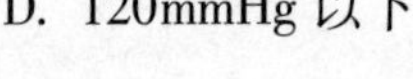

**【A3/A4 型题】**

（8～9 题共用题干）

患者，男，42 岁。体检发现血压升高 1 年。查体：BP 150/100mmHg，心率 80 次/分，律齐。实验室检查：血肌酐 96μmol/L，血尿酸 500μmol/L。

8. 该患者控制血压的目标是

A. 130/80mmHg 以下
B. 110/60mmHg 以下
C. 140/90mmHg 以下
D. 120/70mmHg 以下
E. 130/90mmHg 以下

9. 该患者不宜选用的降压药是

A. 血管紧张素转化酶抑制剂
B. 噻嗪类利尿剂
C. 钙离子通道阻滞剂
D. $\alpha_1$ 受体阻断药
E. β 受体阻断药

## 二、思考题

患者，男，70 岁。头晕、头痛 20 年，气促半小时。患者 20 年前开始阵发性头痛、头晕。测血压曾达 160/100mmHg。未服降压药，有时血压可降至 130/85mmHg。15 年前开始血压持续升高，波动于 160～180/95～105mmHg。住院治疗，明确诊断为“原发性高血压”。此后间断服用硝苯地平、复方降压片等药物，血压维持在 140/90mmHg 左右。近 3 年体力逐渐下降，登 3 楼后胸闷、气促，休息数分钟缓解。无夜间平卧憋醒，无少尿，双下肢有时轻度水肿。半小时前突闻丧子噩耗，随即出现剧烈头痛、视物模糊、心悸、明显胸闷、不能平卧、张口呼吸、大汗淋漓。自服硝苯地平无缓解，急诊入院。否认糖尿病、冠心病病史。

查体：BP 260/120mmHg，P 120 次/分，R 34 次/分，呼吸困难，烦躁不安，端坐位，面色苍白，皮肤冷汗，口唇发绀。颈静脉无明显怒张，双肺下野可闻及密集小水泡音，呼气末可闻及哮鸣音。左心界第 6 肋间左锁骨中线外 1cm，心率 120 次/分，心律齐，心尖部可闻及 2/6 级收缩期吹风样杂音，心尖部可闻及室性奔马律。腹平软，双下肢无水肿。

实验室检查：ECG 示窦性心动过速、电轴左偏。

请问：

1. 根据上述临床资料提出初步诊断及其依据。
2. 应采取急救措施是什么？

（蒲永莉）

扫码“练一练”

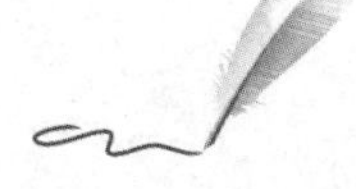

扫码"学一学"

# 第七节 病毒性心肌炎

**学习目标**

1. **掌握** 病毒性心肌炎的临床表现、诊断与治疗。
2. **熟悉** 病毒性心肌炎的实验室检查。
3. **了解** 病毒性心肌炎的病因及发病机制。
4. 学会病毒性心肌炎的预后。
5. 具有运用病毒性心肌炎知识对人群进行健康指导的能力。

**案例讨论**

[案例]

患者，女，18 岁。心悸 2 天，无胸痛。2 周前受凉后咳嗽、流涕，自服"感冒药"数日后症状缓解。查体：T 36.6℃，P 105 次/分，R 20 次/分，BP 110/70mmHg，心率 105 次/分，律齐，未闻及心脏杂音和心包摩擦音。实验室检查，血肌钙蛋白升高。心电图示 ST - T 波改变。

[讨论]

1. 最可能的诊断是什么？
2. 该患者的治疗方案是什么？

病毒性心肌炎是指病毒感染引起局灶性或弥漫性心肌炎症病变。

## 一、病因和发病机制

很多病毒都可能引起心肌炎，其中以肠道病毒包括柯萨奇 A、B 组病毒，埃可病毒，脊髓灰质炎病毒、流感病毒等为常见。此外，腺病毒、流感病毒、单纯疱疹病毒、麻疹病毒、肝炎病毒及 HIV 等都能引起心肌炎。

病毒性心肌炎的发病机制有病毒直接侵犯心肌及微血管，病毒感染引起细胞介导的免疫损伤作用。这些作用均可导致心脏结构和功能改变。

## 二、临床表现

### (一) 症状

**考点提示**

约半数于发病前 1 ~ 3 周有病毒感染前驱症状，心率增快与发热程度不平行。

患者症状轻重常取决于病变的广泛程度与部位，轻重变异很大，可完全没有症状，也可以出现心源性休克和猝死。约半数于发病前 1 ~ 3 周有病毒感染前驱症状，如发热、头痛、乏力，即所谓"感冒"样症状或恶心、呕吐等消化道症状。然后出现心悸、胸痛、呼吸困难、水肿等症状，严重者出现心律失常、心力衰竭、心源性休克或 Adams-

Stokes 综合征。

**（二）体征**

心率增快与发热程度不平行，出现各种心律失常，可听到第三心音或杂音。严重者出现颈静脉怒张、肺部啰音、肝大、水肿等心力衰竭体征。重症可出现血压下降、四肢湿冷等心源性休克的表现。

## 三、实验室及其他检查

**1. 胸部X线** 可见心影扩大或正常。

**2. 心电图** 常见ST－T改变和各型心律失常，特别是室性心律失常和房室传导阻滞等。严重心肌损害时可出现病理性Q波，需与心肌梗死鉴别。

**3. 超声心动图** 可见正常，重者可有左心室增大，室壁运动减弱，左心室收缩功能减退，附壁血栓等。

**4. 血液检查** 心肌损害标志物如血清肌钙蛋白、肌酸激酶（CK－MB）增高。血沉加快，高敏C－反应蛋白增加等有助于诊断。

**5. 病毒血清学检查** 对病因有提示作用，但不能作为确诊依据。发病后3周内，相隔两周的两次血清柯萨奇B组病毒中和抗体滴度呈四倍或以上增高，或一次高达1∶640作为阳性标准，血清中病毒特异性抗体测定IgM≥1∶32为阳性，但特异性不强，在抗核抗体阳性时会出现假阳性。

**6. 心内膜心肌活检** 确诊有赖于心内膜、心肌或心包组织内检出病毒、病毒抗原、病毒基因片段或病毒蛋白。因其有创，故本检查主要用于病情急重、治疗效果差、原因不明的患者，对于轻症患者不作为常规检查。

## 四、诊断与鉴别诊断

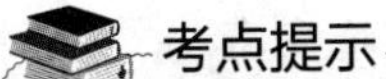

考点提示

病毒性心肌炎的临床诊断依据。

**1. 诊断依据** ①典型的前驱感染史；②相应的临床表现及体征；③心电图、超声心动图、心肌损害标志物等检查有明确心肌损害的证据。满足上述条件应考虑此诊断。确诊有赖于心内膜心肌活检。

**2. 鉴别诊断** 病毒性心肌炎应与β受体功能亢进、甲状腺功能亢进、原发性心肌病、风湿性心肌炎、中毒性心肌炎、冠心病等相鉴别。

## 五、治疗

病毒性心肌炎无特异性治疗，一般采用对症和支持疗法。患者应卧床休息，进食易消化、富含维生素及蛋白质的食物。心力衰竭者使用利尿剂、血管扩张剂、血管紧张素转换酶抑制剂等。心律失常者采用抗心律失常药物，重症者可考虑使用临时性心脏起搏器。目前不主张早期使用糖皮质激素，但对有房室传导阻滞、难治性心力衰竭、重症患者或考虑有自身免疫的情况下则可慎用。近年来采用黄芪、板蓝根、牛磺酸、辅酶Q10等中西医结合治疗病毒性心肌炎，具一定疗效。

## 六、预后

大多数患者经过适当治疗后能痊愈，重症患者在急性期可因严重心律失常、急性心力衰竭和心源性休克而死亡。部分患者经过数周至数月后病情可趋稳定但可能留有一定程度

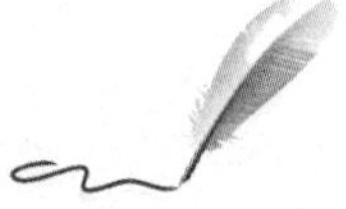

的心脏扩大、心功能减退、伴或不伴有心律失常或心电图异常等，经久不愈，形成慢性心肌炎，最后演变成扩张型心肌病。

**小结**

病毒性心肌炎是指病毒感染引起的心肌局限性或弥漫性炎症病变，属于感染性心肌疾病。在病毒流行感染期约有5%患者发生心肌炎，也可散在发病。临床表现轻重不同。根据典型的前驱感染病史，相应的临床表现，心电图、心肌损伤标志物、超声心动图显示的心肌损伤证据可考虑该诊断，确诊有赖于心内膜心肌活检。目前无特异性治疗方法，治疗主要针对病毒感染和心肌炎症。大多数患者经适当治疗后痊愈，极少数患者在急性期因严重心律失常、急性心力衰竭和心源性休克死亡。部分患者可演变为扩张型心肌病。

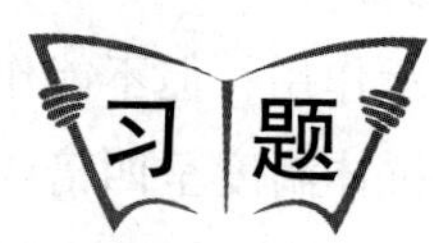


## 一、选择题

**【A1/A2 型题】**

1. 引起病毒性心肌炎最常见的病毒是
   A. 风疹病毒　B. 呼吸道合胞病毒　C. 流感病毒
   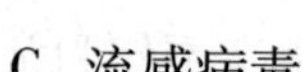
   D. 单纯性疱疹病毒　E. 柯萨奇 B 组病毒
2. 不符合病毒性心肌炎体征的是
   A. 心率增快与体温增高　B. 第一心音增强
   C. 可有舒张期奔马律　D. 可有心包摩擦音
   E. 心律失常多见
3. 不属于急性病毒性心肌炎常见临床表现的是
   A. 先有发热，然后出现心悸、胸闷　B. 恶心、呕吐等消化道症状
   C. 可合并各种心律失常　D. 常出现器质性心脏杂音
   E. 心动过速与发热程度平行
4. 病毒性心肌炎的确诊有赖于
   A. 血肠道病毒核酸阳性
   B. 血清柯萨奇 B 组病毒 IgG 1∶640
   C. 心肌组织内病毒的检出
   D. 血 C-反应蛋白水平增高
   E. 血清柯萨奇 B 组病毒 IgM 1∶320 以上

5. 患者，女，25 岁。发热、咳嗽、流涕 2 周后热退，但又出现胸闷、心悸。心率 120 次/分，心律不齐，偶闻期前收缩。心电图示低电压，T 波低平。应首先考虑为
   A. 急性心包炎　B. 扩张型心肌病　C. 病毒性心肌炎

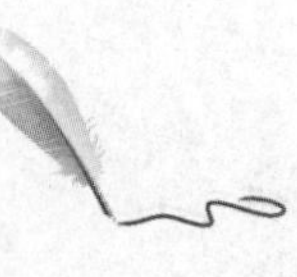

D. 风湿性心肌炎　　E. 风湿性心脏病

**【A3/A4 型题】**

（6～7 题共用题干）

患者，男，16 岁。3 周前发热、流涕、咽痛，体温 37～38℃。近 1 周自觉喘憋、心悸和乏力，呈进行性加重。既往体健。查体：T 37℃，R 22 次/分，BP 100/65mmHg。颈静脉无怒张，双下肺可闻及湿啰音。实验室检查血肌钙蛋白增高。

6. 该患者最可能的诊断是

A. 扩张型心肌病　　B. 肥厚型心肌病　　C. 急性心肌梗死

D. 肺血栓栓塞　　E. 病毒性心肌炎

7. 最有助于确定喘憋原因的辅助检查是

A. 血气分析　　B. 超声心动图　　C. 冠状动脉造影

D. 心电图　　E. 血常规

## 二、思考题

患者，男，28 岁。胸闷、心悸 1 周。患者 1 周前大量饮酒后出现发热、头晕，恶心、呕吐胃内容物，无头痛、晕厥，无肢体偏瘫，次日发热缓解，但感胸闷、心悸，伴恶心、干呕，自服“甲氧氯普胺”无效，遂来院就诊。既往体健，平素嗜酒，4～6 瓶啤酒/日；吸烟史近 10 年，半包/日。父母均患有高血压病。

查体：T 36.5℃，P 120 次/分，R 20 次/分，BP 125/85mmHg。神志清楚，面色苍白，双肺呼吸音较粗，心界左下扩大，心率 120 次/分，律齐，第一心音减弱，$P_2 > A_2$，心尖区可闻及 2/6 级收缩期杂音。腹软无压痛，肝脾肋下未触及，双下肢无水肿。

辅助检查：心电图示窦性心动过速，ST－T 改变。心脏彩超示左室壁及右室前壁运动欠协调；左室舒张功能减退。血肌钙蛋白增高。

请问：

1. 根据上述临床资料，该患者最可能的诊断是什么？
2. 要确诊需做什么检查？
3. 治疗原则是什么？

（蒲永莉）

扫码“练一练”

# 第八节　心肌疾病

**学习目标**

1. **掌握**　扩张型心肌病、肥厚型心肌病的临床表现、诊断与治疗。
2. **熟悉**　扩张型心肌病、肥厚型心肌病的实验室检查。
3. **了解**　扩张型心肌病、肥厚型心肌病的病因及病理。
4. 学会扩张型心肌病、肥厚型心肌病的超声心动图特点。
5. 具有运用心肌疾病知识对人群进行健康指导的能力。

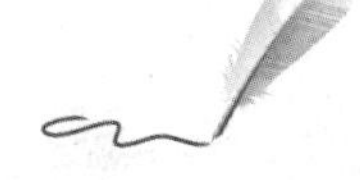

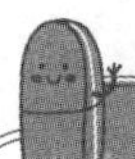

**案例讨论**

**[案例]**

患者，男，34 岁。因心悸、气短 2 年，加重 1 周入院。患者 2 年前开始出现劳累性心悸、气短，有时伴双下肢水肿。1 周前，因感冒上述症状加重而来院求治。发病以来无胸痛，时有咳嗽，咳白色泡沫样痰，无发热，喜高枕卧位。食欲缺乏，尿量减少至每天 400ml 左右，无血尿，无尿频、尿急等，大便正常。

查体：T 36.8℃，P 120 次/分，R 24 次/分，BP 12.0/8kPa（90/60mmHg）。呼吸急促，口唇轻度发绀，可见颈静脉怒张。双肺底可闻及中、小水泡音，心界向两侧扩大，但以左侧明显，心率 130 次/分，可闻及第四心音奔马律，心律不齐，可闻及期前收缩，8～10 次/分，心尖部可闻及 2/6 级收缩期吹风样杂音。肝脏触诊为右锁骨中线肋缘下 3.0cm，前正中线剑突下 4.0cm，Ⅱ度硬，缘钝，肝颈静脉回流征阳性，移动性浊音隐性。双下肢中度水肿。

血常规：WBC $10.5\times10^9$/L，N 0.80，L 0.20。尿常规正常。心电图示窦性心律，P－R 间期延长至 0.24s，室性期前收缩。超声心动图示左心室扩张，左心室流出道扩大，室间隔与左室后壁运动减弱，提示心肌收缩力下降，二尖瓣前后叶呈镜相运动，且振幅降低。胸部 X 线示心脏阴影增大呈普大型，心胸比例 >0.60，肺淤血征。

**[讨论]**

1. 该患者最有可能的诊断是什么？
2. 主要的鉴别诊断有哪些？
3. 根据患者情况，应如何治疗？

心肌疾病是指除心脏瓣膜疾病、冠状动脉粥样硬化性心脏病、高血压心脏病、肺源性心脏病、先天性心血管病和甲亢性心脏病等以外的以心肌病变为主要表现的一组疾病。心肌疾病分为两类。一类是原发性心肌病，病因不明，简称心肌病，包括扩张型心肌病、肥厚型心肌病、限制型心肌病、致心律失常型右室心肌病、未分化型心肌病等。另一类是特异性心肌病，包括酒精性心肌病、药物性心肌病、地方性心肌病等。本节重点介绍扩张型心肌病与肥厚型心肌病。

## 【扩张型心肌病】

扩张型心肌病（dilated cardiomyopathy，DCM）是指一侧或双侧心腔扩大，心肌收缩期功能减退，常伴充血性心力衰竭及心律失常的心肌病。本病病死率较高，且男性发病多于女性（2.5:1）。

### 一、病因

病因尚不明确，除特发性、家族遗传性外，近年来认为持续病毒感染是其重要原因，持续病毒感染对心肌组织的损伤，经自身免疫包括细胞、自身抗体或细胞因子介导的心肌损伤等可导致或诱发扩张型心肌病。此外，围生期、酒精中毒、抗癌药物、心肌能量代谢紊乱和神经激素受体异常等多因素也可引起本病。

### 二、病理

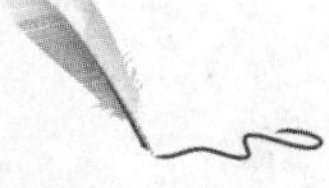

以心腔扩张为主，肉眼可见心室扩张，室壁多变薄，纤维瘢痕形成且常伴有附壁血栓。

瓣膜、冠状动脉多无改变。组织学为非特异性心肌细胞肥大、变性，特别是程度不同的纤维化等病变混合存在。

## 三、临床表现

起病缓慢，多在临床症状明显时就诊，如有气急甚至端坐呼吸、水肿和肝大等充血性心力衰竭的症状和体征时，才被诊断。部分患者可发生栓塞或猝死。主要体征为心脏扩大，常可听到第三或第四心音，心率快时呈奔马律。常合并各种类型的心律失常。

## 四、实验室及其他检查

**1. 胸部X线检查** 心影常明显增大呈普大型，心胸比 >50%，常伴有肺淤血表现。

**2. 心电图** 可见多种心电异常如心房颤动、传导阻滞等。其他还有 ST－T 改变，QRS 波群低电压，R 波减低，少数可见病理性 Q 波。

**3. 超声心动图** 本病早期即可有心腔轻度扩大，后期各心腔均扩大，以左心室扩大为主。室壁运动普遍减弱，提示心肌收缩力下降，以致二尖瓣、三尖瓣本身虽无病变，但在收缩期不能退至瓣环水平而致关闭不全，彩色血流多普勒显示二、三尖瓣反流。

**4. 心内膜心肌活检** 可见心肌细胞肥大、变性、间质纤维化等。活检标本除发现组织学改变外，尚可进行病毒学检查。

## 五、诊断与鉴别诊断

本病缺乏特异性诊断指标，临床上看到心脏增大、心律失常和充血性心力衰竭的患者时，结合超声心动图证实有心腔扩大与心脏弥漫性搏动减弱，即应考虑有本病的可能。但应除外各种病因明确的器质性心脏病，如急性病毒性心肌炎、风湿性心脏病、冠心病、先天性心血管病及各种继发性心肌病后可确立诊断。

## 六、治疗

目前治疗原则主要是针对充血性心力衰竭和各种心律失常。

**1. 一般治疗** 限制体力活动，低盐、易消化饮食，预防感染。

**2. 控制心力衰竭** 应用洋地黄制剂和利尿剂。但本病较易发生洋地黄中毒，故应慎用。此外常用血管扩张药物、血管紧张素转换酶抑制剂等长期口服。β 受体阻断药有助于控制心力衰竭并改善预后。近年来发现在心力衰竭时能使肾上腺素能神经过度兴奋，β 受体密度下降，选用 β 受体阻断药从小剂量开始，视症状、体征调整用量。这样不但能控制心力衰竭而且还能延长存活时间。

**3. 抗心律失常治疗** 在改善心功能的基础上，可给予抗心律失常治疗。预期临床状态预后尚好的患者可置入心脏电复律除颤器，预防猝死的发生。

**4. 抗凝治疗** 对有心房颤动或深静脉血栓形成等发生栓塞性疾病风险且没有禁忌证的患者宜口服阿司匹林预防附壁血栓形成。对于已经有附壁血栓形成和发生血栓栓塞的患者必须长期采取抗凝治疗。根据情况可用阿司匹林、华法林、氯吡格雷、低分子肝素等。

**5. 中药治疗** 黄芪、生脉散和牛磺酸等有抗病毒、调节免疫、改善心功能等作用，长期使用对改善症状及预后有一定辅助作用。

**6. 心脏移植及左心室成形术** 对长期严重心力衰竭，内科治疗无效的病例，可考虑进行心脏移植。在等待期如有条件尚可行左心机械辅助循环，以改善患者心脏功能。也有试行左心室成形术，通过切除部分扩大的左心室同时置换二尖瓣，以减轻反流，改善心功能，但疗效尚待肯定。

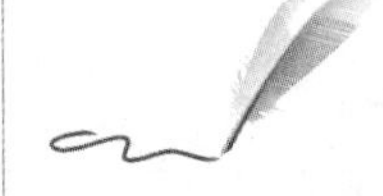

## 七、预后

本病的病程长短不等，充血性心力衰竭的出现频度较高，预后不良。死亡原因多为心力衰竭和严重心律失常，不少患者猝死。以往认为症状出现后5年的存活率在40%左右。

# 【肥厚型心肌病】

肥厚型心肌病（hypertrophic cardiomyopathy，HCM）是以左心室（或）右心室肥厚为特征，常为不对称性肥厚并累及室间隔，左心室血液充盈受阻、舒张期顺应性下降，晚期出现心脏扩大及心力衰竭。根据左心室流出道有无梗阻又可分为梗阻性和非梗阻性肥厚型心肌病。

## 一、病因及病理

本病常有明显家族史（约占1/3），目前被认为是常染色体显性遗传疾病。肌节收缩蛋白基因如心脏肌球蛋白重链及心脏肌钙蛋白T基因突变是主要的致病因素。儿茶酚胺代谢异常、细胞内钙调节异常、高血压、高强度运动等均可作为本病发病的促进因子。

肥厚型心肌病的主要改变在心肌，尤其是左心室形态学的改变。其特征为不均等的心室间隔增厚，也有心肌均匀肥厚（或）心尖部肥厚的类型。本病的组织学特征为心肌细胞肥大，形态特异，排列紊乱。尤以左心室间隔部改变明显。

## 二、临床表现

**1. 症状** 部分患者可无自觉症状，因猝死或在体检中被发现。许多患者有心悸、胸痛、劳力性呼吸困难，伴有流出道梗阻的患者由于左心室收缩期阻力增大，心排血量减低可在起立或运动时出现眩晕，甚至神志丧失等。

**2. 体征** 可有心脏轻度增大，能听到第四心音。流出道有梗阻的患者可在胸骨左缘第3～4肋间听到较粗糙的喷射性收缩期杂音。心尖部也常可听到收缩期杂音。凡能影响心肌收缩力，改变左心室容量及射血速度的因素均可使杂音的响度有明显变化。

## 三、实验室及其他检查

**1. X线检查** 心影增大多不明显，如有心力衰竭则呈现心影明显增大并伴肺淤血。

**2. 心电图** 最常见的表现为左心室肥大、ST－T改变，常在胸前导联出现巨大倒置T波。在Ⅰ、aVL或Ⅱ、Ⅲ、aVF上可出现深而不宽的病理性Q波，有时在$V_1$可见R波增高，R/S增大。此外，室内传导阻滞和期前收缩亦常见。

**3. 超声心动图** 是临床上的主要诊断手段，可显示室间隔的非对称性肥厚，舒张期室间隔的厚度与后壁之比≥1.3，间隔运动低下。有梗阻的病例可见室间隔流出道部分向左心室内突出、二尖瓣前叶在收缩期前移、左心室顺应性降低致舒张功能障碍等。

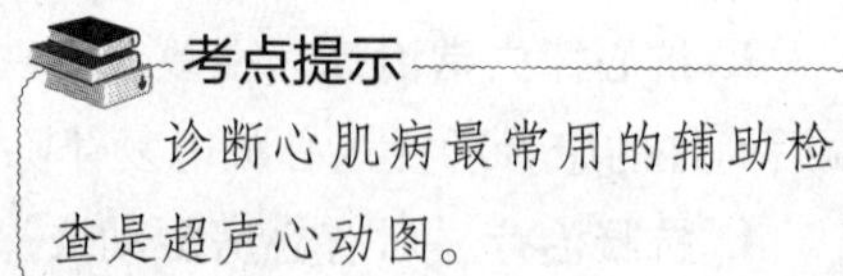


**4. 心导管检查和心血管造影** 左心室舒张末期压上升。有梗阻者在左心室腔与左心室流出道间有收缩期压力阶差。心室造影显示左心室腔变形，呈香蕉状、犬舌状、纺锤状（心尖部肥厚时）。冠状动脉造影多无异常。

**5. 心内膜心肌活检** 心肌细胞畸形肥大，排列紊乱有助于诊断。

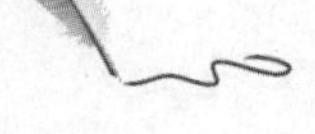

## 四、诊断与鉴别诊断

对临床或心电图表现类似冠心病的患者，如患者较年轻，诊断冠心病依据不充分又不能用其他心脏病来解释，则应想到本病的可能。结合心电图、超声心动图及心导管检查做出诊断。如有阳性家族史（猝死、心脏增大等），更有助于诊断。

本病可与高血压心脏病、冠心病、先天性心血管病、主动脉瓣狭窄等相鉴别。

## 五、治疗

本病的治疗原则为弛缓肥厚的心肌，控制心律失常，减轻流出道狭窄和缓解心力衰竭。

**1. 一般治疗**　避免劳累、激动、剧烈运动、持重或屏气等。

**2. 药物治疗**　是治疗肥厚型心肌病的主要手段。目前主张应用β受体阻断药及钙离子通道阻滞剂治疗。避免使用增强心肌收缩力和减少心脏容量负荷的药物，如洋地黄制剂、硝酸酯类制剂等。

**3. 介入或手术治疗**　对重症梗阻性患者可植入双腔DDD型起搏器、消融或切除肥厚的室间隔心肌。

## 六、预后

本病的预后因人而异，可从无症状到心力衰竭、猝死。少数患者可并发感染性心内膜炎或栓塞等。一般成人病例10年存活率为80%，小儿病例为50%。成人死亡多为猝死，而小儿则多为心力衰竭，其次为猝死。

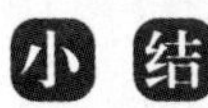

扩张型心肌病以心脏扩大、心力衰竭和心律失常为主要表现，肥厚型心肌病以心绞痛和晕厥为主要表现。超声心动图对心肌病的诊断具有重要价值。药物治疗是原发性心肌病的主要治疗手段，安装起搏器是治疗心肌病的一种新方法。对于心肌病引起的终末期心力衰竭，心脏移植是唯一有效的治疗方法。

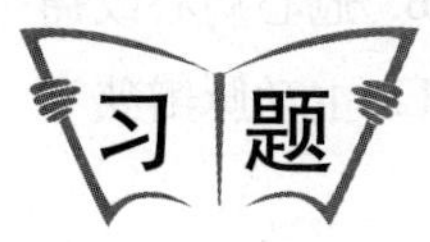

## 一、选择题

**【A1/A2型题】**

1. 扩张型心肌病的主要临床表现是

　A. 心音减弱　　B. 左心室明显扩大　　C. 心尖部收缩期杂音

　D. 下肢水肿　　E. 第三或第四心音

2. 诊断心肌病最常用的辅助检查是

　A. 超声心动图　　B. 心电图　　C. 冠状动脉造影

　D. 心内膜心肌活检　　E. 胸部X线检查

3. 患者，男，40岁。1年来活动后气促，伴腹胀及双下肢水肿，自诉既往无不适，生活工作不受影响。查体：BP 100/60mmHg，颈静脉怒张，双肺底可闻及湿啰音，心界向两

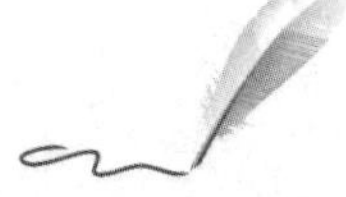

侧扩大，$S_1$减弱，心尖部可闻及3/6级收缩期杂音，肝肋下3cm，双下肢凹陷性水肿。该患者最可能的诊断是

A. 肥厚型心肌病　　B. 扩张型心肌病　　C. 冠心病
D. 风湿性心肌病　　E. 缩窄性心包炎

4. 患者，男，41岁。运动时胸闷1周。查体：胸骨左缘第3～4肋间可闻及粗糙的喷射性收缩期杂音。心电图示Ⅱ、Ⅲ、aVF导联出现病理性Q波。超声心动图示室间隔流出道部分向左心室内突出，二尖瓣前叶在收缩期向前方运动。该患者最可能的诊断是

A. 劳力性心绞痛　　B. 急性心肌梗死　　C. 肥厚型心肌病
D. 室间隔缺损　　E. 风湿性主动脉瓣狭窄

**【A3/A4型题】**

（5～6题共用题干）

患者，男，36岁。活动时气短、心前区疼痛1年。查体：BP 148/82mmHg，双肺呼吸音清，心率76次/分，律齐，胸骨左缘第3～4肋间可闻及3/6级收缩期喷射性杂音。超声心动图示舒张期室间隔与左室后壁厚度之比>1.5。

5. 该患者最可能的诊断是

A. 高血压性心脏损害　　B. 扩张型心肌病　　C. 病毒性心肌炎
D. 肥厚型心脏病　　E. 风湿性心脏病

6. 该患者最适宜的治疗药物是

A. 美托洛尔　　B. 硝酸甘油　　C. 地高辛
D. 氨茶碱　　E. 氢氯噻嗪

（7～8题共用题干）

患者，男，22岁。近半年来，反复出现心悸、胸痛、劳力性呼吸困难，时有头晕或短暂神志丧失。查体：心脏轻度增大，心尖部有2级收缩期杂音和第四心音，胸骨左缘第3～4肋间闻及较粗糙的喷射性收缩期杂音。

7. 该患者最可能的诊断是

A. 二尖瓣关闭不全　　B. 冠心病心绞痛　　C. 病毒性心肌炎
D. 梗阻性肥厚型心肌病　　E. 主动脉瓣狭窄

8. 最有价值的诊断方法是

A. 胸部X线检查　　B. 心脏核素检查　　C. 超声心动图
D. 心电图　　E. 冠状动脉造影

9. 应选用的药物是

A. 美托洛尔　　B. 硝酸甘油　　C. 普萘洛尔
D. 氨茶碱　　E. 氢氯噻嗪

## 二、思考题

患者，男，42岁。劳力性心悸、气短2年，加重1周入院。患者于2年前，每当劳累时出现心悸、气短，休息可缓解。近半年来心悸、气短加重，在轻度体力劳动时也可诱发。1周前，因“感冒”气短更加明显，以致出现夜间憋醒，坐起10分钟左右可以缓解。发病以来经常憋闷，咳嗽、咳白色泡沫样痰，无明显胸痛，无发热。饮食与大小便正常。

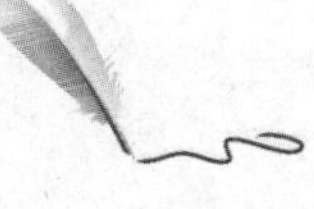

既往无高血压、风湿病等病史。无烟酒嗜好。祖父曾在45岁时死于心脏病，病因不明。

查体：T 36.1℃，P 96次/分，R 24次/分，BP 14.9/10.9kPa（112/82mmHg）。神志清楚，自动体位，呼吸较急促，口唇轻度发绀，甲状腺不大，气管居中。胸廓对称，双肺底闻及细小水泡音。心界叩诊不大，心率96次/分，心律齐，于胸骨左缘第3肋间可闻及3/6级粗糙的收缩期杂音，服用硝酸甘油后该杂音增强。腹部平坦，全腹无压痛，肝脾未触及，双下肢无水肿。

辅助检查：血清心肌酶均在正常范围。WBC $10.0\times10^9$/L，N 0.78，L 0.22。血沉10mm/h。心电图示窦性心律，Ⅱ、Ⅲ、aVF导联可见较深的Q波。胸部X线：心影稍大，心胸比例为0.55，两肺野下膈角部可见密集的Kerley B线。超声心动图示室间隔非对称性肥厚，舒张期室间隔的厚度与后壁之比≥1.3。间隔运动低下。室间隔流出道部分向左室内突出，二尖瓣前叶在收缩期向前方运动，主动脉瓣在收缩期呈半闭锁状态，严重时可出现收缩期心脏闭塞。

请问：

1. 根据病史、体格检查和辅助检查，哪些阳性结果支持左心衰竭的诊断？
2. 本病考虑的诊断是什么？
3. 应采取的治疗原则是什么？

（蒲永莉）

扫码“练一练”

# 第九节　心包炎

扫码“学一学”

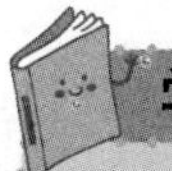

**学习目标**

1. **掌握**　心包炎的临床表现、诊断和治疗原则。
2. **熟悉**　心包炎的实验室检查。
3. **了解**　心包炎的病因病理。
4. 学会心包炎Beck三联征和Ewart征的特点。
5. 具有运用心包炎知识对人群进行健康指导的能力。

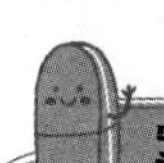

**案例讨论**

**［案例］**

患者，女，26岁。持续性心前区疼痛2天，咳嗽可加重。查体：胸骨左缘3～4肋间可闻及搔抓粗糙摩擦音，屏气后仍可听见。心电图示除aVR导联外，所有常规导联ST段呈弓背向下抬高。

**［讨论］**

1. 本病最可能的诊断是什么？
2. 请写出该患者的处理原则。

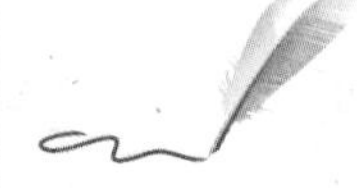

心包炎指心包脏层和壁层的炎症。心包炎是最常见的心包疾病，由多种致病因素引起，常是全身疾病的一部分，少部分是由邻近组织病变蔓延而来。心包炎常分为急性和慢性两种，前者多伴有心包积液，后者常引起心包缩窄。本节重点讨论急性心包炎和缩窄性心包炎。

## 【急性心包炎】

急性心包炎为心包脏层和壁层的急性炎症，可由细菌、病毒、肿瘤、自身免疫、物理、化学等因素引起。心包炎常是全身性疾病表现的一部分或为其并发症，故常被原发疾病所掩盖，但也可以单独存在。

### 一、病因及病理

急性心包炎最常见的病因为病毒感染，其他包括细菌、自身免疫病、肿瘤侵犯心包、尿毒症、急性心肌梗死后综合征等。部分患者无法明确病因，称为特发性急性心包炎或急性非特异性心包炎。

根据病理变化，急性心包炎可以分为纤维蛋白性和渗出性两种。在急性期，心包壁层和脏层上有纤维蛋白、白细胞及少许内皮细胞的渗出。此时尚无明显液体积聚，为纤维蛋白性心包炎。随后液体增加，则转变为渗出性心包炎，常为浆液纤维蛋白性，液体量可由100ml至2～3L不等，多为黄而清的液体，偶可浑浊不清、呈脓性或血性。积液一般在数周至数月内吸收，但也可伴随发生壁层与脏层的粘连、增厚及缩窄。液体也可在较短时间内大量积聚引起心脏压塞。急性心包炎时，心外膜下心肌有不同程度的炎性变化，如范围较广可称为心肌心包炎。此外，炎症也可累及纵隔、横膈和胸膜。

### 二、临床表现

#### （一）纤维蛋白性心包炎

**1. 症状** 主要症状为心前区或胸骨后疼痛，可放射到颈部、左肩、左臂及左肩胛骨，也可达上腹部；疼痛可呈压榨性或尖锐样，与呼吸运动有关，常因咳嗽、深呼吸、变换体位或吞咽而加重。

**2. 体征** 心包摩擦音是纤维蛋白性心包炎的典型体征，呈搔抓样粗糙的高频音，多位于心前区，以胸骨左缘第3～4肋间最为明显；坐位时身体前倾、深吸气或将听诊器胸件加压可更容易听到。心包摩擦音可持续数小时或数天、数周，当渗出积液增多将两层心包分开时，摩擦音消失。心前区听到心包摩擦音可做出心包炎的诊断。

#### （二）渗出性心包炎

临床表现取决于心包积液心脏的压塞程度，轻者仍能维持正常的血流动力学，重者可造成心脏排血量和回心血量明显下降而产生相应表现。心脏压塞的临床特征为Beck三联征，即低血压、心音低弱、颈静脉怒张。

**1. 症状** 呼吸困难是最突出的症状。呼吸困难严重时，患者呈端坐呼吸，身躯前倾、呼吸浅速、面色苍白，可有发绀。也可因压迫气管、食管而产生干咳、声音嘶哑及吞咽困难。此外，可有发冷、发热、心前区或上腹部闷胀、乏力、烦躁等症状。

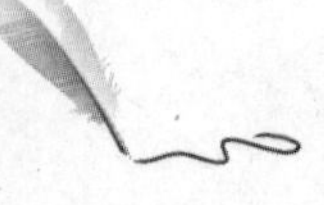

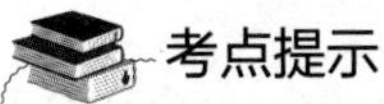
考点提示

Beck 三联征，心包积液征（Ewart 征）。

**2. 体征**　心尖搏动弱，位于心浊音界左缘的内侧或不能扪及。心脏叩诊浊音界向两侧增大，皆为绝对浊音区。心音低而遥远。大量积液时可在左肩胛骨下出现叩诊浊音，听诊闻及支气管呼吸音（左肺受压迫所引起），称心包积液征（Ewart 征）。大量渗液可使收缩压降低，而舒张压变化不大，故脉压变小。按积液时心脏压塞程度，脉搏可正常、减弱或出现奇脉。大量渗液可累及静脉回流，出现颈静脉怒张、肝大、腹水及下肢水肿等。严重时可产生急性循环衰竭、休克等。

## 三、实验室及其他检查

**1. 实验室检查**　取决于原发病。细菌感染性者常有白细胞及中性粒细胞计数增加、血沉增快等炎症反应。

**2. X 线检查**　对纤维蛋白性心包炎诊断价值不大，对渗出性心包炎有一定诊断价值。可见心影向两侧增大，并随体位变化而改变，卧位时心影呈球形，立位时呈烧瓶形。心脏搏动减弱或消失。尤其心影显著增大而肺部无明显充血现象是心包积液的有力证据，可与心力衰竭相区别。注意成人渗液量少于 250ml、儿童少于 150ml 时，X 线难以检出其积液。

**3. 心电图**　急性心包炎时心电图异常来自心包下的心肌，主要表现如下。①ST 段抬高，见于除 aVR 导联以外的所有常规导联中，呈弓背向下型，aVR 导联中 ST 段压低。②一至数日后，待 ST 段回到基线，出现 T 波低平及倒置，持续数周至数月后 T 波逐渐恢复正常。③心包积液时有 QRS 低电压，大量积液时可见电交替。④常有窦性心动过速。

**4. 超声心动图**　对诊断心包积液简单易行，迅速可靠。M 型或二维超声心动图中均可见液性暗区以确定诊断。

**5. 心包穿刺**　可证实心包积液的存在并对抽取的液体作生物学（细菌、真菌等）、生化、细胞分类的检查，包括寻找肿瘤细胞等。心包穿刺除帮助诊断外，还可解除心脏压塞症状和心包腔内注入药物治疗等。心包穿刺的主要指征是心脏压塞和未能明确病因的渗出性心包炎。

## 四、诊断

根据临床表现、X 线、心电图及超声心动图检查可做出心包炎的诊断。心包炎常见病因类型包括急性非特异性心包炎、结核性心包炎、化脓性心包炎、肿瘤性心包炎、心脏损伤后综合征等。结合不同病因性心包炎的临床特征及心包穿刺、活体组织检查等资料对其病因学做出诊断。

## 五、治疗及预后

急性心包炎的治疗与预后取决于病因，也与是否早期诊断及正确治疗有关。

### （一）一般治疗

卧床休息，呼吸困难者予以坐位并吸氧。胸痛者用镇痛剂，加强营养支持。

### （二）病因治疗

**1. 急性非特异性心包炎**　给予大剂量非甾体类抗炎药物治疗，症状控制后缓慢减量直至停药。若无效，则可给予糖皮质激素治疗，常用泼尼松 40～60mg/d，1～3 周，症状严重者可静脉给予甲泼尼龙。多数患者的症状在几天内可有减轻，但当激素减量时，症状往往

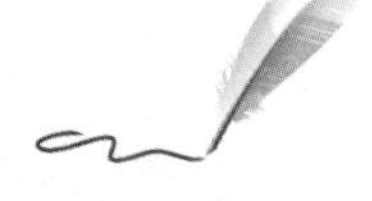

会再现。

**2. 结核性心包炎** 应予以抗结核治疗。对中毒症状重，积液量多者，在抗结核的同时可给予以糖皮质激素治疗。

**3. 化脓性心包炎** 针对病原菌选择敏感的抗生素，并配合反复心包穿刺或引流脓液。

**（三）解除心脏压塞**

包括心包穿刺、心包切开引流、心包切除术等。

**（四）其他治疗**

近年认为秋水仙碱对预防复发性心包炎似乎有效且副作用较小。秋水仙碱的推荐剂量为0.5～1mg/d，至少1年，缓慢减量停药。但终止治疗后仍有一部分患者呈复发倾向。

## 【缩窄性心包炎】

缩窄性心包炎是指心脏被致密厚实的纤维化或钙化心包所包围，使心室舒张期充盈受限而产生一系列循环障碍的临床表现。

### 一、病因及病理

在我国最常见是由结核性心包炎演变而来，其次为急性非特异性心包炎、化脓性或创伤性心包炎的后遗症。近年来，放射性心包炎和心脏直视手术后引起者逐渐增多。少数与心包肿瘤等有关，也有部分患者其病因不明。

急性心包炎后，随着渗液逐渐吸收，可有纤维组织增生、心包增厚粘连、壁层与脏层融合钙化，使心脏及大血管根部受限。心包增厚可为全面的，也可仅限于心包的局部。心脏大小仍正常，偶可较小；长期缩窄，心肌可萎缩。非特异性心包炎心包病理检查显示为透明样变性组织；如有结核性肉芽组织或干酪样病变，提示为结核性心包炎。

心包缩窄使心室舒张期充盈减少，静脉回流受限，心搏量下降，心率增快，出现静脉压升高、颈静脉怒张、肝大、腹水、下肢水肿等。吸气时周围静脉回流增多，而已缩窄的心包使心室失去适应性扩张的能力，致吸气时静脉压进一步增高，颈静脉充盈更明显，称Kussmaul征。

### 二、临床表现

本病大多发生在30～40岁，也见于青少年，多于急性心包炎后数月或数年内形成。常见症状为劳力性呼吸困难、疲乏、食欲缺乏、上腹胀满或疼痛。体征有颈静脉怒张、肝大、腹水、下肢水肿、心率增快，可见Kussmaul征。心脏体检可发现心尖搏动不明显，心浊音界不增大，心音减低。通常无杂音，可闻及心包叩击音，可有心房颤动。脉搏细弱无力，动脉收缩压降低，脉压变小。

### 三、辅助检查

X线检查可示心影偏小、正常或轻度增大，上腔静脉常扩张，有时可见心包钙化。心电图中有QRS波群低电压，T波低平或倒置。超声心动图可见心包增厚、室壁活动减弱、室间隔矛盾运动等，但均非特异而恒定的征象。

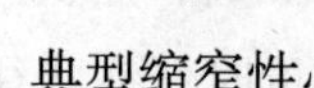

### 四、诊断与鉴别诊断

典型缩窄性心包炎根据临床表现及实验室检查诊断并不困难。临床上常需与肝硬化、充血性心力衰竭及结核性腹膜炎相鉴别。限制型心肌病的临床表现和血流动力学改变与本病很相似，两者鉴别可能十分困难，必要时需通过心内膜心肌活检来诊断。

## 五、治疗与预后

早期施行心包切除术，以避免发展到心源性恶病质、严重肝功能不全、心肌萎缩等。通常在心包感染被控制、结核活动已静止时即应手术，并在术后继续用药 1 年。

缩窄性心包炎是一种进行性加重的慢性疾病，如能及早进行彻底的心包剥离手术，大部分患者可取得满意的效果。少数患者因病程较久，有明显心肌萎缩和心源性肝硬化而预后不佳。

**小结**

心包炎是指心包脏层和壁层的炎症，可分为急性心包炎和慢性心包炎。急性心包炎多因感染或肿瘤引起，根据病理变化可分为纤维蛋白性和渗出性心包炎，临床表现为胸痛、心包摩擦音或心包积液体征，重症可因心包压塞而出现 Beck 三联征。慢性心包炎主要表现为体循环淤血。急性心包炎以病因和对症治疗为主，慢性心包炎以手术治疗为主。

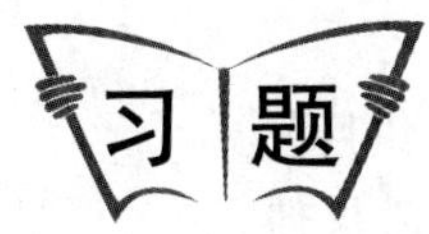


## 一、选择题

**【A1/A2 型题】**

1. 急性心包炎最常见的病因是

A. 非特异性　B. 肿瘤性　C. 结核性　D. 病毒性　E. 化脓性

2. Ewart 征见于

A. 纤维素性心包炎　B. 渗出性心包炎　C. 病毒性心包炎　D. 肥厚型心肌病　E. 急性心肌梗死

3. 患者，男，35 岁。发热 1 周伴胸痛，有硝酸甘油无效。查体：心音低钝，有舒张期附加音，血压 112/80mmHg，肘部静脉压 180mm$H_2O$。心电图示 ST 段抬高，弓背向下，未见病理性 Q 波。诊断可能为

A. 稳定型心绞痛　B. 急性心肌梗死　C. 缩窄性心包炎　D. 变异性心绞痛　E. 急性渗出性心包炎

**【A3/A4 型题】**

（4 ~5 题共用题干）

患者，男，61 岁，胸闷、气促 2 周。查体：吸气时 BP 86/60mmHg，呼气时 BP 100/

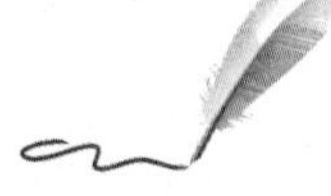

78mmHg，心尖搏动减弱，心界向两侧扩大，心率 123 次/分，律齐，心音低钝、遥远，心脏各瓣膜区未闻及杂音。

4. 与上述临床表现相符合的体征是

A. De Musset 征　　B. Ewart 征　　C. Corrigan 征

D. Quincke 征　　E. Traube 征

5. 最有助于确诊的辅助检查是

A. 胸部 X 线　　B. 心电图　　C. 超声心动图

D. 动态血压监测　　E. 肺功能

（6 ~ 7 题共用题干）

患者，男，46 岁。因发热、胸痛伴心包摩擦音，曾用非激素类抗炎药。2 周后，呼吸困难加重，心率 110 次/分，律齐，心音遥远，血压 90/68mmHg。肝大，下肢水肿。

6. 患者近 2 周出现的病情变化，提示

A. 肾功能不全　　B. 心脏压塞　　C. 右心功能不全

D. 黏液性水肿　　E. 肝硬化

7. 患者还存在具有诊断价值的体征是

A. 交替脉　　B. 水冲脉　　C. 奇脉

D. 短绌脉　　E. 重搏脉

8. 首选的治疗措施是

A. 呋塞米　　B. 毛花苷 C　　C. 抗生素

D. 心包穿刺　　E. 体外反搏

## 二、思考题

患者，女，34 岁。因胸痛 2 周，气短 1 周，加重 1 天入院。

患者于 2 周前曾有心前区针刺样疼痛，与咳嗽、呼吸有关。2 天后疼痛消失，未予重视及诊治，有时咳少量白色黏痰，无咯血、心悸等，夜间有时盗汗。1 周前自觉气短，逐日加重，至入院前 1 日已不能平卧，但坐位身体前倾可使气短减轻，发病以来感觉疲乏无力，食欲不佳，睡眠欠佳，大小便正常。

查体：T 37.2℃，P 110 次/分，吸气时脉搏减弱，R 22 次/分，BP 105/85mmHg。神志清楚，略消瘦。口唇轻度发绀，巩膜无黄染，甲状腺不大，气管居中，可见颈静脉怒张。心尖搏动既看不到也触不清，心浊音界明显向两侧扩大，心音低钝而遥远，心率 110 次/分，心律齐，心脏各瓣膜区未闻及杂音。腹软无压痛，肝触诊右锁骨中线肋缘下 3cm，边缘钝，无触痛。双下肢轻度水肿，四肢关节无红肿及变形，活动自如。

请问：

1. 患者的初步诊断及依据是什么？
2. 应为患者选择哪些有意义的辅助检查？
3. 若最终确诊为结核性心包炎，请制定治疗方案。

扫码“练一练”

（蒲永莉）

扫码“学一学”

# 第四章　消化系统疾病

## 第一节　总　论

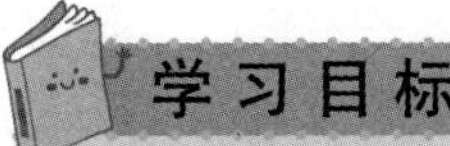


1. 掌握　消化系统疾病的临床表现、诊断。
2. 熟悉　消化系统的解剖、生理功能相关知识。
3. 了解　消化系统疾病的防治进展。
4. 学会诊治消化系统常见疾病。
5. 能够指导患者及家属正确认识疾病、合理用药与预防。

### 一、消化系统的解剖生理

消化系统由食管、胃、十二指肠、空肠、回肠、结肠、直肠、肝、胰、胆等脏器组成，(图4－1－1)。主要的生理功能是摄取、转运和消化食物，吸收营养和排泄废物，为机体新陈代谢提供物质和能量来源。

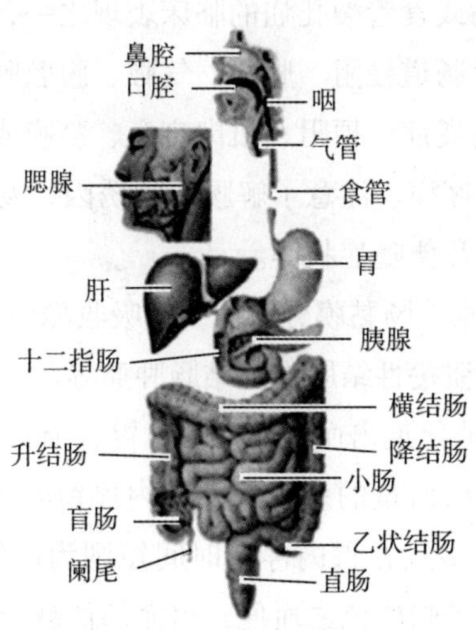


图4－1－1　消化器官模式图

消化系统疾病包括食管、胃、肠、肝、胆、胰等器官的器质性和功能性疾病，为临床常见病。消化性溃疡是常见的消化系统疾病之一。近年来随着根除幽门螺杆菌治疗方法的普及、良好饮食卫生习惯的养成，其发病率显著降低。胃食管反流病、功能性胃肠病、慢性乙型病毒性肝炎及肝炎后肝硬化、酒精性肝病和酒精性肝硬化、炎症性肠病在我国逐渐增多。胃癌和肝癌的病死率在我国恶性肿瘤排名中分别是第二、第三位。同时，大肠癌、

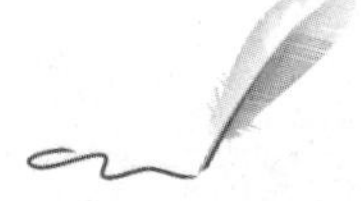

胰腺癌患病率也呈明显上升趋势。

## 二、消化系统疾病的临床表现与诊断

消化器官病变可局限于消化系统，亦可累及其他系统。其他系统或全身性疾病可引起消化系统疾病类似的症状。故在学习消化系统疾病时，既要掌握消化系统疾病的特点，也要注意全身性疾病对消化系统的影响，全面分析，才能做出正确诊断。

### （一）病史

病史采集要掌握消化系统疾病问诊的要领，如起因、发病经过、伴随症状、病情发展与演变、曾接受诊疗情况等，务求细致。

### （二）症状

详细了解患者的症状对疾病的诊断至关重要。常见症状如下。

**1. 恶心与呕吐** 多于恶心后呕吐，也可单独发生。是胃炎、幽门梗阻、胃癌及肝、胆、胰腺急性炎症等疾病的常见症状。

**2. 反酸** 由于贲门或食管括约肌功能不全引起酸性胃内容物反流到口腔的现象，多见于胃食管反流病和消化性溃疡。

**3. 吞咽困难** 多见于食管或食管周围的器质性疾病，如胃食管反流病、食管癌、食管裂孔疝、纵隔肿瘤、主动脉瘤、贲门失弛缓症等。

**4. 嗳气** 因胃食管反流病、胃和十二指肠疾病、胆道疾病使胃内气体从咽喉溢出。

**5. 厌食** 常见于慢性胃炎、肝炎、肝硬化、胰腺炎、胃癌、胰腺癌和功能性消化不良等。

**6. 胃灼热** 位于胸骨或剑突后的烧灼感，主要由炎性或化学刺激物作用于食管黏膜而引起。常见于胃食管反流病、消化性溃疡、促胃等。

**7. 胸痛** 是胃食管反流病或食管裂孔疝的临床表现之一，注意与心源性胸痛鉴别。

**8. 腹胀** 因胃肠胀气、胃肠道梗阻、腹水、气腹、腹腔肿物、胃肠运动功能失调引起。

**9. 腹痛** 常由消化器官的炎症、梗阻、肌肉痉挛、黏膜或腹膜刺激、血供不足等引起。表现为不同性质的腹部不适或疼痛。注意了解腹痛的诱因、发作时间、部位、性质、程度、有无放射痛、加重或缓解因素及伴随症状等。

**10. 腹泻** 由于肠蠕动加速、肠黏膜分泌增多或吸收障碍所致。水样或糊状粪便提示小肠病变。黏液、脓血便常见于溃疡性结肠炎、结肠肿瘤等。

**11. 呕血与黑便** 提示上消化道出血，与食管、胃、十二指肠、胆道系统和胰腺等部位疾病有关。呕血的颜色取决于出血量的多少和在胃内停留时间的长短，出血量少且在胃内停留时间长呈咖啡色；出血量多且在胃内停留时间短则为鲜红色。每日出血量超过60ml，可出现黑便。下消化道出血多呈暗红色或血便，出血部位越近肛门，色泽越红。

**12. 里急后重** 由直肠局部炎症或肿瘤引起。

**13. 黄疸** 各种原因导致血胆红素浓度增高，如溶血性、肝细胞性、胆汁淤积性黄疸。

### （三）体征

体格检查中发现的异常体征是诊断疾病的可靠依据。全身系统检查如生命体征、面部表情改变、皮肤黏膜表现等与腹部视诊、触诊、叩诊、听诊等检查相结合。腹部触诊十分重要，腹肌紧张、压痛和反跳痛为腹痛的鉴别诊断提供重要线索；腹腔脏器触诊有助于发现脏器的相关疾病；腹部包块触诊应详细检查其部位、大小、形状、表面情况、硬度、活

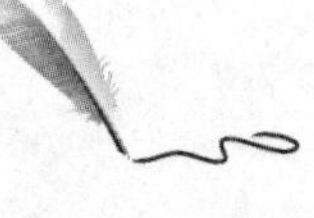

动度等。叩诊发现移动性浊音提示中等量腹水。听诊肠鸣音对消化道活动性出血的诊断及急腹症的鉴别诊断有帮助。对于便秘、慢性腹泻、便血、下腹痛的病例，直肠指检是必要的常规检查，常可及时诊断或排除直肠癌等重要疾病。

**（四）实验室及其他检查**

**1. 实验室检查**

（1）血常规检查　对胃肠道疾病的诊断缺乏特异性，可为胃肠道感染、贫血、出血等疾病诊断提供依据。

（2）便常规检查　通过粪便的肉眼观、潜血试验、显微镜下检查为诊断肠道感染、消化道出血等提供重要资料。

（3）幽门螺杆菌检测　分为侵入性和非侵入性两大类。前者通过胃镜检查取胃黏膜活组织进行检测，主要包括快速尿素酶试验、组织学检查和幽门螺杆菌培养；后者主要有$^{13}$C或$^{14}$C－尿素呼气试验、粪便幽门螺杆菌抗原检测及血清学检查。其中，快速尿素酶试验是侵入性检查的首选方法，$^{13}$C或$^{14}$C－尿素呼气试验是根除治疗后复查的首选方法。

（4）血清酶学测定及肝功能检查　反映肝损害的情况。

（5）血、尿胆红素检查　初步鉴别黄疸的性质。

（6）血、尿淀粉酶测定　对急性胰腺炎的诊断有重要价值。

（7）各型肝炎病毒标志物检测　确定肝炎类型。

（8）肿瘤标志物检测　甲胎蛋白对原发性肝细胞癌有较特异的诊断价值，癌胚抗原等对结肠癌和胰腺癌具有辅助诊断和估计疗效的价值。

**2. 影像学检查**

（1）X线检查　腹部平片、钡餐造影、钡剂灌肠、口服或静脉注射胆系造影剂等是诊断胃肠道疾病常用的辅助检查方法，依据病情需要选用相应的检查方法。

（2）超声检查　在消化系统疾病诊断中，其是一种无创的首选检查方法。B超可显示肝、胆囊、脾、胰腺的大小和轮廓，对肝癌、肝脓肿、胆道结石和胰头癌的诊断价值较大；可了解有无腹水及腹水量；对腹腔内实质性肿块的定位、大小、性质的判断也有一定的价值。超声彩色多普勒可观察肝静脉、门静脉、下腔静脉，有助于门静脉高压的诊断。

（3）CT、MRI　CT对腹内脏器病变，尤其是肝、胆和胰的占位性病变，如囊肿、脓肿、肿瘤和结石的诊断有重要作用；对弥漫性病变，如脂肪肝、肝硬化、胰腺炎的诊断有较高的价值。对肿瘤分期也有一定的帮助。MRI显示的图像清晰且层次感强，因此对占位性病变的定性诊断尤佳。

（4）放射性核素　$^{99m}$Tc－PMT肝肿瘤阳性显像可协助诊断原发性肝癌。静脉注射$^{99m}$Tc标记红细胞对不明原因消化道出血的诊断有特殊价值。放射性核素检查还可用于研究胃肠运动，如胃排空、肠转运时间等。

**3. 内镜检查**　是诊断消化系统疾病一项极为重要的检查手段。根据不同部位的检查需要，可分为胃镜（图4－1－2）、十二指肠镜、小肠镜、结肠镜、腹腔镜、胆道镜、胰管镜等。其中，胃镜、结肠镜最常用。

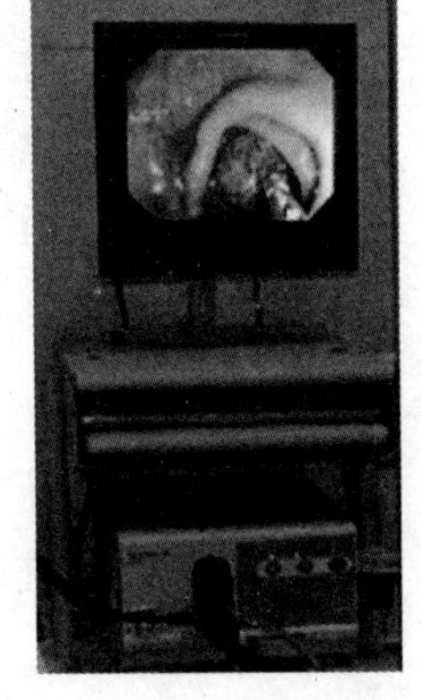

图4－1－2　胃镜检查

应用内镜可以直视病变、钳取活检、治疗观察、摄影存储。如内镜可以直接观察消化道内腔有无溃疡、出血、炎症、肿瘤等各种

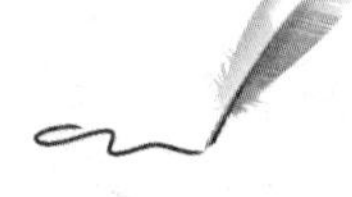

病变；急诊胃镜检查可诊断急性上消化道出血原因及部位；胃镜、结肠镜结合黏膜染色、细胞病理学检查能对早期胃癌及肠癌做出诊断等。新近发明了胶囊内镜，受检验者吞服胶囊大小的内镜后，内镜在胃肠道内进行拍摄并将图像通过无线电发送到体外接收器进行图像分析，该检查对以往不易发现的小肠病变有特殊价值，如小肠出血、早期克罗恩病（Crohn 病）等。

扫码“看一看”

### 三、消化系统疾病的防治进展

**1. 幽门螺杆菌（Hp）感染** 根除方案疗程延长至 14 天，Hp 耐药率、个体相关抗菌药物应用史、Hp 根除治疗史是经验治疗抗菌药物选择的重要依据；根除 Hp 是选择经验治疗，还是基于药敏试验治疗，主要取决于经验治疗的根除率。若经验治疗根除率下降，应重视药敏试验。

**2. Barrett 食管的诊断** 内镜下病变距离胃食管交界的最小长度范围是 1cm。但若病理诊断为肠上皮化生则可进行诊断，不再受病变距离约束。

**3. 食管－胃底静脉曲张破裂** 推荐内镜多环套扎作为一级预防措施，非选择性 β－受体阻断药联合内镜为首选二级预防措施。

**4. 重症急性出血坏死型胰腺炎的治疗** 经恰当的初始治疗仍无改善征象，或出现其他的并发症，应进行内镜、放射、外科和重度多学科协作管理。

**5. 内镜技术进展** 高分辨率纤维内镜、明胶灌注、新型带线自膨式全覆膜金属支架。

（张 剑）

## 第二节 胃 炎

**学习目标**

1. **掌握** 胃炎的临床表现、诊断要点、治疗原则。
2. **熟悉** 胃炎的病因、分类。
3. **了解** 胃炎的发病机制、病理特点。
4. 学会鉴别胃炎与消化性溃疡。
5. 具有对患者及高危人群进行健康教育、随访的能力。

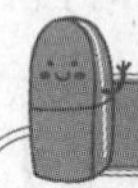

**案例讨论**

［案例］

患者，男，40 岁。间断无规律上腹隐痛、嗳气 7 年，无消瘦。查体：腹部无压痛，未触及包块，肝脾肋下未及。腹部 B 超未见异常。

［讨论］

1. 本病的临床诊断及诊断依据是什么？
2. 请制定治疗方案。

胃炎（gastritis）是指各种原因引起的胃黏膜炎症。按临床发病的缓急，可分为急性胃

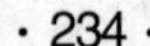

炎和慢性胃炎两大类。

## 【急性胃炎】

急性胃炎（acute gastritis）是由于多种病因引起的急性胃黏膜炎症。临床上急性发病，常有明显的上腹部症状。多数患者有明确的病因。急性胃炎有多种分类方法，按胃黏膜病理改变程度分为急性单纯性胃炎和急性糜烂出血性胃炎；按发病部位分为胃窦胃炎、胃体胃炎及全胃炎。

**（一）病因和发病机制**

**1. 理化损伤**　物理因素如过冷、过热或粗糙食物损伤胃黏膜。化学因素中最常见的非甾体类消炎药如阿司匹林、吲哚美辛；铁剂、氯化钾、氨茶碱、抗肿瘤药物及某些抗生素等均可造成胃黏膜损害。烈酒、咖啡、浓茶、辣椒等刺激性调味品亦可损伤胃黏膜。误服强酸、强碱可发生急性腐蚀性胃炎。胆汁反流可引起胆汁反流性胃炎。

**2. 急性应激**　由于严重创伤、大面积烧伤、大手术、脑血管意外、休克、脏器功能衰竭等引起，可使胃黏膜糜烂、出血，故急性应激所致的急性胃炎多属于急性糜烂出血性胃炎。

**3. 生物因素**　进食被细菌或其毒素污染的食物，可引起急性胃肠炎。致病细菌以沙门菌属及副溶血弧菌（嗜盐菌）、致病性大肠埃希菌及金黄色葡萄球菌最多见；幽门螺杆菌（*Helicobacter pylori*，Hp）感染引起的急性胃炎，称为急性 Hp 性胃炎。

**（二）临床表现**

**1. 急性单纯性胃炎**　细菌或毒素引起者，一般在数小时至 24 小时发作，可出现恶心、呕吐，上中腹痛或不适，食欲减退。伴肠炎者出现脐周绞痛及腹泻。严重时伴发热、失水、酸中毒甚至休克。查体上腹部可有压痛。伴有肠炎时脐周可有压痛，肠鸣音亢进。一般经 1～2 天痊愈。理化因素及进食某些药物引起者，依对胃黏膜损伤程度不同而病情不一。

**2. 急性糜烂出血性胃炎**　有严重创伤、大面积烧伤等应激病史，主要表现为上消化道出血，以呕血或（和）黑便为首发症状，严重者可出现休克。查体可见面色苍白、上中腹轻压痛、心率加快、血压下降及原发病的体征。

**（三）实验室及其他检查**

**1. 胃镜检查**　确诊有赖于急诊胃镜检查。急性糜烂出血性胃炎一般应在大出血 24～48 小时内进行，可见到以多发糜烂、出血、黏膜水肿和浅表溃疡为特征的急性胃黏膜病损。急性腐蚀性胃炎禁做胃镜检查。

**2. 血象**　有细菌感染者白细胞轻度增加。急性糜烂性胃炎出血量大者，红细胞和血红蛋白下降。

**3. 粪便检查**　由细菌感染引起胃肠炎者粪便可有少量脓细胞或红细胞。急性糜烂性胃炎出血后，粪便隐血试验阳性。

**4. 细菌培养**　由感染致病者呕吐物、粪便可发现致病菌。

**（四）诊断**

根据病史，急性起病，有上腹部疼痛、恶心、呕吐，食欲不振等消化不良症状，一般可做出急性胃炎诊断。如有酗酒、严重创伤等病史，突发上消化道出血，可在 24～48 小时内作胃镜检查，以明确出血病因，有利于急性糜烂出血性胃炎的诊断。

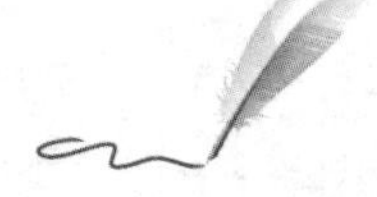

应注意与消化性溃疡、急性胆囊炎、急性胰腺炎和急性心肌梗死等相鉴别。

**（五）治疗**

去除病因，积极治疗原发病。根据病情可短期内禁食或流质饮食。疑有胃黏膜病损可能者，给 $H_2$ 受体拮抗剂或质子泵抑制剂，同时服用保护胃黏膜的药物如硫糖铝。对于以腹胀为主要表现者，可给予西沙必利等促胃肠动力药物。恶心、呕吐时给予甲氧氯普胺、维生素 $B_6$ 或多潘立酮等。胃肠痉挛引起腹痛时可用阿托品等抗毒蕈碱类药物治疗，但合并青光眼或尿潴留时禁用。细菌感染者可选用抗生素治疗。脱水者给予及时补液和补充电解质。对于已发生上消化道大出血者，按上消化道出血治疗原则，采取综合救治的办法。

## 【慢性胃炎】

慢性胃炎是指各种原因引起的胃黏膜慢性炎症。慢性胃炎按解剖部位分为慢性胃体胃炎（A 型）和慢性胃窦胃炎（B 型）。根据病理组织学改变和病变在胃的分布部位，结合可能病因，又可将慢性胃炎分为浅表性、萎缩性和特殊类型三大类。

**（一）病因和发病机制**

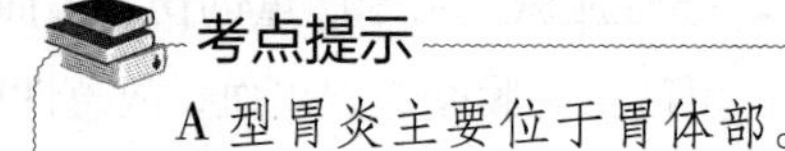

考点提示

A 型胃炎主要位于胃体部。

**1. 幽门螺杆菌感染** 是慢性浅表性胃炎最主要的病因。其证据是：①绝大多数慢性活动性胃炎患者，胃黏膜可检查出 Hp。②Hp 在胃内的分布和胃内炎症分布相一致。③根除 Hp 后，胃黏膜炎症消退。④Hp 感染可以复制动物模型与人相似的疾病。

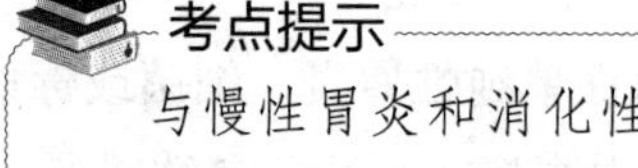

考点提示

与慢性胃炎和消化性溃疡有密切关系的病原菌是幽门螺杆菌。

**2. 自身免疫** 为慢性胃体萎缩性胃炎最主要的因素。在以胃体萎缩为主的慢性胃炎患者血清和胃液中可检出壁细胞抗体（parietal cells antibody，PCA）和内因子抗体（intrinsic factor antibody，IFA）。PCA 使壁细胞减少，胃酸分泌减少或丧失。IFA 使内因子分泌减少，引起维生素 $B_{12}$ 吸收不良，导致恶性贫血。

**（二）病理**

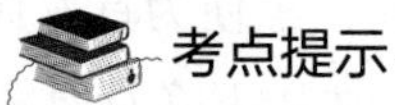

考点提示

中度以上不典型增生属癌前病变。

慢性胃炎主要组织病理学特征是黏膜炎症、萎缩和肠化生。炎症表现为黏膜层以淋巴细胞和浆细胞为主的慢性炎症细胞浸润，幽门螺杆菌引起者常见淋巴滤泡形成。萎缩多表现为腺体破坏、萎缩、消失，黏膜变薄。肠化生表现为固有腺体被肠腺样腺体所代替，化生上皮可形成异常增生，称不典型增生。中度以上不典型增生是胃癌的癌前病变。

**（三）临床表现**

大多数患者无明显症状。可表现为进食后无规律的上腹隐痛、早饱、嗳气、反酸、胃灼热、食欲不振、恶心或呕吐等。上腹部疼痛与病变程度不一致。B 型胃炎患者上腹胀痛等消化道症状明显，A 型胃炎患者消化道症状不明显，部分 A 型胃炎患者可出现舌炎、消瘦、厌食、恶性贫血等。体检时有不同程度的上腹部压痛。

**（四）实验室及其他检查**

**1. 胃镜及活组织检查** 是诊断慢性胃炎最可靠的方法。慢性浅表性胃炎镜下可见黏膜充血、水肿，呈花斑状改变，黏液分泌增多，病理检查可见炎症细胞浸润，胃腺体正常。慢性萎缩性胃炎镜下可见黏膜皱襞变细、平坦甚至消失，黏膜变薄，其下血管可见，病变

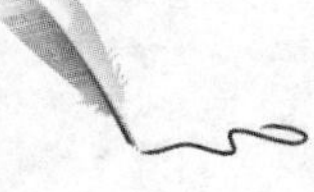

呈灰白色或苍白色，病理检查无炎症细胞浸润，主要改变为黏膜固有腺体数量减少甚至消失，可见肠上皮化生。

**2. 幽门螺杆菌检查** （见“消化性溃疡”一节）。

**3. 血清学检查** A型胃炎血清促胃液素升高、PCA、IFA阳性；B型胃炎血清促胃液素水平低。

**4. 胃液分析** A型胃炎胃酸降低，慢性浅表性胃炎和B型胃炎无明显胃酸变化。

**（五）诊断**

确诊主要依据是胃镜检查和胃黏膜活检。Hp检查可确定病因。对于A型萎缩性胃炎，血清促胃液素水平增高和相关的自身抗体阳性有助于诊断。

**（六）治疗**

**1. 消除和避免引起胃炎的有害因素** 戒除烟酒、避免服用对胃有刺激性的食物及药物等。

**2. 根除幽门螺杆菌** 我国推荐的标准方案是以PPI或胶体铋为基础加上两种抗菌药物的三联疗法（常用方案见表4－2－1）。

**表4－2－1　根除幽门螺杆菌的常用三联治疗方案**

| 质子泵抑制剂或胶体铋（选择一种） | 抗菌药物（选择两种） |
|---|---|
| PPI（如奥美拉唑40mg/d） | 克拉霉素1000mg/d |
| 枸橼酸铋钾（胶体次枸橼酸铋）480mg/d | 阿莫西林2000mg/d |
| | 甲硝唑800mg/d |

上述剂量分2次服，疗程为7～14天。

**3. 对症治疗** 抑制或中和胃酸，缓解症状，保护胃黏膜。恶性贫血者需终生注射维生素$B_{12}$。

**（七）预后**

与病理类型、有无及时治疗有关。慢性非萎缩性胃炎预后良好。肠化生、部分萎缩性胃炎、重症患者易转变为癌。

**小结**

胃炎分为急性胃炎和慢性胃炎。急性胃炎按胃黏膜病理改变程度，分为急性单纯性胃炎和急性糜烂出血性胃炎。急性单纯性胃炎表现为上腹痛、恶心、呕吐和食欲不振，用解痉药物可缓解腹痛。急性糜烂出血性胃炎有严重创伤、大面积烧伤等应激病史，主要表现为上消化道出血，以呕血或（和）黑便为首发症状，严重者可出现休克。

慢性胃炎按解剖部位分为慢性胃体胃炎（A型）和慢性胃窦胃炎（B型），按组织病理学特征分为浅表性、萎缩性和特殊类型三大类。B型胃炎最主要的病因是幽门螺杆菌，主要表现为上腹胀痛等消化道症状；A型胃炎为自身免疫性胃炎，存在壁细胞抗体和内因子抗体，可出现舌炎、恶性贫血。胃镜及活组织检查是诊断慢性浅表性胃炎、慢性萎缩性胃炎最可靠的方法。

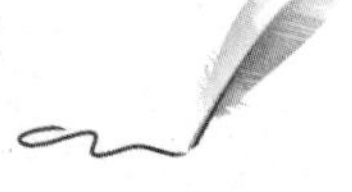

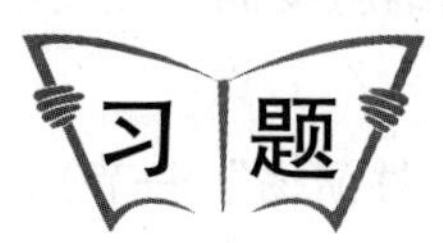


## 一、选择题

**【A1/A2 型题】**

1. 慢性萎缩性胃炎的病理改变中属癌前病变的是

A. 明显肠上皮化生　　B. 中度以上不典型增生
C. 胃小凹上皮增生　　D. 假幽门腺化生
E. 假幽门腺化生伴肠上皮化生

2. 与慢性胃炎和消化性溃疡有密切关系的病原菌为

A. 空肠弯曲菌　　B. 幽门螺杆菌　　C. 胎儿弯曲菌
D. 鼠伤寒沙门菌　　E. 副溶血性弧菌

**【A3/A4 型题】**

（3～4 题共用题干）

患者，男，55 岁。反复不规律上腹部胀痛 3 年，胃镜诊断为萎缩性胃炎。

3. 该患者如考虑为 A 型胃炎，正确的是

A. 壁细胞抗体阴性　　B. 胃酸升高
C. 不出现厌食，体重下降　　D. 不出现恶性贫血
E. 主要位于胃体部

4. 判断该患者炎症活动的客观依据是

A. 胃黏膜肠上皮化生
B. 胃黏膜出血
C. 胃黏膜内中性粒细胞增多
D. 胃黏膜中增多的主要是淋巴细胞
E. 胃黏膜纤维组织增生

## 二、思考题

患者，男，50 岁。腹痛、恶心、呕吐 2 小时。患者平日常有上腹不适，2 小时前出现上腹部隐痛，恶心、呕吐，为胃内容物，夹杂咖啡色液体，无发热、腹泻、黑便等。既往患关节炎，间断服吲哚美辛等 4 年。查体：T 37℃，P 90 次/分，R 12 次/分，BP 140/90mmHg，神清，心肺（－）。腹平，上腹压痛（＋），无反跳痛，全腹未触及包块，肝脾肋下未及，移动性浊音（－）。胃镜示胃体及胃窦散在片状糜烂灶，上覆血痂，周边充血，黏液糊呈咖啡色。

扫码“练一练”

请问：

1. 该患者可能的诊断是什么？
2. 诊断依据是什么？
3. 应进一步完善哪些检查？

（陈红莲）

## 第三节　胃食管反流病

### 学习目标

1. **掌握**　胃食管反流病的临床表现、诊断与治疗。
2. **熟悉**　胃食管反流病的并发症、辅助检查。
3. **了解**　胃食管反流病的病因和发病机制。
4. 学会胃食管反流病的诊断与合理的药物治疗。
5. 具有对患者及高危人群进行健康教育和随访的能力。

### 案例讨论

［案例］

患者，男，49 岁。反复胸骨后痛 2 年，多于饱餐后或平卧时发生，常伴反酸、嗳气，无吞咽困难，无放射痛，自服"奥美拉唑"症状可改善，食欲良好。既往无高血压、心脏病及呼吸系统疾病史。心肺腹查体未见明显异常。血常规：Hb 126g/L，WBC $7.0\times10^9$/L。大便潜血试验（-）。心电图、胸部 X 线片未见异常。

［讨论］

1. 本病的临床诊断及诊断依据是什么？
2. 请针对该患者制定治疗方案。

胃食管反流病（gastroesophageal reflux disease，GERD）是指胃、十二指肠内容物反流入食管引起胃灼热、反酸等症状，以及引起咽喉、气道等食管邻近的组织损害。部分胃食管反流病患者内镜下可见食管黏膜炎性改变，称为反流性食管炎（reflux esophagitis，RE）；而有相当部分胃食管反流病患者内镜下无食管炎的改变，称为非糜烂性反流病（non - erosive reflux disease，NERD）。

### 一、病因和发病机制

**1. 多种因素造成胃食管动力障碍**　胃食管动力障碍以食管下括约肌（lower esophageal-sphincter，LES）功能障碍为主，正常人静息时 LES 压力为 10 ~ 30mmHg，为高压带，可防止食物反流入食管。引起功能障碍的多种因素如下。①某些药物，如钙离子拮抗药、激素、缩胆囊素、胰高血糖素、血管活性肠肽等。②食物，如高脂肪、巧克力等。③腹内压增高，如妊娠、腹水、呕吐、负重劳动等。④胃内压增高，如胃扩张、胃排空延迟等。凡可导致 LES 压力降低或一过性 LES 松弛，均可造成胃、十二指肠内容物反流入食管。

**2. 反流物对食管黏膜的损害**　反流物对食管黏膜的直接损伤因素为胃酸、胃蛋白酶及胆汁（非结合胆盐和胰酶）。

**3. 反流物对食管邻近的组织损害**　反流物除引起食管黏膜损害外，还可刺激咽喉部黏

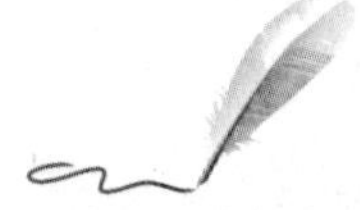

膜引起咽喉炎。反流物吸入气管和肺，可出现肺炎和哮喘。

## 二、临床表现

### （一）食管症状

**1. 典型症状**　胃灼热和反酸是胃食管反流病最常见和典型的症状。胃灼热由酸性反流物刺激食管上皮感觉神经末梢引起，多在餐后1小时出现，平卧、弯腰或腹压增高时易发生；反流入口腔的胃内容物常呈酸性，称为反酸。

**2. 非典型症状**　胸痛由反流物刺激食管所致，主要发生在胸骨后或剑突下，严重时可为剧烈刺痛，向颈、肩、腰、背部放射，酷似心绞痛。吞咽困难可能是由于食管痉挛或功能紊乱所致，故呈间歇性。当发生食管狭窄时，吞咽困难持续性或进行性加重。

### （二）食管外症状

由反流物刺激或损伤食管以外的组织或器官引起，如咽喉炎者可出现咽部不适、异物感或声嘶等；吸入性肺炎者可出现咳嗽、咳痰等表现。

## 三、并发症

**1. 上消化道出血**　反流性食管炎患者由于食管黏膜炎症、糜烂及溃疡，可以出现上消化道出血，表现为呕血、黑便及不同程度的贫血。

**2. 食管狭窄**　反复发作的食管炎，可导致纤维组织增生，造成瘢痕狭窄。

**3. Barrett食管**　食管黏膜修复过程中，正常的食管鳞状上皮被化生的柱状上皮替代，称为Barrett食管，是食管腺癌的主要癌前病变。其腺癌发生率比正常人高30～50倍。

## 四、实验室及其他检查

**1. 内镜检查**　是诊断反流性食管炎最准确的方法。既可直接观察食管黏膜病变的部位、范围、严重程度及有无并发症，也可行活组织检查了解病变的性质。

**2. 24小时食管pH测定**　用便携式pH记录仪对患者24小时食管下段pH值连续检测，可明确是否有胃酸反流，了解反流的程度及反流与疼痛、进餐、体位的关系，是诊断胃食管反流病的重要方法。pH＜4提示有胃食管反流，但对胃酸分泌过低和碱性胃食管反流物无诊断价值。

**3. 食管测压**　LES基础压≤6mmHg提示有食管反流，可作为辅助性诊断。

## 五、诊断

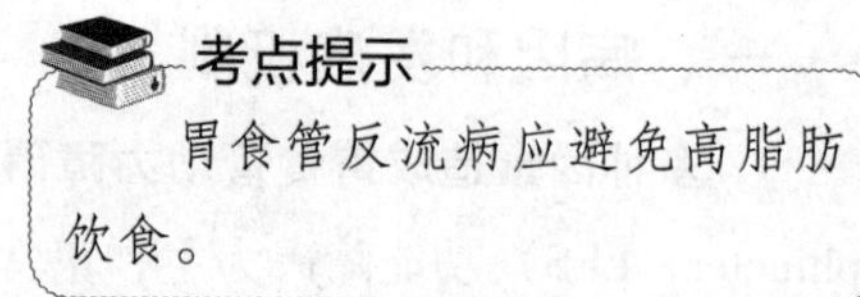


胃食管反流病应避免高脂肪饮食。

胃食管反流病诊断依据是：①有明显的反流症状，即典型的胃灼热和反酸等。②内镜下可能有反流性食管炎的表现。③食管过度酸反流的客观证据。④对有典型症状而内镜检查阴性者，行24小时食管pH监测，如有反流也可诊断；无法进行24小时食管pH监测者，可用质子泵抑制剂试验性治疗（如奥美拉唑20mg，2次/天，连用7天），如有明显效果，本病诊断可成立。

胃食管反流病应与其他食管疾病、消化性溃疡相鉴别。以胸痛为主者需与心血管疾病相鉴别。

## 六、治疗

本病治疗目的是控制症状，减少复发，防治并发症，治愈食管炎。

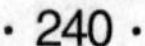

**1. 一般治疗**　改变饮食习惯和生活方式。避免进食高脂肪、巧克力、咖啡、辛辣刺激性食品；避免餐后平卧和睡前2小时内进食；睡时抬高床头10～20cm；忌烟酒，减轻体重；避免应用降低LSE压和影响胃排空的药物如抗胆碱能药、钙离子通道阻滞剂、多巴胺受体激动剂等；不要穿紧身内衣和束紧腰带以免增加腹内压。

**2. 药物治疗**

（1）促胃动力药　可增加LES压，改善食管蠕动功能，促进胃排空，减少反流。多用西沙比利5～10mg，每日3次，疗程8～12周。

（2）抑酸药　抑制胃酸，降低胃蛋白酶活性，减少酸性反流物对食管黏膜的损害。可选用$H_2$受体拮抗剂（$H_2RA$）如雷尼替丁150mg，每日2次；质子泵抑制剂如奥美拉唑20mg，每日1次，一般用8～12周。对个别疗效不佳者可与促胃肠动力药合用。

（3）抗酸药　仅用于症状较轻、间歇发作的患者。可用氢氧化铝、氢氧化镁等药。

**3. 抗反流手术**　一般采用胃折叠术。如同时合并食管裂孔疝，可进行裂孔修补及抗反流术。近年来内镜下抗反流术已在临床应用，手术创伤很小，目前正在进一步验证和推广中。

**4. 并发症的治疗**　①食管狭窄：内镜直视下食管扩张治疗，术后仍需PPI药物维持治疗，防止再狭窄。少数严重狭窄患者可手术治疗。②Barrett食管：早期识别不典型增生，发现重度不典型增生或早期食管癌时，应及时手术切除。

## 七、预后

病程的长短和食管病变的严重程度是决定预后的关键因素，80%－90%的患者预后良好，少数患者出现并发症。

## 八、预防

纠正LES结构受损或功能异常患者不良生活习惯，减少引起腹压增高的因素。

**小结**

胃食管反流病是由多种因素造成的消化道动力障碍性疾病，以食管下括约肌（LES）功能障碍为主，造成胃十二指肠内容物反流入食管，引起胃灼热、反酸、胸痛等症状。内镜检查有食管黏膜炎性改变者，称为反流性食管炎；内镜检查阴性者，称为非糜烂性反流病。治疗上可采用促胃动力药增加LES压，改善食管蠕动功能，促进胃排空，减少反流；采用抑酸药抑制胃酸，降低胃蛋白酶活性，减少酸性反流物对食道黏膜的损害。

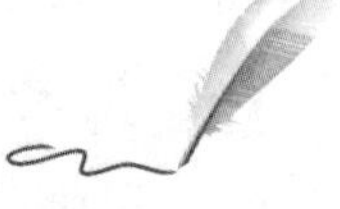

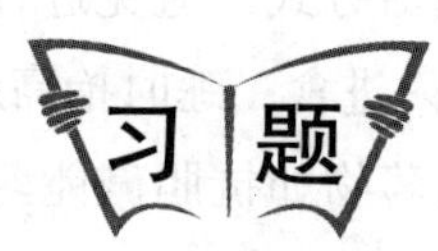


## 一、选择题

**【A1/A2 型题】**

1. 胃食管反流病治疗措施不包括
   A. 应用促胃肠动力药　B. 抗酸治疗
   C. 高脂肪饮食　D. 减肥
   E. 避免饮用咖啡和浓茶
2. 对反流性食管炎治疗作用最强的药物是
   A. 法莫替丁　B. 奥美拉唑　C. 硫糖铝
   D. 米索前列醇　E. 枸橼酸铋钾

## 二、思考题

患者，男，48 岁。反酸、胃灼热 2 月，进食后明显，伴有胸骨后不适感，无明显恶心、呕吐。查体生命体征平稳，浅表淋巴结未触及肿大，心肺未见明显异常，腹平软，未见胃肠型及蠕动波，肝脾肋下未及，移动性浊音（-），肠鸣音 5 次/分。胃镜检查示食管下段红色条样糜烂带，直径 <5mm，不融合。

请问：

1. 该患者可能的诊断是什么？
2. 诊断依据是什么？
3. 应进一步完善哪些检查？

扫码“练一练”

（陈红莲）

# 第四节　消化性溃疡

**学习目标**

1. **掌握**　消化性溃疡的临床表现、诊断与治疗。
2. **熟悉**　消化性溃疡的发病机制。
3. **了解**　消化性溃疡的病因和流行病学。
4. 学会消化性溃疡的诊断与合理治疗。
5. 具有指导患者正确用药和对患者进行健康宣教的能力。

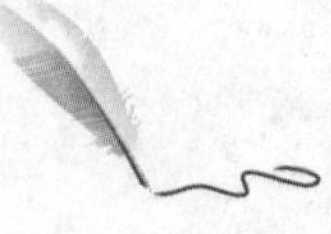

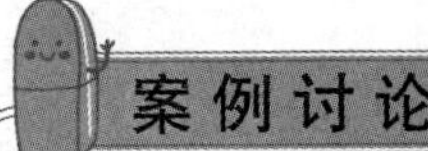


［案例］

患者，男，35岁。近4年来出现上腹部周期性疼痛，疼痛多在餐后3~4小时及夜间出现，进食可缓解。近2天排出柏油样便3次，自觉心悸，家人发现其面色苍白，四肢湿冷，测血压为80/50mmHg，脉搏为120次/分，紧急送往医院。

［讨论］

1. 本病的临床诊断及诊断依据是什么？

2. 请制定治疗方案。

消化性溃疡（peptic ulcer，PU）指胃肠道黏膜被自身消化而形成的溃疡，因与胃酸－胃蛋白酶的消化作用有关，故称PU。PU可发生于食管、胃、十二指肠和胃－空肠吻合口附近，以胃溃疡（gastric ulcer，GU）和十二指肠溃疡（duodenal ulcer，DU）最常见。

PU是全球常见病、多发病，全球约10%的人患过此病。本病可发生于任何年龄段，男性患病较女性为多。DU好发于青壮年，GU的发病年龄较迟。我国南方高于北方，城市高于农村。临床上DU与GU发病率之比约为3∶1。PU的发作有季节性，秋冬和冬春之交为好发季节。

## 一、病因和发病机制

PU的发病机制较为复杂，主要是由于胃、十二指肠黏膜的保护性因素与损伤性因素之间失去平衡，胃酸、胃蛋白酶对黏膜产生自我消化作用。目前认为PU的发生是多因素相互作用的结果，主要与以下因素有关，见表4－4－1。人们提出了“屋顶漏假说”，假说将胃黏膜屏障比作“屋顶”，胃酸比作“酸雨”，部分引起PU发生的病因既增加了酸雨，又损坏了“屋顶”。

**表4－4－1　与消化性溃疡相关的病因与疾病**

| 病因 | 常见疾病 |
|---|---|
| 感染 | Hp、单纯疱疹病毒、结核分枝杆菌、巨细胞病毒、海尔曼螺杆菌等感染 |
| 药物 | NSAIDs、糖皮质激素、氯吡格雷、化疗药物、双磷酸盐等所致疾病 |
| 遗传 | 高胃酸 |
| 胃排空障碍 | 十二指肠－胃反流 |
| 激素 | 胃窦G细胞功能亢进、促胃液素瘤 |
| 血供不足或血流淤积 | 休克、肝硬化 |
| 浸润性疾病 | 克罗恩病、结节性疾病 |
| 手术后状态 | 胃窦切除术后 |
| 放射治疗 | 各种肿瘤放疗中 |

**1. Hp感染**　是PU的主要病因。Hp感染者发生消化性溃疡的危险性增加，DU患者Hp感染率为90%~100%，GU为80%~90%。临床上根除Hp可促进溃疡愈合和显著降低溃疡病的复发率，Hp造成了胃黏膜的炎症，因此Hp感染与PU密切相关。

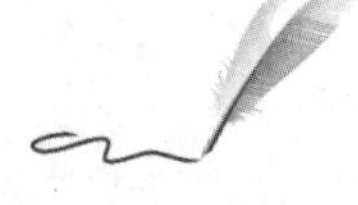

**2. 药物**　长期服用NSAIDs类药物、化疗药物、糖皮质激素等的患者可发生PU，药物

对胃、十二指肠黏膜的损伤作用以非甾体类抗炎药最为显著。

**3. 遗传易感性** 部分PU患者有家族史。

**4. 胃排空障碍** 十二指肠-胃反流能致使胃黏膜损伤，胃排空延迟和食糜停留过久，能刺激胃窦G细胞不断分泌促胃液素。

**5. 其他因素** 急性应激可引起应激性溃疡已成为共识，应激和心理因素通过迷走神经机制影响胃和十二指肠的分泌、运动及其黏膜血流的调控。吸烟、饮食、病毒感染等都与溃疡的发生有关。

总之，PU是一种多因素疾病，其中Hp感染和服用NSAIDs药物是主要病因。溃疡发生是黏膜侵袭因素和防御因素失去平衡的结果，胃酸在溃疡形成中起关键作用。

## 二、病理

GU好发于胃角和胃小弯，DU好发于球部。活动期溃疡一般为单个，2个以上称为多发性溃疡。大多数溃疡边缘光整，多呈圆形或卵圆形，DU直径多小于10mm。溃疡可深至肌层甚至达浆膜层。溃疡底部由肉芽组织构成，其上覆盖有灰白或灰黄色渗出物。活动性溃疡周围黏膜常有炎症水肿，愈合期周围黏膜炎症、水肿消退，边缘上皮细胞增生覆盖溃疡面，可见瘢痕。十二指肠球部可因反复发生溃疡，瘢痕收缩而形成假性憩室。

## 三、临床表现

典型消化性溃疡临床表现特点为：①慢性病程，反复发作；②周期性发作；③节律性疼痛。

### （一）症状

**1. 上腹部疼痛** 是消化性溃疡的主要症状。疼痛与胃酸直接刺激溃疡面、溃疡神经末梢对胃酸刺激的痛阈值降低、局部肌张力增高或痉挛等因素有关。DU、GU腹痛的比较，见表4-4-2。

**表4-4-2 DU、GU腹痛的比较**

| 特点 | 胃溃疡 | 十二指肠球部溃疡 |
| --- | --- | --- |
| 疼痛性质 | 烧灼或痉挛感 | 钝痛、灼痛、胀痛或剧痛，也可仅有饥饿样不适感 |
| 疼痛部位 | 剑突下正中或偏左 | 上腹正中或稍偏右 |
| 疼痛发作时间 | 进食后30~60分钟，疼痛较少发生于夜晚 | 进食后1~3小时，午夜至凌晨3点常被痛醒 |
| 疼痛持续时间 | 1~2小时 | 饭后2~4小时，到下次进餐后为止 |
| 一般规律 | 进食→疼痛→缓解 | 疼痛→进食→缓解 |

（1）慢性过程 病史少则几年，多则几十年。

（2）部位和性质 常位于上腹部剑突下，偏左或偏右。表现为钝痛、隐痛、灼痛、胀痛，也可表现为饥饿样不适感，疼痛范围较局限。

（3）节律性 为消化性溃疡疼痛的最主要特征，节律性疼痛与进食有关。十二指肠球部溃疡常发生空腹痛，即餐后2~3小时出现疼痛，进食后可减轻；如疼痛出现在睡前或午夜，可被痛醒，称夜间痛。胃溃疡疼痛多出现于进餐后0.5~1小时，称餐后痛，至下次餐前自动缓解，夜间痛少见。

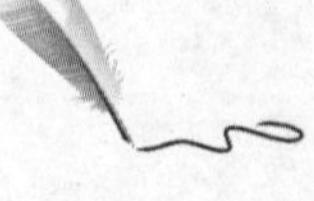

（4）周期性发作　发作期与缓解期交替出现，十二指肠球部溃疡更为明显，发作期可谓数周或数月，缓解期长短不一。常于秋冬或冬春之交发病，或在精神紧张、过度疲劳、饮食不节、服用NSAIDs药物等时诱发。

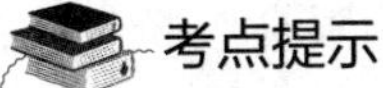

考点提示

上腹节律性、周期性隐胀痛是消化性溃疡的疼痛特点。

**2. 其他**　部分病例无上述典型疼痛，仅表现为嗳气、反酸、食欲缺乏、腹胀等消化不良症状。大约10%的患者可以没有腹痛，甚至完全没有症状，称无症状性溃疡。

**（二）体征**

缓解期无明显体征，活动期剑突下有压痛。

**（三）特殊类型消化性溃疡**

**1. 球后溃疡**　指发生于十二指肠降段、水平段的溃疡，多位于十二指肠降段的起始部位和乳头附近，可穿入胰腺。多具有DU的临床特点，但夜间痛及背部放射痛多见，对药物治疗效果差，易并发大出血。临床上容易漏诊，X线和胃镜检查应仔细。注意球后溃疡不是十二指肠球后壁溃疡。

**2. 幽门管溃疡**　发生在幽门管的溃疡，较少见。缺乏典型的周期性和节律性疼痛，表现为餐后很快出现上腹疼痛，易发生幽门梗阻、出血和穿孔，常需外科手术治疗。

**3. 复合性溃疡**　指胃和十二指肠同时具有活动性溃疡，幽门梗阻发生率高。

**4. 无症状性溃疡**　15%～35%消化性溃疡患者可无任何症状，可见于任何年龄，以老年人多见。常以上消化道出血、穿孔等并发症为首发症状。

**5. 老年人消化性溃疡**　临床表现多不典型，常无症状或症状不明显，疼痛无规律，食欲差、恶心、呕吐、体重减轻、贫血等症状较突出。

**6. 巨大溃疡**　指直径>2cm的溃疡，常发生在后壁，常见于有NSAIDs用药史者及老年患者，易发展为穿透性，疼痛剧烈而顽固，多放射至背部。巨大胃溃疡并不一定都是恶性溃疡。

## 四、并发症

**1. 出血**　消化性溃疡是上消化道出血最常见的原因，约占全部上消化道出血的50%左右，其中以十二指肠球部溃疡出血占多数。出血前上腹部疼痛往往加重，大出血后减轻。临床表现为呕血和黑便，如出血量大，往往伴失血性休克表现。胃镜下溃疡出血病灶的内镜特点分析有助于评估病灶再出血的概率，见表4-4-3。

**表4-4-3　消化性溃疡出血的内镜特点与治疗策略**

| 内镜特点 | 估计再出血率（%） | 治疗策略 |
|---|---|---|
| 活动性出血 | 90 | PPI+胃镜治疗+PPI |
| 裸露血管 | 50 | PPI+胃镜治疗+PPI |
| 血凝块 | 3 | PPI，必要时胃镜治疗 |
| 溃疡不伴血迹 | <5 | PPI |

**2. 穿孔**　溃疡穿透胃及十二指肠壁可引起穿孔，是消化性溃疡的严重并发症。穿孔分三种：①穿孔位于胃及十二指肠的游离面，胃内容物进入腹腔产生急性弥漫性腹膜炎，腹膜刺激征阳性；腹部X线检查可发现膈下游离气体，应及时手术治疗。②穿孔小，临床表

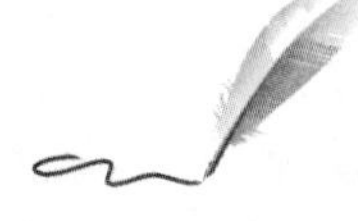

现轻，上腹部可有局限性腹膜炎体征。③溃疡穿孔并与邻近器官粘连，缓慢穿入肝、胰、脾等，又称穿透性溃疡，溃疡疼痛的节律性消失，可有后背疼痛。

**3. 幽门梗阻** 多见于十二指肠球部溃疡或幽门管溃疡。溃疡急性发作时，幽门附近黏膜水肿或幽门平滑肌痉挛引起暂时性梗阻，随溃疡好转而缓解。如由瘢痕挛缩引起的则为慢性持续性梗阻。幽门梗阻表现为上腹胀满，惧食，餐后加重，可有胃型、蠕动波，常伴恶心、呕吐，呕吐物含发酵宿食，严重时出现脱水，低氯、低钾性碱中毒，X 线或胃镜检查可确诊。

**4. 癌变** 十二指肠溃疡极少发生癌变。胃溃疡可能癌变的概率在 1% 以下，临床上对年龄在 45 岁以上、有长期 GU 病史、溃疡顽固不愈、大便潜血试验持续阳性者要提高警惕，胃镜检查可帮助确诊，胃镜检查要取多点活检作病理检查，必要时定期复查。

## 五、实验室及其他检查

**1. 胃镜和黏膜活检** 胃镜检查是诊断 PU 的首选方法。内镜下溃疡多为圆或椭圆形，底平整、清洁，有灰白色或黄色苔覆盖，周围黏膜红肿，可见皱襞向溃疡集中。

**2. Hp 检测** 是诊断消化性溃疡的常规检测项目，无论活动性溃疡还是瘢痕期溃疡均应检测。

**3. X 线钡餐检查** 是诊断消化性溃疡的方法之一。X 线征象有直接和间接两种。龛影是直接征象，对溃疡诊断有确诊价值；局部压痛、胃大弯侧痉挛性切迹，十二指肠球部激惹和球部畸形均为间接征象，提示有溃疡可能，不作确诊依据。

**4. 大便潜血试验** 活动性消化性溃疡潜血试验呈阳性，一般经治疗后 1～2 周内可转阴，如持续阳性，应考虑癌变。

## 六、诊断

根据慢性病程、周期性发作、节律性疼痛，可做出初步诊断。胃镜检查确诊，不能接受胃镜检查者行 X 线钡餐，如发现龛影者即可诊断。

**课堂互动**

掌握消化性溃疡的临床表现与诊断，熟悉相关检查

学生思考：

1. 对照患者临床表现，应该想到哪些类似疾病？

2. 胃溃疡与十二指肠球部溃疡患者，有哪些不一样感受？

教师解答：

1. 慢性胃炎、胃癌、应激性溃疡、反流性食管炎、慢性结石性胆囊炎、心绞痛等

2. 胃溃疡患者疼痛部位在剑突下正中或偏左；十二指肠球部溃疡患者疼痛部位在上腹正中或略偏右；胃溃疡患者常为餐后疼痛，持续 1～2 小时，下次餐前可缓解；十二指肠球部溃疡患者则为空腹痛、夜间痛，进食后疼痛可缓解。

## 七、鉴别诊断

**1. 胃癌** 恶性溃疡内镜下形状不规则，底凹凸不平，污秽苔，出血，边缘不平，呈结

节性隆起，僵硬，蠕动消失，活检可找到癌细胞。对于怀疑恶性溃疡而一次活检阴性者，应短期复查胃镜并多次活检。

**2. 慢性胃炎、十二指肠炎**　多为慢性无节律性上腹痛。内镜检查是主要的鉴别诊断方法。

**3. 慢性胆囊炎、胆石症**　右上腹疼痛，进油腻食物易诱发，胆囊区压痛。B超检查或ERCP检查可帮助诊断。

**4. 胃神经症**　上腹疼痛缺乏溃疡的节律性，多伴有失眠、多梦、心悸、焦虑、忧郁等。X线钡餐或胃镜检查无阳性发现。

## 八、治疗

治疗目的是去除病因，控制症状，促进溃疡愈合，预防复发和避免并发症。

### （一）一般治疗

生活规律，睡眠充足，规律进食。避免精神过于紧张，必要时给予镇静药。戒除烟酒，避免应用NSAIDs药物，如必须服用，可加用抑酸剂或胃黏膜保护剂。

### （二）药物治疗

**1. 抑酸治疗**　临床常用的抑酸治疗包括$H_2$受体拮抗剂（$H_2RA$）和质子泵抑制剂（PPI）两大类。

（1）常用$H_2RA$　西咪替丁、雷尼替丁、法莫替丁、尼扎替丁等，见表4-4-4，抑酸作用依次增强，治疗溃疡效果好，副作用相对较少，个别患者出现腹泻、头痛、男性乳房发育、粒细胞减少、血清转氨酶升高等副作用。

**表4-4-4　常用$H_2$受体拮抗剂**

| 通用药名 | 规格（mg） | 治疗剂量（mg） | 维持剂量（mg） |
|---|---|---|---|
| 法莫替丁 | 20 | 20，2次/日 | 20，1次/每晚 |
| 尼扎替丁 | 150 | 150，2次/日 | 150，1次/每晚 |
| 雷尼替丁 | 150 | 150，2次/日 | 150，1次/每晚 |

（2）质子泵（$H^+$，$K^+$-ATP酶）抑制剂（PPI）　PPI通过抑制质子泵（$H^+$，$K^+$-ATP酶），抑制胃酸产生的终末环节，是目前最强的抑酸剂，包括奥美拉唑、兰索拉唑、泮托拉唑、雷贝拉唑、埃索美拉唑五种，根据个体情况选用，见表4-4-5。

**表4-4-5　常用质子泵抑制剂**

| 通用药名 | 规格（mg/片） | 治疗剂量（mg） | 维持剂量（mg） |
|---|---|---|---|
| 埃索美拉唑 | 20，40 | 40，1次/日 | 20，1次/日 |
| 兰索拉唑 | 30 | 30，1次/日 | 30，1次/日 |
| 奥美拉唑 | 10，20 | 20，2次/日 | 20，1次/日 |
| 泮托拉唑 | 20 | 40，1次/日 | 20，1次/日 |
| 雷贝拉唑 | 10 | 20，1次/日 | 10，1次/日 |

**2. 根除Hp治疗**　Hp是消化性溃疡的主要致病因素，也是消化溃疡反复发作的主要原因。不论溃疡是初发或复发，不论活动或静止，有无并发症，

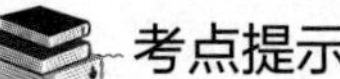
考点提示

Hp根治是治疗消化性溃疡重要手段。

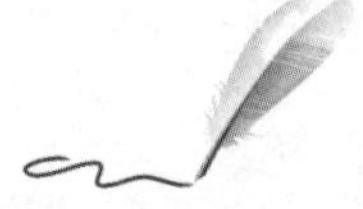

均应根除 Hp。一般使用三联药物，少数难以根除者可选用四联用药。根除 Hp 治疗方案一般分为两大类，一是以 PPI 为基础加用 2 种以上抗生素，另一种是以铋剂为主加用 2 种以上抗生素，构成三联或四联疗法。推荐的治疗方案为根除 Hp 三联疗法方案，见表 4－4－6。

**表 4－4－6　根除 Hp 三联疗法方案**

| PPI 或胶体铋剂（mg/d） | 抗菌药物（mg/d） |
|---|---|
| 奥美拉唑 40 | 克拉霉素 500～1000 |
| 兰索拉唑 60 | 阿莫西林 1000～2000 |
| 雷贝拉唑 20 | 甲硝唑 800 |
| 枸橼酸铋钾 480 | 甲硝唑 800 或替硝唑 1000 或呋喃唑酮 200 |

注：PPI 或胶体铋剂中选择一种，抗菌药物中选择两种，从而构成三联疗法方案。上述剂量分两次服，疗程为 7～14 天。

**3. 加强保护因素的药物**　常用的胃黏膜保护剂有硫糖铝、枸橼酸铋钾和米索前列醇。硫糖铝在酸性环境下，可沉积于溃疡基底部，形成保护膜，促进溃疡愈合，还可促进内部前列腺素（PG）的合成和表皮生长因子（EGF）分泌，发挥胃黏膜保护作用。枸橼酸铋钾具有抗 Hp 作用，并促进 PG 合成，具有黏膜保护作用。对 NSAIDs 引起的溃疡，应尽可能减少或停用 NSAIDs，如必须服用，可同时用 PPI 或 $H_2RA$ 防止溃疡的发生。

**4. 维持治疗**　消化性溃疡愈合后，大多数患者可以停药。但是对于反复溃疡复发、Hp 阴性患者，予以 $H_2RA$（表 4－4－3）和 PPI（表 4－4－4）维持治疗，疗程因人而异，短者 3～6 个月，长者 1～2 年，甚至更长。

**（三）并发症的治疗**

**1. 大出血**　消化性溃疡上消化道大出血是内科急症，除尽快补充血容量外，使用抑酸剂使胃内 pH 提升至 4～6 以上是治疗关键。常用奥美拉唑 80mg，每日 2 次，静脉滴注或西咪替丁，每日 0.8～1.2g 静脉滴注。经内科治疗 24 小时，出血不止者，可手术治疗。

**2. 幽门梗阻**　禁食、胃肠减压、使用抑酸剂，如症状好转，说明幽门梗阻是水肿或痉挛所致，可继续观察治疗；若内科治疗无效，应手术治疗。

## 九、预后

PU 是一种具有反复发作倾向的慢性病，有效的药物治疗达到症状缓解，溃疡愈合率达到 95%。但高龄患者一旦并发大量出血和穿孔，病死率高，少数胃溃疡患者可发生癌变。

**小 结**

PU 包括胃溃疡和十二指肠溃疡。其发生的病因是黏膜的保护性因素和损伤性因素失去平衡。GU 好发于胃角和胃小弯，DU 好发于球部。

PU 的临床表现呈慢性病程，反复发作、周期性发作，发作时上腹部疼痛呈现节律性。PU 疼痛具有节律性，GU：进食→疼痛→缓解，DU：疼痛→进食→缓解。PU 的四大并发症为出血、穿孔、幽门梗阻、癌变，PU 治疗要点在于根除 Hp 治疗、抑酸、保护胃黏膜治疗及手术治疗。

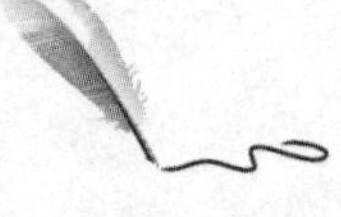

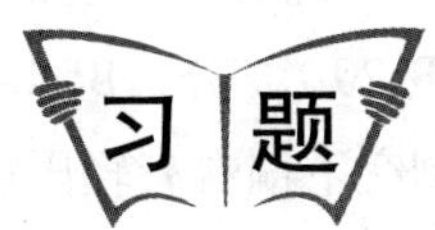


## 一、选择题

**【A1/A2 型题】**

1. 消化性溃疡近两个月疼痛减轻的可能是

A. 癌变　　B. 出血　　C. 穿孔
D. 幽门梗阻　　E. 胃底静脉破裂

2. 患者，男，30 岁。夜间发作性上腹部烧灼样疼痛 2 个月余，进食及服 654－2 片后迅速缓解。昨起排柏油便 2 次，今晨起床时晕倒而就诊。查体：T37℃，P120 次/分，R24 次/分，BP 80.5/75mmHg，神志恍惚，皮肤苍白，四肢厥冷，首先考虑其病因是

A. 胃溃疡　　B. 十二指肠溃疡　　C. 食管－胃底静脉曲张
D. 应激性溃疡　　E. 胃癌

3. 患者，男，45 岁。有胃溃疡病史多年，近来又出现上腹部持续性疼痛，伴有腹胀，且于睡前呕吐大量酸酵宿食。查体：可见胃型，胃蠕动波，有压痛及震水音，叩诊左上腹部呈浊鼓音，其余未见异常。最可能的诊断是

A. 幽门梗阻　　B. 十二指肠溃疡　　C. 胃癌
D. 肠梗阻　　E. 胃潴留

**【A3/A4 型题】**

（4～6 题共用题干）

患者，男，50 岁。上腹间歇性隐痛 10 多年，近 2 个月疼痛加重，抑酸药物不能缓解，食欲减退，消瘦。查体：贫血貌，右上腹有压痛。大便潜血试验（＋）。

4. 最可能的诊断是

A. 胃息肉　　B. 胃溃疡　　C. 十二指肠球部溃疡
D. 胃溃疡恶变　　E. 浅表性萎缩性胃炎

5. 用于确诊最可靠的检查方法是

A. 大便反复潜血试验　　B. 胃镜＋活检
C. X 线钡餐　　D. 癌胚抗原测定
E. 胃液分析

6. 下列是最好的治疗措施的是

A. 全身化疗　　B. 手术治疗　　C. 局部化疗
D. 内镜激光治疗　　E. 足量放疗

## 二、思考题

患者，男，34 岁，汽车驾驶员。因间歇性上腹部疼痛 8 年，呕血 2 天，黑便半小时而入院。患者 8 年来时常出现上腹部不适，有时伴灼热感，进食后可自行缓解，伴有反酸、嗳气，每于寒冷季节发作。2 天前突感上腹部剧烈疼痛，随后吐出暗红色血水约小半碗，混有少量食物。入院前半小时如厕时解出较多黑便，起立时晕倒，被发现后送至本院。有烟

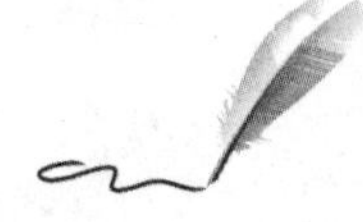

酒嗜好，喜辛辣食物，饮食不够规律。入院后情绪较紧张，担心再次出血。

查体：T 37.4℃，P 120 次/分，R 20 次/分，BP 84/50mmHg。心率 120 次/分，律齐，未闻杂音。两肺（-），肝脾未及，剑突下偏右有轻压痛。

血常规：血红蛋白78g/L，白细胞 $11.5\times10^{9}$/L，中性粒细胞74%，淋巴细胞26%。大便潜血试验呈强阳性，肝功能正常。

请问：

1. 请写出患者临床诊断、鉴别诊断。
2. 请制定针对该患者的治疗方案。
3. 请对该患者进行健康教育。

扫码“练一练”

（刘柏炎）

扫码“学一学”

## 第五节　肠结核与结核性腹膜炎

### 学习目标

1. **掌握**　肠结核与结核性腹膜炎的临床表现、诊断、防治原则。
2. **熟悉**　肠结核与结核性腹膜炎的病理改变、鉴别诊断。
3. **了解**　肠结核与结核性腹膜炎的病因与发病机制。
4. 学会制定抗结核化学药物治疗方案。
5. 具有对患者及高危人群进行健康教育及随访的能力。

### 【肠结核】

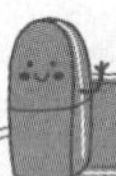

**案例讨论**

［案例］

患者，女，28 岁。2 年前不明原因出现腹泻，大便呈糊状，每日 4~6 次，伴有轻微下腹痛，便后可缓解，在当地医院口服抗生素后腹泻、腹痛减轻。1 个月前腹痛、腹泻再次加重，每日 10 余次，伴有低热、盗汗，体温波动于 37.5~38.5℃，服用上述药物 1 周无效，为进一步诊治入院。

［讨论］

1. 该患者可能的诊断是什么？
2. 进一步完善哪些检查？

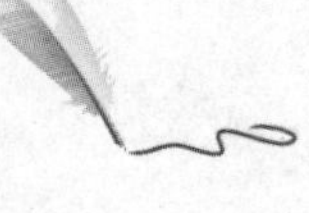

肠结核（intestinal tuberculosis）是结核分枝杆菌引起的慢性肠道特异性感染。临床以腹痛、腹泻或便秘、腹部肿块伴有全身结核中毒症状为主要表现。

**（一）病因和发病机制**

肠结核90%以上由人型结核分枝杆菌引起，经口侵犯肠道是主要的感染途径。排菌的肺结核患者吞咽含结核分枝杆菌的痰液亦可感染；也可经女性生殖器官结核病灶直接蔓延引起；血行播散或饮用未经消毒的带菌牛奶或乳制品感染，较少见。

肠结核多发于回盲部，可能与下列因素有关。①含结核分枝杆菌的肠内容物在回盲部停留较久，增加了肠黏膜的感染机会；②结核分枝杆菌易侵犯淋巴组织，而回盲部淋巴组织非常丰富。

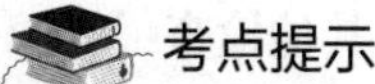
考点提示

肠结核主要见于回盲部。

结核病的发生是人体和结核分枝杆菌相互作用的结果。感染结核分枝杆菌不一定引起发病。只有当侵入的结核分枝杆菌数量较多、毒力较强，而人体免疫功能低下、肠功能紊乱引起局部抵抗力下降时，才会发病。

**（二）病理改变**

肠结核的病理改变随着结核分枝菌数量、毒力及人体对结核服威菌免疫反应的程度而定。根据肠结核的病理特点，分为以下三型。

**1. 溃疡型肠结核**　当感染菌量多、毒力大时，可有干酪样坏死，形成溃疡。早期可见肠壁淋巴组织充血、水肿及炎性渗出，进一步发展为干酪样坏死和溃疡，溃疡边缘不规则，深浅不一，可深达肌层或浆膜层，但溃疡基底部多有闭塞性动脉内膜炎，较少发生肠出血。若有慢性穿孔可形成腹腔内包裹性脓肿或肠瘘。病变修复过程中，大量纤维组织增生和瘢痕形成可导致肠管变形或狭窄。

**2. 增生型肠结核**　如果机体免疫力强，感染轻，则表现为局限于回盲部黏膜下层及浆膜层大量结核肉芽肿和纤维组织增生，局部肠壁增厚、僵硬，亦可见瘤样肿块突入肠腔，使肠腔变窄，引起肠梗阻。

**3. 混合型肠结核**　病理改变兼有上述两型特点。

**（三）临床表现**

本病多见于20~40岁的青年及中年，女性略多于男性。起病缓慢，早期症状不明显。典型患者表现如下。

**1. 症状**

（1）腹痛　80%~90%患者有慢性阵发性右下腹隐痛或钝痛，伴有脐周牵涉痛，进餐可诱发或加重，并多伴有便意，排便后缓解。并发肠梗阻时右下腹或脐周疼痛持续加重，呈绞痛，伴呕吐、腹胀。

（2）腹泻与便秘　腹泻是溃疡型肠结核的主要临床表现之一。轻者排便每日2~4次，粪便呈糊状，不含黏液、脓血，不伴有里急后重；病变严重而广泛者，排便次数增加至每日10余次，量大且有恶臭味，可含有少量黏液、脓血。胃肠功能紊乱时表现为腹泻与便秘交替。增生型肠结核多以便秘为主。

（3）全身中毒症状和肠外结核表现　溃疡型肠结核全身症状较明显，表现为长期低热、盗汗、消瘦、乏力、体重下降、贫血。可同时有肠外结核如活动性肺结核的临床表现。增生型肠结核全身情况一般较好，多无肠外结核表现。

**2. 体征**　与病变部位、范围及程度有关。查体可触及右下腹肿块，较固定，质地硬，表面不平，伴有轻、中度压痛。合并肠梗阻、肠穿孔、局限性腹膜炎时，可出现压痛与反

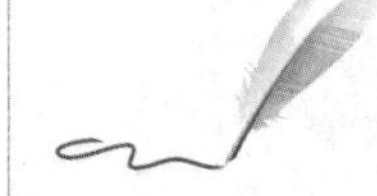

跳痛、肠鸣音亢进等体征。

**（四）并发症**

以晚期患者为主，并发肠梗阻多见，瘘管、腹腔脓肿、肠出血、肠穿孔均少见，还可合并结核性腹膜炎等。

**（五）实验室及其他检查**

**1. 实验室检查** 血液一般检查可有轻、中度贫血，无并发症时白细胞计数多正常。血沉明显增快，可作为判断结核病活动程度的指标之一。粪便检出结核分枝杆菌或结核菌素试验呈强阳性者有助于本病诊断。

**2. X 线检查** 钡餐造影或钡剂灌肠对肠结核的诊断具有重要意义。溃疡型肠结核表现X线钡影跳跃征象，钡剂于病变肠段呈现激惹征象，排空过快，充盈不佳，而在病变的上、下肠段则钡剂充盈良好；病变肠段如能充盈，则显示黏膜皱襞粗乱、肠壁边缘不规则，有时呈锯齿状；也可见肠腔变窄、肠段缩短变形、回肠与盲肠正常角度消失。增生型肠结核主要表现为盲肠及其邻近肠段钡剂充盈缺损，黏膜皱襞紊乱，肠壁增厚、僵硬，肠腔狭窄。

**3. 结肠镜检查** 直接观察病灶，如能发现结肠和回肠末段病变，对本病诊断有重要价值。镜下见回盲部及其周围充血、水肿，溃疡形成、大小及形态各异的炎性息肉，肠腔变窄等。活检如能找到结核分枝杆菌或干酪样坏死性肉芽肿即可确诊。

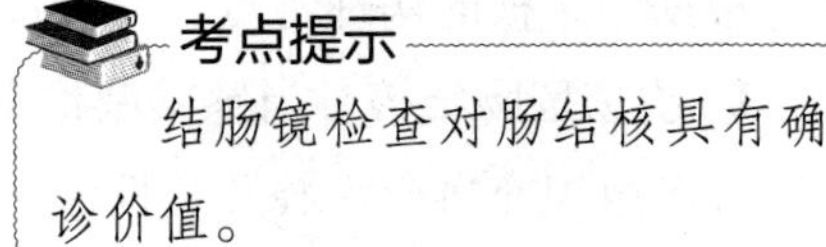


**（六）诊断**

中青年患者有肺结核或肠外结核病史；有腹泻、腹痛、右下腹压痛、腹部包块或原因不明的肠梗阻伴有发热、盗汗等表现；X 线和结肠镜检查有肠结核征象；活检如见干酪样坏死性肉芽肿或结核分枝杆菌可确诊。症状不典型但又高度可疑肠结核的病例，如抗结核治疗 2 ~6 周效果明显，亦可拟诊为肠结核。

**（七）鉴别诊断**

**1. 克罗恩（Crohn）病** 见表 4 –5 –1。

**表 4 –5 –1 肠结核与克罗恩病的鉴别**

| 鉴别要点 | 肠结核 | 克罗恩病 |
|---|---|---|
| 肠外结核 | 多见 | 无 |
| 病程 | 发作与缓解倾向不明显 | 发作与缓解交替 |
| 病变节段性分布 | 无 | 有 |
| 活检 | 抗酸杆菌染色阳性<br>可见干酪性肉芽肿 | 抗酸杆菌染色阴性<br>无干酪性肉芽肿 |
| 抗结核治疗 | 症状明显改善 | 无效 |

**2. 右侧结肠癌** 多见于 40 岁以上患者，无发热、盗汗等结核毒血症表现，结肠镜检查及活检是主要的鉴别诊断方法。

**3. 阿米巴病或血吸虫病性肉芽肿** 既往有相应感染史；脓血便常见；便常规与孵化检查发现相关病原体；结肠镜检查有助于鉴别诊断。

**（八）治疗**

肠结核早期病变可逆，应重视早期诊断、早期治疗。治疗原则是抗结核化学药物治疗

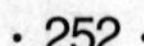

与全身支持疗法相结合，达到消除症状、改善全身情况、促使病灶愈合及防治并发症的目的。

**1. 抗结核化学药物治疗**　合理选用抗结核药物，全程、规范治疗是治愈的关键。

**2. 对症治疗**　腹痛可给予阿托品或其他抗胆碱能药物。摄入不足或腹泻严重者应注意纠正水、电解质紊乱与酸碱失衡。对不完全性肠梗阻患者，需配合胃肠减压。

**3. 手术治疗**　并发完全性肠梗阻、急性肠穿孔、慢性肠穿孔、瘘管形成经内科治疗无效或肠道大出血经积极抢救不能止血者、诊断困难需剖腹探查者是手术治疗适应证。

**（九）预后**

本病的预后取决于早期诊断与及时治疗。当病变尚在渗出性阶段，经治疗后可以痊愈，预后良好。合理选用抗结核药物，保证充分剂量与足够疗程，也是决定预后的关键。

**（十）预防**

应注重肠外结核，特别是肺结核的早期诊断与治疗。对开放性肺结核应采取有效的抗结核药物使痰菌尽快转阴，以免吞入结核分枝杆菌。加强饮食卫生，牛奶经严格灭菌后方可饮用。

## 【结核性腹膜炎】

结核性腹膜炎（tuberculous peritonitis）是由结核分枝杆菌引起的慢性弥漫性腹膜炎症。多发于青壮年，男女比例约为1∶2。

**（一）病因和发病机制**

本病多继发于肺结核或体内其他部位结核病。由结核分枝杆菌感染腹膜引起，腹腔内结核病灶如肠系膜淋巴结结核、输卵管结核、肠结核，直接蔓延是主要传播途径。少数病例由粟粒型肺结核、睾丸结核、骨关节结核等血行播散引起。

**（二）病理改变**

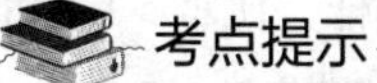

> **考点提示**
> 结核分枝杆菌感染腹膜的途径以腹腔内的结核病灶直接蔓延为主。

分为渗出型、粘连型、干酪型三种类型，其中渗出型和粘连型较常见。在病变发展过程中，上述两种或三种类型的病变可并存，称为混合型。

**1. 渗出型**　腹膜充血、水肿，表面覆有纤维蛋白渗出物，可见较多黄白色或灰白色细小结节，或多个小结节融合。腹腔内有浆液纤维蛋白渗出物积聚，腹水呈草黄色，少数为淡血性，偶见乳糜性腹水。

**2. 粘连型**　常由渗出型腹水吸收之后缓慢发展所致，有大量纤维组织增生，腹膜、肠系膜明显增厚。相邻肠袢粘连易发生肠梗阻。

**3. 干酪型**　多由渗出型或粘连型演变而来，病变以干酪样坏死为主，并发症常见。肠系膜淋巴结的干酪样坏死及其他脓性积液，形成结核性脓肿，可向肠管、腹腔或阴道穿破形成窦道或瘘管。

**（三）临床表现**

因原发病灶、病理类型及机体反应性的不同，临床表现不同。大多起病缓慢，早期症状不明显，少数表现为急性腹痛或骤起高热。

**1. 症状**

（1）全身症状　发热、盗汗等结核毒血症常见。多为低、中度发热，约1/3患者为弛

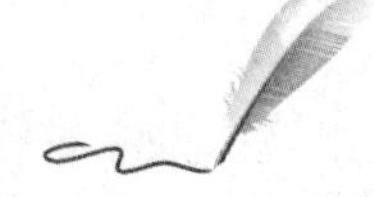

张热，少数呈稽留热。高热伴明显毒血症者，主要见于渗出型、干酪型，或伴有严重腹膜外结核病的患者。后期有消瘦、贫血、水肿、舌炎、口角炎等营养不良表现。

（2）消化系统症状 ①腹痛：位于脐周、下腹或全腹，多呈持续性隐痛或钝痛。并发肠梗阻时呈阵发性绞痛。若急性肠穿孔或干酪样坏死病灶破溃，可引起急性腹膜炎。②排便异常：腹泻常见，一般每日3~4次，便呈糊状，有时腹泻与便秘交替出现，可能与腹膜炎引起肠功能紊乱有关。③腹胀：腹水达1000ml以上者多有腹胀，也可因结核毒血症或腹膜炎、肠胀气所致。

**2. 体征**

（1）腹部压痛、反跳痛 腹部局限或全腹压痛，病情重者有反跳痛，常见于干酪型。

（2）腹壁柔韧感 由慢性腹膜炎症刺激及腹膜增厚所致，是结核性腹膜炎的常见体征。

（3）腹水 多见于渗出型，中等量以上腹水者可有移动性浊音或液波震颤。

（4）腹部肿块 多见于粘连型或干酪型，常位于脐周。肿块多大小不一，边缘不整，表面不平，不易推动，有压痛。

> **考点提示**
> 腹部肿块多见于粘连型或干酪型，常位于脐周。

**（四）并发症**

肠梗阻常见，多发生于粘连型。还可并发肠穿孔、肠瘘、腹腔脓肿等。

**（五）实验室及其他检查**

**1. 血液检查** 部分患者有轻度至中度贫血。合并感染、腹腔结核病灶急性扩散或干酪型患者，白细胞计数增高。病变活动时血沉增快。结核菌素（PPD）试验呈强阳性，有助于本病诊断。

**2. 腹水检查** 协助鉴别腹水的原因、性质。腹水为渗出液，呈草绿色，静置易凝固，少数为淡血色，偶见乳糜样，比重$>1.018$，蛋白质含量$>30g/L$，白细胞计数$>500\times10^6/L$，以淋巴细胞为主。若腹水中葡萄糖$<3.4mmol/L$、$pH<7.35$，提示有细菌感染；若同时有腺苷脱氨酶（ADA）活性明显增高，提示结核性腹膜炎。腹水浓缩涂片或细菌培养的阳性率很低。

**3. 腹部影像学检查** 腹部X线片检查可见腹部散在钙化影。胃肠X线钡餐检查可发现肠粘连、肠结核、肠瘘、肠腔外肿块等征象。腹部B超检查对腹水、腹部包块有一定的鉴别作用，为膜膜腔穿刺的准确定位提供依据。

**4. 腹腔镜检查** 适用于有游离腹水且诊断困难者。镜下可见腹膜、网膜、内脏表面有散在或集聚的灰白色结节，浆膜失去正常光泽，呈浑浊、粗糙。活组织病理检查有确诊意义。腹膜广泛粘连者禁用。

**（六）诊断**

主要诊断依据如下。①中青年患者，有结核病史，或伴有其他器官结核病证据。②慢性有发热、盗汗、消瘦等结核毒血症表现。③腹痛、腹胀、腹水、腹壁柔韧感或腹部肿块。④腹水呈渗出性。⑤结合X线、B超、腹腔镜等检查协助诊断。

**（七）鉴别诊断**

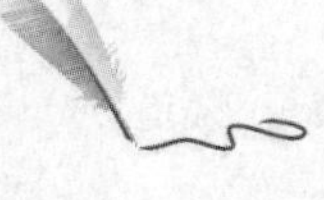

**1. 与引起腹水的疾病鉴别** ①肝硬化腹水：腹水性质呈漏出液，结合病史、伴有失代偿期肝硬化典型表现。②癌性腹水：多为血性腹水，腹水细胞学检查找到癌细胞，B超、CT、内镜等检查找到原发灶。③其他：缩窄性心包炎、肝静脉阻塞综合征均可引起腹水，但两者有相应的心包和肝脏病变体征，腹水顽固难消。

**2. 与产生腹部包块的疾病鉴别**　与结肠癌、卵巢癌、卵巢囊肿、克罗恩病等鉴别。

**3. 与以腹痛为主要症状的疾病鉴别**　结核性腹膜炎可因合并肠梗阻、肠穿孔或急性腹膜炎出现急性腹痛，应与常见外科急腹症鉴别；慢性腹痛应注意与克罗恩病、慢性阑尾炎、慢性盆腔炎、消化性溃疡等疾病鉴别。

**4. 与以发热为主要表现的疾病鉴别**　结核性腹膜炎有时以低热为主要症状而腹部症状、体征不明显，与引起长期低热的败血症、伤寒等鉴别。

**（八）治疗**

早期诊断、合理的抗结核化学药物治疗、加强休息与营养是实现彻底治愈、避免复发、防治并发症的关键。

**1. 抗结核化学药物治疗**　强调早期、联合、适量、规律、全程的原则。鉴于本病常继发于体内其他结核病，多数患者已接受过抗结核药物治疗，故对这类患者应加强抗结核药物的联合应用，并适当延长疗程。

**2. 腹水的治疗**　如有大量腹水，腹胀明显，可行腹膜腔穿刺适当放腹水后，在腹腔内给药以缓解症状。

**3. 手术治疗**　手术适应证包括：①并发完全性肠梗阻或有不完全性肠梗阻经内科治疗而未见好转者。②急性肠穿孔，或腹腔脓肿经抗生素治疗未见好转者。③肠瘘经抗结核治疗与加强营养而未能闭合者。④本病诊断有困难，与急腹症及腹内肿瘤鉴别确有困难时，可考虑剖腹探查。

**（九）预后**

预后取决于早期诊断与是否及时治疗。渗出型病变经治疗后预后较好。

**（十）预防**

对肺、肠、肠系膜淋巴结、输卵管等结核病的早期诊断与积极治疗，是预防本病的重要措施。

**小结**

肠结核是结核分枝杆菌引起的肠道慢性特异性感染，主要位于回盲部，病理类型分为溃疡型、增生型、混合型。多见于青壮年，临床表现以腹痛、腹泻、右下腹压痛、腹部肿块伴有全身结核中毒症状为主。X线钡餐造影与结肠镜检查对肠结核的诊断具有重要价值。结核性腹膜炎多继发于其他器官的结核病变，以中青年患者居多，长期发热伴有腹痛、腹胀、腹水、腹壁柔韧感或腹部包块是其主要表现。早期、合理、足够疗程的抗结核化学药物治疗与全身支持治疗相结合是促进病灶愈合、避免复发和防止并发症的关键。

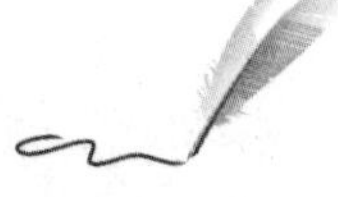

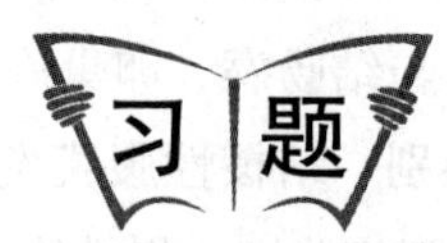


## 一、选择题

**【A1/A2 型题】**

1. 肠结核最常发生于

A. 直肠　　B. 乙状结肠　　C. 回盲部
D. 回肠末端　　E. 升结肠

2. 最有助于诊断肠结核的病理改变是

A. 黏膜弥漫性炎症　　B. 节段性炎症　　C. 匍行沟槽样溃疡
D. 干酪样肉芽肿　　E. 非干酪样肉芽肿

3. 诊断结核性腹膜炎最具诊断价值的辅助检查是

A. PPD 试验　　B. 结肠镜检查　　C. 血沉
D. 腹水常规　　E. 腹腔镜检查 + 腹膜活检

4. 患者，女，20 岁。因低热、腹痛诊断为结核性腹膜炎，近日来呕吐、腹胀，未排大便。查体：肠鸣音亢进。最可能的并发症是

A. 肠梗阻　　B. 肠穿孔　　C. 中毒性肠麻痹
D. 肠出血　　E. 腹腔脓肿

5. 患者，女，33 岁。低热、乏力，盗汗伴腹泻、腹痛 2 个月。查体：右下腹有压痛和反跳痛，X 线钡餐检查发现回盲部有跳跃征，应考虑为

A. 肠结核　　B. 阿米巴肠炎　　C. 结肠癌
D. 克罗恩病　　E. 肠血吸虫病

6. 患者，男，35 岁。1 年来反复出现腹泻，粪便呈糊状。结肠镜检查发现病变主要位于回肠末端，表现为多发的沿肠管横轴发展的溃疡，溃疡间黏膜正常。最有可能的诊断是

A. 溃疡性结肠炎　　B. 结肠癌　　C. 肠结核
D. 细菌性痢疾　　E. 克罗恩病

**【A3/A4 型题】**

（7～8 题共用题干）

患者，女，25 岁。低热，便秘与腹泻交替 3 年。查体：右下腹有 5cm × 5cm 肿块，质中等，较固定，轻压痛。

7. 最具诊断意义的检查是

A. 血沉　　B. 血常规　　C. 结肠镜检查
D. X 线钡餐检查　　E. 诊断性腹腔穿刺

8. 最有可能的诊断是

A. 结肠癌　　B. 肠结核　　C. 克罗恩病
D. 溃疡性结肠炎　　E. 肠血吸虫病

## 二、思考题

患者，男，24 岁。因“腹泻、消瘦、腹部包块 1 个月余”入院。查体：T 36.3℃，P

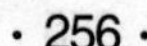

70 次/分，R 20 次/分，BP 120/84mmHg。神志清楚，自主体位，全身皮肤与巩膜无黄染。浅表淋巴结无肿大，双侧瞳孔等大等圆，对光反射正常。咽部无充血，扁桃体无肿大，胸廓形态正常，心肺无异常。腹壁稍膨隆，无腹壁静脉曲张，无胃肠型与蠕动波，右下腹扪及一大小约 5cm×4cm 包块，质韧，局部有轻压痛，无反跳痛，活动度欠佳，肝脾未触及，肝区与肾区无叩击痛，移动性浊音（-），肠鸣音 4~6 次/分，余无异常。实验室检查：白细胞计数 $10.32\times10^{9}$/L，B 超检查示腹腔多发淋巴结肿大，以右下腹为著。

请问：

1. 明确患者的初步诊断、鉴别诊断。
2. 请写出该患者的治疗方案。

（张　剑）

扫码“练一练”

## 第六节　溃疡性结肠炎

扫码“学一学”

### 学习目标

1. **掌握**　溃疡性结肠炎的临床表现与分型、诊断依据、防治原则。
2. **熟悉**　溃疡性结肠炎的病理学特征、鉴别诊断。
3. **了解**　溃疡性结肠炎的病因与发病机制。
4. 学会溃疡性结肠炎的诊断、合理药物治疗。
5. 具有对患者及高危人群进行健康教育及随访的能力。

### 案例讨论

**[案例]**

患者，男，36 岁。腹泻伴右下腹痛 4 个月入院。

患者 4 个月前出现腹泻，每日 3~4 次，为少量脓血便，伴右下腹阵发性绞痛，口服药物无减轻，间断有脓血便，右下腹隐痛不适。1 周前患者腹泻明显加重，达每日 10 余次，呈黏液脓血便，伴腹胀、里急后重，遂入院。查体：T 38.2℃，P 90 次/分，R 20 次/分，BP 115/70mmHg。无皮疹与出血点，浅表淋巴结未触及，心肺（-），腹平软，左下腹压痛（+），反跳痛（+），未触及肿块，肝脾无肿大，余（-）。辅助检查：纤维结肠镜检查提示乙状结肠及直肠黏膜弥漫性充血、水肿，可见 3 个溃疡，约 2cm×3cm 大小，附有黏液脓血。大便培养无特异病原体。

**[讨论]**

1. 初步诊断及诊断依据是什么？
2. 针对该患者提出治疗意见。

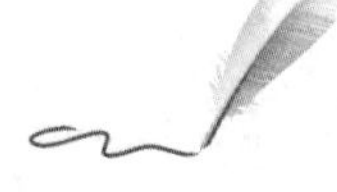

溃疡性结肠炎（ulcerative colitis，UC）是一种原因不明的直肠和结肠慢性非特异性炎

症性疾病。病变主要限于大肠黏膜与黏膜下层。主要临床表现为腹泻、黏液脓血便、腹痛，或伴有里急后重。病情轻重不等，多呈反复发作的慢性病程。

## 一、病因和发病机制

病因尚未完全明确，目前认为是由环境、遗传、感染、免疫等多种因素相互作用所致。具有遗传倾向的易感者，在环境、感染、精神因素的作用下，启动肠道免疫与非免疫系统，产生免疫反应和炎症过程，最终导致肠黏膜损伤。

## 二、病理

病变呈连续性弥漫性分布。范围多自肛端直肠开始，逆行向近段发展，甚至累及全结肠及末段回肠。黏膜呈弥漫性炎症反应，淋巴细胞、浆细胞、单核细胞浸润是溃疡性结肠炎的基本病变，尤以活动期为著。黏膜充血、水肿，表面呈细颗粒状，质脆，多发糜烂及浅小不规则溃疡，病变沿结肠纵轴发展，有的融合成大片溃疡。镜下可见肠腺隐窝炎、隐窝脓肿，黏膜弥漫性炎症细胞浸润。少数暴发型或重症患者病变累及结肠全层，可并发中毒性巨结肠、急性肠穿孔、瘘管或周围脓肿形成。

由于结肠炎症反复发作，正常黏膜结构在不断破坏和修复中发生改变。镜下见隐窝结构紊乱，腺体萎缩，伴杯状细胞减少和潘氏细胞化生。由于肉芽组织增生，常出现炎性息肉。溃疡愈合时瘢痕形成，使结肠变形缩短或肠腔狭窄。少数患者发生癌变。

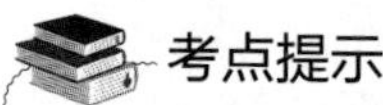


溃疡性结肠炎病变主要限于大肠黏膜与黏膜下层。

## 三、临床表现

多见于20～40岁患者，病程呈慢性经过，少数急性起病，偶见急性暴发。发作期与缓解期交替，少数症状持续并逐渐加重。精神刺激、感染、饮食失调或劳累是加重或复发的诱因。

### （一）症状

**1. 腹泻** 是最主要的症状。程度轻重不一，轻者每日排便2～4次，重者每日10次以上，粪便多呈糊状或稀水样，混有黏液、脓血。黏液脓血便是本病活动期的重要表现。病变累及直肠者多伴有里急后重。部分患者出现腹泻与便秘交替。

**2. 腹痛** 多局限于左下腹或下腹部，呈轻、中度腹痛，性质为隐痛、胀痛或绞痛，常有腹痛—便意—便后缓解的规律。并发中毒性巨结肠或肠穿孔时，可有全腹持续性剧痛。

**3. 其他症状** 可有上腹部不适、腹胀，严重者有食欲不振、恶心、呕吐等；中、重度患者活动期常有发热、消瘦、贫血、低蛋白血症及营养障碍等表现；肠外表现发生率较低，如关节炎、结节性红斑、巩膜外层炎、口腔复发性溃疡等。

### （二）体征

左下腹或下腹轻压痛，部分患者可触及痉挛的降结肠或乙状结肠。重度和暴发型患者有明显压痛和鼓肠。若并发中毒性巨结肠、肠穿孔可出现腹肌紧张、反跳痛、肠鸣音减弱或消失。

### （三）临床分型

根据本病的病程、程度、范围与病期进行综合分型。

（1）临床类型 见表4－6－1。

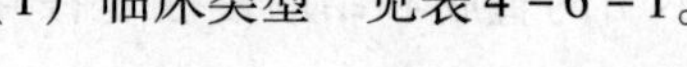

**表 4-6-1　溃疡性结肠炎的临床类型**

| 类型 | 特点 |
| --- | --- |
| 初发型 | 无既往史的首次发作 |
| 慢性复发型 | 最多见，发作期与缓解期交替 |
| 慢性持续型 | 症状持续，间以症状加重的急性发作 |
| 急性型 | 病情严重，全身毒血症状明显，并发症多见 |

（2）病情严重程度　见表 4-6-2。

**表 4-6-2　溃疡性结肠炎病情严重程度比较**

| 程度 | 特点 |
| --- | --- |
| 轻度 | 腹泻 <4 次/日，便血轻或无，实验室检查指标多正常 |
| 中度 | 介于轻度与重度之间 |
| 重度 | 腹泻 >6 次/日，黏液脓血便明显，发热，血红蛋白 <100g/L，血沉 >30mm/h |

（3）病变范围　分为直肠炎、乙状结肠炎、左半结肠炎（结肠脾曲以下）、全结肠炎（病变扩展至结肠脾曲以上或全结肠）。

（4）病情分期　分为活动期和缓解期。

## 四、并发症

**1. 中毒性巨结肠**　多发生在重症或急性暴发型患者。由于结肠病变广泛而严重，累及肌层与肠肌神经丛，肠壁张力减退，结肠蠕动消失，肠内容物与气体大量积聚，引起急性结肠扩张，一般以横结肠最严重。常因低血钾、钡餐灌肠、使用抗胆碱能药物而诱发。临床表现为病情急剧恶化，毒血症明显，缺水与电解质平衡紊乱，出现鼓肠、腹部压痛、肠鸣音消失。此并发症预后差，易引起急性肠穿孔。

**2. 直肠、结肠癌变**　多见于病变广泛、幼年起病而病程漫长者，癌变率可达 7% 以上。随病程延长，癌变率增高。

**3. 其他并发症**　少数并发肠出血、肠穿孔、肠梗阻、结肠炎性息肉等。

## 五、实验室及其他检查

**1. 血液检查**　红细胞与血红蛋白有不同程度下降；白细胞计数增高、血沉加快、C-反应蛋白增高是活动期的标志；重度病例可出现血清白蛋白下降、凝血酶原时间延长、电解质紊乱。

**2. 粪便检查**　黏液脓血便，镜检可见红细胞、脓细胞和巨噬细胞。反复多次检查（至少连续 3 次）无特异病原体。

**3. 结肠镜检查**　直接观察肠黏膜改变、并可取活组织检查，是本病诊断与鉴别诊断的最重要方法之一。但对急性重症患者应谨慎，以防穿孔。活动期内镜下见黏膜充血、水肿，血管纹理模糊，质脆易出血，表面覆有脓性或血性渗出物；黏膜有多发性浅溃疡；慢性病变可见黏膜粗糙、呈细颗粒状、炎性息肉、结肠袋变钝或消失、肠壁增厚僵硬或肠腔狭窄等。

**4. X 线钡餐灌肠检查**　适用于不宜进行结肠镜检查的患者。但重度或暴发型不宜作此项检查，以免加重病情或诱发中毒性巨结肠。气钡双重比造影更易发现黏膜浅表病变。急

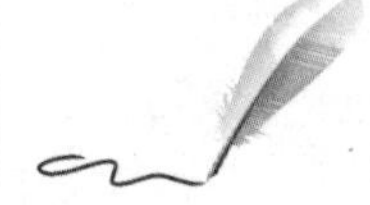

性期可见结肠黏膜粗乱，或呈颗粒样改变；慢性病变结肠袋消失，肠壁变硬，肠管缩短，肠腔变窄呈铅管状。

## 六、诊断

持续或反复发作性腹泻、黏液脓血便、腹痛、里急后重，伴有（或不伴）不同程度全身症状，病程在4～6周以上，辅以结肠镜或钡餐灌肠检查，并排除特异性结肠炎即可确诊本病。如有典型临床表现或典型既往史，但目前结肠镜或钡餐灌肠检查无典型改变者，应列为“疑诊”随防。诊断应明确其临床类型、病情严重程度、病变范围、病情分期及并发症。

## 七、鉴别诊断

**1. 慢性细菌性痢疾** 常有急性细菌性痢疾病史；粪便或结肠镜检查取黏液性分泌物培养出痢疾杆菌；抗菌药物治疗有效。

**2. 慢性阿米巴肠炎** 病变主要侵犯右侧结肠；镜下见结肠有散在性溃疡，溃疡较深，边缘潜行，溃疡间的黏膜多正常；粪便检查、结肠镜取溃疡渗出物或溃疡边缘处的活组织检查可找到阿米巴滋养体或包囊；抗阿米巴治疗有效。

**3. 克罗恩（Crohn）病** 其与溃疡性结肠炎的鉴别见表4－6－3。

**表4－6－3 溃疡性结肠炎与克罗恩病的鉴别**

| 鉴别要点 | 溃疡性结肠炎 | 克罗恩病 |
|---|---|---|
| 症状 | 脓血便多见 | 腹泻多见但脓血便较少 |
| 病变分布 | 连续性 | 节段性 |
| 直肠受累 | 绝大多数受累 | 少见 |
| 末段回肠受累 | 罕见 | 多见 |
| 肠腔狭窄 | 少见，呈中心性 | 多见，呈偏心性 |
| 瘘管形成 | 罕见 | 多见 |
| 内镜表现 | 浅溃疡，黏膜弥漫性充血水肿、颗粒状、质脆 | 纵形溃疡、鹅卵石样改变，病变间黏膜正常 |
| 活检特征 | 黏膜层弥漫性炎症、浅溃疡、隐窝脓肿、隐窝结构异常、杯状细胞减少 | 节段性全壁炎、裂隙状溃疡、黏膜下层淋巴细胞聚集 |

**4. 大肠癌** 多见于40岁以上患者，直肠指检常可触及肿块，结肠镜与活组织检查有助于鉴别。

**5. 肠易激综合征** 粪便有黏液但无脓血，结肠镜检查无器质性病变，患者常伴有神经精神症状。

**6. 其他** 注意与溃疡型肠结核、真菌性肠炎、缺血性肠炎、放射性肠炎、结肠息肉病、结肠憩室炎等鉴别。

## 八、治疗

根据病情采取个体化、综合化治疗。目的是控制急性发作，促进黏膜愈合，维持缓解，减少复发，防治并发症。

**1. 一般治疗**

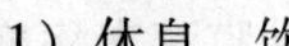

（1）休息、饮食与营养 在急性发作期应卧床休息，密切观察病情变化。饮食以易消

化、营养丰富、足够热量为原则，补充多种维生素。牛乳或乳制品慎用。重症或病情恶化者应住院治疗，禁食，给予全胃肠外营养，必要时可输血和血清白蛋白，并及时纠正水、电解质平衡紊乱。注意生活规律，劳逸结合，避免精神紧张，保持乐观情绪，增强治病信心。

（2）对症治疗　腹痛者用抗胆碱能药可减轻症状。精神紧张者，可适当选用地西泮、苯巴比妥等。对有继发感染者，应静脉给予广谱抗生素，合用甲硝唑对厌氧菌感染有效。

**2. 药物治疗**　氨基水杨酸类药物和肾上腺皮质激素是目前控制本病炎症反应最有效的药物。

（1）氨基水杨酸制剂　①柳氮磺吡啶（SASP）是治疗本病的常用药物。适用于轻、中度患者或重度经糖皮质激素治疗已缓解者。用药方法为急性期4～6g/d，分3～4次口服，病情缓解后可逐渐减量至维持量2g/d，维持用药1～2年。常见不良反应有食欲减退、恶心、呕吐、头痛、皮疹、粒细胞减少、溶血、可逆性男性不育等，餐后服药可减轻消化道反应，长期服药须定期复查血象。②缓释新剂型如美沙拉嗪、奥沙拉嗪、巴柳氮，疗效与SASP相仿，不良反应少。③应用肛栓或灌肠剂，对病变局限于直肠和乙状结肠者疗效显著。

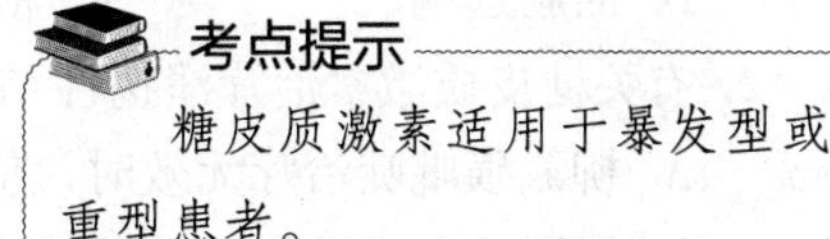


糖皮质激素适用于暴发型或重型患者。

（2）糖皮质激素　适用于急性发作期或重型患者，或氨基水杨酸制剂疗效不佳者。发挥非特异性抗炎和免疫抑制作用，缓解毒性症状，近期疗效较好。常用口服泼尼松（或泼尼松龙）40～60mg/d；重症患者先予以较大剂量静脉滴注，如氢化可的松200～300mg/d或地塞米松10～15mg/d，7～10天后改为口服泼尼松（或泼尼松龙），病情缓解后逐渐减量至停药。减量过程中加用氨基水杨酸制剂维持治疗。病变局限在直肠、乙状结肠患者，可用琥珀酸钠氢化可的松100mg或地塞米松5mg加生理盐水100ml保留灌肠，每晚1次，病情稳定后改为2～3次/周，疗程1～3个月。病变局限于直肠患者也可用布地奈德灌肠剂2mg，每晚1次保留灌肠，全身不良反应少。

（3）免疫抑制剂　氨基水杨酸制剂或激素治疗效果不佳，或对激素依赖的慢性持续型病例，加用免疫抑制剂，可逐渐减少激素用量甚至停用。常用硫唑嘌呤1.5～2.5mg/（kg·d）或巯嘌呤1.5mg/（kg·d），分次口服，平均起效时间为3个月。其他的药物有环孢素、环磷酰胺、甲氨蝶呤等。此类药物的主要不良反应是骨髓抑制和胃肠道反应。

（4）中药治疗　给予中药口服或保留灌肠，可取得一定疗效。常用治法有益气健脾，清热解毒利湿，活血化瘀，理气镇痛。

**3. 手术治疗**　并发大出血、肠穿孔、肠梗阻、脓肿与瘘管形成、结肠癌变或中毒性巨结肠经内科治疗无效者，应行手术治疗。

## 九、预后

病程呈慢性迁延过程。轻度及长期缓解者预后良好；急性暴发型、有并发症及年龄在60岁以上者预后差。病程漫长、病变广泛的活动性病例并发结肠癌的危险性增加，注意随访。

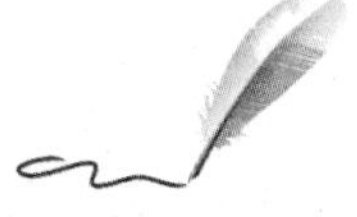

**小 结**

溃疡型结肠炎是发生于直肠和结肠的慢性非特异性炎症，与环境、遗传、感染和免疫多因素共同作用有关，病变局限于大肠黏膜与黏膜下层。临床表现以腹泻、腹痛和黏液脓血便为主，结合结肠镜、影像学检查与黏膜组织学检查明确诊断。治疗以控制急性发作，维持缓解，减少复发，防治并发症为目的。

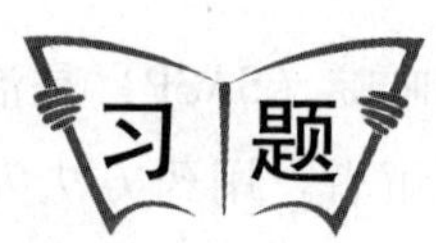


## 一、选择题

**【A1/A2 型题】**

1. 溃疡性结肠炎的好发部位是

A. 空肠远端　　B. 回盲部　　C. 直肠、乙状结肠

D. 回肠远端　　E. 横结肠

2. 有关糖皮质激素治疗溃疡性结肠炎的说法，正确的是

A. 柳氮磺吡啶治疗无效时，应用激素治疗效果亦差

B. 特别适合于重度活动性溃疡性结肠炎

C. 不可与柳氮磺吡啶联合治疗

D. 不可用于灌肠治疗

E. 是轻度患者的首选药物

3. 患者，男，30 岁。腹痛、腹泻 2 周，大便每天 4～8 次，量多，暗红色，肉眼可见血液及黏液，患者无发热。便镜检：WBC 10～15 个/HP，RBC 满视野。该患者最可能的诊断是

A. 细菌性痢疾　　B. 阿米巴痢疾　　C. 血吸虫病

D. 肠伤寒合并肠出血　　E. 溃疡性结肠炎

4. 患者，女，32 岁。有溃疡性结肠炎病史，3 天前出现脓血便，未治疗。1 天前又出现高热、明显腹胀。查体：腹部膨隆，压痛（+），反跳痛（+），肠鸣音减弱。腹部 X 线片可见结肠扩张，结肠袋消失。该患者最可能出现的并发症是

A. 肠梗阻　　B. 中毒性巨结肠　　C. 肠穿孔

D. 结核性腹膜炎　　E. 自发性腹膜炎

**【A3/A4 型题】**

（5～6 题共用题干）

患者，男，35 岁。黏液脓血便伴里急后重 1 年。近 1 周腹痛加重，高热。查体：T 39.2℃，P 110 次/分，贫血貌，腹部膨隆，全腹有压痛，肠鸣音消失。

5. 该患者最可能的诊断是

A. 克罗恩病

B. 溃疡性结肠炎并发中毒性巨结肠

C. 肠易激综合征

D. 结肠癌并发肠梗阻

E. 肠结核并发肠穿孔

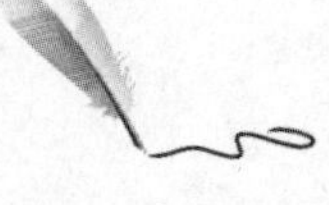

6. 该患者不宜检查

A. 血常规　　B. 血沉　　C. 血清 C – 反应蛋白

D. 钡餐灌肠　　E. 腹部 B 超

## 二、思考题

患者，女，32 岁。因“反复血便 2 年，加重 1 周”入院。患者于 2 年前不明原因出现血便，有黏液，每日 3 ~ 5 次，最多 10 次，轻微腹痛，无发热、寒战，无午后低热及夜间盗汗。行纤维结肠镜检查，诊断为溃疡性结肠炎，治疗 1 个月，血便消失。以后每逢劳累，就会出现血便，每年发作 2 ~ 3 次，患者间断口服中药，一直未予正规治疗。1 周前，患者又出现血便，遂入院就诊。查体：慢性病容，贫血貌，余（ – ）。血 WBC $11 \times 10^9$/L，Hb 62g/L，结肠镜见 0.5cm × 0.5cm 球形息肉，表面光滑，结肠及直肠黏膜水肿，偶见圆形浅溃疡，肠黏膜质脆，接触出血，结肠袋消失，肠腔呈筒状。

请问：

1. 请写出患者初步诊断、鉴别诊断。
2. 针对该患者，制定治疗方案。

（张　剑）

扫码“练一练”

扫码“学一学”

# 第七节　胃　癌

### 学习目标

1. **掌握**　胃癌的诊断要点及治疗。
2. **熟悉**　胃癌的临床表现、实验室及其他检查。
3. **了解**　胃癌的病因和病理分型。
4. 学会胃癌的早期诊断与预防。
5. 具有对胃癌高危人群进行健康教育与随访的能力。

### 案例讨论

**[案例]**

患者，男，55 岁。2 个月来上腹隐痛不适，进食后明显，伴饱胀感，食欲下降，无明显恶心、呕吐，体重较 2 个月前下降约 6 公斤。近日出现黑便，急诊入院。查体：生命体征尚平稳，浅表淋巴结未及肿大，皮肤无黄染，结膜苍白，心肺未见明显异常，腹平软，肝脾未及，剑突下区域深压痛，移动性浊音阴性。大便潜血（ + ），血常规 Hb 96g/L。上消化道造影示胃窦小弯侧见一约 3cm 大小龛影，位于胃轮廓内，周围黏膜僵硬、粗糙。

**[讨论]**

1. 该患者的临床诊断及诊断依据是什么？
2. 请制定治疗方案。

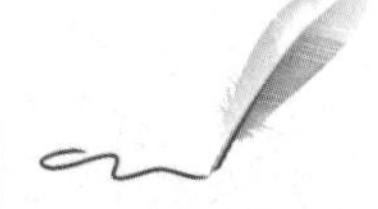

胃癌是起源于胃黏膜上皮的恶性肿瘤，以腺癌为主，早期无明显症状或出现上腹不适等非特异性症状。胃癌可发生于胃的任何部位，以胃窦为居多。胃癌是全球发病率和死亡率高的恶性肿瘤之一，我国更是高发国家。胃癌有明显的地域性差别，我国的西北与东部沿海地区发病率明显比南方地区高。好发年龄在50岁以上，男女发病率之比为2:1。

## 一、病因

**1. 环境和饮食因素** 某些环境因素，如火山岩地带、高泥炭土壤、水土含硝酸盐过多、微量元素比例失调或化学污染可直接或间接经饮食途径参与胃癌的发生。经常食用霉变食品、咸菜、腌制烟熏食品，以及过多摄入食盐，可增加危险性。长期食用含硝酸盐较高的食物后，硝酸盐在胃内被细菌还原成亚硝酸盐，再与胺结合生成致癌物亚硝胺。

**2. 幽门螺杆菌感染** 胃癌患者Hp感染率高，Hp阳性人群胃癌发生率明显高于阴性人群。因此，WHO将Hp列为Ⅰ类致癌原。

**3. 癌前状态** 胃癌的癌前状态分为癌前疾病和癌前病变，前者是指与胃癌相关的胃良性疾病，有发生胃癌的危险性；后者是指较易转变为癌组织的病理学变化。癌前疾病包括慢性萎缩性胃炎、胃息肉、胃溃疡和残胃炎。癌前病变包括肠型化生和异型增生。

**4. 遗传因素** 临床流行病学发现胃癌有明显的家族倾向。

## 二、病理

根据胃癌的进程可分为早期胃癌和进展期胃癌。早期胃癌是指病灶局限且深度不超过黏膜下层的胃癌，且不论有无局部淋巴结转移。进展期胃癌深度超过黏膜下层，已侵入肌层者称中期，侵及浆膜或浆膜外者称晚期胃癌。

## 三、临床表现

早期胃癌多无症状，或者仅有一些非特异性消化道症状。因此，仅凭临床症状，诊断早期胃癌十分困难。

进展期胃癌最早出现的症状是上腹痛，常同时伴有食欲缺乏，体重减轻。腹痛可急可缓，开始仅为上腹饱胀不适，餐后更甚，继之有隐痛不适，偶呈节律性溃疡样疼痛，但这种疼痛不能被进食或服用制酸剂缓解。患者常有早饱感及软弱无力感。早饱感是指患者虽感饥饿，但稍一进食即感饱胀不适。早饱感或呕吐是胃壁受累的表现，皮革胃或部分梗阻时这种症状尤为突出。

胃癌发生并发症或转移时可出现一些特殊症状，贲门癌累及食管下段时可出现吞咽困难。并发幽门梗阻时可有恶心呕吐，溃疡型胃癌出血时可引起呕血或黑粪，继之出现贫血。胃癌转移至肝脏可引起右上腹痛，黄疸和/或发热；转移至肺可引起咳嗽、呃逆、咯血，累及胸膜可产生胸腔积液而发生呼吸困难；肿瘤侵及胰腺时，可出现背部放射性疼痛。

早期胃癌无明显体征，进展期在上腹部可扪及肿块，有压痛。肿块多位于上腹偏右相当于胃窦处。如肿瘤转移至肝脏可致肝脏肿大及出现黄疸，甚至出现腹水。腹膜有转移时也可发生腹水，移动性浊音阳性。侵犯门静脉或脾静脉时有脾脏增大。有远处淋巴结转移时可扪及Virchow淋巴结，质硬不活动。肛门指检在直肠膀胱凹陷可扪及一板样肿块。

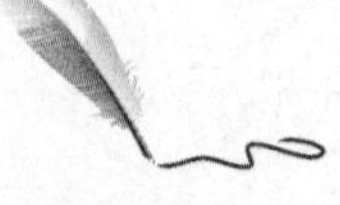

部分胃癌可出现副癌综合征（paraneoplastic syndromes），包括反复发作的表浅性血栓静脉炎（Trousseau征）及过度色素沉着；黑棘皮症，即皮肤褶皱处有过度色素沉着，尤其是双腋下；皮肌炎、膜性肾病、累及感觉和运动通路的神经－肌肉病变等。

本病可能出现出血、梗阻或穿孔等并发症。

## 四、实验室及其他检查

**1. 实验室检查**　缺铁性贫血较常见，系长期失血所致。粪便潜血实验常呈持续阳性，有辅助诊断意义。

**2. 内镜检查**　内镜检查结合黏膜活检，是目前最可靠的诊断手段。对早期胃癌，内镜检查更是最佳的诊断方法。

（1）早期胃癌　癌灶直径小于1cm者称小胃癌，小于0.5cm者称微小胃癌。早期胃癌按病灶形态分三型。

Ⅰ型（息肉型）：病灶隆起呈小息肉状，基底宽无蒂，常大于2cm。

Ⅱ型（浅表型）：癌灶表浅。

Ⅱa型（浅表隆起型）：病变稍高出黏膜面，高度不超过0.5cm，表面平整。

Ⅱb型（浅表平坦型）：病变与黏膜等平，但表面粗糙呈细颗粒状。

Ⅱc型（浅表凹陷型）：最常见，凹陷不超过0.5cm，病变底面粗糙不平，可见聚合黏膜皱襞的中断或融合。

Ⅲ型（溃疡型）：黏膜溃烂较Ⅱc深，但不超过黏膜下层，周围聚合皱襞有中断、融合或变形成杵状。

（2）进展期胃癌　Borrmann分型分为四型。

Ⅰ型：又称息肉型或蕈伞型，肿瘤呈结节状，向胃腔内隆起生长，边界清楚。

Ⅱ型：又称溃疡型，单个或多个溃疡，边缘隆起，形成堤坎状，边界较清楚。

Ⅲ型：又称溃疡浸润型，隆起而有结节状的边缘向周围浸润，与正常黏膜元清晰的分界，此型最常见。

Ⅳ型：又称弥漫浸润型，癌组织发生于黏膜表层之下，在胃壁内向四周弥漫浸润扩散，同时伴有纤维组织增生。病变如累及胃窦，可造成狭窄；如累及全胃，可使整个胃壁增厚、变硬，称为皮革胃（linitis plastica）。

**3. X线钡餐检查**

（1）早期胃癌　可表现为小的充盈缺损（Ⅰ、Ⅱa），边界比较清楚，基底宽，表面粗糙不平。Ⅱc及Ⅲ型常表现为龛影，前者凹陷不超过5mm，后者深度常大于5mm，边缘不规则，呈锯齿状。集中的黏膜有中断、变形或融合现象。

（2）进展期胃癌　X线诊断率可达90%以上。蕈伞型胃癌凸向胃腔内生长，表现为较大而不规则的充盈缺损；溃疡型胃癌主要发生在肿块之上，龛影位于胃轮廓之内，形状不规则，侧位缘呈典型半月征（meniscus sign），外缘平直，内缘不整齐而有多个尖角。龛影周绕以透明带，即环堤征，其宽窄不等，轮廓不规则而锐利。溃疡浸润型黏膜皱襞破坏、消失或中断，邻近胃黏膜僵直，蠕动消失。胃壁僵硬失去蠕动是浸润型胃癌的X线表现。胃窦癌表现为胃窦狭窄，呈管状或漏斗状。弥漫性胃癌受累范围广，胃容积变小，蠕动消失，呈革袋状。

## 五、诊断

胃癌的诊断主要依据内镜检查加活检以及X线钡餐。早期诊断是根治胃癌的前提。对下列情况应

**考点提示**

提高胃癌治愈率的关键在于早期诊断。

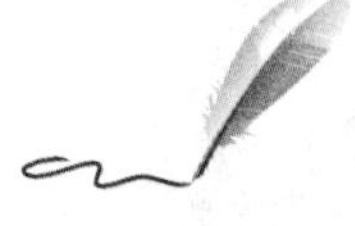

及早和定期行胃镜检查。①40 岁以上，特别是男性，近期出现消化不良、呕血或黑粪者；②慢性萎缩性胃炎伴胃酸缺乏，有肠化或不典型增生者；③良性溃疡但胃酸缺乏者；④胃溃疡经正规治疗 2 个月无效，X 线钡餐示溃疡增大者；⑤X 线发现大于 2cm 的胃息肉者；⑥胃切除术后 10 年以上者。

## 六、治疗

**1. 手术治疗** 外科手术切除加区域淋巴结清扫是目前治疗胃癌的手段。

**2. 化学治疗** 早期胃癌且不伴有任何转移灶者，手术后一般不需要化疗。下列情况者应行辅助化疗：①病理组织分化差；②癌灶面积大于 5cm$^2$；③进展期胃癌无论淋巴结有无转移者；④多发癌灶；⑤周围淋巴结有转移；⑥年龄低于 40 岁。

常用药物有 5 - 氟尿嘧啶（5 - FU）、替加氟（FT - 207）、丝裂霉素（MMC）、阿霉素（ADM）、顺铂（DDP）、麦卡铂、亚硝脲类、足叶乙甙（VP - 16）等。联合化疗指采用两种以上化学药物的方案，一般只采用 2 ~ 3 种联合，以免增加药物毒副作用。

## 七、预后

与胃癌病理类型、分期有关。由于胃癌早期诊断率低，大部分胃癌在确诊时已处于晚期，5 年生存率为 7% ~34%。

## 八、预防

建立良好生活习惯，根除 Hp 感染，积极治疗癌前疾病。

**小 结**

胃癌分为早期胃癌和进展期胃癌。早期胃癌多无症状；进展期胃癌最早出现的症状是上腹痛，常同时伴有食欲缺乏，体重减轻。早期诊断是根治胃癌的前提。对高危人群，应及早行胃镜检查加活检以确诊。治疗包括手术治疗和化学治疗。

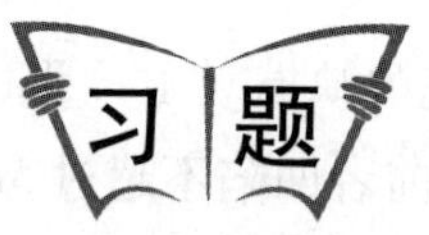


## 一、选择题

**【A1/A2 型题】**

1. 提高胃癌治愈率的关键在于
   A. 术前、术中、术后化疗　B. 根治性手术
   C. 早期诊断　D. 放射治疗
   E. 综合治疗

2. 胃癌淋巴结转移的常见部位是
   A. 右锁骨上　B. 左锁骨上　C. 右颈部
   D. 左颈部　E. 左颌下

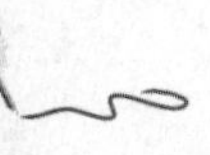

## 二、思考题

患者，男，60岁。乏力、消瘦、上腹不适2年。20年前因胃溃疡穿孔行胃部分切除术，此后未定期复查。查体：腹平软，未触及明显包块，上腹部压痛（+），无反跳痛，移动性浊音（-）。血常规示Hb 67g/L。胃镜示胃体毕Ⅰ式术后，残胃黏膜高低不平、僵硬，触之易出血。

请思考：

1. 该患者可能的诊断是什么？
2. 诊断依据是什么？
3. 应进一步完善哪些检查？

（陈红莲）

扫码“练一练”

扫码“学一学”

# 第八节　肝硬化

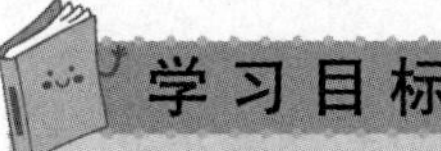

学习目标

1. **掌握**　肝硬化的临床表现、并发症、诊断要点及治疗原则。
2. **熟悉**　肝硬化的辅助检查、鉴别诊断。
3. **了解**　肝硬化的病因和发病机制。
4. 学会识别肝硬化的并发症。
5. 具有开展肝硬化健康教育及社区预防工作的能力。

案例讨论

［案例］

患者，男，55岁。乏力、食欲缺乏、腹胀半年，尿色深，尿量少，体重增加2kg。10年前体检发现HBsAg（+），无长期服药史，无特殊嗜好。查体：T 38℃，P 96次/分，R 20次/分，BP 120/60mmHg，神清，慢性病容，巩膜轻度黄染，颈部可见2枚蜘蛛痣。心肺未及明显异常。腹膨隆，压痛及反跳痛（+），肝脏肋下未及，脾肋下可及3cm，移动性浊音（+）。双下肢水肿。血常规：WBC $5.5\times10^9/L$，N 0.85，L 0.15，Hb 79g/L，PLT $53\times10^9/L$。肝功能 ALT 62U/L，AST 85U/L，A/G 0.8，HBV DNA $5.13\times10^9/mL$。腹水检查：外观呈黄色略浑，比重1.016，WBC $660\times10^6/L$，中性粒细胞0.72。腹水细菌培养有大肠埃希菌生长，抗酸染色（-），未见肿瘤细胞。

［讨论］

1. 该患者的临床诊断及诊断依据是什么？
2. 请制定治疗方案。

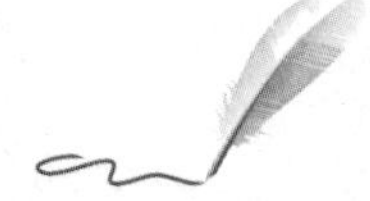

肝硬化（hepatic cirrhosis）是由不同病因引起的肝细胞广泛变性、坏死，纤维组织弥漫性增生，并形成再生结节和假小叶的一种慢性肝病，是各种慢性肝病发展的晚期阶段。本病早期可无明显症状，失代偿后主要表现肝功能减退、门脉高压和多种并发症，死亡率高。

## 一、病因和发病机制

**1. 病因**

（1）病毒性肝炎　在我国以病毒性肝炎所致肝硬化最常见，乙型、丙型和丁型肝炎病毒引起的肝炎可发展为肝硬化，而甲型和戊型不发展为肝硬化。乙型和丙型或丁型肝炎重叠感染可加速肝硬化的形成。

（2）慢性酒精中毒　在欧美国家，慢性酒精中毒为肝硬化常见病因。长期大量饮酒，乙醇及其中间的代谢产物乙醛，可引起脂肪肝、酒精性肝炎，最后发展为肝硬化。

（3）肝血液循环障碍　慢性充血性心力衰竭、缩窄性心包炎、肝静脉阻塞或下腔静脉阻塞等，引起肝内长期淤血、缺氧，肝小叶中心区细胞坏死、纤维化，形成肝硬化。

（4）工业毒物及药物　长期接触对肝脏有损害的化学物质，如四氯化碳、砷、磷。或服用双醋酚酊、甲基多巴等药物，可形成中毒性或药物性肝炎，演变为肝硬化。

（5）代谢性疾病　为代谢产物沉积于肝内所致，如铜代谢障碍，铜沉积于肝和脑组织形成肝豆状核变性。铁代谢障碍沉积于肝形成血色病。

（6）营养障碍　长期食物中缺乏蛋白质、维生素、抗脂肪肝物质，引起营养失调，肝细胞变性、坏死。

（7）血吸虫病　长期和反复感染时，血吸虫卵沉积在汇管区，其毒性产物可引起大量纤维组织增生，导致窦前门静脉高压，但由于再生结节不明显，故称为血吸虫性肝纤维化。

（8）胆汁淤积　由于肝内胆管和肝外胆管的梗阻，高浓度胆酸和胆红素对肝细胞的毒性作用，导致肝细胞变性、坏死、纤维组织增生造成肝硬化。

（9）其他　如免疫疾病等。

**2. 发病机制**　在上述因素的作用下，肝细胞反复发生变性、坏死，网状纤维支架受到破坏致塌陷；再生肝细胞不沿原支架排列，形成不规则、结节状肝细胞团；汇管区和肝包膜有大量纤维结缔组织增生，形成纤维束。包绕再生结节或将残留之肝小叶重新分割形成假小叶。由上述变化，肝内循环发生紊乱，如血管床减少、闭塞、扭曲、受压，静脉和动脉发生短路，形成门脉高压。

## 二、临床表现

### （一）代偿期

症状轻，无特异性症状，可有食欲减退、乏力、腹胀、上腹不适、腹泻、恶心、厌油腻等症状。肝脏轻度肿大、轻度压痛、肝功能检查结果多为正常或轻度改变；脾脏有轻度肿大。

### （二）失代偿期

症状显著，主要表现为肝功能减退和门脉高压。

**1. 肝功能减退的临床表现**

（1）全身症状　一般情况较差、乏力明显、肝病面容、不规则发热、水肿等。

（2）消化道症状　食欲减退、恶心、呕吐、腹胀、腹泻等。

（3）出血倾向及贫血　可出现牙龈出血、鼻出血、皮肤紫癜、女性月经过多、胃肠出血等，多由于肝脏合成凝血因子减少、脾功能亢进、毛细血管脆性增加所致。患者常有不

同程度的贫血，与营养不良、肠道吸收障碍、消化道出血和脾功能亢进有关。

（4）内分泌紊乱　肝功能减退，肝脏对雌激素灭活作用减弱，雌激素水平增高，出现肝掌、蜘蛛痣。升高的雌激素反馈抑制垂体的功能，男性患者常有性欲减退、睾丸萎缩、乳房发育等，女性有月经失调、闭经、不孕等。肝功能减退时对醛固酮和抗利尿激素灭活作用减弱，致水钠潴留。

**2. 门脉高压的表现**

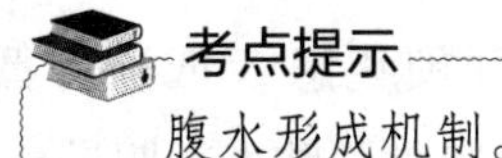

考点提示

腹水形成机制。

（1）腹水　是肝硬化失代偿期最常见和最突出的表现。腹水形成机制如下。①门静脉压力增高，腹腔内血管床静水压升高，液体漏入腹腔增多。②肝脏合成白蛋白减少，血浆胶体渗透压降低。③肝脏对醛固酮和抗利尿激素灭活作用减弱，使水钠在肾脏的重吸收增加，致水钠潴留。④肝窦压力增高，肝淋巴液生成过多，自肝包膜表面漏入腹腔。⑤有效循环血量不足，肾血流量降低，肾脏排钠排尿量减少。

（2）侧支循环的建立与开放　持续门静脉高压，门静脉与腔静脉之间的交通支开放（图4－8－1），出现血流方向的改变，此时门静脉血液可不经肝脏，通过侧支直接进入腔静脉，回流入心脏。主要的侧支循环有：①食管－胃底静脉曲张。门静脉系统的胃冠状静脉在食管下段和胃底处，与腔静脉系统的食管静脉、奇静脉相吻合，形成食管－胃底静脉曲张。其破裂出血是肝硬化门静脉高压最常见的并发症。②腹壁静脉曲张。出生后闭合的脐静脉与脐旁静脉重新开放，经腹壁静脉分别进入上、下腔静脉，位于脐周的腹壁浅表静脉可因此曲张，其血流方向呈放射状流向脐上及脐下。③痔静脉曲张。门静脉系统肠系膜下静脉的直肠上静脉在直肠下段与腔静脉系统髂内静脉的直肠中、下静脉相吻合，形成痔静脉曲张。

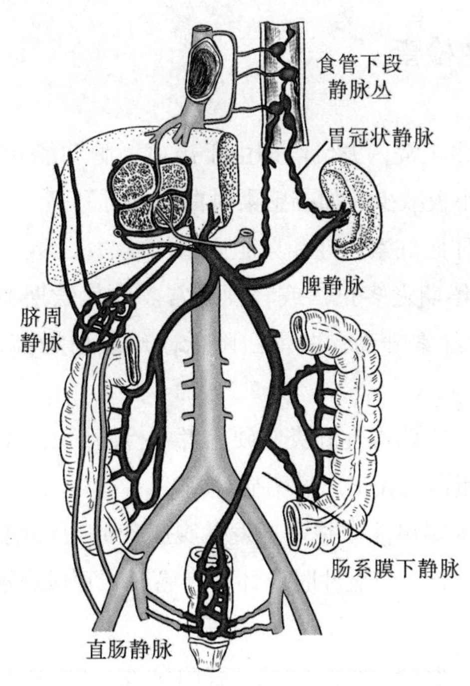


**图4－8－1　门脉高压侧支循环开放**

（3）脾大　脾脏因淤血而肿大，多为轻、中度肿大，少数为重度肿大。脾大常伴有脾功能亢进，表现为白细胞、红细胞和血小板减少。

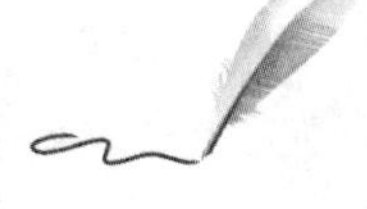

## 三、并发症

考点提示

肝硬化患者上消化道出血最可能的原因是食管－胃底静脉曲张破裂。

**1. 上消化道出血** 为最常见的并发症。多为食管－胃底静脉曲张破裂出血。表现为突然出现呕血、黑便。大量出血可导致休克或诱发肝性脑病。

考点提示

自发性腹膜炎的诊断。

**2. 肝性脑病** 是本病最严重的并发症，也是最常见的死亡原因。

**3. 感染** 肝硬化患者抵抗力低下，常并发感染，如自发性腹膜炎、肺炎、胆道感染及败血症等。自发性腹膜炎的病原菌多为来自肠道的革兰阴性杆菌，主要临床表现为腹痛、腹胀、腹水迅速增长或持续不退，可有程度不等的腹膜刺激征。如血常规检查见白细胞升高，腹水中白细胞 $>500\times10^6$/L 或多形核白细胞 $>250\times10^6$/L，结合临床表现可考虑为自发性腹膜炎。

**4. 原发性肝癌** 表现为肝脏进行性肿大、持续性肝区疼痛或血性腹水，需进一步检查明确诊断。

**5. 肝肾综合征** 在肝硬化失代偿期出现大量腹水，有效循环血容量不足及肾内血流量重新分布，可发生肝肾综合征，又称为功能性肾衰竭。表现为少尿或无尿、氮质血症、稀释性低钠血症。肾脏本身无重要的病理改变。

**6. 电解质紊乱和酸碱失衡** ①低钠血症：与长期钠摄入不足、长期利尿、放腹水、抗利尿激素增多等因素有关。②低钾低氯与代谢性碱中毒：由于摄入不足、呕吐、腹泻、长期应用利尿剂与注射高渗葡萄糖、继发性醛固酮增多等因素，造成低钾、低氯，导致碱中毒，容易诱发肝性脑病。

## 四、实验室及其他检查

**1. 实验室检查**

（1）血常规　代偿期多正常，失代偿期由于出血、脾功能亢进及营养不良，可出现不同程度贫血及白细胞和血小板减少，如有感染时白细胞可升高。

（2）尿常规　可出现尿胆红素阳性和尿胆原增加。

（3）肝功能检查　代偿期大多正常或轻度异常。失代偿期血清转氨酶轻、中度升高，并以 AST 增高为著；总胆红素升高；白蛋白降低，球蛋白增高，白蛋白/球蛋白（A/G）倒置。

（4）血清免疫学检查　在病毒性肝炎肝硬化者可检测到乙、丙、丁型肝炎病毒标志物。合并原发性肝癌者，甲胎蛋白（AFP）可明显升高。

（5）腹水检查　一般为漏出液。并发自发性腹膜炎时白细胞增多，分类以中性粒细胞为主，宜做腹水细菌培养。腹水呈血性时应怀疑有癌变，宜做腹水细胞学检查。

**2. 影像学检查**

（1）超声检查　可显示肝脾大小、外形。有门脉高压时见门静脉、脾静脉增宽；有腹水时可见到液性暗区。

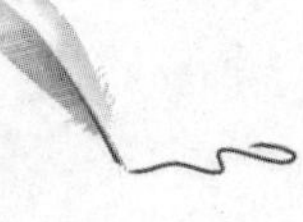

（2）X 线钡餐检查　食管静脉曲张时，可表现为食管下段虫蚀样或蚯蚓状充盈缺损。胃底静脉曲张表现为菊花样充盈缺损。

（3）CT 检查　可见肝左右叶比例失调、肝门区扩大、密度高低不均、脾大、门静脉扩张和腹水等表现。

**3. 内镜检查**　可直视曲张的食管、胃底的静脉及其程度。并发上消化道出血时，急诊胃镜可发现出血的部位及病因，并可做止血治疗。

**4. 肝穿刺活组织检查**　对疑难病例在严格掌握指征情况下可行一秒钟快速肝穿刺活组织检查，若发现有假小叶形成，可确诊肝硬化。

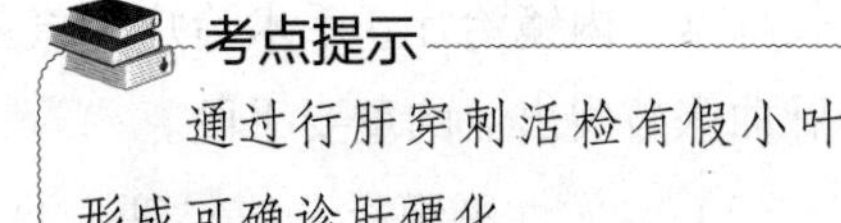

考点提示

通过行肝穿刺活检有假小叶形成可确诊肝硬化。

**5. 腹腔镜检查**　可直接观察肝脏表面大小不等的结节和纤维间隔、脾脏以及感触其硬度。对病变处做活组织检查，对诊断及鉴别诊断有很大帮助。

## 五、诊断与鉴别诊断

**1. 诊断**　包括3个部分，首先明确是否有肝硬化。肝硬化诊断主要根据以下几方面。①有病毒性肝炎、长期饮酒史等相关病史。②有肝功能减退及门脉高压的表现。③肝功能检查的诸多阳性表现。④影像学检查有肝硬化的相关表现。⑤肝活组织检查是诊断肝硬化的金标准，即肝穿刺活检有假小叶的形成。其次要明确导致肝硬化的原因。最后要明确肝硬化的分期与并发症。

**2. 鉴别诊断**

（1）与血液病、原发性肝癌、代谢疾病、肝包虫等鉴别。

（2）应与结核性腹膜炎、缩窄性心包炎、巨大的卵巢囊肿相鉴别。

（3）并发上消化道出血时应考虑食管－胃底静脉曲张破裂出血，应与消化性溃疡、急性胃黏膜病变、胃癌等鉴别。

## 六、治疗

**1. 一般治疗**　代偿期可参加轻工作，但避免疲劳。失代偿期以卧床休息为主。在没有并发症的患者，以高热量、高蛋白质及富含维生素易消化的食物为宜。有肝性脑病先兆时，应限制或禁食蛋白质（尤其是动物蛋白）。有腹水者应限盐或无盐饮食，严禁饮酒。食管静脉曲张者，应禁食坚硬及粗糙食物。禁用损害肝脏的药物。

**2. 对因治疗**　根据病因及发病机制酌情选用抗病毒药物、抗纤维化药物等。

**3. 腹水的治疗**

（1）限钠限水　有腹水者应低盐或无盐饮食，通过限钠限水可以产生自发性利尿，使腹水减退。钠限制在每日500～800mg（氯化钠1.2～2.0g），进水量限制在1000ml/d左右。

（2）利尿剂的应用　目前主张螺内酯和呋塞米联合应用。螺内酯与呋塞米联用比例为100mg∶40mg，如利尿效果不好，可按比例增加各自用量，最大剂量螺内酯为400mg/d，呋塞米为160mg/d。利尿治疗以每天体重减轻不超过0.5kg为宜，剂量不宜过大，利尿不宜过猛，以免诱发肝性脑病、肝肾综合征等。

（3）提高血浆胶体渗透压　定期输注血浆，新鲜血液或白蛋白，可以促进腹水消退。

（4）自身腹水浓缩回输　可部分清除潴留的钠和水分、提高血浆蛋白浓度、增加有效循环血量，改善肾脏血循环，增加利尿剂的效果。适用于难治性腹水。感染性腹水和癌性腹水是禁忌证。

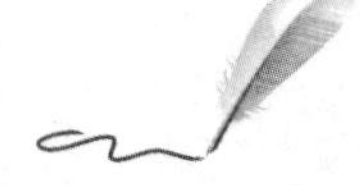

（5）腹腔－颈静脉引流　采用装有单向阀门的硅管一端置于腹腔，另一端自胸壁皮下

插入颈内静脉，利用呼吸时腹-胸腔压力差，促进腹水流向颈内静脉减轻腹水。

**4. 并发症的治疗**

（1）上消化道出血　禁食、静卧、加强监护、迅速补充血容量，酌情选择血管加压素、生长抑素、内镜治疗、手术治疗和气囊压迫止血法。目前内镜治疗已经成为治疗食管胃底静脉曲张破裂出血的重要手段。

（2）自发性胸膜炎　应早期、足量、联合选用抗生素，一经诊断立即根据经验治疗，选用对革兰阴性菌并兼顾革兰阳性菌的抗菌药。以后根据治疗效果及培养结果调整用药。由于本并发症易复发，用药时间不得少于两周。

（3）肝肾综合征　积极防治上消化道出血、水电解质酸碱平衡紊乱，避免肾毒性药物及大剂量应用利尿剂等是预防肝肾综合征发生的重要措施。积极抗感染、早输注白蛋白可降低其发生率。

（4）肝性脑病　见本章第十节肝性脑病。

**5. 肝移植**　肝移植是对终末期肝硬化治疗的最佳选择，也是唯一能使患者长期存活的治疗方法。

## 七、预后

与病因、肝功能代偿能力及并发症有关。病毒性肝炎后肝硬化预后较差，死亡原因多为肝性脑病、上消化道出血等并发症。

## 八、预防

加强病毒性肝炎的防治教育，普及乙肝疫苗接种，严格筛查献血员，加强对血制品应用的管理，打击和控制静脉吸毒，控制酗酒等可降低肝硬化的发病率。

**小结**

肝硬化的病理学特点为肝细胞广泛变性、坏死，残存肝细胞结节性再生，肝组织弥漫性纤维化及假小叶形成。肝硬化的病因，在我国以病毒性肝炎最常见，而在欧美国家则主要为慢性酒精中毒。代偿期肝硬化主要表现为乏力、食欲缺乏；失代偿期肝硬化主要表现为肝功能减退和门静脉高压。肝功能检查有白蛋白/球蛋白倒置，影像学检查有肝硬化的相关表现，确诊依据肝穿刺活检有假小叶形成。肝移植是对终末期肝硬化治疗的最佳选择。

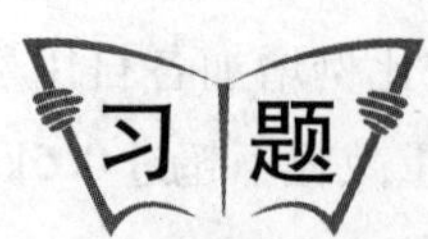


## 一、选择题

**【A1/A2 型题】**

1. 关于肝硬化腹水形成的因素，不正确的是

A. 门静脉压力增高　　B. 原发性醛固酮增多　　C. 低白蛋白血症

D. 肝淋巴液生成过多　E. 抗利尿激素分泌过多

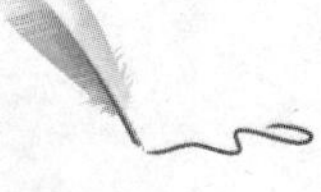

2. 对肝硬化有确诊价值的是

A. 肝大，质地偏硬　　B. 脾大

C. γ 球蛋白升高　　D. 肝穿刺活检有假小叶形成

E. 食管 X 线钡餐检查有虫蚀样充盈缺损

3. 患者，男，43 岁。有肝炎、肝硬化病史 5 年，出现腹水 1 年。1 周来低热伴轻度腹痛，腹水明显增多。腹水检查：呈淡黄色，比重 1.017，蛋白 26g/L，白细胞数 $500\times10^6$/L，中性粒细胞 0.80。最可能的诊断是肝硬化合并

A. 结核性腹膜炎　　B. 自发性腹膜炎　　C. 原发性肝癌

D. 门静脉血栓形成　　E. 肝肾综合征

## 二、思考题

患者，男，55 岁。乏力、腹胀半年，加重伴发热、腹痛 1 周。半年前开始出现乏力、腹胀，自服“酵母”无效，未系统诊治。1 周前症状加重，伴腹痛及发热，体温最高达 38.5℃，遂于门诊就诊。发病以来，食欲差，尿色深，尿量少，大便正常，体重增加 2kg。10 年前被诊断为乙型肝炎病毒携带者。无长期服药史，无特殊嗜好。

查体：T 38.0℃，P 100 次/分，R 20 次/分，BP 120/60mmHg。神志清。查体合作。慢性病容，巩膜轻度黄染，颈部可见蜘蛛痣。双肺呼吸音清，叩诊心界不大，心率 100 次/分，心律齐，各瓣膜区未闻及杂音。腹部膨隆，有压痛及反跳痛，肝肋未触及。脾肋下 3cm 可及，移动性浊音（+），肠鸣音为 6 次/分，双下肢水肿。

血常规：血 WBC $10.5\times10^9$/L，N 0.8，L 0.1，Hb 119g/L，PLT $100\times10^9$/L。肝功能检查：ALT 32U/L，AST 25U/L，A/G 0.8。腹水检查：外观为黄色略浑浊，比重 1.016，WBC $660\times10^6$/L，中性粒细胞 0.78。腹水细菌培养有大肠埃希菌生长，抗酸染色（-），未见肿瘤细胞。

请问：

1. 请写出患者的临床诊断、诊断依据、鉴别诊断。

2. 请制定该患者的治疗方案。

（陈红莲）

扫码“练一练”

# 第九节　原发性肝癌

扫码“学一学”

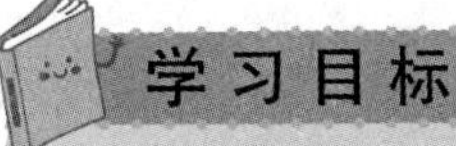

学习目标

1. **掌握**　原发性肝癌的诊断要点及治疗。
2. **熟悉**　原发性肝癌的临床表现、辅助检查。
3. **了解**　原发性肝癌的病因和病理。
4. 学会诊断原发性肝癌。
5. 具有对肝癌高危人群进行健康教育的能力。

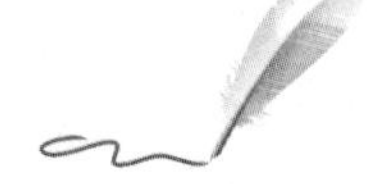

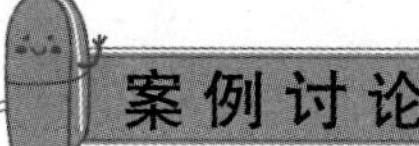


[案例]

患者，男，52岁。右上腹胀痛4个月，体重下降4千克。查体：T 37℃，P 84次/分，R 20次/分，BP 100/60mmHg。神清，慢性病容，浅表淋巴结未触及肿大，皮肤黏膜无黄染，颈部见2枚蜘蛛痣，心肺（-），肝肋下5cm，质硬，有结节。脾肋下2cm，质中，移动性浊音（-）。血常规：WBC $4.6\times10^9$/L，Hb 120g/L，PLT $100\times10^9$/L。腹部B超示肝右叶有直径6cm，实性低回声占位性病变，脾大。

[讨论]

1. 本病的临床诊断及诊断依据是什么？
2. 请制定治疗方案。

原发性肝癌（primary carcinoma of the liver）是指自肝细胞或肝内胆管细胞发生的恶性肿瘤。在我国，其死亡率在消化系统恶性肿瘤中居第三位，仅次于胃癌和食管癌，在部分地区的农村中则占第二位，仅次于胃癌。本病可发生于任何年龄，以40~49岁为多，男女之比为（2~5）:1，发病率越高的地区，男性患者所占比例越高。

## 一、病因

迄今尚未完全肯定，可能与多种因素的综合作用有关。

**1. 病毒性肝炎** 原发性肝癌患者中约1/3有慢性肝炎史，主要是乙型病毒性肝炎。流行病学调查发现肝癌高发区人群的HBsAg阳性率高于低发区，而肝癌患者血清HBV标志的阳性率可达90%以上。丙型病毒性肝炎亦与肝癌的发病密切相关，在西班牙、日本等国家尤为明显。

**2. 肝硬化** 原发性肝癌合并肝硬化者占50%~90%，肝硬化合并肝癌可达49.9%，其中乙型、丙型肝炎后的大结节性肝硬化占73.3%。在欧美国家，以酒精性肝硬化引起的肝癌常见。

**3. 黄曲霉毒素** 流行病学调查发现，我国东南沿海粮油、食品受黄曲霉毒素$B_1$（$AFB_1$）污染严重的地区，肝癌发病率也较高，提示$AFB_1$与肝癌发生密切相关，且与HBV感染有协同致癌作用。

**4. 水污染** 调查发现肝癌高发地区启东，饮池塘水的居民肝癌发病率为（60~101）/10万，饮井水的居民肝癌发病率不超过20/10万。池塘水常被有机物的六氯苯、苯并芘等污染或其内生长的蓝绿藻产生毒素污染，是促发肝癌的因素。

**5. 遗传因素** 肝癌家庭聚集现象见于慢性乙肝患者，可能与乙型肝炎病毒的垂直及水平传播有关。

## 二、病理

**1. 大体病理形态分型** ①块状型：最多见，癌块直径在5cm以上，>10cm者称巨块型，可呈单个、多个或融合成块，多为圆形、质硬，呈膨胀性生长。肿块边缘可有小的卫星灶。此型癌组织容易发生坏死，引起肝破裂。②结节型：也较常见，有大小和数目不等的癌结节，一般直径不超过5cm，与四周组织的分界不如块状型清楚，常伴有肝硬化。孤

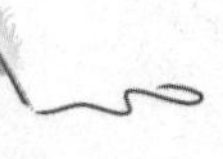

立的直径<3cm的癌结节或相邻两个癌结节直径之和小于3cm者称为小肝癌。③弥漫型：少见，呈米粒至黄豆大小的癌结节弥漫分布于整个肝脏，不易与肝硬化区分，患者常因肝功能衰竭而死亡。

**2. 组织病理分类**　①肝细胞型：最为多见，约占原发性肝癌的90%。癌细胞由肝细胞发展而来。②胆管细胞型：较少见。癌细胞由胆管细胞发展而来。③混合型：最少见。具有肝细胞肝癌和胆管细胞癌两种结构，或呈过渡形态。

**3. 转移途径**

（1）肝内转移　发生最早、最常见，易侵犯门静脉分支、肝静脉和胆管形成癌栓，脱落后在肝内引起多发性转移灶，门静脉主干栓塞可引起门脉高压和顽固性腹水。

（2）肝外转移　①血行转移。肺转移率最高，可达半数，其次为肾、肾上腺、骨、脑等器官和软组织。②淋巴转移：最易转移至肝门淋巴结，也可转移到胰、脾、锁骨上、主动脉旁等处淋巴结。③种植转移：偶见，如种植于腹腔、胸腔、膈等处可形成肿块或胸、腹水，女性可有卵巢转移。

## 三、临床表现

起病隐匿，早期缺乏典型症状，多由甲胎蛋白及B超普查发现。临床症状明显者，病情大多已进入中晚期。中晚期临床表现如下。

**1. 肝区疼痛**　是肝癌最常见的症状，多为持续性胀痛或钝痛，是由于肿瘤增长迅速，肝包膜被牵拉所致。如病变侵犯膈，疼痛可放射至右肩或右背，向右后生长的肿瘤可引起右腰痛。肿瘤生长缓慢者可无明显疼痛。突然发生的剧烈腹痛和腹膜刺激征常提示肝表面的癌结节破裂，坏死的癌组织及血液流入包膜下或腹腔引起急性腹膜炎；出现晕厥和休克者表明出血量大。

**2. 肝大**　为中晚期肝癌最常见的主要体征。肝大呈进行性，质地坚硬，表面凹凸不平，有大小不等的结节，边缘不整，常有压痛。肝癌突出于右肋弓下或剑突下时，上腹可呈现局部隆起或饱满，如癌位于膈面，则主要表现为膈抬高。在肝区肿瘤部位可闻及吹风样血管杂音，这也是肝癌的一个特征性体征。

> **考点提示**
> 中晚期肝癌最常见的体征是肝脏进行性肿大，质硬，有压痛。

**3. 黄疸**　多出现在晚期，多为阻塞性黄疸，少数为肝细胞性黄疸，可因肝细胞损害引起，或由于癌块压迫或侵犯肝内胆管，或癌组织和血块脱落引起胆道梗阻所致。

**4. 肝硬化征象**　肝癌伴有肝硬化的患者同时有肝功能减退和门静脉高压的表现。腹水增多较快，开始可为漏出液，晚期多为血性腹水，因癌侵犯肝包膜或向腹腔内破溃或出现腹膜转移癌所致。

**5. 全身性表现**　食欲不振、进行性消瘦、乏力、营养不良和恶病质等，可有低热。

**6. 转移灶症状**　如发生肺、骨、脑等转移，可出现相应症状。

**7. 伴癌综合征**　系指原发性肝癌患者由于癌肿本身代谢异常或癌组织对机体影响而引起内分泌或代谢异常的一组症候群。主要表现为自发性低血糖症、红细胞增多症等。

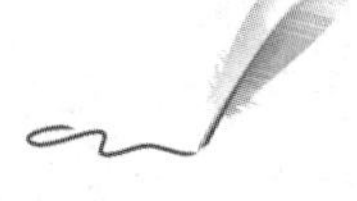

## 四、实验室及其他检查

**1. 肿瘤标志物**

（1）甲胎蛋白　AFP是诊断肝细胞癌最特异的标志物，阳性率为70%～90%，在症状出现前6～12个月已上升，现已广泛用于肝细胞癌的普查、诊断、疗效判断及预测复发。在排除妊娠、肝炎、生殖腺胚胎瘤的基础上，AFP诊断肝细胞癌的标准为：①AFP＞500μg/L，持续4周以上；②AFP由低浓度逐渐升高不降；③AFP＞200μg/L持续8周以上。

（2）其他肝癌标志物　γ－谷氨酰转肽酶同工酶Ⅱ（$GGT_2$）、异常凝血酶原（APT）、α－L－岩藻糖苷酶（AFU）等有助于AFP阴性肝癌的诊断和鉴别诊断。

**2. 影像学检查**

（1）超声显像　B超结合AFP检测，已广泛用于肝癌普查，有利于早期诊断。超声检查可显示直径为2cm以上的肿瘤，对定位诊断有较大价值，并有助于引导肝穿刺活检。彩色多普勒血流成像可分析测量进出肿瘤的血流量，进而判断病灶的血供情况，有助于鉴别病变的良恶性质。还可以了解肝癌的播散与浸润，了解肝内静脉有无癌栓及其范围。

（2）增强CT/MRI　CT平扫多为低密度占位，部分有晕圈征，大肝癌常有中央坏死。增强时动脉期病灶的密度高于周围肝组织，但随即快速下降，低于周围正常肝组织，并持续数分钟，呈“快进快出”表现。MRI为非放射性检查，并可显示更清晰的软组织对比。

（3）选择性肝动脉造影　当增强CT/MRI对疑为肝癌的小病灶难以确诊时，选择性肝动脉造影是肝癌诊断的重要补充手段。对直径1～2cm的小肝癌，肝动脉造影可以更精确地做出诊断，准确率＞90%。

**3. 经皮肝穿刺活检**　在超声或CT引导下用特制活检针穿刺癌结节，吸取癌组织检查可获病理诊断。但接近肝边缘的癌结节易破裂，并有针道转移的危险。

## 五、诊断与鉴别诊断

**1. 诊断**　有典型临床表现的患者，往往已经晚期，为争取对肝癌的早诊早治，应对高危人群（各种原因所致的慢性肝炎、肝硬化以及35岁以上的HBV或HCV感染者）每6～12个月行B超和AFP检测，如有阳性改变，应进一步检查。

国际上广泛使用的肝癌诊断标准如下。

（1）具有两种典型影像学（B超、增强CT或MRI及选择性肝动脉造影）表现，病灶＞2cm。

（2）一项典型的影像学表现，病灶＞2cm，AFP＞400μg/L。

（3）肝脏活检阳性。

满足以上三项中的任一项，即可诊断肝癌。

**2. 鉴别诊断**

（1）继发性肝癌　原发于胃肠道、呼吸道、泌尿生殖道、乳房等处的癌灶常转移至肝，大多为多发性结节，临床表现以原发癌为主，AFP检测一般为阴性。

（2）肝炎、肝硬化　部分肝炎、肝硬化患者也有血清AFP升高，但常为一过性且多伴有转氨酶同步升高，原发性肝癌的AFP呈持续上升且与转氨酶升高不成比例。原发性肝癌多发生在肝硬化的基础上，两者的鉴别常有困难。结合临床表现及影像学检查，再反复检测AFP等肿瘤标志物，可做出正确诊断。

（3）肝脓肿　临床表现为发热、肝区痛和明显压痛，白细胞计数增高。超声检查可探

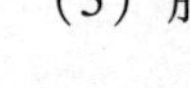

得肝内液性暗区。但当脓液稠厚，尚未形成液性暗区时，诊断颇为困难，在超声引导下作诊断性穿刺或药物试验性治疗有助于确诊。

## 六、治疗

肝癌对化疗和放疗不敏感，常用的治疗方法有手术切除、肝移植、血管介入、射频消融术等。

**1. 手术治疗**　手术切除仍是目前根治原发性肝癌的首选方法，凡有手术指征者均应不失时机争取手术切除。手术适应证为：①诊断明确，估计病变局限于一叶或半肝者。②肝功能代偿良好，凝血酶原时间不低于正常的50%者。③无明显黄疸、腹水或远处转移者。④心、肺和肾功能良好，能耐受手术者。肝切除量在肝功能正常患者不超过70%，中度肝硬化者不超过50%，或仅能作右半肝切除，严重肝硬化者不能作肝叶切除。肝癌根治术后5年复发率高，术后要加强综合治疗与随访。

**2. 局部治疗**

（1）肝动脉化疗栓塞治疗（TACE）　为原发性肝癌非手术治疗的首选方案，疗效好。TACE的主要步骤是经皮穿刺股动脉，在X线透视下将导管插至肝固有动脉或其分支，注射抗肿瘤药或栓塞剂。常用栓塞剂有吸收性明胶海绵碎片和碘化油。目前多采用碘化油混合化疗药，注入肝动脉，发挥持久的抗肿瘤作用。TACE应反复多次治疗，一般每4～6周重复1次，经2～5次治疗，许多肝癌明显缩小，可进行手术切除。但对播散卫星灶和门静脉癌栓的疗效有限，更难控制病灶的远处转移。

（2）无水乙醇注射疗法（PEI）　在B超引导下，将无水乙醇直接注入肝癌组织内，使癌细胞脱水、变性，产生凝固性坏死，属于一种化学性治疗肝癌的方法。目前已被推荐为肿瘤直径小于3cm，结节数在3个以内伴有肝硬化而不能手术治疗的主要治疗方法。

（3）射频消融术（RF）　在B超或开腹条件下，将电极插入肝癌组织内，应用电流热效应等多种物理方法毁损病变组织。

**3. 肝移植**　对于肝癌合并肝硬化患者，肝移植可将整个病肝切除，是治疗肝癌和肝硬化的有效手段。但若肝癌已有血管侵犯及远去转移（常见为肺、骨），则不宜行肝移植术。

## 七、预后

与病理类型、病期、肝功能状态、是否及时治疗及治疗方法有关。中晚期肝癌根治机会少，预后差。

## 八、预防

接种乙肝疫苗，注意饮食及饮水卫生，忌食霉变食物，戒酒是针对肝癌病因预防的有效措施。

### 小结

原发性肝癌目前认为与病毒性肝炎、肝硬化、黄曲霉素等化学致癌物质和水土因素等有关。原发性肝癌分为三类，即肝细胞型、胆管细胞型和混合型。我国绝大多数为肝细胞型。早期肝癌缺乏典型症状；中晚期肝癌表现为肝区疼痛、肝脏进行性肿大等。AFP是诊断肝细胞癌最特异的标志物，与B超结合用于肝癌的普查，有利于早期诊断。手术切除仍是目前根治原发性肝癌的首选方法。

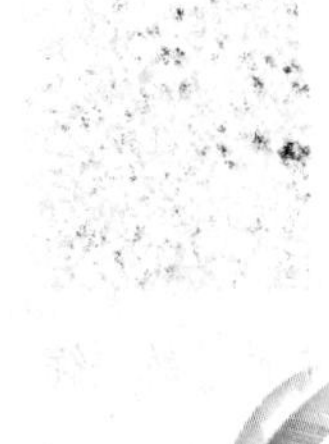

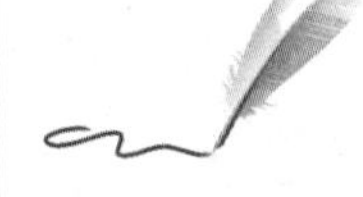

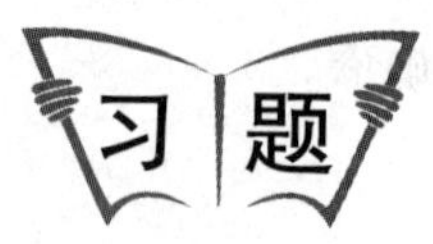


## 一、选择题

**【A1/A2 型题】**

1. 对肝癌的临床诊断最具特异性的症状体征是

A. 肝区疼痛　　B. 进行性肝大，质硬　　C. 恶病质

D. 梗阻性黄疸　　E. 肺部转移病灶

**【A3/A4 型题】**

（2～3 题共用题干）

患者，女，50 岁。右上腹剧痛 15 天，伴发热 10 天。有乙肝病史 10 年，慢性支气管病史 8 年。查体：体温 38.3℃，慢性病容，无颈静脉怒张，双肺呼吸音减弱，未闻及湿啰音。腹膨隆，肝右肋下 4cm，质硬，压痛（+），移动性浊音阳性，双下肢凹陷性水肿，肝功能检查正常。

2. 该患者肝大最可能的原因是

A. 右心功能不全　　B. 淋巴瘤　　C. 胆道感染

D. 肝脓肿　　E. 肝癌

3. 下列检查对明确诊断意义不大的是

A. 血清 AFP　　B. 腹部 CT　　C. 腹部 B 型超声

D. 血乙肝病毒 DNA　　E. 肝穿刺活检

## 二、思考题

患者，男，42 岁。右上腹痛半年，加重伴上腹部包块 1 个月。半年前无明显诱因出现右上腹钝痛，为持续性，有时向右肩背部放射，无恶心、呕吐。1 个月来右上腹痛加重，自觉右上腹饱满，有包块，伴腹胀、食欲缺乏、恶心，体重下降约 4kg。于当地医院查 B 超示肝脏占位性病变。既往有乙肝病史多年。查体：T 36℃，P 80 次/分，R 12 次/分，BP 110/70mmHg，神清，全身皮肤无黄染，巩膜轻度黄染，浅表淋巴结未触及明显肿大。心肺（-）。腹软，右上腹饱满，右上腹压痛（+），无反跳痛，肝脏肋下可及 5cm，质硬，边缘不整，有触痛，肝上界叩诊位于第 5 肋间，肝区叩痛（+），移动性浊音（-）。双下肢不肿。血常规：Hb 89g/L，WBC $5.6 \times 10^9$/L。肝功能检查：ALT 84U/L，AST 78U/L，TBIL 30μmol/L，DBIL 10μmol/L，ALP 188IU/L，GGT 64IU/L，AFP 880ng/ml，CEA 24mg/ml。B 超示肝右叶实性占位性病变，8cm 大小，肝内外胆管不扩张。

请问：

1. 该患者可能的诊断是什么？
2. 诊断依据是什么？
3. 应进一步完善哪些检查？

扫码“练一练”

（陈红莲）

# 第十节　肝性脑病

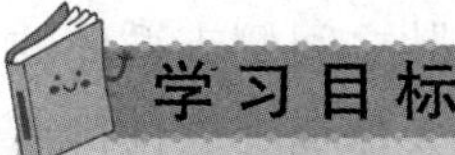


1. 掌握　肝性脑病的临床表现、诊断及治疗原则。
2. 熟悉　肝性脑病的病因和诱因、辅助检查。
3. 了解　肝性脑病的发病机制。
4. 学会正确诊断与预防肝性脑病。
5. 具有对肝性脑病风险患者进行健康教育的能力。

［案例］

患者，男，17 岁。因发热、恶心、呕吐、眼黄 5 天，神志不清 3 天而入院。发病前无用药史。查体：T 36℃，P 78 次/分，R 19 次/分。神志不清，躁动不安。检查不合作。巩膜明显黄染，心肺未及明显异常，腹平软，肝浊音界仅 1 肋间，肋下未及。脾未及。颈软，克氏征阴性。无病理反射。血常规：WBC $11\times10^9$/L，N 80%。肝功能检查：ALT 650U/L，AST 320U/L，TBIL 100μmol/L。

［讨论］

1. 本病的临床诊断及诊断依据是什么？
2. 请制定治疗方案。

肝性脑病（hepatic encephalopathy，HE）是由严重肝病引起的、以代谢紊乱为基础的中枢神经系统功能失调的综合征，其主要临床表现是意识障碍、行为失常和昏迷，过去称为肝性昏迷（hepatic coma）。

## 一、病因和诱因

**1. 病因**　大部分肝性脑病是由各型肝硬化引起，以肝炎后肝硬化最多见，其次为门体分流手术引起。小部分肝性脑病见于重症病毒性肝炎、中毒性肝炎和药物性肝病引起的急性或暴发性肝功能衰竭。

**2. 诱因**

（1）摄入过多的含氮食物（高蛋白饮食）或药物或上消化道出血　使肠内产氨增多。

（2）低钾性碱中毒　$NH_4^+$ 容易变成 $NH_3$，导致氨中毒，常由于大量利尿或放腹水引起。

（3）低血容量与缺氧　可使血氨升高，降低脑细胞对氨的耐受性。

（4）便秘　增加氨吸收的机会。

（5）感染　增加组织分解代谢从而增加产氨。

（6）低血糖　使脑内去氨活动停滞，氨毒性增加。

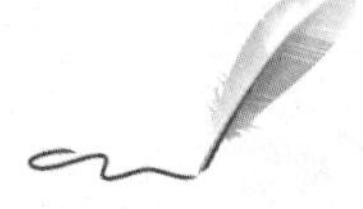

（7）其他　镇静、催眠剂可直接抑制大脑和呼吸中枢。麻醉和手术可加重肝、脑、肾的负担。

## 二、发病机制

肝性脑病是一个临床综合征，病理生理基础是肝功能衰竭和门腔静脉之间侧支循环的形成，来自肠道的许多毒性代谢产物，不能被肝解毒和清除，经侧支进入体循环，透过血脑屏障引起大脑功能紊乱。关于发病机制现有多种学说，尚无一种学说能解释所有肝性脑病，其中氨中毒学说研究最多，证据也最多，为经典学说。

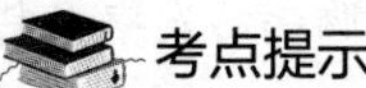

考点提示

氨对中枢神经系统的毒性作用主要是干扰了大脑的能量代谢。

**1. 氨中毒学说**　血氨来自肠道、肾脏和骨骼肌，其中肠道是氨产生和进入血液循环的主要门户。氨以非离子型氨（$NH_3$）和离子型（$NH_4^+$）两种形式存在，两者的互相转化受 pH 梯度改变的影响。氨在肠道的吸收主要以 $NH_3$ 弥散进入肠黏膜，其吸收率比 $NH_4^+$ 高得多。当结肠内 pH >6 时，$NH_4^+$ 转化为 $NH_3$，大量弥散入血，pH <6 时，则以 $NH_4^+$ 形式进入肠腔，随粪排出。

健康的肝脏可将门静脉输入的氨转变为尿素和谷氨酰胺，使之极少进入体循环。肝衰竭时，肝脏对氨的代谢能力明显减退；当有门－体分流存在时，肠道的氨不经肝脏代谢而直接进入体循环，血氨增高。前述的许多诱因均可致氨的生成和（或）吸收增加，改变脑组织对氨的敏感性。

游离的 $NH_3$ 有毒性，且易透过血脑屏障，其对脑功能有多方面的影响：①干扰脑细胞三羧酸循环，使大脑细胞的能量供应不足。②增加脑对酪氨酸、苯丙氨酸、色氨酸等中性氨基酸的摄取，它们对脑功能具有抵制作用。③增加谷氨酰胺的合成。谷氨酰胺是很强的细胞内渗透剂，其增加导致星形胶质细胞、神经元细胞肿胀，是肝性脑病时脑水肿发生的重要原因。④干扰神经的电活动。

**2. γ－氨基丁酸/苯二氮草（GABA/BZ）复合体学说**　大脑神经元表面 GABA 受体与 BZ 受体及巴比妥受体紧密相连，组成 GABA/BZ 复合体，共同调节氯离子通道。复合体中任何一个受体被激活均可促使氯离子内流而使神经传导被抑制。弥散入大脑的氨可上调脑星形胶质细胞 BZ 受体表达，引发肝性脑病。

**3. 假性神经递质学说**　神经冲动的传导是通过递质来完成的。神经递质分兴奋和抑制两类，正常时两者保持生理平衡。人体内兴奋性神经递质有多巴胺、去甲肾上腺素、乙酰胆碱、谷氨酸等。食物中的芳香族氨基酸如苯丙氨酸、酪氨酸等经肠菌脱羧酶的作用分别转变为苯乙胺和酪胺，经吸收后在肝内清除。若肝对此两种胺的清除发生障碍，则可进入脑组织，在脑内经 β－羟化酶的作用分别形成苯乙醇胺和 β－多巴胺。后两者的化学结构与正常的神经递质去甲肾上腺素相似，但不能传递神经冲动或作用很弱，因此称假性神经递质。当假性神经递质被脑细胞摄取并取代了突触中的正常递质，则神经传导发生障碍。

**4. 氨基酸代谢失衡学说**　研究发现，肝性脑病患者血中，支链氨基酸减少，而芳香族氨基酸增多，两者比值减小。支链氨基酸减少是因肝功能障碍，肝对胰岛素的灭活减弱，使血浆胰岛素含量升高，促进肌肉和脂肪摄取、利用支链氨基酸。芳香族氨基酸增多主要因肝功能衰竭对其清除障碍。此两种氨基酸在通过血脑屏障时竞争同一载体，浓度较高的

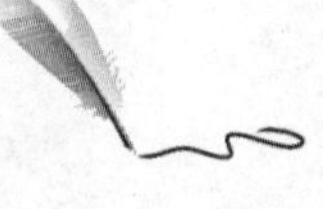

芳香族氨基酸过多地进入脑组织，形成假神经递质而取代正常递质。可以说，氨基酸代谢失衡学说是假性神经递质学说的补充和发展。

## 三、临床表现

根据意识障碍程度、神经系统表现和脑电图改变，将肝性脑病分为四期。

一期（前驱期）：轻度性格改变和行为失常，如欣快、易激动或淡漠少言、神志恍惚、衣冠不整或随地便溺。应答尚准确，但吐词不清且较缓慢。可有扑翼样震颤，亦称肝震颤，即嘱患者两臂平伸，肘关节固定，手掌向背侧伸展，手指分开时，可见到手向外侧偏斜，掌指关节、腕关节、甚至肘与肩关节不规则地扑翼样抖动。嘱患者手紧握医生手一分钟，医生能感到患者抖动。脑电图多数正常。

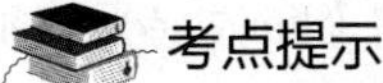


肝性脑病前驱期的主要表现是轻度性格改变和行为失常。

二期（昏迷前期）：以意识错乱、睡眠障碍、行为失常为主。前一期的症状加重，定向力和理解力均减退，对时、地、人的概念混乱，不能完成简单的计算和智力测验，言语不清、书写障碍、举止反常，昼睡夜醒，甚至有幻觉、恐惧、狂躁，而被看成精神病。此期患者有明显神经体征，如腱反射亢进、肌张力增高、踝阵挛及 Babinski 征阳性等。扑翼样震颤存在，脑电图有特征性波形（θ 波）。

三期（昏睡期）：以昏睡、神志不清和精神错乱为主，各种神经体征持续或加重，大部分时间患者呈昏睡状态，但可以唤醒并能应答问话，但常有神志不清和幻觉。扑翼样震颤仍可引出，锥体束征常呈阳性，肌张力增加，脑电图有异常波形（θ 波）。

四期（昏迷期）：神志完全丧失，不能唤醒。浅昏迷时，对痛刺激和不适体位尚有反应，腱反射和肌张力仍亢进。由于患者不能合作，扑翼样震颤无法引出。深昏迷时，各种反射消失，肌张力降低，脑电图明显异常（δ 波）。

## 四、实验室及其他检查

**1. 血氨**　慢性肝性脑病特别是门体分流性脑病患者多有血氨升高。急性肝性脑病患者血氨多正常。

**2. 脑电图**　典型改变为节律变慢。二期和三期表现为 θ 波，每秒 4 ~7 次；昏迷时出现对称的高波幅 δ 波，每秒少于 4 次。

**3. 简易智力测验**　可作为轻微肝性脑病的筛选检查，但受年龄、文化程度等的影响。测验内容包括简单计算、书写、构词、画图、搭积木、用火柴杆搭五角星等。而作为常规使用的是数字连接试验（NCT）和数字符号试验（DST），其结果容易计量，便于随访。NCT 是让患者将随机印在纸上的 25 个阿拉伯数按照从小到大的顺序尽快地连接起来，医生记录连接数字所需的时间，包括连错后纠正错误的时间，超过 30 秒即为异常。DST 是将 1 ~9 个阿拉伯数字与一串不同的符号相对应，让患者在 90 秒钟之内尽快写出与数字相应的符号。

**4. 诱发电位**　是大脑皮质或皮质下层接收到由各种感觉器官受刺激的信息后所产生的电位，其有别于脑电图所记录的大脑自发性电活动，可用于轻微肝性脑病的诊断和研究。

**5. 其他**　头部 CT 或 MRI 检查可发现脑水肿或脑萎缩；肝功能检查可了解肝脏损害程度及储备功能，判断预后。

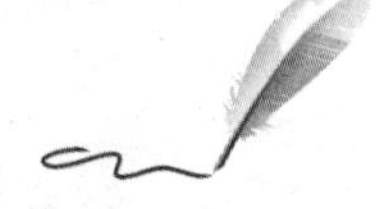

## 五、诊断与鉴别诊断

**1. 诊断** 肝性脑病的主要诊断依据为：①严重肝病和（或）广泛门体侧支循环建立。②有肝性脑病的诱因。③精神紊乱、昏睡或昏迷，可引出扑翼样震颤。④明显肝功能损害和（或）血氨增高。⑤典型的脑电图改变。

轻微肝性脑病的诊断依据为：①有严重肝病和（或）广泛门体侧支循环形成的基础。②简易智力测验、诱发电位检查等异常。

**2. 鉴别诊断** 以精神症状为突出表现的肝性脑病易被误诊为精神病，因此遇精神错乱患者，应警惕肝性脑病的可能性。肝性昏迷还应与可引起昏迷的其他疾病，如糖尿病、低血糖、尿毒症、脑血管意外、脑肿瘤、脑部感染、酒精中毒、药物及各类毒物中毒等相鉴别。

## 六、治疗

**1. 去除诱因** 慎用镇静药及损伤肝功能的药物。及时控制感染和上消化道出血。避免快速、大量排钾利尿和放腹水，纠正水、电解质和酸碱平衡失调。

**2. 纠正氨中毒**

（1）减少肠道氨的生成和吸收 ①饮食：限制蛋白质的摄入，但必须保证热能供给。对于一期、二期患者，疾病开始数日应限制蛋白质在20g/d之内，三期、四期患者应禁止从胃肠道补充蛋白质。神志清楚后，可逐步增加蛋白质的摄入量至1g/（kg·d），并应首选植物蛋白。②口服乳果糖：到达结肠后被乳酸杆菌、粪肠球菌等分解成为乳酸、乙酸，从而降低肠腔内pH，减少氨的生成和吸收，并能促进血液中的氨渗入肠道而有利于氨的排出。③口服抗生素：常用的有新霉素、甲硝唑等，可抑制肠道产尿素酶的细菌，从而减少氨的生成。④灌肠或导泻：可清除肠内积食、积血或其他含氮物质。常用口服或鼻饲25%硫酸镁30～60mL导泻。弱酸性溶液灌肠保持肠道呈酸性环境。禁用碱性肥皂水灌肠。

> **考点提示**
> 乳果糖治疗肝性脑病的作用机制是减少肠道氨的生成和吸收。

（2）促进体内氨的代谢清除 ①L－鸟氨酸－门冬氨酸盐：在体内经鸟氨酸循环与氨结合，合成谷氨酰胺而降低血氨。10～20g/d静脉滴注或口服，不良反应为恶心、呕吐。②谷氨酸盐：在体内与氨结合后经肾排出，有谷氨酸钾和谷氨酸钠两种，可根据血钾和血钠浓度来选择用药，尿少时少用钾剂，腹水和水肿明显时慎用钠剂。谷氨酸盐为碱性，合并代谢性酸中毒者较宜。③苯甲酸钠：可与肠内残余氮质结合形成马尿酸，经肾排出而降低血氨。治疗急性门体分流性脑病的效果与乳果糖相当。剂量为10g/d，分次口服。④精氨酸：通过促进尿素循环而降低血氨，10～20g/d，加入葡萄糖液中静滴。该药呈酸性，适用于碱中毒者。

**3. 减少假性神经递质形成** 静脉输注支链氨基酸（BCAA）可竞争性抑制芳香族氨基酸进入大脑，减少假性神经递质的形成。

**4. GABA/BZ复合受体拮抗药** 氟马西尼可以拮抗内源性苯二氮草所致的神经抑制，对肝性脑病的昏睡、昏迷有促醒作用。其用量为0.5～1mg静脉注射或1mg/h持续静脉滴注。

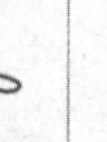

**5. 人工肝和肝移植**　人工肝是用血液灌流、血液透析、血浆置换等方法清除体内氨和其他毒物，对于急慢性肝性脑病均有一定疗效。肝移植是治疗终末期肝病的有效手段。

**6. 重症监护**　对重度肝性脑病特别是暴发性肝功能衰竭者，应进行重症监护，并采取以下措施：①保护脑细胞功能：用冰帽降低颅内温度，以减少能量消耗。②保持呼吸道通畅：深昏迷者应作气管切开，以促进排痰和方便给氧。③防治脑水肿：静脉滴注高渗葡萄糖、甘露醇等可防治脑水肿。

## 七、预后

肝性脑病诱因明确且容易消除者预后较好，肝功能较好，门腔静脉分流术后进食高蛋白饮食而引起的门体分流性脑病，经治疗大多预后较好。有腹水、黄疸、出血倾向的患者预后差。

## 八、预防

积极防治各种肝病、肝硬化的发生，去除诱因，及早发现和处理亚临床患者对预防肝性脑病均有一定的作用。

**小结**

肝性脑病是由严重肝病引起、以代谢紊乱为基础的中枢神经系统功能失调综合征。氨中毒学说是肝性脑病最主要的发病机制。其主要临床表现为意识障碍、行为异常和昏迷。临床过程分为潜伏期、前驱期、昏迷前期、昏睡期、昏迷期。治疗包括去除诱因，减少氨的生成及吸收，促进氨的代谢，加强对肝病患者的教育，指导患者饮食与用药，减少肝性脑病发生，条件允许可行肝移植治疗。

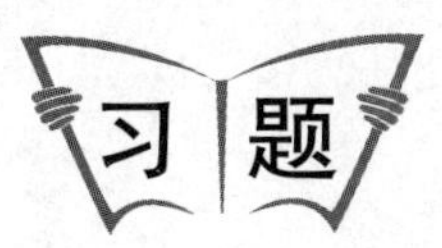


## 一、选择题

**【A1/A2 型题】**

1. 肝性脑病前驱期的主要表现是
   A. 性格改变　　B. 计算能力减退　　C. 定向力减退
   D. 巴宾斯基征阳性　　E. 生理反射亢进
2. 慢性肝病患者，血氨升高导致肝性脑病发生的机制，是干扰了大脑的
   A. 蛋白质代谢　　B. 脂肪代谢　　C. 微量元素代谢
   D. 水盐代谢　　E. 能量代谢
3. 乳果糖治疗肝性脑病的作用机制是
   A. 促进肝细胞再生　　B. 抑制肠道细菌增殖
   C. 吸附肠内毒素　　D. 减少肠内氨的形成和吸收
   E. 供给糖，以提供热量

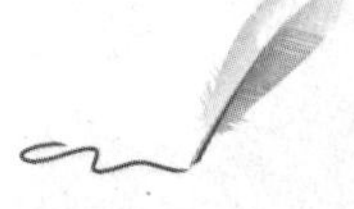

**【A3/A4 型题】**

(4～5 题共用题干)

患者，男，45 岁。发现肝硬化已 5 年。3 天前与朋友聚餐时出现呕血，鲜红色，量约 1 000ml。患者出现头晕、心悸、出冷汗等，经输血、补液和应用止血药物治疗后病情好转，血压和心率恢复正常。1 天前起出现睡眠障碍，并出现幻听和言语不清。实验室检查：血氨 130μg/dl，血糖 5.6mmol/L，尿素氮 7.2mmol/L。

4. 消化道出血的原因最可能是
   A. 胃癌　B. 胃溃疡
   C. 十二指肠溃疡　D. 食管－静脉曲张破裂
   E. 胃黏膜病变
5. 肝硬化门静脉高压症最具诊断价值的表现是
   A. 腹水　B. 脾大，脾功能亢进
   C. 腹壁静脉曲张　D. 食管下段、胃底静脉曲张
   E. 黄疸

## 二、思考题

患者，男，47 岁。乏力、食欲缺乏伴巩膜黄染 1 年，意识障碍 1 天。家属诉患者大便干结，5 天一次，呈羊粪状。查体 T 36.5℃，P 110 次/分，R 30 次/分，BP 90/60mmHg，深昏迷状态，营养欠佳，面色晦暗，可见肝掌及蜘蛛痣，巩膜黄染，角膜反射消失，有特殊肝臭味。心肺查体未及明显异常，腹平软，肝脾肋下未及，移动性浊音（－）。腹壁反射、提睾反射消失。四肢肌肉松弛，膝反射弱，巴宾斯基征阳性。肝功能检查：ALT 160U/L，TBIL 50μmol/L，DBIL 28μmol/L，总蛋白 50g/L，白蛋白 28g/L，球蛋白 22g/L；血氨 40.3μmol/L；凝血酶原时间 23 秒。

请问：

1. 该患者可能的诊断是什么？
2. 诊断依据是什么？
3. 应进一步完善哪些检查？

扫码“练一练”

（陈红莲）

# 第十一节　急性胰腺炎

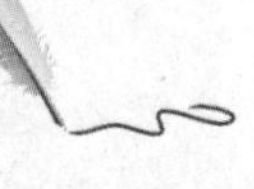

扫码“学一学”

**学习目标**

1. **掌握**　急性胰腺炎的临床表现、诊断依据、防治原则。
2. **熟悉**　急性胰腺炎的发病机制、鉴别诊断。
3. **了解**　急性胰腺炎的病因、病理改变。
4. 学会评估急性胰腺炎的病情，识别并发症。
5. 具有对急性胰腺炎患者进行健康教育的能力。

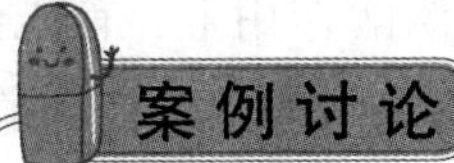


［案例］

患者，男，36 岁，腹痛 3 天入院。3 天前饮酒后出现上腹痛，呈持续性绞痛，阵发性加重，向腰部放射，伴恶心、呕吐，呕吐物为胃内容物，在当地医院经抗感染、补液治疗后，腹痛略减轻。今天早餐后腹痛再次加重无缓解，入院。查体：T 38.8℃，P 112 次/分，R 20 次/分，BP 80/53mmHg，急性病容，烦躁不安，全腹膨隆，腹肌紧张，明显压痛、反跳痛。肠鸣音减弱，移动性浊音（+）。实验室检查：血白细胞 $22.3\times10^9/L$，中性粒细胞 91%，血糖 14.3mmol/L，血钙 1.45mmol/L。腹部 X 线片未见膈下游离气体，未见气液平面。

［讨论］

1. 提出初步诊断及其依据。
2. 还需做哪些检查?

急性胰腺炎（acute pancreatitis，AP）是胰腺及其周围组织被胰腺分泌的消化酶自身消化的化学性炎症。临床以急性上腹痛、恶心、呕吐、发热、血淀粉酶增高为主要特点，是常见的消化系统急症之一，多见于青壮年。重症患者胰腺出血坏死、继发感染、腹膜炎、休克和多器官功能衰竭等并发症，病死率高。

## 一、病因和发病机制

**1. 病因**　病因较多，以胆系疾病、酗酒和暴饮暴食为主要病因。

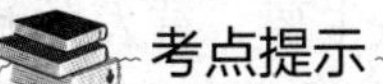


胆石症是急性胰腺炎最常见的病因。

（1）胆道疾病　胆石症、胆道感染或胆道蛔虫等均可引起急性胰腺炎，其中胆石症最为常见。70% ~80% 的人胰管与胆总管在 Vater 壶腹汇合后，共同开口于十二指肠壶腹部。一旦结石、蛔虫嵌顿在壶腹部，导致壶腹部狭窄和（或）Oddis 括约肌痉挛，胰管流出道不畅，胰管内高压。

（2）酗酒、暴饮暴食　常与胆道疾病共同导致急性胰腺炎。酗酒、暴饮暴食引起胆汁、胰液大量分泌，胰管不能充分引流大量胰液时，胰管内压力骤增，使胰管小分支和胰腺腺泡破裂，胰液与消化酶渗入间质，引起急性胰腺炎。约 40% 的急性胰腺炎的发病与酗酒和暴饮暴食有关。

（3）胰管阻塞　胰管结石、蛔虫、肿瘤等均可引起胰管阻塞，当胰液分泌旺盛时胰管内压明显增高，诱发本病。胰腺分裂症（系胰腺胚胎发育异常）患者，可因胰液引流不畅引发本病。

（4）其他　手术与创伤、感染、某些药物如噻嗪类利尿药、硫唑嘌呤、糖皮质激素和口服避孕药、内分泌与代谢障碍疾病如甲状旁腺肿瘤、家族性高脂血症等均可引发急性胰腺炎。有 5% ~25% 的患者原因不明，称之为特发性胰腺炎。

**2. 发病机制**　急性胰腺炎的发病机制尚未完全阐明，多认为是胰腺自身消化所致。正常胰腺分泌的消化酶大部分是以酶原形式存在的无活性的酶，如胰蛋白酶原、糜蛋白酶原等，并且胰腺腺泡的胰管内含有胰蛋白酶抑制物质，灭活少量的有生物活性或提前激活的

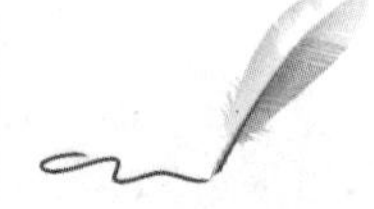

酶，避免胰腺自身消化。正常情况下，当胰液进入十二指肠后，在肠激酶作用下，首先激活胰蛋白酶原，形成胰蛋白酶，在胰蛋白酶作用下使各种胰酶原被激活为有生物活性的酶，对食物进行消化。各种胰酶原的不适时提前激活是急性胰腺炎形成的主要始动因素。急性胰腺炎时，胆汁或十二指肠液反流入胰管，胰蛋白酶原被激活后，发生连锁反应，激活其他酶原。大量活化的胰酶消化胰腺自身，导致胰腺实质及其周围组织的炎症、出血、坏死，进而可通过血液、淋巴液输送到全身，引起多脏器功能损害。

## 二、病理

**1. 水肿型** 约占 AP 的 90%，胰腺局限或弥漫性水肿、变硬、包膜张力增高、质脆，胰腺周围有少量脂肪坏死。镜下可见腺泡和间质水肿、充血，炎性细胞浸润，可见散在点状脂肪坏死，无明显胰实质坏死和出血。

**2. 出血坏死型** 此型少见，胰腺及胰腺周围组织出现脂肪坏死灶，称为钙皂斑。病程较长者可并发脓肿、假性囊肿或瘘管形成。镜下胰腺组织呈凝固性坏死，坏死灶周围有炎性细胞浸润包绕。常见静脉炎、淋巴管炎、血栓形成及出血坏死。并发休克、腹膜炎、败血症等，死亡率高，甚至可在发病数小时死亡。本病可累及全身各系统、器官，尤以心血管、肺、肾更为明显。

## 三、临床表现

因病理变化的性质和程度不同，临床表现轻重不一。水肿型胰腺炎症状相对较轻，且呈自限性过程。出血坏死型胰腺炎起病急骤，症状严重，并发症多。常在饱餐、高脂肪饮食或饮酒后发生，少数患者无诱因。

### （一）症状

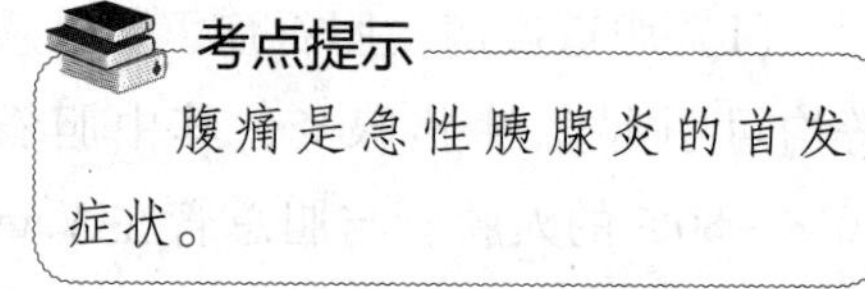

腹痛是急性胰腺炎的首发症状。

**1. 腹痛** 是最主要、首发的症状，突然起病，疼痛性质可为钝痛、钻痛、绞痛或刀割样痛，呈持续性，可有阵发性加剧，应用胃肠解痉药不能缓解，且进食加剧。疼痛多位于上腹中部，可向腰背部呈带状放射，取弯腰抱膝位疼痛可减轻。水肿型腹痛 3～5 天即缓解。坏死型病情发展较快，腹痛持续时间较长，可因渗液扩散而引起全腹痛。极少数年老体弱患者可无腹痛或轻微腹痛。

**2. 恶心、呕吐和腹胀** 多数患者有频繁恶心、呕吐，吐出食物和胆汁，呕吐后腹痛并不减轻，为 AP 腹痛特点。同时有腹胀，甚至出现麻痹性肠梗阻。

**3. 发热** 多为中度发热，持续 3～5 天。持续发热一周以上不退或逐日升高、白细胞升高者应怀疑继发胰腺脓肿或胆道感染。

**4. 水电解质及酸碱平衡紊乱** 多有轻重不等的脱水，低血钾、代谢性碱中毒。出血坏死型有明显脱水、代谢性酸中毒、血钙降低和血糖增高。

**5. 低血压或休克** 见于出血坏死型。患者出现烦躁不安、面色苍白、四肢湿冷、脉搏细数。极少数患者休克可突然发生，甚至猝死。主要原因为有效血容量不足，缓激肽类物质致周围血管扩张，并发消化道出血。

### （二）体征

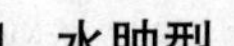

**1. 水肿型** 上腹部轻压痛，无腹肌紧张与反跳痛、肠鸣音减少。

**2. 出血坏死型**　①腹膜炎表现：局限或弥漫性腹肌紧张、腹部压痛与反跳痛。腹胀明显，肠鸣音减弱或消失。渗出液多时可有移动性浊音，腹腔穿刺可抽出血性液体，其淀粉酶含量很高，具有诊断意义。②腹部包块：部分患者因液体积聚并发胰腺脓肿和假性囊肿，在上腹部可扪及压痛性包块。③皮肤瘀斑：少数患者因胰酶、坏死组织及出血沿腹膜间隙与肌层渗入腹壁皮下，致两侧腰部皮肤呈暗灰蓝色，称 Grey－Turner 征；脐周皮肤青紫，称 Cullen 征。④其他：因胆总管或壶腹部结石、胰头炎性水肿并发胰腺脓肿或假囊肿压迫胆总管时，可出现黄疸。患者因低血钙引起手足抽搐者，预后不佳，系大量脂肪组织坏死分解出的脂肪酸与钙结合成脂肪酸钙，大量消耗钙所致，也与胰腺炎时刺激甲状腺分泌降钙素有关。

## 四、并发症

**1. 局部并发症**　主要是胰腺脓肿和假性囊肿。起病 2～3 周后，胰腺及胰周坏死继发感染形成脓肿，表现为高热、腹痛、上腹肿块和中毒症状；病后 3～4 周，胰液和液化的坏死组织在胰腺内或其周围包裹可形成假性囊肿，多位于胰体尾部，大小几毫米至几十厘米，可压迫邻近组织引起相应症状，囊肿穿破可致胰源性腹水。

**2. 全身并发症**　出血坏死型胰腺炎起病数日后常并发不同程度的多器官功能衰竭，如急性呼吸衰竭、心衰与心律失常、急性肾衰竭、胰性脑病等；还可有消化道出血、败血症及真菌感染、暂时性高血糖等；少数演变为慢性胰腺炎和糖尿病。

## 五、实验室及其他检查

**1. 淀粉酶测定**　血清淀粉酶在起病后 6～12 小时开始升高，48 小时开始下降，持续 3～5 天。当血清淀粉酶超过正常值 3 倍，即血清淀粉酶＞500U/L（索氏单位 somogyi 法）时可确诊。尿淀粉酶在发病后 12～14 小时开始升高，12 小时后尿淀粉酶＞1000U/L，下降缓慢，持续 1～2 周，但检测结果受患者尿量的影响。胰源性腹水和胸水中的淀粉酶值亦明显增高，可帮助诊断。

**2. 脂肪酶测定**　血清脂肪酶常在起病后 24～72 小时开始上升，持续 1～2 周，特异性较高，对就诊较晚的患者有诊断价值。

**3. 血钙测定**　出血坏死型胰腺炎可出现暂时性低钙血症，低血钙程度与临床严重程度平行，若血钙＜1.75mmol/L 提示预后不良。

**4. 其他实验室检查**　多有白细胞计数增多及中性粒细胞核左移。C－反应蛋白（CRP）是组织损伤和炎症的非特异性标志物，在胰腺坏死时明显升高。常见暂时性血糖升高，持久的空腹血糖高于 10mmol/L 反映胰腺坏死，提示预后不良。少数患者有高胆红素血症。AST、ALT、LDH 也可增高。出血坏死型胰腺炎时正铁蛋白阳性，因红细胞大量破坏，释放出的血红素与清蛋白结合生成正铁血红蛋白。

**5. 腹部平片**　可排除因内脏穿孔等所致急腹症、肠麻痹、麻痹性肠梗阻。

**6. 腹部 B 超及 CT 检查**　B 超可见胰腺肿大，回声异常；亦可了解胆系情况；后期可判断有无脓肿、假性囊肿。CT 可对急性胰腺炎的诊断和鉴别诊断、评估其严重程度，判断有无局部并发症有重要价值。增强 CT 是诊断胰腺坏死的最佳方法。

## 六、诊断

突发剧烈、持续的上腹部疼痛伴有恶心、呕吐、低热者；血、尿淀粉酶显著升高；腹

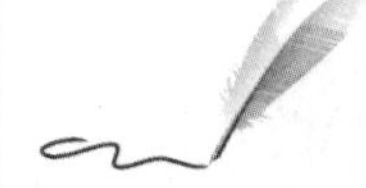

部典型影像学改变；排除其他急腹症，即可诊断急性水肿型胰腺炎。出血坏死型除具备水肿型胰腺炎的诊断标准，同时伴有高热、皮肤瘀斑、腹膜炎表现、手足搐搦及局部和全身严重并发症。

## 七、鉴别诊断

**1. 胆石症和急性胆囊炎** 有胆绞痛史，疼痛多在右上腹，常向右肩背放射，Murphy 征阳性，血及尿淀粉酶轻度升高，B 超及 X 线胆道造影可明确诊断。

**2. 消化性溃疡急性穿孔** 有典型的溃疡病史，腹痛突然加剧，可迅速波及全腹，腹肌紧张，肝浊音界消失，X 线片见膈下有游离气体可助于鉴别。

**3. 急性肠梗阻** 多表现为脐周或下腹部阵发性绞痛，腹胀，呕吐，肠鸣音亢进，有气过水声，无排气或排便，可见肠型，腹部 X 线可见肠管扩张和液气平面。

**4. 急性心肌梗死** 有冠心病史，突发上腹部剧痛，并向左肩臂放射，腹部体征轻或无，心电图显示心肌梗死改变，血清心肌酶升高，血、尿淀粉酶正常。

## 八、治疗

根据病变的轻重加以选择，治疗措施以去除病因、控制炎症为主。水肿型采取以对症支持治疗、防治感染、抑酸、抑制胰液分泌及胰酶活性等的内科治疗为主，3～5 天多可治愈。出血坏死型胰腺炎必须采取内科急救治疗或与手术处理相结合的综合措施，以挽救生命。

**1. 内科治疗**

（1）监护 严密监测体温、脉搏、血压、呼吸和尿量，注意血尿淀粉酶、血电解质等指标变化。

（2）维持水、电解质、酸碱平衡 病情重者常早期即出现低血容量休克，是早期死亡原因。故依据中心静脉压、血压、尿量、红细胞压积和电解质的监测，补充平衡盐液、血浆、新鲜全血，人血白蛋白、右旋糖酐及电解质，以恢复有效循环血量和电解质平衡，同时应维持酸碱平衡，慎用升压药。

（3）减少胰液分泌 是治疗本病的关键。①禁食和胃肠减压：是减少胰腺分泌的重要措施。病情轻者可不用胃肠减压，病情重者或腹胀明显者，须行胃肠减压，抽出胃液，可减少胃酸刺激引起的胰液分泌，并可防治麻痹性肠梗阻。症状缓解后先给无脂流食，逐渐恢复正常饮食。②生长抑素及其类似物：具有较强的抑制胰酶合成和分泌的作用，能明显减轻症状，减少并发症。常用的有 14 肽天然生长抑素，用法为先给 250μg 静脉缓注，继以 250μg/h 持续静脉滴注。因本品半衰期极短（1.1～5 分钟），临床上更常用人工合成的八肽生长抑素类似物奥曲肽，其半衰期较长（1～2 小时），用法为先以 100μg 静脉缓注，继以 25μg/h 持续静脉滴注，共持续 3～7 天或以上。③抑酸剂：$H_2$受体阻断药和质子泵抑制剂通过抑制胃酸分泌而间接抑制胰腺分泌。

（4）营养支持 出血坏死型胰腺炎患者早期宜采用全胃肠外营养（TPN），按一定比例输注脂肪乳、氨基酸和葡萄糖液。营养支持可增强肠道黏膜屏障，防止肠内细菌扩散引起胰腺坏死合并感染。

（5）防治感染 合并感染是病情加重、死亡率增高的重要原因之一。选择针对革兰阴性菌和厌氧菌、透过血胰屏障的抗生素，以亚胺培南或美罗培南为首选，疗程 7～10 天。

（6）其他治疗　①解痉镇痛：应用阿托品或山莨菪碱，腹痛剧烈时合用哌替啶。不宜单独使用吗啡镇痛，因其易导致 Oddis 括约肌痉挛，合用阿托品可对抗其所引起的痉挛。②抑制胰酶活性：仅用于出血坏死型胰腺炎的早期，但疗效不确定。常用抑肽酶，具有抗蛋白酶及胰血管舒缓素的作用，10 万～25 万 U/次，每日 2 次，溶于葡萄糖液静脉滴注；加贝酯，可抑制蛋白酶、血管舒缓素、凝血酶原、弹力纤维酶等，根据病情，开始每日 100～300mg 溶于 500～1500mL 葡萄糖盐水，以 2.5mg/（kg·h）速度静滴，2～3 天病情好转后，可逐渐减量；乌司他丁，是从人尿液中提取的一种蛋白酶抑制剂，对多种蛋白酶有抑制作用，近年来对急性胰腺炎的治疗倍受重视。用法 10 万 U/次，溶于 5% 葡萄糖液或生理盐水中静滴，2～3 次/天。③中医中药。

**2. 内镜下 Oddis 括约肌切开术（EST）**　是胆源性胰腺炎治疗的突破性进展，能迅速缓解症状，对胆石等所致的胰腺炎治愈率高达 97.1%，适用于老年人不宜手术者。

**3. 腹腔灌洗**　是救治急性出血坏死型胰腺炎的措施之一。通过腹腔灌洗可清除腹腔内细菌、内毒素、胰酶、炎性因子等，减少其进入血液循环后对全身脏器损害。指征为腹腔穿刺抽出含淀粉酶较高的腹水，应在确诊后 48 小时内及时进行。适时调整灌洗液中的成分，一般不加抗凝剂，灌洗时间不少于 5 天。

**4. 手术治疗适应证**　①重症胰腺炎经内科治疗无效者。②诊断未明确与其他急腹症如胃肠穿孔难于鉴别时。③胰腺炎并发脓肿、假性囊肿、弥漫性腹膜炎、肠麻痹坏死者。④胆源性胰腺炎处于急性梗阻状态。

## 九、预后

急性胰腺炎的病程经过及预后取决于病变程度以及有无并发症。水肿型患者常在一周内恢复，不留后遗症。出血坏死型病情重而凶险，尤以中老年患者、低血压、低白蛋白血症、低氧血症、低血钙、血糖过高及各种严重并发症者，预后差，病死率为 20%～40%。生存者多遗留不同程度的后遗症，或演变为慢性胰腺炎。

## 十、预防

积极治疗胆道、胰腺疾病，避免暴饮暴食与酗酒。

## 小结

急性胰腺炎是多种病因导致胰酶激活，引起胰腺组织自身消化的疾病。其中胆道疾病是最常见原因，酗酒和暴饮暴食可诱发加重。病理类型分为急性水肿型和坏死型。腹痛是本病的主要表现和首发症状，伴有恶心、呕吐、腹胀等。重症患者伴有低血压、休克、脏器功能衰竭。特征性腹痛、酶学改变及影像学检查是确诊依据。治疗方案取决于病理类型和严重程度。轻症患者以支持治疗、减少胰液分泌与抑制胰酶活性的治疗为主；重症患者宜采取综合治疗措施积极抢救。

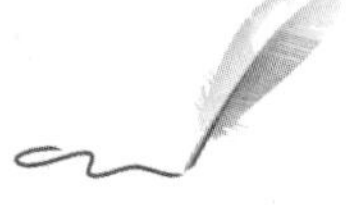

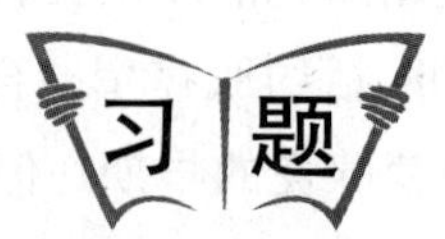


## 一、选择题

**【A1/A2 型题】**

1. 我国急性胰腺炎的主要病因是

A. 胆道系统疾病　　B. 内分泌与代谢障碍

C. 手术与创伤　　D. 胰管阻塞

E. 慢性酒精中毒

2. 关于急性胰腺炎的描述，错误的是

A. 血清淀粉酶在发病后数小时开始升高

B. 血清淀粉酶在发病后 24 小时达到高峰

C. 血清淀粉酶值高低与病情轻重成正比

D. 尿淀粉酶在发病 24 小时后开始上升

E. 血清淀粉酶超过正常值 3 倍可确诊

3. 诊断急性胰腺炎最广泛应用的化验指标是

A. 血清淀粉酶的同工酶　　B. 血清淀粉酶

C. 血清脂肪酶　　D. 血糖

E. 血钙

4. 患者，男，42 岁。上腹痛 2 天，频繁呕吐，吐后腹痛无缓解，腹胀加重 1 天，血压 80/50mmHg，脉搏 120 次/分，脐周皮肤青紫，血淀粉酶 750U/L（Somogyi）。最可能的诊断是

A. 急性心肌梗死　　B. 急性胰腺炎　　C. 急性肾衰竭

D. 急性胃炎　　E. 急性肝炎

5. 患者，男，53 岁。急性重症胰腺炎，入院后无尿、气促、全身水肿，血压 180/92mmHg，心率 120 次/分，听诊闻及两下肺布满湿性啰音，血钾 6.9mmol/L，BUN 25.2mmol/L，肌酐 577μmol/L，目前应采取的最有效治疗手段是

A. 利尿剂静脉注射　　B. 甘露醇静脉点滴

C. 口服甘露醇　　D. 控制入液量，停止补钾

E. 透析治疗

6. 患者，男，36 岁。1 天前饮酒后出现上腹剧烈疼痛，伴恶心、呕吐及腹胀，大小便正常。查体：上腹偏左腹肌紧张，明显压痛。腹部平片膈下未见游离气体。最可能的诊断是

A. 胆石症　　B. 消化性溃疡穿孔　　C. 肠梗阻

D. 急性阑尾炎　　E. 急性胰腺炎

**【A3/A4 型题】**

（7～10 题共用题干）

患者，男，43 岁。上腹疼痛 5 小时，伴发热，频繁呕吐。查体：体温 38.5℃，上腹部

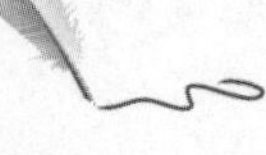

肌紧张，压痛，无移动性浊音。血白细胞 $15\times10^9/L$，X 线检查膈下未见游离气体。

7. 为明确诊断，该患者急需检查的项目是

A. 血淀粉酶　　B. 血常规　　C. 血清脂肪酶

D. 尿淀粉酶　　E. 尿常规

8. 最可能的诊断是

A. 胃溃疡穿孔　　B. 急性心肌梗死　　C. 胆石症

D. 急性胰腺炎　　E. 肠梗阻

9. 基本治疗措施是

A. 急诊手术　　B. 禁食和胃肠减压　　C. 腹腔穿刺引流

D. 腹腔镜切除胆囊　　E. 抗感染治疗

10. 如果患者治疗期间出现上腹部包块，首先考虑

A. 腹膜转移癌　　B. 肠梗阻　　C. 胰腺假性囊肿

D. 胰腺癌　　E. 结肠癌

## 二、思考题

患者，男，48 岁。1 天前与朋友聚餐后出现上腹部持续刀割样疼痛，放射至左侧腰背部，伴腹胀、频繁呕吐。查体：T 38.2℃，P 110 次/分，R 22 次/分，BP 85/55mmHg。患者烦躁不安，痛苦病容，皮肤与巩膜无黄染，腹部稍膨隆，两侧腰腹部出现暗灰蓝色斑，腹肌紧张，腹部压痛（+），反跳痛（+）。实验室检查：白细胞 $15.7\times10^9/L$，血淀粉酶 5320U/L，血清钙 2.1mmol/L。

请问：

1. 明确患者初步诊断及诊断依据。
2. 针对该患者制定治疗方案。

（张　剑）

扫码“练一练”

# 第十二节　上消化道大出血

扫码“学一学”

### 学习目标

1. **掌握**　上消化道大出血的临床表现、诊断方法、紧急处理原则。
2. **熟悉**　上消化道大出血的病因、鉴别诊断。
3. **了解**　评估上消化道大出血的病情，合理的抢救治疗。
4. 学会急诊胃镜检查与治疗指征，出血量多少的临床表现差异。
5. 具有开展上消化道大出血的健康教育和社区预防工作的能力。

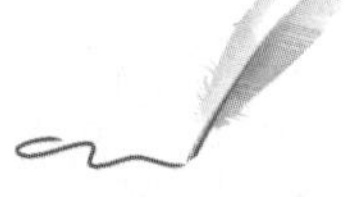

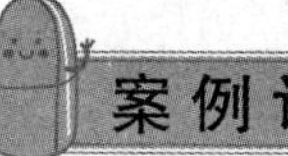


**[案例]**

患者，男，43 岁。因呕血伴黑便 2 天入院。2 天前出现上腹不适，呕血约 200ml，排柏油样便，伴恶心、乏力。1 小时前再次出现呕鲜血 400ml，急诊入院。乙肝病史 10 年，间断服药。否认结核病、高血压、心脏病史。查体：T 37.8℃，P 115 次/分，R 20 次/分，BP 90/70mmHg，贫血貌，面颊蜘蛛痣 2 个，心肺无异常。腹部稍膨隆，全腹无压痛与肌紧张，肝脏未触及，脾肋下 5cm，质硬，表面光滑，无压痛，移动性浊音（+），余无异常。

**[讨论]**

1. 该患者可能的诊断是什么？
2. 进一步完善哪些检查？

上消化道大出血（upper gastrointestinal hemorrhage）是指屈氏（Treitz）韧带以上的消化器官，包括食管、胃、十二指肠、胰腺、胆道病变及胃空肠吻合术的上段空肠病变引起的出血。根据出血量和速度分为急性和慢性。急性上消化道大出血是指在数小时内出血量超过 1000ml 或循环血量的 20% 以上，死亡率约 10%。临床表现为呕血和（或）黑便，因急性大出血引起周围循环衰竭，失血性休克而危及生命，是临床常见急症。

## 一、病因

上消化道疾病及全身性疾病均可引起上消化道大出血，临床上最常见的是消化性溃疡、食管 - 胃底静脉曲张破裂、急性糜烂出血性胃炎、胃癌引起的出血。这些病因约占上消化道大出血的 80% ~90%。

**1. 食管疾病** 反流性食管炎、食管憩室炎、食管癌、食管溃疡、食管贲门黏膜撕裂综合征（又称 Mallory - Weiss 综合征）、器械检查或异物引起损伤、放射性损伤、强酸和强碱引起化学性损伤等。出血量一般较小，极少引起大出血。

**2. 胃、十二指肠疾病** 临床上约 50% 以上的上消化道大出血由消化性溃疡引起。其他也可见于急性糜烂出血性胃炎、胃癌、胃泌素瘤、胃血管异常及其他肿瘤（平滑肌瘤、平滑肌肉瘤、息肉、淋巴瘤）、胃黏膜脱垂、急性胃扩张、十二指肠憩室炎、急性糜烂性十二指肠炎等。

**3. 胃空肠吻合术后的上段空肠溃疡和吻合口溃疡**

**4. 门静脉高压引起的食管胃底静脉曲张破裂出血和门脉高压性胃病** 引起门脉高压的疾病有肝硬化、门静脉炎或血栓形成的门静脉阻塞、肝静脉阻塞（Budd - Chiari 综合征）等。

**5. 上消化道邻近器官或组织的疾病** ①胆道出血：胆管或胆囊结石、胆道蛔虫病、胆囊或胆管癌、肝癌、肝脓肿或肝血管病变破裂。②胰腺疾病：胰腺脓肿、胰腺炎、胰腺癌等。③胸或腹主动脉瘤破入消化道。④纵隔肿瘤或脓肿破入食管。

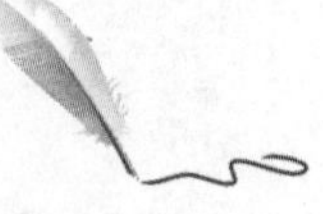

**6. 全身性疾病**　①血液病：白血病、再生障碍性贫血、血友病、弥散性血管内凝血等。②血管性疾病：过敏性紫癜、遗传性出血性毛细血管扩张症、动脉粥样硬化等。③尿毒症。④结缔组织病：血管炎、系统性红斑狼疮。⑤应激性溃疡：严重感染、手术、创伤、休克、肾上腺糖皮质激素治疗及某些疾病引起的应激状态，如重症心力衰竭、脑血管意外等。⑥急性感染性疾病：流行性出血热、钩端螺旋体病等。

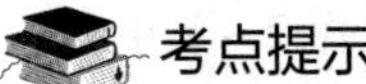


上消化道大出血的五种常见病因是消化性溃疡、门静脉高压症、出血性胃炎、胃癌、胆道出血。

## 二、临床表现

上消化道大出血的临床表现主要取决于出血量及出血速度。同时与患者的年龄、心肾功能状况等全身情况有关。

**1. 呕血与黑便**　是上消化道大出血的特征性表现。若出血量较少、速度慢亦可无呕血。上消化道大量出血之后，均有黑便。出血部位在幽门以上者常伴有呕血；幽门以下部位出血，如出血量大，速度快，血反流入胃腔也可引起呕血。

如果出血量大且速度快，血液在胃内滞留时间短，呕吐物则呈暗红色甚至鲜红色或有血块；如果血液在胃中停留时间长，经胃酸作用变成酸化正铁血红蛋白而呈咖啡渣样棕褐色。黑便多呈柏油样，黏稠而发亮，是由于红细胞在肠道破坏后，血红蛋白中的铁与硫化物结合形成硫化铁所致。当出血量大，血液在肠内推进快，可出现暗红甚至鲜红色便，酷似下消化道出血，应注意鉴别。

**2. 失血性周围循环衰竭**　急性大量失血由于循环血容量迅速减少而导致周围循环衰竭。患者可出现疲乏无力、头昏、心悸、恶心、口渴、突然起立出现黑朦或晕厥、皮肤湿冷、心率加快。进一步发展可出现精神萎靡、烦躁不安、面色苍白、四肢湿冷、口唇发绀、呼吸急促、心率加快、血压下降、少尿或无尿而呈休克状态。

**3. 氮质血症**　可分为肠源性、肾前性和肾性三种。在上消化道大量出血后，多由于大量血液蛋白质的代谢产物在肠道被吸收，使血中尿素氮浓度增高（肠源性氮质血症）或由于失血性周围循环衰竭造成肾血流暂时性减少，肾小球滤过率和肾排泄功能降低，以致氮质潴留（肾前性氮质血症）。血尿素氮常在出血后数小时开始上升，24～48 小时达高峰，一般不超过 14.3mmol/L，如无继续出血且休克已纠正，3～4 天后降至正常。对血尿素氮持续升高超过 3～4 天或明显升高超过 17.9mmol/L 者，在排除继续出血，且血容量已基本纠正而尿量仍少，则应考虑由于休克时间过长或原有肾脏病变基础而发生肾功能衰竭（肾性氮质血症）。

**4. 发热**　上消化道大出血后，多数患者在 24 小时内出现低热，持续 3～5 天降至正常。引起发热的原因尚不清楚，可能与循环血容量减少、贫血或周围循环衰竭，导致体温调节中枢功能障碍有关。

**5. 贫血与血象变化**　急性大出血后均有失血性贫血，但在出血的早期，血红蛋白浓度、红细胞计数与红细胞压积可无明显变化。在出血 3～4 小时后，组织液渗入血管内，使血液稀释才出现贫血，24～72 小时血液稀释到最大限度。贫血程度除取决于失血量、出血前有无贫血、出血后液体平衡状况等因素。出血后多有网织红细胞明显增高。

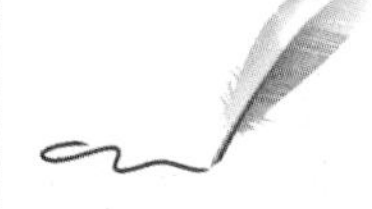

上消化道大量出血2~5小时，白细胞数升高可达（10~20）$\times 10^9$/L，止血后2~3天才恢复正常。但在肝硬化伴脾功能亢进的患者，白细胞数可不增高。

## 三、诊断

**1. 上消化道大出血诊断的确立** 根据呕血、黑粪和失血性周围循环衰竭的临床表现，如呕吐物或黑粪隐血试验呈强阳性，血红蛋白浓度、红细胞计数及红细胞压积下降的实验室改变，即可做出上消化出血的诊断。但必须注意排除：①下消化道出血：上消化道短时间内大量出血亦可表现为暗红色甚至鲜红色血便，此时如不伴呕血，常难与下消化道出血鉴别，应在病情稳定后即作急诊胃镜检查以明确诊断。高位小肠乃至右半结肠出血，如血在肠腔停留时间久亦可表现为黑粪，应注意鉴别。②消化道以外的出血，如来自呼吸道的出血（咯血与呕血的鉴别）和口、鼻、咽喉部出血。③饮食因素或服药引起的粪便发黑。

**2. 出血量的估计** 正确估计出血量对治疗和判断预后有重要意义。粪便隐血试验阳性提示每日消化道出血>5ml；若每日出血量>50ml可出现黑粪。胃内积血量在250~300ml时可引起呕血。一次出血量不超过400ml时，因轻度血容量减少可由组织液及脾脏贮血所补充，一般不引起全身症状。出血量超过400~500ml，可出现全身症状，如头昏、心慌、乏力等。短时间内出血量超过1000ml，可出现周围循环衰竭表现。3h内输血1500ml才能纠正的休克称为严重出血。

急性大出血严重程度的估计最有价值的指标是血容量减少所导致周围循环衰竭的临床表现，血压和心率是关键指标，需动态观察血压下降和心率加快幅度，结合临床表现加以判断。如收缩压<90mmHg、心率>120次/分，伴有面色苍白、四肢湿冷、烦躁不安或神志不清则已进入休克状态，属严重大量出血，应边诊断边及时抢救。

**3. 判断出血是否停止** 临床上出现下列情况考虑继续出血或再出血。①反复呕血或血色转为鲜红，黑粪次数增多、粪质稀薄，伴有肠鸣音亢进。②虽经输血、输液等治疗已补足血容量，周围循环衰竭的表现未见明显改善，或虽暂时好转而又恶化，中心静脉压仍有波动或下降。③血红蛋白浓度、红细胞计数与红细胞压积继续下降，网织红细胞计数持续增高。④补液与尿量足够的情况下，血尿素氮持续或再次增高。

**4. 判断出血原因和部位** 依据病史、症状与体征可为出血的病因提供重要线索，但确诊出血的原因与部位需行器械检查。

（1）病史与临床表现 患者有慢性、周期性、节律性上腹部疼痛史，出血前上腹部疼痛加剧，出血后疼痛减轻或缓解者，多为消化性溃疡并出血。呕出大量鲜红色血而有慢性肝炎、血吸虫病或长期酗酒等病史，伴有肝掌、蜘蛛痣、腹壁静脉曲张、脾大、腹水等体征时，以门脉高压食管胃底静脉曲张破裂出血为最大可能。服用非甾体类抗炎药等损伤胃黏膜的药物史者或应激状态者，可能为急性糜烂出血性胃炎。中年以上患者近期出现无规律上腹痛，伴有厌食、消瘦者，应警惕胃癌。如在剧烈呕吐后出现呕血与黑便者，应考虑为食管贲门黏膜撕裂综合征。迅速出现黄疸、发热及腹痛，并伴消化道出血时，胆道源性出血不能除外，常见于胆管结石或胆道蛔虫症。

（2）实验室检查 急性上消化道大出血时，重点化验应包括血象、血型、出凝血时间、大便隐血试验、肝功能及血肌酐、尿素氮等。肝功能异常、

> **考点提示**
> 胃镜检查是诊断上消化道大出血的首选方法。

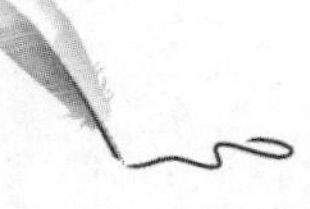

白细胞及血小板减少有助于肝硬化的诊断。

（3）胃镜检查　是目前诊断上消化道大出血病因和部位的首选方法。为及时明确诊断，多主张在出血后 24～48 小时内进行急诊胃镜检查。90% 以上的病因诊断靠胃镜检查。如若延误时间，一些急性浅表性粘腹损伤部分或全部修复，从而使诊断的阳性率大大下降。急诊胃镜检查还可根据病变的特征判断是否继续出血或估计再出血的危险性，并同时进行内镜止血治疗。对大出血患者胃镜检查前需先补充血容量、纠正休克、改善贫血。

（4）X 线钡餐检查　仅适用于出血已停止和病情稳定的患者，且对出血病因诊断阳性率不高。目前已多被胃镜检查所代替，主要适用于胃镜检查禁忌证或不愿进行胃镜检查者。但当怀疑病变在十二指肠降段以下小肠段，则有特殊诊断价值。

（5）其他检查　放射性核素检查、选择性动脉造影一般用于胃镜检查无法安全进行或因积血影响视野而无法判断出血灶的患者。近年来用放射性核素显像的方法可发现 0.05～0.12ml/min 活动性出血的部位。选择性动脉造影在发现出血部位的同时能进行介入治疗，并对需急诊手术者有定位诊断价值。

## 四、鉴别诊断

需与口、鼻、咽喉部出血、下消化道出血、消化道以外的出血性疾病相鉴别。

## 五、治疗

上消化道大出血病情急、变化快、严重者可危及生命，应积极进行抢救，迅速补充血容量。

**1. 一般治疗**　患者应卧床休息，保持呼吸道通畅，避免呕血时血液吸入气管引起窒息，必要时吸氧。活动性出血期间禁食。严密监测患者生命体征、神志、尿量、呕血与黑便情况，定期复查血象与血尿素氮，必要时进行中心静脉压测定。

**2. 积极补充血容量**　根据血型立即配血，尽快建立静脉通道补充血容量，改善周围循环。宜先输平衡液或葡萄糖盐水，或者紧急时输液、输血同时进行。遇血源暂缺，可用 500～1000mL 右旋糖酐或其他血浆代用品代替输血。改善急性失血性周围循环衰竭的关键是要输足全血。下列情况为紧急输血指征：①患者改变体位出现晕厥、血压下降和心率加快；②失血性休克；③血红蛋白低于 70g/L 或血细胞比容低于 25%。心率、血压、贫血改善程度、尿量和中心静脉压测定是确定输液、输血量的参考指标。对肝硬化患者尽量输新鲜血。防治代谢性酸中毒是抢救失血性休克的关键，酸中毒时应用碳酸氢钠静脉滴注。

**3. 止血**　针对不同病因，采取相应的止血措施。

（1）食管、胃底静脉曲张破裂大出血　①药物止血：血管加压素（vasopressin）及其衍生物，以垂体后叶素应用最普遍。该药可使内脏小血管收缩，从而降低门静脉血流和压力以达到止血的目的。剂量为 0.2～0.4U/min，止血后每 12 小时减 0.1U/min。可降低门脉压力 8.5%，止血成功率为 50%～70%，但出血易复发。因本药物可能引起门静脉系统血栓形成，目前主张同时使用硝酸甘油，以减少血管加压素引起的不良反应，还有协同降低门静脉压的作用，用法为静脉滴注或舌下含服，剂量视血压情况而定。对有冠心病的患者禁用血管加压素。生长抑素（somatostatin）及其衍生物，可减少内脏血流量，降低门静脉压力，不良反应少，又可抑制胃酸分泌，减少应激性胃黏膜损伤的发生。常用的有天然 14 肽生长抑素如思他宁（stilamin）和其八肽类似物如奥曲肽（octreotide）。用法为思他宁首

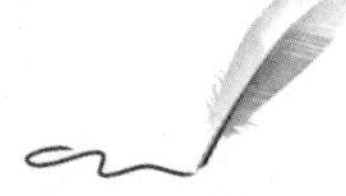

剂 250μg 静脉注射，以后 250μg/h 持续静脉滴注；奥曲肽首剂 100μg 静脉注射，继以 25～50μg /h 持续静脉滴注。血管扩张剂，不主张用于大量出血时，与血管收缩剂合用或止血后预防再出血时用较好，常用的有硝苯地平和硝酸甘油。②内镜直视下止血：不但能达到止血目的，而且可预防或减少再出血，是目前治疗食管胃底静脉曲张破裂出血的重要手段。常用方法如下。硬化剂注射：主要用于食管静脉曲张破裂出血，内镜下确认出血灶后，将硬化剂注入病灶周边及曲张静脉内，达到止血目的。组织黏合剂注射：与硬化剂治疗的原理相同，组织黏合剂与血液相遇后由液态迅速转化为固态而阻塞血管，尤其适用于食管、胃底均有明显静脉曲张的患者，应先处理胃底静脉曲张，与普通硬化剂注射相比，止血率高，再出血发生率低。皮圈套扎治疗：直接将食管的破裂曲张静脉套扎以止血。以上治疗方法一般适用于大出血基本控制，患者基本情况稳定时进行。③介入治疗：经股静脉胃冠状静脉栓塞术可用于其他止血措施失败的食管－胃底静脉曲张出血的患者。经皮经颈静脉做肝内门体分流术（TIPS）已较好开展，可以有效缓解门脉压力。④预防再出血的药物治疗：临床常用 β 受体阻断药和硝酸酯类扩血管剂。可给普萘洛尔 10～20mg，每日 3 次或硝酸异山梨酯 10～20mg，每日 3 次等。出血停止后 10～15 天开始服用，可起到降低门静脉压的作用。其他有钙离子通道阻滞剂、利尿剂等。

（2）非食管、胃底静脉曲张破裂出血　①抑制胃酸分泌药：抑制胃酸分泌，提高胃内 pH 酸碱度，对消化性溃疡和急性胃黏膜损害所引起的出血有很好的止血效果。因为血小板聚集及凝血因子的功能需在 $pH>6.0$ 时才能有效发挥，新形成的凝血块在 $pH<4.0$ 的胃液中会迅速被胃蛋白酶消化。首选质子泵抑制剂。急性出血期宜静脉途径给药，病情稳定后改为口服。②局部止血药物：去甲肾上腺素 8mg 加入冷生理盐水 100ml 中，分次口服或经胃管灌注，使胃血管收缩而止血，每 0.5～1 小时一次，必要时可重复 3～4 次。凝血酶，用生理盐水溶解成 50～500U/ml 的溶液，口服或经胃管灌注，每 1～6 小时一次。作用机制是使纤维蛋白原转化为纤维蛋白，加速血液凝固。③内镜下止血：常用方法包括局部注射止血、电凝、止血夹、激光等。④手术治疗：经上述治疗仍大量出血不止危及生命者，须及时行手术治疗，因引起上消化道大出血的病因不同，具体手术指征和手术方式各有特点。⑤介入治疗：少数严重消化道大出血患者，既无法进行内镜治疗，又不能耐受手术，可考虑在选择性肠系膜动脉造影找到出血灶后行血管栓塞治疗。

## 六、预后

取决于病因是否根除与是否及时治疗。65 岁以上，合并心、肺、肝、肾疾病，短期内反复出血者死亡率较高。

## 七、预防

普及健康教育知识，积极治疗原发病，消除或避免导致出血的诱因是预防再出血的关键。平时少饮酒，避免进食粗糙、坚硬、刺激性食物，劳逸结合。对食管－胃底静脉曲张破裂出血的患者治愈后进行健康指导，降低再度出血的风险。

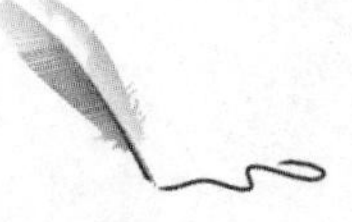

小结

上消化道大出血是屈氏韧带以上的消化器官出血。常见病因为消化性溃疡、急性胃黏膜病变、食管及胃底静脉曲张破裂等。呕血与黑便是其特征性临床表现，重者伴有急性周围循环衰竭属临床急症，急诊胃镜检查是确诊的首选方法。诊断上消化道大出血时应判断患者出血部位、是否继续出血及估计出血量。治疗原则以密切观察病情，积极补充血容量，针对病因合理止血为主。

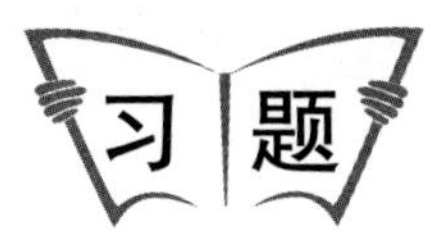


## 一、选择题

**【A1/A2 型题】**

1. 我国上消化道大出血最常见的原因是
   A. 急性胃炎　B. 慢性胃炎　C. 食管静脉曲张破裂
   D. 消化性溃疡　E. 急性胃黏膜病变
2. 上消化道大出血的特征性表现是
   A. 发热　B. 贫血　C. 呕血与黑便
   D. 失血性周围循环衰竭　E. 氮质血症
3. 在确定急性上消化道大出血的原因时，不合适的检查是
   A. 腹部 B 超　B. 急诊 X 线钡餐造影检查
   C. 血常规　D. 急诊胃镜
   E. 肝肾功能检查
4. 上消化道大出血伴休克时，首要的治疗措施是
   A. 头低位和吸氧　B. 积极补充血容量
   C. 去甲肾上腺素胃内滴入　D. 冰盐水洗胃止血
   E. 急诊胃镜检查明确诊断
5. 患者，男，50 岁。门静脉高压症患者食管 - 胃底静脉曲张破裂出血，经快速输血、输液治疗后，出血停止。心率 150 次/分，血压 90/70mmHg，中心静脉压 20cm$H_2O$，提示该患者最可能出现
   A. 心功能不全　B. 血容量不足　C. 肝性脑病
   D. 氮质血症　E. 肾功能不全

**【A3/A4 型题】**

（6～8 题共用题干）

患者，男，35 岁。2 天内排柏油样便 4 次，伴头晕、心悸、出冷汗。既往无上腹痛及肝病史，近期内未服用药物。入院查体：神志清楚，面色苍白，皮肤湿冷，血压 80/60mmHg，脉搏 120 次/分。

6. 该患者最可能的诊断是

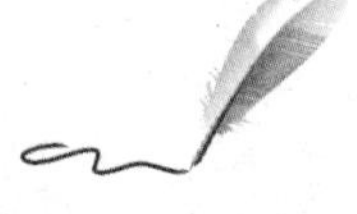

A. 急性胃黏膜病变

B. 消化性溃疡并出血

C. 慢性胃炎并出血

D. 食管－胃底静脉曲张破裂出血

E. 胃癌并出血

7. 为明确诊断，建议患者进行

A. 胃液分析　B. 钡餐检查　C. 腹部B超

D. 胃镜检查　E. 心电图检查

8. 首选的治疗措施是

A. 口服止血药物　B. 静脉注射止血药物

C. 补充血容量　D. 急查血常规与便常规

E. 手术治疗

## 二、思考题

患者，男，45岁。因“黑便1周，呕血1天”入院。1周前，自觉上腹不适，排成形黑便，1~2次/天，未注意。1天前进食辛辣食物后呕吐鲜血约500ml，急诊入院。查血见Hb 68g/L。发病以来乏力，饮食差，无发热。既往胃溃疡病史10年。查体：T 37.8℃，P 120次/分，R 20次/分，BP 90/70mmHg，Hb 68g/L。皮肤苍白，心肺无异常。腹部饱满，未见腹壁静脉曲张，全腹无压痛，肝脾未触及，肠鸣音10次/分。

请问：

1. 明确患者的初步诊断。

2. 建议进一步行哪些辅助检查？

扫码“练一练”

（张　剑）

# 第十三节　功能性胃肠病

扫码“学一学”

### 学习目标

1. **掌握**　功能性消化不良、肠易激综合征的临床表现、诊断依据、防治原则。
2. **熟悉**　功能性消化不良、肠易激综合征的鉴别诊断。
3. **了解**　功能性消化不良、肠易激综合征的病因与发病机制。
4. 学会功能性胃肠病的概念与共同特征。
5. 具有对患者进行健康宣教的能力。

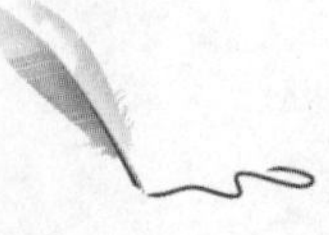

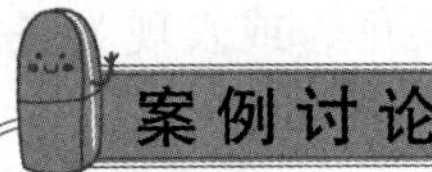


［案例］

患者，女，56岁。腹泻、腹痛3年，加重3个月入院。

3年前不明原因出现腹泻，每日3～4次，稀便，伴有下腹部隐痛，便后缓解，无恶心、呕吐、黏液脓血便。口服双歧杆菌1周后腹泻停止。但此后腹泻、腹痛经常出现。3个月前吃冷饮后症状腹泻再次加重，每日5～6次，服用双歧杆菌与阿莫西林无效。患病以来，睡眠差、多梦，体重减少3kg。既往体健。查体与便常规检查均未见异常。

［讨论］

1. 该患者可能的诊断是什么？

2. 进一步完善哪些检查？

功能性胃肠病（functional gastrointestinal disorder，FGID）是一组具有消化道症状而无器质性病变的慢性胃肠道功能紊乱综合征。以腹胀、腹痛、腹泻或便秘等消化系统症状为主，且多伴有焦虑、失眠、抑郁、头昏、头痛等其他功能性症状和精神因素。其病因尚不明确，但精神心理与社会因素起了重要作用。临床以功能性消化不良和肠易激综合征最常见。

## 【功能性消化不良】

功能性消化不良（functional dyspepsia，FD）是指有上腹痛、早饱、嗳气、食欲不振、恶心、呕吐、上腹不适等症状，经检查排除引起这些症状的器质性疾病的一组临床综合征。是临床上最常见的一种功能性胃肠病，症状可持续或反复发作。国内有统计显示FD在人群中患病率高达20%～30%，占消化门诊的50%左右，20～49岁之间最多。FD不仅影响患者的生活质量，而且加重个人和社会的经济负担。

### （一）病因和发病机制

病因和发病机制尚未明确，相关研究提示可能与下列诸多因素有关。

**1. 胃肠道动力障碍**　现认为胃肠道动力障碍是FD的主要病因，因为50%以上FD患者有胃排空延迟、胃容受性扩张受限、幽门十二指肠运动协调失常等胃肠动力障碍的表现。

**2. 精神因素和应激**　两者一直被认为与FD的发病有密切关系。调查表明，FD患者存在性格异常，较多出现焦虑、抑郁、疑病症及神经质等。

**3. 内脏感觉过敏**　研究发现FD患者常有胃和十二指肠对机械性扩张的敏感性增强和机械感受阈值降低，较小的胃内容量即引起胃内压力明显升高，表现为腹胀、腹痛等。

**4. 其他**　如神经和胃肠激素的共同影响、幽门螺杆菌（Hp）感染等。

### （二）临床表现

无特异性症状，常以某一个或某一组症状为主，慢性病程，呈持续性或反复发作，不少患者有饮食、精神等诱发因素。

**1. 症状**

（1）上腹部疼痛　为常见症状，伴或不伴有早饱、腹胀、恶心、呕吐等其他上腹部症

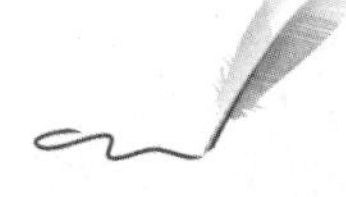

状，腹痛多无规律性，部分患者与进食有关，表现为饥饿痛、进食后缓解，或表现为餐后0.5～3小时腹痛持续存在。

（2）早饱和腹胀　亦为常见症状，可单独或以一组症状出现，伴或不伴有腹痛。早饱是指有饥饿感但进食后不久即有饱感，致进食明显减少。上腹胀多发生于餐后，或呈持续性进餐后加重。早饱和上腹胀常伴有嗳气。

（3）精神神经症状　部分患者同时伴有失眠、焦虑、抑郁、头痛、注意力不集中等症状。

**2. 体征**　除部分患者有中上腹轻压痛以外，余无特异性体征。

**3. 分型**　根据临床特点，本病分为上腹痛综合征和餐后不适综合征两种临床亚型。

**（三）实验室及其他检查**

实验室检查、上消化道内镜、Hp检测、腹部B超等有助于鉴别诊断。

**（四）诊断**

**1. 诊断标准**　①有上腹痛、上腹胀、早饱、嗳气、恶心、呕吐等上腹不适症状，至少持续4周或在12个月中累计超过12周。②内镜检查未发现胃及十二指肠溃疡、糜烂、肿瘤等器质性病变，未发现食管炎，也无上述疾病病史。③实验室检查、B超、X线检查排除肝、胆、胰疾病。④无糖尿病、肾脏病、结缔组织病及精神病。⑤无腹部手术史。

**2. 诊断程序**　FD为一排除性诊断，既要求不漏诊器质性疾病，又不应无选择性地对每例患者进行全面的实验室及特殊检查。对有下列“报警症状和体征”者，须进行彻底检查找到病因：①45岁以上，近期出现消化不良症状。②有消瘦、贫血、呕血、黑粪、吞咽困难、黄疸、腹部肿块等症状。③消化不良症状进行性加重。对无“报警症状和体征”者，经常规辅助检查后行经验性治疗2～4周观察疗效，对诊断可疑或治疗无效者选择胃镜、腹部B超、ERCP等进一步检查。

**（五）鉴别诊断**

与胃食管反流病、消化性溃疡、胃癌、各种肝胆胰腺疾病、肠易激综合征相鉴别。

**（六）治疗**

以综合治疗和个体化治疗为原则。

**1. 一般治疗**　根据患者不同心理特点进行心理指导，保持乐观的情绪，劳逸结合，生活规律；无须特殊食谱，有症状期间应避免进食辛辣、冷饮等刺激性强或高脂等诱发症状的食物；养成良好的生活习惯。

**2. 药物治疗**　主要是对症及经验性治疗。

（1）抑制胃酸分泌药　适用于以上腹痛为主要症状的患者，可选择$H_2$受体拮抗剂或质子泵抑制剂，以后者效果明显。

（2）抗酸药　此类药物对胃灼热、反酸者口服后见效快，常用的有小苏打片、氢氧化铝、氧化镁、铝碳酸镁等。因长时间服用不良反应明显，故应短时间或间断服用。

（3）促胃肠动力药　适用于以上腹胀、早饱、嗳气为主要症状的患者。常用多潘立酮10mg、西沙必利5～10mg、莫沙必利5mg，均为每日3次，餐前15～30分钟服用，疗程2～8周。据报道西沙必利或莫沙必利疗效优于多潘立酮，但因小部分患者有腹鸣、稀便或腹泻、腹痛等不良反应，另有并发严重心律失常的报道，应减少剂量或停用。

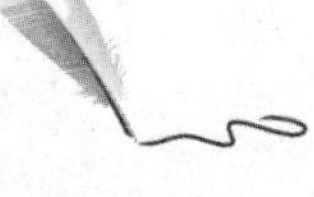

（4）根除Hp治疗　对部分有Hp感染的FD患者可能有效，对于症状严重者可试用，

常用三联或四联疗法。

（5）抗抑郁药　上述治疗疗效欠佳而伴有明显失眠、焦虑、抑郁等精神症状者可试用三环类抗抑郁药如阿米替林、氯丙嗪等或选择性抑制 5 - 羟色胺再摄取的抗抑郁药如氟西汀、帕罗西汀、舍曲林等，宜从小剂量开始，注意药物的不良反应。

**（七）预后**

本病经积极药物治疗和心理疏导，预后较好。但症状反复发作或加重者，应警惕转变为器质性病变的可能。

## 【肠易激综合征】

肠易激综合征（irritable bowel syndrome，IBS）是最常见的一种功能紊乱性肠道疾病。主要表现为腹痛、腹部不适伴排便习惯和粪便性状改变，经检查排除可引起这些症状的器质性疾病。近年已被公认为是一种具有特殊病理生理基础的心身疾病。发病年龄在 20～50 岁之间，女性多见，有家族聚集倾向。

**（一）病因和发病机制**

尚不清楚，目前研究认为与胃肠动力异常、内脏感觉异常、胃肠道激素、肠道感染与应用抗生素治疗、精神心理障碍等多因素共同作用有关。

**（二）临床表现**

症状无特异性，表现为腹胀、腹痛、排便习惯及粪便性状的改变。起病多隐匿，间歇性发作或慢性迁延，病程长，但全身健康状况不受影响。精神、饮食等因素可诱使症状复发或加重。

**1. 症状**

（1）腹痛　为主要症状，几乎所有 IBS 患者都有不同程度的腹痛。腹痛可发生于任何部位，呈局限性或弥漫性，最多见于下腹或左下腹。多于排便或排气后缓解。睡眠中痛醒者极少。

（2）腹泻或便秘　腹泻常出现于晨起或早餐后，夜间极少排便。一般每日 3～5 次，少数严重者可达十余次。大便多呈稀糊状或稀水样，可带有黏液，部分患者粪质少而黏液量多，但无脓血。便秘型患者常有排便困难、排便不尽感。亦有腹泻与便秘交替出现者。

（3）其他消化道症状　多伴腹胀，日重夜轻；部分患者同时有食欲不振、胃灼热、恶心、呕吐等上消化道症状。

（4）精神症状　部分患者可有失眠、焦虑、抑郁、多疑、头昏、头痛等精神症状。

**2. 体征**　无明显阳性体征，可在相应部位有轻压痛，部分患者可触及腊肠样肠管，直肠指检可感到肛门痉挛、张力较高，可有触痛。

**（三）诊断**

**1. 诊断**　IBS 为排除性诊断，目前国际普遍采用罗马Ⅲ诊断标准。

（1）病程 6 个月以上且近 3 个月以来持续存在腹部不适或腹痛，并伴有下列特点中至少 2 项　①症状在排便后缓解。②症状发生伴随排便次数改变。③症状发生伴随粪便性状改变。

（2）以下症状不是诊断所必备，但支持 IBS 的诊断　①排便频率异常（每天排便 >3 次或每周 <3 次）。②粪便性状异常（块状/硬便或稀水样便）。③排黏液便。④粪便排出过

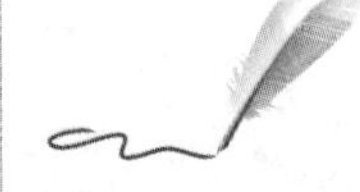

程异常（费力、急迫感、排便不尽感）。⑤腹部饱胀感。

（3）缺乏可解释症状的形态学改变和生化异常。

**（四）鉴别诊断**

应与能引起腹痛、腹泻或便秘、腹胀等为主要症状的疾病鉴别，如溃疡性结肠炎、慢性细菌性痢疾、内分泌疾病（如甲状腺功能亢进、糖尿病）、憩室炎、肠道吸收不良综合征等。

**（五）治疗**

对症治疗、个体化治疗和综合治疗相结合的原则。治疗目的是消除患者顾虑，缓解症状，提高生活质量。

**1. 一般治疗** 详细问诊力求发现并去除诱发因素。告知患者IBS的诊断并详细解释疾病的性质，以解除患者顾虑和提高对治疗的信心。提供膳食和生活方式调整的指导建议，尽量避免产气的食物如乳制品、大豆等，高纤维食物有助于改善症状。教育患者建立良好的生活习惯。对失眠、焦虑者可适当给予镇静药。建立良好的医患关系，取得患者信任是IBS治疗的基础。

**2. 药物治疗** 对症状明显者酌情使用药物控制症状。

（1）胃肠解痉药 腹痛可使用抗胆碱药如阿托品、普鲁苯辛、山莨菪碱等，但应注意不良反应。也可使用选择性作用于胃肠道平滑肌的钙离子通道阻滞剂如匹维溴铵，不良反应少，用法为50mg，每日3次。

（2）止泻药 洛哌丁胺或地芬诺酯止泻效果好，适用于腹泻症状较重者，但注意便秘、腹胀的不良反应，不宜长期使用。轻症者可使用吸附止泻药如蒙脱石散、药用炭等。

（3）导泻药 对便秘型患者酌情使用泻药，但不宜长期使用。一般建议使用作用温和的轻泻剂以减少不良反应和药物依赖性。含有半纤维素或亲水胶体的容积性泻药，在肠内不被消化和吸收，但具强大亲水性，在肠腔内吸水膨胀，增加肠内水分和容积，起到促进肠蠕动、软化大便的作用，被认为是治疗IBS比较理想的药物，目前国内已有此类药物供应，如欧车前制剂和甲基纤维素等。常用的渗透性轻泻剂有乳果糖、山梨醇或聚乙二醇等。

（4）促肠道动力药 5-羟色胺受体激动剂对改善便秘、腹痛、腹胀有效，适用于便秘型IBS，常用的有西沙必利、莫沙必利、替加色罗。

（5）抗抑郁药 对腹痛症状重，上述治疗无效且精神症状明显者可试用。临床研究表明这类药物甚至对不伴有明显精神症状者亦有一定疗效。

（6）中医治疗 通过辨证，以疏肝理气、健脾化湿、调理脾胃为常用治法，可用痛泻要方、柴胡疏肝饮、四逆散、参苓白术散和附子理中丸等。可配合针灸、推拿。

**3. 调节肠道菌群** 常用的有双歧杆菌、乳酸杆菌、酪酸菌等，纠正肠道菌群失调，据报道对腹泻、腹胀有效。上述药物多与其他药物合用，确切临床疗效尚待证实。

**4. 心理和行为疗法** 症状严重而顽固，以上治疗无效者应考虑予以心理行为治疗，包括心理治疗、认知疗法、催眠疗法和生物反馈疗法等。

**（六）预后**

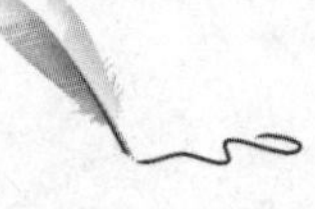

IBS呈良性经过，虽然症状反复发作，影响生活质量，但一般不会对全身情况造成严重影响，预后较好。

## 小结

功能性胃肠病是一组慢性、反复发作的以腹痛、腹胀、腹泻或便秘等消化系统症状为主要表现，而无器质性改变的胃肠道功能紊乱综合征。一般为排他性诊断，临床以功能性消化不良与肠易激综合征最常见。功能性消化不良呈持续或反复发作的上腹胀痛、灼热感、餐后饱胀和早饱感。肠易激综合征是以腹痛或腹部不适伴排便习惯、粪便性状改变为特征而无器质性病变的功能性肠病。两者均常伴有精神症状。治疗遵循综合治疗、个体化治疗与对症治疗相结合的原则，尤其要重视心理治疗。

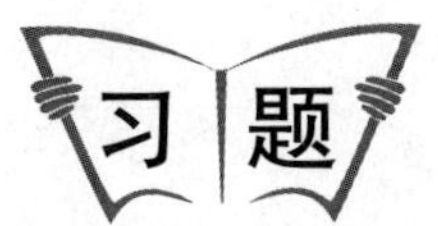


## 一、选择题

**【A1/A2 型题】**

1. 肠易激综合征的症状特点是
   A. 腹痛、腹胀等症状与排便无关　B. 病史较长者可出现营养不良
   C. 夜间入睡后仍会出现腹泻　D. 常有排便失禁
   E. 精神紧张可使症状加重
2. 肠易激综合征腹痛的特点是
   A. 无规律　B. 疼痛—排便加重
   C. 进食—疼痛—缓解　D. 疼痛—进食—缓解
   E. 疼痛—排便—缓解
3. 患者，女，31 岁。反复上腹疼痛 2 年，伴餐后饱胀、嗳气，常有腹泻、便秘交替出现。胃镜、腹部 B 超、钡餐检查均无异常。该患者最可能的诊断是
   A. 胃炎　B. 胃溃疡　C. 功能性消化不良
   D. 反流性食管炎　E. 慢性胰腺炎
4. 患者，男，37 岁。患肠易激综合征 5 年，3 个月来便秘，伴失眠、焦虑。该患者不宜选用
   A. 阿米替林　B. 洛哌丁胺　C. 莫沙必利
   D. 西沙必利　E. 帕罗西汀

**【A3/A4 型题】**

（5 ~6 题共用题干）

患者，女，29 岁。间断下腹痛 3 年，大便每日 2 ~3 次，稀便无脓血，便后下腹痛缓解。查体与便常规检查无异常。

5. 该患者最有可能的诊断是
   A. 肠易激综合征　B. 溃疡性结肠炎　C. 肠结核
   D. 克罗恩病　E. 慢性细菌性痢疾

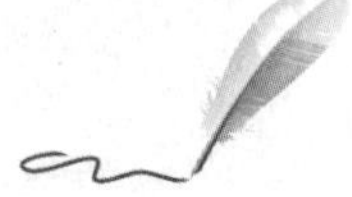

6. 若诊断为此病，该患者首选的治疗药物是
   A. 糖皮质激素　　B. 奥美拉唑　　C. 阿莫西林
   D. 匹维溴铵　　E. 多潘立酮

## 二、思考题

患者，女，28 岁。反复上腹部疼痛 3 年，伴餐后饱胀，嗳气，反酸。无黑便史，但间或有便秘与腹泻交替出现。钡餐及两次胃镜检查均未见异常。腹部超声检查肝、脾、胰腺均未见异常。

请问：

1. 请写出患者的初步诊断、鉴别诊断。
2. 针对该患者制定治疗方案。

（张　剑）

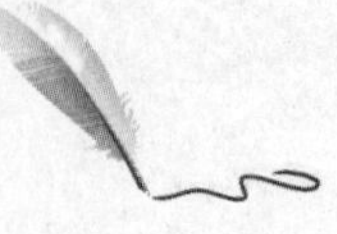

# 第五章　泌尿系统疾病

## 第一节　总　论

**学习目标**

1. **掌握**　肾小球疾病常见的临床表现。

2. **熟悉**　肾脏疾病的常见病因；常用肾功能检查方法；肾脏疾病的诊断与防治原则。

3. **了解**　肾脏的基本结构和功能。

4. 学会对泌尿系统疾病做出诊断，包括定位诊断、病因诊断、临床诊断、病理诊断及功能诊断。

5. 具备对泌尿系统疾病进行初步诊治的能力。

泌尿系统由肾、输尿管、膀胱、尿道及有关的血管、神经等组成，主要有尿液生成和排泄功能。肾不仅是泌尿系统主要的排泄器官，也是一个重要的内分泌器官，是维持机体内环境稳定的最重要脏器之一。

### 一、肾脏的解剖和生理功能

#### （一）肾脏的解剖

肾脏为一对有包膜的实质性器官，位于腹膜后脊柱两侧，左右各一，形似蚕豆。肾表面由内向外有三层被膜，即肾纤维膜、脂肪膜、肾筋膜；肾脏由外层的肾皮质和内层的肾髓质构成。肾髓质又由肾椎体构成。

**1. 肾单位**　肾单位是肾结构和功能的基本单位，每个肾脏约有100万个肾单位，每个肾单位由一个肾小体和与之相连的肾小管构成。肾小体包括肾小球和肾小囊两部分。

肾小球是位于入球小动脉和出球小动脉间的毛细血管网。肾小球毛细血管壁由有孔的内皮细胞、肾小球基底膜和带有足突的上皮细胞（足细胞）三层构成。肾小球毛细血管壁又称为肾小球滤过膜。①内皮细胞：包质有孔，无隔膜覆盖，是原尿形成的第一道屏障。②肾小球基底膜：分为内疏松层、致密层和外疏松层，基底膜含有Ⅳ、Ⅴ、Ⅵ型胶原蛋白，硫酸肝素蛋白多糖和糖蛋白成分。③足细胞：由胞体伸出许多足突相互相嵌呈栅栏状。相嵌的足突间有20~40nm的间隙，称为滤过裂隙，裂隙有薄膜，称为裂隙膜。

**2. 肾间质**　肾间质是分布于肾单位和集合管之间的结缔组织。间质分布不均，从皮质到乳头间质成分逐渐增多。

**3. 肾小球旁器**　也称为球旁复合体，由球旁细胞、致密斑、球外系膜细胞组成。肾小球旁器位于肾小体血管极，在入球小动脉、出球小动脉和远端肾小管形成三角区。

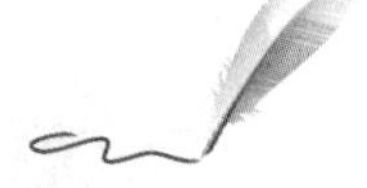

#### （二）肾小球滤过功能

是代谢产物排泄的主要形式。其中含氮类废物如尿素、肌酐等多由肾小球滤过排出，部分有机酸如马尿酸、苯甲酸、各种胺类及尿酸等也有一部分经肾小球滤过排出。肾小球滤过率（GFR）主要取决于肾小球内毛细血管和肾小囊中的静水压、胶体渗透压以及滤过膜的面积和毛细血管超滤分数（后两者总称为滤过系数）等因素。肾血流量和GFR在不同的肾灌注压的情况下保持相对恒定，此即肾血流量和肾小球滤过率的自身调节。这种自身调节有着重要的生理意义，一方面保证了机体在血流动力学变化时肾小球滤过仍能稳定地进行，体内代谢废物得以继续排出，另一方面又保证了体液的平衡。

### （三）肾小管重吸收和分泌功能

肾小球每日滤过的原尿可达180L，其中电解质成分与血浆基本相似。但正常人每日排出的尿量仅1500ml左右，原尿中99%以上的水和很多物质被肾小管重吸收。近端肾小管主要承担滤液的重吸收功能，滤过的全部葡萄糖、氨基酸、大部分的钠、氯、钾、碳酸氢根和部分尿素被重吸收。肾小管和集合管又可以把自身代谢产生的某些物质或血液中的某些物质分泌到肾小管液中，如氢离子、氨、钾和肌酐等。肾小管和集合管的重吸收和分泌功能受到肾小球滤过率和肾小管溶质浓度的影响。

### （四）肾脏的内分泌功能

肾脏不仅是激素作用的靶目标，而且还合成、调节和分泌激素，影响非肾的功能，如红细胞生成及骨的代谢。这些激素包括不同的种类，如蛋白质、肽、脂质、核苷和氨基酸衍生的分子。肾脏分泌的激素可分为血管活性肽和非血管活性激素。前者作用于肾本身，参与肾的生理功能，主要调节肾的血流动力学和水盐代谢，包括肾素、前列腺素、血管紧张素、激肽释放酶－激肽系统、内皮素、利钠肽以及类花生酸类物质；非血管活性激素包括1α－羟化酶和红细胞生成素等。

## 二、肾脏疾病的常见临床表现

### （一）水肿

水肿是肾脏疾病最常见的临床表现之一，肾性水肿多出现在组织疏松部位，如眼睑等，以及身体下垂部位，如脚踝和胫前，长期卧床则最易出现在骶尾部。

### （二）高血压

肾性高血压分为肾血管性和肾实质性两大类。前者主要是肾动脉主干及其分支狭窄所致，常见病因为肾动脉粥样硬化和大血管炎；后者则见于各种肾小球和肾小管间质疾病。

### （三）蛋白尿

经肾小球滤过的原尿中95%以上的蛋白质被近曲小管重吸收，故正常人终尿中蛋白含量极低（＜150mg/d），正常人尿中因蛋白含量低，临床上尿常规的定性试验不能测出。当尿蛋白超过150mg/d，尿蛋白定性阳性，称为蛋白尿。产生蛋白尿的原因很多，一般可分为以下4类。

**1. 生理性蛋白尿** ①功能性蛋白尿，是一轻度、暂时性的蛋白尿，常伴发热、运动或充血性心力衰竭。②体位性蛋白尿常见于青春发育期青少年，于直立和脊柱前凸姿势时出现蛋白尿，卧位时尿蛋白消失，一般量＜1g/d。

**2. 肾小球性蛋白尿** 其起因主要由于肾小球毛细血管壁屏障的损伤，足细胞的细胞骨架结构和它们的裂隙膜或GBM的损伤，使血浆中大量蛋白尿滤过并超出肾小管重吸收能力，而出现于尿中。如病变较轻，尿蛋白液以白蛋白为主的中小分子量蛋白质，称为选择性蛋白尿；当病变加重，还有更高分子量蛋白质（主要是 IgG）无选择性地滤出，称为非选择性蛋白尿。

**3. 肾小管性蛋白尿**　当肾小管受损或功能紊乱时，抑制了近端肾小管对正常滤过的蛋白质重吸收，导致小分子蛋白质从尿中排出，包括 $\beta_2$－微球蛋白、溶菌酶等。

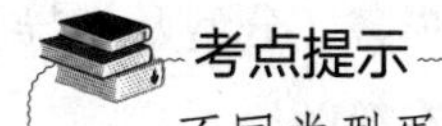


不同类型蛋白尿的比较。

**4. 溢出性蛋白尿**　由血中低分子量蛋白（如多发性骨髓瘤轻链蛋白、血红蛋白、肌红蛋白等）异常增多，经肾小球滤过而不能被肾小管全部重吸收所致。尿蛋白电泳显示分离的蛋白峰。

**（四）血尿**

血尿包括镜下血尿和肉眼血尿。轻者仅镜下发现红细胞增多，红细胞 >3/HP，称为镜下血尿；重者外观呈洗肉水样或含有血凝块，称为肉眼血尿。

## 三、泌尿系统疾病检查

**（一）尿液检查**

**1. 尿常规检查**　包括尿液外观，理化检查如 pH 值、尿比重、尿液沉渣，显微镜检查如白细胞、红细胞、管型和结晶，生化检查如蛋白质、葡萄糖、胆红素、尿胆原、亚硝酸盐等。尿常规检查为早期发现和诊断肾脏病提供了重要的信息。

**2. 尿蛋白定量检查**　主要是定量测量尿总蛋白、尿白蛋白和其他尿蛋白。尿总蛋白定量测量包括两种方法，一是检测 24 小时尿总蛋白排泄率；二是测定随机尿的总蛋白与肌酐的比值。

**（二）肾小球滤过功能检查**

**1. 血肌酐（creatinine，Cr）及尿素氮（blood urea nitrogen，BUN）**　能反映肾小球的滤过功能，但敏感性较低，不能反映早期肾功能减退。只有当肾功能严重损害时，Cr、BUN 才升高。

**2. 内生肌酐清除率（endogenous creatinine clearane，Ccr）**　由血肌酐浓度和 24 小时尿肌酐排泄量计算得到。临床上多用内生肌酐清除率代表肾小球滤过率。

**（三）肾小管功能检查**

**1. 肾小管酸化功能**　由肾小管重吸收 $HCO_3^-$、排泄可滴定酸和分泌铵三部分组成。

当肾小管疾病引起酸中毒时，可通过测定尿 $HCO_3^-$ 分数来反映近端肾小管酸化功能，通过测定尿 pH 值来反映远端肾小管酸化功能。

**2. 肾小管浓缩稀释功能**　尿液浓缩稀释情况可用尿比重和渗透压表示，常用的检查有随机尿比重和渗透压、自由水清除率和改良莫－森试验。

**3. 近端肾小管重吸收功能**　有尿 $\beta_2$－微球蛋白、N－乙酰－β－氨基葡萄糖苷酶和肾小管葡萄糖最大重吸收试验等。

**（四）影像学检查**

包括超声显像、泌尿系统 X 线片、静脉尿路造影、CT、MRI、肾血管造影、放射性核素检查等。

**（五）肾活检**

为了明确诊断、指导治疗或判断预后，在无肾穿刺禁忌证时可行肾穿刺活检。这对明

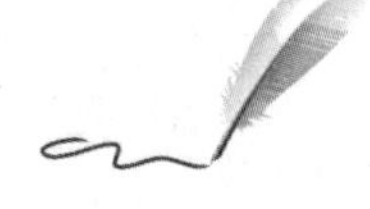

确各类原发性肾小球病，如轻微性肾小球病变、局灶性节段性肾小球硬化、膜性肾病及各类增生性肾小球肾炎等的组织形态学诊断很有帮助；对一些继发性肾小球疾病，包括系统性红斑狼疮有无肾损害、分型及指导治疗，遗传性肾脏疾病，急性肾衰竭和移植肾排斥的鉴别诊断等都十分有帮助。

## 四、泌尿系统疾病的诊断

根据患者的病史、临床表现、辅助检查，可做出正确诊断，包括定位诊断、病因诊断、病理诊断及功能诊断。

### （一）定位诊断

是指按解剖结构分类的诊断。

### （二）病因诊断

是指先区分肾脏损害是原发性还是继发性，再进一步明确病因，如感染、中毒、血管病变、免疫反应、先天性、遗传性及代谢紊乱等。

### （三）病理诊断

有赖于肾穿刺活检术或肾脏手术病理检查的结果，对于肾实质病变有确诊意义。

### （四）功能诊断

包括肾小球滤过率评价和肾小管功能评价。

## 五、泌尿系统疾病的预防和治疗

肾脏疾病防治的目的是最大程度地保护肾功能，防治并发症，改善生活质量，延长患者寿命。肾脏疾病依据其病因、发病机制、病变部位、病理诊断和功能诊断的不同，选择不同的治疗方案。

### （一）一般措施

积极去除病因和诱因，避免接触肾毒性的毒物和药物，避免劳累，戒烟，限制饮酒，合理饮食，控制情绪等。

### （二）针对发病机制的治疗

肾脏疾病的发病机制主要是异常的免疫反应，因此治疗上常用糖皮质激素和免疫抑制剂。

### （三）针对并发症的治疗

肾脏疾病患者可合并多种并发症，如各种代谢异常、高血压和其他脏器疾病，这些并发症不仅影响患者的生活质量和寿命，还加重病情，影响患者预后，应积极治疗。

### （四）肾脏替代治疗

终末期肾衰竭患者必须依靠肾脏替代治疗来维持内环境的稳定。肾脏替代治疗包括血液透析、腹膜透析和肾移植。透析是以人工半透膜为透析膜，通过扩散、对流、吸附等原理排出血液中的代谢废物，清除多余的水分，从而部分替代肾脏功能。肾移植后不仅能恢复肾脏的排泄功能，还可以恢复内分泌和代谢功能。

### （五）肾脏移植

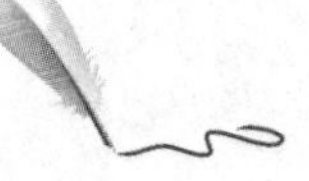

（廖 勇）

# 第二节　肾小球疾病

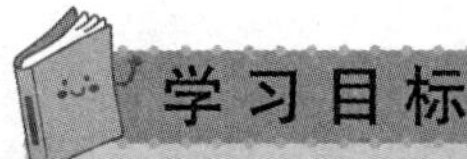
学习目标

1. 掌握　急性肾小球肾炎、慢性肾小球肾炎、肾病综合征的临床表现、诊断和治疗方法。

2. 熟悉　肾小球疾病的发病机制、病理分型；激素及细胞毒药物的作用机制和用药原则。

3. 了解　原发性肾小球疾病的发病机制；肾小球疾病的病理类型与治疗及预后之间的关系。

4. 学会对肾小球疾病做出诊断并制定治疗方案。

5. 具有运用相关知识指导人们对肾小球疾病进行预防保健的能力。

## 【概述】

肾小球疾病系指一组有相似的临床表现，如血尿、蛋白尿、水肿、高血压等，但病因、发病机制、病理改变、病程和预后不尽相同，是病变主要累及双肾肾小球的疾病。分为原发性、继发性和遗传性肾小球疾病。肾小球疾病是我国慢性肾衰竭的主要病因。

### 一、原发性肾小球疾病的分类

#### （一）临床分型

1. 急性肾小球肾炎。

2. 急进性肾小球肾炎。

3. 慢性肾小球肾炎。

4. 隐匿性肾小球肾炎。

5. 肾病综合征。

#### （二）病理学分类

1. 轻微病变性肾小球肾炎。

2. 局灶性节段性病变。

3. 弥漫性肾小球肾炎　包括①膜性肾病。②增生性肾炎：系膜增生性肾小球肾炎、毛细血管内增生性肾小球肾炎、系膜毛细血管性肾小球肾炎、新月体性肾小球肾炎。③硬化性肾小球肾炎。

4. 未分类的肾小球肾炎。

### 二、病因和发病机制

免疫介导性炎症是肾小球疾病的病理特征。致病因子激活免疫反应，产生一些细胞因子，进而导致肾小球损伤和产生临床症状。非免疫非炎症机制也参与疾病的慢性进展。

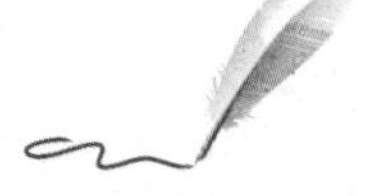

**（一）免疫反应**

**1. 体液免疫**

（1）循环免疫复合物沉积 某些外源性或内源性抗原刺激机体产生相应抗体，形成血循环免疫复合物，在一定条件下，其易在肾小球沉积导致肾小球肾炎。

（2）原位免疫复合物形成 游离抗体（或抗原）与肾小球固有抗原或肾小球的外源性抗原（或抗体）相结合，形成免疫复合物，主要沉积在肾小球基底膜上皮细胞侧，并持续存在或不断形成和沉积，或机体产生肾小球内免疫复合物抗体，导致肾炎的持续和进展。

**2. 细胞免疫** 肾炎动物模型及部分人类肾小球肾炎均提供了细胞免疫在疾病发生中的证据，如实验性抗肾小球基底膜肾炎模型早期在肾小球内发现较多的单核-巨噬细胞浸润。在微小病变肾病，肾小球内无免疫复合物的证据，但患者淋巴细胞在体外培养可释放血管通透因子，导致肾小球上皮细胞足突融合，至于细胞免疫是否直接导致肾小球肾炎还缺乏足够的证据。

**（二）炎症反应**

**1. 炎症细胞** 近来研究证实，肾小球固有细胞如脏层上皮细胞、系膜细胞及内皮细胞，在特定条件下具有炎症细胞作用，并参与肾小球肾炎的发生和发展。

**2. 炎症介质** 免疫反应激活炎症细胞，使之释放炎症介质和细胞因子如前列腺素类、活性氮、白介素-1、白介素-8、骨调素、巨噬细胞趋化蛋白等，而造成肾损害。据作用机制可分为以下几类：①影响肾小球血流动力学及肾小球毛细血管通透性。②影响循环炎症细胞的趋化、黏附及活化。③影响肾脏固有细胞活化和增值。④参与肾小管损伤和间质纤维化。⑤影响凝血与纤溶系统。⑥直接损伤肾脏细胞。

**（三）非免疫因素**

肾小球疾病的慢性进展中，非免疫因素如高血压、大量蛋白尿、高脂血症等是病变持续恶化的重要因素。

**1. 高血压** 高血压尤其是肾内毛细血管高血压可能是加重肾损害最重要的因素。高血压的动物模型中，存在肾血管收缩、动脉硬化等病变，这可能是高血压引起肾缺血和肾小球硬化的主要原因。

**2. 蛋白尿** 蛋白尿作为肾损害的独立因素，与慢性肾脏病的预后有密切关系。尿蛋白在肾间质炎症细胞浸润，以及细胞外基质的降解和重塑过程中发挥重要作用，促进肾小管-间质纤维化过程。

**3. 高脂血症** 脂质代谢异常与进行性肾损害密切相关。肾小球硬化与动脉硬化在发病机制及其和高脂血症间的关系上有许多相似之处，高脂血症是诱发和加重肾小球损伤的重要因素之一。

## 三、临床表现

**（一）蛋白尿**

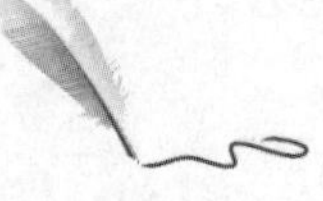

肾小球滤过膜由肾小球毛细血管内皮细胞、基底膜和脏层上皮细胞所构成，滤过膜屏障作用包括如下几方面。①分子屏障：肾小球滤过膜仅允许一定大小的蛋白分子通过。

②电荷屏障：内皮及上皮细胞膜含涎蛋白，而基底膜含硫酸类肝素，共同组成了肾小球滤过膜带负性电荷，通过同性电荷相斥原理，阻止含负电荷的血浆蛋白（如白蛋白）滤过。上述任一屏障的损伤均可引起蛋白尿，肾小球性蛋白尿常以白蛋白为主。光镜下肾小球结构正常的微小病变型肾病患者大量蛋白尿主要为电荷屏障损伤所致；当分子屏障被破坏时，尿中还可出现除白蛋白以外更大分子的血浆蛋白，如免疫球蛋白、C3 等，则提示肾小球滤过膜有较严重的结构损伤。

**（二）血尿**

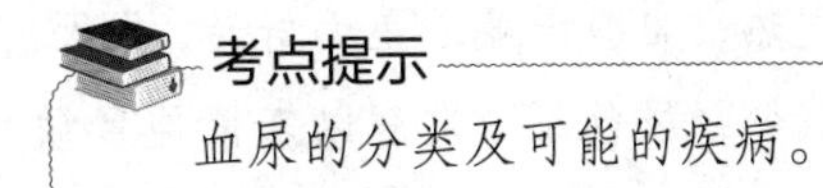

考点提示
血尿的分类及可能的疾病。

肾小球疾病特别是肾小球肾炎，其血尿常为无痛性、全程性血尿，可呈镜下或肉眼血尿，持续性或间发性。血尿可分为单纯性血尿，也可伴蛋白尿、管型尿，如血尿患者伴较大量蛋白尿和（或）管型尿（特别是红细胞管型），多提示肾小球源性血尿。可用以下两项检查帮助区分血尿来源。①新鲜尿沉渣相差显微镜检查：变形红细胞血尿为肾小球源性，均一形态正常红细胞血尿为非肾小球源性。②尿红细胞容积分布曲线。肾小球源性血尿常呈非对称曲线，其峰值红细胞容积小于静脉峰值红细胞容积；非肾小球源性血尿常呈对称性曲线，其峰值红细胞容积大于静脉峰值红细胞容积。

**（三）高血压**

肾小球疾病常伴高血压，慢性肾衰竭患者 90% 出现高血压。持续存在的高血压会加速肾功能恶化。肾小球疾病高血压的发生包括钠水潴留，肾素分泌增多，肾实质损害后肾内降压物质分泌减少。肾小球疾病所致的高血压多数为容量依赖型，少数为肾素依赖型。

**（四）水肿**

肾小球疾病时水肿可基本分为两大类。①肾病性水肿：主要由于长期、大量蛋白尿造成血浆蛋白过低，血浆胶体渗透压降低，液体从血管内渗入到组织间隙，产生水肿；此外，部分患者因有效血容量减少，刺激肾素 - 血管紧张素 - 醛固酮活性增加和抗利尿激素分泌增加等，可进一步加重水钠潴留，加重水肿。②肾炎性水肿：主要是由于肾小球滤过率下降，而肾小管重吸收功能基本正常导致水钠潴留。肾炎性水肿时，血容量常为扩张，伴肾素 - 血管紧张素 - 醛固酮活性抑制、抗利尿激素分泌减少，因高血压、毛细血管通透性增加等因素而使水肿持续和加重。

**（五）肾功能损害**

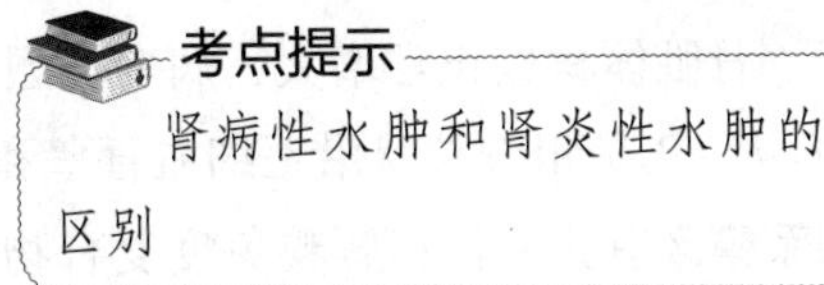

考点提示
肾病性水肿和肾炎性水肿的区别

急进性肾小球肾炎常导致急性肾衰竭，部分急性肾小球肾炎患者可有一过性肾功能损害，慢性肾小球肾炎及蛋白尿控制不好的肾病综合征患者随着病程进展至晚期常发展为慢性肾衰竭。

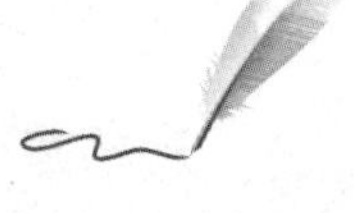

## 【急性肾小球肾炎】

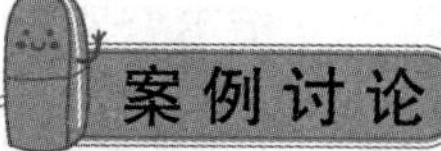

[案例]

患者，女，12岁。咽痛4周，水肿、少尿10天。患者3周前感到咽痛，轻咳，无发热，自服诺氟沙星无好转，5天前感双腿发胀，双眼睑水肿，晨起时明显，同时尿量减少，尿色深。发病以来精神食欲可，轻度腰酸，乏力，无尿频、尿急、尿痛、关节痛、皮疹、脱发及口腔溃疡，体重3周以来体重增加4kg。既往体健。

查体：T 36.5℃，P 80次/分，R 18次/分，BP 160/96mmHg。无皮疹，浅表淋巴结未触及，眼睑水肿，巩膜无黄染，咽充血，扁桃体不大。心肺无异常。腹软，肝脾不大，无移动性浊音，双肾区无叩痛，双下肢无明显水肿。

辅助检查：Hb 130g/L，WBC $7.7\times10^9$/L，PLT $210\times10^9$/L；尿蛋白（++），定量3g/24h；尿WBC 0～1/HP，RBC 20～30/HP，偶见颗粒管型；肾功能示BUN 8.5mmol/L，Scr 140μmol/L。

[讨论]

1. 本病的临床诊断及诊断依据是什么？
2. 请制定治疗方案。

急性肾小球肾炎是一组以急性肾炎综合征为主要临床表现，以血尿、蛋白尿、水肿、高血压和一过性肾功能受累为特征的肾小球疾病。多数为链球菌感染后肾小球肾炎。

### 一、病因和发病机制

最常见的是A组β溶血性链球菌的某些型感染所致，细菌类型随感染部位而不同，如咽部感染多为12型，皮肤感染多为49型。本病是感染后诱发的免疫反应导致肾损伤。

发病机制包括免疫复合物沉积于肾脏；抗原原位种植于肾脏；肾脏正常抗原改变，诱导自身免疫。

### 二、病理

肾脏体积较正常增大，病变类型为毛细血管内增生性肾小球肾炎。免疫病理检查可见IgG及C3呈粗颗粒状沿毛细血管壁和（或）系膜区沉积。免疫荧光检查可见沿毛细血管壁和系膜区有弥漫性粗颗粒免疫复合物，其主要成分是IgG和C3，IgA和IgM少见。电镜检查可见肾小球上皮细胞下有驼峰状大块电子致密物沉积。

### 三、临床表现

本病好发于儿童，好发年龄为2～6岁。发病前有上呼吸道感染或皮肤等感染史，潜伏期为7～21天，一般为10天左右。部分患者为一过性氮质血症，重症患者可出现急性肾衰竭。本病多预后良好，一般数月内自愈，偶有患者发展为慢性肾炎。典型的临床表现为血尿、蛋白尿、水肿、高血压。

**（一）尿液异常**

多数患者为肾小球源性血尿，近半数患者有肉眼血尿，肉眼血尿一般持续数天后转为

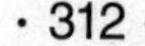

镜下血尿，镜下血尿一般持续数月至半年。同时出现轻、中度蛋白尿。尿沉渣检查可发现红细胞或红细胞管型。尿量减少者常见，很少出现无尿。若少尿持续存在，提示急性肾衰竭。

**（二）水肿**

约90%的患者可发生水肿，常为患者就诊的首发症状。典型表现为晨起颜面水肿或伴有双下肢轻度凹陷性水肿，重者波及全身。随利尿水肿好转，常于1～2周内消失。

**（三）高血压**

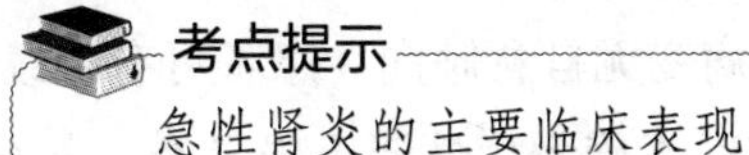


急性肾炎的主要临床表现。

75%以上的患者可出现一过性高血压，一般为轻、中度。主要原因与水钠潴留有关，利尿后血压可很快恢复正常，半数患者需降压治疗，少数患者因血压过高而出现高血压脑病。

**（四）肾功能异常**

部分患者发病早期由于肾小球滤过率降低，尿量减少出现一过性氮质血症。多数患者经利尿消肿数日后恢复正常，极少数发展为急性肾衰竭。

**（五）心力衰竭**

部分患者因少尿、水钠潴留、血压增高可出现充血性心力衰竭。表现为呼吸困难、颈静脉怒张、下肢水肿甚至肺水肿等。

## 四、实验室及其他检查

**（一）尿液检查**

几乎所有患者都有镜下血尿或肉眼血尿，尿沉渣可见白细胞、肾小管上皮细胞以及红细胞管型、颗粒管型。多数患者有蛋白尿，尿蛋白多为（+～++）。血尿和蛋白尿会持续数月，常于1年内恢复，如果蛋白尿持续存在提示已发展为慢性增生性肾炎。

**（二）血常规检查**

患者可出现轻度贫血，白细胞计数可正常或轻度升高。

**（三）肾功能检查**

可出现肾小球滤过率下降，表现为一过性氮质血症。一般1～2周后可恢复正常。

**（四）免疫学检查**

**1. 抗链球菌溶血素“O”抗体（ASO）**　90%的患者ASO滴度大于200U，ASO滴度的逐渐上升比单纯的滴度高更有诊断意义。ASO滴度上升两倍以上，高度提示近期有链球菌感染。

**2. 补体C3**　发病初期血清总补体和C3降低，8周内逐渐恢复正常，对疾病诊断有重要价值。

## 五、诊断

链球菌感染后1～3周出现血尿、蛋白尿、水肿、高血压、一过性肾功能损害等急性肾炎综合征表现，伴血清C3的动态变化并在1～2个月内病情全面好转者可确诊。若肾小球滤过率进行性下降或病情在2个月内未见好转应及时行肾活检，以明确诊断。

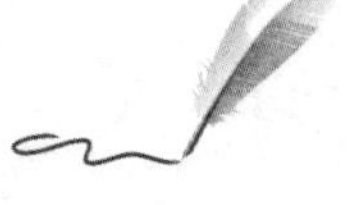

## 六、鉴别诊断

### （一）以急性肾炎综合征起病的肾小球疾病

**1. 其他病原体感染后急性肾炎** 目前常见于多种病毒（如水痘－带状疱疹病毒、EB病毒、流感病毒），病毒感染后引起的肾小球肾炎多数临床表现较轻，一般不伴补体下降，较少出现水肿和高血压，肾功能一般正常。

**2. 系膜毛细血管性肾小球肾炎** 临床上除表现出急性肾炎综合征外，经常伴肾病综合征，病变无自愈倾向。患者可有持续性低补体血症。

**3. 系膜增生性肾小球肾炎** 部分患者有前驱感染可呈现急性肾炎综合征，患者C3一般正常，病情无自愈倾向。IgA肾病患者潜伏期短，可在感染后数小时至数日内出现肉眼血尿，部分患者血清IgA升高。

### （二）急进型肾小球肾炎

病程与急性肾炎相似，但除急性肾炎综合征外，多早期出现少尿、无尿、肾功能急剧恶化等特征。重症急性肾炎呈现急性肾衰竭者与该病鉴别时，应及时做肾活检以明确诊断。

### （三）全身性疾病肾受累

常见于系统性红斑狼疮与过敏性紫癜，均可出现肾炎综合征表现，前者有发热、皮疹及多系统损害，后者有皮疹、关节痛、腹痛等，鉴别多无困难。

## 七、治疗

本病有一定的自限性，治疗以休息和对症治疗为主。治疗原则是抗链球菌感染，防治水肿、高血压和心力衰竭，少数并发急性肾衰竭可者行透析治疗。

### （一）一般治疗

急性期应卧床休息，待肉眼血尿消失、水肿消失及血压恢复正常后逐步增加活动量。饮食应富含维生素，水肿或高血压时应限制钠盐（每日3g以下），肾功能正常者无需限制蛋白质入量，氮质血症时应限制蛋白质摄入，并以优质蛋白为主，水肿明显或少尿时需限制水的入量。

### （二）感染的治疗

上呼吸道或皮肤感染者，应选用无肾毒性的抗生素治疗10～14天，如青霉素、头孢菌素等，青霉素过敏者可选用大环内酯类等抗生素。一般不主张长期预防性使用抗生素。反复发作的慢性扁桃体炎，病情稳定后可考虑行扁桃体摘除术。

### （三）对症治疗

对水肿明显者，应适当使用利尿剂。对限制水、钠摄入并使用利尿剂后血压仍控制不理想者，可给予降压药，防治心、脑并发症的发生。

### （四）透析治疗

少数发生急性肾衰竭有透析指征者应及时行透析治疗。本病有自限性，一般经透析治疗后肾功能即可恢复，不需长期透析治疗。

## 八、预后

本病预后良好，尤其是儿童。绝大多数患者于几周内水肿消退，肉眼血尿消失，血压恢复正常。少数患者镜下血尿和微量蛋白尿可迁延6～12个月才消失。少数患者迁延不愈，发展为慢性肾小球肾炎。

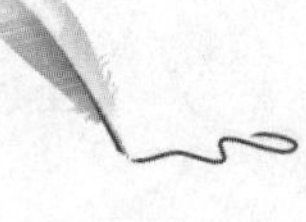

## 【慢性肾小球肾炎】

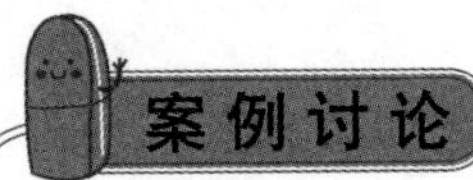


［案例］

患者，女，42岁。发现肉眼血尿20年，间断水肿10余年，少尿1个月。患者20年前感冒后发现肉眼血尿，在当地医院诊断为“肾炎”。10余年来反复出现水肿，以颜面部为甚，常服中药治疗，近1个月来出现尿量减少，每天150～200ml，发病以来精神食欲差，乏力无力，无尿频、尿急、尿痛、关节痛、皮疹。查体：T 36.8℃，P 84次/分，BP 180/120mmHg。贫血貌，眼睑水肿，巩膜无黄染，咽充血，扁桃体不大。心肺无异常。腹软，肝脾不大，无移动性浊音，双肾区无叩痛，双下肢水肿。

辅助检查：Hb 90g/L，WBC $6.5\times10^9$/L，PLT $110\times10^9$/L；尿蛋白（++），尿WBC 0～1/HP，RBC 10～20/HP，可见红细胞管型。肾功能示BUN 21.4mmol/L，Scr 640μmol/L。双肾B超示双肾对称性缩小。

［讨论］

1. 本病的临床诊断及诊断依据是什么？
2. 请制定治疗方案。

慢性肾小球肾炎简称慢性肾炎，以血尿、蛋白尿、水肿、高血压为基本临床表现，起病方式各有不同，病情迁延，病变进展缓慢，可伴不同程度的肾功能减退，最终将发展为慢性肾衰竭。

### 一、病因和发病机制

慢性肾炎多数病因不明，仅少数由急性肾炎发展所致，多由原发性肾小球疾病发展而来，如系膜毛细血管性肾炎、膜性肾病、IgA或非IgA系膜增生性肾炎以及局灶节段性肾小球硬化等。其病因、发病机制和病理类型不尽相同，但起始因素多与免疫介导炎症有关，其次为非免疫因素包括高血压肾动脉硬化、大量蛋白尿和高脂血症。

### 二、病理

慢性肾炎可有多种病理类型，常见类型有系膜增生性肾小球肾炎、系膜毛细血管性肾小球肾炎、膜性肾病及局灶节段性肾小球硬化等。病变进展至后期，所有上述不同类型病理变化均可转化为程度不等的肾小球硬化，玻璃样变，相应肾单位的肾小管萎缩、肾间质纤维化。疾病晚期肾脏体积缩小、肾皮质变薄，成为硬化性肾小球肾炎。

### 三、临床表现

慢性肾炎可发生于任何年龄，但以中青年为主，男性多见。多数起病缓慢、隐匿。临床表现呈多样性，蛋白尿、血尿、高血压、水肿为其基本临床表现，可有不同程度肾功能减退，病情时轻时重、迁延，渐进性发展为慢性肾衰竭。早期患者可有乏力、疲倦、腰部疼痛、食欲缺乏；水肿可有可无，一般不严重。有的患者无明显临床症状。

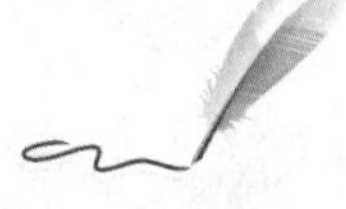

## 四、实验室及其他检查

### （一）尿液检查

不同程度的血尿、蛋白尿，红细胞和颗粒管型。

### （二）血液检查

Ccr 下降，Scr 和 BUN 升高；红细胞和血红蛋白降低；补体 C3 正常或持续降低 >8 周不恢复。

### （三）B 超

双侧肾脏对称性缩小、皮质变薄。

### （四）肾活检

肾活检可确定病理类型，对于指导治疗、判断预后有重要作用。

## 五、诊断与鉴别诊断

凡出现蛋白尿、血尿、管型尿、水肿及高血压病史达 1 年以上，无论有无肾功能损害，排除继发性肾小球肾炎者，即可确立诊断。

临床上常需与以下疾病鉴别。

### （一）继发性肾小球肾炎

如狼疮性肾炎、过敏性紫癜肾炎等，根据相应的临床表现及特异性实验室检查，一般不难鉴别。

### （二）原发性高血压肾损害

本病多发生于40 岁以上，无肾炎病史，先有较长期高血压，其后再出现肾损害。肾小管功能损伤较肾小球早且突出，早期一般不出现低蛋白血症和贫血，常有高血压的其他靶器官损害。

### （三）慢性肾盂肾炎

本病多有尿路感染反复发作病史，尿沉渣可见较多白细胞，尿蛋白少见，尿细菌检查阳性。后期肾小管功能损害较肾小球损害严重。静脉肾盂造影可见肾盂肾盏变形。

### （四）Alport 综合征

常起病于青少年，患有眼（球形晶状体等）、耳（神经性耳聋）、肾（血尿、蛋白尿、进行性肾功能损害）异常，并有阳性家族史（多为性连锁显性遗传）。

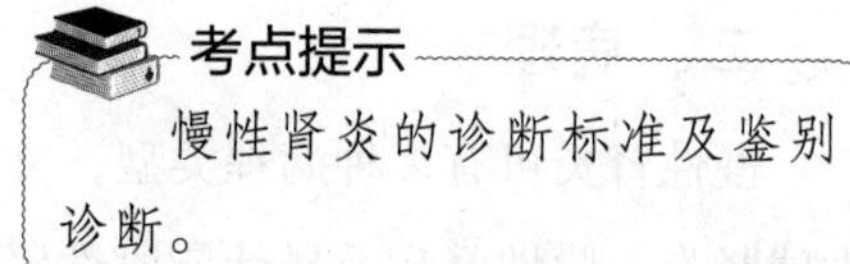


慢性肾炎的诊断标准及鉴别诊断。

## 六、治疗要点

慢性肾炎的治疗应以防止或延缓肾功能进行性恶化、改善或缓解临床症状及防治心脑血管并发症为主要目的，而不以消除尿红细胞或轻微尿蛋白为目标。

### （一）一般治疗

肾功能不全氮质血症患者应限制蛋白及磷的入量，采用优质低蛋白饮食或加用必需氨基酸。水肿明显者给予低盐饮食。

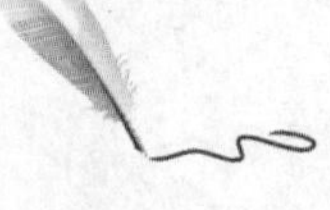

**（二）控制高血压**

高血压和尿蛋白是加速肾小球硬化、促进肾功能恶化的重要因素，积极控制高血压和减少蛋白尿是两个重要的环节。高血压的治疗目标是力争把血压控制在理想水平。尿蛋白≥1g/d，血压应控制在125/75mmHg以下；尿蛋白<1g/d，血压控制可放宽到130/80mmHg以下。可选用减少蛋白尿的降压药，如血管紧张素转换酶抑制剂或血管紧张素Ⅱ受体拮抗药。

**（三）糖皮质激素和细胞毒药物**

一般不主张积极应用，但患者肾功能正常或仅轻度受损，肾脏体积正常，病理类型较轻（如轻度系膜增生性肾炎、早期膜性肾病等），蛋白尿较多，如无禁忌者可试用，无效者逐步撤去。

**（四）对症治疗**

应积极预防感染，纠正水电解质紊乱和酸碱失衡，抗血小板聚集，避免使用肾毒性药物。

## 七、预后

慢性肾炎病情较长，进展缓慢，最终导致慢性肾衰竭。病变进展速度，个体差异很大，病理类型为重要因素，但也与是否重视保护肾脏、治疗是否恰当及是否避免恶化因素有关。

# 【肾病综合征】

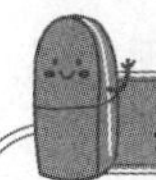

**案例讨论**

［案例］

患者，男，35岁。全身水肿1个月。患者1个月来无明显诱因全身水肿，双下肢为著，眼睑亦水肿，活动后明显，休息后可减轻。偶有腹胀，无腹痛，无肉眼血尿，无尿频、尿急及尿痛，无胸闷及呼吸困难。查体：BP 130/80mmHg，全身浅表淋巴结未触及肿大，眼睑轻度水肿，心肺腹部无异常，腹软，无压痛及反跳痛，移动性浊音阳性，双下肢中度水肿。

辅助检查：尿蛋白（+++），潜血试验（++），红、白细胞正常。血白蛋白25g/L，总蛋白52g/L；三酰甘油1.82mmol/L，低密度脂蛋白胆固醇3.96mmol/L高密度脂蛋白固醇0.87mmol/L。泌尿系B超未见异常。患者3个月前检查尿常规正常。

［讨论］

1. 本病的临床诊断及诊断依据是什么？
2. 请制定治疗方案。

## 一、概念

肾病综合征（nephrotic syndrone，NS）是以尿蛋白大于3.5g/d，血浆白蛋白低于30g/L，水肿，血脂升高为基本特征的一组临床综合征。其中前两项为诊断的必要条件。

## 二、病因和发病机制

**（一）病因**

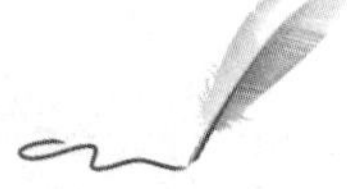

肾病综合征按病因可分为原发性和继发性两大类。原发性肾病综合征的病因为各种不

同病理类型的肾小球疾病，如微小病变肾病、局灶节段性肾小球硬化、系膜增生性肾小球肾炎、系膜毛细血管性肾小球肾炎、膜性肾病。继发性肾病综合征常继发于系统性红斑狼疮、过敏性紫癜、糖尿病及药物等。

**（二）发病机制**

目前肾病综合征的发病机制不明，主要考虑与免疫介导的炎症因素有关。

## 三、病理生理

**1. 大量蛋白尿** 肾小球滤过膜受损时，分子屏障及电荷屏障作用减弱，致使原尿中蛋白含量增多，当其增多明显超过近曲小管回吸收量时，形成大量蛋白尿。在此基础上，凡增加肾小球内压力及导致高灌注、高滤过的因素（如高血压、大量输注血浆蛋白或高蛋白饮食）均可加重尿蛋白的排出。

**2. 低蛋白血症** 由于大量白蛋白从尿中丢失以及近端肾小管摄取滤过蛋白增多，也使肾小管分解蛋白增加。虽然肝脏代偿性合成白蛋白增加，但当肝脏白蛋白合成增加不足以克服丢失和分解时，则出现低蛋白血症。

**3. 水肿** 低蛋白血症、血浆胶体渗透压下降，使水分从血管腔内进入组织间隙，是造成 NS 水肿的基本原因。此外，患者肾灌注不足，导致肾素 - 血管紧张素 - 醛固酮系统激活，促使水钠潴留，可加重水肿。

**4. 高脂血症** 肾病综合征患者胆固醇、三酰甘油、低密度脂蛋白、极低密度脂蛋白都增高。其发生机制与肝脏合成脂蛋白增加和脂蛋白分解减弱相关，目前认为后者可能是导致高脂血症更为重要的原因。

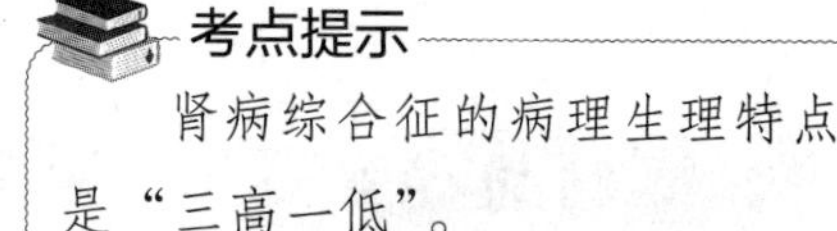


肾病综合征的病理生理特点是“三高一低”。

## 四、病理类型及其临床特征

原发性肾病综合征的肾小球病主要病理类型有微小病变型肾病、系膜增生性肾小球肾炎、系膜毛细血管性肾小球肾炎、膜性肾病及局灶性节段性肾小球硬化。其病理类型不同，临床特征也存在差异。

**（一）微小病变型肾病**

光镜下肾小球基本正常，近曲小管上皮细胞可见脂肪变性。免疫荧光检查阴性。电镜下以广泛的肾小球脏层上皮细胞足突消失为其主要特点。

微小病变型肾病占儿童原发性 NS 的 80% ~90%，占成人原发性 NS 的 10% ~30%。本病男性多于女性，儿童高发，成人发病率降低。典型的临床表现为肾病综合征，仅 20% 左右患者伴有镜下血尿，一般无持续性高血压及肾功能减退。少部分患者可出现急性肾功能损害。

**（二）系膜增生性肾小球肾炎**

光镜下可见肾小球系膜细胞和系膜基质弥漫增生。免疫病理检查可将本组疾病分为 IgA 肾病及非 IgA 系膜增生性肾小球肾炎。前者以 IgA 沉积为主，后者以 IgG 或 IgM 沉积为主，均常伴有 C3 呈颗粒状沉积。电镜下在系膜区可见到电子致密物沉积。

本组疾病在我国发病率较高，在原发性肾病综合征中约占 30%，显著高于西方国家。本病好发于青少年，男性多于女性。约 50% 患者有前驱感染，可于上呼吸道感染后急性起病，甚至表现为急性肾炎综合征。部分患者为隐匿起病。临床表现为蛋白尿和（或）血尿，

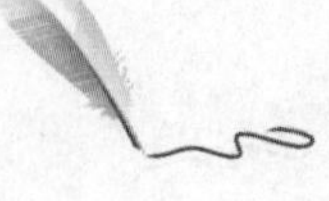

约 30% 的患者表现为肾病综合征，随病情加重逐渐出现肾功能不全和高血压。

**（三）系膜毛细血管性肾小球肾炎**

光镜下较常见的病理改变为系膜细胞和系膜基质弥漫重度增生，深入到肾小球基底膜和内皮细胞之间，毛细血管壁增厚，使毛细血管袢呈“双轨征”。免疫病理检查常见 IgG 和 C3 呈颗粒状沿系膜区及毛细血管壁沉积。电镜下系膜区和内皮下可见电子致密物沉积。

该病理类型约占我国原发性肾病综合征的 10% ~20%。本病男女比例大致相同，儿童和青少年多见。1/4 ~1/3 患者常在上呼吸道感染后，表现为急性肾炎综合征；50% ~60% 患者表现为肾病综合征，几乎所有患者均伴有血尿，其中少数为发作性肉眼血尿。肾功能损害、高血压及贫血出现早，病情多持续进展。

**（四）膜性肾病**

光镜下的特征性表现为肾小球毛细血管袢出现僵硬和增厚，基底膜的上皮侧可见嗜复红蛋白沉积，钉突形成。免疫病理检查显示 IgG 和补体 C3 围绕毛细血管壁或基底膜弥漫颗粒样沉淀，也可伴 IgA 和 IgM 沉淀。电镜下早期可见基底膜上皮侧有排列整齐的电子致密物，常伴有广泛足突融合。

本病好发于中老年，男性多于女性，约占我国原发性肾病综合征的 20%。通常起病隐匿，约 80% 表现为肾病综合征，约 30% 可伴有镜下血尿，一般无肉眼血尿。常在发病 5 ~10 年后逐渐出现肾功能损害。本病极易发生血栓栓塞并发症，膜性肾病患者易出现腰腹部疼痛、肾功能恶化。

**（五）局灶节段性肾小球硬化**

光镜下可见肾小球呈局灶、节段性硬化，表现为相应的肾小管萎缩、肾间质纤维化。免疫病理检查显示 IgM 和 C3 在肾小球受累节段呈团块状沉积。电镜下可见肾小球上皮细胞足突广泛融合、基底膜塌陷，系膜基质增多并有电子致密物沉积。

该病理类型约占我国原发性肾病综合征的5% ~10%。本病好发于青少年男性，多为隐匿起病，部分病例可由微小病变型肾病转变而来。特发性局灶节段性肾小球硬化患者表现为大量蛋白尿。30% ~50% 的患者可有高血压，约 3/4 患者伴有血尿，部分可见肉眼血尿。补体和其他血清检测多正常。本病确诊时患者约 30% 有肾功能减退，且随着病情的进展而加重。

## 五、并发症

**（一）感染**

感染是肾病综合征常见的并发症，与蛋白质营养不良、免疫功能紊乱及应用糖皮质激素治疗有关。常见感染部位依次为呼吸道、泌尿道、皮肤。感染是 NS 的常见并发症，感染是导致肾病综合征复发和疗效不佳的主要原因之一，甚至造成死亡。

**（二）血栓和栓塞**

肾病综合征容易发生血栓、栓塞并发症，主要是因为血液浓缩、抗凝物质丢失、高脂血症等导致血液黏滞度增高，并且利尿剂、激素的使用和血小板功能亢进进一步加重高凝状态。其中以肾静脉血栓最为常见；此外，肺血管血栓、栓塞，下肢静脉、下腔静脉、冠状血管血栓和脑血管血栓也不少见。血栓、栓塞是直接影响 NS 治疗效果和预后的重要原因。

**（三）急性肾衰竭**

肾病综合征患者可因有效血容量不足而致肾血流量下降，诱发肾前性氮质血症，肾损

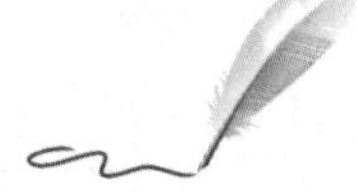

害药物的使用也可引起急性肾衰竭。特发性急性肾衰竭常见于微小病变型肾病患者，其发生原因可能与肾间质高度水肿。临床表现为少尿或无尿，扩容及利尿治疗无效。

**（四）蛋白质及脂肪代谢紊乱**

长期低蛋白血症可导致患者营养不良、小儿生长发育迟缓，内分泌紊乱；免疫球蛋白减少造成机体免疫力低下、易致感染、伤口不易愈合等；高脂血症增加血液黏稠度，促进血栓、栓塞并发症的发生，还将增加心血管系统并发症，并可促进肾小球硬化和肾小管-间质病变的发生，促进肾脏病变的慢性进展。

## 六、诊断与鉴别诊断

具备大量蛋白尿、低蛋白血症、明显水肿及高脂血症者（其中前两项为必备条件），即可诊断为肾病综合征，在此基础上排除继发性和遗传性疾病才能诊断为原发性。有条件应行肾活检明确病理类型。最后要判断有无并发症。

> **考点提示**
> 肾病综合征的诊断标准。

需进行鉴别诊断的继发性肾病综合征病因，主要包括以下疾病。

**（一）过敏性紫癜肾炎**

好发于青少年，有典型的皮肤紫癜，可伴关节痛、腹痛及黑便，多在皮疹出现后1～4周左右出现血尿和（或）蛋白尿，典型皮疹有助于鉴别诊断。肾活检常见病理改变为弥漫性系膜增生，免疫病理以IgA及C3为主要沉积物。

**（二）系统性红斑狼疮肾炎**

中青年女性好发，典型临床表现为有面部蝶形红斑，关节、肌肉及多系统受损，体内出现多种自身抗体，如血清抗核抗体、抗dsDNA抗体、抗SM抗体阳性，补体C3下降，肾活检免疫病理检查成“满堂亮”。

**（三）乙型肝炎病毒相关性肾炎**

多见于儿童及青少年，以蛋白尿或肾病综合征为主要临床表现，常见的病理类型为膜性肾病，其次为系膜毛细血管性肾小球肾炎等。国内依据以下三点进行诊断：①血清HBV抗原阳性；②患肾小球肾炎，并可除外狼疮性肾炎等继发性肾小球肾炎；③肾活检切片中找到HBV抗原。

**（四）糖尿病肾病**

好发于中老年人，常见于病程10年以上的糖尿病患者。早期可发现尿微量白蛋白排出增加，以后逐渐发展成肾病综合征。糖尿病病史及特征性眼底改变有助于鉴别诊断。肾活检提示肾小球基底膜增厚和系膜基质增生，典型损害为K-W结节形成。

**（五）肾淀粉样变性**

好发于中老年，除肾脏受累外还累及心、肝、脾等其他脏器；肾损害早期仅有蛋白尿，数年后出现肾病综合征。肾活检组织刚果红染色淀粉样物质呈砖红色，偏光显微镜下呈绿色双折射光特征。

## 七、治疗

**（一）一般治疗**

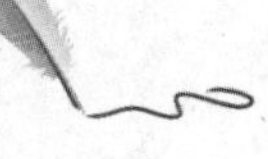

凡有严重水肿、低蛋白血症者需卧床休息。水肿消失、一般情况好转后，可起床活动。

给予正常量0.8～1.0g/（kg·d）的优质蛋白（富含必需氨基酸的动物蛋白）饮食。热量要保证每日每公斤体重不应少于126～147kJ。水肿时应低盐（<3g/d）饮食。为减轻高脂血症，应少进富含饱和脂肪酸（动物油脂）的饮食。

**（二）对症治疗**

**1. 利尿消肿**

（1）噻嗪类利尿剂　主要作用于髓袢升支厚壁段和远曲小管前段，通过抑制钠和氯的重吸收，增加钾的排泄而利尿。常用氢氯噻嗪25mg，每日3次口服。长期服用应防止低钾、低钠血症。

（2）保钾利尿剂　主要作用于远曲小管后段，抑制钠和氯的重吸收，但有潴钾的作用，适用于低钾血症的患者。与噻嗪类利尿剂合用可增加利尿的效果。常用氨苯蝶啶50mg，每日3次，或醛固酮拮抗剂螺内酯20mg，每日3次。长期服用需防止高钾血症，对肾功能不全者应慎用。

（3）袢利尿剂　主要作用于髓袢升支，对钠、氯和钾的重吸收具有强力的抑制作用。常用呋塞米20～120mg/d，分次口服或静脉注射。在渗透性利尿药物应用后随即给药效果更好。应用袢利尿剂时需谨防低钠血症及低钾、低氯血症性碱中毒发生。

（4）渗透性利尿剂　通过提高血浆胶体渗透压，使组织中水分回吸收入血。同时造成肾小管内液的高渗状态，减少水、钠的重吸收而利尿。常用低分子右旋糖酐或羟乙基淀粉。但对少尿（尿量<400ml/d）患者应慎用此类药物，因其易阻塞肾小管，并由于其高渗作用导致肾小管上皮细胞变性、坏死，诱发“渗透性肾病”，导致急性肾衰竭。

（5）提高血浆胶体渗透压　血浆或白蛋白等静脉输注均可提高血浆胶体渗透压，促进组织中水分回吸收并利尿。但由于输入的白蛋白可引起肾小球高滤过及肾小管高代谢，造成肾小球脏层及肾小管上皮细胞损伤，重者可损害肾功能。故应严格掌握适应证，非必要不宜多用。心力衰竭患者应慎用。

**2. 减少蛋白尿**　大量蛋白尿可导致肾小球高滤过，促进肾小球硬化，是影响治疗和预后的重要因素。肾素-血管紧张素-醛固酮系统的激活是蛋白尿的重要发生机制之一。因此，减少蛋白尿是肾病综合征治疗的关键。血管紧张素转换酶抑制剂（ACEI）或血管紧张素Ⅱ受体拮抗剂（ARB）除有降压作用外，还有减少蛋白尿和延缓肾功能损害的作用。使用ACEI或ARB降蛋白尿应用剂量应超过常规剂量。长期应用ACEI或ARB应监测血压、血钾水平、肾功能，在可以耐受的情况下逐步增加到最大剂量以达到最佳疗效。

**（三）抑制免疫与炎症反应**

**1. 糖皮质激素**　是通过抑制炎症与免疫反应、减少醛固酮和抗利尿激素分泌，影响肾小球基底膜通透性等综合作用而发挥其利尿、消除尿蛋白的疗效。

使用原则和方案一般如下。①起始足量：常用药物为泼尼松1mg/（kg·d），口服8周，必要时可延长至12周。②缓慢减药：足量治疗后每1～2周减原用量的10%。③长期小剂量维持：最后以最小有效剂量（10mg/d）再维持半年或更长时间。水肿严重、有肝功能损害或泼尼松疗效不佳时，可更换为甲泼尼龙（等剂量）口服或静脉滴注。

**2. 细胞毒性药物**　这类药物可用于“激素依赖型”或“激素抵抗型”的患者，协同激素治疗。若无激素禁忌，一般不作为首选或单独治疗用药。

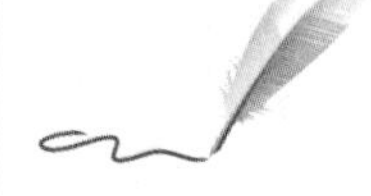

（1）环磷酰胺　是国内外最常用的细胞毒性药物，具有较强的免疫抑制作用。应用剂

量为100～200mg/d；分次口服或隔日静脉注射，累积量达6～8g后停药。主要副作用为骨髓抑制及中毒性肝损害，并可出现性腺抑制、脱发、胃肠道反应及出血性膀胱炎。

（2）盐酸氮芥　为最早用于治疗肾病综合征的药物，治疗效果较佳。因可引起注射部位血管炎或局部组织坏死，及严重的胃肠道反应和甚强的骨髓抑制作用，目前临床上较少应用。

**3. 环孢素**　作为二线药物用于激素和细胞毒性药物治疗无效的肾病综合征。能选择性抑制T辅助细胞及T淋巴细胞毒效应细胞，用于治疗激素及细胞毒性药物无效的难治性肾病综合征。常用量为3～5mg/（kg·d），服药期间需监测并维持其血浓度谷值为100～200ng/ml。一般疗程为3～6个月。副作用有肝肾毒性、高血压、高尿酸血症、神经毒性、多毛及牙龈增生等。

**4. 霉酚酸酯**　为次黄嘌呤单核苷酸脱氢酶抑制剂，抑制鸟嘌呤核苷酸的经典合成途径，故而选择性抑制T、B淋巴细胞增殖及抗体形成达到治疗目的。常用量为1.5～2g/d，分2次口服，共用3～6个月，减量维持半年。已有导致严重贫血和伴肾功能损伤者应用后出现严重感染的个案报道，应引起足够重视。应用激素及细胞毒药物治疗肾病综合征可有多种方案，原则上应副作用相对较少，如腹泻及胃肠道反应，偶有骨髓抑制作用。

**（四）并发症治疗**

**1. 感染**　一旦发现感染应及时选用强效、对致病菌敏感、无肾毒性的抗生素治疗。尽快进行细菌培养检查，根据药敏试验选择抗生素，并且及时去除感染的病因和诱因。严重感染难以控制时应减少或停用激素。

**2. 血栓和栓塞**　肾病综合征患者常处于高凝状态，较易发生血栓并发症，尤其是血浆白蛋白<20g/L，更易合并静脉血栓形成。抗凝药物可选用普通肝素或低分子肝素，也可口服阿司匹林、双嘧达莫等抗血小板聚集药物。已发生血栓形成或血管栓塞者应尽快行溶栓，并辅以抗凝治疗半年以上。

**3. 急性肾衰竭**

（1）积极控制原发病因，去除加重急性肾损伤的可逆因素　对于各种严重外伤、心力衰竭、急性失血等都应进行相应的治疗，包括扩容，纠正血容量不足、休克和控制感染等。停用影响肾灌注或肾毒性药物。注意调整药物剂量，如有可能检测血清药物浓度。

（2）利尿剂　应用袢利尿剂，以冲刷阻塞的肾小管管型。

（3）透析治疗　透析治疗在急性肾衰竭的救治中起到关键的作用，主要有血液透析、血液滤过和腹膜透析三大基本类型。对纠正氮质血症、心力衰竭、严重酸中毒及脑病等症状均有较好的效果，近年来连续性肾脏替代疗法（CRRT）的应用，使其死亡率大大下降。

**4. 脂质代谢紊乱**　肾病综合征合并高脂血症的患者应使用调脂药物治疗，有高血压及冠心病家族史，低密度脂蛋白和极低密度脂蛋白升高的患者更需积极治疗。常用药物有：①3－羟基－3－甲基戊二酰单酰辅酶A还原酶抑制剂，如辛伐他汀、阿托伐他汀等，疗程为6～12周；②纤维酸类药物，如非诺贝特、吉非罗齐等；③丙丁酚。

**（五）各种病理类型的治疗**

**1. 微小病变型肾病**　常对激素治疗敏感，初治者可单用激素治疗。因感染、劳累而短期复发，去除诱因后仍不缓解者可再使用激素，疗效差或反复发作者应并用细胞毒药物，力争达到完全缓解并减少复发。

**2. 膜性肾病**　本病有20%～30%的患者10年后发展成慢性肾衰竭。大剂量激素不能

降低尿蛋白，也不能保护肾脏，一般认为不能单独使用，必须激素联合细胞毒性药物（常用环磷酰胺或苯丁酸氮芥）。效果不佳的患者可试用环孢素。另外，膜性肾病易发生血栓、栓塞并发症，应加强抗凝治疗。

**3. 局灶节段性肾小球硬化**　本病所致肾病综合征患者仅有30%～50%使用激素有效，环磷酰胺或交替使用苯丁酸氮芥治疗激素抵抗的局灶节段性肾小球硬化可再增加20%的缓解率，建议应使用泼尼松1mg/（kg·d），疗程8～12周，然后逐渐减量至0.5mg/（kg·d），隔日顿服，维持6～12个月；上述足量激素用至6个月后无效，才能称之为激素抵抗。为了减少激素长期治疗的副作用，可以将激素和细胞毒性药物交替使用，即糖皮质激素和环磷酰胺或苯丁酸氮芥交替使用6个月以上。激素和烷化剂治疗效果欠佳可试用环孢素。

**4. 系膜毛细血管性肾小球肾炎**　本病疗效差，长期足量激素治疗可延缓部分儿童患者的肾功能恶化。对于成年患者，目前没有激素和细胞毒性药物治疗有效的证据。临床研究仅发现口服6～12个月的阿司匹林（325mg/d）和（或）双嘧达莫（50～100mg，每日3次）可以减少尿蛋白，但对延缓肾功能恶化无作用。

**5. 系膜增生性肾炎**　病变较轻，系膜细胞增生较少，无广泛IgM和C3沉积者，可按微小病变型肾病治疗，但疗程适当延长；病变较重，系膜细胞增生显著，激素依赖或无效者，需加细胞毒性药物。合并高血压者应积极控制血压，首选ACEI或ARB类降压药。

## 八、预后

肾病综合征预后的个体差异很大。决定预后的主要因素如下。①病理类型：微小病变型肾病和轻度系膜增生性肾小球肾炎的预后好。早期膜性肾病仍有较高的治疗缓解率，晚期虽难以达到治疗缓解，但病情多数进展缓慢，发生肾衰竭较晚。系膜毛细血管性肾小球肾炎及重度系膜增生性肾小球肾炎疗效不佳，预后差。②临床因素：大量蛋白尿、高血压和高脂血症及肾功能损害者预后较差。③存在反复感染、血栓栓塞并发症者往往预后较差。④激素治疗敏感者预后较好，激素治疗抵抗者预后较差。

## 小结

肾小球疾病是一组以双肾肾小球损伤为主，临床表现相近的疾病，是我国慢性肾衰竭的主要原因。急性肾小球肾炎好发于儿童，常见于某些感染之后，临床以肾炎综合征（血尿、蛋白尿、水肿和高血压）为主要表现，或伴一过性氮质血症。本病有一定自限性，治疗以休息和对症治疗为主。慢性肾小球肾炎病因尚不明确，有多种病理类型，不同病理类型临床表现不尽相同，但基本具有肾炎综合征表现和肾功能损害不断恶化。治疗以防止和延缓肾功能进行性恶化、改善或缓解临床症状、防治并发症为目的。肾病综合征是一组以大量蛋白尿、低蛋白血症、水肿、高脂血症为特征的临床综合征，常并发感染、血栓和栓塞、急性肾衰竭、蛋白质和脂质代谢紊乱。治疗因其病理类型不同疗效不一，以利尿消肿、减少蛋白尿、抑制免疫和炎症反应、防治并发症、提高生活质量为主。

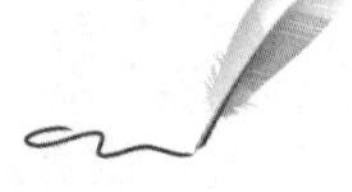

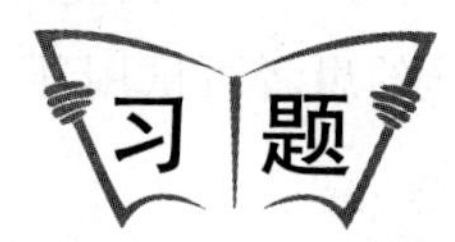


## 一、选择题

【A1/A2 型题】

1. 诊断肾病综合征时，不含哪项表现
   A. 高脂血症
   B. 高血压
   C. 大量蛋白尿
   D. 低血浆白蛋白
   E. 水肿
2. 肾病综合征最常见的并发症是
   A. 感染
   B. 急性肾衰竭
   C. 高血压
   D. 低血容量性休克
   E. 血栓形成
3. 肾病综合征血栓形成最常见的部位是
   A. 下腔静脉
   B. 上腔静脉
   C. 肾静脉
   D. 肺静脉
   E. 脑静脉
4. 尿中出现大量红细胞管型
   A. 肾结核
   B. 肾结石
   C. 急性肾盂肾炎
   D. 急性肾小球肾炎
   E. 慢肾小球肾炎
5. 血尿的概念是指新鲜尿沉渣光镜下
   A. 1 个/高倍，1 万个/1h，10 万个/12h
   B. 2 个/高倍，2 万个/1h，20 万个/12h
   C. 3 个/高倍，10 万个/1h，50 万个/12h
   D. 5 个/高倍，30 万个/1h，100 万个/12h
   E. 10 个/高倍，40 万个/1h，100 万个/12h
6. 测定肾小球滤过功能目前临床上较准确而灵敏的检验是
   A. 内生肌酐清除率
   B. 血尿素氮
   C. 血尿酸
   D. 血肌酸
   E. 血肌酐
7. 急性肾小球肾炎的临床表现最常见和必不可少的是
   A. 肉眼血尿
   B. 水肿
   C. 镜下血压
   D. 高血压
   E. 肾功能伤害
8. 急进性肾炎与急性肾炎的鉴别要点为前者
   A. 肉眼血球
   B. 尿纤维蛋白降解产物增高

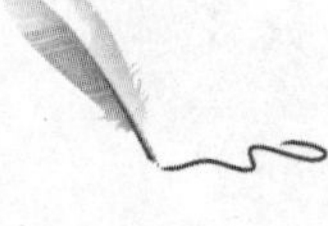

C. 显著血压升高

D. 进行性少尿和肾功能迅速恶化

E. 血补体水平下降

9. 有关急性肾小球肾炎的肾脏病理，正确的是

A. 免疫病理检查可见 IgG 及 C3 呈细颗粒状沿毛细血管壁和（或）系膜沉积

B. 肾小管病变明显

C. 电镜可见肾小球内皮细胞下有驼峰状电子致密物沉积

D. 病变严重时，增生和浸润的细胞可压迫毛细血管使管腔狭窄或闭塞

E. 肾间质无灶性炎症细胞浸润

10. 患者，男，46 岁。上呼吸道感染后第 3 天，面部及下肢明显水肿，尿量 < 500ml/d。查体：血压 160/100mmHg，Hb 78g，尿蛋白（++）。RBC 6～8 个/HP，白蛋白 30g/L，BUN 20mmol/L，Cr 280μmol/L。下列疾病可能性最大的是

A. 急性肾炎　　B. 急进性肾炎

C. 肾病综合征　　D. 急性肾盂肾炎

E. 慢性肾炎急性发作

11. 慢性肾炎主要病变部位是

A. 双肾间质　　B. 双肾的肾小管

C. 双肾的集合系统　　D. 双肾的肾小球

E. 双肾的小动脉

12. 慢性肾炎晚期肾小球最主要的变化是

A. 肾小球纤维化　　B. 肾小球周围纤维化

C. 入球小动脉玻璃样变　　D. 毛细血管内皮细胞增生

E. 肾小球囊壁层上皮细胞增生

**【A3/A4 型题】**

（13～15 题共用题干）

患者，男，36 岁。咽痛、咳嗽、发热，2 周后发现尿色红，眼睑水肿，尿量 1100ml/24h。查体：全身皮肤未见皮疹，血压 160/100mmHg。实验室检查：尿蛋白（++），红细胞 50～60/HP，血白蛋白 32g/L，血肌酐 123μmol/L。

13. 上述临床表现最可能的诊断是

A. 急性链球菌感染后肾炎　　B. 急性肾盂肾炎

C. 过敏性紫癜　　D. 系统性红斑狼疮

E. 急性肾小管坏死

14. 该患者的治疗，下列不妥的是

A. 控制血压　　B. 消肿　　C. 低盐饮食　　D. 抗生素　　E. 补充白蛋白

15. 按上述治疗 2 个月后，病情无好转，血肌酐 300mmol/L，对诊断最有价值的进一步检查是

A. 清洁中段尿培养　　B. 肾脏 B 型超声

C. 肾脏 ECT　　D. 肾穿刺活检

E. 静脉肾盂造影

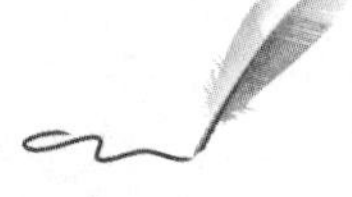

（16～18 题共用题干）

患者，男，38 岁。间歇性水肿 10 余年，伴恶心、呕吐 1 周。查体：血红蛋白 80g/L，血压 155/110mmHg，尿蛋白（＋＋），颗粒管型 2～3 个/HP，尿比重 1.010～1.012。

16. 可能的诊断是

A. 肝炎后肝硬化　　B. 原发性高血压

C. 慢性肾盂肾炎　　D. 慢性肾小球肾炎

E. 肾病综合征

17. 患者还应立即作的检查项目是

A. 24 小时尿蛋白定量　　B. 乙肝病毒全套

C. 血肌酐、尿素氮　　D. 血胆固醇

E. 肝功能全套

18. 为了解该患者双例肾脏是否已缩小，应首选的检查是

A. 静脉肾盂造影　B. 同位素肾图　C. ECT　D. CT　E. B 超

## 二、思考题

1. 原发性肾小球病临床分为哪几种类型?

2. 患者，男，14 岁。少尿、水肿 7 天，咳嗽气短不能平卧 1 天，起病前 2 周曾有喉痛 3 天，呈端坐呼吸。查体：血压 170/110mmHg，两肺底有散在湿啰音，心率 110 次/分，律齐。尿常规：尿比重 1.022，尿蛋白（＋＋）。红细胞 30～90/HP，血补体 C3 降低。应考虑为什么诊断?

3. 试述慢性肾炎与原发性高血压伴有的继发性肾脏损害的鉴别诊断。

（廖　勇）

# 第三节　尿路感染

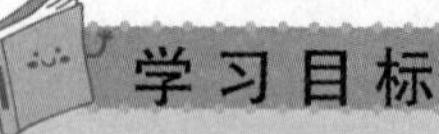


1. **掌握**　尿路感染的临床表现、诊断、并发症及治疗原则。
2. **熟悉**　尿路感染的病因、发病机制和鉴别诊断。
3. **了解**　尿路感染的病理和实验室、影像学检查的意义。
4. 学会上、下尿路感染的区别及并发症的处理原则。
5. 具有运用相关知识指导人们对尿路感染者进行预防及家庭保健的能力。

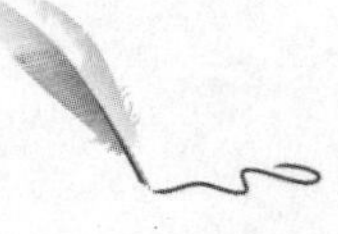

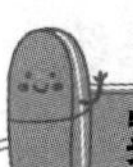

**案例讨论**

[案例]

患者，女，42岁。尿频、尿急、尿痛3周，加重伴畏寒、发热2天。3周前自觉劳累后出现尿频、排尿不尽感，伴下腹部不适、腰部酸痛和乏力，未诊治。2天前开始，上述症状加重，伴发热及寒战。既往有霉菌性阴道炎史。

查体：T 39℃，P 114次/分，R 21次/分，BP 125/60mmHg。神志清，面部潮红，浅表淋巴结未及。颜面无水肿，双肺呼吸音清，心率114次/分，律齐，各瓣膜区未闻及杂音。腹平软，无压痛及反跳痛，肝脾肋下未触及，右肾区叩痛阳性。双下肢不肿。

实验室检查：血常规 Hb 125g/L，WBC $16\times10^9$/L，N 86%，L 30%，PLT $140\times10^9$/L；尿白细胞10～20/HP，红细胞4～6/HP，尿蛋白（+），可见白细胞管型。

[讨论]

1. 本病的临床诊断及诊断依据是什么？
2. 请制定治疗方案。

尿路感染（urinary tract infection，UTI），是指各种病原微生物在尿路中生长、繁殖而引起的尿路感染性疾病。多见于育龄期妇女、老年人、免疫力低下及尿路畸形者。根据感染发生部位可分为上尿路感染和下尿路感染，前者主要指肾盂肾炎，后者主要指膀胱炎。肾盂肾炎、膀胱炎又有急性和慢性之分。根据有无尿路功能或结构的异常，又可分为复杂性、非复杂性尿路感染。

## 一、病因和发病机制

### （一）病原微生物

革兰阴性杆菌是导致尿路感染最常见的致病菌，其中以大肠埃希菌最为常见，约占80%～90%，其次为变形杆菌、克雷伯杆菌。5%～10%的尿路感染由革兰阳性细菌引起，主要是粪链球菌和凝固酶阴性的葡萄球菌。大肠埃希菌最常见于无症状性细菌尿、非复杂性尿路感染，或首次发生的尿路感染。此外，结核分枝杆菌、衣原体、真菌等也可导致尿路感染。

### （二）发病机制

**1. 感染途径**

（1）上行感染 病原菌经由尿道上行至膀胱，甚至输尿管、肾盂引起的感染称为上行感染，约占尿路感染的95%。正常情况下前尿道和尿道口周围定居着少量细菌，如链球菌、乳酸菌、葡萄球菌和类白喉杆菌等，但不致病。某些因素的发生可导致上行感染，如性生活、尿路梗阻、医源性操作、生殖器感染等。

（2）血行感染　病原菌通过血运到达肾脏和尿路其他部位引起的感染。多发生于患有慢性疾病或接受免疫抑制剂治疗的患者。此种感染途径发生率约3%。常见的病原菌有金黄色葡萄球菌、沙门菌属、假单胞菌属和白色念珠菌属等。

（3）直接感染　泌尿系统周围器官、组织发生感染时，病原菌偶可直接侵入到泌尿系统导致感染。

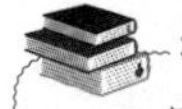

**考点提示**

尿路感染的感染途径。

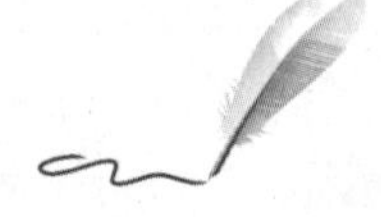

（4）淋巴道感染　盆腔和下腹部的器官感染时，病原菌可从淋巴道感染泌尿系统，但罕见。

**2. 机体防御功能**

是否发生尿路感染除与细菌的数量、毒力有关外，还取决于机体的防御功能。机体的防御机制包括：①排尿的冲刷作用；②尿道和膀胱黏膜的抗菌能力；③尿液中高浓度尿素、高渗透压和低 pH 值等；④前列腺分泌物中含有的抗菌成分；⑤感染出现后，白细胞很快进入膀胱上皮组织和尿液中清除细菌；⑥输尿管、膀胱连接处的活瓣，具有防止尿液、细菌进入输尿管的功能。

**3. 易感因素**

（1）尿路梗阻　任何妨碍尿液自由流出的因素，如结石、前列腺增生、狭窄、肿瘤等均可导致尿液积聚，细菌不易被冲洗清除，而在局部大量繁殖引起感染。尿路梗阻是导致尿路感染最重要的不利因素。

（2）膀胱输尿管反流　输尿管内段及膀胱开口处的黏膜形成阻止尿液从膀胱输尿管口反流至输尿管的屏障，当其功能和结构发生异常时可导致细菌在局部定植，发生感染。

（3）免疫低下　糖尿病、长期使用免疫抑制剂、长期卧床、艾滋病等患者的免疫力低下，导致尿路感染的概率增加，且易反复发病。

（4）医源性因素　留置导尿管、输尿管镜、膀胱镜检查和逆行性尿路造影等可导致尿路黏膜损伤，易引起尿路感染。

（5）其他　高龄、妊娠、不合理使用抗生素、不洁性行为等。

## 二、临床表现

### （一）膀胱炎

扫码“看一看”

常见于年轻女性，主要表现为尿频、尿急、尿痛、排尿不适等，30% 的患者出现血尿，一般无全身感染症状，少数患者出现低热（体温一般不超过 38℃）。

### （二）急性肾盂肾炎

通常起病急，常有发热、寒战、头痛、全身酸痛、恶心、呕吐等全身症状，体温多在 38.0℃以上，甚至高达 40℃。有尿频、尿急、尿痛、排尿困难、下腹部疼痛、腰痛等症状。腰痛程度不一，多为钝痛或酸痛。查体有一侧或两侧肋脊角或输尿管点压痛及肾区叩击痛。

### （三）慢性肾盂肾炎

临床表现复杂，全身及泌尿系统局部表现均可不典型。患者可有急性肾盂肾炎病史，后出现程度不同的低热、腰部酸痛、间歇性尿频、排尿不适等症状。病情持续可发展为慢性肾衰竭。

### （四）无症状细菌尿

无症状细菌尿是指患者有真性细菌尿，而无尿路感染的症状。致病菌多为大肠埃希菌，患者可长期无症状，尿常规可无明显异常，但尿培养有细菌，也可在病程中出现急性尿路感染症状。不同尿路感染的临床表现见表 5－3－1。

表 5-3-1　不同尿路感染的临床表现

| | 尿路刺激征 | 腰痛 | 血尿 | 全身症状 | 肋脊角压痛/叩痛 | 实验室检查 |
|---|---|---|---|---|---|---|
| 急性肾盂肾炎 | 有 | 有 | 可有 | 有，也可无 | 有 | 血 WBC ↑、ESR ↑，尿中 WBC ↑，尿培养阳性，血培养可阳性，肾浓缩功能↓，可恢复 |
| 膀胱炎 | 有 | 无 | 30% | 无 | 无 | 尿 WBC ↑，血培阴性，尿培养阳性 |
| 无症状细菌尿 | 无 | 无 | 无 | 无 | 无 | 仅有细菌尿 |

## 三、并发症

### （一）肾乳头坏死

指肾乳头及其邻近肾髓质缺血性坏死。常发生于伴有糖尿病或尿路梗阻的肾盂肾炎，为其严重并发症。肾乳头坏死的临床表现取决于坏死累及的部位、受累的乳头数及坏死发展的速度。主要表现为寒战、高热、剧烈腰痛或腹痛和血尿等，严重者可伴发革兰阴性杆菌败血症和（或）急性肾衰竭。静脉肾盂造影可见肾乳头区有特征性“环形征”。

### （二）肾周围脓肿

是指肾包膜与肾周围筋膜之间的脂肪组织发生感染未能及时控制而发展成的脓肿。以单侧多见，右侧多于左侧，男性较女性多见。多有糖尿病、尿路结石等易感因素，为严重肾盂肾炎直接扩展而致。致病菌常为革兰阴性杆菌，尤其是大肠埃希菌。患者常出现明显的单侧腰痛，且在向健侧弯腰时疼痛加剧，患侧肋脊角叩痛，腰肌紧张，可有皮肤水肿，可触及肿块。超声波、X 线腹部平片、CT 等检查有助于诊断。

### （三）革兰阴性杆菌败血症

常见于留置导尿或膀胱镜检查后，尿道黏膜损伤，革兰阴性杆菌入侵血液，表现为寒战、高热，严重者出现少尿、休克，病情凶险，死亡率可高达 50%。

### （四）肾结石和尿路梗阻

分解尿素的细菌可使尿液碱性化，尿中磷酸盐析出结晶，形成结石（感染性结石）。感染合并尿路梗阻，导致肾盂积液、反流性肾病等。

## 四、实验室及其他检查

### （一）尿液检查

**1. 常规检查**　可有白细胞尿、血尿、蛋白尿。尿沉渣镜检白细胞 >5 个/HP 称为白细胞尿，对尿路感染诊断意义较大。部分路感染感患者有镜下血尿，尿沉渣镜检红细胞数多为 3～10 个/HP。蛋白尿多为阴性或微量。尿中可见白细胞管型。

**2. 白细胞排泄率**　准确留取 3 小时尿液，立即进行尿白细胞计数，所得尿白细胞数按每小时折算，正常人白细胞 <20 万/h 或 >30 万/h 为阳性，介于 20 万/h～30 万/h 为可疑，其阳性率达 88.1%。

**3. 细菌学检查**

（1）涂片细菌检查　清洁中段尿沉渣涂片，每个视野下可见 1 个或更多细菌，提示尿路感染。本法设备简单、操作方便，检出率达 80%～90%，可初步区分是革兰阴性杆菌还是革兰阳性球菌，对抗生素的选择有一定的价值。

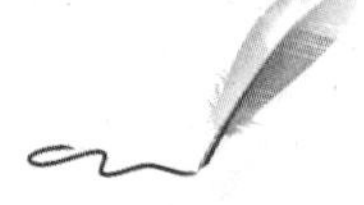

（2）细菌培养　可采用清洁中段尿、导尿及膀胱穿刺尿做细菌培养，其中膀胱穿刺尿培养结果最可靠。中段尿细菌定量培养≥$10^5$/ml，且为同一菌种，称为真性菌尿，可确诊尿路感染；耻骨上膀胱穿刺尿细菌定性培养有细菌生长，即为真性菌尿。尿细菌定量培养可出现假阳性或假阴性结果。

**4. 硝酸盐还原试验**　此法诊断尿路感染的敏感性70%以上，特异性90%以上。一般无假阳性，但球菌感染可出现假阴性。该方法可作为尿路感染的过筛试验。

**5. 其他辅助检查**　尿N－乙酰－β－D－氨基葡萄糖苷酶（NAG）升高常提示有急性肾盂肾炎可能。慢性肾盂肾炎可出现尿比重和尿渗透压下降，甚至肾性糖尿、肾小管酸中毒等。

**（二）血液检查**

**1. 血常规**　急性肾盂肾炎时血白细胞常升高，中性粒细胞比例增高，核左移。血沉可增快，C－反应蛋白升高。

**2. 肾功能检查**　急性肾盂肾炎常伴有肾小管损伤，表现为尿液浓缩障碍。慢性肾盂肾炎肾功能受损时可出现肾小球滤过率下降、血肌酐升高等。

**（三）影像学检查**

影像学检查首选泌尿系超声，还包括有X线腹平片、静脉肾盂造影（intravenous pyelography，IVP）、排尿期膀胱输尿管反流造影、逆行性肾盂造影等。对于反复发作的尿路感染或急性尿路感染治疗7～10天无效的女性应行IVP，男性患者无论首发还是复发，在排除前列腺炎和前列腺肥大之后均应行尿路X线检查以排除尿路解剖和功能上的异常。

## 五、诊断与鉴别诊断

**（一）诊断**

**1. 尿路感染的诊断**

典型的尿路感染有尿路刺激征、感染中毒症状、腰部不适等，结合尿液改变和尿液细菌学检查，诊断不难。凡是有真性细菌尿者，均可诊断为尿路感染。另还要注意无症状性细菌尿和导尿管相关的尿路感染的诊断。

**2. 尿路感染的定位诊断**

明确尿路感染后尚需进行定位诊断，可从如下两方面考虑。

（1）根据临床表现定位　上尿路感染常有发热、寒战等全身症状，伴明显腰痛，输尿管点和（或）肋脊点压痛、肾区叩击痛等。而下尿路感染，常以膀胱刺激征为突出表现，一般少有发热、腰痛等。

（2）根据实验室检查定位　出现下列情况提示上尿路感染：①膀胱冲洗后尿培养阳性。②尿沉渣镜检有白细胞管型，并排除间质性肾炎、狼疮性肾炎等疾病。③尿NAG升高、尿$\beta_2$－MG升高。④尿浓缩功能减退，渗透压降低。

**3. 确定病原体**　明确病原体性质有赖于细菌学检查，清洁中段尿培养结合药敏试验，不仅有助于诊断，而且对指导治疗也很有意义。

**4. 慢性肾盂肾炎的诊断**　除反复发作尿路感染病史之外，尚需结合影像学及肾脏功能检查。①肾外形凹凸不平，且双肾大小不等。②静脉肾盂造影可见肾盂肾盏变形、缩窄。③持续性肾小管功能损害。具备上述第①、②条的任何一项再加第③条可诊断为慢性肾盂肾炎。

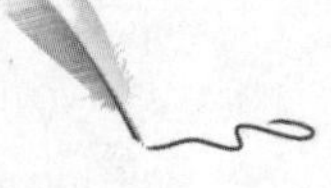

**（二）鉴别诊断**

**1. 全身感染性疾病**　需与流感、败血症、伤寒、疟疾等全身感染性疾病鉴别，结合病史、症状、体征、尿常规和尿细菌学检查可鉴别。

**2. 尿道综合征**　常见于妇女，患者虽有尿频、尿急、尿痛等症状，但无真性细菌尿，尿道综合征可分为感染性和非感染性两类，其中感染性尿道综合征约占75%，有白细胞尿，是由致命微生物引起，如支原体、衣原体等。而非感染性尿道综合征约占25%，无白细胞尿，病原体检查呈阴性，其病因未明。

**3. 泌尿系结核**　患者尿频、尿急、尿痛等尿路感染症状更为突出，一般抗菌药物无效，尿培养结核分枝杆菌呈阳性，尿沉渣可找到抗酸杆菌，普通细菌培养为阴性。静脉肾盂造影可发现肾实质虫蚀样缺损等X线特征。

**4. 慢性肾小球肾炎**　慢性肾盂肾炎出现肾功能减退和高血压时应与慢性肾小球肾炎鉴别。后者多为双侧肾脏受累，肾小球功能受损较肾小管功能受损突出，常有蛋白尿、血尿和水肿等病史，可伴高血压和氮质血症，并有进行性加重的肾功能损害。

## 六、治疗

**（一）一般治疗**

急性期注意休息，多饮水，勤排尿。发热者给予易消化、高热量、富含维生素饮食。膀胱刺激征和血尿明显者，可口服碳酸氢钠片以碱化尿液，缓解症状，抑制细菌生长，避免形成血凝块。尿路感染反复发作者应积极寻找病因，及时去除诱发因素。

**（二）抗感染治疗**

用药原则：①选用致病菌敏感的抗生素。无病原学结果前，一般首选对革兰阴性杆菌有效的抗生素。②选用在尿和肾内浓度高的抗生素。③选用肾毒性小，副作用少的抗生素。④单一药物治疗失败、严重感染、混合感染、耐药菌株出现时应联合用药。⑤对不同类型的尿路感染给予不同治疗周期。

**1. 急性膀胱炎**

（1）单剂量疗法　常用氧氟沙星0.4g，一次顿服；阿莫西林1.0g，一次顿服。磺胺甲基异噁唑2.0g、甲氧苄啶0.4g、碳酸氢钠1.0g，一次顿服（简称STS单剂）。

（2）短疗程（3天）疗法　可选用磺胺类、喹诺酮类、半合成青霉素或头孢类等抗菌药物，任选一种药物，连用3天，约90%的患者可治愈。目前更推荐此法，与单剂量疗法相比，短疗程疗法更有效；耐药性并无增高；可减少复发，增加治愈率。

（3）7天疗法　对于妊娠妇女、老年患者、糖尿病患者、机体免疫力低下及男性患者，不宜使用单剂量及短程疗法，应持续应用抗生素7天。

**2. 肾盂肾炎**　首次发生急性肾盂肾炎的致病菌80%为大肠埃希菌，原则上应根据致病菌和药敏试验结果选用抗生素，在留取尿检查标本后立即开始治疗，首选对革兰阴性杆菌有效的药物。

（1）病情较轻者　可在门诊口服药物治疗，疗程为10～14天。常用药物有喹诺酮类（如氧氟沙星0.2g，每日2次；环丙沙星0.25g，每日2次）、半合成青霉素类（如阿莫西林0.5g，每日3次）、头孢类（如头孢呋辛0.25g，每日2次）等。治疗14天后，通常90%可治愈。如尿菌仍阳性，应参考药敏试验选用有效抗生素继续治疗4～6周。

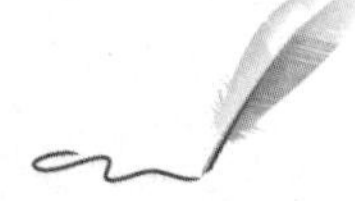

（2）严重感染全身中毒症状明显者　需住院治疗，应静脉给药。常用药物如氨苄西林1.0～2.0g，每日6次；头孢噻肟2.0g，每日3次；头孢曲松1.0～2.0g，每日2次；左氧氟沙星0.2g，每日2次。必要时联合用药。氨基糖苷类抗生素肾毒性大，应慎用。经过上述治疗若好转，可于退热后继续用药3天再改为口服抗生素，完成2周疗程。治疗72小时无好转，应按药敏结果更换抗生素，疗程不少于2周。经此治疗，仍有持续发热者，应注意肾盂肾炎并发症，如肾盂积脓、肾周脓肿、感染中毒症等。

（3）慢性肾盂肾炎治疗的关键　积极寻找并祛除易感因素，注意保护肾功能，加强支持治疗，增强抵抗力，治疗并发症。抗菌药物的选择与急性肾盂肾炎基本相同，但疗程应延长。急性发作时治疗同急性肾盂肾炎。

**3. 再发性尿路感染**　再发性尿路感染包括重新感染和复发。

（1）复发 在尿路感染治愈后6周内再出现同一种细菌的感染，称为复发。复发且为肾盂肾炎者，特别是复杂性肾盂肾炎，在祛除诱因的基础上，应按药敏选择强有力的杀菌性抗生素，疗程不少于6周。反复发作者，给予长疗程低剂量抑菌疗法。

（2）重新感染 治疗后症状消失，尿菌阴性，但在停药6周后再次出现真性细菌尿，菌株与上次尿路感染不同，称为重新感染。对半年内发生2次以上者，可用长程低剂量抑菌治疗，即每晚临睡前排尿后服用小剂量抗生素1次，如复方磺胺甲噁唑1～2片或呋喃妥因50mg～100mg或氧氟沙星200mg，每7～10天更换药物一次，连用半年。

**4. 无症状性菌尿**　是否治疗目前有争议，一般认为有下述情况者应予治疗。①妊娠期无症状性菌尿；②学龄前儿童；③曾出现有症状感染者；④肾移植、尿路梗阻及其他尿路有复杂情况者。根据药敏结果选择有效抗生素，主张短疗程用药，如治疗后复发，可选长程低剂量抑菌疗法。

## 七、预防

加强卫生宣传教育，妇女要特别注意清洁外阴，多饮水、勤排尿。与性交有关的尿路感染，应寻找原因并以去除，发作频繁者应预防性用药。尽量避免使用尿路器械，需留置导尿管者要定期更换，必要时应用抗生素。

## 八、预后

非复杂性尿路感染如患者一般状况良好，经治疗后大多数可以治愈，但易再发。复杂性尿路感染较难治愈，经常复发，可演变为慢性肾盂肾炎。有并发症者预后差。

### 小结

尿路感染是指各种病原微生物在尿路中生长、繁殖而引起的尿路感染性疾病。根据感染发生部位可分为上尿路感染和下尿路感染，前者指肾盂肾炎，后者主要指膀胱炎。感染途径有上行感染、血行感染、直接感染和淋巴道感染。易感因素包括尿路梗阻、膀胱输尿管反流、免疫缺陷、医源性因素和其他因素。并发症有肾乳头坏死、肾周围脓肿、革兰阴性杆菌败血症、肾结石和尿路梗阻。典型的尿路感染有尿路刺激征、感染中毒症状、腰部不适等，结合尿液改变和尿液细菌学检查，可以确诊。治疗以针对不同致病菌进行抗菌治疗为主，同时应加强对症处理，防治并发症和复发。

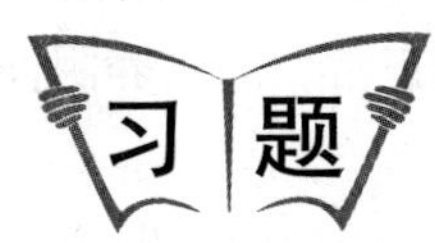


## 一、选择题

**【A1/A2 型题】**

1. 对鉴别上、下尿路感染最有意义的是
   A. 中段尿细菌培养阳性
   B. 尿路刺激症状
   C. 畏寒、发热、腰痛
   D. 肾小管浓缩功能正常
   E. 尿中白细胞管型
2. 诊断慢性肾盂肾炎的可靠依据是
   A. 临床症状迁延不愈超过半年
   B. 反复发作超过半年
   C. 中段尿细菌培养多次阳性
   D. 尿常规中有蛋白及红、白细胞
   E. 静脉肾盂造影、肾盂、肾盏变形或双肾大小不一
3. 慢性肾盂肾炎的易感因素有
   A. 胸膜炎　B. 胃炎　C. 甲状腺功能亢进
   D. 糖尿病　E. 药物性皮炎
4. 尿路感染常见致病菌是
   A. 变形杆菌　B. 副大肠杆菌　C. 大肠埃希菌
   D. 粪链球菌　E. 葡萄球菌
5. 尿路感染诊断的确立主要依靠
   A. 病史和症状　B. 细菌学检查　C. 白细胞尿
   D. 血白细胞明显升高　E. 影像学检查
6. 不属于尿路感染诊断标准
   A. 有明显尿路刺激征　B. 尿沉渣白细胞数 >10/HP
   C. 尿沉渣发现白细胞管型　D. 两次中段尿细菌培养均≥$10^5$/ml
   E. 膀胱穿刺尿涂片细菌 >1 个/油镜视野

7. 患者，女，34 岁。寒战、发热、腰痛伴尿频、尿急 3 天。体温 39°C，心肺无异常。肝脾肋下未触及。两侧肋脊角有叩击痛。尿液检查：蛋白（-），镜检红细胞 2~5/HP、白细胞 10~15/HP，诊断应首先考虑
   A. 急性膀胱炎　B. 急性肾小球肾炎　C. 急性肾盂肾炎
   D. 肾结核　E. 肾结石

**【A3/A4 型题】**

（8~9 题共用题干）

患者，女，35 岁。因发热、寒战、腰痛 5 天入院。右肾区有叩击痛，尿常规：红细胞 5~6/HP，白细胞 20~30/HP，中段尿培养大肠埃希菌 >$10^5$/ml。经抗生素治疗 3 天后体温正常。

8. 此时应
   A. 停用抗生素　B. 青霉素巩固治疗 1 周　C. 碱化尿液

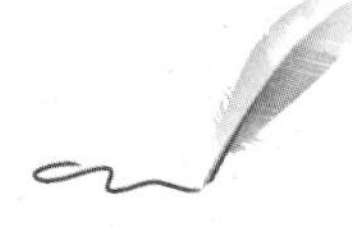

D. 继续用抗生素 14 天　　E. 如尿培养阴性，停用抗生素

9. 患者住院 2 周，出院时尿常规正常，尿培养阴性，不发热，仍感腹痛，肾区无叩痛，出院后应注意

A. 定时复查尿培养　　B. 继续用抗生素治疗　　C. 长期服用碳酸氢钠
D. 每晚服抗生素 1 次　　E. 卧床休息至腰痛消失

## 二、思考题

尿路感染有哪些易感因素？

（廖　勇）

# 第四节　慢性肾脏病

学习目标

1. **掌握**　慢性肾衰竭的定义和分期、临床表现、诊断和治疗原则。
2. **熟悉**　慢性肾衰竭的病因、促使病情恶化的因素。
3. **了解**　尿毒症的发病机制及替代疗法。
4. 学会肾脏替代治疗的方法。
5. 具有对慢性肾脏病患者指导治疗和健康教育的能力。

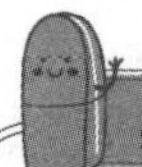

案例讨论

[案例]

患者，男，41 岁。因双下肢间歇性水肿 3 年，头晕、呕吐 3 个月入院。患者近 3 年以来，无明显诱因常出现颜面部和双下肢水肿，在当地医院测血压为 160/100mmHg，未规律服降压药。近 3 个月来出现头晕、呕吐，测血压为 180/110mmHg，既往 12 岁时患“肾炎”。查体：T 36.7℃，P 85 次/分，R 18 次/分，BP 190/100mmHg。神志清，颜面部水肿，眼结膜较苍白，浅表淋巴结未及。双肺呼吸音清，心率 85 次/分，律齐，各瓣膜区未闻及杂音。腹平软，无压痛及反跳痛，肝、脾肋下未触及，双肾区无叩击痛。双下肢中度凹陷性水肿。

实验室检查：血常规 Hb 85g/L，WBC $6\times10^9$/L，N 86%，L 30%，PLT $140\times10^9$/L；尿红细胞 4～6/HP，尿蛋白（＋＋），尿糖（－）；肾功能 Scr 420μmol/L，BUN 17.8mmol/L，血钾 6.0mmol/L。

[讨论]

1. 本病的临床诊断及诊断依据是什么？
2. 请制定治疗方案。

各种原因引起的慢性肾脏结构和功能障碍（肾脏损伤病史≥3 个月），包括肾小球滤过

率（GFR）正常和不正常的病理损伤、血液或尿液成分异常，及影像学检查异常，或不明原因的 GFR 下降（GFR <60ml/min）超过 3 个月，称为慢性肾脏病（chronic kidney diseases，CKD）。而广义的慢性肾衰竭（chronic renal failure，CRF）则是指慢性肾脏病引起的 GFR 下降及与此相关的代谢紊乱和临床症状组成的综合征。CRF 晚期称之为尿毒症。

## 一、分期

慢性肾脏疾病分期见表 5-4-1。

**表 5-4-1　慢性肾脏疾病分期及建议**

| 分期 | 分期描述 | GFR ml/（min·1.73m²） | 治疗计划 |
|---|---|---|---|
| 1 | GFR 正常或升高 | ≥90 | CKD 诊治；缓解症状；保护肾功能 |
| 2 | GFR 轻度降低 | 60~89 | 评估、延缓 CKD 进展；降低心血管风险 |
| 3a | GFR 轻度到中度降低 | 30~59 | 延缓 CKD 进展；评估、治疗并发症 |
| 3b | GFR 中度到重度降低 | 30~44 | |
| 4 | GFR 重度降低 | 15~29 | 综合治疗；准备肾脏替代治疗 |
| 5 | 肾衰竭 | <15 或透析 | 如出现尿毒症，需及时肾脏替代治疗 |

## 二、病因和发病机制

### （一）慢性肾衰竭进展机制

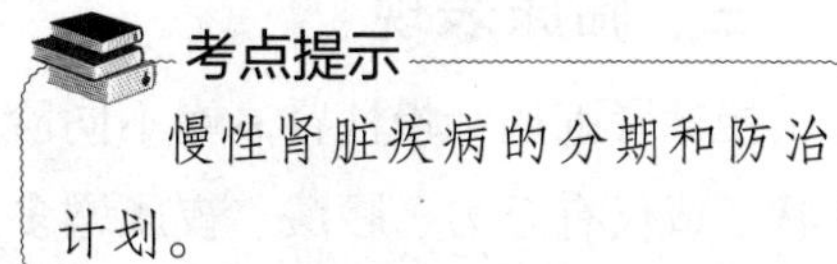

考点提示

慢性肾脏疾病的分期和防治计划。

**1. 肾单位高滤过**　CRF 时残余肾单位肾小球出现高灌注和高滤过状态是导致肾小球硬化和残余肾单位进一步丧失的重要原因之一。高滤过可促进系膜细胞增殖和基质增加，导致微动脉瘤的形成、内皮细胞损伤和血小板集聚增强、炎性细胞浸润、系膜细胞凋亡等，因而肾小球硬化不断发展。

**2. 肾小管高代谢**　CRF 时肾小管高代谢状况可导致肾小管萎缩、间质纤维化和肾单位进行性损害。高代谢所致肾小管氧消耗增加和氧自由基增多，小管内液 $Fe^{2+}$ 的生成和代谢性酸中毒所引起补体旁路途径激活和膜攻击复合物（C5b-9）的形成，均可造成肾小管-间质损伤。

**3. 肾组织上皮细胞表型转化的作用**　近年研究表明，在某些生长因子（如 TGFβ）或炎症因子的诱导下，肾小管上皮细胞、肾小球上皮细胞、肾间质成纤维细胞均可转变为肌成纤维细胞，在肾间质纤维化、局灶节段性或球性肾小球硬化过程中起重要作用。

**4. 某些细胞因子-生长因子的作用**　近年研究表明，CRF 动物肾组织内某些生长因子（如 TGF-β、白细胞介素-1、单个核细胞趋化蛋白-1、血管紧张素Ⅱ、内皮素-1 等），均参与肾小球和小管间质的损伤过程，并在促进细胞外基质增多中起重要作用。某些降解细胞外基质的蛋白酶如基质金属蛋白酶（MMP）表达的下调，金属蛋白酶组织抑制物（TIMP）、纤溶酶原激活抑制物（PAI-I）等表达上调，在肾小球硬化和肾间质纤维化过程中也有其重要作用。

**5. 其他**　有研究发现，在多种慢性肾病动物模型中，均发现肾脏固有细胞凋亡增多与肾小球硬化、小管萎缩、间质纤维化有密切关系，提示细胞凋亡可能在 CRF 进展中起某种作用。

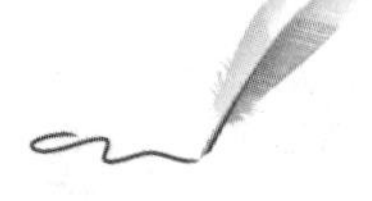

此外，近年发现醛固酮过多也参与肾小球硬化和间质纤维化的过程。

**（二）尿毒症症状的发生机制**

尿毒症症状的发生机制主要有以下几类。

**1. 尿毒症毒素的作用** 尿毒症患者体液内约有200多种物质的浓度高于正常，但可能具有尿毒症毒性作用的物质约有30余种。有些毒素对人体有尿毒症毒素可分为小分子毒素（MW<500）、中分子毒素（MW 500~5000）和大分子毒素（MW>5000）三类。小分子毒性物质以尿素的量最多，其他如胍类、胺类、酚类等；中分子物质包括多肽类和某些激素等；大分子物质如核糖核酸酶、$\beta_2$－微球蛋白、维生素A等。

**2. 体液因子的缺乏** 肾脏是重要的内分泌器官之一。慢性肾衰竭时，主要由肾脏分泌的某些激素如红细胞生成素（EPO）、骨化三醇［1，25－$(OH)_2$－$D_3$］的缺乏，可分别引起肾性贫血和肾性骨病。

**3. 营养素的缺乏** 尿毒症时某些营养素的缺乏或不能有效利用，如蛋白质和某些氨基酸、热量、水溶性维生素、微量元素（如铁、锌、硒等）缺乏，可引起营养不良、免疫功能降低等，可加速病情恶化。

**4. 矫枉失衡学说** 慢性肾衰竭引起机体代谢失衡，为了适应和矫正这种失衡，体内出现一些变化，但这种适应性变化又导致新的不平衡，造成机体的损害，称之为矫枉失衡。

## 三、临床表现

慢性肾脏病和慢性肾衰竭不同阶段的临床表现各异。CKD1~CKD3期患者可以无任何症状，或仅有乏力、腰酸、夜尿增多等轻度不适。进入CKD4期以上后，随着病情进展出现多系统症状，可以出现急性左心衰、严重高钾血症、消化道出血、中枢神经系统障碍等，甚至危及生命。

**（一）水、电解质代谢紊乱**

慢性肾衰时，酸碱平衡失调和各种电解质代谢紊乱相当常见。在这类代谢紊乱中，以代谢性酸中毒和水、钠平衡紊乱最为常见。

**1. 代谢性酸中毒** 部分患者由于肾小管分泌$H^+$障碍或肾小管$HCO_3^-$的重吸收能力下降，因而发生正常阴离子间隙的高氯血症性代谢性酸中毒，即肾小管性酸中毒。当GFR降至<25ml/min或Scr>350μmol/L时，肾衰代谢产物如磷酸、硫酸等酸性物质因肾脏排泄障碍而潴留，可发生高氯血症性高阴离子间歇性代谢性酸中毒。当动脉血$HCO_3^-$<15μmol/L，则可有较明显症状，患者常出现食欲不振、恶心、呕吐、疲乏无力等，严重者可出现心力衰竭、血压下降甚至昏迷。

**2. 水、钠代谢紊乱** 水、钠平衡紊乱主要表现为水、钠潴留，有时也表现为低血容量。肾功能不全时，肾脏对钠负荷过多或容量过多的适应能力逐渐下降。水、钠潴留可表现为不同程度的皮下水肿、浆膜腔积液、高血压、左心功能不全和脑水肿。少数患者因大量出汗、呕吐、腹泻导致低血容量，主要表现为低血压、低钠血症和脱水。

**3. 钾代谢紊乱** 当GFR<20~25ml/min或更低时，肾脏排钾能力逐渐下降，此时容易出现高钾血症，尤其当摄入过多、酸中毒、感染、创伤、消化道出血等情况发生时，更容易出现高钾血症。有时由于钾摄入不足、胃肠道丢失过多，应用排钾利尿剂等，也可以出现低钾血症。严重高钾血症（血清钾>6.5mmol/L）有一定危险，可导致肌无力或肌麻痹，严重者出现严重心律失常甚至心脏骤停，需及时治疗抢救。

**4. 钙、磷代谢紊乱**　主要表现为缺钙和磷过多。低钙血症主要与摄入不足、活性维生素D缺乏、高磷血症、代谢性酸中毒等多种因素有关。低钙血症、高磷血症、活性维生素D缺乏等可诱发继发性甲状旁腺功能亢进（简称甲旁亢）和肾性骨营养不良。

**5. 镁代谢紊乱**　慢性肾衰时由于肾排镁减少，可出现轻度高镁血症，患者常无任何症状。但不宜使用含镁的药物。低镁血症也偶可出现，与镁摄入不足或过多应用利尿剂有关。

**（二）蛋白质、糖类、脂肪代谢紊乱**

GRF患者蛋白质代谢紊乱一般表现为蛋白质代谢产物蓄积，也可有血清蛋白水平下降、血浆和组织必需氨基酸水平下降等。糖代谢异常主要表现为糖耐量减低和低血糖两种情况，前者多见，后者少见。糖耐量减低主要与胰高血糖素升高、胰岛素受体障碍等因素有关，可表现为空腹血糖水平或餐后血糖水平升高。

慢性肾衰患者中高脂血症相当常见，其中多数患者表现为轻到中度高三酰甘油血症、少数患者表现为轻度高胆固醇血症，或两者兼有。

**（三）慢性肾衰竭的各系统表现**

**1. 胃肠道表现**　为最早出现和最突出的症状。主要表现为食欲不振、上腹饱胀感、恶心、呕吐、腹胀、腹泻及口中有氨味，严重者可有口腔及胃肠黏膜糜烂、溃疡，甚至可出现消化道出血。

**2. 心血管系统表现**　是慢性肾衰竭患者死亡的重要原因之一。

（1）高血压和左心室肥厚　大部分患者有不同程度的高血压，多是由于水钠潴留、肾素-血管紧张素增高和（或）某些舒张血管的因子不足所致。高血压可引起动脉硬化、左心室肥厚和心力衰竭。

（2）心力衰竭　心力衰竭是尿毒症患者最常见死亡原因。随着肾功能的不断恶化，心力衰竭的患病率明显增加，至尿毒症期可达到65%～70%，其原因多与水钠潴留、高血压及尿毒症性心肌病变有关。

（3）尿毒症性心肌病　其病因可能与容量负荷过重、高血压、代谢废物的潴留和肾性贫血等因素有关，可出现各种心律失常，心肌损伤、缺氧，心源性休克等。

（4）心包炎　心包炎在CRF患者中相当常见，其原因多与尿毒症毒素蓄积、低蛋白血症、心力衰竭等因素有关，少数情况下也可能与感染、出血等因素有关。早期表现为胸痛，可闻及心包摩擦音。病情进展可出现心包积液甚至心包填塞。

（5）动脉粥样硬化　由于钙磷代谢异常和血管保护性蛋白缺乏而引起的血管钙化，加上高血压、血脂异常促进了动脉粥样硬化的进展，尿毒症患者普遍存在动脉粥样硬化。

**3. 造血系统表现**　CRF患者血液系统异常主要表现为肾性贫血和出血倾向。大多数患者一般均有轻、中度贫血，其原因主要由于红细胞生成素缺乏，故称为肾性贫血。如同时伴有缺铁、营养不良、出血等因素，可加重贫血程度。晚期CRF患者有出血倾向，表现为皮肤瘀斑、鼻出血、齿龈出血、月经过多和消化道出血等，严重时甚至出现脑出血。其原因多与血小板功能降低有关，部分晚期CRF患者也有凝血因子Ⅷ缺乏。有轻度出血倾向者可出现皮下或黏膜出血点、瘀斑，重者则可发生胃肠道出血、脑出血等。

**4. 神经肌肉系统表现**　由于尿毒症毒素堆积、水电解质紊乱、感染等原因，患者常出现尿毒症性脑病或周围神经病变。早期症状可有疲乏、失眠、注意力不集中等。其后会出

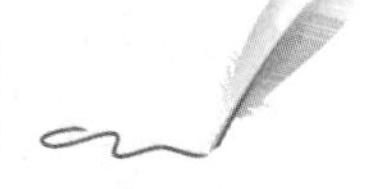

现性格改变、抑郁、记忆力减退、判断力降低。尿毒症时常有反应淡漠、谵妄、惊厥、幻觉、昏迷、精神异常等。周围神经病变也常见，感觉神经障碍更为显著，最常见的是肢端“袜套样”分布的感觉丧失，也可有肢体麻木、烧灼感或疼痛感、深反射迟钝或消失，并可有神经肌肉兴奋性增加，如肌肉震颤、痉挛、不宁腿综合征，以及肌萎缩、肌无力等。

**5. 呼吸系统** 慢性肾衰竭晚期患者即使没有容量负荷增加也可能出现肺充血和水肿，又称“尿毒症肺水肿”，表现为咳嗽、咯痰、咯血、胸痛、气促、深长呼吸等。体液过多、心功能不全时除肺水肿外还可能出现胸腔积液。胸部 X 线检查可见有以肺门为中心，向两侧扩散的“蝴蝶翼”征。

**6. 内分泌系统表现** 主要表现有：①肾脏本身内分泌功能紊乱，如 1，25 - $(OH)_2$ - $D_3$、红细胞生成素不足和肾内肾素 - 血管紧张素Ⅱ生成过多。②下丘脑 - 垂体内分泌功能紊乱，如泌乳素、促黑色素激素（MSH），促黄体生成素（FSH），促卵泡激素（LH）、促肾上腺皮质激素（ACTH）等水平增高。③外周内分泌腺功能紊乱，大多数患者均有继发性甲状旁腺功能亢进，部分患者出现轻度甲状腺素水平降低、胰岛素受体障碍、性腺功能减退等。

**7. 骨骼系统表现** 慢性肾衰竭所引起的骨矿化和代谢异常称为肾性骨营养不良。包括肾性骨软化症、骨再生不良、骨质疏松症和肾性骨硬化症等。其发生的原因可能与骨化三醇缺乏、继发性甲状旁腺功能亢进、营养不良等有关。晚期患者发现骨异常的约占三分之一，只有少数表现为骨痛、行走障碍、自发性骨折等。

**8. 皮肤表现** 患者有面色萎黄，色素沉着，有轻度水肿，称为尿毒症面容。还有皮肤干燥、脱屑、瘙痒等常见症状，可能与钙盐在皮肤及神经末梢沉积和继发性甲状旁腺功能亢进有关。

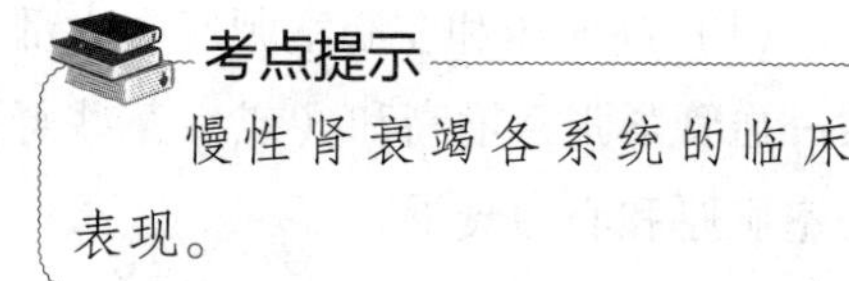

考点提示

慢性肾衰竭各系统的临床表现。

## 四、诊断与鉴别诊断

### （一）诊断

依据患者的病史及临床表现和实验室检查，可明确诊断。诊断时不仅要明确是否存在慢性肾衰竭，还要注意寻找原发病、引起恶化的因素及并发症等。促使肾功能恶化的因素有：①原发疾病未有效控制；②感染；③尿路梗阻；④血容量不足；⑤使用肾毒性药物；⑥高血压；⑦其他，如急性应激状态、心律失常、心力衰竭、严重贫血、电解质紊乱等。

### （二）鉴别诊断

CRF 主要与急性肾衰竭进行鉴别。往往根据患者的病史即可做出鉴别诊断，急性肾衰竭常因肾缺血、肾中毒、感染导致。在患者病史欠详细时，可借助于影像学检查（如 B 超，CT 等）或肾图检查结果进行分析，如双肾明显缩小，肾图提示慢性病变，则支持 CRF 的诊断。

## 五、治疗

### （一）营养治疗

CRF 的营养疗法在提高患者生活质量、改善预后方面，发挥重要作用。CRF 患者蛋白摄入量一般为 0.6 ~ 0.8g/（kg · d）。患者饮食中动物蛋白与植物蛋白应保持合理比例，一般两者各占一半左右；对蛋白摄入量限制较严格［0.4 ~ 0.6g/（kg · d）］的患者，动物蛋

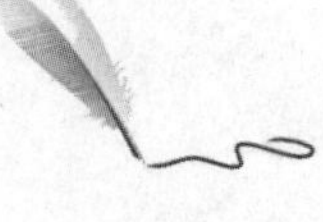

白可占50%～60%，以增加必需氨基酸的摄入比例。患者磷摄入量一般应<800mg/d；对严重高磷血症患者，还应同时给予磷结合剂。无论应用何种饮食治疗方案，患者都必须摄入足量热量，一般为125.6～146.5kJ/kg［30～35kcal/（kg·d）］，每日至少给予热量125.6kJ/kg（30kcal/kg），以使低蛋白饮食的氮得到充分的利用，减少蛋白质的分解和体内蛋白质的消耗。

**（二）早、中期慢性肾衰的防治对策和措施**

加强中、早期CRF的防治是临床上必须重视的重要问题。首先要提高对CRF的警觉，重视询问病史、体格检查和肾功能的检查，努力做到早期诊断。同时，对已有的肾脏疾患或能引起肾损害的疾病（如糖尿病、高血压等）进行及时有效的治疗，防止CRF的发生。这是降低CRF发生率的基础工作，或称初级预防。具体防治措施主要如下。

（1）控制高血压　24小时持续、有效地控制高血压，对保护靶器官具有重要作用，也是延缓、停止或逆转CRF进展的主要因素之一。透析前CRF（GFR≤10ml/min）患者的血压一般应当控制在120～130/75～80mmHg以下。

（2）ACEI和ARB的应用　血管紧张素转化酶抑制剂（ACEI）和血管紧张素Ⅱ受体拮抗剂（ARB）具有良好降压作用，还有其独特的减低高滤过、减轻蛋白尿的作用，主要通过扩张出球小动脉来实现，同时也有抗氧化、减轻肾小球基底膜损害等作用。应用ACEI和ARB应严密监测肾功能变化，用药2月内血肌酐上升或内生肌酐清除率下降<30%，可在监测下继续应用。如超过50%，应立即停药。

（3）严格控制血糖　研究表明，严格控制血糖，使糖尿病患者空腹血糖控制在5.0～7.2mmol/L（睡前6.1～8.3mmol/L），糖化血红蛋白（HbA1c）<7%，可延缓患者CRF进展。

（4）控制蛋白尿　将患者蛋白尿控制在<0.5g/24h，或明显减轻微量白蛋白尿，均可改善其长期预后，包括延缓CRF病程进展和提高生存率。

（5）其他　积极纠正贫血、减少尿毒症毒素蓄积、应用他汀类降脂药、戒烟等，很可能对肾功能有一定保护作用，目前正在进一步研究中。

**（三）晚期慢性肾衰的药物治疗**

**1. 纠正酸中毒和水、电解质紊乱**

（1）纠正代谢性酸中毒　轻度代谢性酸中毒可给予口服碳酸氢钠；中、重度患者必须静脉输入碳酸氢钠溶液。对有明显心力衰竭的患者，要防止碳酸氢钠输入过多，输入速度宜慢，以免心脏负荷加重；也可根据患者情况同时口服或注射呋塞米，以增加尿量，以防止钠潴留。

（2）水钠潴留的防治　为防止出现水、钠潴留需要适当限制钠摄入量，一般NaCl摄入量应不超过6～8g/d。有明显水肿、高血压者，钠摄入量一般为2～3g/d。也可根据需要应用袢利尿剂，噻嗪类利尿剂及潴钾利尿剂对CRF患者不宜应用。对严重肺水肿急性左心衰竭者，常需要及时给予血液透析或持续性血液滤过。

（3）高钾血症的防治　高钾血症可导致致命性心律失常，应及时纠正。CKD4期以上的患者在限制钾摄入的同时，还应注意及时纠正酸中毒，并适当应用袢利尿剂，增加尿钾排出。对已有高钾血症的患者，还应采取积极的措施：①积极纠正酸中毒，除口服碳酸氢钠外，必要时可静脉给予碳酸氢钠。②给予袢利尿剂促使尿钾排出。③应用葡萄糖-胰岛

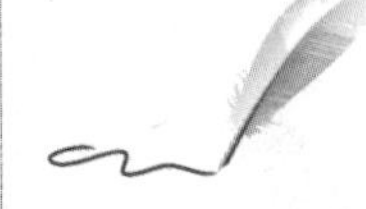

素溶液输入或口服降钾树脂以降低血钾。⑤对严重高钾血症（血钾 >6.5mmol/L），且伴有少尿、利尿效果欠佳者，应及时给予血液透析治疗。

**2. 高血压的治疗** 对高血压进行及时、合理的治疗，不仅是为了控制高血压的某些症状，更是为了积极主动地保护靶器官（心、肾、脑等）。CRF 首选的降压药是血管紧张素转化酶抑制剂和血管紧张素Ⅱ受体拮抗剂。其他降压药如 $Ca^{2+}$ 通道阻滞剂、袢利尿剂、β－受体阻断药、血管扩张剂等均可应用。ACEI 及 ARB 有使钾升高及一过性血肌酐升高的作用，在应用过程中，应注意严密监测肾功能。降压目标：在尿蛋白 <1.0g/d 时，血压应 <130/80mmHg，在尿蛋白 >1.0g/d 时，血压应 <125/75mmHg，终末期肾病时血压不超过 140/90mmHg 即可。

**3. 贫血的治疗** 诊断为肾性贫血且贫血的原因是红细胞生成素（EPO）缺乏有关的患者应使用重组人红细胞生成素（rHu－EPO）。绝大多数患者均可免除输血。一般开始用量为每周 80～120U/kg，分 2～3 次注射（或每次 2000～3000U，每周 2～3 次），皮下注射。对透析前慢性肾衰患者来说，目前趋向于小剂量疗法（每次 2000～3000U，每周 1～2 次），疗效佳，副作用小。影响 rHu－EPO 疗效的主要原因是功能性缺铁。因此，在应同时重视补充铁剂。部分透析患者口服铁剂吸收较差，故常需要静脉途径补充铁，以氢氧化铁蔗糖复合物（蔗糖铁）的安全有效性较好。

**4. 低钙血症、高磷血症和肾性骨病的治疗** 当 GFR <30ml/min 时，除限制磷摄入外，可应用磷结合剂口服，以碳酸钙较好。碳酸钙口服一般每次 0.5～2g，每日 3 次。对明显高磷血症（血磷 >7mg/dl）或血清钙、磷乘积 >65mg/dl 者，则应暂停应用钙剂，以防转移钙化的加重。对明显低钙血症患者，可口服骨化三醇，0.25μg/d，连服 2～4 周。如血钙和症状无改善，可将用量增加至 0.5μg/d。对血钙不低者，则宜隔日口服 0.25μg。凡口服骨化三醇患者，治疗中均需要检测血钙、血磷、甲状旁腺激素浓度。对已有生成不良性骨病的患者，不宜应用骨化三醇或其类似物。

**5. 防治感染** 平时应注意防止感冒，预防各种病原体的感染。抗生素的选择和应用原则与一般感染相同，唯剂量要调整。在疗效相近的情况下，应选用肾毒性最小的药物。

**6. 高脂血症的治疗** 透析前慢性肾衰患者与一般高血脂治疗原则相同，应积极治疗。但对维持透析患者，高脂血症的标准宜放宽，血胆固醇水平保持在 6.5～7.8mmol/L、血甘油三醇水平保持在 1.7～2.3mmol/L。

**7. 促进毒物排泄** 口服氧化淀粉或活性炭制剂、口服大黄制剂或甘露醇（导泻疗法）等，均是应用肠胃道途径增加尿毒症毒素的排出。这些疗法主要应用于透析前慢性肾衰患者，对减轻患者氮质血症起到一定辅助作用，但不能依赖这些疗法作为治疗的主要手段。

**8. 其他** 糖尿病肾衰患者随着 CRF 不断下降，必须相应调整胰岛素用量，一般应逐渐减少；高尿酸血症通常不需药物治疗，但如有痛风，则予以别嘌醇 0.1g，每日口服 1～2 次；皮肤瘙痒患者口服抗组胺药物，控制高磷血症及强化透析，对部分患者有效。

**（四）肾脏替代治疗**

当慢性肾衰患者 GFR 6～10ml/min（Scr >707μmol/L）并有明显尿毒症临床表现，经治疗不能缓解时，则应进行透视治疗。对糖尿病肾病，可适当提前（GFR 10～15ml/min）安排透析。

**1. 血液透析（简称血透）** 利用半透膜原理，通过溶质交换来清除血液中的代谢废物、维持电解质和酸碱平衡，并清除过多的水分。血透前 3～4 周，应预先给患者做动脉内瘘（位置一般在前臂），以形成血流通道、便于刺穿。血透治疗一般每周做 3 次，每次 4～8 小时，尿毒症症状逐渐好转：若能长期坚持合理透析，不少患者能存活 15～20 年。

**2. 腹膜透析（简称腹透）**　腹膜透析是以腹膜为半透膜，腹膜毛细血管内血液与腹腔内透析液进行水和溶质交换。腹膜透析无须特殊设备，操作简单，无须抗凝，心血管稳定性好。腹膜透析适用于老人、心血管功能不稳定者、糖尿病患者、小儿患者或做动静脉内瘘有困难者。

**3. 肾移植**　成功的肾移植可恢复正常的肾功能，可使患者几乎完全康复。移植肾可由尸体供肾或亲属供肾（由兄弟姐妹或父母供肾），以后者肾移植的效果更好。要在 A、B、O 血型配型和 HLA 配型合适的基础上，选择供肾者。肾移植需长期使用免疫抑制剂，以防排斥反应。近年肾移植的疗效已明显改善，存活率有较大提高，其 1 年存活率约为 90%，5 年存活率约为 70%。

**小结**

慢性肾脏病是各种原因引起的慢性肾脏功能结构和功能障碍。当肾小球功能下降及引起一系列代谢紊乱时，进入慢性肾衰竭。根据肾小球滤过率可将慢性肾脏病分为 5 期，CKD1～CKD3 期可无症状，CKD4～CKD5 期可出现各种并发症，如骨病、肾性贫血等。在基础治疗的同时，应清除或控制诱因，延缓肾功能恶化，防治并发症。尿毒症期可进行替代治疗。

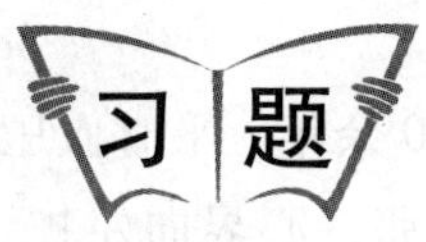


## 一、选择题

**【A1/A2 型题】**

1. 我国现在引起慢性肾功能不全的病因最常见的是
   A. 慢性肾盂肾炎　　B. 肾结核
   C. 肾结石　　D. 肾小动脉硬化
   E. 慢性肾小球肾炎
2. 慢性肾功能不全继发甲状旁腺功能亢进最主要的原因是
   A. 血肌酐增高　　B. 血钾升高
   C. 血磷升高　　D. 维生素 D 减少
   E. 酸中毒
3. 典型慢性肾功能不全时的水、电解质紊乱是
   A. 代谢性酸中毒、低血钙、高血磷、高血钾
   B. 代谢性酸中毒、低血钙、低血磷、高血钾
   C. 代谢性酸中毒、低血钙、低血磷、高血钠

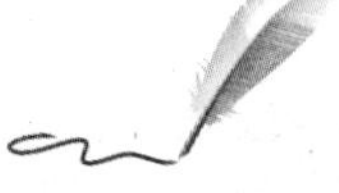

D. 代谢性酸中毒、低血钙、低血磷、低血钠

E. 代谢性碱中毒、低血钙、高血磷、高血钾

4. 肾性贫血最主要的原因是

A. 铁及叶酸摄入不足　　B. 消化道失血

C. 蛋白质摄入量不足　　D. 红细胞寿命缩短

E. 红细胞生成素合成不足

5. 最适宜采用血液滤过治疗

A. 糖尿病肾衰竭患者　　B. 儿童尿毒症

C. 尿毒症并严重心力衰竭　　D. 严重高钾血症

E. 严重酸中毒

6. 尿毒症患者发生肾性骨病的最主要原因是

A. 骨化三醇缺乏　　B. 长期代谢性酸中毒

C. 铝中毒　　D. 低蛋白血症及营养不良

E. 继发性甲状旁腺功能亢进

7. 关于慢性肾衰竭饮食治疗原则哪项是错误的

A. 高生物效价的低蛋白饮食　　B. 供给充分的非必需氨基酸

C. 尽可能低磷饮食　　D. 充分热卡力求达到正氮平衡

E. 尿量正常者如无水肿可适当饮水

8. 尿毒症心血管并发症中不常见

A. 高血压　　B. 心包炎

C. 心力衰竭　　D. 心律失常

E. 心内膜炎

9. 患者，男，74 岁。高血压史 30 余年，平时血压在 160 ~ 172/90 ~ 100mmHg 波动，2 周来胸闷、气促、贫血貌，颈静脉怒张，心界向左扩大，心率 104 次/分，双肺底有湿啰音，肝肋下两指，下肢水肿（++），血肌酐 884μmol/L，尿蛋白（+），临床诊断尿毒症入院。其最可能病因为

A. 慢性肾小球肾炎高血压　　B. 肾小动脉硬化

C. 慢性肾盂肾炎　　D. 老年性肾硬化

E. 心力衰竭致肾功能减退

10. 患者，男，45 岁。蛋白尿 8 年，乏力、恶心 2 个月，平均血压偏高，贫血貌，血压 180/110mmHg，心、肺听诊无异常发现，血肌酐 1042μmol/L，患者在降压、纠正酸中毒及降钾治疗中，突发四肢抽搐，但神志清，无大小便失禁，最可能原因为

A. 尿毒症脑病　　B. 高血压脑病

C. 阿斯综合征　　D. 低钙血症

E. 低钠血症

11. 患者，男，56 岁。头痛，呕吐 2 天，抽搐，意识障碍 1 天，糖尿病史 10 年。BP 165/100mmHg，呼吸 30 次/分，贫血貌，双肺少许湿啰音，心率 104 次/分，病理反射未引出，尿糖（++），尿蛋白（+），粪便潜血（++++），血糖 12.2mmol/L，BUN 48mmol/L，Scr 1280μmol/L，应首选的措施是

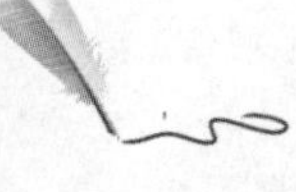

A. 甘露醇　　B. 小剂量胰岛素，补碱

C. 硝普钠　　D. 止血药物，降压，降糖

E. 透析治疗

**【A3/A4 型题】**

（12～14 题共用题干）

患者，男，33 岁。15 年前曾发现蛋白尿，一直未检查和治疗。3 周前出现恶心、呕吐。查体：血压 190/120mmHg，轻度水肿，血肌酐 360μmol/L，B 超双肾缩小。

12. 下列检查项目中不应进行的是

A. 血常规　　B. 内生肌酐清除率

C. 血电解质　　D. 静脉肾盂造影

E. 心电图检查

13. 下述生化异常不应出现的是

A. 高血钾　　B. 低血钙

C. 低血钠　　D. 低血磷

E. 酸中毒

14. 该患者最可能的原发病是

A. 慢性肾小球肾炎　　B. 慢性肾盂肾炎

C. 慢性间质性肾炎　　D. 糖尿病肾病

E. 高血压肾病

## 二、思考题

患者，男，47 岁。有慢性肾炎病史 6 年，高血压病史 2 年。近 1 个月来食欲下降，疲乏无力，精神萎靡，且常出现鼻出血，3 天前发现大便呈柏油样，门诊肾功能检查示内生肌酐清除率 15ml/min，血肌酐 788μmol/L，肾小球滤过率 8%。

请问：

1. 该患者最可能的诊断是什么？

2. 该患者为什么出现柏油样大便？

（廖　勇）

# 第五节　急性肾损伤

**学习目标**

1. **掌握**　急性肾损伤的临床表现、诊断和治疗原则。
2. **熟悉**　急性肾损伤的病因、发病机制及并发症。
3. **了解**　急性肾损伤的鉴别诊断和预后。
4. 学会肾脏替代治疗的原理和方法。
5. 具有对急性肾损伤患者进行预防和康复宣教的能力。

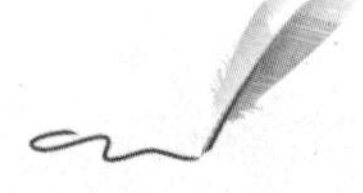

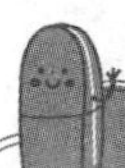

**案例讨论**

［案例］

患者，男，20岁。感冒7天后出现颜面及双下肢水肿，尿少。查体：P 84次/分，BP 160/100mmHg，神志清，浅表淋巴结未及。颜面部水肿，咽部充血，双肺呼吸音清，心率84次/分，律齐，各瓣膜区未闻及杂音。腹平软，无压痛及反跳痛，肝、脾肋下未触及，双肾区无叩痛。双下肢中度凹陷性水肿。

实验室检查：Hb 105g/L，WBC $6.5\times10^9$/L，PLT $110\times10^9$/L；尿蛋白（++），尿 WBC 0~1/HP，RBC 10~20/HP；肾功能示 BUN 22.3mmol/L，Scr 882μmol/L。双肾B超示双肾对称性缩小。

［讨论］

1. 本病的临床诊断及诊断依据是什么？
2. 请制定治疗方案。

急性肾损伤（acute kidney injure，AKI）是指由各种病因引起的肾功能在短时间（数小时或数天）急剧下降而出现的临床综合征。肾功能下降可能发生在无肾脏疾病基础的患者，也可发生在有慢性肾脏病基础的患者，其血肌酐（Scr）较基础值上升超过50%或每日上升≥44.2μmol/L。本综合征根据解剖部位可分为肾前性、肾性、肾后性三大类。本章主要叙述狭义的急性肾衰竭（acute renal failure，ARF），即急性肾小管坏死（acute tubular necrosis，ATN）。

## 一、病因

急性肾小管坏死的病因主要有肾缺血和肾毒素两大类，前者由各种原因引起心排出量急剧减少，使肾小管灌注不足所致；后者由外源性毒素（如生物毒素、化学毒素、药物中毒、造影剂等）和内源性毒素（如血红蛋白、肌红蛋白等）所致。

## 二、发病机制

不同病因所致的ATN可有不同的始动因素和持续发展因素。缺血所致的ATN，大多发生在综合因素的基础上，如年龄、是否有基础疾病（如糖尿病、高血压等）。毒素所致的ATN，也可以有缺血因素参与。肾缺血和肾毒素两种病因常常相互作用而致病。

（1）肾血流动力学异常　当肾血流量下降时，肾内血流量重新分布，表现为肾皮质血流量减少，肾髓质淤血，以致对缺氧异常敏感的髓袢升支粗段肾小管主动重吸收 $Na^+$ 能力降低，肾小管上皮细胞损伤与肿胀，远端小管腔阻塞及管腔液外漏。在ATN早期，由于神经体液的调节，引起肾内血管收缩，其主要原因是：①肾内肾素-血管紧张素系统激活。②肾内舒张血管的前列腺素（$PGI_2$、$PGE_2$）合成减少，缩血管的前列腺素（血栓素 $A_2$）产生过多。③交感神经过度兴奋。④血管缺血致内皮细胞损伤，使血管收缩因子（内皮素）产生过多，舒张因子（一氧化氮）产生相对减少。

（2）肾小管堵塞学说　坏死的肾小管上皮细胞脱落、肌红蛋白、血红蛋白等堵塞肾小管腔造成压力过高，一方面阻碍肾小球滤过，另一方面积聚于被堵塞管腔中的液体反漏至肾间质，引起肾间质水肿，压迫肾单位，进一步降低肾小球滤过率。

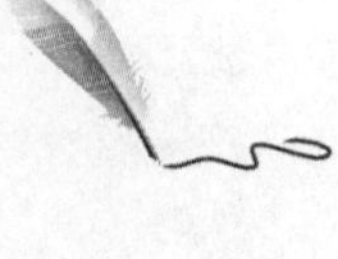

（3）肾缺血－再灌注损伤　表现为：①氧自由基产生增多。②细胞内钙超载，致线粒体功能障碍。③白细胞激活、中性粒细胞激活及其致炎因子的释放是引起微血管损伤及细胞损伤的主要因素。④细胞代谢紊乱。

## 三、临床表现

患者常有低血压、缺血、严重感染或脓毒血症、肾毒素等病因。一般将急性肾衰竭分为少尿期、多尿期和恢复期，但有些患者并不一定都出现三期临床表现。有些患者尿量并不减少，即24小时尿量在500mL以上，称为非少尿型急性肾衰竭，此型大多病情相对较轻，预后也较好。

**1. 少尿期**　一般持续5～7天，个别可持续3～4周。少尿期越长，病情越严重。其主要表现如下。

（1）尿量减少　尿量骤停或急剧减少，每日尿量少于400ml称为少尿，少于100ml称为无尿。非少尿型急性肾衰竭患者尿量虽然不少，但Scr每日仍可上升44.2μmol/L以上。

（2）全身各系统症状　根据病情，是否合并电解质及酸碱平衡紊乱，脏器损害程度而有不同。①消化系统症状：常有恶心、呕吐、食欲减退、腹胀，严重者可有消化道出血，少数可有黄疸、肝功能衰竭。②心血管系统症状：可因水钠潴留而诱发心力衰竭，有感染、中毒、失水时，可表现为低血压。病因去除后尿量仍少者，可出现高血压。③呼吸系统症状：可因严重感染、容量负荷过重而表现为急性呼吸窘迫综合征。④神经系统症状：可有性格改变、意识障碍、抽搐、昏迷、谵妄等。⑤血液系统症状：可表现为贫血、出血倾向（常见的是皮下、口腔黏膜、牙龈及胃肠出血）、DIC等。上述各系统症状若在急性肾衰竭时表现突出，提示患者已发生多器官功能衰竭。

（3）水、电解质紊乱及酸碱平衡失调　主要表现如下。①水过多（水中毒）。②电解质紊乱表现为“三高三低”，即高钾、镁、磷血症；低钙、钠、氯血症，其中最重要的是高钾血症。③代谢性酸中毒。④代谢产物的积聚：进行性氮质血症，血浆肌酐和尿素氮升高。

> **考点提示**
> 急性肾衰竭时水、电解质紊乱和酸碱失衡的临床表现。

**2. 多尿期**　每日尿量达2500ml以上。此期通常持续1～3周。此期肾小管上皮细胞功能有一定程度恢复，肾小管内滤过液的反漏基本停止，但由于近端肾小球上皮细胞功能对水钠重吸收未完成恢复正常，故滤过液从尿中大量丢失；加之此时肾小球滤过功能已有一定程度恢复，少尿期在体内堆积的代谢产物在通过肾单位时产生渗透性利尿，也致尿量增多，每日可达3000～5000ml。系统症状大多减轻。少数患者可出现缺水、血压下降等。如严重缺水，可造成高钠血症，使中枢神经系统症状继续恶化。此期患者易并发感染。多尿期早期Scr、BUN仍可继续上升，1周以后开始下降。

**3. 恢复期**　尿量正常或偏多，肾功能恢复或基本恢复正常。此期患者普遍存在不同程度营养不良，需待数日才能恢复正常。少数患者遗留不同程度的持续性肾功能损害。

## 四、实验室及其他检查

（1）血液检查　了解贫血及其程度，网织红细胞计数，动态血小板计数；BUN与Scr的动态变化和比值；动态血气分析了解有无酸中毒及其程度，了解氧分压判断有无合并ARDS；测定血清电解质了解电解质的变化情况。

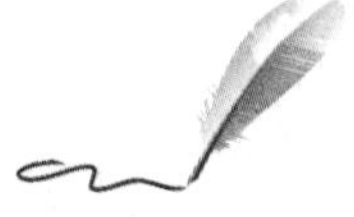

（2）尿液检查　ATN 时，尿比重降低，多固定在 1.015 以下，尿渗量 < 350mOsm/（kg・$H_2O$），尿与血渗量之比 < 1.1，尿钠增高，多在 40 ~ 60mmol/L，钠排泄分数 > 2。

（3）影像学检查　对疑有尿路梗阻及慢性肾衰竭者应做尿路，对疑有血管病变者应行 CT 血管造影或 MRI 或放射性核素检查。

## 五、诊断与鉴别诊断

### （一）诊断依据

符合下列情形之一者即可定义为 AKI。

（1）48h 内血肌酐上升 ≥ 26.5μmol/L。

（2）已知或假定肾功能损害发生在 7 天之内，血肌酐上升至基础值的 1.5 倍以上。

（3）尿量少于 0.5ml/（kg・h），持续 6 小时。

### （二）病因诊断

（1）肾前性急性肾衰竭　有血容量不足（体液丢失、休克）、心力衰竭、肝病病史、体检发现皮肤及黏膜干燥、直立性低血压等，补充血容量后尿量增多，结合下列血、尿诊断检查则可诊断为肾前性急性肾衰竭。①肾小管功能正常，尿钠浓度 < 20mmol/L。②因血容量不足刺激血中抗利尿激素水平升高，尿液浓缩，尿比重 > 1.020，尿渗量 > 500mOsm/（kg・$H_2O$），明显高于血渗量。③尿 BUN 与血 BUN 均大于 8，尿肌酐与血肌酐比值常 < 40。④血 BUN 与血肌酐比值 > 10。⑤肾衰指数及钠排泄分数均小于 1。

（2）肾后性急性肾衰竭　患者常突然完全性无尿或间歇性无尿，或伴肾绞痛，或腹腔、盆腔、后腹膜、前列腺有肿瘤病史，或既往上述部位接受过反射治疗等，提示尿路梗阻引起肾后性急性肾衰竭。

（3）肾小球及肾间质所致急性肾衰竭　患者突然水肿、少尿、血尿、蛋白质、高血压、眼底渗出、出血，提示急进性肾炎引起的肾实质性急性肾衰竭。患者多系统损害伴自身抗体阳性，应怀疑结缔组织疾病引起的急性肾衰竭。患者有皮疹、发热、关节酸痛及淋巴结结肿，并有用药史和药物过敏史，提示药物对过敏引起的急性间质性肾炎所致的急性肾衰竭。

## 六、治疗

**1. 预防及治疗基础疾病**

（1）积极纠正血流动力学障碍　在任何急性失血、大量体液丢失致有效血容量降低，心脏前后负荷过重，严重污染，特别在老年患者、有基础疾病（糖尿病、高血压）手术后患者，一旦发现血压下降、尿量减少，应及时采取措施。急性肾衰竭的早期在密切监测心功能和肺功能的前提下积极补充血容量，包括补液、输注血浆、白蛋白、应用洋地黄类药物以维持平均动脉压在 65mmHg 以上，保持肾灌注。

（2）严格控制肾毒性药物的适应性　根据肾功能调整剂量并密切观察尿量及肾功能的变化。

（3）及时发现并处理产生内源性肾毒性物质的疾病　如高尿酸血症、肌红蛋白尿或血红蛋白尿等。

**2. 少尿期治疗**

（1）营养疗法　摄入足够的热量每日 147kJ/kg，以减轻高分解代谢，有利于损坏细胞

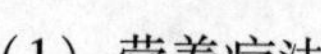

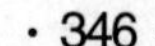

的修复和再生。每日葡萄糖不少于100g，蛋白质为0.8g/（kg·d），脂肪乳剂可以提供足够的必需脂肪酸和总热量。肠胃道营养疗法是最安全的途径。

（2）维持液体平衡　按照“量出为入”的原则补充液量。24小时的补液量为：前一日尿量+粪、呕吐物、引流液量及创面渗液量+500ml，同时适度酌情加减。接受透析者可适当放宽补液量。

（3）高钾血症的处理　严格限制含钾药物和食物的摄入。当血钾>6.5mmol/L，需要紧急处理。①10%葡萄糖酸钙10～20ml，稀释后缓慢静脉注射，以对抗钾的心脏毒性。②5%碳酸氢钙100～200ml静脉滴注，以拮抗钾对心脏的抑制，并促使进入细胞内。③50%葡萄糖50～100ml加胰岛素6～12U静脉注射，使钾向细胞内转移。④透析疗法是治疗高钾血症最有效的方法。

（4）钠平衡失调的处理　稀释性低钠血症应限制水的摄入，必要时高渗盐水静脉滴注或透析治疗。如有高钠血症，应适当放宽水的摄入。

（5）代谢性酸中毒的处理　当血二氧化碳结合力<15mmol/L，可给予5%碳酸氢钠100～250ml静脉滴注。对于严重的酸中毒，应立即行透析治疗。

（6）低钙血症和高磷血症的处理　对于无症状的低钙血症，无需处理。有症状性低钙血症，可临时静脉补钙。中、重度高磷血症可给予氢氧化铝凝胶或碳酸钙口服。

（7）心力衰竭的治疗　最主要的原因是水钠潴留致心脏前负荷增加。此时由于肾脏对利尿剂的反应很差，而心脏泵功能损害并不严重，故洋地黄类药物疗效常不佳。治疗应以扩血管为主。最有效的方法是血液滤过，规定时间内超滤出大量体液，宜尽早施行。

（8）贫血和出血的处理　血红蛋白在80～100g/L之间，一般不予处理。中、重度贫血者应注意引起急性肾衰竭原发病的治疗。急性肾衰竭合并上消化道大出血的治疗原则与上消化道大出血的处理原则相似。

（9）预防和控制感染　预防感染和控制已存在的感染是降低急性肾衰竭死亡率的重要措施。合理使用抗生素，慎用或不用肾毒性抗生素。

（10）血液净化疗法　血液净化技术包括血液透析、腹膜透析、连续性动静脉或静脉血液滤过，或透析滤过等。凡保守治疗无效，出现下列情况者，应进行血液净化疗法。①急性肺水肿。②高钾血症，血钾>6.5mmol/L。③BUN>21.4mmol/L或Cr>442μmol/L。④高分解代谢状态，BUN每日升高超过8.9mmol/L，或Cr每日升高超过176.8mmol/L，血钾每日上升1mmol/L。⑤酸中毒，动脉血气分析pH<7.25，或二氧化碳结合力<13mmol/L。⑥无尿2天以上或者少尿4天以上。⑦少尿2天以上，伴有下列情况任何之一者，如体液潴留（如球结膜水肿、中心静脉压增高、心音呈奔马律等）；尿毒症症状（如持续呕吐、嗜睡或烦躁等）；高钾血症，血钾>6.0mmol/L，心电图有高钾改变等。

**3. 多尿期的治疗**　多尿期的早期，威胁患者生命的并发症依然存在，治疗的重点仍然以维持水、电解质和酸碱失衡，防止各种并发症。控制氮质血症及治疗原发病为主。多尿期1周左右时，应适当增加蛋白质的摄入，以利于患者肾小管上皮细胞恢复和再生，并逐渐减少透析次数直至停止透析。此期补液原则为比尿量少500～1000ml，并尽量经胃肠道补充，以缩短多尿期。

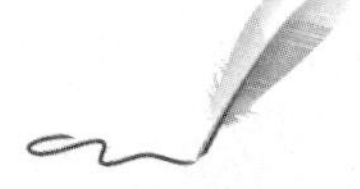

**4. 恢复期治疗**　一般无需特殊处理，但应定期复查肾功能，禁用肾毒性药物。

## 七、预后

ANT 预后与原发病性质，有无慢性肾脏病（CKD）等基础疾病、肾功能损害的程度、是否合并多器官功能衰竭、患者年龄、早期诊断、早期治疗及透析与否等因素有关。ANT 发展到慢性肾衰竭者不到5%，且多见于严重的原发病、原有慢性肾脏疾病、年龄大于60岁诊断不及时者。预防的关键是积极治疗基础疾病，及时发现导致急性肾小管坏死的危险因素并加以去除。

**小 结**

急性肾损伤是指由各种病因引起的肾功能在短时间（数小时或数天）急剧下降而出现的临床综合征，表现为氮质血症、水电解质和酸碱平衡紊乱及各系统症状，可伴少尿或无尿。本综合征根据解剖部位可分为肾前性、肾性、肾后性三大类，根据临床表现可分为少尿期、多尿期和恢复期。根据原发病因，肾功能急性进行性减退，结合实验室与影像学检查，一般不难做出诊断。治疗包括去除病因，维持内环境稳定，支持对症处理和血液净化治疗。

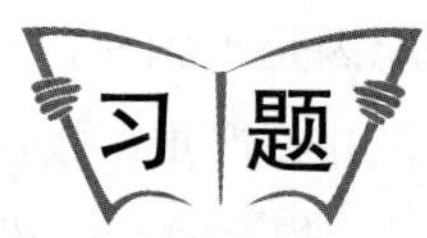


## 一、选择题

**【A1/A2 型题】**

1. 下列关于休克患者预防急性肾衰的措施中，不正确的是
   A. 及时纠正低血容量性休克，避免肾缺血
   B. 矫治休克时不宜使用易引起肾血管收缩的药物
   C. 对有溶血倾向的患者应保持肾小管通畅、碱化尿液，避免肾小管损害
   D. 休克合并 DIC 时，要及时应用肝素治疗
   E. 患者只要出现尿量减少时，要及时使用利尿剂
2. 下列是诊断急性肾功能衰竭最可靠的指标的是
   A. 高钾血症　B. 少尿　C. 尿钠 >20mmol/L
   D. 血尿素氮增高　E. 血肌酐增高
3. 有关高钾血症的处理下列最快最有效的是
   A. 在心电监护下，10% 的葡萄糖酸钙 10 ~ 20 毫升稀释静脉慢推注
   B. 血液透析疗法
   C. 50% 葡萄糖溶液 50 毫升 + 普通胰岛素 10 单位静脉注射
   D. 5% 碳酸氢钠 100 ~ 200 毫升静脉滴注
   E. 腹膜透析
4. 急性肾功能衰竭少尿期或无尿期，引起死亡最常见的原因是
   A. 氮质血症　B. 高钾血症　C. 出血倾向

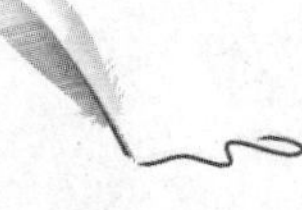

D. 高镁血症　　　　E. 低钠血症

5. 有关肾前性急性肾衰竭，错误的是

A. 肾小管功能正常　　　　B. 血中抗利尿激素水平增高

C. 尿比重正常　　　　D. 尿渗透压明显高于血渗透压

E. 尿钠浓度较低

6. 患者，女，26岁，工人。分娩中大出血约1000ml，血压下降至60/30mmHg，3小时后输血、输液，血压回升至12.67/8.00kPa（96/60mmHg），尿量200ml/24h，尿比重1.016，尿蛋白（+），尿钠440mmol/L，尿肌酐/血肌酐<10，尿渗透压350mOsm/L，血BUN 23.4mmol/L，Hb 9.09g/L，血小板 $10\times10^9$/L，诊断最可能为

A. 肾前性氮质血症　　　　B. 急性肾小管坏死　　　　C. 失血性休克

D. DIC　　　　E. 急性间质性肾炎

7. 患者，男，38岁。食用鱼胆后出现尿量减少，伴恶心、呕吐，尿比重1.007，尿蛋白（+），血BUN 22.6mmol/L，血肌酐834mmol/L，$CO_2$-CP 7.8，血钾7.6mmol/L。目前该患者的首选治疗为

A. 腹膜透析　　　　B. 血液透析　　　　C. 药物降钾

C. 碳酸氢钠　　　　E. 胃肠道透析

**【A3/A4型题】**

（8～10题共用题干）

患者，女，48岁。因呕吐、腹泻、低热于门诊应用庆大霉素32万U/d，共5天。近日来觉尿量有所减少，500～600ml/d，伴乏力、头晕，试验时检查尿蛋白（+），Hb 95g/L，血清钾6.5mmol/L，BUN 33.5mmol/L，血肌酐884mmol/L。

8. 该例最可能的诊断是

A. 庆大霉素导致急性肾衰竭　　　　B. 庆大霉素过敏

C. 急性胃肠炎致肾损害　　　　D. 腹泻脱水致急性肾功能损害

E. 急性间质性肾炎

9. 最有助于诊断的进一步检查是

A. 肾脏B超　　　　B. 静脉肾盂造影　　　　C. 同位素肾图

D. 肾活检　　　　E. 血气分析

10. 最应采取的治疗手段是

A. 口服离子交换树脂

B. 大剂量呋塞米静脉注射

C. 按每单位胰岛素3～6克葡萄糖的比例静滴补液

D. 限制入水量

E. 透析治疗

## 二、思考题

急性肾衰竭透析疗法适应证有哪些？

（廖　勇）

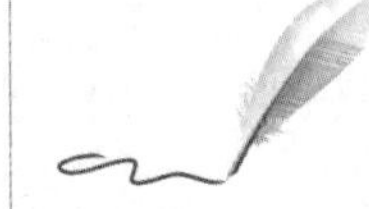

# 第六章 血液系统疾病

## 第一节 总 论

**学习目标**

1. **掌握** 血液系统疾病的诊断和治疗。
2. **熟悉** 血液系统疾病的分类。
3. **了解** 血液细胞的生成与造血。
4. 学会对血液系统疾病患者进行初步诊断和治疗。
5. 具有对患者或高危人群进行健康教育和指导的能力。

血液学是研究血液和造血组织的生理、病理和临床的医学科学分支学科。血液系统主要由血液和造血组织组成。其中血液由血浆和悬浮其中的血细胞组成，造血组织是指能够生成血细胞的组织。

### 一、血液系统解剖生理

#### （一）造血组织与造血功能

造血组织主要包括骨髓、胸腺、肝脏、脾脏、淋巴结等。人在胚胎期和出生后不同时期造血部位不同。

**1. 胚胎期** 中胚层发育的卵黄囊造血生成初级的幼稚红细胞，胎儿期主要在胎肝；同时胎儿期脾、胸腺和淋巴结也参与造血，制造淋巴细胞和单核细胞，至出生前逐渐退化；骨髓造血始于胚胎第4～5个月，是产生红细胞、粒细胞和巨核细胞的主要场所，并成为出生后造血的主要器官。

**2. 出生后**

（1）骨髓 人体主要造血器官。婴幼儿全部骨髓均为具有造血能力的红骨髓，随年龄增长，成人四肢管状骨中的红骨髓逐渐成为黄骨髓，失去造血活性。当骨髓造血能力不足时，肝、脾等骨髓以外的器官也可以参与造血，即髓外造血。

（2）淋巴系统 包括中枢淋巴器官（胸腺和骨髓）和周围淋巴器官（淋巴结、脾及沿呼吸道和消化道分布的淋巴组织）。淋巴结是产生和储存淋巴细胞的场所，同时参与淋巴液循环，并可对外来抗原做出反应。脾脏具有造血、储血、滤血、免疫等功能。

#### （二）造血和造血调节

**1. 血细胞的生成** 主要来源于造血干细胞（HSC），HSC是一种多能干细胞，是各种血液细胞与免疫细胞的起始细胞，可以发育成红细胞、粒细胞、淋巴细胞、单核细胞和血小板等。造血干细胞进一步分化增殖为只有定向分化能力的前体干细胞，然后根据分化方向分为红系祖细胞、粒－单系祖细胞、巨核系祖细胞、嗜酸系祖细胞、T淋巴系祖细胞和B

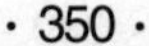

淋巴系祖细胞等。各系造血祖细胞进一步发育成各系统的前体细胞，经过原始阶段、幼稚阶段和成熟阶段，一直到生成各种成熟血细胞出现于外周血中。

**2. 造血微环境**　是指局限在造血器官或组织内除造血细胞以外的、具有特异性结构和生理功能的环境，包括骨髓基质细胞、细胞因子及细胞外基质，参与和调控造血细胞的生成，是造血细胞赖以生存的场所。

**3. 造血因子调控**　HSC生成血细胞的过程中，各种调控因子相互制约，维持体内造血功能稳定。根据作用不同，造血生长因子主要分为两类：①正调控因子：如促红细胞生成素、粒系集落刺激因子、粒－单系集落刺激因子、血小板生成素等。②负调控因子：如干扰素、前列腺素E、肿瘤坏死因子－α等。

## 二、血液系统疾病分类

血液系统疾病包括原发于造血系统的疾病和主要累及血液系统的疾病。

### （一）造血干细胞疾病

如再生障碍性贫血、骨髓增生异常综合征、白血病、骨髓增殖性肿瘤等。

### （二）红细胞疾病

各类贫血性疾病如缺铁性贫血、溶血性贫血、巨幼细胞贫血，红细胞增多症等。

### （三）粒细胞疾病

白细胞减少、粒细胞缺乏症、类白血病反应等。

### （四）淋巴细胞疾病

淋巴瘤、急慢性淋巴细胞性白血病等。

### （五）出血及血栓性疾病

如血小板减少性紫癜、过敏性紫癜、凝血功能障碍性疾病、弥漫性血管内凝血及血栓性疾病等。

## 三、血液系统疾病诊断

血液系统疾病可能影响全身各个组织器官功能，有多种多样的临床表现，确诊常依赖实验室检查。另外全身各组织器官病变也可引起血液和造血器官功能异常，引起继发性血液病，为了准确诊断需注意以下几个方面。

### （一）病史

注意询问：①生活史：饮食习惯，烟酒习惯，营养状况。②既往史：与血液病有关的表现和慢性病史。③药物服用史及毒物或放射性物质接触史。④家族史：有无相关遗传性疾病史。

### （二）临床表现

与血液病有密切关系的症状和体征，如贫血、发热、黄疸、骨痛、牙龈肿胀出血、口腔溃疡、肝脾及淋巴结肿大、出血倾向等。

**1. 贫血**　常见的症状，但不具特异性，常为各器官组织缺氧的表现。一般表现为皮肤黏膜苍白，查体时可见皮肤黏膜、甲床、睑结膜等苍白。

**2. 发热**　血液系统疾病常有发热，多由于正常白细胞数量减少或功能缺陷，大多为合并感染时所致。可表现为反复发生感染，尤其是口腔、皮肤和软组织、呼吸系统等部位。

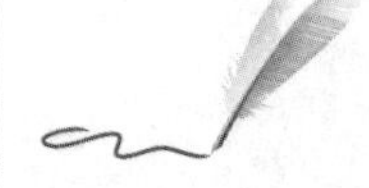

发热也可以单独存在，能查到明确的致病微生物。某些恶性血液系统疾病如淋巴瘤、白血病等也可引起发热。

**3. 黄疸** 主要是溶血性黄疸，可见于溶血性贫血和巨幼细胞性贫血。黄疸的程度与红细胞破坏的程度及肝功能有关。某些血液肿瘤如恶性组织细胞病、淋巴瘤等疾病的晚期也可因疾病侵犯肝脏而出现肝细胞性或胆汁淤积性黄疸。

**4. 骨痛** 骨痛常常由于骨髓腔内肿瘤细胞增殖，使腔内压力增加所致，亦可为肿瘤细胞引起广泛骨质疏松或局部骨质破坏所致。可见于多发性骨髓瘤、白血病、骨髓转移癌等。

**5. 肝、脾、淋巴结肿大** 可发生于恶性血液系统疾病细胞浸润，也可由于髓外造血出现肿大。

**6. 出血倾向** 多为全身性，出血程度与血小板数量和凝血－纤溶系统功能有关，严重可表现为自发性出血。

**（四）实验室及其他检查**

是血液病精确诊断和规范治疗的必备条件，应根据临床需要和客观条件选择恰当的检查项目，并结合临床实际，才能做出诊断、鉴别诊断、分期、疗效评估、疾病监测等。

**1. 血液常规检查** 如血常规、网织红细胞计数及外周血细胞形态学，可以反映骨髓造血的发育过程和功能状态等，是血液病进一步检查和诊断的基础。

**2. 骨髓检查**

（1）骨髓穿刺及细胞形态学检查 诊断各类血液病最基本的方法，结合免疫学、细胞遗传学和分子生物学等检查，成为血液病特别是急性白血病较完整的诊断方法。

（2）骨髓活检及病理学检查 可弥补细胞学检查的某些不足，对骨髓纤维化、骨髓增生异常综合征、转移癌等有重要诊断价值。

**3. 血液生化检查** 检测血细胞功能相关的结构物质或代谢变化，如铁代谢检查、叶酸和维生素 $B_{12}$ 等造血原料含量测定等检查、胆红素和游离血红蛋白测定等。

**4. 出凝血疾病检查** 如凝血酶原时间、出血时间等可初步筛查为血小板异常所致还是凝血功能障碍。血小板聚集功能、凝血因子水平检测等可进一步明确血小板存在何种功能异常或凝血机制的异常。

**5. 其他检查**

（1）流式细胞数术 应用流式细胞仪对单个核细胞进行快速定量分析。

（2）造血细胞培养和造血调控因子的检测 对诊断白血病、骨髓增生异常综合征和再生障碍性贫血等疾病有重要价值。

（3）染色体检查 对研究恶性血液病和遗传性血液病的发病机制和分型极为重要。

（4）分子生物学技术 包括聚合酶链反应、印迹杂交和限制性片段长度多态性分析等在血液病诊断中的应用，已深入到白血病和淋巴增殖性疾病的基因诊断和分型。

（5）基因芯片技术 是珠蛋白生成障碍性贫血等遗传病基因诊断的可靠方法。

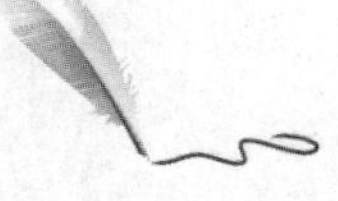

## 四、血液系统疾病防治进展

### （一）一般治疗

包括饮食、营养、精神及心理的治疗。

### （二）病因治疗

对病因明确的疾病，去除病因，使其脱离致病因素的作用至关重要。

### （三）维持血液成分及其功能

**1. 补充造血原料**　根据发病的原因不同，给予相应药物制剂的补充。如缺铁性贫血时补充铁剂；营养性巨幼细胞性贫血时补充叶酸和（或）维生素 $B_{12}$。

**2. 刺激骨髓造血**　应用雄激素和造血生长因子等，如非重型再生障碍性贫血时应用雄激素刺激骨髓红系造血。

**3. 补充造血因子**　如促红细胞生成素（EPO）治疗肾性贫血，粒系集落刺激因子（G－CSF）和血小板生成素（TPO）加速化疗后粒细胞和血小板减少的恢复等。

**4. 成分输血**　根据病情和实验室检查，输注红细胞、血小板或凝血因子。

**5. 脾切除**　切除脾脏可减少血细胞的破坏与潴留，以延长血细胞的寿命。对遗传性球红细胞增多症所致的溶血性贫血有确切疗效，对免疫性血小板减少也有效。

**6. 抗感染治疗**　白细胞数量减少或功能减弱易合并感染，常致加重病情，须及时、合理应用抗感染药物来控制感染。

### （四）抑制异常血液成分数量和功能

**1. 化疗**　目前对恶性血液病主要的治疗方法，多种细胞毒性药物联合使用能有效杀灭处于不同细胞周期的肿瘤细胞。根据抗肿瘤药物的作用，有多种不同组合的联合化疗方案。

**2. 放疗**　用 $\gamma$ 射线、X 射线等电离辐射杀灭肿瘤细胞，可以与化疗联用治疗恶性血液病。

**3. 诱导分化治疗**　应用全反式维 A 酸、维生素 $D_3$ 及其衍生物等能诱导某些白血病细胞凋亡并使其分化成正常成熟的细胞。

**4. 免疫抑制剂**

（1）应用肾上腺糖皮质激素、环孢素和抗淋巴细胞球蛋白等免疫抑制剂，或胸腺素、转移因子和左旋咪唑等免疫调节剂。

（2）过继免疫，如给予干扰素或在异基因造血干细胞移植后的供者淋巴细胞输注。

**5. 抗凝及溶栓治疗**　根据适应证选用肝素、抗血小板药物和溶栓药物等。

**6. 血液成分单采或置换**　如红细胞、白细胞、血小板单采术可选择性去除血液中某一成分、血浆置换术对血栓性血小板减少性紫癜有确切疗效。

**7. 靶向治疗**　常用靶形制剂如酪氨酸激酶抑制剂、利妥昔单抗、蛋白酶体抑制剂等。

**8. 造血干细胞移植**　是目前有可能根治某些难治性或恶性血液病最有效的治疗方法。移植类型有异基因、同基因和自体造血干细胞移植。干细胞来源有骨髓、外周血和脐血等。通过植入正常造血干细胞，以恢复患者的造血和免疫功能。

（綦　兵）

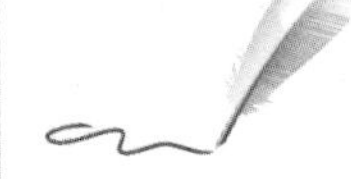

# 第二节 贫 血

学习目标

1. **掌握** 贫血的概念、病因、临床表现与诊断要点；缺铁性贫血的病因、临床表现及诊断；再生障碍性贫血的病因和临床表现。

2. **熟悉** 贫血的分类；缺铁性贫血的治疗；再生障碍性贫血的鉴别诊断。

3. **了解** 对临床其他常见贫血疾病患者进行初步诊断并合理治疗。缺铁性贫血和再生障碍性贫血的发病机制。

4. 学会骨髓穿刺技术和骨髓报告单分析能力。

5. 具有为患者和高危人群进行诊治和健康宣教的能力。

## 【概述】

贫血是指人体外周血红细胞容积减少，不能满足机体对组织器官供氧的一种常见的临床表现，可由不同原因或疾病引起。临床上以单位容积内血红蛋白（Hb）浓度、红细胞（RBC）计数和（或）血细胞比容（HCT）低于同年龄、同性别、同地区的正常标准来判断，其中以血红蛋白含量降低最为重要。在我国海平面地区，成年男性 Hb＜120g/L，成年女性 Hb＜110g/L，妊娠妇女 Hb＜100g/L 即可诊断为贫血。

### 一、分类

贫血有多种分类方法，各有优缺点，临床常综合使用，常用分类方法如下。

**（一）按贫血进展速度分类**

可以分为急性贫血和慢性贫血。

**（二）按贫血严重程度分类**

根据血红蛋白浓度可分为轻度、中度、重度和极重度贫血。具体见表6－2－1。

**表6－2－1 贫血严重程度分类**

| Hb 浓度（g/L） | ＞90 | 60～90 | 30～59 | ＜30 |
|---|---|---|---|---|
| 贫血严重程度 | 轻度 | 中度 | 重度 | 极重度 |

**（三）根据红细胞形态分类**

主要根据患者红细胞平均体积（MCV）、红细胞平均血红蛋白含量（MCH）和红细胞平均血红蛋白浓度（MCHC）的数值，将贫血分为以下三种类型，见表6－2－2。

**表6－2－2 贫血的细胞学分类**

| 类型 | MCV（fl） | MCH（pg） | MCHC（%） | 常见疾病 |
|---|---|---|---|---|
| 小细胞低色素性贫血 | ＜80 | ＜26 | ＜32 | 缺铁性贫血<br>铁粒幼细胞贫血 |

续表

| 类型 | MCV（fl） | MCH（pg） | MCHC（%） | 常见疾病 |
|---|---|---|---|---|
| 正常细胞性贫血 | 80～100 | 26～32 | 32～35 | 再生障碍性贫血<br>急性失血性贫血 |
| 大细胞性贫血 | >100 | >32 | 32～35 | 巨幼细胞贫血<br>骨髓增生异常综合征 |

**（四）按骨髓增生情况分类**

**1. 增生性贫血**　包括缺铁性贫血、失血性贫血、溶血性贫血等。

**2. 增生不良性贫血**　如再生障碍性贫血。

## 二、病因和发病机制

**（一）红细胞生成减少**

**1. 造血原料缺乏或利用障碍**　见于铁缺乏、叶酸或维生素 $B_{12}$ 缺乏的缺铁性贫血或巨幼细胞贫血。

**2. 骨髓造血功能异常**

（1）造血干细胞疾病　如再生障碍性贫血、先天性红细胞生成异常性贫血等。

（2）骨髓被异常细胞浸润　如白血病、骨髓瘤、转移癌等。

（3）骨髓增生受抑制　如放射治疗和化学治疗可直接损伤造血干细胞，导致造血功能抑制等。

**3. 造血微环境异常**　骨髓基质结构损伤，如骨髓转移癌、纤维化、慢性骨髓炎等可损伤造血细胞和骨髓微环境影响血液细胞生成；淋巴细胞功能亢进可通过负调控因子或产生抗骨髓造血细胞抗体而导致造血功能衰竭。

**4. 造血调控异常**　负调控因子增多可抑制骨髓造血引起贫血；肾功能不全、肝病等全身其他器官疾病可引起促红细胞生成素（EPO）生成减少而导致贫血；一些慢性病如结核、类风湿关节炎、某些恶性肿瘤性疾病等可通过诱生多种炎性因子，引起铁利用障碍，引起轻、中度小细胞低色素性贫血，此类贫血也称为慢性病贫血或炎症性贫血。

**（二）红细胞破坏增多**

**1. 红细胞内在缺陷**

（1）红细胞膜异常　遗传性球形细胞增多症、阵发性睡眠性血红蛋白尿。

（2）红细胞酶缺陷　葡萄糖-6-磷酸脱氢酶缺乏。

（3）血红蛋白异常　异常血红蛋白病、珠蛋白生成障碍性贫血。

（4）卟啉代谢异常　遗传性红细胞生成性卟啉病。

**2. 红细胞外在因素**

（1）免疫因素　自身免疫性溶血性贫血、输血血型不合所致、药物性溶血。

（2）机械性因素　人工心脏瓣膜导致的溶血性贫血、微血管病性溶血性贫血。

（3）生物因素　疟疾、蛇毒咬伤。

（4）理化因素　大面积烧伤、接触一些化学毒物。

（5）脾功能亢进。

**3. 红细胞丢失过多**　各种出血性或非出血性疾病导致的急性或慢性失血后的贫血。

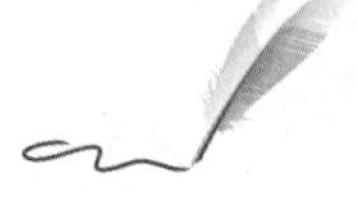

## 三、临床表现

贫血的临床表现包括原发病的表现和贫血本身的表现。贫血症状的有无及轻重，取决于贫血的病因、发生的速度、血液携氧能力下降的程度，血容量下降的程度和血液、循环、呼吸等系统的代偿和耐受能力。

**1. 皮肤黏膜** 贫血最常见的体征是皮肤和黏膜苍白，以口唇、舌、睑结膜和甲床最明显。缺铁性贫血时还可以出现组织缺铁的特异性表现，如皮肤粗糙、毛发干枯、指（趾）甲薄脆、匙状甲、舌炎、口角炎等；溶血性贫血可伴有皮肤、黏膜黄染。

**2. 各系统表现** 各系统组织器官缺氧表现及代偿反应。

（1）中枢神经系统 对缺血、缺氧比较敏感，可出现头晕、头痛耳鸣、失眠、多梦、记忆减退、注意力不集中等。

（2）呼吸系统 轻度时可无明显表现，可于体力活动后易出现呼吸加深加快，伴心悸、气急等表现；重度时静息状态下即可出现气短、端正呼吸等表现。

（3）循环系统 可出现活动后心悸、气短、心率加快、心搏亢进、脉搏充实、脉压增加；长期严重者可有贫血性心脏病，出现心脏扩大、心力衰竭、心电图缺血改变、心律失常等，大多在贫血纠正后可恢复。

（4）消化系统 贫血时消化腺分泌减少可出现消化功能下降、食欲减退、消化不良、恶心、腹胀、大便改变等表现；长期缺铁性贫血可出现吞咽困难、异食癖等；巨幼细胞贫血或恶性贫血可引起舌炎、舌萎缩等；长期慢性溶血常合并胆石症和脾大。

（5）泌尿生殖系统 肾性贫血多有原发肾疾病的临床表现，肾脏缺血、缺氧可出现轻度蛋白尿、夜尿增多，严重者可以出现肾功能不全、少尿、肾衰竭等；长期贫血会使性腺分泌减少，出现性功能改变、月经失调等。

（6）内分泌系统 长期贫血会影响体内内分泌腺如甲状腺、肾上腺、胰腺等功能，改变促红细胞生成素和胃肠激素的分泌。

## 四、诊断

贫血的诊断首先应确定贫血的类型和程度，更重要的是要查明贫血的病因，以进行合理有效的治疗。对于贫血的诊断应注意以下几个方面。

### （一）问诊

应详细询问现病史和既往史、家族史、营养史、月经生育史及危险因素暴露史等。

### （二）体格检查

进行全面体格检查，尤其注意皮肤黏膜有无苍白、出血及黄染；有无肝、脾、淋巴结肿大、骨骼压痛；注意营养不良改变，如皮肤粗糙、毛发干枯、匙状甲、舌乳头萎缩和神经系统深层感觉障碍等。

### （三）实验室检查

血常规检查、血液涂片、骨髓检查等是确定贫血的可靠指标，诊断贫血的病因还需进行贫血发病机制的一些检查，如尿、粪常规检查，血液生化、免疫、溶血等检查，影像学和内镜检查、骨髓造血细胞培养、染色体检查、基因检测等。综合分析贫血患者的病史、体格检查和实验室检查结果，即可明确贫血的病因或发病机制，从而做出贫血的诊断。

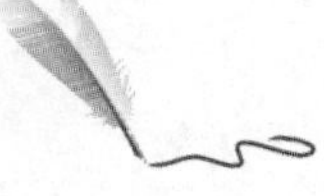

## 五、治疗

### （一）支持治疗

加强营养，给予富含蛋白质和维生素的饮食，注意休息，保持精神愉快。

### （二）病因治疗

贫血治疗的首要原则是去除病因。积极治疗引发贫血的原发病，可以决定治疗效果。在贫血病因未明确时，不要急于使用抗贫血药，以免影响诊断。常用于治疗贫血的药物有铁剂、叶酸、维生素 $B_{12}$、雄激素、糖皮质激素、促红细胞生成素、免疫抑制剂等。

### （三）对症治疗

成分输血能够快速减轻和纠正贫血，是对症治疗的主要措施，但输血可能引起各种不良反应发生和传播疾病的危险，因此必须严格掌握输血的适应证。急性大量失血时，输全血或红细胞及血浆可迅速恢复血容量；轻、中度贫血一般不输血，慢性贫血有明显症状的患者，输浓缩红细胞可改善症状，但长期多次输血可引起铁的负荷过多可出现继发性血色素病，故在不影响病情时，应尽量减少输血。

### （四）脾切除

脾是破坏红细胞的主要场所，也与抗体的产生有关系。对于脾功能亢进引起的贫血和遗传性球形红细胞增多症，脾切除是有效的治疗方法。对糖皮质激素和免疫抑制剂治疗无效的某些溶血性贫血，脾切除治疗也有一定疗效。

### （五）造血干细胞移植

包括骨髓移植、外周血干细胞移植和脐血造血干细胞移植，是治疗难治性贫血的有效方法。由于移植要求技术条件高、患者自身条件高，且费用昂贵，目前尚难以普遍开展。

## 【缺铁性贫血】

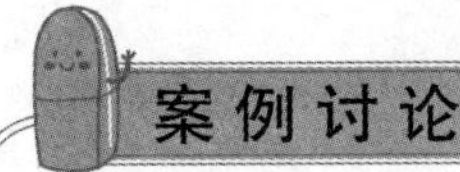


［案例］

患者，男，56岁。患者于2个月前开始逐渐出现心悸、乏力，上楼吃力。家人发现其面色不如以前红润。患者自患病以来，进食正常，但时有上腹不适，略见消瘦。查体：贫血貌，皮肤黏膜无出血点，巩膜无黄染，浅表淋巴结未触及肿大，心肺无阳性体征，肝脾未触及。

血常规：Hb 75g/L，MCV 76fl，MCHC 26%，WBC、PLT 正常。大便潜血试验（+），尿常规（-），铁蛋白减低。骨髓示红系增生活跃，以中晚幼细胞为主。骨髓铁染色示细胞内、外铁均减少。

［讨论］

1. 本病的临床诊断及诊断依据是什么？
2. 对该患者的治疗原则是什么？

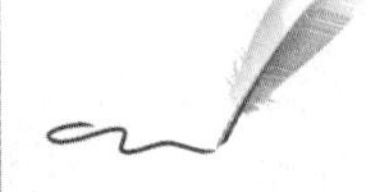

缺铁性贫血是指体内贮存铁消耗殆尽，导致血红蛋白合成不足，不能满足红细胞生成的需要，引起的小细胞低色素性贫血，是最常见的一种贫血性疾病。

## 一、铁的代谢

**1. 铁的分布** 铁是人体必需的微量元素，几乎存在于所有的细胞内，正常人体内铁的总量为3~5g，男性50~55mg/kg，女性35~40mg/kg。人体内铁以两种状态存在，其一为功能状态铁，包括血红蛋白铁（占体内铁的67%）、肌红蛋白铁（占体内铁的15%）、转铁蛋白铁（3~4mg）以及乳铁蛋白、酶和辅因子结合的铁；其二为贮存铁（男性1000mg，女性300~400mg），包括铁蛋白和含铁血黄素。

**2. 铁的来源** 正常人每天造血需20~25mg铁，包括内源性、外源性两种。①内源性：主要来自衰老破坏的红细胞，血红蛋白分解释放出的铁被重新利用合成血红蛋白。②外源性：正常人体为了维持铁的平衡，每天都需要从食物中摄取铁，每日需求量10~15mg，吸收率5%~10%。

**3. 铁的吸收和转运** 铁吸收部位主要在十二指肠及空肠上段，以二价状态被吸收。食物中的铁以三价状态为主，胃肠功能（酸碱度等）、体内铁贮量、骨髓造血状态及某些药物（如维生素C）均会影响铁吸收。另外，食物中动物性食品铁的吸收率高（可达20%），植物性食品铁吸收率低（1%~7%）。吸收入血的二价铁经铜蓝蛋白氧化成三价铁，与转铁蛋白结合后转运到组织或通过幼红细胞膜转铁蛋白受体胞饮入细胞内，再与转铁蛋白分离并还原成二价铁，参与形成血红蛋白。

**4. 铁的贮存和排泄** 形成血红蛋白后多余的铁以铁蛋白和含铁血黄素形式贮存于肝、脾、骨髓等器官的单核-巨噬细胞系统。骨髓中未被利用的铁以小颗粒形式贮存在骨髓幼红细胞的胞质中，可被亚铁氰化钾染成蓝黑色颗粒，称为铁粒幼细胞。人体每天排铁不超过1mg，主要通过肠黏膜脱落细胞随粪便排出，少量通过尿、汗液排泄，哺乳妇女还通过乳汁排泄。

## 二、病因和发病机制

### （一）病因

铁是合成血红蛋白的必需原料，各种原因引起的铁缺乏导致体内贮存铁耗尽，最终可引起缺铁性贫血。

**1. 铁丢失过多** 慢性失血是缺铁性贫血最常见的病因之一。尤其是各种原因引起消化道慢性失血和女性月经过多，常见慢性失血情况如下。①慢性消化道失血：如消化性溃疡、胃肠道肿瘤、痔疮等引发的失血。②月经过多：如子宫肌瘤、月经失调、宫内放置节育器等妇产科疾病所致。③咯血及肺泡出血如肺结核、支气管扩张症、肺癌等呼吸道疾病所致。④尿中失血：如反复血尿、血红蛋白尿（阵发性睡眠性血红蛋白尿、冷抗体型自身免疫性溶血、人工心脏瓣膜）等所致。⑤其他：如多次献血、肾衰竭血液透析等所致。

**2. 铁需求增加而摄入不足** 多见于婴幼儿、青少年、妊娠及哺乳期妇女。这些人群铁需求量大，如果食物缺乏或长期摄入不足就容易产生缺铁性贫血。

**3. 铁吸收障碍** 胃大部切除术后，胃酸分泌不足且食物快速进入空肠，绕过铁的主要吸收部位使铁吸收减少。多种原因造成的胃肠道功能紊乱，如长期不明原因腹泻、慢性肠炎、克罗恩病等均可引起铁吸收障碍。转运障碍如无转铁蛋白血症、肝病等也可引起缺铁性贫血的发生，但较少见。

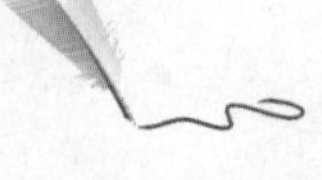

### （二）发病机制

**1. 铁代谢影响**　当体内贮存铁减少，不足以补偿功能状态铁时，总铁结合力和未结合铁的转铁蛋白升高，铁蛋白、含铁血黄素、血清铁、转铁蛋白饱和度降低。

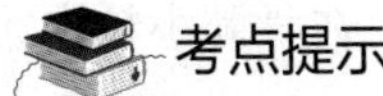
考点提示

缺铁性贫血是最常见的贫血疾病。人体内铁的主要来源是衰老破坏的红细胞，铁的吸收部位在十二指肠及空肠上段。

**2. 造血系统影响**　红细胞内缺铁，血红素合成障碍，血红蛋白合成减少，红细胞基质少、体积小，出现小细胞低色素性贫血；大量原卟啉以游离形式或与锌结合存在，不能与铁结合成为血红素。

**3. 细胞代谢影响**　组织缺铁时，细胞内含铁酶活性受影响，导致细胞代谢功能紊乱，如红细胞易被脾脏破坏，寿命缩短；淋巴细胞免疫功能缺陷、粒细胞杀菌活力下降，易并发感染等。

## 三、临床表现

缺铁性贫血发病缓慢，早期无明显症状，待贫血发展到一定程度时才有一般贫血的表现和组织缺铁的表现。

### （一）缺铁原发病表现

如消化性溃疡、肿瘤或痔疮导致的黑便、血便或腹部不适；肠道寄生虫感染导致的腹痛或大便性状改变；妇女月经过多；肿瘤性疾病的消瘦；血管内溶血的血红蛋白尿等。

### （二）一般贫血表现

常见皮肤黏膜苍白、疲乏无力、易倦、头晕、头痛、耳鸣、心悸、气促、食欲缺乏等。同时伴贫血貌、心率增快等。

### （三）组织缺铁表现

由于细胞内含铁酶的缺乏，进而影响患者的精神行为、生长发育和智力，临床上常引起一些特殊表现。

1. 精神行为异常，如烦躁、易怒、注意力不集中、体力、耐力下降等。
2. 儿童生长发育迟缓、智力低下。
3. 毛发干枯、脱落；皮肤干燥、皱缩；指（趾）甲缺乏光泽、脆薄易裂，重者（趾）甲变平，甚至出现匙状甲。
4. 易感染，出现口腔炎、舌炎、舌乳头萎缩、口角炎，缺铁性吞咽困难，异食癖等。

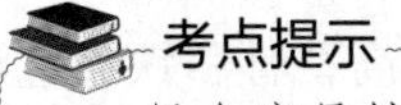
考点提示

异食癖是缺铁性贫血组织缺铁的特殊表现。

## 四、实验室及其他检查

### （一）血液检查

缺铁性贫血呈典型的小细胞低色素性贫血的特点。MCV 低于 80fl，MCH 小于 27pg，MCHC 小于 32%。外周血涂片中可见红细胞体积小、中央淡染区扩大。网织红细胞计数正常或轻度增高，白细胞和血小板计数多正常。

### （二）骨髓检查

**1. 骨髓象**　缺铁性贫血呈增生性贫血骨髓象，骨髓增生活跃或明显活跃，以中、晚幼红细胞为主，其体积小、核染色质致密、胞质量少、染色偏蓝色、有边缘不整齐，血红蛋

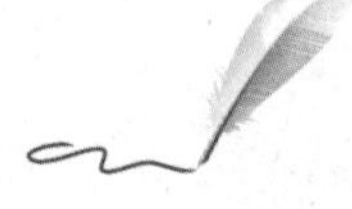

白形成不良的表现，即呈“核老浆幼”现象。粒细胞系统、巨核细胞系统无明显异常；

**2. 骨髓铁染色** 在骨髓小粒中无深蓝色的含铁血黄素颗粒；幼红细胞内铁小粒减少或消失，铁粒幼红细胞少于15%。提示细胞内铁和细胞外铁减少或消失，是诊断缺铁性贫血一种直接可靠的实验室检查。

**（三）生化检查**

**1. 铁代谢检查**

（1）血清铁（SI） 是循环血中与转铁蛋白结合的铁，缺铁性贫血时血清铁 < 8.95μmol/L。

（2）总铁结合力（TIBC） 能够与铁结合的转铁蛋白总量称为总铁结合力，由肝细胞合成，缺铁性贫血时肝细胞合成转铁蛋白增多，总铁结合力增高，>64.44μmol/L。

（3）转铁蛋白饱和度（TS） 为血清铁与总铁结合力的比值，其比单一测定 SI 和 TIBC 更能准确反映体内铁的代谢情况，正常生理情况下有1/3转铁蛋白与铁结合为血清铁，缺铁性贫血时常 <15%。

（4）血清铁蛋白（SF）与红细胞铁蛋白（RF） SF 常 <12μg/L，RF >6.5pg/L 能准确反映体内贮存铁情况。当体内铁缺乏时首先是贮存铁即 SF 先减少，继之 SI 减少，之后才发生贫血。因此 SF 是诊断缺铁性贫血最早期、最敏感的指标。SF 易受些因素影响，如患者有慢性感染、恶性肿瘤、结缔组织病、甲状腺功能亢进和活动性肝病时 SF 可正常或升高。

**2. 血清可溶性转铁蛋白受体（sTfR）** 一般 sTfR >26.5nmol/L 可诊断为缺铁，是反映缺铁性红细胞生成的最佳指标。

**3. 红细胞内游离原卟啉（FEP）** 缺铁时，由于血红蛋白合成障碍，造成红细胞内 FEP 增多，间接反映铁的缺乏，敏感性仅次于血清铁蛋白。

还可根据原发病进行相应检查。

## 五、诊断

根据病史、临床表现及相关检查，缺铁性贫血的诊断并不困难。诊断要点包括如下几方面。①有导致缺铁的病因和临床表现。②小细胞低色素性贫血：Hb、MCV、MCH、MCHC 均减低，成熟红细胞有明显低色素性表现。③铁代谢检查异常：SI、SF、TS 均减少，TIBC、FEP 增高；骨髓铁染色显示细胞内铁和细胞外铁减少或消失。④铁剂治疗有效。另外，还应明确缺铁性贫血的病因或原发病，有利于缺铁性贫血的根治。如慢性胃肠道失血应行胃肠道相关检查明确病变，有时原发病或病因比贫血更为严重。月经过多女性应检查是否有妇科相关疾病。

## 六、鉴别诊断

主要与其他小细胞低色素性贫血相鉴别。

**1. 慢性病性贫血** 慢性感染、炎症或肿瘤等引起的小细胞性贫血，骨髓铁粒幼细胞减少，而巨噬细胞内铁增加；血清铁、血清铁饱和度、总铁结合力减低。

**2. 铁粒幼细胞贫血** 是由先天或后天获得的红细胞利用铁合成血红蛋白障碍而引起的贫血，多见于老年人。骨髓中铁粒幼细胞特别是环形铁粒幼细胞增多，骨髓小粒含铁血黄素颗粒增多，血清铁和血清铁蛋白均升高。

**3. 珠蛋白生成障碍性贫血** 珠蛋白合成障碍导致血红蛋白合成减少而出现小细胞低色素性贫血。如地中海贫血，属遗传性疾病，多有家族史。血涂片中可见多数靶形红细胞，

血红蛋白电泳异常，血清铁、转铁蛋白饱和度及骨髓可染铁均增高。

**4. 铁蛋白缺乏症** 先天性者为常染色体隐性遗传性疾病，获得性者多继发于严重的肝病、肿瘤性疾病等。先天性者多自幼发病，伴发育不良或其他器官受累表现，获得性者常有原发病表现。血清铁、总铁结合力、血清铁蛋白、骨髓含铁血黄素均明显降低。

## 七、治疗

治疗原则是根除病因，补足贮存铁。

### （一）病因治疗

治疗缺铁性贫血必须根除原发病因才能取得满意疗效、防止复发。单纯补铁剂可使血象暂时恢复，临床症状缓解，但不能彻底治愈。如婴幼儿、青少年和妊娠妇女营养不足引起的缺铁性贫血，应改善饮食；胃和十二指肠溃疡伴慢性失血或胃癌术后残胃癌所致的缺铁性贫血，应多次行便潜血试验，做胃肠道X线或内镜检查，必要时行手术根治。月经过多引起的缺铁性贫血，应调理月经等。

**知识拓展**

**含铁丰富的食物**

1. 猪肝　每100g猪肝中含铁31.1mg，蛋白质20.8mg。猪肝中还含有丰富的维生素A和叶酸，营养全面。但猪肝中含较多的胆固醇，不宜一次吃太多。

2. 鸡肝　每100g鸡肝中含铁13.1mg，蛋白质16.6mg。鸡肝中富含血红素铁、锌、铜、维生素A和B族维生素等，是补充铁质的良好选择。

3. 鸡血　每100g鸡血中含铁28.3mg，蛋白质10.1mg。鸡血中富含铁、锌、氨基酸和维生素等多种营养元素，特别是铁和赖氨酸含量很高，且极易被人体吸收。

4. 蛋黄　每100g蛋黄中含铁10.2mg，蛋白质15.2mg。蛋黄中含有丰富的铁、锌和维生素D。

5. 大豆　每100g大豆中含铁9.4mg，蛋白质32.9mg。大豆营养丰富，含铁量高，但其所含的铁较动物性来源的铁吸收率要稍差一些。

### （二）铁剂治疗

铁剂是改善缺铁性贫血的主要治疗方法，包括口服和静脉两种给药途径，铁剂包括无机铁和有机铁两类，有机铁不良反应较无机铁小且吸收好。无机铁如硫酸亚铁，有机铁如右旋糖酐铁、山梨醇铁、琥珀酸亚铁、葡萄糖酸亚铁等。

**1. 口服铁剂** 铁剂的补充以口服铁剂为首选，多为亚铁，易于吸收。常用的铁剂见表6－2－3。

**表6－2－3　常用铁剂及其剂量**

| 药物名称 | 给药剂量 | 给药次数 |
|---|---|---|
| 硫酸亚铁 | 0.3g | 3次/日 |
| 富马酸亚铁 | 0.2g | 3次/日 |
| 琥珀酸亚铁 | 0.2g | 3次/日 |
| 葡萄糖酸亚铁 | 0.3g | 3次/日 |
| 多糖铁复合物 | 150mg | 2次/日 |
| 硫酸亚铁控释片 | 525mg | 1片/日 |

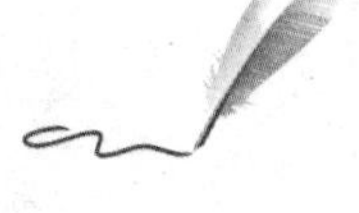

注意事项：①为了减少胃肠道反应，可从小剂量开始服用，无不良反应后逐渐加量，选择餐后服药。②避免服用影响铁剂吸收的药物或食物如碱性药、钙剂、四环素以及谷物、牛奶、茶、咖啡等，可同时服用加强铁剂吸收的鱼、肉类、维生素 C 等。③口服铁剂后一般患者疗效迅速而明显，3 天后食欲减退等症状即可改善。先是外周血网织红细胞增多，高峰在开始服药后 5 ~ 10 天，2 周后血红蛋白浓度上升，一般 2 个月左右恢复正常。铁剂治疗在血红蛋白恢复正常后至少持续 4 ~ 6 个月，待铁蛋白正常后停药，以免复发。

**2. 注射铁剂** 注射铁剂有诸多不良反应，适应证如下。①不能耐受口服铁剂：如有明显胃肠道反应；②吸收障碍：如慢性腹泻、吸收不良综合征、胃肠术后的患者；③急需补铁者：如妊娠晚期伴严重缺铁性贫血者，需要迅速提高血红蛋白而分娩者；④失血量较多，仅以口服铁剂无法尽快补偿者。常用注射铁剂有右旋糖酐铁、山梨醇铁，所需补充铁量（mg）＝［需达到的血红蛋白浓度 − 患者的血红蛋白浓度］（g/L）× 患者体重（kg）× 0.33。第一日 50mg 深部肌内注射，如无不良反应，以后隔日给 100mg，直到补足总量为止。

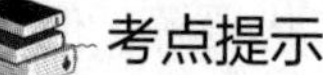


缺铁性贫血治疗的根本在于对病因的治疗，铁剂的补充需注意各指标的反应时间。

## 八、预防

单纯营养不足者，易恢复正常。继发于其他疾病者，取决于原发病能否根治，应积极查找和防治各种导致慢性失血的原发疾病。向广大群众进行营养知识宣传教育，改善不合理饮食结构，鼓励进食富含铁且易吸收的肉类、动物内脏、蛋类、奶类等食物。婴幼儿要及时添加含铁辅食、妊娠期或哺乳期妇女应预防性补充铁剂。

# 【再生障碍性贫血】

再生障碍性贫血简称再障，指由于多种病因引起的骨髓造血组织减少、造血干细胞损伤、造血微环境障碍而引起的贫血。临床表现为骨髓造血功能低下，外周全血细胞减少的贫血，出血和继发感染。免疫抑制治疗有效。再障可发生于各年龄段，老年人发病率较高；男、女发病率无明显差别。

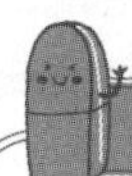

**案例讨论**

［案例］

患者，女，30 岁。头晕、心悸半年，伴间断牙龈出血 2 个月入院。患者半年以来，无明显诱因经常头晕、乏力，活动后心悸，同事发现面色不如以前红润。近 2 个月来晨起漱口时有牙龈出血，自发病以来饮食良好，二便正常，睡眠好，体重无变化。既往体健，近几个月月经量增多。查体：贫血貌，皮肤黏膜苍白，双下肢散在瘀斑，全身浅表淋巴结未触及肿大，咽喉壁黏膜充血，心肺无阳性体征，肝脾未触及，双下肢不肿。

血常规 Hb 60g/L，RBC $2.5 \times 10^{12}$/L，WBC $3.5 \times 10^{9}$/L，PLT $50 \times 10^{9}$/L。尿常规（−），RBC 2 ~ 10/HP，WBC 0 ~ 1/HP。骨髓象增生减低，巨核细胞缺如。

［讨论］

1. 本病的临床诊断及诊断依据是什么？
2. 该患者的治疗原则是什么？

## 一、病因

再障分为先天性和后天性两类，后者常见；根据病因是否明确又可以分为原因明确的原发性再障和由于化学、物理、生物因素等引起的继发性再障；据患者的病情、血常规检查、骨髓检查及预后，可分为重型再障（SAA）和非重型（NSAA）。

### （一）药物和化学毒物

药物是最常见的致病因素。能够引起再障的药物种类甚多，许多药物容易发生骨髓抑制。药物性再障有以下情况。①与剂量有关：只要进入人体内的药物剂量过大，任何人都能发生骨髓抑制，如各种抗癌药物。一般是可逆的，停药后可恢复，若长期过量使用可能成为不可逆的。②剂量无关：与个人敏感性有关，某些人在接受一般剂量或很小治疗量时，即可发生再障，如氯霉素、磺胺类抗菌药、抗甲状腺药、抗癫痫药等，其中以氯霉素危害性最大。苯砷、劣质染发剂等长期接触也可引起骨髓抑制，尤其是苯及其衍生物，由于劳动环境防护不够，经呼吸道或皮肤侵入人体常导致再障发生。

### （二）物理因素

各种电离辐射如 X 线、放射性核素等可直接损害造血干细胞和造血微环境，影响造血干细胞分化、增殖。其损伤程度与接受电离辐射的剂量有关。

### （三）生物因素

病毒感染如肝炎病毒、微小病毒 $B_{19}$，严重感染如伤寒、白喉、粟粒型肺结核均可引起再障。

## 二、发病机制

再障的发病机制目前尚不完全清楚，往往是多种因素作用的结果。发病机制有以下几个方面。

**1. 造血干（祖）细胞缺陷** 包括造血干细胞数量的减少和内在缺陷。再生障碍性贫血患者骨髓 $CD34^+$ 细胞较正常人明显减少，减少程度与病情相关。此外造血干细胞对凋亡诱导的敏感性增加使细胞死亡加速，导致骨髓细胞凋亡增加，成为再障患者造血干细胞减少的重要原因。

**2. 造血微环境异常** 造血微环境包括基质细胞和其分泌的细胞因子，支持和调节造血细胞的生长与发育。再障患者骨髓基质细胞萎缩、脂肪化、成纤维集落形成单位减少、集落刺激因子活性降低，导致造血干细胞不能正常的生长发育。

**3. 免疫功能紊乱** 免疫调节机制紊乱在再障的发病中起重要作用。T 淋巴细胞及其分泌的某些造血负调控因子可以损伤造血干（祖）细胞的增殖及分化。再障患者存在 T 淋巴细胞数量和亚群的改变，外周血 T 淋巴细胞亚群失衡；多种与造血有关的正、负调控因子分泌异常，负调控因子明显增多，髓系细胞凋亡亢进；细胞毒性 T 细胞分泌穿孔素直接杀伤造血干细胞而使髓系造血功能衰竭。多数再障患者采用免疫抑制剂治疗后，其自身造血功能可以得到改善。

**4. 遗传倾向** 再障发病与某些遗传异常有关，如某些患者对氯霉素、毒物及某些病毒具有易感性。

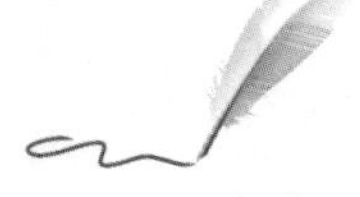

**知识拓展**

**造血祖细胞分类**

血液细胞的生成最开始的阶段是由造血干细胞在造血微环境和某些因素的条件下，增殖分化为各类血细胞的祖细胞，这些造血祖细胞具有增殖和分化的能力，但是与造血干细胞相比，这类细胞只能向一个或几个血细胞系定向增殖分化，丧失了多向分化的能力。因此又称定向干细胞。目前已经确认的造血祖细胞有如下几种。

1. 红细胞系造血祖细胞　又称红细胞集落生成单位，在肾脏生成的促红细胞生成素（EPO）作用下形成红细胞集落。

2. 粒－单细胞系造血祖细胞　又称为粒细胞－巨噬细胞系集落生成单位，在巨噬细胞产生的粒细胞生成素作用下形成细胞集落。

3. 巨核细胞系造血祖细胞　又称巨核细胞系集落生成单位，在血小板生成素作用下形成巨核细胞集落。

## 三、临床表现

由于全血细胞减少，临床表现主要为贫血、出血和感染。临床表现的轻重取决于全血细胞减少的程度，也与临床表型有关。

### （一）重型再障（SAA）

起病急，进展快，病情重，预后差，少数可由非重型再障进展而来。

**1. 贫血**　进行性加重，可出现皮肤黏膜苍白、乏力、头晕、心悸和气短等症状。

**2. 感染**　早期即可出现，多数患者有发热。以呼吸道感染最常见，其次有消化道、泌尿生殖道及皮肤、黏膜等感染。感染菌种以革兰阴性杆菌、金黄色葡萄球菌和真菌为主，常合并败血症。

**3. 出血**　广泛且严重。除皮肤、黏膜出血外，常有内脏出血，如颅内出血，可危及患者生命。

### （二）非重型再障（NSAA）

起病和进展较缓慢、症状轻、病程长。适当治疗，病情可缓解或长期生存甚至治愈。病情恶化或久治无效者，后续表现与重型再障相似。

**1. 贫血**　常为首发表现。

**2. 出血**　较轻，以皮肤、黏膜出血为主，内脏出血少见。

**3. 感染**　较轻，以呼吸道感染常见，多为革兰阴性杆菌感染。

**考点提示**

再障临床表现无肝、脾、淋巴结肿大。

## 四、实验室及其他检查

**1. 血常规检查**　重型再障呈全血细胞减少，白细胞分类主要为中性粒细胞减少，淋巴细胞比例相对增多，血小板计数多 $<20\times10^9/L$，网织红细胞计数降低，常 $<1\%$ 甚至为零，绝对值常 $<15\times10^9/L$。非重型再障也呈全血细胞减少，但达不到重型再障的程度。

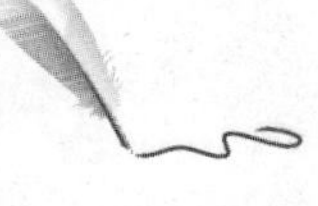

**2. 骨髓检查**　骨髓穿刺呈增生减低，粒系、红系明显减少，巨核细胞不易找到，淋巴

细胞、组织细胞、浆细胞、嗜碱性粒细胞等非造血细胞相对增多，骨髓小粒空虚，可见较多脂肪细胞。重型再障多部位骨髓增生减低。

**3. 骨髓活检**　特征性病理改变为造血组织减少，红髓脂肪变，呈向心性损害，无纤维增生表现。先累及髂骨，后波及脊椎和胸骨。与骨髓象改变结合，可提高再障的确诊率。

**4. 其他检查**　体外造血祖细胞培养可见集落明显减少或缺如，T 细胞亚群 $CD4^+/CD8^+$ 比值减低，Th1/Th2 比值增高；血清负调控因子如 IL－2、IFN－γ、TNF 水平增高。骨髓染色体核型多正常，储存铁增多，中性粒细胞碱性磷酸酶染色强阳性，溶血检查呈阴性。

## 五、诊断

### （一）诊断

临床表现为进行性加重的顽固性贫血，一般抗贫血治疗无效，同时伴有出血、感染和全血细胞减少的患者，应注意再障的可能。其诊断标准为：①全血细胞减少，网织红细胞下降，淋巴细胞比例增高。②一般无肝、脾大。③骨髓多部位增生减低，造血细胞减少，非造血细胞比例增高，骨髓小粒空虚。有条件者做骨髓活检，可见造血组织均匀减少。④除外引起全血细胞减少的其他疾病。⑤一般抗贫血治疗无效。

### （二）分型诊断

SAA 发病急，贫血进行性加重，严重感染和出血。血象具备下述三项中两项：①网织红细胞绝对值 $<15\times10^9/L$，②中性粒细胞 $<0.5\times10^9/L$，③血小板 $<20\times10^9/L$。骨髓增生广泛重度减低。NSAA 指达不到 SAA 诊断标准的 AA。

## 六、鉴别诊断

**1. 阵发性睡眠性血红蛋白尿（PNH）**　为溶血性贫血。典型患者有反复发作的血红蛋白尿、黄疸和脾大，易鉴别。不典型者无血红蛋白尿发作，全血细胞减少，骨髓可增生减低，易误诊为 AA。其酸溶血试验（Ham 试验）、蛇毒因子溶血试验（CoF 试验）和尿含铁血黄素试验（Rous 试验）可呈阳性。流式细胞仪检测骨髓或外周血细胞膜上的 CD55、CD59 表达明显下降。临床上有的再障患者出现 PNH 实验室检查特征，有的 PNH 患者出现再障的表现，或者两者先后出现，均称为 AA－PNH 综合征。再障和 PNH 均属造血干细胞发育异常疾病，两者关系密切，少数病例可互相转化，也可同时存在。

**2. 骨髓增生异常综合征（MDS）**　MDS 是一组起源于造血干细胞的血液系统疾病，以骨髓血细胞病态造血、易向急性白血病转化为特征。临床表现以难治性贫血为主，常有全血细胞减少，与 AA 相似。早期髓系细胞相关抗原如 CD13、CD33、CD34 表达增多，造血祖细胞培养集簇增多集落减少，染色体核型异常等有助于 AA 鉴别。

**3. 急性白血病**　骨髓增生减低的低增生性白血病，早期肝、脾、淋巴结不肿大，全血细胞减少，易误诊为 AA。仔细观察血象及多部位骨髓，可发现原始粒、单或原始淋巴细胞明显增多，其他白血病多有脾大或淋巴结肿大，胸骨压痛，不难鉴别。

**4. 急性造血功能停滞**　常在溶血性贫血或感染发热的患者中发生，全血细胞尤其是红细胞骤然下降，网织红细胞可降至零，骨髓三系减少，与 SAA 相似。但骨髓涂片尾部可见巨大原始红细胞，病程呈自限性，约 1 个月后可自然恢复。

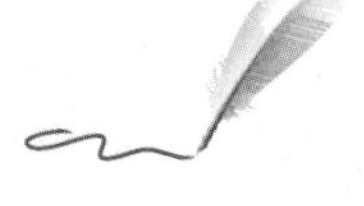

## 七、治疗

### （一）支持治疗

**1. 一般治疗** 预防感染，注意个人卫生，加强清洁护理；重症患者需要保护性隔离，加强营养；避免出血，防止外伤及剧烈活动；必要的心理护理。

**2. 去除病因** 寻找病因，避免接触各类危险因素，禁用对骨髓有损伤和抑制血小板的药物。

**3. 对症治疗**

（1）纠正贫血 血红蛋白低于60g/L，且患者对贫血耐受较差时，可输注红细胞，但应防止输血过多。

（2）控制出血 给予常规止血药物，如酚磺乙胺（止血敏）、氨甲苯酸等。血小板 < $20\times10^9$/L或有明显出血倾向时，需输注血小板。当血小板输注无效时，可输HLA配型相符的血小板。肝脏疾病如有凝血因子缺乏时应予纠正。

（3）控制感染 及时采用经验性广谱抗生素治疗，同时取感染部位的分泌物或尿、大便、血液等做细菌培养和药敏试验，药敏试验有结果后应换用敏感的抗生素。长期广谱抗生素治疗需注意真菌感染和肠道菌群失调。

（4）护肝治疗 常合并肝功能损害，应酌情选用护肝药物。

### （二）针对发病机制的治疗

**1. 促造血治疗**

（1）雄激素 雄激素为治疗NSAA的首选药物，可以刺激骨髓造血干细胞分化、增殖，并促进肾脏产生促红细胞生成素。疗程不少于6个月，应视药物的作用效果和不良反应，如出现男性化、肝功能损害等应调整疗程及剂量。常用药物有：①司坦唑醇2mg，口服，每日3次；②十一酸睾酮40～80mg，口服，每日3次；③达那唑200mg，口服，每日3次；④丙酸睾酮50～100mg/d肌内注射，每日1次。

（2）造血生长因子 适用于全部AA，尤其是SAA，一般在免疫抑制治疗SAA后使用，剂量可酌减，维持3个月以上为宜。常用制剂有：①重组人粒系集落刺激因子（G－CSF），剂量为5μg/（kg·d），皮下注射，每日1次。②重组人促红细胞生成素（EPO），常用50～100U/（kg·d），皮下注射，每周3次。

**2. 免疫治疗**

（1）免疫抑制剂 主要用于SAA的治疗，通过抑制T淋巴细胞，使其产生的负调控因子减少，缓解对造血细胞的抑制和破坏，从而恢复造血。常用制剂如下。①抗淋巴细胞球蛋白/胸腺细胞球蛋白（ALG/ATG）：该制剂有马、兔、猪等不同来源，不同来源制剂的用量不同，用药前应作过敏试验，用药后注意是否出现血清病样反应，可与雄激素、环孢素、造血生长因子合用。②环孢素（CsA）：常与雄激素联合治疗再障，一般剂量为3～5mg/kg，口服，每日2～3次；③大剂量甲泼尼龙短程冲击治疗SAA，500～1000mg/d，静脉滴注，连用3天。

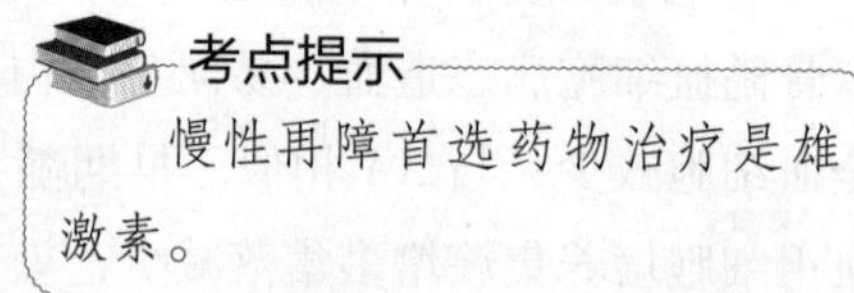


（2）免疫调节剂 调节体液免疫、细胞免疫，提高非特异性免疫功能。①胸腺素：20～40mg，静脉滴注，每日1次，用前最好作过敏试验。②小剂量免疫球蛋白：2.5～5.0g，静脉滴注，每日1次，利用免疫球蛋白协助消灭或抑制病原微生物，控制感染，是再障合并

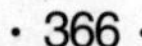

感染时最常用的免疫支持治疗。③左旋咪唑：50mg，口服，每日 3 次，每周连用 3 天。

**（三）造血干细胞移植**

包括同基因或异基因骨髓移植、外周血干细胞移植和脐血移植。主要对 SAA 患者，40 岁以下、无感染及其他并发症，可考虑造血干细胞移植。

**（四）中医药**

中医药对治疗慢性再障疗效较好，再障以肾虚为主，以补肾中药并用雄激素等药物可提高疗效。除辨证施治外，也可以应用一些中成药。

**知识拓展**

**造血干细胞的移植分类**

造血干细胞移植（HSCT）是通过大剂量放化疗或免疫抑制，再将自体或异体造血细胞注入受者体内，使受者重建正常造血及免疫系统。分类如下。

1. 按照采集造血干细胞的来源分类　骨髓移植、脐血移植、外周血造血干细胞移植等。
2. 按供者与受者关系分类　自体移植、异体移植（同基因移植和异基因移植）。
3. 根据 HLA 配型程度分类　HLA 全相合移植、不全相合移植、单倍体相合移植。
4. 按血缘关系分类　血缘相关移植、非血缘移植。
5. 根据移植前的预处理方案强度分类　清髓性造血干细胞移植、非清髓性造血干细胞移植。

## 八、预后

再障患者无论 SAA 或 NSAA，联合治疗均比单一用药疗效好。SAA 可用 ALG 或 ATG 加环孢素和雄激素或造血细胞因子治疗，有条件者应尽早进行造血干细胞移植。随着治疗手段的提高，预后已明显改善，但仍有半数以上的患者死于出血和感染。NSAA 多采用雄激素并用免疫抑制剂，与补肾中医或造血生长因子等联合应用可提高疗效，经适当治疗，多数患者可缓解甚至治愈，仅少数进展为 SAA。

**小结**

贫血是血液系统常见疾病之一。其是由临床多种病因引起的一组症状，可原发于造血器官，也可继发于某些其他系统的疾病。贫血症状的有无及轻重程度，取决于原发病的性质、发生的速度和程度、患者的年龄，以及机体血液、呼吸和循环等系统的代偿能力和机体的耐受能力。贫血主要依据临床表现和实验室检查进行诊断。缺铁性贫血是因为造血原料不足引起的，因此治疗的关键在于去除引发原料缺乏的病因，其次补充造血原料。再生障碍性贫血是与免疫有关的造血组织减少、造血干细胞损伤和造血微环境障碍，导致外周血全血细胞减少，治疗主要为促造血治疗和免疫治疗，必要时可予以造血干细胞移植。

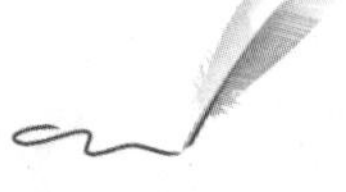

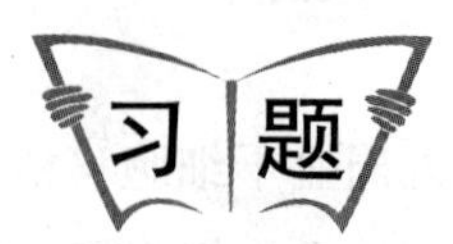


## 一、选择题

**【A1/A2 型题】**

1. 成年女性诊断贫血的标准为血红蛋白浓度低于
   A. 140g/L　B. 130g/L　C. 120g/L　D. 110g/L　E. 100g/L
2. 缺铁性贫血最常见的病因是
   A. 慢性胃炎　B. 慢性肝炎　C. 慢性溶血　D. 慢性感染　E. 慢性失血
3. 下列检查是诊断缺铁性贫血早期改变的依据的是
   A. 血清铁降低　B. 血清铁蛋白降低
   C. 血清总铁结合力增高　D. 外周血呈小细胞低色素性贫血
   E. 骨髓象红细胞胞质成熟落后于胞核
4. 诊断缺铁性贫血最可靠的依据是
   A. 血涂片见典型小细胞低色素性红细胞　B. 有慢性失血史
   C. 转铁蛋白饱和度降低　D. 血清铁降低
   E. 骨髓小粒可染铁消失
5. 缺铁性贫血的实验室检查结果应是
   A. 血清铁降低、总铁结合力降低、转铁蛋白饱和度降低
   B. 血清铁降低、总铁结合力升高、转铁蛋白饱和度降低
   C. 血清铁降低、总铁结合力正常、转铁蛋白饱和度降低
   D. 血清铁降低、总铁结合力升高、转铁蛋白饱和度正常
   E. 血清铁正常、总铁结合力升高、转铁蛋白饱和度降低
6. 缺铁性贫血患者铁剂治疗，血红蛋白达正常后还需继续用药的时间是
   A. 1 周　B. 2 周　C. 4 周　D. 6 个月　E. 8 个月
7. 下列是继发性再生障碍性贫血较常见的病因的是
   A. 药物及化学毒物　B. 物理因素　C. 病毒感染
   D. 细菌感染　E. 营养因素
8. 再生障碍性贫血的主要原因是
   A. 骨髓造血功能衰竭　B. 造血原料缺乏　C. 红细胞寿命缩短
   D. 红细胞内在缺陷　E. 红细胞破坏过多
9. 下列疾病表现为全血细胞减少，不伴肝大的是
   A. 白血病　B. 恶性组织细胞病
   C. 原发性再生障碍性贫血　D. 多发性骨髓瘤
   E. 淋巴瘤
10. 再生障碍性贫血的临床表现有
    A. 肝大　B. 脾大　C. 淋巴结肿大
    D. 贫血、出血、感染　E. 胸骨压痛

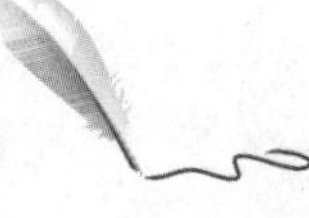

11. 下列贫血疾病可采用骨髓移植进行治疗的是

A. 巨幼细胞贫血　　B. 再生障碍性贫血

C. 自身免疫性溶血性贫血　　D. 慢性病贫血

E. 缺铁性贫血

12. 慢性再障的治疗首选

A. 肌内注射丙酸睾酮　　B. 口服肾上腺糖皮质激素

C. 肌内注射维生素 $B_{12}$　　D. 静脉点滴抗胸腺球蛋白

E. 造血干细胞移植

13. 符合再生障碍性贫血的表现是

A. 骨髓巨核细胞增多，大多为颗粒型巨核细胞

B. 骨髓巨核细胞数量显著减少

C. 骨髓巨核细胞增多，原始巨核细胞显著增多

D. 骨髓巨核细胞增多，小巨核细胞增多

E. 骨髓巨核细胞增多，病态巨核细胞增多

14. 患者，女，30 岁。月经过多 2 年。实验室检查：Hb 70g/L，RBC $3.0\times10^{12}$/L，WBC $4.5\times10^{9}$/L，PLT $110\times10^{9}$/L，血清铁 6.5μmol/L，总铁结合力 82.5μmol/L。最可能的诊断是

A. 溶血性贫血　　B. 缺铁性贫血　　C. 再生障碍性贫血

D. 铁粒幼细胞贫血　　E. 慢性感染性贫血

15. 患者，女，32 岁。月经量多已 3 年。近 2 个月来感乏力、头晕、心悸，血红蛋白 65g/L，白细胞 $6.0\times10^{9}$/L，血小板 $120\times10^{9}$/L。骨髓象粒比红为 1∶1，红细胞增生活跃，中晚幼红细胞 45%，体积小，胞质偏蓝，治疗首选

A. 肌注维生素 $B_{12}$　　B. 口服铁剂　　C. 输血

D. 脾切除　　E. 口服叶酸

16. 患者，男，25 岁。皮革厂工人，贫血 1 年多，肝脾不大，腹股沟触及黄豆大小、散在分布、无痛性淋巴结。Hb 60g/L，RBC $2.0\times10^{12}$/L，WBC $3.0\times10^{9}$/L，N 38%，L 62%，PLT $45\times10^{9}$/L。骨髓象巨核细胞 1 个，中性粒细胞积分增高，诊断可能是

A. 溶血性贫血　　B. 缺铁性贫血　　C. 再生障碍性贫血

D. 铁粒幼细胞贫血　　E. 慢性感染性贫血

**【A3/A4 型题】**

（17～19 题共用题干）

患者，男，37 岁。上腹隐痛 5 年，多与进食有关，间断有黑便。实验室检查：Hb 80g/L，RBC $3.2\times10^{12}$/L，WBC $6.0\times10^{9}$/L，PLT $150\times10^{9}$/L。

17. 初步诊断为

A. 溶血性贫血　　B. 缺铁性贫血　　C. 再生障碍性贫血

D. 慢性感染性贫血　　E. 巨幼细胞贫血

18. 为了明确诊断，下列检查最有意义的是

A. 肝功能检查　　B. 骨髓穿刺检查　　C. 网织红细胞计数

D. 血清铁蛋白测定　　E. 血清叶酸和维生素 $B_{12}$ 含量测定

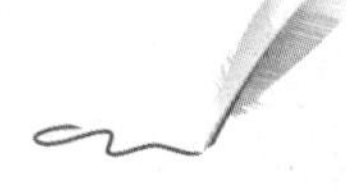

19. 确诊后，应给予的治疗措施是

A. 输血　　B. 骨髓移植

C. 口服叶酸、维生素 $B_{12}$　　D. 铁剂治疗

E. 铁剂、叶酸、维生素 $B_{12}$ 并用

（20～21 题共用题干）

患者，女，45 岁。进行性贫血，皮肤可见散在出血点、瘀斑，月经量多 3 年，间断发热半年。血常规：Hb 50g/L，RBC $1.5 \times 10^{12}$/L，WBC $1.8 \times 10^9$/L，PLT $45 \times 10^9$/L。骨髓涂片增生减低。

20. 诊断可能是

A. 急性白血病　　B. 肝病性贫血　　C. 再生障碍性贫血

D. 骨髓稀释　　E. 慢性感染性贫血

21. 进一步明确诊断，需做检查是

A. 染色体检查　　B. 肝功能检查　　C. 网织红细胞计数

D. 肝炎抗原抗体检验　　E. 多部位骨穿或骨髓活检

（22～26 题共用备选答案）

A. 溶血性贫血　　B. 慢性失血性贫血　　C. 再生障碍性贫血

D. 慢性感染性贫血　　E. 缺铁性贫血

22. 血清铁降低，总铁结合力增高见于

23. 小细胞低色素性贫血见于

24. 骨髓增生减低见于

25. 网织红细胞减少见于

26. 骨髓象找不到巨核细胞见于

## 二、思考题

病例 1：患者，女，25 岁。因面色苍白、头晕、乏力 1 年余，加重伴心悸 1 个月来诊。1 年前无明显诱因头晕、乏力，家人发现其面色不如从前红润，但能照常上班。近 1 个月来加重伴活动后心悸，曾到医院检查说血红蛋白低（具体不详），给硫酸亚铁片剂口服，因胃难受仅用过 1 天，病后进食正常，不挑食，二便正常，无便血、黑便、尿色异常、鼻出血和齿龈出血。睡眠好，体重无明显变化。既往体健，无胃病史，无药物过敏史。结婚半年，月经初潮 14 岁，7 天/27 天，末次月经半月前，近 2 年月经量多，半年来更明显。

查体：T 36℃，P 104 次/分，R 18 次/分，BP 120/70mmHg，一般状态好，贫血貌，皮肤黏膜无出血点，浅表淋巴结不大，巩膜不黄，口唇苍白，舌乳头正常，心肺无异常，肝脾不大。

实验室检查：Hb 60g/L，RBC $3.0 \times 10^{12}$/L，MCV 70fl，MCH 25pg，MCHC 30%，WBC $6.5 \times 10^9$/L。分类中性分叶核粒细胞 70%，淋巴细胞 27%，单核细胞 3%，PLT $260 \times 10^9$/L，网织红细胞 1.5%，尿蛋白（-），镜检（-），便潜血（-），血清铁 50 g/dl。

病例 2：患者，女，55 岁。主因发热伴皮肤瘀斑、乏力伴面色苍白 5 天入院。患者于 5 天前无明显诱因出现发热，最高体温可达 39℃，伴咽痛，去诊室输注青霉素 3 天无明显效果。出现皮肤瘀斑，且面色苍白，伴头晕、乏力。查体：面色苍白，贫血貌，皮肤多处瘀斑，咽部充血，扁桃体Ⅱ度肿大，心肺无阳性体征，肝脾未触及。血常规：WBC $1.5 \times 10^9$/

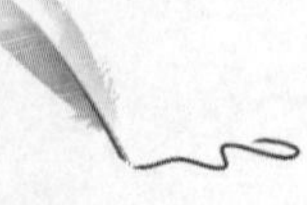

L，中性粒细胞 0.1 × $10^9$/L，Hb 55g/L，PLT 20 × $10^9$/L，网织红细胞 0.1%，网织红细胞绝对值 10 × $10^9$/L。骨髓象：骨髓增生极度低下，巨核未见，粒系 0.48，以杆状分叶核为主，红系 0.05，成熟红细胞大致正常，成熟淋巴细胞 0.39，单核细胞 0.05，成熟浆细胞 0.03。

请问：

1. 请写出上述两个患者的临床诊断、诊断依据、鉴别诊断。
2. 上述两个患者的治疗原则是什么？

（綦　兵）

扫码“练一练”

# 第三节　白细胞减少症与粒细胞缺乏症

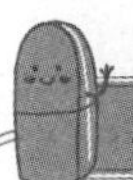

## 学习目标

1. **掌握**　白细胞减少和粒细胞缺乏症的临床表现、诊断和治疗。
2. **熟悉**　白细胞减少和粒细胞缺乏症的病因。
3. **了解**　白细胞减少和粒细胞缺乏症的发病机制。
4. 学会人工合成因子的使用方法。
5. 具有对患者和家属开展健康教育，帮助和指导患者进行康复锻炼和随访的能力。

## 案例讨论

**[案例]**

患者，女，23 岁。发热伴咳嗽咳痰 2 天，自服感冒清热冲剂及镇咳药无效就诊。1 年前查体发现白细胞减少，WBC 3.0 × $10^9$/L，查抗核抗体阴性，抗 ds – DNA 抗体阴性，免疫球蛋白及补体检查正常。此次就诊，血常规：WBC 2.0 × $10^9$/L，Hb 126g/L，PLT 160 × $10^9$/L。外周血涂片分类可见：杆状核中性粒细胞 2%，中性分叶核粒细胞 35%，淋巴细胞 55%，单核细胞 5%，未见原始及幼稚细胞。

**[讨论]**

1. 本病的临床诊断及诊断依据是什么？
2. 该患者的治疗原则是什么？

白细胞减少指成人外周血白细胞绝对计数持续低于 4.0 × $10^9$/L，儿童 10 岁以下低于 5.0 × $10^9$/L 或 10 岁以上低于 4.5 × $10^9$/L。中性粒细胞减少指成人外周血中性粒细胞绝对计数低于 2.0 × $10^9$/L，儿童 10 岁以下低于 1.5 × $10^9$/L 或 10 岁以上低于 1.8 × $10^9$/L，中性粒细胞严重缺乏者低于 0.5 × $10^9$/L 时称为粒细胞缺乏症。

### 一、病因和发病机制

成熟的中性粒细胞多贮存于骨髓，是血液中的 8 ~ 10 倍，可随时释放入血。至血液后，一半附着于小血管壁称为边缘池，另一半在血液循环中称为循环池，两者之间不断相互交

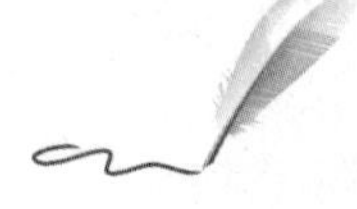

换。外周血粒细胞计数反映的是循环池的粒细胞数量，其数量与粒细胞增殖分化的能力、有效储备量、向外周血释放的速率、聚集于小血管壁的数量等因素有关，任何病因引起其中一个因素的改变均可引起粒细胞计数的改变。常见病因和发病机制如下。

**（一）中性粒细胞生成缺陷**

**1. 生成减少**

（1）细胞毒性药物、化学毒物、电离辐射　引起中性粒细胞减少的最常见原因。破坏、损伤或抑制造血干（祖）细胞及早期分裂细胞，抑制生理性造血。

（2）影响造血干细胞的其他疾病　如再障、白血病、骨髓瘤及转移癌等细胞浸润，使中性粒细胞生成障碍而引起减少。某些先天性中性粒细胞减少症患者，如周期性中性粒细胞减少症的发病机制可能是造血干细胞缺陷而导致中性粒细胞生成减少。

（3）感染　有些细菌、病毒、立克次体及原虫感染均可引起粒细胞减少，多数是一过性的。

**2. 成熟障碍**　维生素 $B_{12}$ 或叶酸缺乏或代谢障碍、急性白血病、骨髓增生异常综合征等引起造血细胞分化成熟障碍，粒细胞在骨髓原位或释放入血后不久被破坏，出现无效造血。

**（二）粒细胞破坏或消耗过多**

**1. 免疫因素**　药物或病原微生物（如肝炎病毒）诱发产生免疫性中性粒细胞破坏。各种自身免疫性疾病如系统性红斑狼疮、类风湿关节炎、Felty 综合征等可引起中性粒细胞减少。

**2. 非免疫因素**　病毒感染或败血症时，中性粒细胞在血液或炎症部位消耗增多；脾大导致脾功能亢进，中性粒细胞在脾内滞留、破坏增多。

**（三）粒细胞分布异常**

**1. 假性粒细胞减少症**　各种原因如异体蛋白反应、内毒素血症等使中性粒细胞转移至小血管壁导致血液循环中的粒细胞相对减少，但粒细胞总数并不减少，骨髓增生正常，白细胞寿命也无异常。

**2. 粒细胞滞留循环的其他部位**　如血液透析开始后 2 ~ 15 分钟滞留于肺血管内；脾大滞留于脾脏。

## 二、临床表现

轻度减少的患者一般不出现特殊症状，多表现为原发病症状。中度和重度减少者易发生感染，并出现疲乏、无力、头晕、食欲减退等非特异性症状。常见的感染部位有呼吸道、消化道及泌尿生殖道等，也可出现高热、黏膜坏死性溃疡及严重的败血症、脓毒血症或感染性休克。粒细胞严重缺乏时，感染部位不能形成有效的炎症反应，常无脓液。患者预后差，可死于感染中毒性休克。

## 三、实验室及其他检查

**1. 血液检查**　血常规检查发现白细胞、中性粒细胞减少，红细胞和血小板一般正常，但因恶性肿瘤浸润骨髓、药物抑制骨髓或自身免疫性疾病者可伴有不同程度改变。

**2. 骨髓检查**　因病因和发病机制的不同而表现不同，可表现为增生低下或代偿性增生活跃，其次是原发病的骨髓象改变。

**3. 其他特殊检查**　肾上腺素试验可促使小细胞壁上中性粒细胞进入血液循环，从而鉴别假性粒细胞减少症。中性粒细胞特异性抗体测定，可以判断是否存在抗粒细胞自身抗体。

## 四、诊断

根据血常规检查的结果中白细胞计数与血涂片分类计数，即可做出白细胞减少、中性粒细胞减少或粒细胞缺乏症的诊断。为排除检查方法上的误差，必要时要反复检查。另外要仔细鉴别白细胞减少和中性粒细胞减少的病因。积极寻找原发病。诊断过程中注意询问有无药物、毒物或放射线的接触史、放化疗史、家族史等，查体注意有无淋巴结、肝脾大、胸骨压痛等。存在抗白细胞自身抗体者，可能是自身免疫性疾病；肾上腺素试验阳性者提示有粒细胞分布异常的假性粒细胞减少的可能。

## 五、治疗

### （一）病因治疗

针对不同的发病原因进行治疗，如有可疑的药物或其他致病因素，应立即停止接触。继发性减少者应积极治疗原发病。

### （二）防治感染

轻度减少者不需特殊的预防措施。中度减少者感染率增加，应注意感染的防治。粒细胞缺乏者应急诊收入院治疗，采取无菌隔离措施，防止交叉感染。感染者应行血、尿、痰及感染病灶分泌物的细菌培养和药敏试验及影像学检查，以明确感染类型和部位。在致病菌尚未明确之前，可经验性应用广谱抗生素治疗，待病原和药敏结果出来后再调整用药。若3~5天无效，应注意是否有真菌感染。如合并病毒感染可加用抗病毒药物，重症感染为帮助治疗可加静脉用免疫球蛋白。

### （三）促进粒细胞生成

对于轻中度粒细胞减少者可用升白细胞药物治疗，大多无特效，可选1~2种联用。如利可君、盐酸小檗胺、鲨肝醇、维生素 $B_4$ 和肌苷等。对粒细胞缺乏症患者，重组人粒细胞集落刺激因子（rhG－CSF）和重组人粒细胞－巨噬细胞集落刺激因子（rhGM－CSF）疗效明确，常用剂量为2~10μg/（kg·d）。常见的副作用有发热、肌肉骨骼酸痛、皮疹等。

### （四）免疫抑制剂

自身免疫性粒细胞减少和免疫机制介导所致的粒细胞缺乏可用糖皮质激素治疗。

**知识拓展**

**粒细胞缺乏症患者感染的预防**

1. 适当隔离　具体措施如减少探视人员、不接触动物及感染病患；有条件者可以住单人病房或层流病房，屋内保持良好通风，医护人员需注意手部卫生，避免交叉感染。

2. 身体屏障的保护　注意个人卫生和有创操作的严格消毒。进食后漱口及大便后坐浴，合适的饮食及通便药物避免大便干燥引起肛裂；注意皮肤清洁护理。

3. 药物预防　对于曾患侵袭性深部真菌感染的患者，须应用抗真菌药物进行二级预防。

4. 预防性抗生素的应用　粒细胞计数 $<0.1\times10^9/L$ 或粒细胞缺乏时间 $>7$ 天的高危患者应预防性使用抗生素。

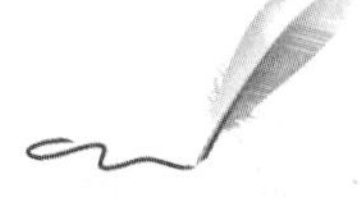

## 六、预防与预后

放射线及苯等化学毒物接触者和使用易引起粒细胞减少的药物者，须定期检查血常规，以及时诊治。有药物过敏史或发生过用药后粒细胞减少者，应避免服用同类药物。与粒细胞减少的病因及程度、持续时间、进展情况、能否及时去除以及控制感染，恢复中性粒细胞数量的治疗措施有关。轻、中度者，若不进展则预后较好。粒细胞缺乏症者病死率较高。

**小 结**

白细胞减少和粒细胞缺乏症是血液系统的常见疾病。引起这一疾病发生的因素多种多样，根据实验室检查结果和诊断标准很容易明确诊断，重要的是寻找引起疾病发生的病因。患者常因粒细胞减少的程度不同，临床表现也不同，主要表现为感染。因此，治疗重在去除病因和抗感染，在此基础上予以刺激粒细胞造血的治疗。患者的预后由病情严重程度决定，有效的隔离预防措施可以有效减少和减轻感染的发生。

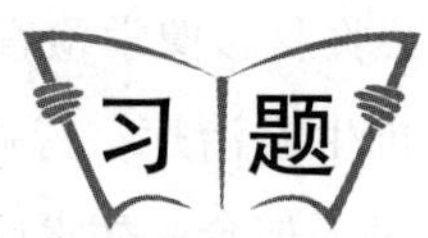


## 选择题

**【A1/A2 型题】**

1. 下列不是粒细胞减少的常见发病机制的是
   A. 肾上腺素分泌增多　　B. 生成减少
   C. 成熟障碍　　D. 破坏过多
   E. 分布异常
2. 下列是诊断粒细胞缺乏症的必要条件的是
   A. 粒细胞低于 $1.0\times10^9/L$　　B. 白细胞低于 $3.5\times10^9/L$
   C. 白细胞低于 $2.0\times10^9/L$　　D. 粒细胞低于 $0.5\times10^9/L$
   E. 骨髓增生活跃
3. 下列是诊断白细胞减少的必备条件的是
   A. 白细胞低于 $4.0\times10^9/L$　　B. 白细胞低于 $2.0\times10^9/L$
   C. 白细胞低于 $1.8\times10^9/L$　　D. 白细胞低于 $3.5\times10^9/L$
   E. 骨髓增生低下
4. 下列药物易引起粒细胞缺乏症除了
   A. 抗肿瘤药物　　B. 抗甲状腺药物
   C. 保肝药　　D. 磺胺类药物
   E. 氯霉素
5. 粒细胞减少的病因应除外
   A. 感染　　B. 再生障碍性贫血

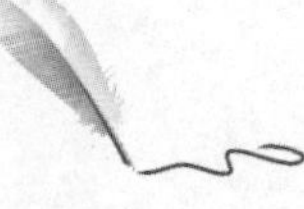

C. 地中海贫血　　D. 维生素 $B_{12}$ 缺乏

E. 急性白血病

6. 患者，男，25 岁。受凉后发热 5 天，伴咽痛。查体：急性热病容，颈部可触及肿大淋巴结，伴压痛，咽部充血，扁桃体Ⅰ度肿大。血常规检查：Hb 135g/L，WBC $2.0 \times 10^9$/L，PLT $270 \times 10^9$/L。最可能的诊断是

A. 病毒感染　　B. 急性再障

C. 急性白血病　　D. 化脓性扁桃体炎

E. 急性造血停滞

**【A3/A4 型题】**

（7 ~ 8 题共用题干）

患者，女，35 岁。因甲状腺功能亢进服用抗甲状腺功能亢进的药物治疗。血常规检查：白细胞计数 $2.0 \times 10^9$/L，杆状核中性粒细胞 2%，分叶核粒细胞 56%，嗜酸细胞 2%，单核细胞 4%，淋巴细胞 36%。

7. 该患者最可能的诊断是

A. 造血停滞　　B. 假性粒细胞缺乏症

C. 粒细胞减少症　　D. 急性白血病

E. 粒细胞缺乏症

8. 该患者的重要处理措施为

A. 停用抗甲亢药物　　B. 大量免疫球蛋白

C. 输注白细胞　　D. 输注新鲜血

E. 注射 G－CSF

（綦　兵）

扫码“练一练”

## 第四节　特发性血小板减少性紫癜

### 学习目标

1. **掌握**　特发性血小板减少性紫癜的诊断和治疗原则。
2. **熟悉**　特发性血小板减少性紫癜的临床表现、分型和实验室检查。
3. **了解**　特发性血小板减少性紫癜的病因和发病机制。
4. 学会本病免疫调节剂的使用方法。
5. 具有对患者和家属开展健康教育，帮助和指导患者进行预防和康复的能力。

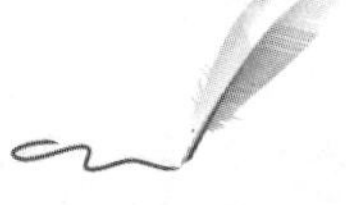

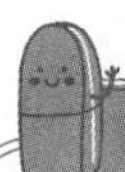

**案例讨论**

［案例］

患者，女，25岁。因牙龈出血及四肢散在出血点1天就诊。患者自诉月经量多2～3年，伴乏力，面色不如以前红润。查体：贫血貌，可见皮肤黏膜散在出血点，浅表淋巴结未触及肿大，肝脾未触及。

辅助检查：血常规示Hb 90g/L，PLT $45 \times 10^9$/L。骨髓象示巨核细胞明显增多。

［讨论］

1. 本病的临床诊断及诊断依据是什么？
2. 该患者的治疗原则是什么？

特发性血小板减少性紫癜（idiopathic thrombocytopenic purpura，ITP）是一种免疫介导的血小板过度破坏和血小板生成受抑制的出血性疾病。临床表现以广泛皮肤黏膜及内脏出血、血小板减少、骨髓巨核细胞发育成熟障碍、血小板生存时间缩短及血小板膜特异性自身抗体出现等为特征。2007年ITP国际工作组将本病更名为原发免疫性血小板减少症（immune thrombocytopenia，ITP）。约占出血性疾病总数的1/3，育龄期女性发病率高于男性，60岁以上人群的发病率是60岁以下人群的2倍。

## 一、病因和发病机制

本病的病因和发病机制迄今尚未明确，免疫因素可能是ITP发病的重要因素。

### （一）感染

细菌或病毒感染与ITP的发病密切相关。急性ITP患者在发病前多有上呼吸道感染史，慢性ITP患者常因感染病情加重。

### （二）免疫因素

**1. 体液免疫和细胞免疫介导的血小板破坏过多** 将ITP患者血浆输给健康受试者可造成后者一过性血小板减少。50%～70%的ITP患者血浆和血小板表面可检测到血小板膜糖蛋白特异性自身抗体。目前认为自身抗体致敏的血小板被单核－巨噬细胞系统过度吞噬破坏是ITP发病的主要机制。

**2. 体液免疫和细胞免疫介导的巨核细胞数量和质量异常，血小板生成不足** 自身抗体损伤巨核细胞或抑制巨核细胞释放血小板，造成血小板生成不足；$CD8^+$细胞毒细胞可通过抑制巨核细胞凋亡，使血小板生成障碍。

### （三）脾脏

是自身抗体产生的主要部位，也是血小板破坏的重要场所。

### （四）其他

ITP在女性多见，且多发于40岁以前，推测本病发病可能与雌激素有关。现已发现，雌激素可能有抑制血小板生成和（或）增强单核－吞噬细胞系统对与抗体结合的血小板吞噬的作用。

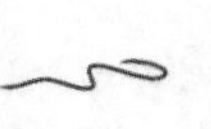

## 二、临床表现

### （一）急性型

多见于儿童。

**1. 起病方式**　多数患者发病前 1～2 周有上呼吸道感染史，特别是病毒感染史。起病急骤，部分患者可有畏寒、寒战、发热。

**2. 出血**

（1）皮肤、黏膜出血　全身皮肤可出现瘀点、瘀斑、紫癜，严重者可有血泡及血肿形成。常见鼻出血、牙龈出血、口腔黏膜及舌出血，损伤及注射部位可渗血不止或形成大小不等的瘀斑。

（2）内脏出血　当血小板低于 $20\times10^9$/L 时，可出现内脏出血，如呕血、黑粪、咯血、尿血、阴道出血等，颅内出血（含蛛网膜下隙出血）可致剧烈头痛、意识障碍、瘫痪及抽搐。其是本病死亡的主要原因。

（3）其他　出血量过大，可出现不同程度的贫血、血压下降甚至失血性休克。

### （二）慢性型

主要见于成人。

**1. 起病方式**　起病隐匿，多在常规查血时偶然发现。

**2. 出血倾向**　多数较轻而局限，但易反复发生。可表现为皮肤、黏膜出血，外伤后不易止血等，鼻出血、牙龈出血、女性月经过多也很常见，严重内脏出血较少见。患者病情可因感染等而骤然加重，出现广泛、严重的皮肤、黏膜及内脏出血。

**3. 血栓形成倾向**　ITP 不仅是一种出血性疾病，也是一种血栓前疾病。

**4. 其他**　长期失血可出现失血性贫血。病程半年以上者，部分可出现轻度脾大。

## 三、实验室及其他检查

**1. 血小板检查**　血小板的异常包括：①血小板计数减少；②血小板形态异常，平均体积偏大；③出血时间延长；④血块收缩不良，血小板的功能一般正常。

**2. 骨髓象检查**　急性型骨髓巨核细胞数量轻度增加或正常，慢性型骨髓象中巨核细胞显著增加；巨核细胞发育成熟障碍，急性型者尤为明显，幼稚型巨核细胞和颗粒型巨核细胞增多，血小板生成减少。

**3. 血小板相关抗体及相关补体检查**　50%～70% 的 ITP 患者 PAIg 或 PAC3 阳性，主要抗体成分为 IgG，也可为 IgM、IgA。对诊断和疗效观察有一定价值。

**4. 其他检查**　出血时间延长、血块回缩不佳、束臂试验阳性等；血常规可有不同程度的正常细胞性或小细胞低色素性贫血。

## 四、诊断

**1. 诊断要点**　①广泛出血累及皮肤、黏膜及内脏。②多次检验血小板计数减少。③脾不大或轻度增大。④骨髓巨核细胞增多或正常，有成熟障碍。⑤泼尼松或脾切除治疗有效。⑥排除其他继发性血小板减少症。

**2. 分型**

（1）新诊断的 ITP　指确诊后 3 个月以内的患者。

（2）持续性 ITP　指确诊后 3～12 个月血小板持续减少的 ITP 患者。

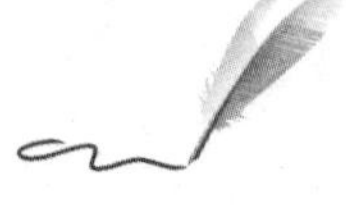

（3）慢性 ITP　指血小板减少持续超过 12 个月的 ITP 患者。

（4）重症 ITP　指血小板 $<10\times10^9/L$，且就诊时存在需要治疗的出血症状或常规治疗中发生了新的出血，需要用其他升高血小板药物治疗或增加现有药物剂量。

（5）难治性 ITP　指满足以下三个条件的患者：①脾切除后无效或复发；②仍需要治疗以降低出血的危险；③排除其他原因引起的血小板减少症，确诊为 ITP。

## 五、鉴别诊断

许多疾病可以引起继发性血小板减少，在诊断时应予以鉴别。如再生障碍性贫血、脾功能亢进、骨髓增生异常综合征、白血病、系统性红斑狼疮、药物性免疫性血小板减少等，除有血小板减少外，还有各自原发病的临床特点，结合实验室检查如骨髓象改变和免疫学改变可鉴别。

## 六、治疗

### （一）一般治疗

应注意以下几个方面：①血小板明显减少，出血严重患者应绝对卧床休息，严密观察，防止外伤和颅内出血。②避免使用抑制血小板功能的药物，如阿司匹林等。③出血严重者可输注新鲜血浆、浓聚血小板等作为应急措施，但不作为常规治疗措施。④止血药可使用安络血、止血环酸等。⑤血小板 $>30\times10^9/L$，无手术、创伤，且不从事增加出血风险的工作和活动的患者，可嘱临床观察，暂不进行药物治疗。

### （二）肾上腺糖皮质激素治疗

为 ITP 的首选治疗药物，能减少自身抗体生成及减轻抗原 - 抗体反应；抑制单核 - 巨噬细胞系统对血小板的破坏；改善毛细血管通透性；刺激骨髓造血及血小板向外周血的释放。常用泼尼松 1mg/（kg · d），分次或顿服，病情严重者用等效量地塞米松或甲泼尼龙静脉滴注，好转后改口服。待血小板升至正常或接近正常后，逐步减量（每周减 5mg），最后以 5 ~ 10mg/d 维持治疗，持续 3 ~ 6 个月。

### （三）脾切除

是治疗 ITP 的有效方法之一。手术适应证：①正规肾上腺糖皮质激素治疗，病程迁延 3 ~ 6 个月无效者。②肾上腺糖皮质激素治疗虽然有效但停药或减量后复发，维持量需大于 30mg/d 者。③有肾上腺糖皮质激素使用禁忌证者。脾切除后如有复发可再用肾上腺糖皮质激素治疗。

### （四）免疫抑制剂治疗

不作为首选治疗，适用于肾上腺糖皮质激素治疗和脾切除疗效不佳或有禁忌证者。常用药物如下。①长春新碱：1 ~ 2mg，持续静脉滴注 6 ~ 8 小时，1 次/周。②环孢素：250 ~ 500mg/d，口服，维持量 50 ~ 100mg/d，可持续半年以上。③硫唑嘌呤：100 ~ 200mg/d，口服。④环磷酰胺：50 ~ 100mg/d，口服。免疫抑制剂疗程一般为 4 ~ 6 周甚至数月，可与肾上腺糖皮质激素合用，使用中应注意观察药物的不良反应。

### （五）其他

包括达那唑、氨肽素、重组人血小板生成素、白介素 - 11 和中医药等，对提升血小板有一定疗效。

**（六）急症的处理**

适用于血小板低于 $20 \times 10^9/L$ 者；出血严重、广泛者；疑有或已发生颅内出血者；近期将实施手术或分娩者。

**1. 血小板输注** 适用于血小板计数明显减低、严重出血及危及生命或紧急手术时。由于患者体内有抗血小板抗体，输入的血小板在体内被迅速破坏，疗效短暂，且反复输注不同抗原的血小板后，易产生同种抗体而影响疗效。

**2. 大剂量甲泼尼龙** 1g/d，静脉注射，3～5 次为一疗程，可通过抑制单核－吞噬细胞系统对血小板的破坏而发挥治疗作用。

**3. 大剂量免疫球蛋白** 0.4g/（kg·d），静脉滴注，4～5 日为一疗程。1 个月后可重复。作用机制与单核－巨噬细胞 Fc 受体封闭、抗体中和及免疫调节等有关。

**4. 血浆置换** 3～5 日内，连续 3 次以上，每次置换 3000ml 血浆，也有一定的疗效。

**小结**

特发性血小板减少性紫癜主要是血小板异常导致的一类出血性疾病，其临床特点是血小板数量明显下降，巨核细胞发育成熟障碍、血小板生存时间缩短及血小板膜特异性自身抗体出现。诊断主要依赖于临床表现和实验室检查结果，尤其是特异性抗体的检测对明确诊断有重要意义。治疗方面主要针对免疫机制采用肾上腺糖皮质激素、免疫抑制剂等；脾切除对于疾病的恢复有重要的临床意义；对症支持治疗需结合患者全身出血情况及血小板数量。

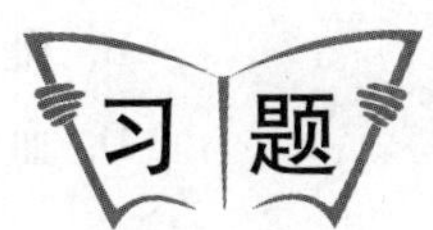


## 选择题

**【A1/A2 型题】**

1. 关于特发性血小板减少性紫癜（ITP）的概念，下列描述是错误的是

　A. 急性型 ITP 与感染因素有关　　B. 血小板寿命缩短

　C. 骨髓巨核细胞总数减少　　D. 临床上是较常见的一种出血性疾病

　E. 急性型 ITP 多见于儿童

2. 慢性特发性血小板减少性紫癜合并贫血最适宜的检查是

　A. 血清铁蛋白测定　　B. 血清叶酸测定

　C. 血红蛋白电泳　　D. 酸溶血试验

　E. 红细胞渗透脆性试验

3. 特发性血小板减少性紫癜首选治疗是

　A. 肾上腺糖皮质激素　　B. 脾切除

　C. 免疫抑制剂　　D. 输血小板

　E. 静脉滴注大量丙种球蛋白

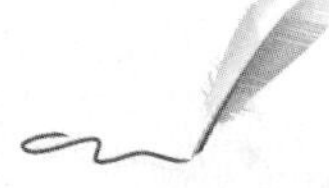

4. 慢性型 ITP 血小板破坏的主要场所是

A. 肝脏 B. 脾脏

C. 肺脏 D. 骨髓

E. 血液循环

5. 下列不属于特发性血小板减少性紫癜的是

A. 出血时间延长 B. 巨核细胞增加

C. 血块回缩不良 D. 脾脏轻度增大

E. Coombs 试验阳性

6. ITP 患者出现主要机制是

A. 血小板数量增多 B. 血小板消耗过多

C. 血小板功能异常 D. 血管通透性增高

E. 血小板破坏过多或生成减少

7. 患者，女，25 岁。近 1 周全身皮肤出血点伴牙龈出血就诊。实验室检查：PLT $35\times10^9/L$，巨核细胞明显增多，颗粒型比例增高。临床诊断为慢性特发性血小板减少性紫癜，下列体征支持 ITP 的是

A. 皮肤有略高出皮肤面的紫癜 B. 面部蝶形红斑

C. 下肢肌肉血肿 D. 口腔溃疡

E. 脾脏不大

8. 患者，女，30 岁。月经量增多 1 年，近 7 天经常鼻出血，脾肋下未及。血红蛋白 90g/L，白细胞 $10\times10^9/L$，血小板 $30\times10^9/L$。骨髓检查：粒、红细胞系增生旺盛，巨核细胞增多，伴成熟障碍。该患者的诊断为

A. 特发性血小板减少性紫癜 B. 血友病

C. 过敏性紫癜 D. 血小板增多

E. 骨髓增生异常综合征

**【A3/A4 型题】**

（9～11 题共用题干）

患者，女，23 岁。月经量多 2～3 年。查体：皮肤散在紫癜，血小板 $40\times10^9/L$，骨髓巨核细胞增多。

9. 该患者最可能的诊断为

A. 特发性血小板减少性紫癜 B. 血友病

C. 再生障碍性贫血 D. 骨髓增生异常综合征

E. 阵发性睡眠性血红蛋白尿

10. 为确诊需要做的进一步检查是

A. 血小板功能检查 B. 骨髓检查

C. APTT D. 3P 试验

E. 束臂试验

11. 根据诊断首选的治疗措施为

A. 雄性激素 B. 肾上腺糖皮质激素

C. 止血药物 D. 输新鲜血浆

扫码“练一练”

E. 骨髓移植

（綦 兵）

## 第五节 白血病

### 学习目标

1. 掌握 白血病的临床表现及诊断。
2. 熟悉 白血病的病因和治疗原则。
3. 了解 白血病的分类、分型和发病机制。
4. 学会细胞化学染色技术和造血干细胞配型技术。
5. 具有对白血病患者进行健康教育和随访的能力。

### 案例讨论

［案例］

患者，男，26岁。因乏力1个月，发热、鼻出血7天入院。患者于1个月前无明显诱因出现乏力，面色苍白，伴有心悸、头晕，症状逐渐加重。7天前出现发热，伴有咳嗽、咳痰，同时出现鼻出血，量较多，可自止。查体：贫血面容，全身皮肤可见散在出血点、瘀斑，未触及肿大淋巴结，口腔黏膜可见血泡，胸骨中下段压痛。

辅助检查：血常规示 WBC $80.0\times10^9/L$，Hb 70g/L，PLT $10\times10^9/L$；血细胞分类异常见早幼粒细胞90%，中性粒细胞10%；骨髓象增生极度活跃，粒系比例升高，异常见早幼粒细胞占95%，红系和淋巴细胞比例减低。

［讨论］

1. 本病的临床诊断及诊断依据是什么？
2. 该患者的治疗原则是什么？

## 【概述】

白血病是起源于造血干（祖）细胞的恶性克隆性疾病，白血病细胞因增殖失控、分化障碍、凋亡受阻，停滞在细胞发育的不同阶段，大量增生的白血病细胞在骨髓和其他造血组织器官如淋巴结、肝、脾等中蓄积，抑制正常造血。

我国白血病发病率为3～4/10万人。在恶性肿瘤所致的死亡率中，白血病居第6位（男）和第8位（女）；儿童及35岁以下成人中，则居第1位。

### 一、病因

**1. 生物因素** 主要是病毒和免疫功能异常。如成人T细胞白血病/淋巴瘤（ATL）可由人类T淋巴细胞病毒Ⅰ型（human Tlymphocytotrophic virus－Ⅰ，HTLV－Ⅰ）所致。部分免疫

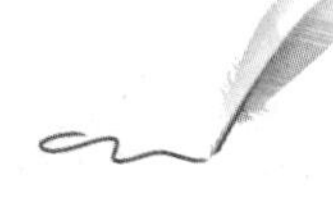

功能异常者，如某些自身免疫性疾病患者白血病危险度会增加。

**2. 物理因素** 包括 X 射线、γ 射线等电离辐射。大面积和大剂量照射可使骨髓抑制和机体免疫力下降，DNA 突变、断裂和重组，导致白血病的发生。

**3. 化学因素** 多种化学物质和药物可诱发白血病。苯以及含有苯的有机溶剂、氯霉素、保泰松、乙双吗啉、抗肿瘤药物中烷化剂和拓扑异构酶Ⅱ抑制剂均与白血病的发生密切相关，有些可以损伤造血细胞导致白血病发病率升高，有些已经明确具有致白血病的作用。

**4. 遗传因素** 家族性白血病约占白血病的千分之七。单卵孪生子，如果一个人发生白血病，另一个人的发病率为 1/5，比双卵孪生者高 12 倍。唐氏综合征（Down's syndrome）有21 号染色体三体改变，其白血病发病率达50/10 万，比正常人群高20 倍，表明白血病与遗传因素有关。

**5. 其他血液病** 某些血液病最终可能发展为白血病，如骨髓增生异常综合征、淋巴瘤、多发性骨髓瘤、阵发性睡眠性血红蛋白尿症等。

## 二、发病机制

目前人类白血病的发病机制尚未完全清楚。各种原因导致原癌基因的激活或抑癌基因的失活，染色体易位、断裂等异常等都可能导致白血病的发生。其次，细胞凋亡的异常与白血病的发生有关，细胞凋亡受阻导致细胞恶性增殖。

**知识拓展**

**造血干细胞**

人类造血干细胞最早出现于胚胎第 2～3 周的卵黄囊，第 4 周胎盘开始发挥造血功能，在胚胎早期（2～3 个月）肝、脾逐渐具备造血功能，骨髓造血大约在第 5 个月开始出现，胚胎末期乃至出生后，骨髓是造血干细胞的主要来源。造血干细胞的特点如下。

1. 高度的自我复制和自我更新能力 采用不对称分裂的方式，其中一个细胞保持干细胞的所有生物学特性，保证体内干细胞数量稳定。另一个则进一步分化为各类血细胞、前体细胞和成熟细胞。

2. 多向分化能力 可分化成所有类型的血细胞。

在胚胎和迅速再生的造血组织中，造血干细胞多处于增殖周期，而在正常骨髓中，多数处于静止期（G0 期）。当机体需要时，其中一部分分化成熟，另一部分分裂增殖，以维持干细胞数量的相对稳定。

## 三、分类

### （一）按病程分类

**1. 急性白血病（AL）** 细胞分化停滞在较早阶段，多为原始细胞或早期幼稚细胞存在于外周血或骨髓中，细胞比例高达 20% 以上，病情发展迅速，自然病程仅数月。

**2. 慢性白血病（CL）** 细胞分化停滞在较晚阶段，多为较成熟的幼稚细胞和成熟细胞，原始细胞比例一般 <10%，病情发展缓慢，自然病程常为数年。

### （二）按白血病细胞系列分类

**1. 急性白血病** 包括急性淋巴细胞性白血病（ALL）、急性髓细胞白血病（AML）。

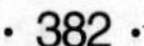

**2. 慢性白血病**　包括慢性淋巴细胞性白血病（CML）、慢性髓细胞白血病（CML）。

**3. 其他少见类型**　包括毛细胞白血病（HCL）、幼淋巴细胞白血病（PLL）、淋巴瘤细胞白血病等。

**（三）按外周血白细胞数量分类**

**1. 白细胞增多性白血病**　白细胞计数超过 $10\times10^9/L$。

**2. 白细胞不增多性白血病**　白细胞计数低于 $1.0\times10^9/L$。

**（四）MICM 分型**

把形态学（M）、免疫学（I）、细胞遗传学（C）和分子生物学（M）结合起来对白血病进行分型，对病情预后判断、治疗选择及病情检测具有重要的价值。

## 【急性白血病】

急性白血病是骨髓中原始及幼稚细胞大量增殖并抑制正常造血，广泛浸润肝、脾、淋巴结等各种脏器，临床表现为贫血、出血、感染和浸润等征象。病情发展迅速，不及时治疗，常在数月内死亡。

### 一、分型

目前临床并行使用法美英（FAB）分型和世界卫生组强织（WHO）分型。

**（一）FAB 分型**

**1. 急性淋巴细胞白血病（ALL）分为 3 型**　$L_1$型：原始和幼稚淋巴细胞以小细胞为主（直径≤12μm）大小较一致。$L_2$型：原始和幼稚淋巴细胞以大细胞为主（直径>12μm）大小不一致。$L_3$型（Burkitt 型）：原始和幼稚淋巴细胞以大细胞为主，大小较一致，胞质内有明显的空洞，胞质嗜碱性，染色深。

**2. 急性髓细胞白血病（AML）分为 8 型**　$M_0$型（急性髓细胞白血病微分化型）：骨髓原始细胞>30%，无嗜天青颗粒及 Auer 小体，核仁明显，光镜下髓过氧化物酶（MPO）及苏丹黑 B 阳性细胞<3%；在电镜下 MPO 阳性；CD13 或 CD33 等髓系标志可呈阳性，淋系抗原通常为阴性，血小板抗原阴性。$M_1$型（急性粒细胞白血病未分化型）：原粒细胞占骨髓非红系有核细胞（NEC）90%以上，其中至少 3%以上细胞为 MPO 阳性。$M_2$型（急性粒细胞白血病部分分化型）：原粒细胞占骨髓 NEC 的 30%~89%，其他粒细胞>10%，单核细胞<20%。$M_3$型（急性早幼粒细胞白血病）：骨髓中以颗粒增多的早幼粒细胞为主，此类细胞在 NEC 中>30%。$M_4$型（急性粒-单核细胞白血病）：骨髓中原始细胞占 NEC 的 30%以上，各阶段粒细胞占 30%~80%，各阶段单核细胞>20%。$M_{4Eo}$型（急性粒-单核细胞白血病伴嗜酸性粒细胞增多症）：除上述 $M_4$ 型各特点外，嗜酸性粒细胞在 NEC 中≥5%。$M_5$型（急性单核细胞白血病）：骨髓 NEC 中原单核、幼单核及单核细胞≥80%。如果原单核细胞≥80%为 $M_{5a}$，若<80%为 $M_{5b}$。$M_6$型（红白血病）：骨髓中幼红细胞≥50%，NEC 中原始细胞（Ⅰ型+Ⅱ型）≥30%。$M_7$型（急性巨核细胞白血病）：骨髓中原始巨核细胞≥30%。血小板抗原阳性，血小板过氧化酶阳性。

**（二）WHO 分型**

WHO 分型与 FAB 分型主要的不同点是：WHO 将 AL 的分界线定为幼稚细胞比例≥20%，分型的依据主要是 MICM 标准。

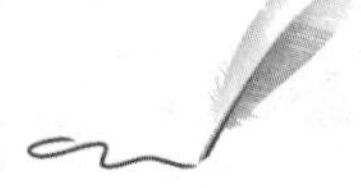

## 二、临床表现

起病急缓不一，大多数起病急骤，呈迅速发展。急者可以是突然高热，也可以是严重出血。缓慢者可以表现为进行性贫血、低热和出血倾向，部分患者表现为月经过多、牙龈出血等。

### （一）正常骨髓造血功能受抑制表现

**1. 贫血** 是急性白血病常见的症状。大部分患者发病早期即可出现贫血，并呈进行性加重，贫血程度与出血量不成比例，主要由正常造血受抑制、无效红细胞生成、溶血和贫血等综合因素所致。部分患者因病程短，可无贫血。

**2. 出血** 40% ~70%患者起病时伴出血倾向。出血原因与血小板减少、大量白血病细胞在血管中淤滞及浸润、凝血异常以及感染有关。出血可发生在全身各部位，以皮肤瘀点、瘀斑、鼻出血、牙龈出血、月经过多为多见。眼底出血可致视力障碍。严重者可发生消化道、呼吸道及颅内出血，颅内出血是AL常见的死亡原因之一。

**3. 感染** 发热是白血病的常见症状，半数患者以发热为早期表现。发热程度、热型不一，主要原因为感染。感染是急性白血病患者最常见的死亡原因之一。感染与中性粒细胞减少、免疫功能受损等有关。

（1）感染部位 可发生在各个部位，早期可无明确感染部位。以口腔、咽峡炎最多见，可发生溃疡、坏死等；肺部感染、肛周炎等也多见，严重时可有败血症；泌尿系感染时尿路刺激症状不明显；皮肤感染易形成蜂窝织炎。

（2）致病微生物 常见致病菌为革兰阴性杆菌，如肺炎克雷伯杆菌、铜绿假单胞菌、大肠埃希菌等。其次为革兰阳性球菌，如金黄色葡萄球菌、肠球菌等。长期应用抗生素者，可出现真菌感染，如念珠菌、曲霉菌等。病毒感染以单纯疱疹病毒、带状疱疹病毒等常见。

### （二）组织、器官浸润

**1. 肝、脾和淋巴结** 浅表淋巴结肿大多见于ALL患者，纵隔淋巴结肿大常见于T细胞ALL。AL患者肝、脾多为轻、中度增大，但肝功能多正常。CML急性患者可能出现巨脾。

**2. 骨骼和关节** 胸骨下段局部压痛为典型体征，对诊断有意义。儿童常有关节、骨骼疼痛。白血病细胞浸润骨皮质、骨膜或白血病合并骨髓坏死均可出现明显骨痛。

**3. 口腔和皮肤** 白血病细胞浸润牙龈出现增生、肿胀、出血，浸润口腔黏膜出血糜烂、溃疡，易继发感染。皮肤可出现蓝灰色斑丘疹，局部皮肤隆起、变硬，呈紫蓝色结节。或出现肿块、溃疡，多无瘙痒，对化疗敏感，容易消失。可见于各型白血病，多见于$M_4$、$M_5$患者。

**4. 绿色肉瘤** 多侵犯骨膜、硬脑膜及韧带组织。好发于眼眶骨膜下，引起眼球突出、视力下降，甚至失明等。也可见于颞骨、鼻窦、胸骨、肋骨，局部形成结节或肿块。

**5. 睾丸** 多出现一侧睾丸无痛性肿大，常见于急性淋巴细胞白血病化疗缓解后的幼儿和青年。

**6. 中枢神经系统性白血病（CNSL）** 白血病细胞侵及中枢神经系统，可发生于疾病的各个时期，但常发生在ALL治疗后缓解期。这是由于化疗药物难以通过血－脑屏障，隐藏在中枢神经系统的白血病细胞不能被有效杀灭，因而引起CNSL。以ALL最常见，儿童尤甚，其次为$M_4$、$M_5$和$M_2$。临床上轻者表现为头痛、头晕，重者有呕吐、颈项强直，甚至抽搐、昏迷。

**7. 其他组织器官**　心脏、肺、肾、胸膜、胃肠道、女性生殖系统等部位均可出现浸润，较上述少见，临床表现多不典型。

## 三、实验室及其他检查

### （一）血象

红细胞和血红蛋白可见不同程度的减少，多为正常细胞性贫血。50%以上患者出现血小板减少，晚期极度减少。网织红细胞计数多减少。大多数患者白细胞计数增高，部分患者正常或低下。高白细胞性白血病患者白细胞常 $>100\times10^9/L$，白细胞不增多性白血病患者白细胞多 $<1.0\times10^9/L$。血涂片细胞分类计数常可找到数量不等的原始和（或）幼稚细胞。

### （二）骨髓象

是诊断白血病的主要依据。大多患者骨髓增生明显活跃或极度活跃，个别增生低下。FAB 协作组提出原始细胞≥骨髓有核细胞（ANC）的 30% 为 AL 的诊断标准，WHO 分类将骨髓原始细胞≥20% 定义为 AL 的诊断标准。少数骨髓增生低下但原始细胞仍占 30% 以上者称为低增生性 AL。Auer 小体仅见于 AML，有独立诊断意义。正常的巨核细胞和幼红细胞减少。

### （三）细胞化学染色

可协助形态学鉴定各类急性白血病，常用化学染色见表 6－5－1。

**表 6－5－1　常用细胞化学染色与急性白血病分类鉴别**

| 细胞化学染色法 | 急淋白血病 | 急粒白血病 | 急单白血病 |
|---|---|---|---|
| 过氧化物酶（POX） | － | ＋＋ | ＋ |
| 非特异性酯酶（NSE） | － | ＋NaF 不抑制 | ＋＋＋NaF 抑制 |
| 糖原（PAS） | ＋＋<br>粗颗粒，块状 | －/＋<br>弥漫性淡红色 | －/＋<br>弥漫性淡红色或细小颗粒状 |
| 碱性磷酸酶（AKP/NAP） | 增加 | 减少或（－） | 正常或增加 |

### （四）免疫学检查

根据白血病细胞的免疫学标志，几乎可以对所有急性白血病进行分型，当形态学不能确切分型诊断、区分 T 细胞和 B 细胞白血病、确诊双表性白血病时，免疫学检查就必不可少。各类白血病免疫学标志见表 6－5－2。

**表 6－5－2　各类急性白血病细胞免疫学标志**

| 白血病细胞类型 | 细胞相关抗原 |
|---|---|
| 造血干/祖细胞 | CD34、HLA－DR、TdT、CD45 |
| B 系细胞 | CyCD79a、CyCD22、CD10、CD19、CD20 |
| T 系细胞 | CD2、CD3、CD5、CD7 |
| 髓系细胞 | MPO、CD13、CD33、CD15、CD117 |
| 单核细胞 | CD14 |
| 巨核细胞 | CD41、CD42、CD61 |
| 红系细胞 | 抗血型糖蛋白 A |

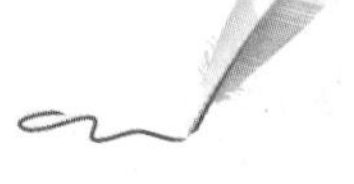

### （五）染色体和基因检测

白血病常伴有特异的染色体和基因改变，对白血病分型和预后判断有重要意义。常见的染色体和基因异常见表 6－5－3。

**表 6－5－3　白血病常见的染色体和基因改变**

| 白血病类型 | 染色体改变 | 基因改变 |
|---|---|---|
| $M_2$ | t（8；21）（q22；q22） | AML－ETO |
| $M_3$ | t（15；17）（q22；q21） | PML－RARα |
| $M_3$ | t（11；17）（q23；q21） | PLZF－RARα |
| $M_{4Eo}$ | inv（16）（p13；q22） | CBFβ－MYH11 |
| $M_{4Eo}$ | t（16；16）（p13；q22） | CBFβ－MYH11 |
| $M_4/M_5$ | t（11q23） | MLL |
| $L_3$ | t（8；14）（q24；q32） | MYC－IgH |
| $L_1$ | t（1；19）（q23；p13） | E2A－PBX1 |
| $L_1$，$L_2$ | t（12；21）（q13；q22） | TEL－AML1 |
| $L_1$，$L_2$ | t（9；22）（q34；q11） | BCR－ABL |

### （六）血液生化检查

血清尿酸浓度增高，特别在化疗期间。尿酸排泄量增加，甚至出现尿酸结晶。患者发生弥散性血管内凝血（DIC）时可出现凝血象异常。$M_5$ 和 $M_4$ 血清和尿溶菌酶活性增高，其他类型 AL 不增高。

### （七）其他检查

出现 CNSL 时，脑脊液压力升高，白细胞数增加，蛋白质增多，而糖定量减少。涂片中可找到白血病细胞。

## 四、诊断

根据贫血、出血、发热或组织器官浸润的临床表现，血小板减少、血涂片见到原始或幼稚细胞，骨髓涂片可见某一系列原始细胞≥30% 即可确诊急性白血病的诊断。依靠细胞化学、免疫学、染色体和基因型检查进一步进行准确分型。

## 五、鉴别诊断

**1. 骨髓增生异常综合征（MDS）**　MDS 的难治性贫血伴原始细胞增多及难治性贫血伴原始细胞增多转换型的外周血及骨髓涂片中可见原始或幼稚细胞，易与白血病混淆。但原始细胞数量＜30%。

**2. 类白血病反应**　①多有原发病表现如重症感染，原发病好转后可消失。②外周血中白细胞数量明显增多，但血红蛋白和血小板计数大致正常。③中性粒细胞碱性磷酸酶明显增高。

**3. 单核白细胞增多征**　临床特征性表现为发热伴反应性细胞毒 T 淋巴细胞增多，可由 EB 病毒、巨细胞病毒等感染诱发，为自限性疾病。①外周血淋巴细胞比例增高，但形态不同于原始细胞。②血红蛋白和血小板计数多正常。③EB 病毒感染可检测出相应标志物。

**4. 出血性疾病**　特发性血小板减少性紫癜、过敏性紫癜及表现为泌尿道或阴道出血的疾病，骨髓检查可以鉴别。

**5. 急性粒细胞缺乏症恢复期**　在药物或某些感染引起的粒细胞缺乏症的恢复期，骨髓中原始、幼粒细胞增多。但该症多有明确病因，血小板正常，原始、幼粒细胞中无 Auer 小体及染色体异常。短期内骨髓成熟粒细胞恢复正常。

## 六、治疗

AL 确诊后，根据患者年龄特点、疾病分型，进行疾病预后危险分层，结合患者、家属意愿选择并设计最佳、完整、系统的治疗方案。联合化疗是目前主要的治疗手段，造血干细胞移植可能是唯一治愈 AL 的方法，支持治疗是联合治疗和造血干细胞移植成功的关键措施。

### （一）支持治疗

**1. 紧急处理高白细胞血症**　当循环血液中白细胞数 $>200\times10^9/L$ 时，应紧急使用血细胞分离机单采去除过高的白细胞（$M_3$型不首选），并给予化疗前短期预处理：ALL 用地塞米松 10mg/（$m^2\cdot d$），静脉注射；AML 用羟基脲 1.5～2.5g/6h（总量 6～10g/d）约 36 小时，然后进行联合化疗。需预防白血病细胞溶解诱发的高尿酸血症、酸中毒、电解质紊乱、凝血异常等并发症。

**2. 感染的防治**　感染是 AL 最常见的并发症，也是导致死亡的最主要原因。白血病患者常伴有粒细胞减少，特别在化疗、放疗后粒细胞缺乏将持续相当长时间，是 AL 患者感染发生的主要原因。积极防治感染是治疗白血病的关键。化疗后出现粒细胞缺乏者，宜住层流病房或消毒隔离病房。一旦出现发热，应立即寻找感染灶，积极做细菌培养和药敏试验，并迅速进行经验性抗生素治疗，致病菌明确后选用敏感的抗生素。注意患者容易发生真菌和病毒感染。G－CSF 可缩短粒缺期，用于 ALL 及老年、强化疗或伴感染的 AML。

**3. 成分输血**　严重贫血可吸氧、输浓缩红细胞维持 Hb＞80g/L，白细胞淤滞时，不宜马上输红细胞以免进一步增加血黏度。如果因血小板计数过低而引起出血，最好输注单采血小板悬液。在输血时为防止异体免疫反应所致无效输注和发热反应，可以采用白细胞滤器去除成分血中的白细胞。拟行异基因 HSCT 者及为预防输血相关移植物抗宿主病（TA－GVHD），输注前应将含细胞成分血液辐照 25～30Gy，以灭活其中的淋巴细胞。

**4. 造血支持**　化疗后可给予刺激正常造血的细胞因子，如 EPO、G－CS、GM－CSF、TPO 或 IL－11 等。

**5. 尿酸性肾病的防治**　白血病细胞大量破坏，特别在化疗时，血清和尿中尿酸浓度增高，可引起肾小管阻塞而发生高尿酸血症肾病。因此应鼓励患者多饮水。化疗前给予碳酸氢钠口服或静脉滴注碱化尿液，或给予别嘌醇（每次 100mg，口服，每日 3 次），以抑制尿酸合成。如患者出现少尿和无尿时，应按急性肾衰竭处理。

**6. 加强营养**　白血病本身引起机体耗能及营养不良，加上化疗导致的消化道反应，患者需要注意补充营养，维持水、电解质平衡，给患者高蛋白、高热量、易消化食物，必要时经静脉补充营养。

### （二）化学治疗

为恢复持久、正常的造血，运用联合化疗大量杀死白血病恶性克隆性细胞，恢复恶性克隆性细胞造成严重的骨髓抑制是目前必须的、最有效的治疗方法。化疗的目的是使白血病达到完全缓解（CR），并延长生存期。

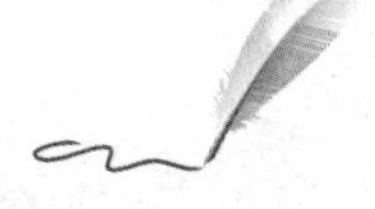

**1. 化疗的原则**

（1）联合用药　细胞周期特异性与非特异性药物联合使用可作用于细胞周期的不同阶段，起到协调作用，最大程度地杀灭白血病细胞，需注意各种药物不良反应的叠加。

（2）早期、足量用药　白血病确诊后如无严重感染，应尽早化疗，剂量充足，争取尽快使白血病达到完全缓解。

（3）间歇用药　每疗程持续7～10天，白血病细胞增殖周期约5天，间歇期使造血恢复，并使静止细胞进入增殖期，有利于下一疗程的起效。

（4）个体化用药　根据患者年龄、性别、体质、分型、对化疗的耐受性和经济情况选用不同的化疗方案。

**2. 化疗药物分类**

（1）细胞周期非特异性药物　此类药物对处于细胞周期内、外细胞以及细胞周期内各时相肿瘤细胞均有杀灭作用，代表药物包括皮质激素及抗肿瘤抗生素类。

（2）细胞周期特异性时相非特异性药物　药物对处于细胞周期内细胞更为有效且能杀灭所有时相细胞。代表药物如烷化剂、顺铂及5－氟尿嘧啶。

（3）细胞周期特异性时相特异性药物　此类药物仅对处于周期内特定时相细胞有杀灭作用。如作用于DNA合成期细胞的抗代谢类药物（阿糖胞苷）、作用于G2与M期细胞的抗微管药物（长春新碱）。

**3. ALL的治疗**

（1）诱导缓解治疗　基础方案为VP方案，由长春新碱（VCR）和泼尼松（P）组成。为了提高疗效，临床目前常用方案均在VP方案基础上加用其他药物，如加用柔红霉素组成VDP方案，可使CR率提高至70%以上。VDP再加上左旋门冬酰胺酶（L－ASP）组成VDLP方案，或再加上环磷酰胺组成VDCLP方案，是大多数ALL采用的诱导方案。VCR的主要副作用是便秘和末梢神经炎，L－ASP主要副作用为肝功能损害、胰腺炎、凝血因子及白蛋白合成减少和过敏反应。

VDLP或VDCLP具体用法为长春新碱1.4mg/（$m^2$·d）第1、8、15、22天，柔红霉素30～45mg/（$m^2$·d），第1～3/15～17天，环磷酰胺600～800mg/（$m^2$·d）第1、15天，L－ASP 6000U/ $m^2$第19～28天，泼尼松40～60mg/（$m^2$·d）第1～28天。

（2）缓解后治疗　分巩固强化治疗和维持治疗两个阶段。取得完全缓解后应立即进行巩固强化治疗，可用原诱导方案间歇重复治疗，定期予以其他更强的化疗方案，如大剂量甲氨蝶呤（HD－MTX）、阿糖胞苷（Ara－C）、依托泊苷、6－巯基嘌呤和L－ASP等。HD－MTX主要副作用为黏膜炎、肝肾功能损害，因此在治疗时需要充分水化、碱化和及时的亚叶酸钙解救。

**4. AML的治疗**

（1）诱导缓解治疗　柔红霉素与阿糖胞苷联合的DA方案，是目前成人AML的国际通用标准诱导缓解治疗方案，完全缓解率在65%左右。具体用法为柔红霉素30～45mg/（$m^2$·d），第1～7天，阿糖胞苷100～150mg/（$m^2$·d），第1～7天。国内采用HA方案，具体为高三尖杉酯碱3～4mg/（$m^2$·d），第1～7天，阿糖胞苷100～150mg/（$m^2$·d）第1～7天，疗效与DA方案相似。

（2）缓解后治疗　目的是尽量消灭残存的白血病细胞，减少复发，延长生存，达到治愈。主张缓解后早期强化治疗，定期巩固治疗，化疗方案可以选择原始诱导缓解方案，也可以选择含有中剂量、大剂量阿糖胞苷的方案，或者应用原诱导缓解方案无交叉耐药的新方案，每1～2个月化疗1次，共6～8个疗程。

**5. 急性早幼粒细胞白血病（APL）治疗**　APL是特殊类型的白血病，疾病早期容易发生DIC而导致患者死亡。使用诱导分化剂等治疗后，死亡率明显下降，长期生存率明显增加。PML－RARα基因是全反式维A酸（ATRA）和ATO治疗的分子基础。目前多采用ATRA加蒽环类药物的方案，具体用法：ATRA15～45mg/（$m^2$·d）口服至白细胞≥10×$10^9$/L时加用蒽环类药物进行双诱导治疗。ATRA＋化疗的完全缓解率在70%以上，同时降低“维A酸综合征”的发生率和死亡率。“维A酸综合征”多见于APL单用ARTA诱导过程中，临床表现为发热、呼吸窘迫、肺间质浸润、胸腔积液、心包积液、急性肾衰竭甚至死亡。ATRA其他不良反应为头痛、颅内压增高、骨痛、肝功能损害、皮肤与口唇干燥、阴囊皮炎溃疡等。

**6. 中枢神经系统白血病（CNSL）的防治**　AML发生CNSL的比率约3%，但应在缓解后把预防作为常规，整个治疗过程中至少有1次鞘内注射。ALL极易并发中枢神经系统白血病，预防CNSL极为重要。预防贯彻整个治疗过程中，常用鞘内注射化疗药物（Ara－C、MTX、地塞米松），大剂量MTX、Ara－C对预防CNSL有一定效果。一旦确诊为CNSL应立即鞘内注射Ara－C 50mg＋MTX 10mg＋地塞米松10mg，每周2～3次，脑脊液恢复正常后每周1次，共4～6次。

**7. 特殊类型的治疗**

（1）难治、复发性AL　难治性AL是指有下列之一者：①初治患者对常规诱导两个疗程无效。②在首次缓解6个月内即早期复发的白血病。③虽然在首次缓解6个月后复发，但以原方案再诱导治疗失败者。④2次以上的复发患者。复发是指下列之一者：①CR后骨髓原始细胞再次＞5%，但＜20%。②骨髓原始细胞再次＞20%。③出现髓外浸润者。

治疗应选用无交叉耐药的新药组成联合方案如FLAG，中大剂量Ara－C组成的联合方案HSCT，临床试验如预激治疗方案CAG、HAG和CMG等方案。

（2）老年白血病　随着人口老龄化的发展，老年AL发病率呈上升趋势，老年人对化疗耐受更差，更应注重个体化治疗。多数患者化疗需减量用药，以降低治疗相关死亡率，少数体质好、支持条件佳者可采用标准方案治疗，有HLA相合供体者可行非清髓髓性HSCT。

### （三）造血干细胞移植

是目前彻底根治AL的唯一手段。50%～60%的患者获得长期生存。对有预后不良因素者是唯一可望获得根治的措施；对难治、复发白血病可能是唯一的挽救性措施。移植方式大多采用异基因造血干细胞移植。常用来源于外周血和（或）骨髓的造血干细胞，脐带血造血干细胞也可使用。需筛选HLA配型完全吻合的供者，造血干细胞移植应在第一次完全缓解期内进行，移植前未达完全缓解则复发率高，移植后5年内存活率为50%左右。

## 七、预后

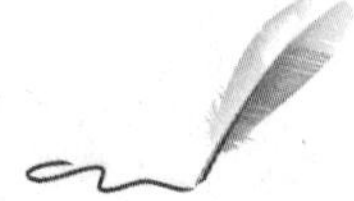

急性白血病若不经特殊治疗，平均生存期仅3个月左右，短者甚至在诊断数天后即死亡。经过现代治疗，已有不少患者获得病情缓解以至长期存活。ALL女性患者预后好于男性。年龄偏大、白细胞计数较高的AL患者预后不良。APL若能避免早期死亡则预后良好，多可治愈。ALL有t（9；22）且白细胞 $>25\times10^9/L$ 者预后差。此外，继发性AL、复发及有多药耐药者以及需较长时间化疗才能缓解者，预后均较差。合并髓外白血病者预后也较差。

## 【慢性髓细胞性白血病】

慢性髓性细胞白血病（CML），又称慢粒，是一种发生在多能造血干细胞上的恶性骨髓增生性疾病，主要涉及髓系。临床表现为白细胞异常增多、脾大和Ph染色体阳性。病程由慢性期（CP）、加速期（AP）、最终急变期（BP/BC）组成。

### 一、临床表现

起病缓慢，早期常无自觉症状。患者可因健康检查或因其他疾病就诊时发现血象异常或脾大而被确诊。在各年龄组均可发病，以中年最多见，男性多于女性。

**1. 脾大** 90%患者以脾大为最显著体征，部分患者可发展至巨脾。肝大较少见。发生脾梗死时可伴明显压痛，并有摩擦音。脾大程度与病情、WBC计数密切相关。

**2. 胸骨压痛** 部分患者出现，为重要特征。

**3. 全身症状** 患者有乏力、低热、多汗或盗汗、体重减轻等代谢亢进的症状，或由于脾大而自觉左上腹坠胀感。

### 二、实验室及其他检查

#### （一）慢性期

**1. 血象** 白细胞数明显增高，常超过 $20\times10^9/L$，可达 $100\times10^9/L$。血涂片中粒细胞显著增多，以中性中幼、晚幼和杆状核粒细胞居多；原始细胞 <10%；嗜酸性、嗜碱性粒细胞增多。血小板多在正常水平，部分患者增多；晚期血小板逐渐减少，并出现贫血。

**2. 中性粒细胞碱性磷酸酶（NAP）** 活性减低或呈阴性反应，治疗有效时活性可恢复。

**3. 骨髓检查** 骨髓象增生明显至极度活跃，以髓系细胞为主，粒红比例明显增高，其中中性中幼、晚幼及杆状核粒细胞明显增多，原始细胞 <10%。嗜酸性、嗜碱性粒细胞增多。红细胞相对减少。巨核细胞正常或增多，晚期减少。骨髓活检可见不同程度的纤维化。

**4. 染色体及基因检测** 多数有Ph染色体及BCR－ABL融合基因，是CML的特殊性标志。

**5. 血液生化检查** 血清及尿酸中尿酸浓度升高，血清乳酸脱氢酶增高。

#### （二）加速期

可维持几个月到数年，脾进行性增大，外周血或骨髓原始细胞≥10%，除Ph染色体外出现其他染色体异常，骨髓活检显示胶原纤维显著增生。

#### （三）急变期

与AL相似。多数转变为AML，少数为急淋变或急单变，偶有巨核细胞及红细胞等类型的急性变。急性变预后极差，往往在数月内死亡。外周血中原粒＋早幼粒细胞 >30%，骨髓中原始细胞或原淋＋幼淋或原单＋幼单 >20%，原粒＋早幼粒细胞 >50%，出现髓外原始细胞浸润。

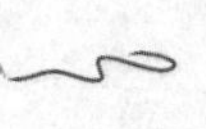

## 三、诊断与鉴别诊断

根据典型的血象、骨髓象改变，脾大，Ph 染色体阳性，BCR－ABL 融合基因阳性即可做出诊断。需要鉴别诊断的疾病如下。

**1. 其他原因引起的脾大**　如血吸虫、肝硬化、脾功能亢进等。根据原发病的临床特点，血象及骨髓象无 CML 典型改变，Ph 染色体及 BCR－ABL 融合基因阴性。

**2. 类白血病反应**　常并发于严重感染、恶性肿瘤等基础疾病，并有相应原发病的临床表现，白细胞数可达 $50\times10^9/L$。粒细胞胞浆中常有中毒颗粒和空泡。嗜酸性粒细胞和嗜碱性粒细胞不增多。NAP 反应强阳性。Ph 染色体及 BCR－ABL 融合基因阴性。血小板和血红蛋白大多正常。原发病控制后，白细胞恢复正常。

**3. 骨髓增殖性肿瘤**　原发性骨髓纤维化脾大显著，血象中白细胞增多，并出现幼粒细胞等，易与 CML 混淆。但外周血白细胞数一般不超过 $30\times10^9/L$，且波动不大，NAP 阳性，外周血中红细胞形态异常，可见泪滴状红细胞。骨髓活检网状纤维染色阳性。原发性血小板增多症以血小板增多为主，中性粒细胞仅轻度升高。真红细胞增多症以红系显著增多为主。

## 四、治疗

CML 治疗应着重于慢性期早期，控制白细胞增高，缓解症状，延缓疾病进展，延长生命。一旦进入加速期或急变期则预后很差。

### （一）一般治疗

白细胞单采术去除过高的白细胞，巨脾有明显压迫症状可行局部放射治疗。

### （二）分子靶向治疗

甲磺酸伊马替尼（IM）能特异性阻断 ATP 在 ABL 激酶上的结合位置，使酪氨酸残基不能磷酸化，从而抑制 BCR－ABL 阳性细胞的增殖。第二代酪氨酸激酶抑制剂（TKI）如尼洛替尼、达沙替尼和博舒替尼等，适用于 IM 耐药或不能耐受者，作用强于 IM。

### （三）干扰素

干扰素－α 能使 50%～70% 患者获得完全血液学缓解，一般在慢性期应用。常用剂量为 300 万～500 万 $U/(m^2\cdot d)$ ＋阿糖胞苷 15～20mg/$(m^2\cdot d)$ 皮下或肌内注射，每周 3～7 次。常见副作用为流感样症状如发热、乏力、头痛、厌食、恶性、呕吐、骨骼和肌肉疼痛。

### （四）化学治疗

**1. 羟基脲（HU）**　为细胞周期特异性抑制 DNA 合成的药物，起效快，但持续时间短。常用剂量为 3g/d，分 2 次口服，待白细胞减至 $20\times10^9/L$ 左右时，剂量减半。降至 $10\times10^9/L$ 时，改为小剂量（0.5～1g/d）维持治疗。服药期间应同时口服别嘌醇和碳酸氢钠降尿酸，防止尿酸性肾病。

**2. 白消安（BU，马利兰）**　是一种烷化剂，作用于早期祖细胞，起效慢且后作用长，剂量不易掌握。初始为 4～6mg/d，口服。白细胞降至 $20\times10^9/L$ 停药，待稳定后改为0.5～2mg/d，甚至更低，保持白细胞在（7～10）$\times10^9/L$。长期用药可出现严重骨髓抑制、皮肤色素沉着，精液缺乏及停经，肺纤维化等，现已较少使用。

**3. 其他药物**　阿糖胞苷、高三尖杉酯碱等均对 CML 有一定疗效。

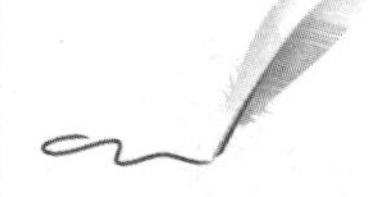

**（五）造血干细胞移植**

异基因造血干细胞移植（Allo－HSCT）是目前认为根治 CML 的标准治疗。骨髓移植应在 CML 慢性期待血象及体征控制后尽早进行。

**（六）CML 急变期的治疗**

急变期可采用单用 TKI、干扰素治疗或联合化疗，髓系急变可采用 AML 方案化疗；急淋变可按 ALL 方案治疗。

## 五、预后

CML 自然病程一般为 3～5 年。化疗后中位生存期为 39～47 个月，5 年生存率 25%～35%。影响 CML 预后的主要因素有初诊时预后风险积分、治疗方式、病程演变等方面。近年来，Allo－HSCT 和 TKI 治疗使 CML 已经取得了良好的疗效，患者生存期显著延长。

# 【慢性淋巴细胞白血病】

慢性淋巴细胞白血病（CLL）是一种单克隆性小淋巴细胞疾病，成熟样 B 淋巴细胞以正常或高于正常的速率复制增殖，大量积聚在骨髓、血液、淋巴结和其他器官，最终导致正常造血功能衰竭的低度恶性疾病，进展缓慢。

## 一、临床表现

患者多为 50 岁以上老年人，男女比例 2:1，欧美国家多见，我国、日本、东南亚国家相对少见。起病缓慢，多无自觉症状。许多患者因其他疾病就诊或体检有淋巴结、脾肿大时才被发现。

早期症状表现为疲乏、无力，而后出现食欲不振、消瘦、发热、盗汗等症状。60%～80%患者有淋巴结肿大，50～70%患者有轻至中度脾大，轻度肝大，但胸骨压痛少见。晚期患者骨髓造血功能受损，可出现贫血、血小板减少和粒细胞减少。由于免疫功能减退，常易并发感染，也常出现自身免疫现象。部分患者可转化为其他类型的淋巴系统肿瘤。

## 二、实验室及其他检查

**1. 血象** 持续淋巴细胞增多为主要特征，白血病细胞形态类似成熟的小淋巴细胞，偶见原始淋巴细胞。白细胞 $>10\times10^9/L$，淋巴细胞占 50%以上，中性粒细胞比例降低，随病情进展可有贫血或血小板减少。

**2. 骨髓象** 有核细胞增生明显活跃或极度活跃，淋巴细胞≥40%，以成熟淋巴细胞为主。红系、粒系及巨核系细胞均减少，伴有溶血时，幼红细胞可代偿性增生。

**3. 免疫学检查** 典型免疫表型为 CD5、CD19、CD23 阳性；SmIg、CD20、CD79b 弱阳性；FMC7、CCDN、CD10 阴性，$CD43^{+/-}$。CLL 缺乏特异性免疫标记，可使用免疫表型积分系统帮助鉴别。患者中 60%有低 γ 球蛋白血症，20%抗人球蛋白试验阳性。

**4. 染色体异常和基因突变** 80%患者有染色体异常。预后较好的染色体核型为单纯型 $13q^-$ 50%）和正常核型；其次为 12 号染色体三体、$11q^-$ 和 $17p^-$；已检出的染色体异常还有 $6q^-$ 和 $14q^+$。随病情进展可出现新的染色体异常。50%～60%的 CLL 发生免疫球蛋白重链可变区基因体细胞突变，预后较好、生存期长；不伴突变者生存期短、预后差。

## 三、诊断与鉴别诊断

结合临床表现，外周血中持续性单克隆性淋巴细胞 $>5\times10^9/L$，骨髓中小淋巴细胞≥

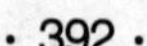

40%以及根据免疫学表面标志，可以做出诊断和分类。需要与下列疾病进行鉴别诊断。

**1. 反应性淋巴细胞增多**　如病毒感染时，是多克隆性和暂时性的，淋巴细胞数随感染控制恢复正常。

**2. 淋巴瘤细胞白血病**　由滤泡或弥漫性小裂细胞型淋巴瘤转化而来者与CLL易混淆，具有原发病淋巴瘤的病史，细胞常有核裂并呈多形性。淋巴结和骨髓病理活检显示明显滤泡结构。另外免疫表型检测可有助于鉴别诊断。

**3. 幼淋巴细胞白血病**　病程较CLL急，脾大明显，淋巴结肿大较少，白细胞数往往很高，血和骨髓涂片上有较多的（>55%）带核仁的幼稚淋巴细胞。

**4. 毛细胞白血病（HCL）**　全血减少伴脾大者诊断不难，另外HCL细胞有纤毛状胞质突出物、抗酒石酸的酸性磷酸酶染色反应阳性。典型免疫表型为CD11c、CD25、CD103及FMC7阳性，CD5阴性。

## 四、治疗

CLL病程呈慢性、惰性特点。早期患者无须治疗，定期复查即可。出现下列情况说明疾病高度活动，应开始化疗：①体重减少≥10%、极度疲劳、发热（38℃）>2周、盗汗。②进行性脾大或脾区疼痛。③淋巴结进行性肿大或直径>10cm。④进行性外周血淋巴细胞增生，2个月内增加>50%，或倍增时间<6个月。⑤激素治疗后，自身免疫性贫血或血小板减少反应较差。⑥骨髓进行性衰竭；贫血或血小板减少进行性加重。

### （一）化学治疗

主要包括烷化剂、嘌呤类似物、糖皮质激素等。

### （二）免疫治疗

利妥昔单抗是人鼠嵌合型抗CD20的单克隆抗体。

### （三）化学免疫治疗

嘌呤类似物联合烷化剂，如Flu联合环磷酰胺（FC）方案，优于单用Flu。若FC联合利妥昔单抗（rituximab）治疗初治CLL，完全缓解率可达70%，总反应率>90%。

### （四）免疫调节治疗

来那度胺适用于难治或复发CLL，可单用或联合利妥昔单抗。通过抑制肿瘤坏死因子-α等细胞因子，刺激活化T细胞、NK细胞而治疗CLL。

### （五）异基因造血干细胞移植

Allo-HSCT治疗CLL，可使部分患者长期存活至治愈，但相关并发症较多。

### （六）并发症治疗

因γ球蛋白血症、中性粒细胞缺乏及老年CLL患者极易感染，严重感染常为死亡原因，应积极防治感染。痛性脾大合并自身免疫性肝炎（AIH）或ITP予以激素治疗无效者可考虑脾脏切除。

### （七）放射治疗

对淋巴结肿大发生明确压迫、痛性骨病、不能行脾切除的痛性脾大患者可行局部放疗。

## 五、预后

CLL是一种异质性疾病，病程长短不一，有的长达10余年，有的仅2~3年，多死于骨髓衰竭导致的严重贫血、出血或感染。CLL临床尚可发生转化，预后更为不良，如出现

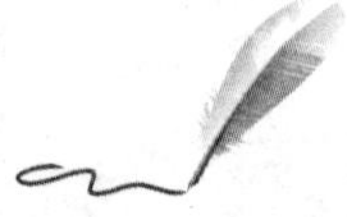

Richter 综合征或出现类似幼淋巴细胞白血病等。

**小 结**

白血病是一类骨髓中造血干祖细胞的恶性克隆性疾病，目前病因和发病机制尚未明确，临床表现也不尽相同。根据细胞类型、病程等不同有不同的分类方法。目前临床多采用 FAB 分型。急性白血病是我国常见白血病，临床有贫血、出血、发热及组织器官浸润表现，骨髓涂片中某一系列原始细胞≥30%。在防治并发症的基础上，联合化疗是目前急性白血病最有效的方法，具体治疗方案根据分型而定，总的原则为早期、足量、联合、个体化用药。慢粒以中年多见，表现为白细胞异常增多、脾大和 Ph 染色体阳性，可分为慢性期、加速期和急变期。治疗着重在慢性期早期，以控制白细胞增高、缓解症状、延缓疾病进展、延长生命。慢淋在我国相对少见，临床表现不典型。骨髓涂片有核细胞增生活跃，淋巴细胞≥40%，早期可不治疗，定期复查。造血干细胞移植是根治白血病的有效手段。

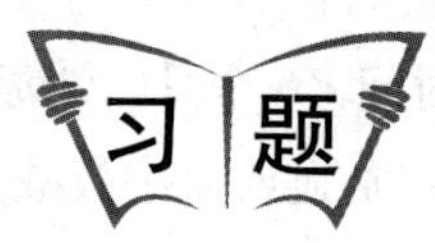


## 一、选择题

**【A1/A2 型题】**

1. 中性粒细胞碱性磷酸酶活性明显增高见于
   A. 慢性粒细胞白血病　　B. 类白血病反应
   C. 急性粒细胞白血病　　D. 急性淋巴细胞白血病
   E. 淋巴瘤
2. 关于急性白血病骨髓移植治疗，下列错误的是
   A. 应采用 HLA 匹配的同胞异基因骨髓　　B. 应在第一次化疗缓解后进行
   C. 应及早进行，与年龄、性别无关　　D. 可选择自体干细胞移植
   E. 异基因骨髓移植可能治愈急性白血病
3. Auer 小体不见于
   A. $M_1$ 型白血病　　B. $M_2$ 型白血病
   C. $M_3$ 型白血病　　D. 急性淋巴细胞白血病
   E. 急性单核细胞白血病
4. 急性白血病引起贫血最重要的原因是
   A. 出血　　B. 红系增殖受白血病细胞干扰
   C. 无效红细胞形成　　D. 造血原料缺乏
   E. 红细胞寿命缩短
5. 下列白血病易侵犯中枢神经系统的是
   A. 急性粒细胞性白血病　　B. 急性单核细胞性白血病

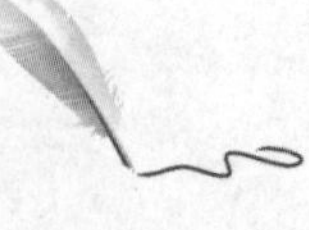

C. 急性早幼粒细胞性白血病　　D. 急性淋巴细胞性白血病
E. 慢性粒细胞性白血病

6. 急性白血病诊断的主要依据是
A. 发热、贫血、出血　　B. 白细胞计数 >50 × $10^9$/L
C. 骨髓增生极度活跃　　D. 胸骨压痛
E. 骨髓中原始细胞明显增高

7. 治疗中枢神经系统白血病首选药物是
A. 长春新碱　　B. 环磷酰胺
C. 三尖杉酯碱　　D. 6 - 巯基嘌呤
E. 甲氨蝶呤

8. 慢性粒细胞白血病与类白血病反应最主要的区别是
A. 外周血白细胞计数高　　B. 外周血可见中幼粒、晚幼粒细胞
C. 脾大　　D. Ph 染色体阳性
E. 骨髓检查：粒细胞增生活跃

9. 使慢性粒细胞白血病达到完全血液学缓解的首选药物是
A. 白消安　　B. 羟基脲
C. 靛玉红　　D. α - 干扰素
E. 环磷酰胺

10. 脾大最显著的白血病类型是
A. 急性粒细胞白血病　　B. 急性淋巴细胞白血病
C. 急性单核细胞白血病　　D. 慢性粒细胞白血病
E. 慢性淋巴细胞白血病

11. 治疗慢性粒细胞性白血病首选药物是
A. 甘露醇　　B. 长春新碱
C. 靛玉红　　D. 环磷酰胺
E. 羟基脲

12. 患者，女，35 岁。因发热、面色苍白伴牙龈出血 1 周入院。入院次日皮肤多处可见片状瘀斑、伴血尿。血常规：血红蛋白 80g/L，白细胞 2.0 × $10^9$/L，血小板 50 × $10^9$/L。骨髓检查：有核细胞增生极度活跃，细胞质颗粒粗大的早幼粒细胞占 85%。患者出血的首要原因是
A. 异常早幼粒细胞浸润血管壁　　B. 血小板减少
C. 血小板减少伴功能异常　　D. 凝血因子Ⅱ、Ⅶ、Ⅸ、Ⅹ缺乏
E. DIC

13. 患者，女，32 岁。发热伴牙龈出血 2 周。查体：贫血貌，脾肋下 3cm，胸骨压痛（+），血常规：血红蛋白 70g/L，白细胞 14.0 × $10^9$/L，血小板 35 × $10^9$/L，骨髓增生明显活跃，原始细胞占 0.65。为进一步诊断，应首选的检查是
A. 染色体核型分析　　B. 细胞化学染色
C. 血清铁测定　　D. 血细菌培养
E. 抗血小板抗体检测

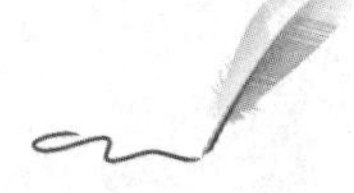

14. 患者，男，45 岁。发热伴鼻出血 1 周。检查牙龈肿胀，肝脾轻度肿大；血红蛋白 40g/L，白细胞 $6.0\times10^9$/L，血小板 $15\times10^9$/L，骨髓象原始细胞占 60%，髓过氧化酶染色阳性，非特异性酯酶阳性，阳性反应可被氟化钠抑制，应诊断为

A. 急性粒细胞性白血病
B. 急性早幼粒细胞白血病
C. 急性淋巴细胞性白血病
D. 急性红白血病
E. 急性单核细胞性白血病

15. 患者，男，26 岁。因左上腹肿块进行性肿大就诊。查体：肝肋下 2cm。脾肋下 4cm。血红蛋白 140g/L，白细胞 $120\times10^9$/L，血小板 $200\times10^9$/L。本例最可能诊断为

A. 肝硬化脾功能亢进
B. 急性粒细胞白血病
C. 慢性粒细胞白血病
D. 类白血病反应
E. 骨髓纤维化

16. 患者，男，35 岁。全身乏力，低热、伴左上腹肿块半年。肝肋下 2cm，脾肋下 7cm。实验室检查：血红蛋白 80g/L，白细胞 $140\times10^9$/L，血小板 $100\times10^9$/L，骨髓象原始粒细胞 0.02，$Ph^1$ 染色体阳性。正确的治疗为

A. 大剂量抗生素抗感染
B. 脾切除
C. HOAP 方案化疗
D. 羟基脲口服
E. VAP 方案化疗

**【A3/A4 型题】**

（17 ~ 18 题共用备选答案）

A. 骨髓细胞内可见 Auer 小体
B. 中性粒细胞碱性磷酸酶积分增高
C. $Ph^1$ 染色体阳性
D. 糖原染色阳性
E. 非特异性酯酶（+），阳性可被氟化钠抑制

17. 慢性粒细胞性白血病可见
18. 类白血病样反应可见

（19 ~ 20 题共用备选答案）

A. 甲氨蝶呤
B. 阿霉素
C. DA 方案
D. 环磷酰胺
E. VP 方案

19. 急性粒细胞白血病可采用的治疗方案是
20. 急性淋巴细胞白血病可采用的治疗方案是

（21 ~ 23 题共用题干）

男，38 岁。1 周前出现发热、咽痛，应用抗生素治疗无效就诊，查体颈部浅表淋巴结肿大，咽部充血。扁桃体Ⅱ度肿大，下肢可见少许瘀斑。白细胞 $17.5\times10^9$/L，原始细胞 0.62，血红蛋白 85g/L，血小板 $35\times10^9$/L。

21. 最可能的诊断是

A. 特发性血小板减少性紫癜
B. 缺铁性贫血
C. 再生障碍性贫血
D. 溶血性贫血
E. 急性白血病

22. 体格检查中应特别注意的体征是

A. 睑结膜苍白　　B. 胸骨压痛
C. 浅表淋巴结肿大　　D. 皮肤出血点
E. 心脏杂音

23. 为明确诊断应做的检查是
A. 血小板抗体　　B. 血清铁蛋白
C. 骨髓扫描　　D. 淋巴结活检
E. 骨髓涂片细胞学检查

（24～26 题共用题干）

患者，男，23 岁。发热 2 周，体温 38～39℃。查体：皮肤散在紫癜，颈部及腋下可触及 0.5cm×1.5cm 大小淋巴结多个，脾肋下 4cm，血红蛋白 82g/L，白细胞 $11\times10^9$/L，血小板 $25\times10^9$/L。

24. 对诊断帮助最大的检查是
A. 血细菌培养　　B. 白细胞分类
C. 胸部 X 线检查　　D. 骨髓象检查
E. 血小板抗体测定

25. 此患者在治疗 3 周后，出现高热、头痛、呕吐、Kernig 征（+），应采取的治疗方案是
A. 应用广谱抗生素　　B. 链霉素、异烟肼、利福平联合治疗
C. 化疗+鞘内注射 MTX　　D. 肾上腺糖皮质激素+先锋霉素
E. 输血小板

26. 此患者在发热、头痛、呕吐第 2 日行脑脊液检查，最可能发现
A. 脑脊液中性粒细胞增高
B. 细菌培养阳性
C. 脑脊液发现结核分枝杆菌
D. 脑脊液蛋白量显著增高、糖定量减低
E. 脑脊液白血病细胞增多

（27～29 题共用题干）

患者，男，24 岁。5 天来鼻及牙龈出血，皮肤瘀斑。血红蛋白 65g/L，白细胞 $10.5\times10^9$/L，血小板 $25\times10^9$/L。骨髓增生活跃，幼稚细胞占 80%，胞质有大小不等颗粒及成堆棒状小体，髓过氧化酶染色强阳性。

27. 诊断考虑为
A. 急性早幼粒细胞性白血病　　B. 急性淋巴细胞性白血病
C. 急性粒细胞性白血病　　D. 慢性粒细胞性白血病急变
E. 急性单核细胞性白血病

28. 本患者临床容易出现
A. 巨脾　　B. DIC
C. 严重感染　　D. 中枢神经系统受侵犯
E. 齿龈肿胀

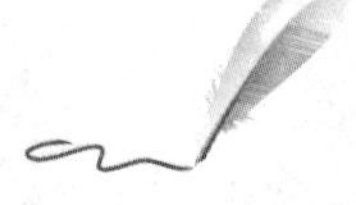

29. 本患者治疗首选

A. DA 方案　　B. 全反式维 A 酸
C. 羟基脲　　D. VP 方案
E. 骨髓移植

## 二、思考题

患者，男，35 岁。发热，伴全身酸痛半个月，加重伴出血倾向 1 周。半月前无明显诱因发热 38.5℃，伴全身酸痛，轻度咳嗽，无痰，二便正常，血化验异常（具体不详），给一般抗感冒药治疗无效。1 周来病情加重，刷牙时牙龈出血。病后进食减少，睡眠差，体重无明显变化。既往体健，无药敏史。

查体：T 38℃，P 96 次/分，R 20 次/分，BP 120/80mmHg，前胸和下肢皮肤有少许出血点，浅表淋巴结不大，巩膜不黄，咽充血（+），扁桃体不大，胸骨轻压痛，心率 96 次/分，律齐，肺叩清，右下肺少许湿啰音，腹平软，肝脾未及。

辅助检查：Hb 82g/L，网织红细胞 0.5%，WBC $5.4\times10^9$/L，原幼细胞 20%，PLT $29\times10^9$/L，尿、便常规（-）。

请问：

1. 请写出患者临床诊断、诊断依据及鉴别诊断。
2. 该患者的治疗原则是什么？

扫码“练一练”

（綦　兵）

# 第七章　内分泌和代谢疾病

扫码"学一学"

## 第一节　总　论

**学习目标**

1. **掌握**　内分泌系统疾病的诊断；内分泌系统疾病的防治。

2. **熟悉**　内分泌系统的解剖生理特点；内分泌系统的反馈调节系统及反馈调节机制。

3. **了解**　激素的作用、分类；物质代谢过程。

机体依靠神经系统、内分泌系统和免疫系统相互配合，相互调控，共同担负机体的物质代谢、器官功能、生长发育、生殖与衰老等生理功能，维持人体内环境的稳态和适应体内外复杂的变化。内分泌系统是重要的调节系统。内分泌系统（endocrine system）由内分泌腺和分布于心血管、胃肠、肾、脂肪组织、脑（尤其是下丘脑）的内分泌组织和细胞构成。内分泌系统协助神经系统将体液性信息物质传递到全身各靶细胞，发挥其对细胞的生物作用。

新陈代谢是人体生命活动的基础。新陈代谢分为合成代谢和分解代谢两个过程。合成代谢是机体通过摄取外界物质经各种化学反应并最终转化为自身物质的过程。分解代谢是机体把体内大分子物质分解为小分子物质的过程。在新陈代谢的合成和分解代谢中，始终伴随着能量的转移过程，其中前者消耗能量，后者产生能量。

### 一、内分泌系统的解剖生理

#### （一）内分泌系统的组成

**1. 内分泌腺**　人体固有的内分泌腺包括下丘脑、垂体、松果体、靶器官。靶器官包括甲状腺、甲状旁腺、肾上腺皮质和髓质、性腺和胰腺。

**2. 弥散性神经－内分泌细胞系统**　亦称为胺前体摄取和脱羧细胞（APUD）系统，多分布于脑、胃、肠、胰和肾上腺髓质。主要合成和分泌肽类和胺类激素。

**3. 其他**　分布于各组织的激素分泌细胞非内分泌组织的细胞可能具有激素和（或）细胞因子的合成和分泌功能，如心房细胞、脂肪细胞、血管内皮细胞和成纤维细胞等。

#### （二）内分泌激素

内分泌系统对机体的调控是通过所分泌的激素和化学介质来完成的。激素是体内含量较少但具有重要生理功能的物质。目前已知的激素和化学介质约有200多种，新的激素不断被发现。

**1. 激素的分类**　根据化学特性可将激素分为四类。

（1）肽类激素　由多肽组成，经基因转录翻译出蛋白质和肽类激素前体，加工成活性物质发挥作用。如甲状旁腺素、胰岛素、促肾上腺皮质激素、降钙素等。

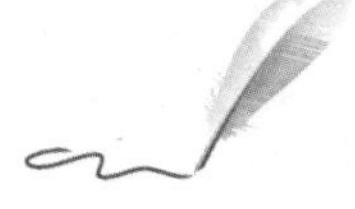

（2）氨基酸类激素　如甲状腺素（$T_4$）和三碘甲状腺原氨酸（$T_3$），在甲状腺球蛋白中由酪氨酸碘化和耦联而成。

（3）类固醇类激素　由肾上腺和性腺将胆固醇转换而来，包括糖皮质激素、盐皮质激素、雄激素、雌激素和活性维生素 $D_3$ 等。

（4）胺类激素　由氨基酸转化而来，如肾上腺素、去甲肾上腺素和多巴胺由酪氨酸转化而来，色氨酸可转化为5-羟色胺、褪黑素等。

**2. 激素的生理作用**

（1）调节新陈代谢　参与调节物质的合成和分解代谢过程，以维持机体的能量转换平衡。

（2）维持内环境的稳定　与神经系统和免疫系统相互配合，相互调控，共同维持机体内环境的稳定及调节生理功能，保证正常的生命活动。

（3）维持生长发育　促进全身各组织细胞的生长、增殖、分化和成熟，参与细胞凋亡过程，保障各系统和器官的正常发育和正常的功能活动。

（4）调节生殖过程　激素维持生殖器官的正常发育、成熟和生殖的全过程，维持生殖细胞的生成，调节妊娠和哺乳过程，保障个体生命的延续和种族的繁衍。

**（三）内分泌系统的功能调节**

**1. 神经系统与内分泌系统的相互调节**　内分泌系统直接由下丘脑调控，下丘脑含有重要的神经核，具有神经分泌细胞的功能，可以合成、释放激素，通过垂体门静脉系统进入腺垂体，调节腺垂体细胞对激素的合成和分泌。下丘脑是联系神经系统和内分泌系统的枢纽，也受中枢神经系统其他各部位的调控。内分泌系统对包括下丘脑在内的中枢神经系统也有直接的调节作用，一种激素可作用于多个部位，而多种激素也可作用于同一器官组织（包括神经组织），发挥不同的作用。

**2. 内分泌系统的反馈调节**　下丘脑-垂体-靶腺系统构成三级水平的调节轴。下丘脑合成释放激素和抑制激素，通过垂体门静脉系统进入腺垂体，调节腺垂体的分泌活动，组成下丘脑-腺垂体系统。腺垂体所分泌的激素对靶腺如肾上腺、甲状腺和性腺进行调控，亦可直接对靶器官、靶细胞进行调节，见表7-1-1。各级之间通过反馈机制完成，如TRH刺激腺垂体，促使垂体分泌TSH，通过血液到达甲状腺，促使甲状腺分泌 $T_3$、$T_4$，当 $T_3$、$T_4$ 升高到一定浓度又反过来抑制下丘脑对TRH的分泌，这种先兴奋后抑制达到相互制约保持平衡的机制称为负反馈。但在月经周期中除了负反馈还有正反馈，如FSH刺激卵巢的卵泡生长并分泌雌二醇，后者不仅使FSH分泌增加，还促使LH及其受体数量增加，以便达到共同兴奋，从而促进排卵和黄体形成。正反馈是为了完成特定的生理功能所必需的调节机制。

**表7-1-1　下丘脑、垂体激素及其靶器官（组织）**

| 下丘脑激素 | 垂体细胞 | 垂体激素 | 靶腺（组织） | 靶腺（组织）激素 |
|---|---|---|---|---|
| 生长激素释放激素（GHRH） | 生长激素分泌细胞 | 生长激素（GH） | 肝 | 胰岛素样生长因子-1（IGF-1） |
| 生长抑素（SS，SRIF） | 生长激素分泌细胞 | 生长激素（GH） | 多种细胞 | 因靶细胞不同而影响不同的激素，如促胃液素 |

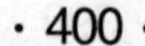

续表

| 下丘脑激素 | 垂体细胞 | 垂体激素 | 靶腺（组织） | 靶腺（组织）激素 |
|---|---|---|---|---|
| 促皮质激素释放激素（CRH） | 促皮质激素分泌细胞 | 促皮质激素（ACTH） | 肾上腺皮质 | 皮质醇 |
| 促甲状腺激素释放激素（TRH） | 促甲状腺激素分泌细胞 | 促甲状腺激素（TSH） | 甲状腺 | 甲状腺激素（$T_3$、$T_4$） |
| 促性腺激素释放激素（GnRH） | 促性腺激素分泌细胞 | 促卵泡素（FSH）、黄体生成素（LH） | 性腺（睾丸、卵巢） | 睾酮（男性）、雌二醇（女性）、黄体酮（女性） |
| 催乳素释放因子（PRF） | 催乳素分泌细胞 | 催乳素（PRL） | 乳腺、性腺 | LH、FSH、性类固醇激素 |
| 催乳素释放抑制激素（PIH） | 催乳素分泌细胞 | | | |

**3. 内分泌系统与免疫系统**　内分泌系统、免疫系统与神经系统通过相同的激素和共有的受体相互作用，形成一个完整的调节环路。淋巴细胞膜表面有多种神经递质和激素受体，神经内分泌系统通过激素与细胞膜表面受体结合介导免疫系统并促进免疫应答，神经递质对免疫应答的影响因免疫细胞的种类不同而产生不同的作用。反过来免疫系统对神经内分泌系统也有调节作用，因在神经内分泌细胞膜上发现有免疫反应物，而免疫系统通过细胞因子对神经内分泌系统的功能也有影响。临床上常见的 Graves 病、桥本甲状腺炎及糖尿病等属于器官自身免疫反应性疾病，并且育龄期女性好发，糖皮质激素治疗有效，也说明内分泌系统在自身免疫的发生、发展中也起作用。

## 二、内分泌系统疾病

内分泌系统疾病根据功能改变分为功能正常、功能亢进及功能减退；根据部位发生在下丘脑、垂体或靶器官分为原发和继发性。非内分泌组织如恶性肿瘤可异常分泌过多激素称异源性。药物因素也能导致内分泌系统疾病称医源性内分泌功能失调。机体也因激素分泌过多或过少而出现相应的临床表现。

### （一）激素生成减少

**1. 内分泌腺病变**　如肿瘤、感染、自身免疫及手术创伤等因素所致。

**2. 内分泌激素合成障碍**　酶的遗传性缺乏、基因突变导致激素合成减少。

**3. 内分泌激素代谢障碍**　如肝、肾疾病导致激素转化功能减退。

### （二）激素生成过多

**1. 内分泌腺肿瘤**　各种垂体肿瘤、嗜铬细胞瘤、甲状腺等各靶器官肿瘤。

**2. 异位内分泌综合征**　内分泌腺肿瘤以外的其他器官肿瘤，分泌过多内分泌激素类似物。

**3. 自身免疫性疾病**　如 Graves 病。

### （三）激素抵抗

激素要发挥作用多与组织细胞上的受体相结合才能完成其功能，若激素与受体间存在抵抗，则出现相应临床表现。如 2 型糖尿病、Laron 综合征等。

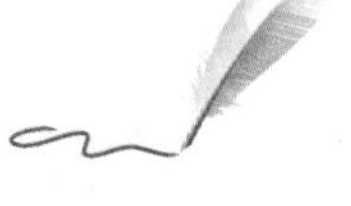

## 三、内分泌代谢性疾病的常见临床表现

### （一）全身性改变

**1. 体型异常** 如巨人症、侏儒症、肢端肥大症、向心性肥胖、消瘦、体重下降等。

**2. 特殊面容** 如甲亢面容、黏液性水肿面容、肢端肥大症面容。

**3. 皮肤改变** 如皮肤色素沉着、紫纹、皮肤发红，毛发增多或减少等。

### （二）消化系统

如食欲亢进或减退、呕吐、腹痛、便秘或腹泻等。

### （三）生殖系统

如女性月经紊乱减少、闭经、不孕、溢乳，哺乳期无乳汁分泌，甚至女性男性化等。男性性功能障碍、睾丸变小等。

### （四）神经、精神系统

如头痛、精神兴奋或抑郁，甚至错觉、幻觉等。

### （五）肌肉骨骼系统

如体重减轻或增加、生长障碍或过度、软弱无力、骨质疏松、关节疼痛等。

### （六）心血管系统

如心悸、胸闷、心动过速或过缓、心律不齐、血压升高、动脉硬化等。

### （七）泌尿系统

如烦渴、多饮、多尿，尿异常。

## 四、内分泌代谢性疾病的相关检查

### （一）代谢紊乱检查

各种激素可影响不同的物质代谢，测定血液、尿液中的生化指标可间接了解相关激素分泌的状态。测定血液、尿液中的糖、脂质、蛋白质、电解质和酸碱状况可帮助诊断。

### （二）激素水平检查

测定血液激素浓度是检测内分泌腺功能的直接证据。标记免疫技术的发展与应用，可检测出血液中微量的激素浓度（如甲状腺激素、类固醇激素等），一般采空腹静脉血测定。有的激素呈脉冲式分泌，必须限定采血时间。尿液中的激素代谢产物也可以反映激素水平，如尿17-羟皮质类固醇可反映肾上腺分泌情况。

### （三）激素功能试验

**1. 抑制试验** 多用于分泌功能亢进的患者，如地塞米松试验。有小剂量试验，口服后测皮质醇，如血、尿皮质醇不被抑制，提示有皮质醇增多症；大剂量试验，用于鉴别皮质醇增多症的病因。可乐定抑制试验可观察儿茶酚胺的分泌情况。

**2. 兴奋试验** 多用于分泌功能减退的患者，可估计激素的储备功能，应用促激素试验探测靶腺的反应。如ACTH兴奋试验，是确诊艾迪生病的重要指标，其他还有TSH、TRH、CRH、GnRH试验。

### （四）免疫学检查

促甲状腺激素受体抗体（TRAb）、抗甲状腺球蛋白抗体（TGAb）、抗甲状腺过氧化物酶抗体（TPOAb）、抗胰岛细胞抗体（ICA）、胰岛素抗体等，可帮助诊断因免疫因素引起的靶腺疾病，甚至可作为早期诊断和长期随访的依据。

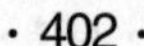

**（五）影像学检查**

如X线片、CT、MRI、PET、超声检查，属非侵袭性内分泌腺检测，可早期发现有无颅内肿瘤、靶器官肿瘤或病变，甚至可对病变性质做出判断。

**（六）细胞学和免疫细胞检查**

化学技术可进行激素受体检测，而对手术标本、甲状腺细针穿刺吸取标本、精液等做细胞学或免疫细胞（组织）化学检查，可进一步明确病变性质。

## 五、内分泌代谢性疾病诊断

内分泌代谢性疾病的诊断从三个方面进行，即功能诊断、定位诊断及病因诊断。根据典型的临床表现、激素水平测定及功能试验可确定是功能亢进还是功能减退；根据影像学检查及细胞学检查可确定病变部位；根据免疫学检查甚至染色体检查可确定病因。对于不典型者应详细询问病史，甚至进行家系调查帮助诊断。

## 六、内分泌系统疾病的防治

**（一）病因和诱因的防治**

随着医学技术的发展，人们对内分泌代谢性疾病认识的逐渐加深，有些疾病的病理机制逐渐明了，不少内分泌疾病是可防可治的，如单纯性甲状腺肿的碘盐防治，糖尿病的饮食运动也起到预防作用。因此内分泌代谢性疾病的知识宣教非常重要，可去除病因及消除诱因，减少疾病的发生及危重现象的发生。

**（二）内分泌腺功能亢进的治疗**

**1. 药物治疗**　抑制激素合成和释放或抑制其作用于受体等，如咪唑类和硫脲类药物抑制甲状腺素合成；溴隐亭抑制PRL、GH的分泌并有缩小肿瘤的作用；赛庚啶和酮康㖆治疗增生型皮质醇增多症及Nelson综合征。减轻症状的药物如米非司酮可以阻断糖皮质激素受体，缓解库欣综合征的症状。针对肿瘤的化学治疗，如米托坦治疗肾上腺皮质癌等。

**2. 手术治疗**　手术切除导致功能亢进的肿瘤或增生组织。

**3. 放射治疗**　破坏内分泌腺肿瘤或增生组织，减少激素分泌。

**4. 介入治疗**　近年来采用动脉栓塞的方法治疗肾上腺、甲状腺、甲状旁腺和胰岛肿瘤取得良好效果。

**5. 放射性核素治疗**　某些内分泌腺有浓聚某种化合物的特性，可用核素标记的该化学物到达治疗目的，常用于非肿瘤性内分泌腺功能亢进症、内分泌恶性肿瘤和良性肿瘤的治疗。如甲亢患者的$^{131}$I治疗、肾上腺皮质肿瘤的$^{131}$I－胆固醇治疗等。

**（三）内分泌腺功能减退的治疗**

**1. 激素替代治疗**　激素替代疗法是最常见的方法，原则是“缺什么补什么、缺多少补多小、不多不少补到老”。一般补充生理需要量激素，如甲减补甲状腺素，糖尿病补胰岛素等。

**2. 药物治疗**　直接补充激素产生的效应物质，如钙剂和维生素D治疗甲状旁腺功能减退症。如氯磺丙脲、卡马西平、氢氯噻嗪和吲达帕胺等可治疗中枢性尿崩症。

**3. 人工内分泌腺**　如糖尿病的胰岛素泵应用可有效控制血糖水平。

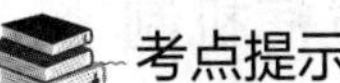


内分泌系统功能减退的治疗最常见的是激素替代治疗。

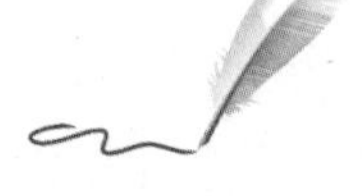

**4. 内分泌腺或组织移植**　如开展胰腺或胰岛移植治疗1型糖尿病，甲状旁腺组织移植治疗甲状旁

腺功能减退症等。

（李庆兰）

扫码“学一学”

# 第二节 腺垂体功能减退症

## 学习目标

1. **掌握** 腺垂体功能减退症的临床表现。
2. **熟悉** 腺垂体功能减退症的检查方法。
3. **了解** 腺垂体功能减退症的病因和发病机制。
4. 学会对腺垂体功能减退症典型病例进行诊断，指导患者进行激素替代治疗。
5. 关心、尊重性腺功能减退者，并具有对患者及时进行心理疏导的能力。

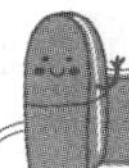

## 案例讨论

［案例］

患者，女，37岁。5年前分娩时失血过多，产后无乳汁。近3年来闭经，畏寒、食欲减退、嗜睡、疲乏无力、体位性头晕，饭前经常手抖、心悸，有饥饿感，排尿正常，有便秘。查体：BP 80/50mmHg，P 54次/分，神清，反应迟钝。查体合作。颜面苍白，声音低哑，毛发稀疏，腋毛、阴毛脱落。双乳房萎缩，双肺呼吸音清，未闻及干湿啰音。心率54次/分，节律齐，各瓣膜听诊区未闻及杂音。腹软，无压痛、反跳痛。双下肢非凹陷性水肿。

［讨论］

1. 本病的临床诊断及诊断依据是什么？
2. 应进一步完善哪些检查？

腺垂体功能减退症（hypopituitarism）是指各种原因导致腺垂体激素分泌功能部分或全部丧失，使其调节的性腺、甲状腺、肾上腺皮质腺体的功能发生继发性减退。可为单一激素缺乏或多种垂体激素同时缺乏。临床症状变化较大，可长期延误诊断。补充所缺乏的靶腺激素治疗后症状可迅速缓解。临床上以各种垂体腺瘤（包括腺瘤的手术治疗和放射治疗继发的损伤）引起的最常见，尤以产后大出血引起的腺垂体坏死即Sheehan综合征最典型、最严重。

## 一、病因和发病机制

多由于下丘脑病变和垂体本身的异常引起。分为原发性或继发性，由于垂体本身病变引起的称为原发性，下丘脑以上神经病变或垂体门脉系统障碍引起的称为继发性。

**1. 垂体及其附近肿瘤压迫或转移** 包括垂体瘤、鞍旁或鞍上肿瘤，恶性肿瘤转移至

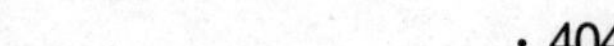

垂体。

**2. 垂体缺血性坏死**　如①产后大出血（Sheehan 综合征）；②糖尿病；③其他血管性病变（颞动脉炎、动脉粥样硬化等）。

**3. 垂体损伤**　手术、放射线对垂体的损伤。

**4. 中枢神经系统感染性疾病**　如病毒性脑炎、化脓性脑膜炎、自身免疫性垂体炎等导致的垂体损伤。

**5. 其他**　空泡鞍蝶、结节病、心因性侏儒症等。

**知识链接**

**心因性侏儒症**

又称“心因性矮小症”，是指婴幼儿缺乏父母的爱抚，精神上受到压抑，致使婴幼儿生长发育产生了障碍而出现的矮小症。很多离异或者家庭环境恶劣的婴幼儿生长发育会比较慢。爱抚的缺乏、精神上的压力和心灵的创伤都会导致神经、体液、内分泌等功能紊乱，致使生长激素、甲状腺素等有助于长高的激素分泌减少，从而引起婴幼儿的生长发育障碍。

## 二、临床表现

### （一）腺垂体功能减退表现

临床表现无特异性。起病隐匿，症状与病因及组织损伤程度有关。腺垂体损伤超过50%才会出现症状，超过75%就会有明显症状。性腺功能减退出现最早、最普遍，病情严重时才有甲状腺、肾上腺皮质功能减退的表现。有持续的甲状腺、肾上腺功能低减者，毁损已超过95%，可见垂体的储备功能相当强大。Sheehan 综合征患者腺垂体毁损超过75%时方出现临床症状，最早减少的激素是生长激素，最早出现的临床表现是产后无乳汁分泌。

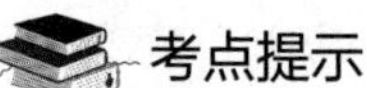

**考点提示**

腺垂体功能减退症最早出现的临床表现为产后无乳汁分泌。

**1. 性腺（卵巢、睾丸）功能减退**　女性有产后大出血、休克、昏迷病史，产后有无乳汁分泌或乳腺不胀（最早表现）、闭经、性欲减退、不育、阴道分泌物减少，外阴、子宫和阴道萎缩，阴道炎、性交痛、毛发脱落等表现，尤以阴毛、腋毛脱落为甚。成年男子表现为性欲减退、阳痿、睾丸松软缩小、缺乏弹性；胡须和阴毛、腋毛稀少；无男性气质、肌力减弱、皮脂分泌减少、骨质疏松。

**2. 甲状腺功能减退**　患者有畏寒、反应迟钝、表情淡漠、黏液性水肿面容等。一般无甲状腺肿大。

**3. 肾上腺皮质功能减退**　由于 ACTH 缺乏，皮质醇分泌减少，患者常有明显的疲乏、软弱无力、体重减轻、食欲减退、恶心、呕吐、血压偏低等。对胰岛素敏感，可出现低血糖，伴生长激素缺乏时可加重低血糖发作。不同于原发性肾上腺皮质功能减退症，由于缺乏黑素细胞刺激素，患者有皮肤色素减退，面色苍白，乳晕色素浅淡等表现。

### （二）腺垂体功能减退性危象（简称垂体危象）

是垂体功能减退症的严重表现，在腺垂体功能减退的基础上，常因各种应激如感染

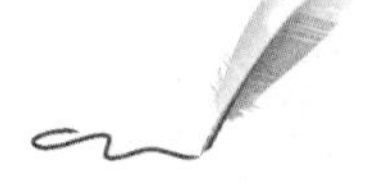

(70%)、过度疲劳、创伤、手术、麻醉及使用镇静安眠药、治疗中断等诱发垂体危象。突出表现为严重厌食、恶心、呕吐、高热、循环衰竭、休克、头痛、神志不清、谵妄、抽搐、昏迷等严重垂危状态。根据其主要症状可分为：①高热型（>40℃）；②低体温型（≤30℃）；③低血压、循环衰竭型；④水中毒型；⑤低血糖型；⑥混合型。

**（三）肿瘤压迫的表现**

占位病变引起的腺垂体功能减退症患者可有肿瘤压迫症状，最常见的表现是头痛及视神经交叉受压引起视野缺损（见于垂体腺瘤）、眼外肌麻痹、视力减退、头痛、嗜睡、多饮、多尿、多食等下丘脑综合征表现。大腺瘤压迫引起脑脊液循环障碍或垂体卒中时，可发生急性颅压增高、剧烈头痛、喷射性呕吐、视功能障碍、海绵窦综合征甚至昏迷等。一些垂体腺瘤或鞍旁病变压迫、浸润垂体柄或下丘脑时出现泌乳、月经紊乱、不育等，需与垂体泌乳素（PRL）瘤鉴别。颅咽管瘤也是较常见病因，15%以上伴有尿崩症，儿童腺垂体功能减退、生长发育障碍伴有中枢性尿崩症时，大多为颅咽管瘤或生殖细胞瘤或其他占位性病变。颅咽管瘤影像学检查半数以上见病变内有钙化。

## 三、实验室及其他检查

**（一）血液检查**

空腹血糖偏低，易出现低血糖症，血清钠、氯可偏低，血钾大多正常。

**（二）内分泌功能检查**

**1. 腺垂体功能测定** 如FSH、LH、TSH、ACTH、PRL及GH均减少。如需了解腺垂体贮备功能，可做有关兴奋试验，如TRH兴奋试验、GnRH兴奋试验等。

**2. 靶腺功能测定** 首先测血中垂体靶腺激素水平，如$TT_3$、$TT_4$或$FT_3$、$FT_4$，F或UFC（尿游离皮质醇）等激素。如果水平低下，同时垂体的相应促激素FSH、LH、TSH、ACTH不仅未升高且呈低下或正常，则为腺垂体功能低减。病情轻的可能只有垂体－性腺轴功能低减。进一步检查可分别或联合行TRH、LHRH、GRH、CRH、胰岛素低血糖试验，如血中垂体前叶激素水平反应差，病变在垂体。反之，病变在下丘脑水平。还可做有关兴奋试验，如TRH兴奋试验、GnRH兴奋试验等进一步明确病变部位。

**（三）影像学检查**

蝶胺X线、CT、MRI检查明确有无占位性及其他病变，并确定病变部位、大小、性质及其对邻近组织的侵犯程度。而非颅脑病变也可通过影像学检查查找病因。

## 四、诊断

根据典型的多靶腺功能减退的病史、症状、体征，结合实验室、影像学检查全面分析，排除其他影响因素和疾病后可明确诊断。

## 五、鉴别诊断

**1. 内分泌腺功能减退症** 其主要依据是有关靶腺激素水平低，而促激素水平升高，可同时伴有其他内分泌腺体功能异常，如1型糖尿病或甲状旁腺功能减退。

**2. 慢性消耗性疾病** 如肿瘤、肝病、结核、严重营养不良等，这些疾病可影响下丘脑释放激素的分泌，导致不同程度的内分泌功能减退，但一般较轻，阴毛、腋毛不脱落，且有各自原发病的表现，可根据相应病史、体征和实验室检查加以鉴别。

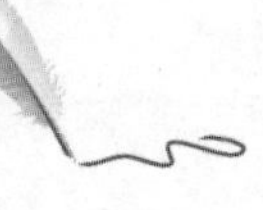

**3. 神经性厌食** 可出现一系列内分泌功能的紊乱，多见于青年女性，多有精神诱因，

体重明显降低，血浆皮质醇水平升高，鉴别并不困难。

## 六、治疗

### （一）一般治疗

患者应加强营养，进食高蛋白、高热量、富含维生素食物。注意休息，规律生活，预防感染，避免过度劳累及精神刺激。禁用或慎用吗啡等镇痛剂、巴比妥等安眠药、氯丙嗪等中枢神经抑制剂及各种降血糖药，以防诱发昏迷。

### （二）病因治疗

对于病因明确的患者应及早对因治疗，如垂体及其邻近部位肿瘤者可做肿瘤切除、放射治疗和化学治疗。但席汉综合征重点在于预防。

### （二）靶腺激素替代疗法

根据相应靶腺激素进行外源性激素替代治疗能取得满意疗效，改善患者代谢和性功能，增强体力，改善生活质量，但需因人而异。

**1. 肾上腺皮质激素**　肾上腺皮质激素的替代治疗是腺垂体前叶功能减退的首要措施，应早于甲状腺激素和性激素的治疗。首选泼尼松 20～30mg/d，用法模拟肾上腺皮质生理分泌规律，上午 8 点服用 2/3，下午 2 点服 1/3。

**2. 甲状腺激素**　一般在糖皮质激素服用 3～5 天后开始，以免加重肾上腺负担而诱发危象。常用甲状腺素片（$L-T_4$）从 50μg/d 开始，逐渐加至 100～200μg/d。

**3. 性激素**　生育期妇女建立人工月经周期，每晚睡前服己烯雌酚 0.5～1.0mg，共 20 日，于服药第 16 日起，每日加服甲地孕酮 5～10mg/d，共 5 日。停药后可有月经出现，并可维持第二性征与性功能。第二疗程可于月经停止后，再按上法重复治疗。中年以上妇女，可不用或小剂量应用。男性患者用雄激素替代，以维持性功能和第二性征。

### （四）危象处理

**1. 去除诱因**　注意避免感染、过度疲劳、饥饿、外伤等，慎用麻醉镇静剂，如需手术应做好术前准备。

**2. 纠正低血糖**　首先静脉推注 50% 的葡萄糖液 40～60ml，然后以 10% 葡萄糖或 5% 葡萄糖盐水静滴。

**3. 补充糖皮质激素**　危象患者糖皮质激素的缺乏多很严重，应积极补充。氢化可的松 50～100mg 加入 500～1000ml 糖盐水中静滴，首日用量 200～300mg，以解除危象。

**4. 对症处理**　低体温型加强保暖，此型多有严重的甲状腺激素缺乏，可加用小剂量甲状腺素片。补充血容量抗休克、高热者降温等。

> **考点提示**
> 腺垂体功能减退症的首要治疗措施是应用肾上腺皮质激素。

## 七、预后

腺垂体功能减退症患者采用激素替代治疗，病情可获得明显好转，配合中药治疗可改善病情，减少激素用量。在发生并发症甚至昏迷时，应积极抢救。重者可因产后大出血休克或重度感染而死亡。轻者可带病生存数十年，但常呈虚弱状态，经适当治疗后其生活质量可如正常人，甚至可在再度妊娠后完全恢复正常。

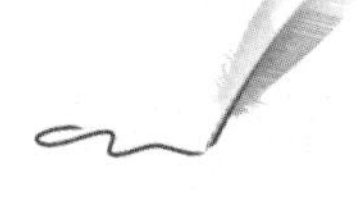

小结

腺垂体功能减退症是多种原因所致的腺垂体激素分泌功能部分或全部丧失。各种垂体腺瘤及垂体损伤为主要原因，其中产后大出血引起的腺垂体坏死是常见原因。临床症状不一，多表现为各靶腺功能减退引起相应症状与体征。根据病因、表现和激素水平可以诊断。治疗以激素替代治疗为主，首要治疗措施为补充肾上腺皮质激素，病因及对症治疗是基础。

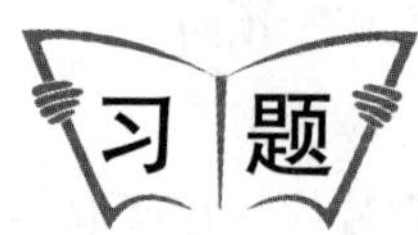


## 一、选择题

**【A1/A2 型题】**

1. 腺垂体功能减退症最早出现的症状是

A. 皮肤色素沉着　　B. 畏寒、记忆力减退　　C. 继发性糖尿病
D. 产后无乳汁或少乳　　E. 体位性头晕，低血压

2. 腺垂体功能减退症最常见的病因是

A. 席汉综合征　　B. 垂体肿瘤　　C. 产后大出血
D. 糖尿病血管病变　　E. 颅内感染后遗症

3. 以下对诊断腺垂体功能减退症无意义的是

A. 甲状旁腺素测定　　B. 甲状腺素测定　　C. 性腺激素测定
D. 皮质醇测定　　E. 泌乳素测定

4. 患者，女，38 岁。10 年前分娩后出现无乳，闭经，食欲减退，畏寒，面色苍白，毛发脱落，最可能的诊断是

A. 腺垂体功能减退症　　B. 原发性甲状腺功能减退症
C. 神经性厌食症　　D. 肾上腺皮质功能减退症
E. 卵巢功能早衰症

5. 一名 26 岁席汉综合征患者，激素替代治疗应选用的方案为

A. 补充甲状腺激素宜先于肾上腺皮质激素
B. 补充肾上腺皮质激素宜先于甲状腺激素
C. 仅需补充肾上腺皮质激素
D. 仅需补充甲状腺激素
E. 甲状腺激素与肾上腺皮质激素同时大剂量补充

**【A3/A4 型题】**

（6～7 题共用题干）

患者，女，40 岁。5 年前分娩时失血过多伴晕厥，产后无乳汁分泌，闭经 2～3 年，伴畏寒乏力，体位性头晕，饭前经常手抖，心悸，有饥饿感。查体：消瘦，声音低哑，毛发稀疏，双乳房萎缩，BP 80/50mmHg，血糖 4.0mmol/L（正常 3.68～6.12mmol/L），血皮质

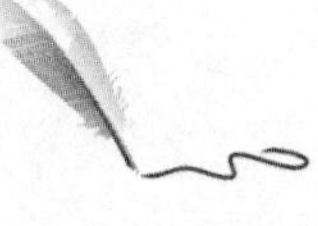

醇、雌二醇均低，FSH、LH 基础值不低。B 超示子宫体积小。

6. 最可能的临床诊断是

A. 低血糖　　B. 卵巢功能早衰症

C. 继发性性腺功能减退症　　D. Sheehan syndrome

E. 黏液性水肿

7. 该患者最为理想的治疗方法为

A. 靶腺激素替代　　B. 用促激素刺激靶腺

C. 应用促激素释放激素　　D. 抑制靶腺激素的拮抗激素

E. 补充靶腺激素所调节的物质

## 二、思考题

患者，男，45 岁。畏寒、乏力、性欲减低 1 年。2 年前曾因脑部肿瘤行放射治疗。多次因低血压、低血钠入院，静脉输注生理盐水治疗可好转。查体：T 36℃，卧位 BP 120/80mmHg，心率 90 次/分，坐位 BP 100/60mmHg，心率 110 次/分。皮肤黏膜干燥，阴毛、腋毛稀疏，睾丸小。实验室检查：Hb 103g/L，血细胞比容 30%，血清尿素氮 4mmol/L，血肌酐 8.4μmol/L，血钠 123mmol/L，血钾 3.9mmol/L，血浆渗透压 264mmol/L，尿渗透压 354mmol/L。

请问：

1. 请写出患者的临床诊断。
2. 请写出患者的治疗方案。

扫码“练一练”

（李庆兰）

# 第三节　甲状腺疾病

### 学习目标

1. **掌握**　单纯性甲状腺肿、甲状腺功能亢进、减退和自身免疫性甲状腺炎的临床表现及诊断治疗原则。

2. **熟悉**　单纯性甲状腺肿、甲状腺功能亢进、减退和自身免疫性甲状腺炎的病因及流行情况，常见并发症。

3. **了解**　单纯性甲状腺肿、甲状腺功能亢进、减退和自身免疫性甲状腺炎的发病机制。

4. 学会运用所学知识全面采集病史，对患者做出正确的诊断及处理。

5. 具有对甲状腺疾病患者进行心理疏导，并针对病情进行合理饮食、用药指导的能力。

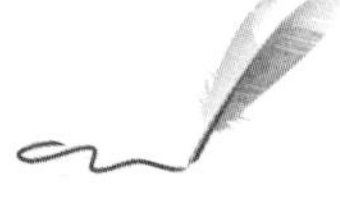

扫码“学一学”

## 【单纯性甲状腺肿】

**案例讨论**

［案例］

患者，女，17岁。1年前无意中发现颈部肿大，无心悸、怕热、多汗、多食、体重减轻等症状，无少言、水肿、食欲减退，无咽痛、颈部疼痛。查体：T 36.8℃，P 70次/分，神志清，无皮肤粗糙、脱眉，颜面无水肿，眼球不突出，甲状腺Ⅱ度肿大，质软，无压痛，未触及结节。心率70次/分，节律齐，各瓣膜听诊区未闻及杂音。双下肢无水肿。甲状腺彩超示甲状腺弥漫性肿大。

［讨论］

1. 本病的临床诊断及诊断依据是什么？
2. 应进一步完善哪些检查？

单纯性甲状腺肿（simple goiter）是指非炎症或非肿瘤原因（如先天性或缺碘）引起的不伴有临床甲状腺功能异常的甲状腺肿大。根据患病情况不同，分为地方性甲状腺肿和散发性甲状腺肿。如果一个地区中儿童患病率超过10%，称之为地方性甲状腺肿。散发的单纯性甲状腺肿患者约占人群的5%，女性发病率是男性的3~5倍。近年来，由于加碘食盐的推广，地方性甲状腺肿已经明显减少。

### （一）病因和发病机制

**1. 缺碘和高碘** 缺碘是地方性甲状腺肿的主要原因。多见于远离海洋、地势高的内地、山区。摄碘不足、需碘增加易引起甲状腺肿。长期摄碘过多也可阻碍碘的有机化而引起甲状腺肿。青春发育期、妊娠、哺乳等特殊阶段的人群也可因碘相对不足亦可导致本病。碘是甲状腺合成甲状腺素的原料之一，缺碘引起甲状腺素合成不足，反馈引起垂体分泌过量的TSH，刺激甲状腺增生肥大。人体每天最低碘需求量约为75μg，WHO推荐成人每日碘的摄入量为150μg。

**2. 接触致甲状腺肿物质** 长期摄入过多抑制甲状腺素合成的药物如硫脲类、硫氰酸盐和保泰松等或食物如卷心菜、萝卜、核桃和木薯等，导致甲状腺素合成障碍，使得甲状腺代偿性肿大。

**3. 先天性甲状腺激素合成障碍** 此为儿童期散发性甲状腺肿的一种少见原因。一般认为与病毒感染产生变态反应有关，如腮腺炎病毒、柯萨奇病毒、腺病毒及流感病毒等感染。

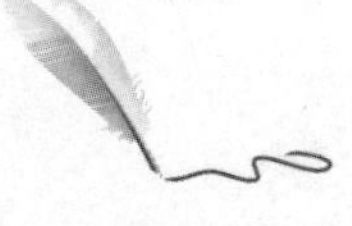

知识链接

**致甲状腺肿物质**

萝卜族食物含有硫脲类致甲状腺肿物质，黄豆、白菜中也有某些可以阻止甲状腺激素合成的物质，引起甲状腺肿大。土壤、饮水中钙、镁、锌等矿物质含量，与甲状腺肿的发生也有关系。有的流行地区除了碘以外，也缺少上述各种元素，也有些地区甲状腺肿的发生率和饮水的硬度成正比。药物如硫氰化钾、过氯酸钾、对氨基水杨酸、硫脲嘧啶类、磺胺类、保泰松、秋水仙素等，也可妨碍甲状腺素合成和释放，从而引起甲状腺肿。

**（二）病理特点**

甲状腺外观呈弥漫性或结节肿大，重量60～1000g不等，切面见结节、纤维化、钙化、出血。早期血管丰富，腺体滤泡增生、肥大，但轮廓不变。久病者，甲状腺组织不规则增生或再生，逐渐出现结节。

**（三）临床表现**

临床上一般无明显表现。仅甲状腺轻至中度肿大，表面平滑，质地较软，无疼痛。重度肿大时可引起压迫症状，如出现咳嗽、气促、吞咽困难或声音嘶哑等。胸骨后甲状腺肿大可使头部、颈部和上肢静脉回流受阻。结节性甲状腺肿可因结节出血、坏死而使肿块突然增大及疼痛。在严重流行区，小儿可发生呆小病，患儿头发增多，前额低，外形肥胖、舌大、行为呆滞，并有脐疝等。

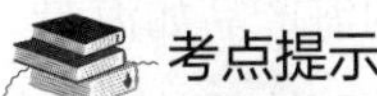


单纯甲状腺肿的典型临床表现为无痛性甲状腺肿大。

**（四）实验室及其他检查**

**1. 甲状腺功能**　血清$TT_3$、$TT_4$一般为正常，部分缺碘患者$T_4$偏低。TSH一般正常。

**2. 甲状腺摄$^{131}$I率**　甲状腺摄碘率增高，但高峰不前移，多在24小时达最高峰，称为碘饥饿曲线，可被$T_3$抑制。但当甲状腺结节有自主性功能时，可不被$T_3$所抑制。

**3. 甲状腺超声**　常示甲状腺弥漫性肿大。

**4. 甲状腺扫描**　弥漫性甲状腺肿常呈均匀性分布，结节性甲状腺肿可呈温结节或凉结节。

**（五）诊断**

根据甲状腺肿大、检查无其他阳性发现、甲状腺激素及TSH测定基本正常、甲状腺同位素扫描结果可诊断。

**（六）鉴别诊断**

**1. 慢性淋巴细胞性甲状腺炎**　该病抗甲状腺球蛋白抗体（TGAb）和甲状腺过氧化物酶抗体（TPOAb）明显增高；做甲状腺细针穿刺细胞学检查，大多可明确诊断。

**2. 甲状腺功能亢进症**　有甲状腺功能亢进的表现，肿大甲状腺上常可触及血管震颤、闻及血管杂音。甲状腺功能$TT_3$、$TT_4$增加，摄$^{131}$I率增加，高峰前移。

**3. 甲状腺癌**　单纯性甲状腺肿出现结节，特别当结节内出血，迅速增大，扫描显示冷结节时，需与甲状腺癌相鉴别，必要时作甲状腺细针穿刺活检。

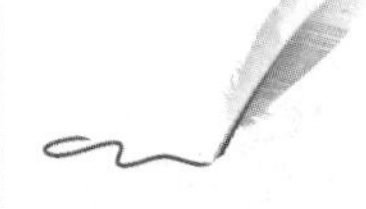

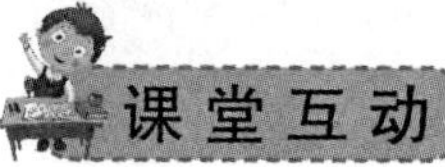


熟练掌握单纯甲状腺肿的临床表现、实验室检查及鉴别诊断

学生思考：

1. 对照患者临床表现，应该想到哪些类似疾病？

2. 如何与甲状腺功能亢进症鉴别？

教师解答：

1. 桥本甲状腺炎、甲状腺功能亢进症、甲状腺癌、结节性甲状腺肿。

2. 甲状腺功能亢进症有甲状腺功能亢进的表现，肿大的甲状腺上常可触及血管震颤，闻及血管杂音。甲状腺功能 $TT_3$、$TT_4$ 增加，摄 $^{131}I$ 率增高，高峰前移。

**（七）治疗**

甲状腺肿一般不需要特殊治疗，主要是调节机体碘营养状态。碘缺乏引起者予以补充碘剂，如多吃含碘的海产品如海带、紫菜或海蜇等，停止摄入致甲状腺肿物品。加碘食盐是目前国际公认防治碘缺乏的有效措施。但高碘性甲状腺肿应减少碘的摄入。

对于有手术指征的患者应予以手术治疗，如巨大甲状腺肿影响生活和工作者；胸骨后甲状腺肿者；甲状腺明显肿大压迫气管、食管、喉返神经而出现临床症状者等可行甲状腺次全切除术，术后应常规服用甲状腺制剂以防复发。

扫码“学一学”

## 【甲状腺功能亢进症】

**[案例]**

患者，女，35 岁。因多汗、乏力、消瘦 8 个月就诊。患者于 8 个月前，无明显诱因出现多汗、全身乏力，体重下降约 10kg，易饥饿，饭量增加。伴持续性心悸，无胸闷、气促、夜间阵发性呼吸困难等。自发病以来，患者大便次数增多，每日 3～5 次，为黄色软便，精神尚可，易激动，睡眠差，小便正常。查体：T 37.6℃，P 117 次/分，R 20 次/分，BP 120/80mmHg。发育正常，体形消瘦，神志清，自动体位，皮肤湿润，双眼球略突出，辐辏反射欠佳，甲状腺Ⅱ度肿大，质软，无结节及触痛，两侧上极可触及震颤，可闻及血管杂音，双肺呼吸音清，律齐无杂音，腹平坦，双下肢无水肿，无病理征。

**[讨论]**

1. 本病的临床诊断及诊断依据是什么？

2. 应进一步完善哪些检查？

甲状腺功能亢进症（hyper－thyroidism）简称甲亢，指甲状腺腺体本身产生甲状腺激素过多，引起以神经、循环、消化等系统兴奋性增高和代谢亢进为主要表现的一组临床综合征。

引起腺体本身分泌甲状腺素增多的原因有很多，见表 7－3－1。甲亢的患病率约为 1%。其中 80%～85% 是由弥漫性毒性甲状腺肿引起，是甲亢最常见的类型，该病最早是由 Robert Graves 报道，因此将该病称为 Graves 病，简称 GD。临床主要表现为甲状腺毒症、弥漫性甲状腺肿、突眼征及胫前黏液性水肿。本节重点介绍该病。

**表 7－3－1 甲状腺功能亢进症的病因分类**

| 甲状腺功能亢进症 |
|---|
| 弥漫性毒性甲状腺肿（Graves 病） |
| 多结节性毒性甲状腺肿 |
| 甲状腺自主高功能腺瘤 |
| 桥本甲亢 |
| 碘致甲状腺功能亢进症（碘甲亢） |
| 垂体 TSH 腺瘤 |
| 新生儿甲状腺功能亢进症 |

**（一）病因和发病机制**

**1. 免疫因素** GD 与甲状腺自身免疫反应有关。患者血清中存在与甲状腺细胞 TSH 受体结合的抗体，称 TSH 受体抗体（TSH receptor antibodies，TRAb）。TRAb 有两类，即甲状腺刺激性抗体（thyroid stimulating antibodies，TSAb）和甲状腺刺激阻断性抗体（TSH binding antibody，TSBAb）。TSAb 与 TSH 受体结合后产生与 TSH 一样的生物学效应，并长时间刺激甲状腺，使得甲状腺激素分泌释放增多，TSAb 是 GD 的致病性抗体。TSAb 可以通过胎盘，影响胎儿或发生新生儿甲亢。TSBAb 与 TSAb 的作用相反，是引起自身免疫性甲状腺炎致甲减的原因之一。GD 与自身免疫甲状腺炎同属自身免疫性甲状腺病，50%～90% 的 GD 患者同时存在针对甲状腺的其他自身抗体。Graves 病患者常常合并其他自身免疫病，如白癜风、脱发、1 型糖尿病等。

**2. 环境因素** Graves 病的发生与感染、睡眠不足、精神创伤、应激等因素有关，可诱发或加重病情，其中感染和精神创伤是最主要的因素。

**3. 遗传因素** Graves 的发病可能与遗传有关，部分患者有家族史。同卵双生相继发生 Graves 病者达 30%～60%，而异卵双生者仅为 3%～9%。

**（二）病理特点**

甲状腺呈不同程度的弥漫性对称性肿大，腺体内血管增生、充血；滤泡上皮细胞增生肥大，分泌功能呈亢进状态。间质中有弥漫性淋巴细胞浸润，甚至可有生发中心。突眼征与细胞免疫有关，早期眼球后组织中有炎性细胞浸润，以后出现纤维组织增生，脂肪组织、黏多糖和糖胺聚糖沉积，透明质酸增多。

**知识链接**

**甲状腺素的特点及生理作用**

甲状腺分泌的甲状腺激素是一组含碘的氨基酸，其中包括甲状腺素（简称 $T_4$）和三碘甲腺原氨酸（简称 $T_3$）。主要生理作用是促进糖和脂肪氧化分解，促进生长发育，提高中枢神经系统兴奋性。

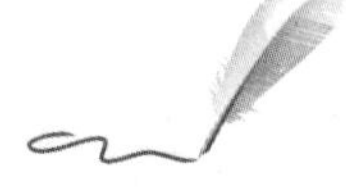

### （三）临床表现

该病患者以女性多见，男女之比为1∶4～1∶6，各年龄组均可发病，以20～40岁多见。一般起病缓慢，临床表现轻重不等，典型表现如下。

**1. 甲状腺毒症**

（1）高代谢综合征　常有疲乏无力、多食、易饥消瘦，怕热多汗、皮肤温暖而潮湿，可伴低热，危象时为高热。

（2）精神－神经系统　有神经过敏、多言多动、紧张焦虑、烦躁易怒、失眠、注意力不集中、记忆力减退，甚至出现幻觉、亚躁狂症或精神分裂症。偶可表现为寡言抑郁、神情淡漠、伸手、伸舌、眼睑细微震颤等。

（3）心血管系统　可有①心动过速：心率可达90～120次/分，休息或睡眠时仍快，多为窦性。其是本病特征之一，也是诊断和观察疗效的一个重要指标。②心律失常：以房性期前收缩常见，甚至可出现阵发性或持久性心房颤动和扑动，偶有房室传导阻滞等。③心音改变：心脏搏动增强，心尖区第一音亢进；常有收缩期杂音，偶可闻及舒张期杂音。④心脏增大甚至发生充血性心力衰竭：见于长年重症患者。⑤血压变化：收缩压增高，脉压增大，可出现水冲脉与毛细血管搏动征。

（4）消化系统　患者食欲亢进，但体重明显下降。胃肠蠕动增快，消化吸收不良而大便次数增多或呈慢性腹泻。老年甲状腺功能亢进症患者可有食欲减退、厌食。由于营养不良及代谢率增高等因素可发生肝大，甚至出现肝功能损害。

考点提示
心血管系统的特征性表现为心动过速。

（5）运动系统　大多数患者有肌肉软弱无力甚至肌肉萎缩，重者可表现为特殊的甲亢性肌病，包括：①眼肌麻痹性突眼征。②急性甲亢性肌病或急性延髓麻痹。③慢性甲亢性肌病，主要是近端肌群无力和萎缩。④甲亢性周期性瘫痪，血钾常降低，发病率低，多见于中年男性。⑤甲亢性重症肌无力。

（6）生殖系统　女性常出现月经减少或闭经，男性出现阳痿，偶有男子乳房发育等。

**2. 甲状腺肿大**　甲状腺呈对称性、弥漫性肿大，质软，随吞咽动作上下移动。肿大程度与甲状腺功能亢进症轻重无明显关系，久病者质地较韧，也可不对称或有结节。随着甲状腺的肿大，甲状腺内血流增多、血流加速，颈部可触及血管震颤并闻及血管杂音，是甲亢的特征性体征。

**3. 突眼征**　可分为良性突眼和恶性突眼两种类型。

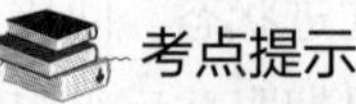
考点提示
甲状腺肿大的特征性体征是触及血管震颤并闻及血管杂音。

（1）良性突眼　又称非浸润性突眼，眼球向前轻度突出，眼征呈对称性改变，是由于交感神经兴奋致眼外肌和上睑肌张力增高所致，球后眶内软组织改变不大。眼征包括如下几种。①Stellwag征瞬目减少。②Dalrymple 征眼裂增宽，目光炯炯有神。③VonGraefe 征上眼睑挛缩，向下看时眼睑不能随眼球向下转动。④Moebius 征两眼看近物时向内侧聚合不良。⑤Joffiroy 征眼向上看时，前额皮肤不能皱起。

（2）浸润性突眼　又称眼肌麻痹性突眼或恶性突眼，也称为Graves 眼病，眼球明显突出，突眼度超过参考值上限的3mm以上（中国女性16mm，男性18.6mm）。除以上眼征外，

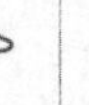

患者还伴有畏光、流泪、眼球肿胀、结膜充血、眼睑闭合不良，有时出现角膜炎、角膜溃疡等，严重时会影响视神经导致失明。

**4. 胫前黏液性水肿**　约5%的GD患者会出现。多见于小腿胫前下段，有时可延伸至足背、踝关节及膝部，偶可波及上身。早期皮肤增厚、粗糙变韧，有广泛大小不等的棕红色、红褐色或暗红色斑片状结节；结节表面皮肤薄而紧张，稍有发亮，毛粗而稀疏，有时有脱屑。后期皮肤呈橘皮状或树皮状，皮损常融合形成下肢粗大如“象皮腿”。

**5. 特殊临床表现**

（1）甲状腺危象（thyroidcrisis）　是甲亢最严重的表现。发生率低，老年患者多见。甲状腺危象确切的发病原因和病理生理机制未完全阐明，可能是TH大量释放入血和（或）TH活性增强等多种因素所致。常有明显的诱因，主要是精神刺激、急性感染、各种应急刺激、甲状腺术前准备不充分、$^{131}$I治疗等。典型临床表现为高热、大汗淋漓、心动过速（140次/分以上）、烦躁、谵妄甚至昏迷。最后多因休克、呼吸及循环衰竭、电解质失衡而死亡。

（2）$T_3$型甲亢　以$TT_3$与$FT_3$增高为主，甲状腺摄$^{131}$I率正常或偏高，$T_3$抑制试验呈不抑制反应，血清中$TT_4$与$FT_4$浓度不高，又称$T_3$型甲状腺毒症（$T_3$ toxicosis）。临床上有甲亢表现，一般较轻。发生可能因甲状腺腺体内碘不足，导致代偿性地合成的甲状腺素以含碘少的$T_3$为主，或在甲亢病情发展中$T_3$上升得较多较快，而治疗过程中则$T_4$下降得较多较快所致。

（3）甲亢性心脏病（thyrotoxic heart disease）　主要表现为心律失常（主要是心房颤动）和心力衰竭，多见于老年患者。临床见快速性心律失常、、心脏增大、心力衰竭、心绞痛或显著心电图改变，而无其他原因的心脏病变时，有其中一项或一项以上者可诊断为甲亢性心脏病。甲亢控制后，心脏病变有明显好转或消失是其特征。

（4）淡漠型甲亢（apathetichyro toxicosis）　又称隐蔽型甲亢，多见于老年。本型可能由于甲亢长期未得到诊治，机体严重消耗所致；或与交感神经对甲状腺素不敏感以及儿茶酚胺耗竭有关，也有人认为与缺镁有关。

**课堂互动**

熟练掌握典型甲亢的临床表现

学生思考：

总结淡漠型甲亢的临床特点，分析临床可能被误诊为何种疾病？

教师解答：

特点：多见于老年，临床上起病隐匿，神志淡漠，反应迟钝，抑郁嗜睡，消瘦乏力。皮肤干燥、畏寒。心率增加不明显，常有心律失常、心脏扩大甚至心力衰竭。多有食欲减退或伴腹泻。一般无突眼，少数有眼睑下垂。甲状腺轻度肿大，常有结节。血清$TT_3$、$TT_4$和甲状腺摄$^{131}$I率一般均增高，$T_3$抑制试验呈不抑制反应。

由于甲亢症状不明显，容易被误诊为精神病或神经症，也被误诊为冠心病、甲状腺功能减退症或癌症等。

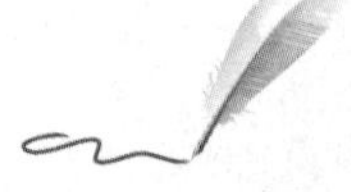

（5）妊娠期甲亢　妊娠时由于雌激素分泌增加，血中甲状腺激素结合球蛋白（TBG）增高，使血清 $TT_3$ 和 $TT_4$ 增高。同时妊娠时多种激素分泌水平增高，可有高代谢综合征的表现。因此，妊娠期有甲亢的临床表现者，要注意监测血清中 $FT_3$、$FT_4$ 和 TSH 的变化。妊娠和甲亢往往相互影响，妊娠使甲亢加重，甲亢可导致流产、早产、死胎及妊娠期高血压疾病等。因此，甲亢未控制的患者不建议怀孕。

**（四）实验室及其他检查**

**1. 基础代谢率的测定（BMR）**　正常人基础代谢率为 -10% ~ +15%。甲亢患者代谢率常增高，且增高的程度与病情相符合。

**2. 血清总甲状腺素（$TT_4$）、总三碘甲腺原氨酸（$TT_3$）**　$TT_4$、$TT_3$ 是结合型与游离型 $T_4$、$T_3$ 总和。患者在 TBG 稳定的情况下，$TT_4$、$TT_3$ 的增高提示甲亢，是诊断甲亢的主要指标，$T_3$ 型甲亢仅有 $TT_3$ 增高。如疑有患者 TBG 异常，可同时测定游离型 $T_4$、$T_3$。

**3. 血清游离甲状腺素（$FT_4$）和游离三碘甲腺原氨酸（$FT_3$）**　$FT_4$、$FT_3$ 的测定结果不受 TBG 影响，是判断甲状腺功能的灵敏指标，可作为诊断临床甲亢的首选检查。

**4. 促甲状腺激素（TSH）**　甲亢时由于下丘脑、垂体功能受抑制，导致 TSH 降低。

**5. $^{131}I$ 摄取率**　正常值用盖革计数管测定法测定，$^{131}I$ 摄取率是 3 小时 5% ~25%，24 小时 20% ~45%，高峰在 24 小时出现。甲亢患者 3 小时 >25%，24 小时 >45%，且高峰前移。阳性率达 95%。

**6. 甲状腺刺激性抗体（TSAb）**　80% ~100% 的 TSAb 患者血中可检查到 TSAb，是诊断 GD 的重要指标之一。TSAb 也被作为判断 Graves 病预后和抗甲状腺药物停药的指标。

**7. 其他检查**　血红细胞减少、白细胞正常或稍低，淋巴细胞相对增高。24 小时尿肌酐排出量增多，血清胆固醇可低于正常。甲状腺 B 超、核素扫描、CT 可根据需要选择。

**（五）诊断**

Graves 病的诊断标准：①临床甲亢症状和体征。②甲状腺弥漫性肿大（触诊和 B 超证实），少数病例可以无甲状腺肿大。③血清 TSH 浓度降低，甲状腺激素浓度升高。④眼球突出和其他浸润性眼征。⑤胫前黏液性水肿。⑥甲状腺 TSH 受体抗体阳性。以上标准中，①②③项为诊断必备条件，④⑤⑥项为诊断辅助条件。

**（六）鉴别诊断**

**1. 单纯性甲状腺肿**　只有甲状腺肿大而无甲亢症状和体征，血清 $TT_4$、$TT_3$、TSH 水平一般正常。

**2. 亚急性甲状腺炎**　亚急性甲状腺炎可引起一过性症状性甲亢。如果亚急性甲状腺炎病程较长，甲状腺局部症状不明显时易与 Graves 甲亢混淆。需进行 $^{131}I$ 摄取率检查或甲状腺穿刺活检鉴别。亚急性甲状腺炎患者 $^{131}I$ 摄取率显著降低，病理检查可发现肉芽肿改变。

**3. 更年期综合征**　更年期妇女会有情绪不稳、烦躁易怒、失眠、出汗等症状。但甲状腺不肿大，无突眼征，甲状腺功能检验正常。

**（七）治疗**

本病病因机制未完全清楚，治疗主要从以下几个方面进行，即抗甲状腺药物治疗、$^{131}I$ 放射治疗、甲状腺次全切除术。

**1. 一般治疗**　多补充高热量、高蛋白、富含维生素食物，注意多饮水，减少粗纤维摄

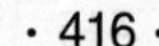

入。多休息，避免精神紧张、过度劳累、精神刺激等。失眠者可给予镇静剂，如地西泮、奋乃静或巴比妥类等药物。有心悸、心动过速者，可给予普萘洛尔以减慢心率，哮喘者禁用。

**2. 抗甲状腺药物（antithyroid drug，ATD）治疗**　抗甲状腺药物是治疗Graves病最安全的方法。ATD有硫脲类和咪唑类两类，硫脲类包括甲硫氧嘧啶（methyl - thiouracil，MTU）和丙硫氧嘧啶（propylthiouracil，PTU），咪唑类包括他巴唑（methimazole，MMI）和甲亢平（carbimazole，CMZ）。通过抑制甲状腺激素的合成达到治疗作用，但对已合成的甲状腺激素无效，故用药后需经4周左右始能见效。此类药物还有免疫抑制作用，可使TSAb下降甚至转阴。此外，PTU还能抑制$T_4$转变为$T_3$。

（1）适应证　①病情轻，甲状腺肿较小者。②年龄小于20岁。③孕妇、高龄、年迈体弱或合并严重心、肝、肾等疾病而不宜手术者。④$^{131}$I放射治疗前、后的辅助治疗。⑤手术前准备。⑥甲状腺次全切除后复发而不宜用$^{131}$I放射治疗者。

（2）治疗方法分三个阶段　①初始量阶段：每日PTU 300～400mg或MMI 30～40mg，分3次口服。病情重者可加大剂量，对突眼明显或合并妊娠者剂量宜小。服用1个月后复查甲状腺功能，若甲状腺功能转为正常或接近正常，逐渐减量进入第二阶段。②减量阶段：继续用原剂量1～2周。以后每2～4周递减一次，如MMI每次减少剂量5～10mg，逐步过渡到维持量，一般需要3～4个月。③维持量阶段：维持量有个体差异，常为治疗量的1/3～1/6，如MMI每日5～15mg。当甲状腺功能正常、甲状腺肿缩小、杂音消失后再减少维持量，如MMI每日2.5～5mg继续巩固治疗3个月左右，然后停药。总疗程至少1年以上，一般为1.5年，有的达2年或更长。疗程中要做到不间断服药，治疗期和停药后均不摄入含碘多的食物，以利于控制及减少复发。

（3）不良反应　抗甲状腺药物中最常见的副作用是白细胞或粒细胞减少，皮疹。故需定期观察血象，若外周血白细胞低于$3\times10^9/L$或者中性粒细胞低于$1.5\times10^9/L$应当停药。皮疹可加用抗组织胺药治疗，一般不需停药。但如皮疹进行性加重，需停药观察，以免发生剥脱性皮炎。其他还会出现中毒性肝病、关节痛、狼疮样综合征、凝血酶原缺乏、再生障碍性贫血、毛发脱落和精神症状等。

（4）疗效及停药指标　经抗甲状腺药物规律治疗后，约50%患者可获长期缓解。病情较轻、甲状腺较小者，缓解率较高。延长治疗时间也可提高治愈率。症状体征消失，$TT_3$、$TT_4$和TSH恢复正常，血TSAb滴定度明显下降可考虑停药。

**3. $^{131}$I治疗**　利用甲状腺有高度浓集碘的能力，使用$^{131}$I释放射线致甲状腺滤泡破坏而萎缩，使得甲状腺素合成和分泌减少，同时还减少腺内淋巴细胞以减少抗体产生，从而取得治疗甲亢的作用。但妊娠期和哺乳期妇女绝对禁用。

（1）适应证　①年龄大于20岁，甲状腺Ⅱ度以上肿大。②ATD治疗无效或复发，或者对ATD过敏者。③不愿进行手术、不能耐受手术或手术后复发。④甲亢合并白细胞减少、血小板减少或全血细胞减少。⑤浸润性突眼。对轻度和稳定期的中、重度突眼者，可单用$^{131}$I治疗；对活动期患者，可以加用糖皮质激素。

（2）剂量与疗法　$^{131}$I治疗甲亢的剂量选择有两种方式。一种为放射性剂量个体化，即根据甲状腺大小、$^{131}$I摄取率及有效半衰期、甲亢轻重等来计算$^{131}$I的使用剂量。第二种方

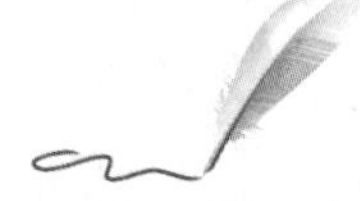

式，即固定放射剂量。一次给较大剂量的$^{131}$I，在短期内迅速控制甲亢，之后用$T_4$替代治疗。这样也可以避免延误对$^{131}$I治疗后甲减的诊治。对重度甲亢患者应先服用抗甲状腺药物治疗4～8周，待临床症状好转后再予以治疗。一般于治疗2～3周后，症状逐渐减轻，甲状腺缩小，3个月后约60%得到完全缓解。如半年后仍未缓解者，可考虑第二次$^{131}$I治疗。治疗前抗甲状腺药物要停药1周。

（3）并发症　①甲状腺功能减退是最常见的并发症。随着治疗时间延长，发生率逐年增多。②甲状腺危象，发生率低。③加重活动性突眼：对于活动性突眼在治疗前1个月给予泼尼松20～30mg/d，3～4个月逐渐减量。

**4. 手术治疗**　手术治疗、抗甲状腺药物和$^{131}$I治疗是甲亢的三大基本治疗方法，沿用至今。但近20年来，接受手术治疗的患者逐渐减少。手术治疗的治愈率在90%左右，复发率为8%。

（1）适应证　①甲状腺巨大有压迫症状。②胸骨后甲状腺肿伴甲亢。③结节性甲状腺肿伴甲亢者。④中、重度甲亢患者，长期服药无效，或停药后复发，或不能坚持长期服药者。⑤甲状腺内有冷结节，怀疑恶变。⑥自主性高功能性甲状腺结节或腺瘤。

（2）术前准备　术前均需应用抗甲状腺药物，缓解甲亢症状，控制心率达80次/分钟左右，血$TT_3$、$TT_4$基本正常。然后加用复方碘溶液，5～10滴，每日3次，7～14天。使甲状腺缩小以减少术中出血和术后危象。近年使用普萘洛尔或普萘洛尔与碘化物联合作术前准备，效果迅速，2～3天后心率下降至正常，1周后即可施行手术。普萘洛尔10～20mg口服，6～8小时一次，术后尚需巩固治疗1周。

（3）并发症　伤口出血、感染、甲状腺危象、喉上或喉返神经损伤，甲状旁腺功能及甲状腺功能减退、突眼征加重等。

**5. 甲状腺危象的治疗**　病情严重常危及生命，一旦发生，需立即抢救。

（1）针对诱因治疗。

（2）阻断甲状腺素的合成　首选大剂量抗PTU，因其还可抑制$T_4$向$T_3$转化。首剂600mg口服或经胃管灌入，以后每次200mg，每6小时一次；或MMI首剂60mg，以后20mg口服，一日3～4次。待症状缓解后减量治疗。

（3）抑制甲状腺素的释放　抗甲状腺药物后1～2小时，即加用复方碘溶液5～10滴口服，每6～8小时一次。或用碘化钠0.5～1.0g溶于10%葡萄糖溶液500ml中静脉滴注，每12～24小时一次。待症状缓解后，逐渐减量。一般在2周内停用碘剂。

（4）β受体阻断药　降低周围组织对甲状腺素的反应，普萘洛尔20～40mg口服，每6～8小时一次；或1mg静脉注射，可视病情需要间歇使用，注意心功能变化，哮喘禁用。

（5）糖皮质激素　氢化可的松100mg静脉滴注，每6～8小时一次，可提高机体的应激能力，减少甲状腺素的释放和抑制$T_4$转变为$T_3$。

（6）对症治疗　包括吸氧、物理降温、镇静、纠正水电解质紊乱和酸碱失衡。防治感染等。

**6. 浸润性突眼治疗**　一般来说，浸润性突眼特别是活动性浸润性突眼在治疗甲亢时，应尽量避免采用手术或$^{131}$I治疗，以选择抗甲状腺药物治疗较为稳妥。

（1）局部治疗　注意眼睛的休息和保护，外出时戴茶色眼镜避免刺激，睡眠时用抗生

素眼膏或眼罩并抬高头部；可交替滴用抗生素眼药水及可的松眼药水，或采用0.5%甲基纤维素眼药水减轻眼部刺激。

（2）全身药物治疗　给予泼尼松10～20mg，每日3次。见效后逐渐减量。也可酌情使用环磷酰胺、甲氨蝶呤及环孢素等。免疫抑制剂在早期阶段应用效果较好。甲状腺片20～40mg口服，一日2～3次，与抗甲状腺药物合用，以调整垂体－甲状腺轴功能预防因甲状腺功能低下加重突眼。

（3）球后放疗　可采用直线加速器等进行治疗。

其他严重浸润性突眼可考虑采用眶减压治疗，以缓解视神经受压，防止失明。近年用血浆置换疗法，以去除免疫球蛋白与免疫复合物等因子，但单用此法疗效为一过性，因而需与抗甲状腺药物和放疗三者并用。

扫码“学一学”

## 【甲状腺功能减退症】

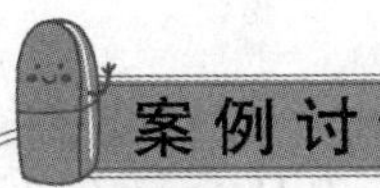


［案例］

患者，女，38岁。因“颜面部水肿、乏力1年”就诊。患者于1年前无明显诱因出现颜面部水肿、全身乏力，体重增加约5kg，伴有畏寒、脱发、腹胀、便秘。查体：T 36℃，P 65次/分，R 20次/分，BP 115/80mmHg。发育正常，偏胖体型，神志清，皮肤苍黄而干燥，颜面部水肿，头发及眉毛稀疏，甲状腺Ⅱ度肿大，质韧，未触及结节，无触痛，双肺呼吸音清，律齐，无杂音，心音较低钝，腹平坦，双下肢轻度水肿，无病理征。

［讨论］

1. 本病的临床诊断及诊断依据是什么？

2. 应进一步完善哪些检查？

甲状腺功能减退症（hypothyroidism）简称甲减，是由多种原因导致的低甲状腺激素血症或甲状腺激素抵抗引起的全身性低代谢综合征。据报告我国临床甲减的患病率是1.0%，发病率2.9‰。

**（一）分类**

**1. 根据病变发生的部位分类**

（1）原发性甲减（primary hypothyroidism）　即甲状腺本身病变者，而且由甲状腺病变引起的甲减占全部甲减的95%以上。

（2）中枢性甲减（central hypothyroidism）　由下丘脑和垂体病变引起的促甲状腺激素释放激素（TRH）或者促甲状腺激素（TSH）产生和分泌减少所致的甲减，其中由下丘脑病变引起的甲减称三发性甲减。

（3）TH抵抗综合征　即TH在外周组织发挥作用缺陷引起的综合征。

**2. 根据发病年龄分类**

（1）呆小病（克汀病，cretinism）　起病于胎儿或新生儿期。

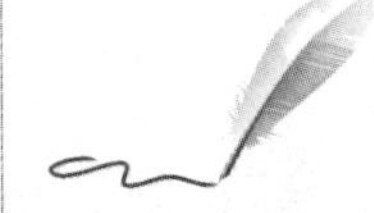

（2）幼年型甲减　起病于青春期前儿童。

（3）成年型甲减　起病于成年。

**3. 根据病因分类**　如药物性甲减、$^{131}$I 治疗后甲减、手术后甲减、特发性甲减等。

**4. 根据甲减程度分类**　分为临床甲减和亚临床甲减。

**（二）病因和发病机制**

**1. 原发性甲减**　占 90% ~95%，为甲状腺本身病变所致。

（1）自身免疫　最常见的原因是自身免疫性甲状腺炎，包括桥本甲状腺炎、萎缩性甲状腺炎、产后甲状腺炎等。

（2）甲状腺破坏　如$^{131}$I 治疗、颈部疾病放射线治疗、甲状腺手术、药物因素等所致破坏。

（3）甲状腺内广泛病变　如肿瘤、淀粉样变、血色病、硬皮病等。

（4）碘过多 碘过量可诱发或加重自身免疫性甲状腺炎，如含碘药物胺碘酮诱发甲减的发生率是 5% ~22%。

（5）先天性　①甲状腺发育不全或缺如。②TH 合成酶系异常。③TSH 受体基因突变。

**2. 中枢性甲减**　下丘脑或垂体肿瘤、手术、炎症、放疗导致 TRH 或 TSH 分泌不足引起。产后大出血垂体坏死导致 TSH 分泌减少所致。

**3. TH 抵抗综合征**　因 TH 减少或受体后缺陷所致，组织对 TH 抵抗，呈常染色体显性或隐性遗传。

**（三）临床表现**

临床表现取决于起病年龄。若起病始于胎儿和婴幼儿时，因影响大脑和骨髓的生长发育，导致身材矮小和智力低下，一般不可逆。若起病始于成年时，主要影响脏器功能，及时治疗一般可逆。

**1. 成年型甲减**　女性多见，以 40 ~60 岁为多，起病缓慢隐匿。初起病时，症状不一，患者可自觉软弱、疲乏、畏寒。症状明显者可有食欲减退、体重增加、便秘、皮肤干燥、指甲变薄而脆、智力减退、言语行动缓慢和表情淡漠等表现。典型患者有以下表现。

（1）一般表现　呈黏液性水肿面容，表情淡漠、呆板、面色苍白，面颊及眼睑水肿，鼻唇增厚，头发稀疏而无光泽，睫毛及眉毛脱落（以眉梢为甚）。舌大而发音不清，言语缓慢，音调低沉。皮肤粗糙、冷、干而厚、脱屑，特别是手、臂、眼明显，呈非凹陷性黏液性水肿。指甲生长缓慢、脆，表面常有裂纹。腋毛及阴毛脱落。

（2）心血管系统　脉搏、心率减慢，心音低弱。心脏扩大，常伴有心包积液。久病者易并发动脉粥样硬化，发生心绞痛和心律失常。

（3）消化系统　食欲减退、腹胀、便秘，严重者发生黏液水肿性巨结肠症及麻痹性肠梗阻，部分患者伴胃酸缺乏。

（4）血液系统　常见贫血，由于胃酸减少致铁吸收减少或月经量增多、缺乏维生素 $B_{12}$ 或叶酸吸收不良所致。

（5）精神 - 神经系统　嗜睡、反应迟钝、理解力及记忆力减退。各种感觉均迟钝，伴耳鸣、眩晕。严重者可出现痴呆、幻想、木僵、昏睡甚至惊厥。

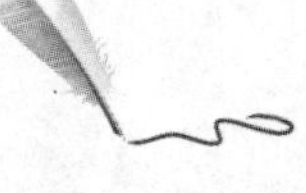

（6）其他　肌肉松弛无力，重者进行性肌萎缩。肾上腺皮质功能偏低，性欲减退，女性月经失调，月经过多，受孕后易流产。男性易出现阳痿。

**2. 呆小病**　患儿表情呆滞、眼距增宽、鼻梁易蹋陷、唇厚舌大常外伸、发音低哑。智力低下、痴呆，常伴聋哑。骨龄延迟、身材矮小，四肢比躯干短小。

**3. 幼年型甲减**　幼儿多表现为呆小病。较大儿童则近似成年型甲减。

**4. 黏液性水肿昏迷**　甲减最严重的表现，多见于老年长期未接受治疗者。寒冷、感染是最常见的诱因，其他如替代治疗中断、创伤、手术、麻醉、使用镇静剂等均可促发。昏迷时四肢松弛、反射消失、体温低下（可在33°C以下）、呼吸浅慢、心动过缓、心音低弱、血压降低、休克，并可伴发心、肾衰竭，常威胁生命。

**（四）实验室及其他检查**

**1. 一般检查**　血胆固醇、三酰甘油常升高；心肌酶如（CPK）、（CK）、（LDH）、（MB）均可升高；常有贫血。

**2. TSH、$T_3$、$T_4$检查**　原发性甲减TSH增高，$T_3$、$T_4$降低且$FT_3$、$FT_4$降低。亚临床甲减者TSH增高，$T_3$、$T_4$正常。

**3. 抗体测定**　抗甲状腺球蛋白抗体（TGAb）和抗甲状腺过氧化物酶抗体（TPOAb），是确定原发性甲减病因的重要指标。一般认为TPOAb的意义较为肯定。

**4. 心电图、X线检查**　心电图可呈窦性心动过缓、低电压、T波低平甚至倒置表现，部分病例X线检查见心脏向两侧增大，或伴心包积液和胸腔积液。

**（五）诊断**

根据症状和体征，结合血清$T_3$、$T_4$及TSH水平即可考虑本病。血清TSH增高，$T_3$、$T_4$降低，$FT_3$、$FT_4$降低，可诊断为原发性甲减，需通过进一步寻找甲减病因。如TPOAb阳性可考虑甲减，病因为自身免疫性甲状腺炎。血清TSH减低，$FT_3$、$FT_4$降低，考虑为中枢性甲减。可通过TRH兴奋试验证实，并进一步寻找垂体和下丘脑的病变。

**（六）鉴别诊断**

**1. 贫血**　应与其他原因的贫血鉴别。

**2. 蝶鞍增大**　应与垂体瘤鉴别。原发性甲减时TRH分泌增加可以导致高PRL血症、溢乳及蝶鞍增大，酷似垂体催乳瘤。可行MRI鉴别。

**3. 水肿**　主要与特发性水肿鉴别。

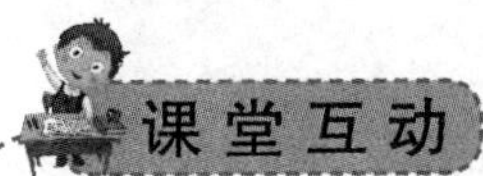


熟练掌握甲状腺功能减退症的临床表现

学生思考：

出现哪些表现时，应该想到该病？

教师解答：

黏液性水肿面容，表情淡漠、呆板、面色苍白，头发稀疏、睫毛及眉毛脱落。舌大而发音不清，言语缓慢，音调低沉。皮肤粗糙、干而厚、多脱屑，呈非凹陷性黏液性水肿。腋毛及阴毛脱落。

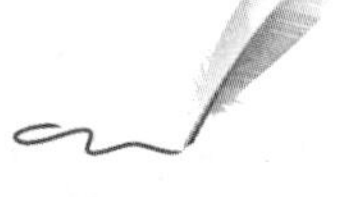

**（七）治疗**

原发性甲减的治疗目标为甲减的症状和体征消失，血清 TSH 和 $TT_4$、$FT_4$水平维持在正常范围。中枢性甲减的治疗是把血清 $TT_4$、$FT_4$达到正常范围作为治疗的目标，而不能把 TSH 作为监测指标。用甲状腺制剂或人工合成制剂治疗，一般需要终生服药。

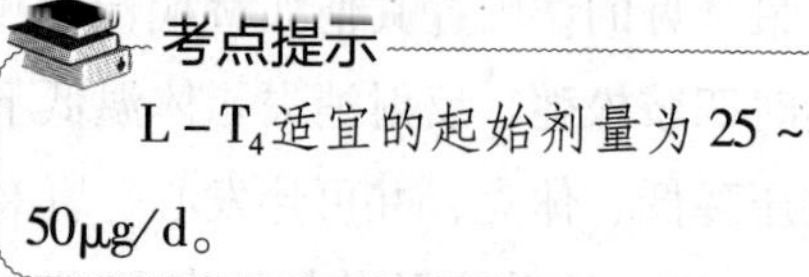

考点提示

$L-T_4$适宜的起始剂量为 25～50μg/d。

**1. L－甲状腺素钠（$L-T_4$）** 左甲状腺素（$L-T_4$）是甲减的主要替代治疗药物，剂量取决于患者的病情、年龄、体重，要个体化。成人替代量为 50～200μg/d，平均 125μg/d，按体重计算则需 1.6～1.8μg/（kg·d）；儿童约需 2.0μg/（kg·d）；老年人约需 1.0μg/（kg·d）。一般从 25～50μg/d 开始，每 1～2 周增加 25μg，直到达到治疗目标。补充甲状腺素，重新建立下丘脑－垂体－甲状腺轴的平衡需 4～6 周，所以初期每 4～6 周测激素，根据检查结果调整治疗剂量，直至达到治疗目标。治疗达标后，需要每半年或一年复查 1 次激素。

**2. 亚临床甲减的治疗** 亚临床甲减要根据 TSH 水平考虑用药。如 TSH≥10mIU/L 的患者，主张给予 $L-T_4$替代治疗；TSH＜10mIU/L 患者有下述情况时需给 $L-T_4$治疗：TPOAb 阳性、高脂血症、妊娠期妇女及动脉粥样硬化疾病等。

**3. 黏液性水肿昏迷的治疗**

（1）补充甲状腺激素　首选 $T_3$ 静脉注射，首次 40～120μg，以后每 6 小时静注 5～15μg，直到患者症状改善、清醒后改为口服。或用 $L-T_4$ 首次 100～200μg，以后每天 50μg，至患者清醒后改为口服。

（2）肾上腺皮质激素　氢化可的松 200～300mg/d 持续静脉滴注，清醒后逐渐减量。

（3）去除诱因或治疗　感染引起者占 35%。

（4）对症处理　给氧，保持气道通畅；保暖；根据需要补液、升血压等。

扫码“学一学”

## 【自身免疫性甲状腺炎】

**案例讨论**

［案例］

患者，女，35 岁。查体：甲状腺Ⅱ度肿大，质中等硬度，表现光滑，无触痛，颈部淋巴结无肿大。患者无心悸、畏热、多汗、烦躁、易饥等表现。血液检查：$T_3$、$T_4$及 TSH 正常。

［讨论］

1. 最可能的诊断是什么？
2. 为明确诊断还需做哪些检查？
3. 明确诊断后该如何治疗？

自身免疫性甲状腺炎（autoimmune thyroiditis，AIT）是患者血清中存在针对甲状腺的自身抗体，甲状腺有淋巴细胞的浸润，有遗传倾向，但是甲状腺炎症的程度和破坏程度不同。GD 的甲状腺炎症较轻，以 TSAb 引起的甲亢为主要表现，AIT 的炎症破坏明显，严重者发

生甲减。AIT 和 GD 有共同的遗传背景，两者可以相互转化，就是一种转化的形式，临床表现为甲亢和甲减交替出现。

**（一）AIT 的分型**

**1. 桥本甲状腺炎（Hashimoto thyroiditis，HT）**　是 AIT 的经典类型，甲状腺显著肿大，50% 伴临床甲减。

**2. 萎缩性甲状腺炎（atrophic thyroiditis，AT）**　即过去称为特发性甲状腺功能减退症、原发性黏液水肿。甲状腺萎缩，大多伴临床甲减。

**3. 甲状腺功能正常的甲状腺炎（euthyroid thyroid，ET）**　仅表现为甲状腺淋巴细胞浸润，甲状腺自身抗体 TPOAb 或（和）TgAb 阳性，但甲状腺功能正常。国内发病率在 10% 左右。

**4. 无痛性甲状腺炎（silent thyroiditis）**　又称安静性甲状腺炎，既有不同程度的淋巴细胞浸润，也有甲状腺功能的改变，即甲亢和（或）甲减，部分患者发展为永久性甲减。产后甲状腺炎（postpartum thyroiditis，PPT）是无痛性甲状腺炎的一个亚型，特点是发生在妇女产后。近年出现的药物性甲状腺炎也属于此型。

**5. 桥本甲亢（Hashitoxicosis）**　少数 Graves 病可以和桥本甲状腺炎并存，称为桥本甲亢，有典型甲亢的临床表现和实验室检查，血清 TgAb 和 TPOAb 滴度高，甲状腺穿刺活检可见两种病变同时存在。

**（二）病因和发病机制**

**1. 遗传倾向**　本病有家族聚集现象，有研究显示本病的遗传易感性与 HLA－DR3、HDL－DR5 有关。

**2. 甲状腺的自身抗体损伤**　从患者血清中可检出效价很高的抗甲状腺各种成分的自身抗体，如抗 TSH 受体抗体（TRAb）、抗甲状腺过氧化物酶抗体（TPOAb）、抗甲状腺球蛋白抗体（TGAb）等。

**3. 碘摄入量增加**　碘摄入是影响本病发生发展的重要环境因素，在碘摄入量高的区域 AIT 的发病率显著增加，碘摄入量增加可使隐性的患者发展为临床甲减。动物实验也证实给予过量的碘化物时，可在遗传易感株系的动物个体中引起甲状腺炎。

HT 患者由于细胞凋亡而引起甲状腺滤泡破坏，机体产生的抗体 TPOAb 和 TGAb 有固定补体和细胞毒性作用，也参与甲状腺细胞的损伤。

**（三）临床表现**

本病是最常见的自身免疫性甲状腺疾病。国外报道患病率为 1%～2%，国内有的报告患病率为 1.6%，发病率为 0.69%。女性发病率是男性的 3～4 倍，高发病率在 30～50 岁。

临床发病缓慢，早期多无表现，常在无意中发现甲状腺肿大，无痛，两侧可不对称，表面光滑，质地坚韧有弹性如橡皮，也可呈结节状，随吞咽运动活动，少数可出现轻度局部压迫症状，易与甲状腺癌相混淆。病程晚期出现甲状腺功能减退症状。

**（四）实验室及其他检查**

**1. 免疫学检查**　几乎所有患者的血清 TPOAb 滴度均明显增高，TGAb 也常明显升高。是最有意义的诊断指标。

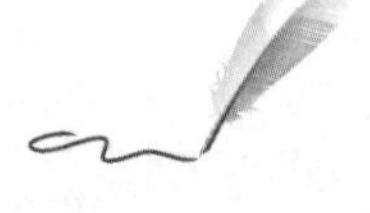

**2. 血清 $TT_3$ 与 $TT_4$** 早期血清 $TT_3$ 与 $TT_4$ 正常，但血清 TSH 可升高，甲状腺 $^{131}I$ 摄取率正常或增高，但可被 $T_3$ 所抑制；后期甲状腺 $^{131}I$ 摄取率降低，血清 $TT_4$、$TT_3$ 依次降低，最后出现明显甲状腺功能减退的症状。

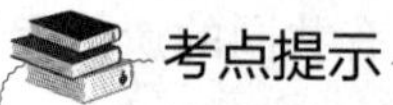
考点提示

确诊桥本甲状腺炎的依据为 TPOAb，TGAb 增高。

**3. 核素扫描** 甲状腺核素扫描分布不均或可见“冷结节”。

**4. 穿刺活检** 细针穿刺活检可见典型的大量淋巴细胞浸润和（或）纤维增生，可有淋巴生发中心形成。

**（五）诊断**

凡是弥漫性无痛性甲状腺肿大，特别是伴有峡部锥体叶肿大，不管甲状腺功能如何，都应怀疑本病；如 TGAb、TPOAb 测定呈明显增高，即可确诊。另外，核素扫描分布不均或见“冷结节”；甲状腺细针穿刺细胞涂片可见成堆淋巴细胞浸润等特征性改变，均可帮助诊断。

**（六）鉴别诊断**

**1. 甲状腺腺癌** 甲状腺有多个结节，质地较硬，要注意鉴别，必要时行甲状腺活检确诊。

**2. 亚急性甲状腺炎** 少数病例发病较急，有时可出现局部疼痛和结节，应注意鉴别；亚急性甲状腺炎多自行缓解，泼尼松治疗效果显著，鉴别不难。

**（七）治疗**

目前无针对病因治疗的措施。限制碘摄入量在安全范围（尿碘 100～200μg/L），可能有助于阻止甲状腺自身免疫破坏的进展。仅有甲状腺肿、无甲减者一般不需治疗。但若有血清 TSH 增高、有甲减表现或肿大明显有压迫症状者可选择 $L-T_4$ 治疗，但无证据表明有延缓病情进展作用，有时需终身服用。如果甲状腺短期内迅速肿大或伴疼痛、压迫症状者，可给泼尼松每次 10～20mg 口服，1～3 次/天。症状缓解后逐渐递减，可用 1～2 个月，病情稳定后停药。甲状腺肿大用药后不缩小或有癌变者，可手术切除，术后继续补充甲状腺制剂。

**知识链接**

**桥本甲状腺炎**

桥本甲状腺炎也称慢性淋巴细胞性甲状腺炎：由日本学者 Hashimoto 于 1912 年首先报道。桥本甲状腺炎是导致甲减的最常见病因，以每年 5% 递增，好发于 30～50 岁女性，发病隐匿，早期无特殊表现，当症状已经表现出来时，已经到了严重的程度。最近一些研究表明，硒酵母及左甲状腺素钠合用对该病伴甲减者有一定疗效，硒在甲状腺组织中发挥重要作用，甲状腺正常分泌功能依赖于适量的硒，补硒可明显升高甲状腺激素，降低促甲状腺激素的含量；优甲乐是左旋甲状腺素，它与内源性激素一样，在外周器官中被转化为 $T_3$，然后通过与 $T_3$ 受体结合发挥其特定作用。

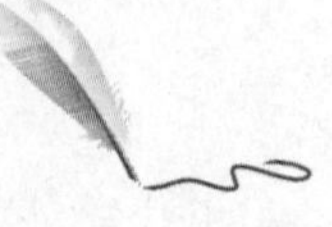

## 小结

甲状腺是调节新陈代谢、生长发育的重要内分泌器官，多种原因可引起其结构与功能的异常。临床常见疾病包括如下几种。①单纯性甲状腺肿，多发于青春期女性。缺碘是其主要原因，临床表现以无痛性无甲状腺功能异常的弥漫性甲状腺肿大为主，多对称，无血管杂音，$TT_3$、$TT_4$正常。食物加碘是其有效措施。②甲状腺功能亢进症（甲亢）是指甲状腺腺体激素分泌过多而导致代谢亢进和神经系统等兴奋性增高的临床综合征，可由多种原因引起，Graves 病是其主要类型。临床表现为甲状腺毒症、弥漫性甲状腺肿、突眼征和胫前黏液性水肿，$T_3$、$T_4$增高，TSH 降低，TSAb 阳性。常有临床表现不典型的特殊类型，治疗包括抗甲状腺药物、$^{131}I$治疗、手术治疗，各有不同适应证。③甲状腺功能减退症是多种原因导致甲状腺激素分泌低下或抵抗引起的全身性低代谢综合征，甲状腺自身病变是其主要原因。临床以低代谢表现为主，不同发病年龄表现不尽相同，$T_3$、$T_4$降低，TSH 增高，激素替代治疗是其主要手段。④自身免疫性甲状腺炎是患者血清中存在针对甲状腺的自身抗体引起自身免疫损伤，有遗传倾向。桥本甲状腺炎是其经典类型，起病隐匿，表现为甲状腺无痛性肿大，可不对称，TPOAb、TGAb 增高，治疗根据病情而定。

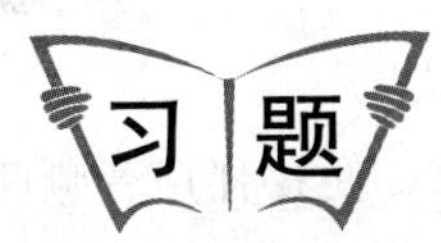


## 一、选择题

**【A1/A2 型题】**

1. 诊断桥本甲状腺炎最重要的依据是

A. 甲状腺肿大　　B. TPOAb、TGAb 滴度显著增高

C. 甲状腺核素扫描见冷结节　　D. $^{131}I$摄取率

E. $FT_3$、$FT_4$下降

2. 自身免疫性甲状腺疾病除 Graves 病外，还常见

A. 纤维性甲状腺炎　　B. 亚急性甲状腺炎

C. 慢性淋巴细胞性甲状腺炎　　C. 放射性甲状腺炎

E. 甲状腺腺瘤

3. 患者，女，46 岁。近年常感乏力。查体：双侧甲状腺结节性肿大，质韧。诊断考虑为慢性淋巴细胞性甲状腺炎。有确诊价值的检查为

A. 甲状腺针刺活组织检查

B. $T_4$、$T_3$正常，TSH 升高

C. 甲状腺摄$^{131}I$率升高，但可被$T_3$所抑制

D. 甲状腺摄$^{131}I$率下降扫描呈均匀弥漫性

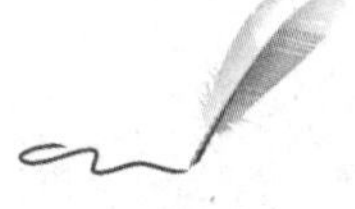

E. 血沉明显异常

4. 地方性单纯性甲状腺肿最主要的发病原因是

A. 妊娠、哺乳期等因素对甲状腺激素需要量增加

B. 食物和饮水中含碘量多而长期摄碘量过多

C. 土壤、食物和饮水中含碘量低而长期缺碘

D. 长期服用抑制甲状腺素合成的硫脲类药物

E. 先天性酶缺乏使甲状腺激素合成障碍

5. 抗甲状腺药物作用的机制以下正确的是

A. 抑制甲状腺过氧化物酶活性　　B. 抑制碘形成活性碘

C. 抑制甲状腺激素的释放　　D. 抑制碘化酪氨酸的缩合

E. 影响酪氨酸残基碘化

6. 抗甲状腺药物治疗中如症状缓解而甲状腺肿或突眼征加重，应作的处理是

A. 增加抗甲状腺药物剂量　　B. 加用β受体阻断药

C. 停用抗甲状腺药物　　D. 加用碘剂

E. 抗甲状腺药物酌情减量，加用甲状腺素

7. 患者，男，37岁。甲亢病史5年，早晨起床时发现四肢不能活动。查体：甲状腺Ⅱ度肿大，双下肢腱反射减退，无感觉障碍及肌萎缩，血钾2.5mmol/L，尿钾7.0mmol/24h，诊断为

A. 原发性醛固酮增多症　　B. 重症肌无力

C. 甲亢伴周期性麻痹　　D. 感染性多发性神经炎

E. 神经垂体瘤

8. 患者，女，42岁。乏力、畏寒、便秘伴声音嘶哑1年，体重增加8kg，经检查诊断为甲状腺功能减退症，拟用左甲状腺素替代治疗，最适宜的起始剂量为

A. 125μg　　B. 100μg　　C. 75μg　　D. 50μg　　E. 25μg

**【A3/A4 型题】**

（9～10 题共用题干）

患者，女，30岁，已婚未育。1年来颜面水肿、畏寒、便秘、记忆力下降。查体：甲状腺Ⅱ度肿大，质韧，心率56次/分。初步考虑桥本甲状腺炎。

9. 下列检查可确诊该病的检查结果是

A. $FT_3$降低，TSH降低　　B. TPOAb、TGAb异常增高

C. $^{131}I$摄取率增高　　D. 甲状腺彩超显示甲状腺实性肿物

E. $FT_4$、$FT_3$升高，TSH降低

10. 下列描述正确的是

A. 治疗给予泼尼松　　B. 给予$LT_4$，小剂量起始，逐渐加量

C. 一旦妊娠，立即停用$L-T_4$　　D. 饮食中增加碘摄入

E. 手术治疗

（11～12 题共用题干）

患者，女，21岁。发现颈部增粗、声音嘶哑半年，无心悸、多汗，无食欲亢进、体重减轻；无食欲减退、水肿、少言、嗜睡，无咽痛。查体：T 36.5℃，P 72次/分，神志清，

甲状腺Ⅱ度肿大，质软，无压痛，未触及结节。余无异常。彩超示甲状腺弥漫性肿大。

11. 初步考虑该病为

A. 甲亢　　B. 甲减

C. 甲状腺癌　　D. 淋巴结肿大

E. 单纯性甲状腺肿

12. 以下检查结果符合该病的是

A. 血清 $TT_3$、$TT_4$降低　　B. 血清 $TT_3$、$TT_4$增高

C. 血清 $TT_3$、$TT_4$正常　　D. TSH 增高

E. TSH 降低

（13～15 题共用题干）

患者，男，37 岁。怕热、消瘦、乏力、手颤 3 个月。夜间突然出现双下肢弛缓性瘫痪。查体：神志清，血压 140/80mmHg，心率 108 次/分，律齐，甲状腺轻度增大，无血管杂音。

13. 导致患者双下肢弛缓性瘫痪的直接原因可能是

A. 脑栓塞　　B. 运动神经元病

C. 重症肌无力　　D. 血清钠异常

E. 血钾异常

14. 为明确诊断，应首先进行的检查项目是

A. 头颅 CT、血糖测定

B. 肌电图及血电解质测定

C. 胸部 CT 及血抗乙酰胆碱受体抗体测定

D. 血气分析及血电解质测定

E. 血电解质测定及甲状腺功能测定

15. 此患者的急诊处理应

A. 螺内酯治疗　　B. 纠正电解质紊乱

C. 静脉滴注氯化钾及胰岛素　　D. 糖皮质激素治疗

E. 脱水降颅压治疗

（16～17 题共用题干）

患者，男，65 岁。因声音嘶哑、反应迟钝、水肿入院，诊断为慢性淋巴性甲状腺炎，甲减，有黏液性水肿，心包积液。有 $L-T_4$ 治疗。

16. 最适宜的起始剂量为

A. 100μg　　B. 25μg　　C. 75μg　　D. 50μg　　E. 125μg

17. 经上述治疗并逐渐递增后，上述症状、体征已基本消失。问调整剂量的依据是

A. TSH　　B. $TT_3$　　C. $TT_4$　　D. $FT_3$　　E. $FT_4$

## 二、思考题

患者，女，48 岁，家住北方农村。颈部肿物已多年，近来体积逐渐增大，并出现吞咽困难、声音嘶哑等压迫症状而入院就诊。查体见甲状腺明显肿大，触及多个结节。检测甲状腺功能无明显变化。行甲状腺切除术，标本送病理检查。肉眼见肿大的甲状腺表面及切面有大小不一，数目不等的结节，境界清楚，无包膜。镜下可见甲状腺滤泡大小不一、有

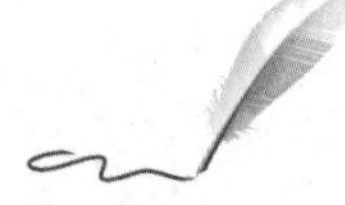

高度扩张、充满胶质的滤泡，有不含胶质的小滤泡及间质纤维增生。

请问：

1. 根据以上资料给患者做出诊断，并提出诊断依据。

2. 患者患病的原因是什么？

扫码“练一练”

（李庆兰）

扫码“学一学”

# 第四节 皮质醇增多症

**学习目标**

1. **掌握** 皮质醇增多症的临床表现及诊治原则。
2. **熟悉** 皮质醇增多症的常见病因和实验室检查指标。
3. **了解** 皮质醇增多症的定位诊断。
4. 学会地塞米松抑制试验和CRH兴奋试验方法。
5. 尊重、关心患者，并具有及时对患者进行心理疏导的能力。

**案例讨论**

［案例］

患者，女，40岁。肥胖、高血压、闭经2年。查体：BP 160/90mmHg，向心性肥胖、满月脸、多血质外貌，腹部可见宽大紫纹。血糖12mmol/L。

［讨论］

1. 本病的临床诊断是什么？
2. 为完善诊断还需做哪些检查？

皮质醇增多症（hyercortisolism）又称库欣综合征（cushing syndrome，CS），是由多种原因引起的肾上腺皮质分泌过多糖皮质激素（主要是皮质醇）所引起的临床综合征，根据病因可分为促肾上腺皮质激素（ACTH）依赖型和非依赖型两种。高发年龄在20～45岁，男女发病率之比约为1:3。临床特征为满月脸、多血质外貌、向心性肥胖、痤疮、紫纹、高血压、继发性糖尿病和骨质疏松等。此外，长期应用大剂量糖皮质激素或长期酗酒也可引起类似库欣综合征的临床表现，称为外源性、药源性或类库欣综合征。

## 一、病因

### （一）垂体分泌ACTH过多

是最常见的原因，占60%～70%。因垂体瘤或下丘脑－垂体功能紊乱导致的ACTH分泌增多，刺激双侧肾上腺皮质增生，皮质醇分泌增多，产生相应的临床表现，又称为库欣病。

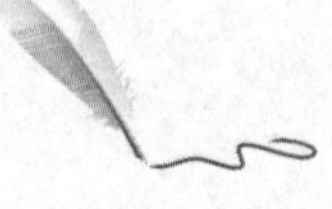

**考点提示**

皮质醇增多症最见的病因是垂体 ACTH 分泌过多。

**（二）垂体外肿瘤分泌过多 ACTH**

由有些垂体－肾上腺外的肿瘤，可分泌类似 ACTH 的活性物质而引起。常见的有神经母细胞瘤、燕麦细胞或小细胞肺癌、胸腺癌、胰腺或胰岛细胞癌、嗜铬细胞瘤、甲状腺髓样癌、神经节及副神经节瘤、支气管腺癌及类癌、卵巢癌、前列腺癌等，又称为异位 ACTH 综合征。

**（三）原发性肾上腺皮质肿瘤**

有腺瘤（约占20%）或腺癌（约占5%），肿瘤自主性分泌肾上腺皮质激素，不受 ACTH 的控制。由于肿瘤分泌了大量的皮质激素，反馈抑制了垂体的分泌功能，使血浆 ACTH 浓度降低，非肿瘤部分的正常肾上腺皮质明显萎缩。

## 二、临床表现

**（一）向心性肥胖、满月脸**

面圆如满月、皮肤发红、痤疮。胸、腹、颈、背部脂肪增厚发胖，而四肢包括臀部不胖。满月脸、水牛背、悬垂腹和锁骨上窝脂肪垫是库欣综合征的特征性临床表现。后期，因肌肉消耗，四肢瘦小更明显。

**（二）代谢障碍**

皮质醇增多使糖原异生作用加强，同时拮抗胰岛素作用使机体组织、细胞对葡萄糖的利用减少，有血糖升高，糖耐量降低，甚至发展成糖尿病。皮质醇增多加速蛋白质分解，机体长期处于负氮平衡状态，临床上表现为蛋白质过度消耗状态，全身肌肉萎缩，以四肢肌肉萎缩更为明显，部分患者伴血钾降低，这些因素常导致肌无力，下蹲后起立困难。病程长者出现骨质疏松，好发部位是肋骨和腰椎，表现为腰背痛，脊椎可发生压缩畸形，身材变矮。儿童生长发育迟缓。

**（三）心血管表现**

肾素－血管紧张素系统被激活、水钠潴留等因素导致血压升高。患者还常伴有全身动脉硬化和肾小球动脉硬化。长期高病变可引起心、肾、视网膜的病变，严重者可出现心力衰竭和脑血管意外。

**（四）性腺功能紊乱**

由于肾上腺雄激素产生过多以及皮质醇对垂体促性腺激素的抑制作用，女性出现月经减少甚至闭经，痤疮明显；女性男性化少见，如出现要警惕肾上腺皮质癌。男性患者性欲减退，睾丸变软，阴茎缩小。

**（五）皮肤表现**

皮肤变薄，血管脆性增加，易出现瘀斑。下腹两侧、大腿外侧等处皮肤出现紫纹。

**（六）精神症状**

多数患者有不同程度的精神症状，如欣快感、失眠、注意力不集中、情绪不稳定、烦躁易怒、焦虑、抑郁、记忆力减退。严重者会出现类似躁狂、抑郁或精神分裂症样的表现。

**（七）感染**

长期皮质醇增多者免疫功能减弱，容易发生感染，如皮肤毛囊炎、牙周炎、泌尿系感染、甲癣及体癣等。患者在感染后表现不明显，易误诊而造成严重后果。

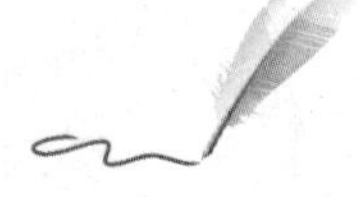

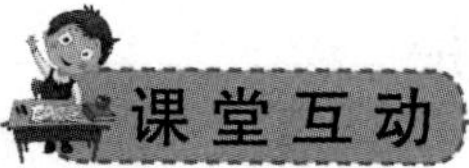


熟练掌握皮质醇增多症的临床表现

学生思考：

哪些情况需考虑该病？

教师解答：

年轻患者出现骨质疏松、高血压等与年龄不相称的临床表现。具有库欣综合征的临床表现，且进行性加重，特别是对于有典型症状如肌病、多血质、紫纹、瘀斑和皮肤变薄的患者。体重增加而身高百分位下降，生长停滞的肥胖儿童。肾上腺意外瘤患者。

## 三、实验室及其他检查

首先通过激素水平的测定确定有无皮质醇增高，再进一步做确定病因的相关检查。

### （一）定性诊断检查

**1. 血浆皮质醇水平和昼夜节律测定** 正常人皮质醇呈脉冲式分泌，有明显的昼夜节律。库欣综合征患者血浆皮质醇水平增高且昼夜节律消失。

**2. 24 小时尿游离皮质醇（UFC）测定** 测定 24h UFC 可避免血皮质醇的瞬时变化，也可避免受血中皮质类固醇结合球蛋白浓度的影响，对库欣综合征的诊断有较大的价值，诊断符合率约为 98%，但一定要准确留取 24h 尿量，并且避免服用影响尿皮质醇测定的药物。

**3. 地塞米松抑制试验** 这是确诊库欣综合征的必需试验。不论是经典的小剂量地塞米松抑制试验（LDDST），还是简化的过夜法，其诊断符合率都在 90% 以上。

**4. 午夜唾液皮质醇测定** 因唾液中只存在游离状态的皮质醇，并与血中游离皮质醇浓度平行，且不受唾液流率的影响，故唾液皮质醇水平的昼夜节律改变和午夜皮质醇低谷消失是库欣综合征患者较稳定的生化改变。其敏感性和特异性均可达 95% ~98%。

### （二）病因诊断检查

**1. 大剂量地塞米松抑制试验** 是目前用于确定过量 ACTH 来源的主要方法，服药后 UFC 或血皮质醇水平被抑制 50% 以上为阳性。库欣综合征患者在服药第 2 日 UFC（尿自由皮质醇）或 17 – 羟皮质类固醇水平可以被抑制到对照日的 50% 以下，其诊断符合率约为 80%；而肾上腺腺瘤或腺癌患者一般不能被抑制到 50% 以下；异位 ACTH 综合征患者大多不被抑制，但某些支气管类癌患者例外。过夜大剂量地塞米松抑制试验的结果与经典法相似，且有快速、简便的优点。

**2. 血浆 ACTH 水平测定** 肾上腺皮质肿瘤不论良性还是恶性，其血浆 ACTH 水平均低于正常值低限，而 ACTH 依赖性的库欣综合征及异位 ACTH 综合征患者，其血浆 ACTH 水平均有不同程度的升高。因此，血浆 ACTH 水平测定对鉴别 ACTH 依赖性和非依赖性有肯定的诊断意义，但对鉴别是来源于垂体性还是异位的 ACTH 分泌增多却仅能作为参考。

**3. 去氨加压素（DDAVP）兴奋试验** 去氨加压素是 $V_2$ 和 $V_3$ 血管加压素受体激动剂，可用于鉴别库欣综合征和异位 ACTH 综合征。该试验是 CRH 兴奋试验的替代试验，敏感性及特异性均低于 CRH 兴奋试验，用于无法获得 CRH 试剂时。

**4. CRH（促肾上腺皮质激素释放激素）兴奋试验**　给垂体性库欣病患者静脉注射合成的羊或人 CRH 后，血 ACTH 及皮质醇水平均显著上升，其增高幅度较正常人明显；而大多数异位 ACTH 综合征患者却无反应。所以，本试验对这两种 ACTH 依赖性的库欣综合征的鉴别诊断有重要价值。

**5. 双侧岩下窦插管测 ACTH 或 ACTH 相关肽的水平**　对鉴别异位 ACTH 综合征与垂体性库欣病以及异位 ACTH 分泌瘤的定位有诊断意义，并对垂体 ACTH 瘤是在垂体左侧还是右侧的定位有重要意义。

**6. 影像学检查**　蝶鞍区磁共振或 CT 扫描对垂体大小及是否有腺瘤有帮助。肾上腺影像学检查，首选双侧肾上腺 CT 薄层（2 ~ 3mm）增强扫描。全身检查有助于发现异位 ACTH 综合征病灶。

## 四、诊断

### （一）确定疾病的诊断

有典型的临床症状和体征可从外观上考虑本病。疑诊者检查以下指标：①24h 尿游离皮质醇。②午夜血清/唾液皮质醇测定：午夜血清皮质醇值 ≥ 50 nmol/L（1.8μg/dl），清醒状态下血清皮质醇值 ≥ 207 nmol/L（7.5μg/dl），诊断的敏感性 >96%，特异性 >87%。唾液中皮质醇呈游离状态，其浓度与血中游离皮质醇浓度平行。③1mg 过夜地塞米松抑制试验（ODST）：午夜 11：00 ~ 12：00 口服地塞米松 1mg，次日晨 8：00 采集服药后血皮质醇标本。服药后血清皮质醇值 ≥ 50nmol/L（1.8μg/dl）为不抑制。④经典小剂量 DST（LDDST，2mg/d × 48h）：检查前留 24h UFC 或者清晨血皮质醇作为对照，之后开始口服地塞米松 0.5mg，每 6 小时 1 次，连续 2 天，在服药的第 2 天再留 24h UFC 水平或服药 2 天后测定清晨血皮质醇水平，若 UFC 未能下降到正常值下限以下或服药后血皮质醇 ≥ 50nmol/L（1.8μg/dl），为经典小剂量 DST 不被抑制。

如两项以上检查异常，则高度怀疑 CS，需要进行下一步定位检查。

### （二）病因诊断

明确病因可指导治疗。详细询问病史，熟悉临床特点，配合激素功能测定及影像学检查可明确病因。注意排除外源性库欣病。

不同病因 Cushing 综合征的实验室检查及影像学检查鉴别见表 7 -4 -1。

**表 7 -4 -1　不同病因 Cushing 综合征的实验室检查及影像学检查鉴别**

| | 垂体性 Cushing 综合征 | 肾上腺皮质腺瘤 | 肾上腺皮质癌 | 异位 ACTH 综合征 |
|---|---|---|---|---|
| 尿 17 - 酮皮质类固醇 | 中度增多 69μmol/24h | 可为正常或增高 | 明显增高，173μmol/24h 以上 | 明显增高，173μmol/24h 以上 |
| 尿 17 - 羟皮质类固醇 | 中度增多 55 ~ 83μmol/24h | 同 Cushing 综合征 | 明显增高，110 ~ 138μmol/24h | 较肾上腺癌更高 |
| 血、尿皮质醇 | 轻中度升高 | 轻中度升高 | 重度升高 | 比肾上腺癌更高 |

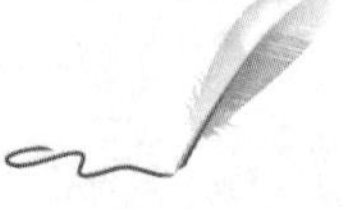

续表

| | 垂体性 Cushing 综合征 | 肾上腺皮质腺瘤 | 肾上腺皮质癌 | 异位 ACTH 综合征 |
|---|---|---|---|---|
| 大剂量地塞米松抑制试验 | 多数能被抑制 | 不能被抑制 | 不能被抑制 | 大部分不能被抑制 |
| 血浆 ACTH 测定 | 清晨略高 | 降低 | 降低 | 明显增高，低度恶性者可轻度增高 |
| 蝶鞍区 CT、MRI | 大多为微腺瘤，少数为大腺瘤 | - | - | - |
| 放射性核素扫描 | 两侧肾上腺显像，增大 | 瘤侧显像，增大 | 癌侧显像，或不显影 | 两侧显像，增大 |
| 肾上腺超声、CT、MRI 检查 | 两侧肾上腺增大 | 显示肿瘤 | 显示肿瘤 | 两侧肾上腺增大 |

**（三）定位诊断**

主要是肾上腺皮质肿瘤的定位，以利手术切除。定位的同时，也常解决了病因诊断。

## 五、治疗

治疗目的为治疗原发病、降低皮质醇水平、缓解临床症状和体征、治疗相关系统的并发症、保护垂体功能、提高生活质量。

**（一）库欣综合征**

**1. 手术治疗**

（1）选择性经蝶或经颅垂体腺瘤摘除术　首选的治疗方法，术后缓解率为 65% ~ 90%。对于术后未缓解或复发者，可再次行垂体手术或肾上腺切除术。手术创伤小，术后可发生暂时性垂体 - 肾上腺功能不足，可补充糖皮质激素，直到功能恢复。

（2）双侧肾上腺切除或次全切除　是快速控制高皮质醇血症的有效方法，但手术会造成永久性肾上腺皮质功能减退，终身需用肾上腺皮质激素替代治疗。由于术后有发生 Nelson 综合征的风险，应继以垂体放射治疗。

**2. 垂体放射治疗**　有 20% 病例可获持久疗效，一般不作首选，因大多数病例疗效差且易复发，可作为手术治疗后的辅助治疗方法，以减少术后复发或避免发生 Nelson 综合征。

**3. 药物治疗**

（1）类固醇合成抑制剂　可抑制皮质醇合成，但对肿瘤无直接治疗作用，也不能恢复调节轴的正常功能。常用药物为米托坦（双氯苯二氯乙烷）、氨鲁米特、米替拉酮（甲吡酮）、酮康唑、依托咪酯。用药期间需严密监测。

（2）糖皮质激素受体拮抗剂　米非司酮可缓解临床症状，但对垂体和肾上腺病变几乎无作用，适用于无法手术的患者。

**（二）异位 ACTH 综合征**

治疗方法及效果取决于原发肿瘤的类型、分期及定位。采取手术、药物及放射线等综合治疗措施。

**（三）肾上腺腺瘤**

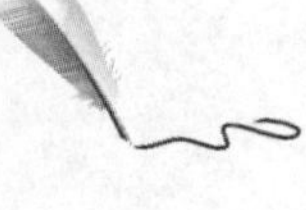

首选腹腔镜下手术切除患侧腺瘤，由于高皮质醇血症，使下丘脑 - 垂体轴及对侧肾上腺受到长期抑制，术中和术后会出现明显的肾上腺皮质功能减退症状，需用糖皮质激素短

期替代补充治疗，当功能逐渐恢复时递减用量。

**（四）肾上腺腺癌**

争取早期手术治疗，结合化疗和局部放疗，术后同样需进行糖皮质激素替代治疗。

## 六、预后

皮质醇增多症很少有自发缓解的。如果患者得不到恰当及时的治疗，高皮质醇血症引起的症候群将持续存在。持续的皮质醇激素分泌过多将引起心脑血管病、血栓栓塞、感染等并发症，严重心脑血管并发症常是其致死的直接原因。50% 以上患者舒张压超过 100mmHg，病程长者，高血压的发生率增加，其严重程度亦成比例增加。异位 ACTH 综合征或肾上腺癌已转移者则预后极差

**小结**

皮质醇增多症又称库欣综合征，是由多种原因引起的肾上腺皮质分泌过多糖皮质激素（主要是皮质醇）所产生的临床症候群。临床特征主要表现为满月脸、多血质外貌、向心性肥胖、痤疮、紫纹、高血压、继发性糖尿病和骨质疏松等。根据典型表现及激素功能测定、影像学检查可做出诊断。治疗关键是对因治疗，可采用手术、抑制皮质醇分泌药物等措施。

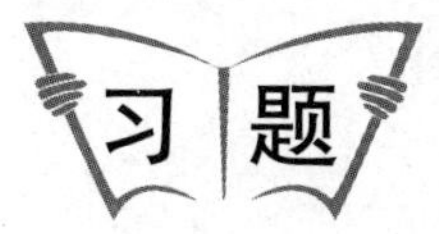


## 一、选择题

**【A1/A2 型题】**

1. 皮质醇增多症最常见的病因是

A. 肾上腺皮质腺瘤　　B. 肾上腺皮质腺癌

C. 垂体 ACTH 分泌过多　　D. 异位 ACTH 综合征

E. 医源性皮质醇增多症

2. 诊断皮质醇增多症最有意义的检查是

A. ACTH 兴奋试验　　B. 甲吡酮试验

C. 赛庚啶试验　　D. 地塞米松抑制试验

E. 螺内酯试验

3. 患者，女，35 岁。满月脸、脸红、向心性肥胖 1 年余。患者近感明显的乏力与口干，腹部皮肤可见紫纹，皮肤薄，血压 160/80mmhg，闭经 1 年。如果该患者胸部 CT 检查发现左肺有占位性病变，考虑的可能诊断是

A. 库欣综合征　　B. 异位 ACTH 综合征

C. 肺部肿瘤　　D. 肺部感染

E. 肺结核

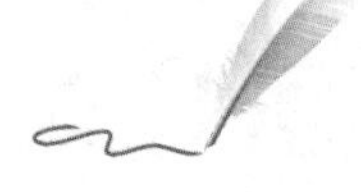

**【A3/A4 型题】**

(4～5 题共用题干)

患者，女，26 岁。多血质外貌，向心性肥胖，痤疮，下腹及大腿外侧可见紫纹。血皮质醇明显增高。

4. 最可能的诊断是

A. 甲亢　　B. 皮质醇增多症

C. 甲减　　D. 腺垂体功能减退症

E. 糖尿病

5. 为进一步诊断病变部位，下列检查最有意义的是

A. 尿 17－羟测定　　B. 血 ACTH 测定

C. 尿游离皮质醇测定　　D. 小剂量地塞米松抑制试验

E. 垂体 CT

## 二、思考题

患者，女，28 岁。脸部变圆，伴血压升高 6 个月。无高血压家族史。查体：BP160/100mmHg，向心性肥胖，满月脸，水牛背，腹部见宽大紫纹，双下肢水肿。实验室检查：血钠 149mmol/L，血钾 3.2mmol/L。

请问：

1. 请写出患者的初步诊断。
2. 为明确诊断还需做哪些检查？
3. 请写出该患者的治疗原则。

扫码"练一练"

（李庆兰）

# 第五节　糖 尿 病

扫码"学一学"

**学习目标**

1. **掌握**　糖尿病的临床表现、并发症、诊断标准、治疗原则；糖尿病酮症酸中毒的诊断和处理原则。
2. **熟悉**　口服降血糖药和胰岛素的作用机制、用药剂量及不良反应。
3. **了解**　糖尿病的病因、发病机制、分类，糖尿病的鉴别诊断。
4. 学会诊断糖尿病并针对不同的患者提出个体化治疗方案。
5. 具有对高危人群进行防治知识宣传教育的能力。

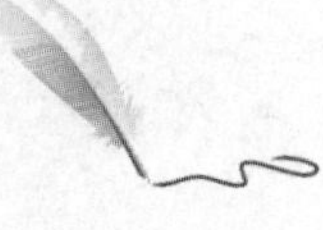

# 【糖尿病】

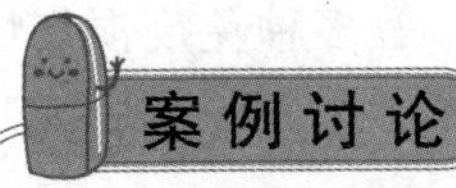


［案例］

患者，女，65岁。2型糖尿病病史13年，血压升高5年，视物模糊2年。查体：BP 168/96mmHg，尿RBC（-），尿蛋白3.7g/L，血肌酐182μmol/L，B超示双肾大小正常。

［讨论］

1. 本病的初步诊断是什么？
2. 应进一步完善哪些检查？

糖尿病（diabetesmellitus，DM）是一组由多种病因引起的胰岛素绝对和（或）相对不足，以及靶细胞对胰岛素的敏感性降低，从而导致糖、蛋白质、脂肪等代谢紊进而引起多系统损伤。最严重的是心、脑、肾、眼底、神经、血管等组织器官慢性进行性病变、功能减退及衰竭；病情严重时可并发糖尿病酮症酸中毒、高渗高血糖综合征等急性并发症。

糖尿病是严重威胁人类健康的世界性公共卫生问题。近30年来，我国糖尿病也呈快速增长趋势，并存在“三高三低”现象。三高指发病率逐年升高，并发症发病高，并发症治疗费用高；三低是指知晓率低，诊断治疗率低，控制达标率低。据最新资料显示中国成年人糖尿病患病率为10.9%，其中新诊断糖尿病患病率6.9%，40岁以下高达5.9%，有60%的糖尿病未被诊断，已经接受治疗的糖尿病控制情况也很不理想。基于国际糖尿病流行趋势，2006年年底联合国决定将每年的11月14日确定为世界糖尿病日，目的是让世界各国政府积极应对糖尿病。

## 一、糖尿病分型

根据2010版美国糖尿病学会（ADA）《糖尿病诊疗标准指南》，将糖尿病分为4型。

**1. 1型糖尿病（T1DM）**　由于β细胞的破坏，使得绝对胰岛素缺乏所致。

**2. 2型糖尿病（T2DM）**　多由在胰岛素抵抗的基础上进行性的胰岛素缺乏所致。

**3. 其他特殊类型糖尿病**　包括胰岛β细胞功能的基因缺陷，胰岛素作用的基因缺陷，胰腺外分泌性疾病，药物或化学因素影响等所致。

**4. 妊娠期糖尿病（GDM）**　指妊娠期初次发现的IGT或糖尿病，原来已有糖尿病而现在合并妊娠者不包括在内。

## 二、病因和发病机制

糖尿病的病因和发病机制极为复杂，至今尚未完全阐明。

### （一）T1DM发病机制

大多是自身免疫所致，遗传因素和环境因素共同参与发病，多由病毒感染促发，其他如化学毒物和食物等也会导致。仅很少一部分1型糖尿病患者无自身免疫反应的证据，称特发性糖尿病。

**1. 遗传因素**　在同卵双生子中T1DM同病率达30%～40%，提示遗传因素在发病中起

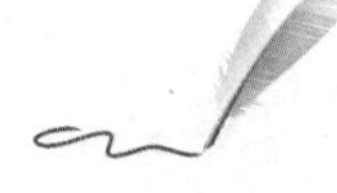

重要作用。现已知位于6号染色体短臂的HLA基因为主效基因，其他为次效基因。

**2. 自身免疫** 免疫介导性糖尿病是由于在胰岛β细胞发生了细胞介导的自身免疫性损伤而引起，患者体内有胰岛细胞抗体（ICA）、胰岛素自身抗体（IAA）等多种免疫损伤性抗体存在。目前认为细胞免疫异常在T1DM发病中起更重要的作用。

**3. 病毒感染** 已知与T1DM发病有关的病毒有腮腺炎病毒、柯萨奇病毒、风疹病毒、巨细胞病毒及脑炎心肌炎病毒等。病毒可直接损伤胰岛β细胞，或损伤胰岛β细胞而暴露其抗原成分并启动自身免疫反应进而破坏胰岛β细胞，导致细胞数量减少。

T1DM的自然分期可分为6期。①第1期：个体具有遗传易感性。②第2期：某些环境因素如病毒感染启动自身免疫反应，期间伴β细胞的破坏再生。③第3期：免疫学异常，可检测出各种胰岛细胞抗体。④第4期：进行性胰岛β细胞数量减少、功能减退。⑤第5期：临床糖尿病。⑥第6期：胰岛β细胞消失、功能衰竭，常需依赖外源性胰岛素。

**（二）T2DM发病机制**

是在遗传基础上伴环境因素的改变所导致的复杂性疾病。目前对其病因和机制仍然认识不足，是一组异质性疾病。

**1. 遗传因素** T2DM在同卵双生子中同病率接近100%，但起病情况及病情发展情况受环境因素影响较大。资料显示遗传因素主要是影响胰岛β细胞的功能。

**2. 环境因素** 包括生活方式改变、年龄增长、营养过剩、体力劳动强度减低、应激、化学毒物等。

在遗传和环境因素共同作用下引起的肥胖，特别是中心性肥胖，更容易导致胰岛素抵抗和T2DM。

**3. 胰岛素抵抗和β细胞功能缺陷** 胰岛素抵抗和β细胞功能缺陷导致不同程度的胰岛素缺乏是2型糖尿病的两个主要发病环节。

（1）胰岛素抵抗 胰岛素抵抗是2型糖尿病的特性。是指胰岛素作用的器官（主要是肝脏、肌肉和脂肪组织）对胰岛素作用的敏感性降低导致肝脏葡萄糖产生增加和周围组织对葡萄糖利用减少，使血糖升高而高血糖又加重胰岛素抵抗和胰岛素分泌不足，进而使血糖持久升高。

（2）β细胞功能缺陷 β细胞功能缺陷在T2DM的发病中起关键作用。在遗传的基础上，各种环境因素导致胰岛素的敏感性降低，从而使血糖升高。胰岛β细胞代偿性改变进而使功能进行性减退，使患者从糖耐量正常到糖耐量减退（IGT）到T2DM的持续发展。

**4. 胰岛α细胞功能缺陷和胰高血糖素样肽-1（GLP-1）分泌缺陷** 胰岛中α细胞分泌胰高血糖素，在保持血糖稳定方面起重要作用。GLP-1由肠道L细胞产生，主要作用是刺激β细胞葡萄糖介导的胰岛素合成和分泌，抑制胰高血糖素的分泌。已证实，T2DM患者负荷后GLP-1的释放曲线低于正常，提高T2DM患者GLP-1水平后，可观察到葡萄糖依赖性的促胰岛素分泌和抑制胰高血糖素分泌，并可恢复α细胞对葡萄糖的敏感性。

T2DM自然分期可分为5期。①第1期：个体具有遗传易感性。②第2期：胰岛素抵抗和（或）高胰岛素血症。③第3期：糖耐量减低（IGT），大多数T2DM患者均经过IGT阶段。④第4期：临床糖尿病，每年有1%~5%的IGT发展成T2DM。

## 三、病理

**1. 糖尿病性微血管病变** 微血管是指微小动脉和微小静脉之间、管腔直径在100μm以下的毛细血管及微血管网。约70%糖尿病患者在全身小血管和微血管出现病变，其基本病变是PAS阳性物质沉积于内皮下而引起毛细血管基底膜增厚，此病变具有较高特异性，称为糖尿病性微血管病变。常见于视网膜、肾、肌肉、神经、皮肤等组织。

**2. 糖尿病性大血管病变**　是动脉粥样硬化和继发于高血压的中、小动脉硬化，此种病变也可见于非糖尿病患者，故缺乏特异性。

**3. 糖尿病性神经病变**　多出现周围神经纤维呈轴突变性，继以节段性或弥漫性脱髓鞘改变，神经营养血管亦可出现微血管病变。病变有时累及神经根、椎旁交感神经节和脑神经，脊髓和脑实质病变罕见。

## 四、临床表现

### （一）代谢紊乱症状

由于胰岛素绝对和（或）相对不足，摄入的葡萄糖不能被机体充分利用，出现血糖升高，血糖升高后因渗透性利尿引起多尿，进而水分丢失过多，发生细胞内脱水，出现口渴、多饮；由于外周组织对糖的利用障碍，能量供给不足，使得脂肪分解，蛋白质代谢负平衡，逐渐出现乏力、消瘦，儿童生长发育缓慢，患者常出现多食、易饥表现。典型临床表现为多尿、多饮、多食、体重下降，称之为“三多一少”症状。部分患者无任何表现，常在健康体检或因其他疾病化验检查发现有血糖增高。

**1. T1DM**　①多发生于青少年，体型偏瘦。②起病较急，“三多一少”症状较重。③易发生酮症酸中毒。④对胰岛素敏感。

**2. T2DM**　①多发生于成年，以40岁以后更多。②起病隐匿，“三多一少”症状相对轻或缺如。③不易发生酮症酸中毒。④对胰岛素不敏感。

### （二）急性并发症

有酮症酸中毒，其次为高渗高血糖综合征，乳酸性酸中毒少见。

### （三）慢性并发症

**1. 微血管病变**　微血管病变是糖尿病的特异性并发症。其典型改变是微循环障碍和微血管基底膜增厚。可累及全身各组织器官，主要表现在视网膜、肾、神经和心肌组织。其中以糖尿病性肾病和糖尿病视网膜病变尤为重要。

（1）糖尿病性肾病　表现有肾小球硬化等，是T1DM的主要死因。在T2DM中严重性仅次于心、脑血管疾病。有三种病理类型：①结节性肾小球硬化型，有高度特异性。②弥漫性肾小球硬化型，最常见。③渗出性病变，特异性不高。

（2）糖尿病视网膜病变　病程超过10年，常发生，是导致失明的主要原因。

（3）其他　心脏微血管病变和心肌代谢紊乱可引起心肌广泛性坏死，称糖尿病心肌病。预后差。

**2. 大血管病变**　主要侵犯主动脉、冠状动脉、脑动脉、肾动脉和肢体外周动脉，可引起冠心病、缺血性或出血性脑血管病、肾动脉硬化、肢体动脉硬化等。

**3. 神经病变**　包括多发性周围神经病变和动眼神经（Ⅲ）、展神经（Ⅵ）麻痹及自主神经病变等。表现为周围性肢端感觉功能异常、后期感觉丧失，自主神经病变主要表现为胃排空延迟、腹泻（饭后或午夜）、便秘、尿潴留、休息时心动过速等。

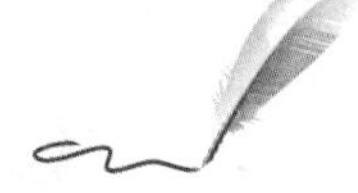

**4. 糖尿病足**　主要由于糖尿病下肢周围血管病变和远端神经病变导致感觉异常或缺失，

易合并感染，形成溃疡、坏疽等。糖尿病足是糖尿病非外伤性截肢致残的主要原因。

**5. 皮肤、肌肉、关节病变** 包括皮肤小血管扩张、皮下出血和瘀斑、皮肤发绀或缺血性溃疡、皮肤水疱病、黄色瘤、糖尿病性肌萎缩和神经性营养不良性关节炎（亦称 Charcot 关节）等。

**6. 感染** 包括疖、痈、手（或足、体）癣、肺结核、胆囊炎、牙周炎、尿路感染、真菌性阴道炎等。

## 五、实验室及其他检查

**1. 尿糖测定** 尿糖阳性是诊断糖尿病的重要线索。但尿糖阳性只能提示血糖值超过了肾糖阈值（10mmol/L），因此尿糖阴性不能排除糖尿病的可能。当并发肾脏病变时，肾糖阈升高，尿糖可呈阴性；肾糖阈降低，尿糖可呈阳性。

**2. 血糖测定** 血糖升高是诊断糖尿病的主要依据。正常空腹血糖范围在 3.9～6.0mmol/L。血糖测定是判断糖尿病病情和血糖控制情况的指标。但血糖反应的是瞬间血糖状况。

**3. 口服葡萄糖耐量试验（OGTT）** 当血糖高于正常范围而又未达到糖尿病诊断标准时，须进行 OGTT。应在清晨空腹口服 75g（成人）无水葡萄糖，溶于 250～300ml 水中，5～10 分钟内饮完，分别于空腹和开始饮葡萄糖水后 2 小时各抽血 1 次，测定静脉血糖值。当 2h PG＜7.7mmol/L 为糖耐量正常，2hPG 7.8～11.0mmol/L 为 IGT，2hPG≥11.0mmol/L 考虑为糖尿病。

**4. 糖化血红蛋白 A1 和糖化血浆白蛋白测定** 糖化血红蛋白 A1 为葡萄糖与血红蛋白的氨基发生非酶催化反应的产物，正常成人占血红蛋白总量的 3%～6%。因红细胞在血循环中的寿命为 120 天左右，因此 HbA1c 反映患者近 8～12 周内总的平均血糖水平。空腹血糖只反映瞬时血糖值，HbA1c 可以补充空腹血糖的不足，成为监控糖尿病病情的指标之一，但不能反映瞬时血糖水平及血糖波动情况。

**5. 血浆胰岛素和 C 肽测定** 胰岛素和 C 肽以等克分子数从胰岛 β 细胞中生成和释放，故可用于胰岛 β 细胞功能的评价。由于 C 肽清除率慢，周围血中 C 肽/胰岛素比例常大于 5，且不受外源性胰岛素的影响，故较胰岛素能更加准确地反映胰岛 β 细胞的功能。正常人空腹基础血浆胰岛素水平为 35～145pmol/L，C 肽水平不小于 400pmol/L。正常人口服 75g 葡萄糖（或 100g 标准馒头餐）后，血浆胰岛素水平在 30～60 分钟上升至高峰，峰值为基础值的 5～10 倍，3～4 小时恢复到基础水平；C 肽则升高 5～6 倍。本试验反映基础和葡萄糖介导的胰岛素释放功能。检查结果 T1DM C 肽测定值低于正常，胰岛素释放试验呈低平曲线；T2DM C 肽测定值可正常、轻度降低或高于正常，胰岛素释放试验，胰岛素分泌量可稍低、正常或高于正常，分泌高峰可延迟。

**6. 免疫标记物测定** 1 型糖尿病患者胰岛细胞自身抗体（ICA）、谷氨酸脱羧酶抗体（MDA）、胰岛素自身抗体（IAA）常呈阳性。

## 六、诊断

### （一）糖尿病及其他类型高血糖的诊断标准

目前国际上通用 WHO 糖尿病专家委员会提出的诊断标准，见表 7－5－1。

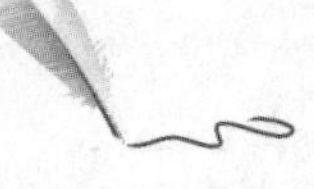

表7-5-1　糖尿病及其他类型高血糖的诊断标准
（WHO糖尿病专家委员会报告，1999年）

| | 静脉血浆血糖浓度（mmol/L） | |
|---|---|---|
| | 空腹血糖 | 服糖后2小时血糖 |
| 正常血糖（NGR） | <6.1 | <7.8 |
| 糖耐量减低（IGT） | <7.0 | 7.8~<11.1 |
| 空腹血糖受损（IFG） | 6.1~<7.0 | <7.8 |
| 糖尿病（DM） | ≥7.0 | ≥11.1 |

### （二）糖尿病的诊断标准

根据2010版美国糖尿病学会（ADA）《糖尿病诊疗标准指南》包括：①HbA1c≥6.5%，或②FPG≥7.0mmol/L（126mg/dl），或③口服糖耐量试验（OGTT）2h血浆血糖≥11.1mmol/L（200mg/dl），或④在有经典的高血糖症状或高血糖危象的患者中随机血浆血糖≥11.1mmol/L（200mg/dl）。

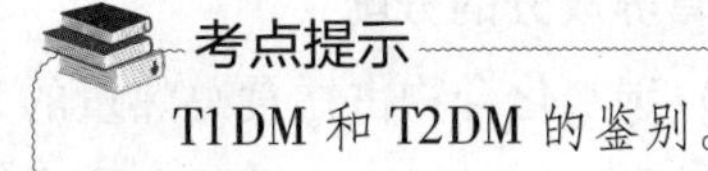
考点提示
T1DM和T2DM的鉴别。

如无高血糖症状，标准1~3应该再次检测证实。

## 七、治疗

由于糖尿病的病因和发病机制尚未完全阐明，目前缺乏病因治疗。

糖尿病现代综合治疗措施包括糖尿病教育、医学营养治疗、运动、降糖药物和病情监测5个方面。通过合理治疗，近期内使患者达到控制血糖及代谢紊乱，消除症状及防止出现急性并发症，远期通过长期血糖控制达到预防或控制糖尿病慢性并发症的发生发展，提高患者生活质量、降低病死率并延长其寿命。

近年临床研究证实：早期长期坚持治疗能很好地改善高血糖对血管的危害，特别是T2DM。2010年中国2型糖尿病防治指南提出糖尿病的控制目标。见表7-5-2。

表7-5-2　2型糖尿病综合控制目标（2010年中国2型糖尿病防治指南）

| 检测项目 | 目标值 |
|---|---|
| 空腹血浆葡萄糖（mmol/L） | 3.9~7.2 |
| 餐后2小时血浆葡萄糖（mmol/L） | ≤10.0 |
| HbA1c（%） | <7.0 |
| 血压（mmHg） | <130/80 |
| 体质指数（$kg/m^2$） | <24 |
| LDL-C（mmol/L）合并冠心病 | <2.07 |
| 未合并冠心病 | <2.6 |
| HDL-C（mmol/L） | 男性>1.0，女性>1.3 |
| TG（mmol/L） | <1.7 |
| 尿白蛋白/肌酐比值（mg/mmol） | 男性<2.5（22mg/g），女性<3.5（31mg/g） |
| 或尿白蛋白排泄率 | <20μg/min（30mg/24h） |
| 主动有氧活动（分钟/周） | ≥150 |

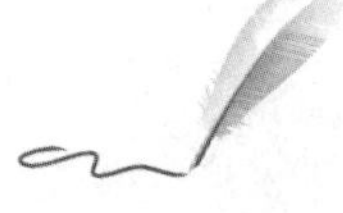

### （一）健康教育

健康教育是糖尿病现代综合治疗的重要措施。糖尿病一旦确诊，即应对患者进行糖尿病教育，包括糖尿病的一般知识、自我血糖和尿糖的监测。降糖药物的用法，不良反应的观察和处理等。以及各种并发症的表现及防治。糖尿病防治专业人员的培训，医务人员的继续医学教育，患者及家属和公众的卫生保健教育。

### （二）饮食治疗

饮食治疗是综合治疗的重要组成部分，对饮食治疗的依从性是决定患者能否达到理想代谢控制的关键影响因素。应长期和严格执行。治疗的原则是：控制总热量和体重。

1. 计算总热量先计算出患者理想体重，理想体重（kg）＝身高（cm）－105。然后根据工作性质和理想体重，计算每日所需的总热量。成人休息状态下每日每公斤理想体重所需热量为25～30kcal、轻体力劳动或脑力劳动者30～35kcal、中度体力劳动者35～40kcal、重体力劳动者40kcal以上。儿童、妊娠及哺乳期妇女、营养不良及低体重者应酌情增加，而肥胖者酌减。

**2. 营养成分的分配**

（1）碳水化合物占饮食总热量的50%～60%，提倡杂粮，禁忌食用葡萄糖、蔗糖、蜜糖及其制品（如饼干、糖果及含糖饮料等）。

（2）蛋白质约占饮食总热量的10%～15%。成人一般按体重0.8～1.2g/（kg·d）计算，有肾病且尿素氮升高者应限制在0.6g以下。妊娠及哺乳期妇女、营养不良及有消耗性疾病者可酌情增加至1.5g左右。有显性蛋白尿的患者蛋白摄入量＜0.8g/（kg·d）；要保证必需氨基酸的供给，以保证人体营养中蛋白质代谢所需的原料。

（3）脂肪占饮食总热量的30%。饱和脂肪酸的摄入量不超过总能量的10%。食物中胆固醇摄入量＜300mg/d。

平时还注意多进食粗纤维食物，可降低餐后血糖，推荐膳食纤维第1日至少达14g/kcal。少盐饮食，每天6g以下。戒烟限酒。

**3. 合理分配** 确定每日营养物质的热量后，将热量换算为食物重量。根据营养素产热量计算每日所需各类食物为多少，制定食谱，根据生活习惯等按每日三餐分配为1/5、2/5、2/5，或1/3、1/3、1/3，或按每日四餐分配为1/7、2/7、2/7、2/7。

### （三）运动治疗

在糖尿病的治疗中占重要地位，特别是对肥胖的T2DM患者，运动可增加胰岛素的敏感性，有助于控制血糖。根据牛龄、性别、体力、病情、有无并发症以及既往运动情况等，在医师指导下开展有规律的合适运动，循序渐进，并长期坚持。

### （四）口服降血糖药物

**1. 磺脲类（sulfonylurea，SU）**

（1）作用机制 SU作用于胰岛β细胞膜上的钾离子通道，促进钙离子内流及细胞内钙离子增加，促进内源性胰岛素分泌。属于胰岛素促泌剂。SU降血糖作用的前提是机体尚保存相当数量（30%以上）有功能的β细胞。磺脲类制剂及用法见表7－5－3。

（2）适应证 ①新诊断的T2DM非肥胖患者或经饮食运动治疗未能控制者。②可与胰岛素或双胍类等降血糖药联合应用。

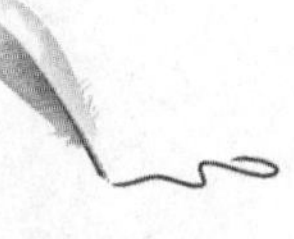

（3）禁忌证 ①T1DM。②胰岛β细胞功能很差和严重并发症的T2DM。③儿童糖尿

病、孕妇、哺乳期妇女、较大手术或创伤、妊娠、分娩等。④对SU类药物有过敏反应或重度不良反应者。

**表7-5-3　常用磺脲类制剂及用法**

| 药名 | 每片剂量（mg） | 剂量范围（mg） | 服药次数 | 作用时间 | 24h尿中排出率 |
|---|---|---|---|---|---|
| 甲苯磺丁脲 | 500 | 500~3000 | 2~3 | 6~8 | 100% |
| 格列本脲 | 2.5 | 2.5~15.0 | 1~2 | 16~24 | 50% |
| 格列吡嗪 | 5 | 2.5~30 | 1~3 | 8~12 | 89% |
| 格列齐特 | 80 | 80~320 | 1~2 | 10~20 | 80% |
| 格列喹酮 | 30 | 30~180 | 1~2 | 4~8 | <5% |
| 格列美脲 | 1，2 | 1~8 | 1 | 12~24 | 60% |

（4）应用原则　从小剂量开始，早餐前半小时一次服用，根据血糖逐渐增加剂量，剂量大时改为早、晚餐前两次服用，直到血糖达到良好控制。注意不宜同时服用两种SU。

（5）不良反应　①低血糖反应：最常见而重要。②体重增加。③皮肤过敏：皮肤瘙痒、皮疹和光敏性皮炎等。④胃肠道反应：恶心、呕吐、腹痛、腹泻等。⑤造血系统：白细胞减少较多见，其他有粒细胞缺乏、再生障碍性贫血、溶血性贫血、血小板减少等，这些不良反应虽少见，但一旦出现应立即停药，并给予相应治疗。

**2. 格列奈类（为非磺脲类胰岛素促泌剂）**

（1）作用机制　该类药物的降血糖机制与磺脲类相似，与磺脲类药物不同点为与受体的结合位点不同，具有吸收快、起效快和作用时间短的特点，可快速的降低餐后高血糖。在每次进餐前口服，因此又称为餐时血糖调节剂。

（2）适应证与禁忌证同磺脲类。因该类药物主要从胃肠道排泄，伴肾功能损害者也能使用。

（3）制剂与用法　①瑞格列奈（repaglinide）：每次0.5~4mg，3次/天。②那格列奈（nateglinide）：每次60~120mg，3次/天。③米格列奈：每次10~20mg，3次/天。每天餐前服药。

（4）不良反应　常见低血糖和体重增加。

**3. 双胍类（biguanides）**

（1）作用机制　主要是抑制肝葡萄糖的输出，提高周围组织对胰岛素的敏感性。对正常人无降血糖作用。

（2）适应证　①作为T2DM的治疗一线药，可单用或联合其他药物。②T1DM与胰岛素合用可减少胰岛素用量及血糖波动。③对糖耐量异常者，可防止其发展成显性糖尿病。

（3）禁忌证　①T2DM不单独使用。②肝、肾功能不全、缺氧及高热者。③T2DM合并急性并发症者。④高龄患者慎用。

（4）制剂与用法　①二甲双胍：500~1500mg/d口服，2~3次/天，最大剂量不超过2g/d。②苯乙双胍：50~150mg/d，2~3次/天，此药少用。

（5）不良反应　①消化道反应：为主要副作用，如口干苦、金属味、畏食、恶心、呕吐、腹泻等。饭后服药及从小剂量开始可减轻反应。②皮肤过敏反应如红斑、荨麻疹等。③乳酸性酸中毒：为最严重的副作用，因双胍类促进无氧糖酵解，产生乳酸，如有肝、肾

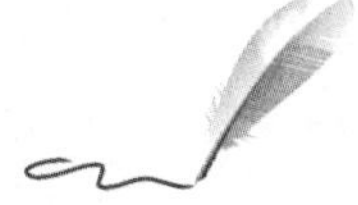

功能不全，低血容量休克或心力衰竭等情况时，可诱发。

**4. α－葡萄糖苷酶抑制剂（AGI）**

（1）作用机制　竞争性抑制位于小肠上皮细胞刷状缘内的α－糖苷酶，减缓葡萄糖生成的速度，减慢肠道葡萄糖的吸收，因而降低餐后高血糖。

（2）适应证　①T1DM：配合胰岛素治疗，可减少胰岛素用量和稳定血糖，并有助于减轻餐后早期高血糖和餐后晚期低血糖。②仅有餐后血糖升高者。③T2DM空腹血糖不高，而餐后血糖增高者，可配合饮食和运动疗法或单独应用此药。

（3）禁忌证　①T1DM不宜单独应用。②严重胃肠功能紊乱、严重肝、肾功能不全者。③妊娠及哺乳期妇女。

（4）制剂与用法　①阿卡波糖（Ucarbose）主要抑制α－淀粉酶，每次50～100mg，口服，3次/天。②伏格列波糖（voglibose）主要抑制麦芽糖酶和蔗糖酶，每次0.2mg，3次/天。③米格列醇：每次50～100mg，3次/天。AGI应在进食第一口食物后立即服用。

（5）不良反应　多为消化反应如腹胀、腹泻、胃肠痉挛性疼痛等，偶有顽固性便秘。应从小剂量开始，逐渐增加可减少反应。

**5. 噻唑烷二酮类（thiazolidinediones，TZDs）**

（1）作用机制　提高外周组织对胰岛素的敏感性，称为胰岛素增敏剂。

（2）适应证　用于T2DM，尤其肥胖、伴高胰岛素血症或胰岛素抵抗明显者。可单独或与其他降糖药合用。

（3）禁忌证　①T1DM；②妊娠或哺乳期妇女及18岁以下患者；③有严重肝病、心功能不全者；④严重骨质疏松和骨折病史者。

（4）制剂与用法 ①罗格列酮（rosiglitazone），4mg口服，1～2次/天；②吡格列酮（pioglitazone），15～30mg，早餐时1次顿服。

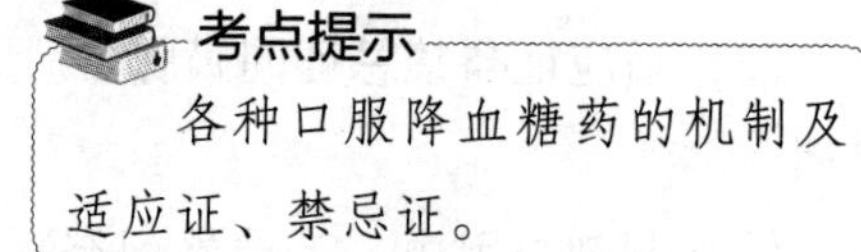


（5）不良反应　体重增加和水肿。近年因发现罗格列酮可增加糖尿病患者心血管事件，现其使用在我国受到较严格限制。

**（五）胰岛素**

（1）适应证　①T1DM。②各种糖尿病急慢性并发症。③新诊断T2DM有明显高血糖者。④糖尿病并发重要脏器功能损害者。⑤糖尿病发生感染、创伤或大手术、妊娠及分娩等。⑥某些特殊糖尿病。

（2）各种胰岛素和胰岛素类似物的制剂特点　见表7－5－4。

**表7－5－4　各种胰岛素制剂和胰岛素类似物的特点（皮下注射）**

| | 胰岛素制剂 | 起效时间 | 峰值时间 | 持续时间 |
|---|---|---|---|---|
| 短效 | 胰岛素（RI） | 15～60min | 2～4h | 6～8h |
| | 半慢胰岛素锌混悬液 | 1～2h | 4～6h | 10～16h |
| 中效 | 低精蛋白锌胰岛素混悬液（NPH）慢胰岛素锌混悬液 | 1～3h | 6～12h | 18～26h |
| 长效 | 精蛋白锌胰岛素混悬液（PZI）特慢胰岛素锌混悬液 | 3～8h | 14～24h | 28～36h |

续表

| 胰岛素制剂 | 起效时间 | 峰值时间 | 持续时间 |
| --- | --- | --- | --- |
| 胰岛素类似物<br>速效胰岛素类似物（门冬胰岛素） | 10~15min | 1~2h | 4~6h |
| 速效胰岛素类似物（赖脯胰岛素） | 10~15min | 1.0~1.5h | 4~6h |
| 长效胰岛素类似物（甘精胰岛素） | 2~3h | 无峰 | 长达30h |
| 长效胰岛素类似物（地特胰岛素） | 3~4h | 3~14h | 长达24h |
| 预混胰岛素类似物（预混门冬胰岛素30） | 10~20min | 1~4h | 14~24h |
| 预混胰岛素类似物（预混赖脯胰岛素25） | 15min | 30~70min | 16~24h |
| 预混胰岛素类似物（预混赖脯胰岛素50） | 15h | 30~70min | 16~24h |

注：因受胰岛素吸收、降解及个体差异等多种因素影响，作用时间仅供参考。

胰岛素根据来源手化学结构不同分为动物胰岛素、人胰岛素和胰岛素类似物。按作用时间又分为短效、中效、长效和预混胰岛素。短效胰岛素于餐前15分钟皮下注射，主要控制第1餐饭后高血糖，短效胰岛素必要时可供静脉注射；中效胰岛素主要控制第2餐饭后高血糖；长效胰岛素无明显作用高峰，主要提供基础胰岛素水平。

（3）使用原则和方法　①胰岛素治疗应在综合治疗的基础上进行。②治疗方案力求模拟生理性胰岛素分泌模式。③从小剂量开始，根据血糖水平逐渐调整至合适剂量。④剂量稳定后可应用长效或中效胰岛素，每日注射1~2次。

T1DM一经确诊就应立即开始胰岛素终身替代治疗。T2DM有以下情况考虑胰岛素治疗：①经基础治疗和较大剂量口服多种降糖联合治疗，血糖仍未达标。②在治疗过程中无明显诱因体重下降者。③新诊患者血糖明显升高，尤其HbA1c很高（≥9.0%）。

在胰岛素强化治疗时，出现早晨空腹血糖增高，要考虑如下几点。①夜间胰岛素用量不足。②索莫基现象（Somogyi phenomenon）是过量胰岛素治疗出现低血糖后又迅速出现反跳性高血糖的现象，常可掩盖严重低血糖，而造成治疗错误。③黎明现象（dawn phenomenon）：夜间血糖控制良好，也无低血糖发生，仅于黎明短时间内出现高血糖，可能是因皮质醇、生长激素等拮抗胰岛素的激素分泌过多引起的高血糖现象，分别于夜间0、2、4、6、8时多次监测血糖可有效鉴别空腹高血糖发生的原因。

（4）不良反应　①低血糖反应：最常见，如胰岛素用量过大、未按时进餐或活动量过大等引起，表现为强烈的饥饿感、面色苍白、冷汗等。服用糖水有效。严重者静推50%葡萄糖40~60ml。②胰岛素过敏反应：注射部位产生红、肿、热反应，甚至形成结节，全身荨麻疹、血管神经性水肿、过敏性休克等。处理包括更换制剂、脱敏、使用抗组胺药及糖皮质激素。③胰岛素抵抗：在无其他疾病的影响下，每日胰岛素需要量超过100U或200U，至少历时48小时以上者。规律用药常能自行恢复。④脂肪营养不良：在同一部位多次皮下注射，出现脂肪萎缩或肿块形成两种反应。注意经常更换注射部位可避免发生。

**（六）人胰高血糖素样肽-1（GLP-1）类似物和DPP-Ⅳ抑制剂**

刺激胰岛β细胞分泌胰岛素；延缓胃内容排空；抑制食欲；改善外周组织对胰岛素敏感性；并可促进胰岛β细胞增殖，增加其数量，减少其凋亡。长效作用GLP-1类似物有利拉鲁肽（liraglutide）和艾塞那肽（exenatide）等，均须皮下注射。适用于肥胖、胰岛素抵

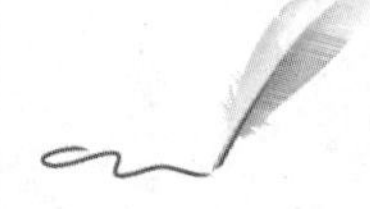

抗明显的 T2DM 者。禁用于胰腺炎者。

**（七）胰岛素泵**

胰岛素泵由泵、小注射器和与之相连的输液管组成。将装有胰岛素的小注射器装入泵中后，将相连的输液管前端的引导针用注针器扎入患者的皮下（常规为腹壁），再由电池驱动胰岛素泵的螺旋马达推动小注射器的活塞，将胰岛素输注到体内，胰岛素泵是模拟人体胰腺的分泌功能，按照人体需要的剂量将胰岛素持续地推注到使用者的皮下，保持全天血糖稳定，以达到控制糖尿病的目的。

**知识链接**

**胰岛素泵**

胰岛素泵由泵、小注射器和与之相连的输液管组成。泵是一个形状、大小如同 BP 机，通过一条与人体相连的软管向体内持续输注胰岛素的装置。它模拟人体健康胰腺分泌胰岛素的生理模式。俗称" 人工胰腺”。内装有一个放短效胰岛素的储药器，外有一个显示屏及一些按钮，用于设置泵的程序，灵敏的驱动马达缓慢地推动胰岛素从储药器经输注导管进入皮下。输注导管长度不一，牢固地将泵与身体连接起来。小注射器最多可以容纳 3 毫升的胰岛素，注射器装入泵中后，将相连的输液管前端的引导针用注针器扎入患者的皮下（常规为腹壁），再由电池驱动胰岛素泵的螺旋马达推动小注射器的活塞，将胰岛素输注到体内胰岛素泵的基本用途是模拟胰腺的分泌功能，按照人体需要的剂量将胰岛素持续地推注到使用者的皮下，保持全天血糖稳定，以达到控制糖尿病的目的。

**（八）糖尿病手术治疗**

2010 年中国 T2DM 防治指南推荐通过腹腔镜操作减肥手术，手术方式主要有 2 种：①可调节胃束带术。②胃旁路术。手术适应证主要是肥胖症伴 T2DM 并符合下列条件者：①BMI≥35kg/m$^2$，伴 2 型糖尿病。②BMI 32～34.9kg/m$^2$，伴 2 型糖尿病，经过口服药物联合胰岛素治疗 6 个月以上 HbA1c≥7%。③年龄在 18～60 岁。④2 型糖尿病病程≤5 年。⑤胰岛自身免疫抗体测定阴性，C 肽水平不低于 0.3mg/L。⑥无其他腹部手术的禁忌证。

**（九）胰腺移植和胰岛细胞移植**

胰腺移植和胰岛细胞移植是糖尿病治疗学上的一个新领域。通过胰腺移植能恢复患者体内胰岛素的分泌功能，控制病情的发展，预防并发症的发生。对象为 1 型糖尿病患者，病程 2 年以上，长期用大剂量胰岛素治疗者。胰腺移植大多在髂窝部，胰岛移植有在腹腔内、肝内、脾或肾包膜下、门静脉内等。

## 八、预防

随着经济的发展人民生活水平的提高，糖尿病及其并发症已成为人类身体健康危害的重要问题。因此应发动全社会共同参与糖尿病的预防、治疗及健康教育。预防分为三级：一级预防是避免糖尿病发病；二级预防是及早诊断并有效治疗糖尿病；三级预防是延缓和（或）防治糖尿病并发症。

# 【糖尿病酮症酸中毒】

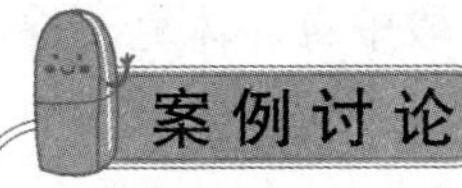


[案例]

患者，男，24 岁。神志不清 3 小时入院。既往患 1 型糖尿病 6 年，长期皮下注射胰岛素，近 2 天因腹泻而停用。查体：血压 70/50mmHg，皮肤中度失水征，呼吸深大，有烂苹果味，心率 130 次/分。

[讨论]

1. 本病的初步诊断是什么？
2. 应进一步完善哪些检查？

糖尿病酮症酸中毒（diabetic ketoacidosis，DKA）是糖尿病最常见的急性并发症。临床特征高血糖、酮症、酸中毒，是胰岛素不足、拮抗胰岛素的激素过多如胰高血糖素、生长激素、皮质醇、儿茶酚胺等共同作用导致的严重代谢紊乱综合征。多发生在 1 型和 2 型严重患者。

**（一）发病机制**

由于胰岛素严重不足引起糖代谢紊乱加重，脂肪分解加速，产生大量酮体，酮体包括乙酰乙酸、β－羟丁酸和丙酮。早期血酮增高称为高酮血症，酮体是酸性代谢产物，早期 pH 正常属代偿性改变，晚期 pH 下降，从而发生代谢性酸中毒，出现失代偿性改变，称糖尿病酮症酸中毒。病情加重出现神志障碍称糖尿病酮症酸中毒昏迷。

**（二）诱因**

T1DM 有自发 DKA 倾向，T2DM 病情控制不佳，在一定诱因作用下也发生 DKA。最常见的诱因是感染，其他如各种应激、胰岛素治疗中断或不适当减量、严格控制饮食等。有少部分患者病因不清。

**（三）临床表现**

早期酮症仅有糖尿病症状加重或首次出现。随着病情进展，酸中毒进一步加重，病情迅速恶化，酸中毒失代偿后症状明显，出现食欲减退、恶心、呕吐，极度口渴、尿量显著增多等症状，常伴有头痛、烦躁、嗜睡，呼吸深大、称酸中毒大呼吸，呼气中有烂苹果味（丙酮），面颊潮红，口唇樱红。后期严重失水、尿量减少，皮肤黏膜干燥、眼眶下陷、心率增快、血压下降、四肢厥冷、并发休克或心、肾功能不全，不同程度意识障碍、甚至昏迷。少数患者出现急腹痛，类似急腹症容易误诊。

**（四）实验室及其他检查**

**1. 尿液检查**　尿糖强阳性、尿酮体阳性，可有蛋白尿和管型尿。

**2. 血液检查**　血糖升高，多在 16.7～33.3mmol/L，有时可达 55.5mmol/L 以上。血酮体增高，一般在 0.48mmol/L 以上，严重时可超过 4.8mmol/L。$CO_2$ 结合力降低，轻者为 13.5～18.0mmol/L，重者在 9.0mmol/L 以下。血钾在早期可正常或偏低，尿量减少后可偏高，治疗后如补钾不足可严重降低。血钠、血氯降低，血尿素氮和肌酐常偏高。血浆渗透

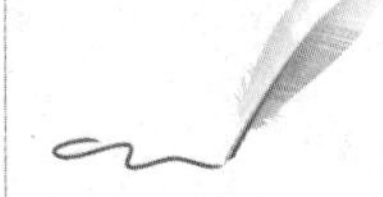

压可轻度升高。

### （五）诊断

早期诊断是决定治疗成败的关键。对于不明原因的恶心、呕吐、酸中毒、休克、昏迷患者，特别是伴有呼吸烂苹果味、尿量增多而血压偏低者，均应想到该病的可能。立即查血糖、血酮、尿糖、尿酮，同时做电解质、血气分析以诊断或排除本病。

### （六）鉴别诊断

**1. 高渗高血糖综合征** 多见于高龄糖尿病患者，发病率较低，但较严重。常有诱发因素。主要有显著高血糖（血糖一般在 33.3mmol/L 以上）、严重失水和高钠血症。因而引起血浆渗透压升高（>330mmol/L），导致神经细胞及各种组织的脱水，出现各种症状如反应迟钝、嗜睡、谵妄、反射亢进或消失，肢体瘫痪、抽搐，重者昏迷。化验检查尿糖强阳性，尿酮体阴性或轻度阳性，血糖甚高，而血 $CO_2$ 结合力正常或轻度降低。

**2. 乳酸性酸中毒** 多见于高龄糖尿病患者，常合并有较重的心、肺、肝或肾脏病变。当血压降低或缺氧状态下，较易发生，或当感染、应激、酗酒、服用苯乙双胍等药物而诱发。临床上有酸中毒表现：呼吸深快、恶心、呕吐、脱水、低血压、意识模糊、昏迷等或并发其他脏器功能不全。血清乳酸可大于 5mmol/L。

**3. 低血糖昏迷** 常见于应用胰岛素或口服降血糖药物治疗的糖尿病患者，临床表现有饥饿感、头晕、心悸、手颤、出汗、软弱、乏力、脸色苍白、甚至抽搐、昏迷，但呼吸正常。尿糖、尿酮体均阴性。发作时血糖明显低于 2.8mmol/L 为确诊依据（糖尿病患者血糖未低至 2.8mmol/L 就可发生昏迷）。怀疑低血糖昏迷时，可试用 50% 葡萄糖 40ml 静脉注射，低血糖者会迅速好转。

### （七）治疗

治疗原则为尽快补液纠正失水、酸中毒及电解质紊乱；应用短效胰岛素控制高血糖，积极寻找并消除诱因；防治并发症，降低死亡率。

**1. 补液** 补液是治疗的关键环节。轻度脱水不伴酸中毒时可以口服补液，中度以上 DKA 患者，须进行静脉补液。补液原则为“先快后慢、先盐后糖”。开始一般补给生理盐水或复方氯化钠溶液，如心、肾功能正常者可于前 1~2 小时内快速滴入 1000~2000ml，以迅速纠正失水和失钾，以后再视失水、血压及尿量等具体情况决定补液量。一般第一日补液总量 3000~5000ml，失水严重者可更多。当血糖下降至 13.9mmol/L 以下时，可用 5% 葡萄糖或葡萄糖生理盐水，并按每 2~4g 葡萄糖加 1U 短效胰岛素。鼓励患者多饮水，减少静脉补液量。对于心、肾功能不全者，应避免补液过度。

**2. 胰岛素治疗** 一般采用小剂量短效胰岛素治疗方案，即每小时 0.1U/kg 的胰岛素持续续静脉滴注，可使血清胰岛素浓度恒定达到 100~200U/ml，这水平已有抑制脂肪分解及酮体生成的最大效应以及相当强的降低血糖的生物效应，而对钾离子转运的作用较弱。对病情重者可加用首次负荷量 0.2U/kg，如 4 小时后已给足液体而血糖仍未下降，则可增加胰岛素用量 30%~100%，血糖下降速度一般以每小时约降低 3.9~6.1mmol/L 为宜，每 1~2 小时复查血糖。当血糖下降至 13.9mmol/L 时，应将胰岛素用量减至每小时 1.0~2.0U，此时仍需 4~6 小时复查血糖，维持 12 小时左右。当病情稳定，症状缓解，可改为胰岛素皮下常规治疗。

**3. 纠正电解质及酸碱平衡失调**

（1）补碱　在补充液体和胰岛素后，酮体水平下降，酸中毒可得以改善和纠正，一般不需补碱。但严重酸中毒呼吸及神经系统功能，应给以纠正。补碱指征为血 pH < 7.1，$HCO_3^-$ < 低于 5mmol/L，应采用等渗碳酸氢钠（1.25% ~ 1.4%）溶液，或将 5% 的碳酸氢钠 84ml）加注射用水至 300ml 配成 1.4% 等渗溶液后，先快后慢。一般仅给 1 ~ 2 次。补充碳酸氢钠过快过多，可导致脑脊液 pH 反常降低、组织缺氧加重、诱发或加重脑水肿、血钾下降、反跳性碱中毒等。

（2）补钾　DKA 治疗前的血钾水平不能真实反映体内缺钾程度，纠酸补液后血钾会骤降，因此治疗过程中要定时监测血钾和尿量，注意适当补钾，一般第一日可补氯化钾 6 ~ 8g，部分稀释后静脉滴注，部分口服。充分补钾的同时要注意血镁、血磷的纠正。

**4. 处理诱发病和防治并发症**　寻积极找和处理诱发因素。加强病情观察及时发现并发症并给予处理，如休克、心、肾衰竭、脑水肿等，维持重要脏器功能。

DKA 治疗。

**5. 护理**　良好护理是抢救 DKA 的重要环节。应及时清洁口腔、皮肤，预防压疮和继发性感染。密切观察病情变化，准确的记录神志、瞳孔大小和反应、生命体征、出入水量等。

**小结**

糖尿病是胰岛素分泌绝对和（或）相对不足，以及靶细胞对胰岛素的敏感性降低，从而导致糖、蛋白质、脂肪等代谢紊进而引起多系统损伤，尤其是心、脑、肾、眼底、神经、血管等组织器官慢性进行性病变、功能减退及衰竭；典型临床表现是多饮、多食、多尿等“三多一少”症状，严重时常并发糖尿病酮症酸中毒、高渗高血糖综合征等急性并发症。反复发生可引起多种慢性并发症，如血管病变、神经病变、糖尿病足及继发感染等，而心脑血管病变常是 T2DM 致死的主要原因。根据临床表现及实验室检查可确诊，无症状需重复检查，并排出继发性糖尿病。治疗包括糖尿病教育、合理饮食、运动、降糖药物治疗和病情监测，并积极防治急、慢性并发症的发生、发展，提高患者的生活质量。糖尿病酮症酸中毒是糖尿病最常见并发症，临床特征为高血糖、酮症、酸中毒。治疗以补液、纠正电解质紊乱和酸碱平衡失调，使用胰岛素和补钾，清除诱因、防治并发症为主。

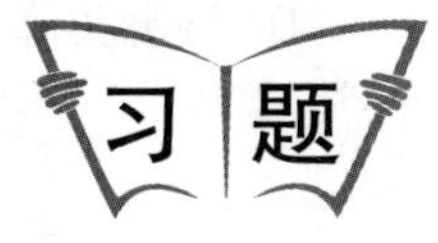


## 一、选择题

**【A1/A2 型题】**

1. 以下为 T1DM 的主要临床特点的是
   A. 多见于 40 岁以上的成年人　　B. 早期常不需要胰岛素治疗
   C. 易发生高渗性非酮症性昏迷　　D. 大部分有超重或肥胖

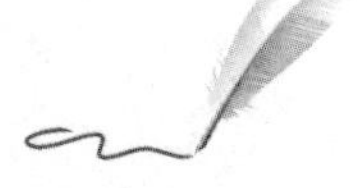

E. 自身免疫介导的胰岛 β 细胞破坏

2. 糖尿病毛细血管间肾小球肾炎硬化症在临床上尿液变化的主要特点是

A. 尿糖较前增多　　B. 大量血尿　　C. 出现酮体

D. 持续性蛋白尿　　E. 尿中大量白细胞管型

3. 糖尿病性神经病变最常见的是

A. 周围神经病变　　B. 颅神经病变　　C. 自主神经病变

D. 中枢神经病变　　E. 脊髓病变

4. 胰岛素最常见的不良反应是

A. 胰岛素抵抗　　B. 体重增加　　C. 低血糖反应

D. 注射局部皮下脂肪萎缩　　E. 全身过敏反应

5. 属于糖尿病微血管病变的是

A. 脑血管意外　　B. 糖尿病肾病　　C. 冠心病

D. 肾动脉狭窄　　E. 下肢坏疽

6. 噻唑烷二酮类口服降糖药不适宜用于

A. 2 型糖尿病患者基础治疗未达控制目标

B. 2 型糖尿病合并妊娠

C. 2 型糖尿病对胰岛素抵抗

D. 2 型糖尿病高胰岛素血症时

E. 2 型糖尿病对胰岛素不敏感

7. 下列不是糖尿病酮症酸中毒的诱因的是

A. 感染　　B. 饮食不当　　C. 妊娠及分娩

D. 胰岛素过量　　E. 外伤、手术

8. 患者，女，47 岁。肥胖多年，口渴 7 个月。尿糖（+），空腹血糖 7.9mmol/L，饭后 2 小时血糖 12.3mmol/L。患者可诊断为

A. 1 型糖尿病　　B. 肾性糖尿　　C. 饭后糖尿

D. 2 型糖尿病　　E. 类固醇性糖尿病

9. 患者，女，21 岁。多饮、多尿、食欲缺乏伴体重下降半年就诊。查体：身高 161cm，体重 55kg，血糖 19.2mmol/L，尿酮（+）。在治疗 1 个月后空腹血糖为 14mmol/L，中晚餐前血糖控制较满意。根据目前情况，下列治疗是最佳选择的是

A. 双胍类降糖药　　B. 长交胰岛素治疗

C. 短效胰岛素治疗　　D. 磺脲类降糖药治疗

E. 混合胰岛素治疗

**【A3/A4 型题】**

（10～11 题共用题干）

患者，女，68 岁。糖尿病病史 7 年，近日因家务忙未规律注射胰岛素，今晨起出现恶心、呕吐、腹痛，尿量增加，急诊入院。查体：呼吸深大，脱水貌。实验室检查：血白细胞 $15\times10^9$/L，血糖 21.5mmol/L，尿酮体阳性，血 pH 7.1。

10. 该患者诊断可能为

A. 糖尿病合并阑尾炎　　B. 糖尿病并急性胃炎

C. 糖尿病酮症酸中毒　　D. 糖尿病合并急性肠炎

E. 高血糖高渗综合征

11. 该患者治疗原则错误的是

A. 静脉小剂量滴胰岛素　　B. 补液，先快后慢，先盐后糖

C. 肾功能不全者开始即可补钾　　D. 纠正酸中毒

E. 加强护理

## 二、思考题

患者，女，55 岁。多饮、多食、多尿、消瘦 10 余年，四肢末端麻木 1 个月。10 年前无明显诱因出现烦渴、多食、多饮，伴尿量增多，体重明显下降。门诊查血糖升高，给予口服用“格列本脲”和“二甲双胍”治疗好转。近 1 个月来出现双下肢麻木，时有针刺样疼痛。大便正常，睡眠差。既往无药物过敏史，个人史和家族史无特殊。

查体：T 36℃，P 73 次/分，R 18 次/分，BP 150/100mmHg。巩膜无黄染，浅表淋巴结未触及，颈软，颈静脉无怒张，心肺无异常。腹平软，肝脾未触及，双下肢可凹性浮肿，感觉减退，膝腱反射消失，Babinski 征（-）。

化验：血 Hb 120g/L，WBC 7 × $10^9$/L，N 65%，L 35%，PLT 200 × $10^9$/L，尿蛋白（+），尿糖（+++），WBC 0～3/HP，血糖 13.5mmol/L，BUN 7.0mmol/L。

请问：

1. 请写出患者临床诊断及鉴别诊断。
2. 为完善诊断需进一步做哪些检查？
3. 请制定治疗方案。

扫码“练一练”

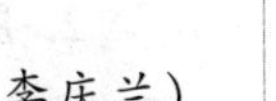

（李庆兰）

# 第六节 痛 风

扫码“学一学”

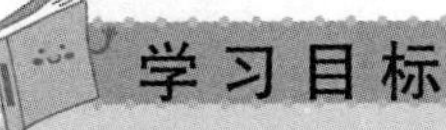


1. **掌握** 痛风的临床表现及预防措施。
2. **熟悉** 痛风的检查方法。
3. **了解** 尿酸的代谢途径及痛风发生的病因及机制。
4. 学会对典型的痛风病例做出诊断并制定治疗方案。
5. 具有对高危人群进行知识宣教及心理指导的能力。

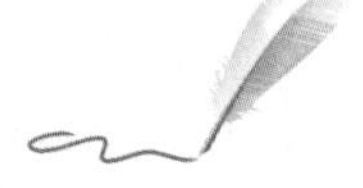

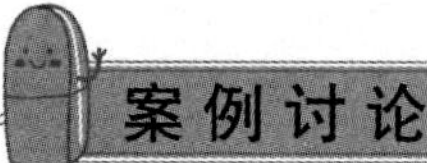


［案例］

患者，男，70岁。2年前出现足趾、膝关节红肿、疼痛，自服止痛药后缓解。以后上述症状时有发生，多在夜间和清晨发作，自服痛药能缓解，未到医院诊治。2天前疼痛加剧，服药无效。查体：左膝关节红肿、压痛，浮髌试验阳性。实验室检查：血沉46mm/h，血尿酸增高。

［讨论］

1. 本病的临床诊断及诊断依据是什么？

2. 应进一步完善哪些检查？

痛风是一种由于嘌呤合成代谢增加，尿酸产生过多或因尿酸排泄不良而致血中尿酸升高，尿酸盐结晶沉积在关节滑膜、滑囊、软骨、肾及其他组织中引起的急慢性炎症和组织损伤。只有尿酸升高称高尿酸血症，出现关节肿痛时才称为痛风。

## 一、病因

病因和发病机制不清。由于受地域、民族、饮食习惯的影响，高尿酸血症与痛风发病率差异较大。临床上分为原发性和继发性两大类，前者多由先天性嘌呤代谢异常所致，常与肥胖、糖脂代谢紊乱、高血压、动脉硬化和冠心病等聚集发生，后者则由某些系统性疾病如肾脏病、血液病、某些药物或高嘌呤食物等引起。

**1. 尿酸排泄障碍** 是引起高尿酸血症的重要因素，80%～90%患者具有尿酸排泄障碍。包括肾小球滤过减少、肾小管重吸收增多及分泌减少、尿酸盐结晶沉积等。

**2. 尿酸生成增多** 10%～20%的高尿酸血症是因尿酸盐生成过多。人体中尿酸80%来源于内源性嘌呤代谢，来源于富含嘌呤或核酸蛋白食物仅占20%，一般来说，尿酸随年龄的增加而增高，特别是女性绝经后更明显。

**3. 痛风** 临床上5%～15%高尿酸血症患者发展为痛风，当血尿酸浓度过高和（或）在酸性环境下，尿酸可析出结晶，沉积在骨关节、肾脏和皮下等组织，引起痛风性关节炎、痛风肾、痛风石等。

## 二、临床表现

临床多见于40岁以上的男性，女性多在更年期后发病，近年发病有年轻化趋势。常有家族遗传史。

### （一）无症状期

仅有波动性或持续性高尿酸血症，有些终身不出现症状，但随年龄增长痛风的患病率增加，并与高尿酸血症的水平和持续时间有关。

### （二）急性关节炎期

急性关节炎的表现多为痛风的首发症状。常有以下特点：①多在午夜或清晨突然起病，多呈剧痛，数小时内受累关节出现红、肿、热、痛和功能障碍，单侧拇趾及第1跖趾关节最常见，其余依次为踝、

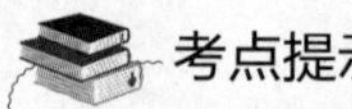


痛风首发表现的特点是急性关节炎症状。

膝、腕、指、肘关节。②初次发作常呈自限性，多于数日内自行缓解，此时受累关节局部皮肤出现脱屑和瘙痒，为本病特有的表现。③秋水仙碱可以迅速缓解关节炎症状。④可伴高尿酸血症，但部分患者急性发作时血尿酸水平正常。⑤关节腔滑囊液偏振光显微镜检查可见双折光的针形尿酸盐结晶是确诊本病的依据。⑥可有发热等。常见的发病诱因有受寒、劳累、饮酒、高蛋白、高嘌呤饮食以及外伤、手术、感染等。春秋季节容易发作。

**（三）痛风石及慢性关节炎期**

痛风石是痛风的特征性临床表现，典型部位在耳郭，也常见于反复发作的关节周围，以及鹰嘴、髌骨、跟腱滑囊等处，外观为隆起的大小不一的黄白色赘生物，表面菲薄，破溃则有豆渣样的白色物质排出，经久不愈。临床表现为持续性关节肿痛、压痛、僵硬、畸形及关节功能障碍。

**（四）肾脏病变**

**1. 痛风性肾病**　起病隐匿，早期仅有间歇性蛋白尿，随着病情的发展呈持续性，伴有肾浓缩功能受损时夜尿增多，晚期可发生肾功能不全，表现水肿、高血压、血尿素氮和肌酐升高。少数患者表现为急性肾衰竭，出现少尿或无尿，尿可见大量尿酸盐结晶。

**2. 尿酸性肾石病**　10% ~25% 的痛风患者肾脏有尿酸结石，呈泥沙样，常无症状，结石较大者可发生肾绞痛、血尿。当结石引起梗阻时导致肾积水、肾盂肾炎、肾积脓或肾周围炎，感染可加速结石的增长和肾实质的损害。

## 三、实验室及其他检查

**（一）血尿酸测定**

男性正常值为 150 ~ 380μmol/L，女性为 100 ~ 300μmol/L，更年期后接近男性。血尿酸存在较大波动，应反复监测。

**（二）尿尿酸测定**

限制嘌呤饮食 5 天后，每日尿酸排出量超过 3. 57mmol，可认为尿酸生成增多。

**（三）滑囊液或痛风石内容物检查**

偏振光显微镜下可见双折光的针形尿酸盐结晶。

**（四）X 线检查**

急性关节炎期可见非特征性软组织肿胀；慢性期或反复发作后可见关节间隙狭窄、软骨缘破坏，关节面不规则，特征性改变为穿凿样、虫蚀样圆形或弧形的骨质透亮缺损，严重者出现脱位、骨折。大多数肾结石为纯尿酸结石，特点是 X 线不显影，部分与草酸钙、磷酸钙混合，X 线可显影。

**（五）超声、CT 与 MRI 检查**

有助于关节内痛风石和尿路结石的诊断。

## 四、诊断

男性和绝经前女性 > 350μmol/L、绝经后女性血尿酸 > 420μmol/L 可诊断为高尿酸血症。中老年男性如出现特征性关节炎表现、尿路结石或肾绞痛发作，伴有高尿酸血症应考虑痛风。关节液穿刺或痛风石活检证实为尿酸盐结晶可做出诊断。X 线检查、CT 或 MRI 扫描对明确诊断具有一定的价值。急性关节炎期诊断有困难者，秋水仙碱试验性治疗有诊断意义。

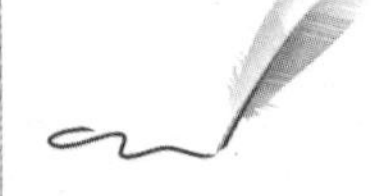

2015 年 ACR/EULAR 发布了痛风新的诊断标准，同时也适用于急性期和慢性期痛风的评估。另外，该新标准包括一个适用标准（即使用该标准的前提条件）、一个确诊标准（即金标准）和一个分类标准，共计 23 分，只需满足 8 分即可诊断。见表 7－6－1、表 7－6－2。

**表 7－6－1 2015 年 ACR/EULAR 痛风诊断步骤**

| 步骤 | | 内容 |
|---|---|---|
| 步骤 1 | 适用标准（仅符合适用标准者才进入下列步骤） | 曾经至少一次发作时出现外周关节或滑液囊肿胀、疼痛和压痛 |
| 步骤 2 | 确诊标准（如果符合，直接诊断痛风，无须进行步骤 3） | 有症状的关节和关节囊中检查出尿酸盐结晶，或存在痛风石者 |
| 步骤 3 | 分类标准（如果不符合确诊标准，适用下述分类标准） | |

**表 7－6－2 2015 年 ACR/EULAR 痛风诊断标准**

| 临床特点 | 评分 |
|---|---|
| 症状发作时，曾经累及的关节或滑膜囊 | |
| 踝关节或足中部（单关节或寡关节的一部分发作而没有累及第一跖趾关节） | 1 分 |
| 第一跖关节受累（单关节或寡关节发作的一部分） | 2 分 |
| 受累关节红肿（患者报告或医生观察到）<br>受累关节不能忍受触摸或按压<br>C. 受累关节导致行走困难或活动功能障碍 | |
| 符合上述 1 项特点 | 1 分 |
| 符合上述 2 项特点 | 2 分 |
| 符合上述 3 项特点 | 3 分 |
| 关节痛发作时间特点（符合下列 3 条中 2 条，且与抗炎治疗无关，称为 1 次典型发作）<br>a. 疼痛达峰时间＜24 小时<br>b. 关节痛 14 天内<br>c. 2 次发作的间歇期，症状完全消退（基线水平） | |
| 曾有 1 次典型发作 | 1 分 |
| 曾有 2 次及以上典型发作 | 2 分 |
| 痛风石的临床证据，皮下结节呈“粉笔灰”样或有浆液。常伴血管包绕。而且位置典型：关节、耳郭、鹰嘴囊、指腹、肌腱（如跟腱） | |
| 无痛风石 | 0 分 |
| 有痛风石 | 4 分 |
| 血清尿酸（尿酸氧化酶法检测）：在患者未进行降尿酸治疗时和复发 4 周后检测：若条件允许，在这些条件下复测，取最高分值记分 | |
| ＜4mg/dl（240μmol/L） | －4 分 |
| 4～6mg/dl（240～360μmol/L） | 0 分 |
| 6～8mg/dl（360～480μmol/L） | 2 分 |
| 8～10mg/dl（480～600μmol/L） | 3 分 |
| ≥10mg/dl（≥600μmol/L） | 4 分 |
| 关节液分析：由有经验的医生对有症状关节或滑囊进行穿刺及偏振光显微镜镜检 | |
| 未检查 | 0 分 |
| 尿酸钠晶体阴性 | －2 分 |
| 影像学特征 | |

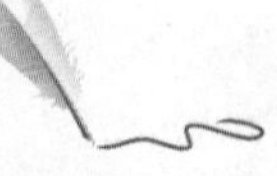

续表

| 临床特点 | 评分 |
|---|---|
| （曾）/有症状的关节或滑囊处尿酸钠晶体的影像学证据：关节超声“双轨征”，或双能CT的尿酸钠晶体沉积 | 有　4分<br>无　0分 |
| 痛风相关关节破坏的影像学证据：手/足X线存在至少1处骨侵蚀（皮质破坏，边缘硬化或边缘突出 | 有　4分<br>无　0分 |

## 五、鉴别诊断

### （一）关节炎

**1. 风湿性关节炎**　多见于青少年女性，呈游走性多关节炎，以膝关节炎为主，常伴心肌炎或环形红斑等。

**2. 类风湿关节炎**　青中年女性多见，好性于四肢近端小关节，呈对称性梭形肿胀、晨僵明显、关节畸形等，类风湿因子阳性。

**3. 假性痛风**　多见于老年人，关节软骨钙化所致，膝关节易受累，关节滑囊液检查可见焦磷酸钙结晶或磷灰石，X线可见软骨线状钙化或关节旁钙化。

**4. 化脓性关节炎和创伤性关节炎**　血尿酸不高，化脓性关节炎滑囊液内含大量白细胞，培养可得致病菌；创伤性关节炎常有较严重的受伤史，可作鉴别。

### （二）肾石病

高尿酸血症或不典型痛风可以肾结石或尿路结石为最先表现。纯尿酸结石X线不显影，所以对尿路平片阴性而B超阳性的泌尿系统结石病例应常规检查血尿酸并分析结石的性质。

**课堂互动**

熟练掌握痛风的病因及临床表现

学生思考：

1. 痛风的首发表现有哪些？

2. 哪些疾病会引起关节疼痛？

教师解答：

1. 多在午夜或清晨突然起病，多呈剧痛，数小时内出现受累关节的红、肿、热、痛和功能障碍，单侧拇趾及第1跖趾关节最常见，其余依次为踝、膝、腕、指、肘。

2. 引起关节疼痛的疾病包括风湿性关节炎、类风湿关节炎、化脓性关节炎和系统性红斑狼疮等。

## 六、治疗

### （一）一般治疗

控制饮食总热量及脂肪的摄入；限制饮酒和高嘌呤食物如动物内脏、海鲜、鱼虾类、肉类、豌豆等。选择含嘌呤少的食物如各种谷类、水果、蔬菜、牛奶、鸡蛋等。限制饮酒，多饮水每天饮水2000ml以上以增加尿酸的排泄。慎用抑制尿酸排泄的药物如噻嗪类利尿药等；避免诱发因素和积极治疗相关疾病等。

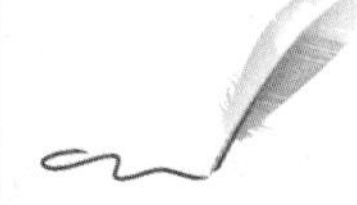

**知识链接**

**常见的高嘌呤食物（每100克食物含嘌呤150～1000毫克）**

1. 豆类及蔬菜类　黄豆、扁豆、紫菜、香菇。

2. 肉类　家禽家畜的肝、肠、心、肚与胃、肾、肺、脑、胰等内脏，肉脯，浓肉汁，肉馅等。

3. 水产类　鱼类（鱼皮、鱼卵、鱼干以及沙丁鱼、凤尾鱼等海鱼）、贝壳类、虾类。

4. 其他　酵母粉、各种酒类，尤其是啤酒。

**（二）急性痛风性关节炎期的治疗**

绝对卧床，抬高患肢，避免负重，尽快治疗，足量给药，适当疗程，达到有效抗炎镇痛，提高患者生活质量。

**1. 非甾体类抗炎药（NSAIDs）**　痛风急性发作时，首先考虑缓解患者的临床症状。各种NSAIDs都可有效缓解痛风症状，为急性痛风关节炎的一线用药。常用药物如下。①吲哚美辛：每次50mg，每天3～4次；②双氯芬酸：每次50mg，每天2～3次；③依托考昔：120mg，每天1次。常见不良反应有消化性溃疡及消化道出血。禁止同时服用两种或多种NSAIDs，否则会加重不良反应。

**2. 秋水仙碱**　治疗急性痛风性关节炎的传统药物，因其药物毒性现已少用。一般首次剂量1mg，以后第1～2小时0.5mg，24小时总量不超过6mg。不良反应为恶心、呕吐、厌食、腹胀和水样腹泻，发生率高达40%～75%，如出现上述不良反应及时调整剂量或停药，若用到最大剂量症状无明显改善时应及时停药。该药还可以引起白细胞计数减少、血小板减少等骨髓抑制表现以及脱发等。

**3. 糖皮质激素**　治疗急性痛风有明显的疗效，通常用于不能耐受NSAIDs或秋水仙碱或肾功能不全者。可应用中小剂量的糖皮质激素如泼尼松20～30mg/日，3～7天后逐渐减量停用，疗程不超过2周。该类药物的特点是起效快、缓解率高，但停药后容易出现"反跳"现象。

**（三）发作间歇期和慢性期的处理**

治疗目的是控制高尿酸血症，治疗目标是患者血尿酸水平稳定控制在360μmol/L（6mg/dl）以下。降尿酸药物有以下两类。

**1. 促尿酸排泄药**　主要通过抑制肾小管对尿酸的重吸收，增加尿酸排泄。同时应注意补液和多饮水。常用药物有：①丙磺舒：初用每次0.25g口服，2次/日，渐增至0.5g，3次/日，一日最大量2g，主要副作用有胃肠道反应、皮疹等过敏反应、骨髓抑制等，过敏者禁用。②苯溴马隆：实用25～50mg，一日1次。渐增至100mg。可有发热、皮疹胃肠道反应等。

**2. 抑制尿酸生成药**　别嘌醇通过抑制黄嘌呤氧化酶，阻断黄嘌呤转化为尿酸，减少尿酸生成，适用于尿酸生成过多型的高尿酸血症，或不宜使用促尿酸排泄药者，也可用于继发性痛风。与排尿酸药合用效果更好。不良反应有胃肠道刺激，皮疹、发热、肝损害、骨髓抑制等，肾功能不全者剂量减半。

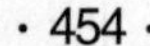

**（四）痛风性肾脏病治疗**

建议先评估肾功能，再根据患者具体情况用药。积极控制高尿酸血症，碱化尿液，多饮水多排尿十分重要。利尿剂可使用螺内酯或乙酰唑胺，兼有利尿和碱化尿液作用。对于尿酸性尿路结石，大部分可溶解，自行排出，体积大且固定者可体外碎石或手术治疗。对于慢性肾功能不全重者可行透析治疗，必要时可肾移植。

**（五）其他**

高尿酸血症和痛风常与代谢综合征伴发，应积极行降压、降脂、减重及改善胰岛素抵抗等综合治疗。

## 七、预防及预后

**1. 预防**　调整生活方式有助于痛风的预防和治疗，应遵循下述原则：①限酒；②减少高嘌呤食物的摄入；③防止剧烈运动或突然受凉；④减少富含果糖饮料的摄入；⑤大量饮水（每日 2000ml 以上）；⑥控制体重；⑦增加新鲜蔬菜的摄入；⑧规律饮食和作息；⑨规律运动；⑩禁烟。

**2. 预后**　如果及早诊断并进行规范治疗，预后相对良好。慢性期病变可损坏关节结构，影响其功能，降低生活质量。如伴发高血压、糖尿病或其他肾病者，增加肾功能不全发生的风险，甚至危及生命。

**小结**

高尿酸血症与痛风是嘌呤代谢障碍引起的代谢性疾病，但痛风发病有明显的异质性，除高尿酸血症外可表现为急性关节炎、痛风石、慢性关节炎、关节畸形、慢性间质性肾炎和尿酸性尿路结石。高尿酸血症患者只有出现上述临床表现时，才称之为痛风。常与肥胖、糖脂代谢紊乱、高血压、动脉硬化和冠心病等聚集发生。治疗采用低嘌呤食物、止痛及促进嘌呤排泄及抑制合成等综合方法。痛风是一种终身性疾病，无肾功能损害或关节畸形者经有效治疗一般都能维持正常生活和工作，不会影响寿命。但如果治疗不当，急性关节炎的反复发作可引起较大痛苦。有关节畸形和肾石病者则生活质量会受到一定的影响。肾功能损害严重者，预后较差。

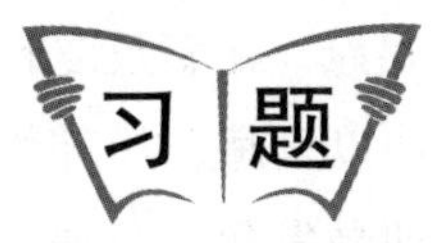


## 一、选择题

**【A1/A2 型题】**

1. 痛风患者合并的泌尿系统结石，最可能的是

A. 草酸钙结石　　B. 磷酸盐结石

C. 碳酸盐结石　　D. 黄嘌呤结石

E. 尿酸结石

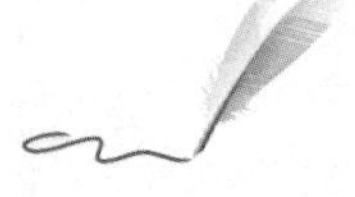

2. 急性痛风性关节炎的主要临床特点不包括
   A. 秋水仙碱治疗可迅速缓解关节炎症状
   B. 常伴高尿酸血症
   C. 单侧第一掌指关节肿痛最为常见
   D. 在偏振光显微镜下，关节液内发现呈双折光的针形尿酸结晶
   E. 疼痛剧烈，初次发作常呈自限性
3. 以下各项中不是急性痛风性关节炎治疗原则的是
   A. 绝对卧床休息，抬高患肢
   B. 避免关节负重
   C. NSAIDs 是急性痛风性关节炎的一线用药
   D. 尽早使用糖皮质激素
   E. 秋水仙碱的副作用较大，目前临床已少用
4. 患者，男，39 岁。肥胖，体检发现血尿酸 450μmol/L，下列处理最合理的是
   A. 给予苯溴马隆 25mg/d 口服
   B. 别嘌醇每次 100mg，每天 2 次
   C. 限制蛋白摄入，应少食富含嘌呤食物
   D. 控制饮食总热量，保持理想体重
   E. 减重并少食富含嘌呤食物

**【A3/A4 型题】**

（5 ~6 题共用题干）

患者，男，50 岁。糖尿病病史 5 年，夜间自觉左侧拇趾及第 1 跖趾关节肿痛，活动明显受限，检查局部红、肿明显。

5. 该患者最有可能的诊断是
   A. 痛风　　B. 风湿性关节炎　　C. 原发性关节炎
   D. 强直性脊柱炎　　E. 类风湿关节炎
6. 为明确诊断还需做哪项检查
   A. ESR　　B. ANA　　C. HLA－B27
   D. 血尿酸　　E. 左足 X 线片检查

## 二、思考题

患者，男，20 岁，农民。患者左足趾、足背反复性肿痛 6 年。患者 6 年前在一次饮酒后，突然发生左足背、大蹋趾肿痛，难以入睡，局部灼热红肿。服用消炎镇痛药后 1 周后疼痛缓解。以后，每遇饮酒或感冒后即易发作，每遇发作，自服泼尼松等药。近 1 年来服用上药效果不佳。疼痛固定于左足背及左拇指。于 2 周前又因酒后卧睡受凉而发作，局部红肿热痛，功能受限，故来诊治。查体：面红，跛行，左足背及蹈趾红、肿、压痛、功能受限。化验：血沉 80mm/h，血尿酸 720 μmol/L。X 线示左足跖骨骨头出现溶骨性缺损。

请问：

1. 请写出患者的临床诊断。

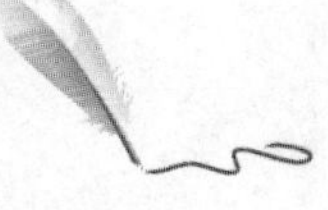

2. 该患者的治疗方案。

（李庆兰）

扫码“练一练”

扫码“学一学”

# 第七节　骨质疏松症

## 学习目标

1. **掌握**　骨质疏松症的临床表现及诊断。
2. **熟悉**　骨质疏松症的治疗。
3. **了解**　骨质疏松症的病因和发病机制。
4. 学会对骨质疏松症典型病例进行诊断，指导患者激素替代治疗。
5. 具有对骨质疏松症危险因素的知识宣传的能力，以减少该病的发生率。

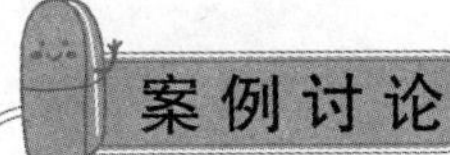

## 案例讨论

[案例]

患者，女，52 岁。近两年逐渐出现腰背疼痛，以弯腰和下蹲时明显，近两个月腰背疼痛加重。3 年前因子宫肌瘤、卵巢囊肿行子宫加双附件切除术，术前月经无异常，术后曾间断服用“利维爱”半年，后自行停药。1 年前滑倒后腕部骨折，后治愈。查体四肢关节无红肿及变形，脊椎无畸形，无压痛及叩击痛。X 线骨密度检查降低。

[讨论]

1. 本病的临床诊断及诊断依据是什么？
2. 如何治疗？

骨质疏松症（osteoporosis，OP）是由于多种原因引起的骨量降低和骨组织微结构破坏，导致骨脆性增加易于发生骨折的全身性代谢性骨病。按病因可分为原发性和继发性两类。继发性 OP 病因明确，常由内分泌代谢疾病（如性腺功能减退症、甲亢、甲状旁腺功能亢进、库欣综合征、1 型糖尿病等）或全身性疾病引起。原发性分为Ⅰ型和Ⅱ型，Ⅰ型即绝经后骨质疏松症（postmenopausal osteoporosis，PMOP），发生于绝经后女性；Ⅱ型原发性 OP 即老年性 OP，见于老年人。本节重点介绍原发性 OP。

## 一、病因和危险因素

正常成熟骨的代谢主要以骨重建形式进行。更年期后，女性的骨密度（bone mineral density，BMD）下降速率快于男性，因为女性除年龄增加外，还因雌激素缺乏因素。凡使骨吸收增加和（或）骨形成减少的因素都会导致骨丢失和骨质量下降，脆性增加，直至发生骨折。

**1. 性激素缺乏**　PMOP 的主要致病因素是雌激素缺乏使破骨细胞功能增强，骨丢失增加。雄激素缺乏也促进了老年性 OP 的发生。

**2. 活性维生素 D 缺乏和 PTH 增高** 随着年龄增加，胃肠道和肾功能减退等原因导致钙吸收和 $1, 25-(OH)_2-D_3$ 生成减少，PTH 呈代偿性分泌增多，导致骨脱钙增加。

**3. 细胞因子表达紊乱** 骨组织中的骨吸收因子如 IL－1、IL－6 和 TNF 增高，护骨素减少，导致破骨细胞活性增强和骨吸收，骨丢失增加。

**4. 骨重建功能衰退** 成骨细胞的功能与活性缺陷导致骨形成不足和骨丢失。可能是老年性 OP 的重要发病原因。

**5. 危险因素** OP 和 OP 性骨折的危险因素很多，如高龄、吸烟、活动过少、酗酒、长期卧床、长期应用糖皮质激素、光照减少、钙和维生素 D 摄入不足、妊娠和哺乳期妇女等。蛋白质摄入不足、高盐饮食、大量饮用咖啡、营养不良和肌肉功能减退是老年性 OP 的重要原因。危险因素越多，发生 OP 和 OP 性骨折的概率越大。

## 二、临床表现

### （一）骨痛和肌无力

骨痛是最常见症状，70%～80% 患者表现为腰背疼痛或全身骨痛。疼痛通常在翻身时、起坐时及长时间行走后出现，夜间或负重活动时疼痛加重，并可伴有肌肉痉挛，甚至活动受限。乏力常于劳累或活动后加重，负重能力下降或不能负重。

### （二）身材缩短、驼背

多在疼痛后出现，严重骨质疏松症患者，因椎体压缩性骨折，可出现身高变矮或驼背等脊柱畸形，多发生在脊椎第 11、12 胸椎及第 3 腰椎，负荷量加大，容易压缩变形，使脊椎前倾，形成驼背，随着年龄增长，骨质疏松加重。

### （三）骨折

骨折是退行性骨质疏松症最常见和最严重的并发症。常因轻微活动、弯腰、负重、挤压或摔倒后发生骨折。易发部位脊柱、髋部和前臂，其他部位也可发生。PMOP 患者易出现脊柱压缩性骨折。髋部骨折多在股骨颈部（股骨颈骨折），以老年性 OP 患者多见，通常在摔倒或挤压后发生。第一次骨折后，患者发生再次或反复骨折的概率明显增加。

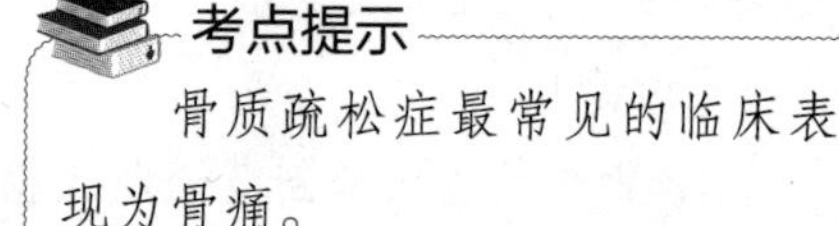

考点提示

骨质疏松症最常见的临床表现为骨痛。

### （四）并发症

由于驼背、压缩性骨折限制呼吸功能常引起胸闷、气促、呼吸困难，甚至发绀等表现。股骨颈骨折易致股骨头坏死。严重的腰椎压缩性骨折可能会导致腹部脏器功能异常，引起便秘、腹胀等不适。身体畸形、骨折等导致生活自理能力下降或丧失，长期卧床加重骨丢失，使骨折极难愈合。

## 三、实验室及其他检查

**1. 血液检查** 在原发性骨质疏松症中，血清钙、磷以及碱性磷酸酶水平通常是正常的，骨折后数月碱性磷酸酶水平可增高，血甲状旁腺激素正常或升高。

**2. 晨尿钙/肌酐比值** 正常比值为 0.13±0.01，尿钙排量过多则比值增高，提示有骨吸收率增加可能。

**3. 骨密度（BMD）检测** 骨密度检测是骨折最好的预测指标。测量一个部位的骨密度，可以用来评估总体的骨折发生危险度，测量特定部位的骨密度可以预测局部的骨折发生的危险性。WHO 建议根据 BMD 值对骨质疏松症进行分级，规定正常健康成年人的 BMD 值加减 1 个标准差（SD）为正常值，较正常值降低（1～2.5）SD 为骨质减少；降低 2.5SD 以上为骨质疏松症；降低 2.5SD 以上并伴有脆性骨折为严重的骨质疏松症。

**4. 影像学检查**　X 线摄片、CT、MRI 检查，帮助诊断骨折及骨质疏松。

## 四、诊断

骨质疏松症的诊断基于全面的病史采集、体格检查、骨密度测定、影像学检查及必要的生化测定，并进一步明确病因以确定是原发性还是继发性。诊断标准如下，见表 7－7－1。

**表 7－7－1　骨质疏松症的诊断标准**

| 骨质疏松症的诊断标准（符合以下三条中之一者） |
|---|
| 髋部或椎体脆性骨折<br>DXA 测量的中轴骨骨密度或桡骨远端 1/3 骨密度的 T 值≤－2.5<br>骨密度测量符合低骨量（－2.5＜T 值＜－1.0）＋肱骨近端、骨盆或前臂远端脆性骨折 |

DXA：双能 X 线吸收检测法

OP 性骨折的诊断主要根据年龄、临床表现、外伤骨折史以及影像学检查。确诊有赖于 X 线照片检查或 BMD 测定，并进一步明确病因以确定是原发性还是继发性。有以下情况者应高度重视：①绝经后或双侧卵巢切除后女性。②不明原因的慢性腰背疼痛。③身材缩短或脊椎畸形。④脆性骨折史或脆性骨折家族史。⑤存在多种 OP 危险因素，如高龄、吸烟、制动、低体重、长期卧床、服用糖皮质激素等。

**课堂互动**

熟练掌握原发性 OP 的主要致病因素及临床表现。

学生思考：

OP 主要致病因素和典型表现是什么？

教师解答：

雌激素缺乏是原发性 OP 的主要原因。

典型表现有骨痛、骨折、肌无力、驼背等。

## 五、鉴别诊断

原发性 OP 的诊断必须排除各种继发性 OP。

**1. 原发性甲状旁腺功能亢进症**　骨骼改变主要为纤维囊性骨炎，早期可仅表现为低骨量或 OP。测定血 PTH 增高、血钙持续增高。常伴精神症状。

**2. 原发性或转移性骨肿瘤**　转移性骨肿瘤（如肺癌、前列腺癌等）或原发性骨肿瘤（如多发性骨髓瘤、骨肉瘤和软骨肉瘤等）的早期表现可酷似 OP。影像学检查可帮助诊断。

**3. 骨软化症**　临床上常有胃肠吸收不良、脂肪痢、胃大部切除病史或肾病病史。早期不易区别。但如出现假骨折线（Looser 带）或骨骼变形，则多属骨软化症。生化改变比骨质疏松明显。维生素D缺乏性骨软化症则常有血钙、血磷低下，血碱性磷酸酶增高，尿钙、磷减少。肾性骨病变多见于肾小管病变，如同时有肾小球病变时，血磷可正常或偏高。由于血钙过低、血磷过高，患者均有继发性甲状旁腺机能亢进症。

## 六、治疗

按我国的OP诊疗指南骨质疏松症的主要防治目标包括改善骨骼生长发育，促进成年期达到理想的峰值骨量；维持骨量和骨质量，预防增龄性骨丢失；避免跌倒和骨折强调综合治疗、早期治疗和个体化治疗。

**1. 调整生活方式**

（1）加强营养，均衡膳食　建议摄入富含钙、低盐和适量蛋白质的均衡膳食。

（2）充足日照　建议上午11：00到下午3：00间，尽可能多地暴露皮肤于阳光下晒15～30分钟（取决于日照时间、纬度、季节等因素），每周两次，以促进体内维生素D的合成。

（3）合理运动　建议进行有助于骨健康的体育锻炼和康复治疗。如行走、慢跑、太极拳、瑜伽、舞蹈和乒乓球等。运动应循序渐进，持之以恒。

（4）其他　戒烟，限酒，避免过量饮用咖啡，避免过量饮用碳酸饮料，尽量避免或少用影响骨代谢的药物。

**2. 骨健康基本补充剂**

（1）钙剂　充足的钙摄入对获得理想骨峰值、减缓骨丢失、改善骨矿化和维护骨骼健康有益。我国成人每日钙推荐摄入量为800mg（元素钙），50岁及以上人群每日钙推荐摄入量为1000～1200mg。尽可能通过饮食摄入充足的钙，饮食中钙摄入不足时，可给予钙剂补充。

（2）维生素D　充足的维生素D可增加肠钙吸收、促进骨骼矿化、保持肌力、改善平衡能力和降低跌倒风险。成人推荐维生素D摄入量为400 IU（10μg）/d；65岁及以上老年人因缺乏日照、以及摄入和吸收障碍常有维生素D缺乏，推荐摄入量为600 IU（15μg）/d。

**3. 对症治疗**

（1）镇痛　有疼痛者可给予适量非甾体抗炎药，如阿司匹林、吲哚美辛、桂美辛等。

（2）防止畸形　骨畸形者应局部固定或采用其他矫形措施防止畸形加剧。

（3）治疗骨折　发生骨折者应给予牵引、固定、复位或手术治疗，同时应辅以物理康治疗，尽早恢复运动功能。必要时由医护人员给予被动运动，避免因制动或失用而加重病情。

**4. 抗骨质疏松药物**　有效的抗骨质疏松症药物可以增加骨密度，改善骨质量，显著降低骨折的发生风险。抗骨质疏松症药物治疗主要适应于包括经骨密度检查确诊为骨质疏松症的患者，已经发生过椎体和髋部等部位脆性骨折者，骨量减少但具有高骨折风险的患者。

（1）双膦酸盐　是焦磷酸盐的稳定类似物，其特征为含有P－C－P基团，是目前临床上应用最为广泛的抗骨质疏松症药物。双膦酸盐抑制破骨细胞生成和骨吸收，主要用于骨吸收明显增强的代谢性骨病（如变形性骨炎、多发性骨髓瘤、甲状旁腺功能亢进等），对类固醇性OP也有良效；但老年性OP不宜长期使用该类药物，必要时应与PTH等促进骨形成类药物合用。常用的有依替膦酸二钠、帕米膦酸钠、阿仑膦酸钠等。

（2）降钙素　降钙素可以快速抑制破骨细胞的活性，缓慢作用可以减少破骨细胞的数量，具有镇痛、增加活动功能和改善钙平衡的功能，适用于二磷酸盐和雌激素有禁忌证或不能耐受的患者。国内常用的制剂有降钙素和依降钙素。孕妇和过敏反应者禁用。应用降钙素制剂前需补充数日钙剂和维生素D。

（3）性激素补充治疗　①雌激素补充治疗：主要是抑制骨吸收，降低骨的再塑造率，原则是进行生理性补充。适应于PMOP患者。但有诱发子宫内膜癌、乳腺癌的危险，与孕激素合用可降低致癌危险性。不良反应主要有诱发月经、体液潴留乳腺疼痛等。②雄激素补充治疗：用于男性OP的治疗。一般宜选用雄酮类似物苯丙酸诺龙或司坦唑醇，副作用有肝损害、水钠潴留和前列腺增生，因此长期治疗宜选用经皮制剂。

（4）选择性雌激素受体调节剂（SERM）　SERM主要适应于PMOP的预防与治疗，增加脊柱和髋部的骨密度（BMD），抑制骨吸收，增加骨密度，降低骨折发生的风险；而不刺激乳腺和子宫。

（5）其他　包括活性维生素D及其类似物，四烯甲萘醌，中药等。

**知识链接**

**骨质疏松症高危人群的自我检测**

以下问题可以帮助进行骨质疏松症高危情况的自我检测，任何一项回答为“是”者，则为高危人群，应当到骨质疏松专科门诊就诊。

1. 您是否曾经因为轻微的碰撞或者跌倒就会伤到自己的骨骼？
2. 您连续3个月以上服用激素类药品吗？
3. 您的身高是否比年轻时降低了三厘米？
4. 您经常过度饮酒吗？（每天饮酒2次，或一周中只有1－2天不饮酒）
5. 您每天吸烟超过20支吗？
6. 您经常腹泻吗？（由于腹腔疾病或者肠炎而引起）
7. 父母有没有轻微碰撞或跌倒就会发生髋部骨折的情况？
8. 女士回答：您是否在45岁之前就绝经了？
9. 您是否曾经有过连续12个月以上没有月经（除了怀孕期间）？
10. 男士回答：您是否患有阳痿或者缺乏性欲这些症状？

提示：高龄、低体重女性尤其需要注意骨质疏松，医生常用“瘦小老太太”来形容这类高危人群。此外，缺乏运动、缺乏光照对年轻人来讲同样是骨质疏松的危险因素。

## 七、预防

应从儿童、青少年开始，注意合理膳食营养，坚持科学的生活方式，尽可能保存体内钙质，丰富钙库。人到中年，尤其妇女绝经后，定期骨密度检查，及早采取防治对策。对退行性骨质疏松症患者应积极进行以药物为主的综合治疗，尽量避免外伤以免造成骨折。对中老年骨折患者应积极手术，实行坚强内固定，早期活动，补充营养，提高免疫功能及整体素质等综合治疗。

## 八、预后

骨质疏松给患者生活带来极大影响和痛苦，治疗效果差，生活质量明显下降，其预后与患者具有骨质疏松症的危险因素是否能减到最小，是否能预防初次和再发骨折有关。

**小 结**

骨质疏松症是一种以骨量降低和骨组织微结构破坏为特征，导致骨脆性增加和易于骨折的代谢性骨病。按病因可分为原发性和继发性两类。原发性主要见于绝经后女性及老年男性。主要临床表现为骨痛及肌无力，常因轻微活动、创伤、弯腰、负重、挤压或摔倒后发生骨折。多发部位为脊柱、髋部和前臂。X 线片或 BMD 检者示有骨质疏松及骨密度降低。采用补钙及性激素等药物综合治疗。

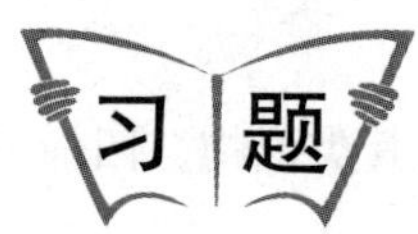


## 一、选择题

**【A1/A2 型题】**

1. 骨质疏松可发生于不同性别和任何年龄，但多见于
   A. 儿童和老年妇女　　B. 青年和男性成人
   C. 儿童及妇女　　D. 绝经后妇女和老年男性
   E. 青春期女性
2. 2001 年美国国立卫生研究院（NIH）提出骨质疏松症是以（　　）下降，骨折风险性增加为特征的骨骼系统疾病。
   A. 骨密度　　B. 骨强度
   C. 骨长度　　D. 骨质量
   E. 骨硬度
3. 骨质疏松的严重后果是在受到轻微创伤时或日常活动中即可发生的（　　）骨折。
   A. 椎体骨折　　B. 髋部骨折
   C. 骨质疏松性骨折（脆性骨折）　　D. 腕部骨折
   E. 长骨骨折
4. 骨质疏松症最典型的临床表现是
   A. 疼痛、脊柱变形和发生脆性骨折　　B. 畸形、疼痛、反常活动
   C. 畸形、疼痛、弹性固定　　D. 高热、寒战、腹痛
   E. 红、肿、热、痛

## 二、思考题

患者，女，32 岁。腰痛 5 个月，加重伴活动困难 2 个月。患者就诊时已分娩 5 个月，哺乳期。患者于妊娠 36 周左右出现轻度腰痛，尚可忍受，于产后 3 个月弯腰后出现剧烈腰痛并逐渐加重，出现翻身、起床困难等活动障碍。身高缩短 8cm，体检未发现巩膜明显异

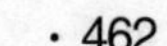

常。患者平素不吸烟、不饮酒、不喝咖啡。妊娠前月经规律，无闭经或月经紊乱史。

辅助检查中三大常规、血沉和肝肾功能、血气均正常。血钙 2.4mmol/L，血磷 1.4mmol/L，碱性磷酸酶（ALP）水平为 70U/L，甲状旁腺激素（PTH）水平为 25 pg/ml，1，25 －（OH）－$D_3$水平为 26 ng/ml。

X 线示椎体 $T_{11}$、$T_{12}$、$L_1$、$L_2$压缩性骨折。X 线骨密度仪（DXA）测量结果示腰椎 2－4 骨矿物密度（BMD 正常 －1 ～ ＋1）为 0.80 g/$cm^2$，T 评分为 －3.8 分；右股骨颈 BMD 为 0.76 g/$cm^2$，T 评分为 －1.8 分；右全髋 BMD 为 0.78 g/$cm^2$，T 评分为 －2.2 分。

请问：

1. 请写出患者的临床诊断。

2. 制定该患者的治疗方案。

（李庆兰）

扫码“练一练”

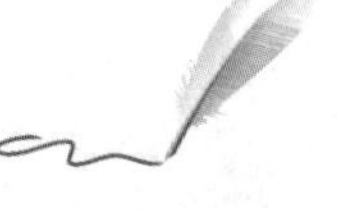

扫码“学一学”

# 第八章　风湿性疾病

## 第一节　总　论

**学习目标**

1. **掌握**　风湿性疾病的含义、病史采集和体格检查、实验室检查。
2. **熟悉**　风湿性疾病的范畴及分类。
3. **了解**　风湿性疾病的治疗。

风湿性疾病（rheumatic diseases）是指累及关节及其周围组织，包括骨、肌肉、滑囊、肌腱、筋膜、神经等的一大类疾病。其病因各不相同，包括感染、免疫、代谢、内分泌、退行性改变、环境、遗传和肿瘤等因素。风湿性疾病发病率高，不仅给人类健康造成危害，同时也给社会和家庭带来了沉重的负担。慢性关节病已成为医学界和社会所面对的亟待解决的问题。

### 一、风湿性疾病的诊断

风湿性疾病是涉及全身多个系统和器官的疾病，正确的诊断需依靠患者的病史、症状、体征及辅助检查进行综合分析判断。

**（一）病史**

风湿性疾病诊断所需的信息大部分可由病史中获得，其完整的病史包括患者的一般情况（性别、年龄、职业）、症状、发病经过、治疗情况、既往史、家族史等。发病年龄、性别和家族史等对疾病的诊断具有较大的参考价值，如强直性脊柱炎多见于青年男性，部分有家族史；系统性红斑狼疮多见于育龄期女性；骨关节炎多发于中老年人群。病程的发生发展多体现了病理过程，如痛风性关节炎多起病急骤，于1周左右缓解；自身免疫性风湿病多呈静止、活动交替发生，呈反复加重慢性经过；退行性病变呈缓慢、隐匿性等。既往史中血细胞减少、皮疹、癫痫病史等可能与系统性红斑狼疮发生相关；反复的自然流产史可能与抗磷脂综合征有关。

**（二）症状**

**1. 发热**　为风湿性疾病的常见全身性症状。系统性红斑狼疮、类风湿关节炎、多发性肌炎、干燥综合征、成人Still病、血管炎等疾病均可出现发热，需结合其伴随症状予以综合判断；如成人Still病患者发热多为弛张热，发热的升降伴随有皮疹的出现与消退。

**2. 皮疹**　为风湿性疾病的常见皮肤表现，部分皮疹具有一定的特异性。如系统性红斑狼疮患者颊部出现蝶形红斑，皮肌炎患者出现眶周紫红色斑及颈部V型充血，银屑病关节患者皮疹表面覆盖有银白色鳞屑等。

**3. 疼痛**　关节、软组织疼痛是风湿性疾病常见的症状之一。详细询问疼痛发作的时间、性质、部位、伴随症状和缓解方式等有助于对疾病的诊断，如夜间发作的第1跖趾关节剧

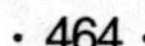

烈的锥刺样、烧灼感疼痛是痛风的特点。部分疾病可出现肌肉疼痛，如皮肌炎、多发性肌炎、结节性多动脉炎、风湿性多肌痛、系统性红斑狼疮等。

**4. 晨僵**　晨僵是指清晨起床后感关节及其周围僵硬，关节活动达不到平时的活动范围和程度，常与关节的疼痛、肿胀相伴。骨关节炎的晨僵在起始运动时出现、持续时间短暂，而类风湿关节炎持续时间较长，常超过1个小时。

**5. 关节肿胀**　关节肿胀多因关节或关节周围组织炎症或关节腔积液引起，患者的自觉症状常在体征出现之前发现；因此，结合疼痛、晨僵症状，有助于早期诊断。

**6. 疲乏、乏力和运动困难**　疲乏是风湿性疾病最常见、也是最容易被忽视的症状。功能性的疲乏，可见于非炎性风湿症，如纤维肌痛综合征；在系统性红斑狼疮、类风湿关节炎等疾病中，疲乏可以成为敏感的病情活动指标。乏力常常提示肌炎或神经病变，其发生的部位、对称性等有助于鉴别诊断。乏力、运动困难可伴随着疼痛、僵硬等症状出现。

**7. 其他系统症状**　风湿性疾病常有多系统受累，各个系统均可出现相应的症状，常见有体重下降、食欲减退等全身表现；同时不同的疾病又有其相对特异性的表现，如光敏感、皮肤黏膜溃疡、皮下结节、雷诺现象等，需要全面、系统的搜集和归纳。

### （三）体征

风湿性疾病可分为以关节损害为主的关节病（如类风湿关节炎、骨关节炎等）及不限于关节的多脏器损害的系统性疾病（如系统性红斑狼疮、血管炎、干燥综合征等）。因此，其体征除常见的关节受累表现出的压痛、肿胀、畸形活动受限外，还涉及全身其他多系统受累而出现相应的体征。故在体格检查时除专科检查，如皮肤、肌肉、关节、脊柱等的检查外，其他各系统的检查也应详尽、全面。

常见弥漫性结缔组织病的特异性临床表现见表8－1－1。

**表8－1－1　常见弥漫性结缔组织病的特异性临床表现**

| 疾病名称 | 特异性临床表现 |
|---|---|
| 系统性红斑狼疮 | 颊部蝶形红斑、蛋白尿、溶血性贫血、血小板减少等 |
| 原发性干燥综合征 | 口眼干燥、腮腺肿大、猖獗龋齿、肾小管性酸中毒、高球蛋白血症 |
| 皮肌炎 | 向阳征、Gottron疹、颈部呈V形充血、肌无力 |
| 系统性硬化病 | 雷诺现象、指端溃疡、“面具脸”、皮肤肿硬无弹性 |
| Wegener肉芽肿 | 鞍鼻，肺迁移性浸润影或空洞 |
| 大动脉炎 | 无脉 |
| 贝赫切特综合征 | 口腔溃疡、外阴溃疡、针刺反应 |

### （四）实验室及其他检查

**1. 实验室检查**

（1）一般性检查　包括三大常规、肝肾功能、血沉、C反应蛋白、球蛋白定量、补体等常规项目。有助于病情的分析和判断，如溶血性贫血、血小板减少、白细胞数量变化、蛋白尿都可能与风湿病有关，血沉、C－反应蛋白、补体与部分疾病的活动性有关。

（2）特异性检查

1）自身抗体：风湿性疾病患者血清中多可出现相应的自身抗体，自身抗体的检测有助于对风湿性疾病进行诊断和鉴别诊断，但敏感性、特异性有一定范围，而且检测的技术也

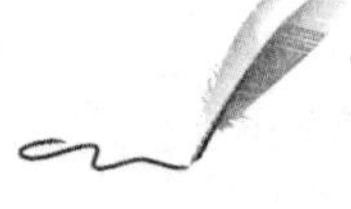

可引起假阳性或假阴性结果，因此临床的表现仍是诊断的基础。主要自身抗体有如下几种。

抗核抗体谱（anti - nuclear antibodies，ANAs）：是抗细胞核内成分（核酸、组蛋白、非组蛋白、磷脂及各种蛋白酶等）的抗体；除细胞核外，上述抗原也存在于细胞质及细胞器中，因此对于 ANA 的靶抗原已扩大到整个细胞。根据抗原分子的理化特性和分布，将 ANAs 分成抗 DNA、抗组蛋白、抗非组蛋白和抗核仁抗体及抗其他细胞成分抗体五大类。其中抗非组蛋白抗体中的可提取性核抗原（extractable nuclear antigens，ENA）抗体对风湿性疾病的诊断尤为重要。ANAs 阳性的患者要考虑结缔组织病可能，但在正常老年人或其他非结缔组织病患者，血清中可出现低滴度的 ANAs。因此，对 ANAs 阳性患者，除了检测其滴度外，还需区分其不同成分，不同成分的 ANAs 有其不同的临床意义，具有不同的诊断特异性。

类风湿因子（rheumatoid factor，RF）：其靶抗原为变性 IgG 分子的 Fc 片段，有 IgM、IgG 和 IgA 三型，临床工作中主要检测 IgM 型。见于 RA、pSS、SLE、SSc 等多种结缔组织病，在感染性疾病、肝炎、肿瘤等疾病以及约 5% 的正常人群中也可出现。因此 RF 的特异性较差，对 RA 诊断有局限性，但在诊断明确的 RA 中，RF 滴度可判断其活动性。

抗中性粒细胞胞质抗体（anti - neutrophil cytoplasmic antibodies，ANCA）：其靶抗原为中性粒细胞胞质的多种成分，分为 c - ANCA（胞质型，主要抗原成分为丝氨酸蛋白酶 - 3）和 p - ANCA（核周型，主要抗原成分为髓过氧化物酶），其有助于对血管炎的诊断，尤其是 c - ANCA 对 Wegener 肉芽肿的诊断有较高的特异性。

抗磷脂抗体：其靶抗原为带负电荷的磷脂。常见的抗磷脂抗体包括抗心磷脂抗体、狼疮抗凝物、抗 $\beta_2 - GP_1$ 抗体等。本抗体与血小板减少、血栓形成、习惯性流产等有关。

抗角蛋白抗体谱：其靶抗原为细胞基质中的聚角蛋白微丝蛋白，临床上常检测抗核周因子（APF）、抗角蛋白（AKA）及抗环瓜氨酸多肽（CCP）抗体，其有助于对类风湿关节炎的早期诊断。

2）人类白细胞抗原（HLA）检测：HLA - B27 与有中轴关节受累的脊柱关节病密切关联，在强直性脊柱炎患者中，其阳性率高达 90% 以上，也见于反应性关节炎和银屑病关节炎等，正常人群中有约 10% 的阳性率。此外，HLA - DR2、DR3 与系统性红斑狼疮有关，HLA - DR4 与类风湿关节炎有关，HLA - B5 与贝赫切特综合征有关。

3）关节液的检查：抽取关节液的检查主要是鉴别炎性或非炎性的关节病变以及导致炎性反应的可能原因，如尿酸盐结晶、焦磷酸盐结晶和细菌的存在。非炎性关节炎关节液中的白细胞总数多小于 $2000/mm^3$；当白细胞总数超过 $3000/mm^3$，中性粒细胞达 50% 以上，提示炎性关节炎；化脓性关节液外观呈脓性且白细胞数更高。光学显微镜和偏振光学显微镜检查各种结晶是必要的，需要时可做细菌涂片和培养。

4）病理活组织检查：所见病理改变不仅有助于诊断，而且对治疗也有指导作用。如肾组织活检对狼疮肾炎的病理分型、唇腺活检对干燥综合征的诊断及肌肉活检对肌炎的诊断有重要意义。

**2. 影像学检查** 通过影像学检查有助于各种关节、脊柱病的诊断和鉴别诊断，对疾病的严重性分期、药物疗效的判断、评估肌肉和骨骼系统以外脏器的受累等均有重要作用。

（1）X 线 是常用影像学诊断方法，有助于骨和关节病变的诊断、鉴别诊断和随访；可发现软组织的肿胀、钙化，骨质疏松、关节间隙狭窄、关节侵蚀和脱位等改变。

（2）电子计算机体层显像（CT）　用于检测有多层组织重叠的病变部位，如骶髂关节、股骨头、胸锁关节、椎间盘等。脑部 CT 检查亦用于 SLE 的中枢神经病变的诊断，高分辨率肺 CT 则用来发现合并于结缔组织病早期尚可治疗的肺间质病变和较晚期的肺间质纤维化等。

（3）磁共振显像（MRI）　对软组织和关节软骨损伤、缺血性骨坏死、脊髓炎、脊柱病变及早期微小的骨侵蚀等的检测较为灵敏可靠；也用于中枢神经系统受累的评估等。

（4）超声　可早期发现关节滑膜、软骨的损伤，还能监测病情的变化。

（5）血管造影　对疑有血管炎病者有帮助，在结节性多动脉炎、大动脉炎时血管造影可以诊断和明确病变范围。但它属创伤性检查，故临床应用有一定限制性。

## 二、风湿性疾病的防治进展

风湿性疾病多为慢性疾病，一旦诊断明确，应尽早治疗。治疗的目的是保护关节和脏器的功能、缓解症状、改善预后、提高生活质量。治疗措施包括健康教育、物理治疗、锻炼、药物治疗、手术治疗等。

### （一）药物治疗

药物治疗的原则是早期诊断和尽早合理用药。主要药物包括非甾体抗炎药、糖皮质激素、改变病情抗风湿药（非生物制剂及生物制剂）等。

**1. 非甾体类抗炎药（nonsteroidal anti－inflammatory drugs，NSAIDs）**　此类药物可抑制环氧化酶，从而抑制花生四烯酸转化为前列腺素，能较迅速地产生抗炎、解热、镇痛作用，对解除疼痛有较好效果，但不能改变疾病的进程。临床上常用的有阿司匹林、布洛芬、双氯芬酸、吲哚美辛等。该类药物对胃肠道、肾脏和心血管有一定的副作用。选择性作用于环氧化酶－2 的非甾体类抗炎药，如塞来昔布、依托考昔等，对胃肠道副作用明显减少，而疗效与传统的 NSAIDs 相当。

**2. 糖皮质激素（glucocorticoid，GC）**　具有强力的抗炎和免疫抑制作用，是治疗多种结缔组织病的一线药物，能明显地改善系统性红斑狼疮等结缔组织疾病的预后，但不能根治这些疾病。根据半衰期分类，短效的有可的松、氢化可的松，中效的有泼尼松、甲泼尼龙、曲安西龙等，长效的有地塞米松、倍他米松等。长期大量服用激素有较多的不良反应，包括感染、高血糖、高血压、骨质疏松、股骨头无菌性坏死、肥胖、精神兴奋、消化性溃疡等，临床应用时须掌握适应证和药物剂量，同时监测其不良反应。

**3. 改变病情抗风湿药（disease modifying antir－heumatic drugs，DMARDs）**　该类药物具有改善病情和延缓病情进展的作用，可以减轻类风湿关节炎的滑膜炎症、维持关节功能、防止关节骨结构破坏。包括非生物制剂和生物制剂。非生物制剂起效慢，通常在治疗 2～4 个月后才显效果，病情缓解后宜长期维持。常用的有甲氨蝶呤、氯喹或羟氯喹、柳氮磺吡啶、来氟米特、硫唑嘌呤、环磷酰胺、吗替麦考酚酯、环孢素青霉胺、金制剂等；该类药物的副作用较多且较严重，如骨髓抑制、性腺损害、胎儿致畸和肝肾毒性等。生物制剂是针对参与免疫应答或炎症过程的特定致病性靶分子的拮抗物，以期靶向性阻断疾病的发生发展进程；具有代表性的生物制剂如肿瘤坏死因子（TNF－α）拮抗剂、白介素－1（IL－1）的拮抗剂和抗 CD20 单克隆抗体等，适应证主要为以类风湿关节炎为代表的炎症性关节病，能阻断或延缓病情进展。生物靶向药物在未来的风湿性疾病治疗中可能将发挥更大的作用，是治疗风湿性疾病的重要发展方向之一。

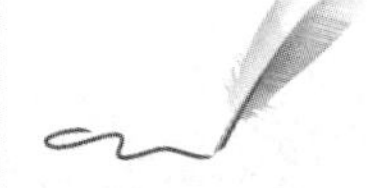

**(二) 辅助性治疗**

如静脉免疫球蛋白、血浆置换、血浆免疫吸附等，有一定疗效。因价格昂贵又不能脱离上述，故可用于有一定指征的风湿病患者。

**(三) 外科治疗**

包括不同的矫形手术、滑膜切除、人工关节置换等。手术不能从根本上控制疾病的发展，但有助于改善晚期关节炎患者的关节功能和提高生活质量。

**(四) 其他治疗**

包括健康宣教，物理、康复、职业训练，心理疏导等治疗，是本类疾病综合治疗不可缺少的部分。

(杨传刚)

# 第二节　系统性红斑狼疮

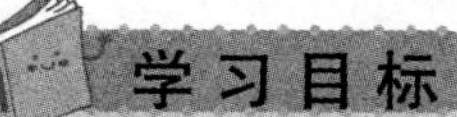

1. 掌握　系统性红斑狼疮的诊断与治疗。
2. 熟悉　系统性红斑狼疮的临床表现及相关的自身抗体。
3. 了解　系统性红斑狼疮的病因和发病机制。
4. 学会系统性红斑狼疮病情活动性的评估。
5. 具有对系统性红斑狼疮患者进行健康宣教与慢病管理能力。

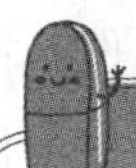

案例讨论

[案例]

患者，女，26 岁。反复发热、双手关节疼痛 3 个月，颜面部皮疹 7 天。

3 个月前患者无明显诱因出现发热，最高为 38℃，自认为感冒，自行服用“感冒药物”治疗，体温恢复正常；但几天后又有反复发热，并出现双手指关节、腕关节疼痛。在当地诊所给予布洛芬治疗，病情有缓解。7 天前，患者在外出游玩后颜面部出现散在皮疹，遂来院就诊。

查体：T 37.6℃，P 77 次/分，R 18 次/分，BP 110/68mmHg。颜面部散在有红色皮疹，形态不规则、大小不一；心肺检查（-），腹软，无压痛。双手指、腕关节无肿胀及压痛，双下肢无水肿，神经系统检查（-）。

实验室检查：血常规 WBC $3.35\times10^9$/L、Hb 101g/L、血小板 $123\times10^9$/L，尿常规尿蛋白（+++）、比重 1.025；血沉 30.0mm/h；免疫补体 C3 0.5790g/L、补体 C4 0.1090g/L，类风湿因子 <20IU/ml，抗核抗体（++）均质型，抗 dsDNA 抗体（+），抗 Sm 抗体（+）。

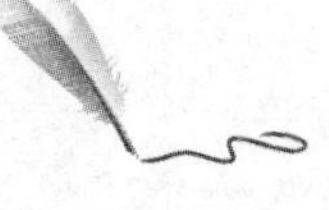

［讨论］

1. 诊断及诊断依据是什么？

2. 治疗原则及措施是什么？

系统性红斑狼疮（systemic lupus erythematosus，SLE）是一种自身免疫介导的、以免疫性炎症为突出表现的慢性、弥漫性结缔组织疾病。其主要临床特点为：血清中出现以抗核抗体为代表的多种自身抗体和多系统器官损害，表现复杂多变。

SLE 的患病率因人群而异，我国患病率为 70/10 万左右。本病以女性多见，起病高峰在 15～45 岁的育龄女性。女性患病率明显高于男性，女性发病为男性的 7～9 倍。

## 一、病因及发病机制

SLE 的病因及发病机制尚未明确。目前的研究显示，其发病是多种遗传因素、性激素等内源性因素与外源性因素（如感染、紫外线、化学、药物等）相互作用的结果。

**（一）病因**

**1. 遗传**

（1）遗传易感性　SLE 同卵双胞胎的共患率约为 50%，5～10 倍于异卵双胞胎；5%～13% 的 SLE 患者可在一、二级亲属中找到另一 SLE 患者，提示 SLE 存在遗传易感性。

（2）易感基因　目前研究表明，SLE 是多基因相关疾病，如 HLA－Ⅱ类的 DR2、DR3 频率异常，HLA－Ⅲ类的 C2 或 C4 的缺损与 SLE 的发病相关。

**2. 环境因素**

（1）紫外线　日光照射可以使 SLE 皮疹加重，以及导致病情的复发或恶化，即光敏感现象。紫外线可以使上皮细胞的 DNA 解聚为胸腺嘧啶二聚体，后者具有较强的抗原性，可刺激机体产生自身抗体。

（2）药物　含有芳香族胺基团或联胺基团的药物（如肼屈嗪、普鲁卡因胺等）可诱发药物性狼疮。虽药物狼疮不等同于 SLE，但其临床表现和部分血清学特征类似 SLE；因此，SLE 患者应慎用这类药物。

（3）其他　化学试剂、微生物病原体感染等也可诱发或加重疾病。

**3. 雌激素**　SLE 好发于育龄妇女，女性患者明显高于男性，妊娠期和哺乳期常出现病情加重；在患者体内雌激素水平升高、雄激素降低；这些现象提示雌激素参与 SLE 的发病。

**（二）发病机制**

SLE 的发病机制极为复杂，且尚不明确。包括免疫耐受缺损、淋巴细胞凋亡障碍、T 细胞和 B 细胞以及 NK 细胞等功能调节障碍、补体缺陷、免疫复合物清除障碍、细胞因子分泌调节障碍等；几乎免疫系统的所有成分都参与了自身免疫和组织病理。

1. B 细胞活化产生大量不同类型的自身抗体，造成大量组织损伤。

2. 自身抗体和相应自身抗原结合形成致病性免疫复合物，免疫复合物沉积在组织造成组织损伤。

3. T 细胞和 NK 细胞功能失调，不能产生抑制 $CD4^+$ T 细胞，使 B 细胞持续活化而产生自身抗体，使自身免疫持续存在。

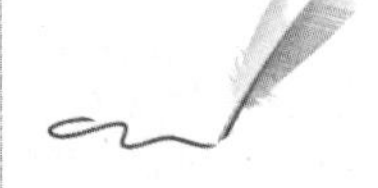

## 二、病理

主要病理改变为血管炎，可出现在身体任何器官。中小血管因免疫复合物沉积或抗体直接侵袭而出现血管壁的炎症和坏死，继发的血栓使管腔狭窄，导致局部组织缺血和功能障碍。受损器官的特征性改变是：①苏木紫小体（又称狼疮小体，是细胞核受抗体作用变性为嗜酸性团块）。②“洋葱皮样病变”，即小动脉周围有向心性的纤维增生，在脾中央动脉常见，心瓣膜的结缔组织反复发生纤维蛋白样变性而形成赘生物。心包、心肌、肺、神经系统等亦可出现上述病理变化。

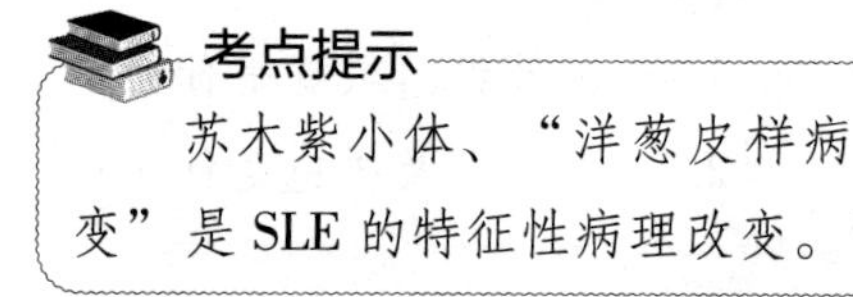

考点提示

苏木紫小体、“洋葱皮样病变”是 SLE 的特征性病理改变。

## 三、临床表现

SLE 临床症状复杂多样，由轻度的关节炎、皮疹等逐步出现多系统损害，可累及几乎所有的器官、系统；部分患者起病即可累及多系统。自然病程多表现为病情的加重和缓解相互交替，病程迁延反复。早期症状往往不典型。

### （一）全身症状

发热是 SLE 常见的全身表现，可从低热到高热，是其活动的表现。发热应除外感染因素，尤其是在激素和免疫抑制剂治疗中出现的发热。其他全身症状包括疲乏、体重下降等。

### （二）皮肤与黏膜

80% 患者在病程中出现皮疹，包括颊部蝶形红斑、盘状红斑、面部及躯干皮疹、指掌部和甲周红斑。颊部蝶形红斑是 SLE 的特征性改变。其他皮肤损害还包括光敏感、脱发、结节性红斑、脂膜炎、网状青斑、雷诺现象等。SLE 皮疹多无明显瘙痒，明显瘙痒者提示过敏，免疫抑制剂治疗后的瘙痒性皮疹应注意真菌感染。口腔和鼻黏膜的无痛性溃疡较常见，提示疾病活动。

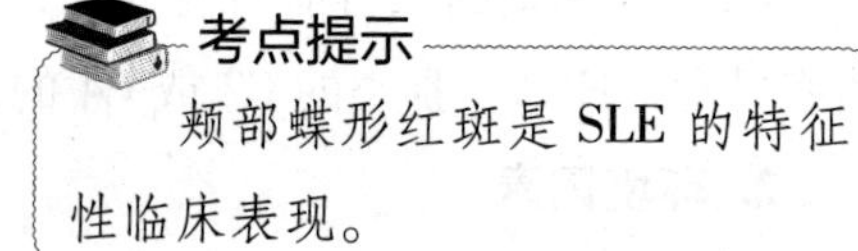

考点提示

颊部蝶形红斑是 SLE 的特征性临床表现。

### （三）肌肉骨骼

常出现对称性多关节疼痛、肿胀，通常不引起骨质破坏；以指、腕、膝、踝关节最易受累。部分患者出现 Jaccoud 关节病，表现为可复的非侵蚀性关节半脱位。肌肉酸痛、无力是 SLE 的常见症状，可有肌酶谱的增高。部分患者出现缺血性骨坏死，多见于股骨头，其发生可能与雷诺现象、血管炎、激素的应用、抗磷脂综合征等相关。

### （四）肾

几乎所有患者的肾组织都有病理变化，其肾损害称为狼疮性肾炎。临床表现可为无症状性蛋白尿和（或）血尿、高血压，甚至肾病综合征、急进性肾炎综合征等，病情可逐渐进展，晚期发生尿毒症，个别患者首诊即为慢性肾衰竭。肾衰竭是 SLE 的主要死亡原因之一。

### （五）神经系统

神经 - 精神狼疮（neuro - psychiatric lupus，NP - SLE）。轻者仅有偏头痛、性格改变、记忆力减退或轻度认知障碍；重者可表现为脑血管意外、昏迷、癫痫持续状态等。存在上述表现，并除外感染、药物、代谢性等继发因素，结合影像学、脑脊液、脑电图等检查可诊断 NP - SLE。有 NP - SLE 表现的均为病情活动者。引起 NP - SLE 的病理基础为脑局部血管炎的微血栓，或有针对神经细胞的自身抗体，或并存抗磷脂抗体综合征。脑脊液检查及影像学检查对 NP - SLE 诊断有帮助。

**（六）心血管系统**

SLE 心脏病变包括心包炎、心肌炎、心内膜及瓣膜病变。以心包炎最常见，心包积液、心包填塞少见。心肌损害者可有气促、心前区不适、心律失常，严重者可发生心力衰竭。瓣膜病变可出现疣状心内膜炎，表现为瓣膜赘生物，常见于二尖瓣后叶的心室侧，不引起心脏杂音性质的改变；通常疣状心内膜炎不引起临床症状，但可以脱落引起栓塞，或并发感染性心内膜炎。有冠状动脉受累，表现为心绞痛和心电图 ST - T 改变，甚至出现急性心肌梗死。

**（七）肺**

胸膜炎和胸腔积液是 SLE 常见的表现，多为中少量、双侧均匀分布，常为渗出液；临床表现为胸痛、呼吸困难和咳嗽。急性狼疮肺炎不常见，表现为发热、干咳、气促，肺 X 线可见片状浸润阴影，多见于双下肺。SLE 所引起的肺间质性病变主要是急性和亚急性期的磨玻璃样改变和慢性期的纤维化，表现为活动后气促、干咳、低氧血症，肺功能检查常显示弥散功能下降。

**（八）消化系统**

SLE 患者消化系统症状表现为食欲减退、恶心、呕吐、腹痛、腹泻或腹水等，以腹泻较常见，其中部分患者以上述症状为首发。活动期 SLE 可出现肠系膜血管炎，表现类似急腹症。少数可并发急腹症，如胰腺炎、肠坏死、肠梗阻，与 SLE 活动性相关。消化系统症状与肠壁和肠系膜的血管炎有关。SLE 常见血清转氨酶升高，仅少数出现严重肝损害和黄疸。

**（九）血液系统**

SLE 常出现贫血和（或）白细胞减少和（或）血小板减少。贫血可能为慢性贫血或肾性贫血。Coombs 试验阳性。白细胞减少需与治疗 SLE 的药物所致相鉴别。血小板减少与血清中存在抗血小板抗体、抗磷脂抗体以及骨髓巨核细胞成熟障碍有关。部分有无痛性轻或中度淋巴结肿大、脾大。

**（十）其他**

SLE 可出现抗磷脂抗体综合征，表现为动脉和（或）静脉血栓形成，习惯性自发性流产，血小板减少。眼部受累出现结膜炎、葡萄膜炎、眼底改变、视神经病变等。SLE 常伴有继发性干燥综合征，表现为口干、眼干，常有血清抗 SSB、抗 SSA 抗体阳性。

**知识拓展**

**狼疮危象**

狼疮危象是指急性的危及生命的重症 SLE。如严重的中枢神经系统损害、严重的溶血性贫血、血小板减少性紫癜、粒细胞缺乏症、严重心脏损害、严重狼疮性肺炎或肺出血、严重狼疮性肝炎、严重的血管炎等。

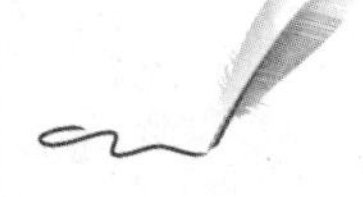

## 四、实验室及其他检查

### （一）一般检查

活动期 SLE 的血细胞三系中可有一系或多系减少；蛋白尿，红细胞、白细胞、管型尿等提示有肾损害。血沉增高，C－反应蛋白通常不高；血清补体 C3、C4 水平与 SLE 活动度呈负相关，常可作为病情活动性和治疗反应的监测指标之一。

### （二）自身抗体

SLE 血清中可以查到多种自身抗体，是 SLE 诊断的标表、疾病活动性的指标及提示可能出现的临床亚型。

**1. 抗核抗体谱** 出现在 SLE 的有抗核抗体（ANA）、抗双链 DNA（dsDNA）抗体、抗可提取核抗原（ENA）抗体。

（1）ANA 见于几乎所有的 SLE 患者，特异性低，其他结缔组织病中也常存在。

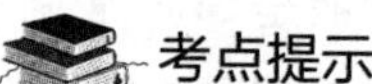

考点提示

抗 dsDNA 抗体是诊断 SLE 的标志抗体之一，也是 SLE 活动性监测指标。

（2）抗 dsDNA 抗体 诊断 SLE 的标志抗体之一，特异性为 95%、敏感性为 70%，多出现在 SLE 的活动期，抗 dsDNA 抗体的含量与疾病活动性及预后相关。

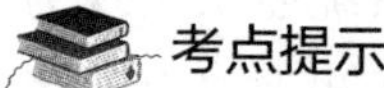

考点提示

抗 Sm 抗体是诊断 SLE 特异性抗体。

（3）抗 ENA 抗体谱 ①抗 Sm 抗体：诊断 SLE 的标记抗体之一；特异性 99%、敏感性约 25%，它与病情活动性不相关。②抗 RNP 抗体：阳性率 40%，对 SLE 诊断特异性不高，与 SLE 的雷诺现象和肌炎相关。③抗 SSA（Ro）抗体：与 SLE 出现光过敏、血管炎、皮损、白细胞减少、新生儿狼疮等相关。④抗 SSB（La）抗体：与继发性干燥综合征有关。⑤抗 rRNP 抗体：提示有 NP－SLE 或其他重要内脏的损害。

**2. 抗磷脂抗体** 包括抗心磷脂抗体、狼疮抗凝物、梅毒血清试验假阳性等对自身不同磷脂成分的自身抗体。结合其特异的临床表现可诊断是否合并有继发性 APS。

**3. 其他** 其他自身抗体包括与溶血性贫血有关的抗红细胞膜抗体，与血小板减少有关的抗血小板抗体、与 NP－SLE 有关的抗神经元抗体等；少数的患者血清出现 RF 和抗中性粒细胞胞质抗体。

### （三）肾活检病理

对狼疮肾炎的诊断、治疗和预后估计均有价值，尤其对指导狼疮肾炎治疗有重要意义。

### （四）X 线等影像学检查

有助于早期发现器官损害。如头颅 MRI、CT 对患者脑部梗死性或出血性病灶的发现和治疗提供帮助；高分辨 CT 有助于发现早期肺间质性病变；超声心动图对心肌病变、心瓣膜病变、心包积液、肺动脉高压等有较高敏感性，有利于早期诊断。

## 五、诊断

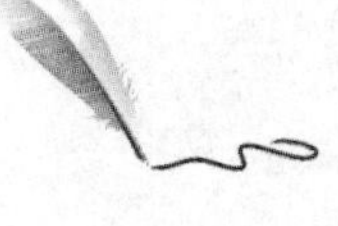

目前采用系统性红斑狼疮国际临床协助组（SLICC）2009 年提出的分类标准见表 8－2－1，该分类标准包括临床标准 11 项，免疫学标准 6 项。其诊断标准是：①满足 17 项中的 4 项或以上（包括至少 1 项临床标准和 1 项免疫学标准）；或②肾活检证实狼疮肾炎，同

时 ANA 阳性或抗 dsDNA 抗体阳性。其敏感性和特异性分别为 97%、84%。

## 六、鉴别诊断

SLE 存在多系统累及，每种临床表现均需与相应的各系统疾病相鉴别。应与下述疾病如 RA、各种皮炎、癫痫病、精神病、特发性血小板减少性紫癜和原发性肾小球肾炎，以及其他结缔组织病等疾病鉴别。

**表 8-2-1　SLICC 关于 SLE 的分类标准（2009 年）**

| 临床标准 | 免疫学标准 |
| --- | --- |
| 急性或亚急性皮肤型狼疮 | ANA 阳性 |
| 慢性皮肤型狼疮 | 抗 dsDNA 抗体阳性：（ELISA 方法需 2 次阳性） |
| 口鼻部溃疡 | 抗 Sm 抗体阳性 |
| 脱发 | 抗磷脂抗体阳性：狼疮抗凝物阳性，或梅毒血清学试验假阳性，或中高水平阳性的抗心磷脂抗体，或 $\beta_2$-糖蛋白（GPI）阳性 |
| 关节炎 | 补体降低：C3、C4 或 CH50 |
| 浆膜炎：胸膜炎和心包炎 | 直接抗人球蛋白实验（Coombs）阳性（无溶血性贫血） |
| 肾脏病变：24 小时尿蛋白 >0.5g 或有红细胞管型 | |
| 神经病变：癫痫、精神病、多发性单神经炎、脊髓炎、外周或颅神经病变、急性精神混乱状态 | |
| 溶血性贫血 | |
| 至少一次白细胞减少（$<4\times10^9/L$）或淋巴细胞减少（$<1\times10^9/L$） | |
| 至少一次血小板减少（$<100\times10^9/L$） | |

## 七、病情的判断

诊断明确后则要判定患者的病情以便采取相应的治疗，病情轻重程度的评估对治疗方案的拟定和预后判断均十分关键。中华医学会风湿病学分会 2010 年 5 月发布的系统性红斑狼疮诊断及治疗指南中关于病情活动性及轻重程度评估如下。

### （一）疾病的活动性

各种 SLE 的临床症状，尤其是新近出现的症状均可能提示疾病的活动。与 SLE 相关的多数实验室指标，也与疾病的活动有关。提示 SLE 活动的主要表现有：中枢神经系统受累（可表现为癫痫、精神病、器质性脑病、视觉异常、颅神经病变、狼疮性头痛、脑血管意外等，但需排除中枢神经系统感染），肾脏受累（包括管型尿、血尿、蛋白尿、白细胞尿），血管炎，关节炎，肌炎，发热，皮肤黏膜表现（如新发红斑、脱发、黏膜溃疡），胸膜炎，心包炎；低补体血症，抗 dsDNA 抗体滴度增高，血液三系减少（需除外药物所致的骨髓抑制），红细胞沉降率（ESR）增快等。国际上通用的几个 SLE 活动性判断标准包括：英国狼疮评估小组（BILAG）、SLE 疾病活动指数（SLEDAI）、系统性狼疮活动程度检测（SLAM）等，其中以 BILAG 和 SLEDAI 最为常用。

### （二）病情的严重性

病情的轻重程度分类见表 8-2-2。

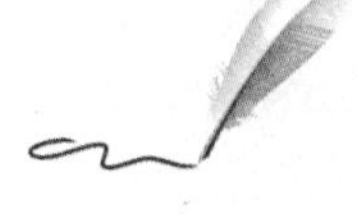

表 8－2－2　SLE 病情轻重程度的判定

| 分类 | 临床特征 |
| --- | --- |
| 轻型 SLE | 诊断明确或高度怀疑者，但临床稳定且无明显内脏损害；所有系统 BILAG 评分为 C 或 D 类，SLEDAI 积分＜10 分 |
| 中型 SLE | 有明显重要脏器累及且需要治疗的患者，BILAG 评分 B 类（≤2 系统），或 SLEDAI 积分在 10～14 分 |
| 重型 SLE | 狼疮累及重要脏器，任何系统 BILAG 评分至少 1 个系统为 A 类和（或）＞2 系统达到 B 类者，或 SLEDAI≥15 分。累及脏器包括：<br>心脏：冠状动脉血管受累、Libman－Sacks 心内膜炎、心肌炎、心包填塞、恶性高血压；<br>肺脏：肺动脉高压、肺出血、肺炎、肺梗死、肺萎缩、肺间质纤维化<br>消化系统：肠系膜血管炎、急性胰腺炎<br>血液系统：溶血性贫血、粒细胞减少（白细胞＜1×100/L），血小板减少（＜50×10g/L）、血栓性血小板减少性紫癜、动静脉血栓形成<br>肾脏：肾小球肾炎持续不缓解、急进性肾小球、肾病综合征<br>神经系统：抽搐、急性意识障碍、昏迷、脑卒中、横贯性脊髓炎、单神经炎或多神经炎、精神性发作、脱髓鞘综合征<br>其他：包括皮肤血管炎，弥漫性严重的皮损、溃疡、大疱，肌炎，非感染性高热有衰竭表现等 |

## 八、治疗

SLE 目前虽不能根治，但合理治疗后可以使大多数患者达到病情的完全缓解，尤其是早期患者。治疗原则是急性期积极药物诱导缓解，病情缓解后维持治疗以保持缓解状态，保护重要脏器功能及减少并发症。

### （一）一般治疗

做好心理疏导与宣教，使患者树立乐观情绪，并能规律用药及长期随访；急性期要卧床休息，病情稳定的患者也应避免过度疲劳；避免使用可能诱发狼疮的药物；避免日光暴晒和紫外线暴露；缓解期才能接种疫苗，尽可能不用活疫苗等。

### （二）药物治疗

**1. 轻型 SLE 的治疗**　轻型 SLE 虽有狼疮活动，但症状轻微，仅表现为光过敏、皮疹、关节炎或轻度浆膜炎，无明显内脏损害。药物治疗如下。

（1）非甾体类抗炎药物　可用于控制关节炎，应注意消化性溃疡、出血及肝肾功能等方面的副作用。

（2）羟氯喹　可控制皮疹和减轻光敏感，且有助于稳定 SLE 的病情和减少激素的副作用，是 SLE 的常用药物之一。常用剂量为 0.2～0.4g/d，副作用主要是眼底病变，在使用前及使用过程中至少每年检查眼底；心动过缓或有传导阻滞者禁用。

（3）沙利度胺　对抗疟药不敏感的顽固性皮损可选择，常用量为 50～100mg/d，1 年内有生育意向的患者忌用。

（4）小剂量的激素（泼尼松≤10mg/d）　可减轻症状，需补钙预防骨质疏松等。

（5）根据病情评估，必要时可联用甲氨蝶呤、硫唑嘌呤、霉酚酸酯等免疫抑制剂。

需注意的是，轻型 SLE 可因过敏、感染、妊娠生育、环境变化等因素加重，甚至出现狼疮危象。

**2. 中度活动型 SLE 的治疗**　通常给予个体化糖皮质激素治疗，常用泼尼松剂量为 0.5～1mg/（kg·d）；同时需要联用其他免疫抑制剂，如甲氨蝶呤、硫唑嘌呤、霉酚酸酯等。

**3. 重型 SLE 的治疗**　治疗分两个阶段，即诱导缓解和巩固维持治疗。诱导缓解的目的是迅速控制病情，阻止或逆转内脏损害，力求疾病完全缓解，但应注意过度使用免疫抑制剂引起的并发症。多数患者的诱导缓解期需要超过半年或1年。

（1）糖皮质激素　是治疗SLE的基础用药，应根据不同激素的药理、患者的病情和对激素的敏感性等个体化用药。重型SLE的标准剂量是泼尼松1mg/（kg·d），每日分1～2次口服；病情稳定后缓慢减量，开始以每1～2周减10%的速度缓慢减量，减至泼尼松0.5mg/（kg·d）后，减药速度按病情适当调慢；如病情允许，维持治疗的剂量每日尽量小于泼尼松10mg。在治疗过程中应同时或适时加用免疫抑制剂。存在重要脏器急性进行性损伤时，可使用激素冲击治疗，即用甲泼尼龙500～1000mg静脉滴注，每天1次，连用3～5天为1疗程；根据病情1～2周后可重复使用。间隔期和冲击治疗后需每日口服泼尼松0.5～1mg/kg，并加用免疫抑制剂配合治疗。长期使用激素会出现向心性肥胖、血糖升高、高血压、高血脂、诱发感染、股骨头坏死和骨质疏松等不良反应，应予以密切监测。

（2）免疫抑制剂　活动程度较严重的SLE，在给予大剂量激素治疗的同时，需加用免疫抑制剂。加用免疫抑制剂有利于更好地控制SLE活动，减少复发，减少激素的需要量和副作用。

1）环磷酰胺（CTX）：是治疗重症SLE的有效药物之一，尤其是在狼疮性肾炎和血管炎的患者中。CTX联合激素治疗能有效地诱导疾病缓解，阻止和逆转病变的发展。目前常用的标准CTX冲击疗法是：按0.5～1.0g/$m^2$（体表面积），加入0.9%氯化钠溶液250ml内，静脉缓慢滴注，时间要超过1小时；每月1次，多数患者在6～12个月可以缓解病情进入巩固治疗阶段。在巩固治疗阶段，需继续CTX冲击治疗，延长用药间隔为每3个月冲击一次，维持1～2年。CTX主要不良反应有胃肠道反应、脱发、肝损害、血白细胞减少、性腺抑制、出血性膀胱炎等，应定期作检查，当血白细胞$<3\times10^9$/L时，应暂停使用。

2）硫唑嘌呤（AZA）：控制肾脏和神经系统病变效果不及CTX冲击治疗，对浆膜炎、血液系统、皮疹等较好。常用剂量为50～100mg/d。主要副作用为骨髓抑制、肝损害、胃肠道反应等。

3）环孢素（CsA）：是一种非细胞毒免疫抑制剂，对狼疮肾炎、血液系统累及治疗有效。常用剂量为每日5mg/kg，分2次口服，服用3个月后每月减少1mg/kg，至3mg/kg作维持治疗。主要不良反应为肝肾损害、高血压、高尿酸血症和高血钾等，使用期间应予以监测。

4）吗替麦考酚酯（MMF）：其活性代谢物为霉酚酸酯，既可以作为诱导缓解药物又可用于巩固治疗。每日剂量为1.5～2g，分2次口服。对白细胞、肝肾功能影响小。

5）羟氯喹（HCQ）：对皮疹、关节痛及轻型患者有效，每次0.1～0.2g，每日2次。它对血常规、肝肾功能影响很小，久服后可能出现眼底病变。

6）他克莫司（FK506）：对SLE诱导缓解和维持期治疗均有良好的疗效。常用剂量为3～6mg/d。主要不良反应为高血压、胃肠道反应、高血钾、肝肾功能损害等。

7）雷公藤总苷：每次20mg，每日3次。不良反应主要为对性腺的毒性、肝肾损害。

（3）其他治疗　病情危重或治疗困难病例时，可选择静脉注射大剂量免疫球蛋白（IVIG）、血浆置换、造血干细胞或间充质干细胞移植等。近年来生物制剂也逐渐用于SLE的治疗，常用的生物制剂有抗CD20单抗（利妥昔单抗）和贝利单抗。

## 九、SLE与妊娠

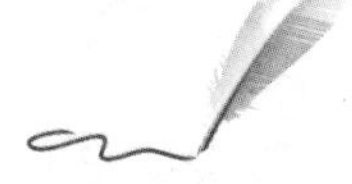

病情处于缓解期达1年以上，且没有中枢神经系统、肾脏或其他脏器严重损害，口服

泼尼松剂量低于10mg/d者，一般能安全地妊娠，并分娩出正常婴儿。非缓解期的SLE患者容易出现流产、早产和死胎，应注意避孕。妊娠前3个月至妊娠期应用大多数免疫抑制剂均可能影响胎儿的生长发育，故必须停用以上药物至少半年方能妊娠。妊娠可诱发SLE活动，特别在妊娠早期和产后6周。有习惯性流产病史或抗磷脂抗体阳性者，妊娠时应用低剂量阿司匹林和（或）小剂量低分子肝素抗凝防治流产或死胎。激素通过胎盘时被灭活（但是地塞米松和倍他米松例外，可以通过胎盘屏障）不会对胎儿有害，妊娠时及产后1个月可按病情需要给予激素治疗。产后避免哺乳。

## 十、预后

SLE患者的预后与多种因素有关，包括重要脏器是否受累及损伤程度、药物治疗的种类及时机、患者的依从性等。早期诊断和合理规范的治疗是改善预后的关键。近年来，随着早期诊断的方法增多和治疗水平的提高，SLE预后已明显提高。SLE患者的死亡原因是多脏器严重损害和感染，尤其对于严重神经－精神性狼疮和急进性狼疮性肾炎者；冠状动脉粥样硬化性心脏病已成为SLE远期死亡的主要原因。

## 小结

系统性红斑狼疮是自身免疫介导的，以免疫性炎症为突出表现的全身性弥漫性结缔组织病。该病都多发生在15～45岁的育龄女性。血清中出现以抗核抗体为代表的多种自身抗体和多系统受累是SLE的两个主要临床特征。SLE累及几乎所有的系统器官，临床表现复杂多变；颊部蝶形红斑是其特征性改变。抗dsDNA抗体、抗Sm抗体为诊断SLE的标志性抗体。血沉、血清补体$C_3$和$C_4$水平、抗dsDNA抗体是SLE的活动性监测指标。

SLE的治疗应注重对患者的宣教，提高治疗依从性；强调早期诊断和早期治疗，治疗方案的选择应充分结合病情轻重程度；同时应注意监测药物的不良反应。

## 一、选择题

**【A1/A2型题】**

1. 系统性红斑狼疮患者肺脏受累时，最常见的表现为
   A. 急性狼疮肺炎　　B. 间质性肺炎
   C. 胸膜炎　　D. 肺动脉高压
   E. 肺栓塞
2. 以下关于系统性红斑狼疮的临床表现的描述，不正确的是
   A. 可出现腹水，为渗出液
   B. 可与类风湿关节炎同时存在
   C. 可有心肌炎、心包炎或二尖瓣赘生物形成

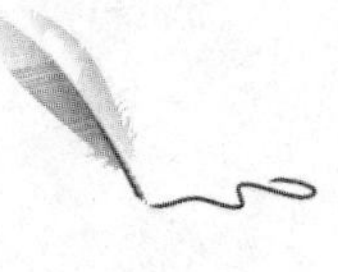

D. 可出现急进性肾炎、肾病综合征，但不引起尿毒症
E. 可出现脑膜炎或精神分裂症

3. 系统性红斑狼疮患者的光敏感是指
A. 患者受日光照射后出现面部皮疹
B. 患者受其他光源的紫外线照射后出现面部皮疹
C. 原有的皮疹颜色变红，加重伴灼热、瘙痒或刺痛
D. 皮损的严重程度与照射光的强度及照射时间成正比
E. 以上均正确

4. 关于系统性红斑狼疮患者脱发的描述，正确的是
A. 脱发不仅发生于头发，也可发生于眉毛、睫毛及体毛
B. 治疗约3个月后的毛发广泛性脱落，称静止性脱发，病情稳定后又可重新长出新发
C. 头发脆性增加，失去光泽，枯黄和易折断，造成弥漫性脱发，又称“狼疮发”
D. 以上均正确
E. 以上均错

5. 以下有助于系统性红斑狼疮诊断的检测是
A. 抗中性粒细胞胞质抗体　　B. 抗 SPR 抗体
C. RF　　D. 抗 SSA 抗体
E. 抗 dsDNA 抗体

6. 对诊断系统性红斑狼疮特异性最高的自身抗体是
A. 抗 SSA 抗体　　B. 抗 Sm 抗体
C. 抗核抗体　　D. 抗 dsDNA 抗体
E. 类风湿因子

7. 对诊断系统性红斑狼疮不常开展的检查是
A. 肾穿刺　　B. 抗 dsDNA 抗体
C. ANA　　D. 找 LE 细胞
E. 抗 Sm 抗体

8. 下列自身抗体中与习惯性流产有关的是
A. 抗 RNP 抗体　　B. 抗 Sm 抗体
C. 抗 ACL 抗体　　D. 抗 SSA 抗体
E. 抗 dsDNA 抗体

9. 以下指标中与系统性红斑狼疮预后差有关的是
A. 血肌酐升高　　B. 高血压
C. 心肌损害伴心功能不全　　D. 严重狼疮性脑病
E. 以上均是

10. 妊娠可诱发 SLE 活动，特别在
A. 妊娠早期　　B. 妊娠早期或产后6周
C. 妊娠晚期　　D. 妊娠中期
E. 妊娠晚期或产后6周

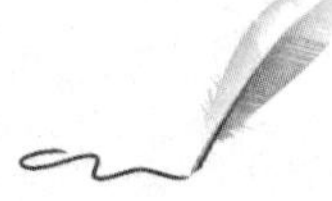

11. 系统性红斑狼疮的诊断标准中包括

A. 发热
B. 网状青斑
C. 雷诺现象
D. 癫痫
E. 脱发

12. 下列关于系统性红斑狼疮治疗的叙述，不正确的是

A. 轻症狼疮患者可以只用羟氯喹和非甾体类抗炎药
B. 中重度的狼疮患者需要激素加免疫抑制剂治疗
C. 治疗中需要定期复查，以监测病情及药物不良反应
D. 静脉注射大剂量免疫球蛋白对严重血小板减少有效
E. 中药制剂雷公藤对肝功能和血象没有影响

13. 下列关于系统性红斑狼疮使用激素治疗的叙述，正确的是

A. 激素治疗可能诱发或加重感染，治疗时应预防性应用抗菌药物
B. 激素治疗控制病情后可逐渐减量直至停药
C. 为避免骨质疏松，可以让患者经常晒太阳
D. 激素减量应该先慢减后快减
E. 激素治疗的同时应该给予补钙治疗

14. 以下关于系统性红斑狼疮的治疗，以下描述不正确的是

A. 目前尚无根治方法，但通过正规治疗可以使病情得到完全缓解
B. 治疗原则中包括去除诱因
C. 最重要且应作为首选的治疗药物是免疫抑制剂
D. 环磷酰胺是临床上最为常用的免疫抑制剂之一
E. 重症患者可行激素冲击治疗

15. 患者，女，24 岁。反复出现颜面部皮疹、口腔溃疡 3 年。实验室检查：白细胞及血小板减少，尿蛋白（+），ANA 1∶640，C3 减低。目前最可能的诊断是

A. 重叠综合征
B. 混合结缔组织病
C. 系统性红斑狼疮
D. 复发性口腔溃疡
E. 贝赫切特综合征

16. 患者，女，28 岁。高热、多关节酸痛、盘状红斑 10 天。实验室检查：抗核抗体阳性、抗双链 DNA 抗体阳性，应诊断为

A. 类风湿关节炎
B. 系统性红斑狼疮（活动期）
C. 贝贝赫切特综合征
D. 混合性结缔组织病
E. 紫癜性肾炎

17. 患者，女，34 岁。SLE 病史 10 年，蛋白尿（++～++++），长期服用激素及免疫抑制剂，病情不稳定。近 1 个月来病情加重，重度水肿，尿少，血肌酐上升至 445μmol/L，下一步将应取的治疗措施是

A. C3、CH50 检查
B. 肾脏穿刺病理检查
C. 对症治疗
D. 中医、中药治疗
E. 抗核抗体谱检查

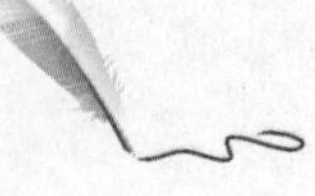

**【A3/A4 型题】**

（18～22 题共用题干）

患者，女，28 岁。反复腹胀、腹泻、腹痛 1 年，加重 2 周。近几年经常出现口腔溃疡，双手关节疼痛。查体：面部蝶形红斑，手指指端红色痛性结节，浅表淋巴结轻度增大，心肺无异常，腹部检查轻度压痛，无固定压痛点，无包块，双下肢无水肿。

18. 为明确诊断，以下检查为不需要的是

A. 抗核抗体　　B. 补体检测

C. 免疫球蛋白检测　　D. 肠镜

E. 手术探查

19. 实验室检查：抗核抗体 1∶1000 阳性，抗 ds－DNA 抗体阳性，C3、C4 下降，肠镜可见结肠黏膜充血、糜烂。该患者的胃肠道表现是

A. 炎症性肠病　　B. 贝赫切特综合征的胃肠道病变

C. 混合性结缔组织病　　D. 系统性红斑狼疮的胃肠道病变

E. 血管炎

20. 入院后患者出现左下肢肿，血管彩超提示左下肢深静脉血栓形成，该患者可能出现的情况是

A. 低蛋白水肿　　B. 心功能不全

C. 继发抗磷脂综合征　　D. 血栓性静脉炎

E. 血管炎

21. 与该患血栓形成相关的自身抗体是

A. 抗 dsDNA 抗体　　B. 抗 SSA 抗体

C. 抗 U1－RNP 抗体　　D. 抗 Sm 抗体

E. 抗心磷脂抗体

22. 对该患者应首先进行的药物治疗是

A. 免疫抑制剂　　B. 生物制剂

C. 丙种球蛋白　　D. 非甾体类抗炎药

E. 糖皮质激素＋抗凝治疗

## 二、思考题

患者，女，24 岁。因间断发热、手关节肿痛半年，皮疹伴双下肢水肿 1 周入院。患者于半年前间断出现低热及双手指关节和腕关节肿痛，自服“消炎镇痛药”后病情可缓解，未予以进一步治疗。1 周前，患者面部出现片状红斑、双下肢水肿，解泡沫尿，遂来院治疗。

查体：T 37.8℃，P 80 次/分，R 20 次/分，BP 120/70mmHg。双侧颧部可见斑片状红斑。心率 80 次/分，心界不大、未闻及有杂音。双肺（－），肝脾不大。双手第 2、3 指近端指间关节肿胀、压痛。双下肢胫骨前凹陷性水肿。

实验室检查：尿蛋白（＋＋＋），红细胞 6～8/HP；血浆蛋白 25g/L，血蛋白电泳 γ 球蛋白 30%，BUN 12mmol/L。

请问：

1. 为明确诊断和判断病情，还需要进行的检查是什么？

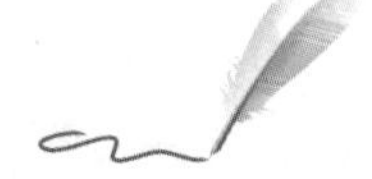

2. 该病可能的诊断是什么？
3. 该病可采用的治疗方案是什么？

扫码“练一练”

扫码“学一学”

（杨传刚）

## 第三节　类风湿关节炎

### 学习目标

1. **掌握**　类风湿关节炎的临床表现、诊断与治疗。
2. **熟悉**　类风湿关节炎的病理改变。
3. **了解**　类风湿关节炎的病因和流行病学。
4. 学会类风湿关节炎病情评估工具的运用。
5. 具有对类风湿关节炎患者进行健康宣教与慢病管理的能力。

### 案例讨论

**[案例]**

患者，女，24 岁。反复双手指关节疼痛 1 年，加重 1 个月。

1 年前患者无明显诱因出现双手第 2、3 指，右手第 4、5 指掌指关节及近端指间关节疼痛，在当地给予“消炎镇痛”治疗，病情缓解，但时有反复。1 个月前患者双手指关节疼痛加重，并出现疼痛关节的肿胀，疼痛逐渐波及双侧腕关节、肘关节；在晨起后出现手指关节僵硬、不灵活，持续时间约 1 小时后僵硬感缓解。

查体：T 37.4℃，P 87 次/分，R 16 次/分，BP 108/78mmHg。心、肺、腹检查（-）。双手第 2、3 指，右手第 4、5 指掌指关节及近端指间关节肿胀及压痛，双侧腕关节、肘关节压痛，腕关节屈曲、背伸、外展、内收受限，肘关节屈曲、旋前、旋后活动受限；神经系统检查（-）。

实验室检查：血常规 WBC $3.95\times10^9$/L，Hb 111g/L，血小板 $213\times10^9$/L，血沉 45.0mm/h，CRP 17mg/L；免疫类风湿因子 512 IU/ml，抗 CCP 抗体 62U/ml，抗 ANA 抗体（+）。

**[讨论]**

1. 诊断及诊断依据是什么？
2. 治疗原则及措施是什么？

类风湿关节炎（rheumatoid arthritis，RA）是一种以侵蚀性关节炎为主要特征的慢性、全身性自身免疫性疾病；以对称性、破坏性、持续性多关节炎为主要临床表现，其中以双手、腕、膝、踝和足关节受累最为常见，并可有发热、贫血、皮下结节及淋巴结肿大等关节外表现。未经正规治疗，可迁延不愈，出现关节的软骨和骨破坏，最终可导致关节畸形

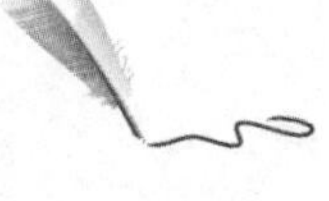

和功能丧失。血清中可检测到多种自身抗体。

本病呈全球性分布，我国 RA 的患病率为 0.32% ~0.36%；各年龄段均可发病，以 30~50 岁为发病高峰；发病以女性多见，男女之比约为 1:3。

## 一、病因和发病机制

RA 的病因和发病机制尚不完全清楚。一般认为，类风湿关节炎的发病是具有遗传倾向的个体通过接触到特定的环境危险因素后产生，是遗传易感因素、环境因素及免疫系统失调等各种因素综合作用的结果。

**1. 感染因素**　未证实有导致本病的直接感染因子。目前认为一些细菌、支原体和病毒等感染，激活 T、B 等淋巴细胞，产生致炎因子和自身抗体，进而影响 RA 的发病和病情进展，感染因子的某些成分通过分子模拟导致自身免疫性反应。

**2. 遗传易感性**　类风湿关节炎的危险因素 50% 归咎于遗传因素。对同卵双胞胎的调查发现，类风湿关节炎的遗传率高达 53% ~65%，其同时患 RA 的概率为 12% ~30%；而双卵双胞胎同患 RA 的概率只有 4%。许多地区和国家进行研究发现 HLA－DR4 单倍型与 RA 的发病相关。

**3. 免疫紊乱**　免疫紊乱是 RA 主要的发病机制，以活化的 $CD4^+$T 细胞和 MHC－Ⅱ型阳性的抗原递呈细胞（APC）浸润滑膜关节为特点。滑膜关节组织的某些成分或体内产生的内源性物质也可能作为自身抗原被 APC 呈递活化 $CD4^+$T 细胞，启动特异性免疫应答，导致相应的关节炎症状。在病程中不同 T 细胞克隆受到体内外不同抗原的刺激而活化增殖，滑膜的巨噬细胞也因抗原而活化，使 TNF－α、IL－1、IL－6 等细胞因子产生增多，促使滑膜处于慢性炎症状态。TNF－α 进一步破坏关节软骨和骨，导致关节畸形。IL－1 则是引起 RA 低热、乏力、急性期蛋白合成增多等全身性症状的主要细胞因子，也是造成 C－反应蛋白和血沉升高的主要因素。同时，也使 B 细胞激活分化为浆细胞，分泌大量免疫球蛋白，免疫球蛋白和类风湿因子（RF）、抗环瓜氨酸肽（CCP）等多种自身抗体形成的免疫复合物，经补体激活后诱发炎症。

**4. 内分泌因素**　内分泌因素在 RA 发病中起重要作用。RA 患者男女发病比为 1:3，更年期女性的发病率明显高于同龄男性及老年女性，80 岁以后男女发病率基本相同；且在滑液中雌激素浓度是明显升高的，说明性激素参与了 RA 的发病及发展过程。除性激素外，泌乳素、下丘脑－垂体－肾上腺轴和皮质醇、黄体酮及甲状腺素等多种内分泌激素均可能与 RA 的发病有关。

## 二、病理

RA 的基本病理改变是滑膜炎和血管炎，滑膜炎是关节表现的基础，血管炎是关节外表现的基础。滑膜早期病变为滑膜水肿、纤维蛋白沉积和淋巴细胞、单核细胞浸润，滑膜衬里细胞的增生和肥大；随病变进展，淋巴细胞迁移至滑膜并形成以血管为中心的灶性浸润。滑膜炎的进一步变化是血管翳形成。血管翳有很强的破坏性，是造成关节破坏、畸形、功能障碍的病理基础。

血管炎可发生在类风湿关节炎患者关节外的任何组织，累及中、小动脉和（或）静脉，病理表现为血管壁纤维素样坏死、炎症细胞浸润，纤维素沉着，内膜有增生，导致血管腔的狭窄或堵塞。

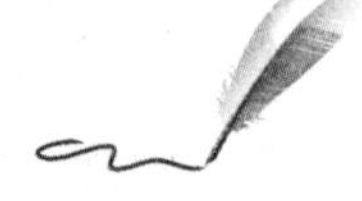

## 三、临床表现

RA多以隐匿方式起病，进展缓慢，关节病变是RA关节炎最常见和最主要的临床表现，以对称性双手、腕、足等多关节肿痛为首发表现，可伴有低热、乏力、全身不适、体重下降等症状；少数则有较急剧的起病，在数天内出现典型的关节症状。

### （一）关节表现

**1. 疼痛及压痛** 关节疼痛及压痛多是本病最早的症状，关节疼痛最常见的部位是近端指间关节、掌指关节、腕关节，其次是足趾、膝、踝、肘、肩等关节，也可累及颈椎、髋、颞颌等关节。其特点为对称性、持续性的关节疼痛和（或）压痛，但时轻时重。

**2. 关节肿胀** 关节肿胀是由于关节腔积液或滑膜增生及组织水肿引起。凡受累的关节均可肿胀，以近端指间、掌指、腕、膝等关节最常受累，亦多呈对称性。

**3. 晨僵** 晨僵是指关节部位的僵硬和胶着感。晨起明显，活动后减轻。日间长时间静止不动后也可出现，持续时间至少1小时者意义较大。晨僵持续时间长短可作为观察本病活动程度的指标之一，但主观性很强。晨僵可见于其他多种关节炎，但不如RA突出、明显和持久。

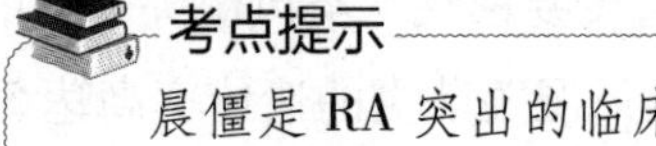

**考点提示**

晨僵是RA突出的临床表现，是观察本病活动的重要指标。

**4. 关节畸形** 病变晚期由于滑膜炎、软骨破坏、关节周围肌肉的萎缩及韧带牵拉的综合作用引起关节半脱位或脱位，导致出现关节破坏和畸形。关节畸形最常见是腕和肘关节强直、掌指关节的半脱位、手指向尺侧偏斜或呈“天鹅颈”样、“纽扣花”样表现。

**5. 骨质疏松** 骨质疏松在本病中相当常见，随病程迁延而发生率上升。可能与成骨细胞功能减低、溶骨作用增加及钙吸收减少有关。

**6. 关节功能障碍** 关节肿痛和结构破坏都引起关节的活动障碍。美国风湿病学会将因本病而影响生活的程度分为四级。Ⅰ级：能照常进行日常生活和各项工作；Ⅱ级：可进行一般的日常生活和某种职业工作，但参与其他项目活动受限；Ⅲ级：可进行一般的日常生活，但参与某种职业工作或其他项目活动受限；Ⅳ级：日常生活的自理和参与工作的能力均受限。

### （二）关节外表现

**1. 类风湿结节** 是本病较为特异的关节外皮肤表现，可见于20%～30%的患者，多位于关节伸面、关节隆突及受压部位的皮下，如前臂伸面、肘鹰嘴突附近、枕部和跟腱等处；也可发生在胸膜、肺组织、心包和心内膜等。其大小不一，结节直径由数毫米至数厘米、质硬、不易活动、无压痛、对称性分布。其存在提示本病的活动及有全身表现。

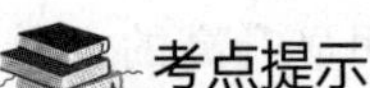

**考点提示**

类风湿结节是该病较为特异的关节外表现，与病情活动相关。

**2. 类风湿血管炎** 重症患者可出现血管炎，多见于RF阳性患者。临床上可出现指（趾）坏疽、梗死、皮肤溃疡、紫癜、网状青斑、巩膜炎、视网膜血管炎、肝脾大等。

**3. 肺和胸膜损害** 10%～30%的患者可出现肺和胸膜的损害，以肺间质纤维化及胸膜炎最为常见，此外可见肺类风湿结节、肺血管炎及肺动脉高压。

**知识拓展**

**Caplan 综合征**

尘肺患者合并 RA 时易出现大量肺结节，称之为 Caplan 综合征，也称类风湿尘肺病。其胸部 X 线表现类似肺内的类风湿结节，数量多，较大，可突然出现并伴关节症状加重。病理检查结节中心坏死区内含有粉尘。

**4. 心脏** 心包炎是最常见心脏受累表现，多见于 RF 阳性、有类风湿结节的患者。多数患者无相关临床症状，通过超声心动图检查约 30% 出现少量心包积液。

**5. 胃肠道** 患者可出现上腹不适、胃痛、恶心、食欲缺乏、黑便等，多与服用抗风湿药物，尤其是非甾体类抗炎药有关，很少由 RA 本身引起。

**6. 肾** 本病肾损害少见，应注意与药物引起的肾损害相鉴别。偶有轻微膜性肾病、肾小球肾炎、肾内小血管炎以及肾脏的淀粉样变等报道。

**7. 神经系统** 患者可伴发感觉型周围神经病、混合型周围神经病、多发性单神经炎、颈脊髓神经病、嵌压性周围神经病及硬膜外结节引起的脊髓受压等。神经受压是 RA 患者出现神经系统病变的常见原因，其他原因包括血管炎、神经末梢变性等。

**8. 血液系统** 贫血可因病变本身或因服用非甾体类抗炎药而造成胃肠道长期少量出血所致，贫血程度通常和病情活动度相关，尤其是和关节的炎症程度相关。血小板增多常见，其增高的程度和滑膜炎活动的关节数正相关。Felty 综合征是指 RA 患者伴有脾大、中性粒细胞减少，有的甚至有贫血和血小板减少。

**9. 干燥综合征** 30% ~40% RA 患者在疾病的各个时期均可出现此综合征，口干、眼干症状不明显，必须通过各项检查证实有干燥性角、结膜炎和口干燥征。

## 四、实验室及其他检查

### （一）血象

有轻至中度贫血，活动期血小板可增高，白细胞及分类多正常。

### （二）炎性标志物

**1. 血沉（ESR）** 是反映病情活动的指标之一，病情缓解时可恢复至正常。约 5% 的 RA 患者在病情活动时并不增快；贫血、低蛋白血症及合并感染等情况均可影响血沉。

**2. C－反应蛋白（CRP）** 常升高，该指标与疾病活动度、晨僵时间、关节疼痛及肿胀等相关，病情缓解时可降至正常。

**考点提示**

血沉、C－反应蛋白是反映 RA 病情活动的指标。

### （三）自身抗体

**1. 类风湿因子（RF）** 是抗人或动物 IgG Fc 片段上抗原决定簇的特异性抗体，有 IgM、IgG 和 IgA 型，临床工作中主要检测 IgM 型。约 70% 的 RA 患者血清中可查及，其滴度一般与本病的活动性和严重性呈比例；高滴度 RF 是预后不良指标之一。RF 并非 RA 的特异性抗体，也出现在系统性红斑狼疮、原发性干燥综合征、慢性肺结核等疾病中，甚至在 5% 的正常人群中也可以出现低滴度的 RF；因此 RF 阳性必须结合临床表现，方能诊断本病。

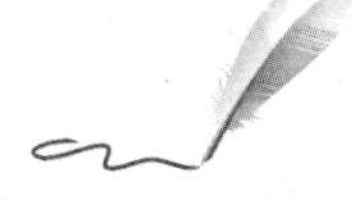

**2. 抗角蛋白抗体谱** 包括抗核周因子（APF）抗体、抗角蛋白抗体（AKA）、抗聚角蛋白微丝蛋白抗体（AFA）和抗环瓜氨酸肽（CCP）抗体。抗 CCP 抗体在此抗体谱中对 RA 的诊断敏感性和特异性高，已在临床中普遍使用。

**（四）免疫复合物和补体**

70% 患者血清中出现各种类型的免疫复合物，尤其是活动期和 RF 阳性患者。在急性期和活动期，患者血清补体均有升高，只有少数有血管炎者出现低补体血症。

**（五）关节滑液**

RA 患者滑液增多，呈淡黄色透明、黏度差，滑液中的白细胞明显增多，达 $2000\times10^6$/L ~ $75000\times10^6$/L，以中性粒细胞为主，含葡萄糖量低（低于血糖）。

**（六）关节影像学检查**

**1. X 线片** 可为 RA 的诊断、关节病变分期、病变演变提供依据，初诊至少应摄手指及腕关节的 X 线片。早期可见关节周围软组织肿胀、关节端骨质疏松（Ⅰ期）；进而关节间隙变窄（Ⅱ期）；关节面出现虫蚀样改变（Ⅲ期）；晚期可见关节半脱位和关节破坏后的纤维性和骨性强直（Ⅳ期）。诊断应有骨侵蚀或肯定的局限性或受累关节近旁明显脱钙。

**2. 其他** 包括 CT、MRI 和 B 超等。CT 可以显示在 X 线片上尚看不出的骨破坏，对软组织及滑膜效果不佳；MRI 可以显示关节软组织早期病变，如滑膜水肿、骨髓水肿等。B 超在确定和量化滑膜炎方面价值明确。

**（七）类风湿结节的活检**

其典型的病理改变有助于本病的诊断。

## 五、诊断

**（一）诊断标准**

RA 的诊断主要依靠病史、临床表现，结合实验室及影像学检查。

目前采用美国风湿病学会（ACR）和欧洲抗风湿病联盟（EULAR）2009 年提出的分类标准和评分系统（表 8 - 3 - 1），该标准适用人群为至少 1 个关节明确表现为滑膜炎，滑膜炎无法用其他原因解释。诊断标准为：至少 1 个关节肿痛，并有滑膜炎的证据（临床或超声或 MRI）；同时排除了其他疾病引起的关节炎，并有典型的常规放射学 RA 骨破坏的改变，可诊断为 RA。另外，根据评分系统进行评分，总得分 6 分及以上也可诊断 RA。

**（二）病情的判断**

判断 RA 活动性的指标包括疲劳的程度、晨僵持续的时间、关节疼痛和肿胀的数目和程度，以及炎性指标（如 ESR、CRP）等。其评价标准有 ACR20、疾病活动指数（DAS28）、简化疾病活动指数（SDAI）及临床疾病活动指数（CDAI）等，临床上常采用 DAS28 来判断病情活动程度。DAS28 评分 $<2.6$ 病情缓解，DAS28 $>3.2$ 疾病活动，DAS28 $>5.1$ 疾病高度活动。此外，在患者就诊时还应对影响其预后的因素进行分析，影响因素包括病程、躯体功能障碍（如 HAQ 评分）、关节外表现、血清中自身抗体和 HLA - DR1/DR4 是否阳性、早期出现 X 线提示的骨破坏等。

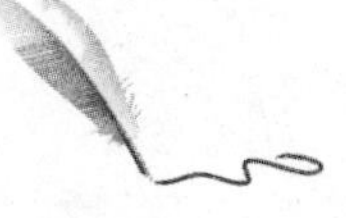

表 8-3-1　ACR/EULAR 2009 年 RA 分类标准和评分系统

| 临床表现和实验室检查 | 得分（0~5 分） |
|---|---|
| 关节受累 | |
| 1 个大关节 | 0 |
| 2~10 个大关节 | 1 |
| 1~3 个小关节（伴有或不伴有大关节受累） | 2 |
| 4~10 个小关节（伴有或不伴有大关节受累） | 3 |
| >10 个关节（至少 1 个小关节受累） | 5 |
| 血清学（确诊至少需要 1 条） | |
| RF 和抗 CCP 抗体均阴性 | 0 |
| RF 和（或）抗 CCP 抗体低滴度阳性 | 2 |
| RF 和（或）抗 CCP 抗体高滴度阳性（>正常值上限 3 倍以上） | 3 |
| 急性时相反应物（确诊至少需要 1 条） | |
| CRP 和 ESR 均正常 | 0 |
| CRP 和 ESR 异常 | 1 |
| 症状持续时间 | |
| <6 周 | 0 |
| ≥6 周 | 1 |

注：(1) 关节评估指压痛及肿胀的关节，不包括远端指间关节、第 1 跖趾关节、第 1 腕掌关节。
(2) 小关节指腕关节、掌指关节、近端指间关节、第 2~5 跖趾关节、拇指关节。
(3) 分类分值最高原则。

### （三）缓解标准

ACR 提出 RA 关节炎的缓解标准为：①晨僵时间低于 15 分钟；②无疲劳感；③无关节疼痛；④无关节压痛或活动时无关节痛；⑤无关节或腱鞘肿胀；⑥ESR（魏氏法）女性<30mm/h，男性<20mm/h。符合以上 6 项中 5 项或 5 项以上并至少连续 2 个月者考虑为临床缓解；有活动性血管炎、心包炎、胸膜炎、肌炎和近期因 RA 所致的体重下降或发热，则不能认为临床缓解。

## 六、鉴别诊断

RA 需与以下疾病进行鉴别诊断。

**1. 骨关节炎**　该病在中老年人多发，起病缓慢；主要累及膝、髋等负重关节，手、脊柱关节也易受累，但掌指关节、腕关节和其他关节较少受累。大多数患者血沉正常，RF 阴性或低滴度阳性，抗 CCP 抗体、AKA 阴性。X 线示关节间隙狭窄、关节边缘呈唇样增生或骨赘形成。

**2. 强直性脊柱炎**　以青年男性多发，起病缓慢；主要侵犯骶髂关节及脊柱，极少累及手关节；可伴有下肢大关节的非对称性肿胀和疼痛。常出现肌腱端炎。骶髂关节炎及脊柱的典型 X 线改变对诊断有意义。90% 以上患者 HLA-B27 阳性，血清 RF 阴性。

**3. 银屑病关节炎**　以手指或足趾远端关节受累更常见，同时可有骶髂关节炎和脊柱炎，发病前或病程中出现银屑病的皮肤或指甲病变，可有关节畸形。X 线表现可有标志性的笔帽征。血清 RF 多阴性，可有 HLA-B27 阳性。

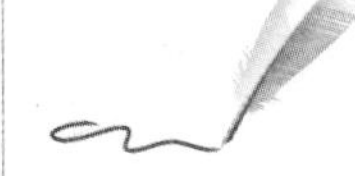

**4. 系统性红斑狼疮**　少数患者以手指关节或腕关节肿痛为首发症状，且部分患者 RF

阳性。但其关节病变较 RA 为轻，往往伴有蝶形红斑、光过敏、脱发、反复口腔溃疡、蛋白尿等表现。血清 ANA、抗 dsDNA 抗体等多种自身抗体阳性。

**5. 其他病因的关节炎** 风湿热的关节炎、肠道感染后或结核感染后反应性关节炎，均各有其原发病特点。

## 七、治疗

目前 RA 尚不能根治，治疗的主要目标是达到临床缓解或疾病低活动度，控制关节炎症。治疗的原则是早期运用改变病情抗风湿药、联合用药、个体化治疗及关节功能锻炼。治疗措施包括：一般治疗、药物治疗、血浆置换等及外科手术治疗，其中以药物治疗最为重要。

### （一）一般治疗

强调患者教育及整体和规范治疗理念。适当的休息、关节制动（急性期）、关节功能锻炼（恢复期）、理疗等对缓解症状、改善关节功能具有重要作用。急性期、发热以及内脏受累的患者宜卧床休息。

### （二）药物治疗

治疗 RA 的常用药物包括非甾体类抗炎药（NSAIDs）、改变病情抗风湿药（DMARDs）、糖皮质激素（glucocorticoid，GC）和植物药制剂等。

**1. 非甾体类抗炎药（NSAIDs）** 是在类风湿关节炎中最常使用并且可能最为有效的辅助治疗。具有抗炎和镇痛的双重作用，可改善关节炎症状，但不能控制病情，必须与改变病情抗风湿药同服。常用药物有塞来昔布、美洛昔康、吲哚美辛、萘普生、布洛芬等。药物种类的选择和剂量应个体化，需注意其以胃肠道反应为主的副作用；应避免两种或两种以上 NSAIDs 同时服用，因其疗效不叠加，而不良反应增多；老年人宜选用半衰期短的 NSAIDs 药物，对有溃疡病史的老年人，宜服用选择性 COX－2 抑制剂以减少胃肠道的不良反应；可加用护胃药物。

**2. 非生物 DMARDs** 该类药物较 NSAIDs 发挥作用慢，临床症状的明显改善需 1～6 个月，不具有抗炎和镇痛作用，但可缓解或阻止关节的侵蚀及破坏。RA 患者强调早期应用 DMARDs，受累关节超过 20 个，起病 2 年内就出现关节骨破坏，RF 滴度持续很高，有关节外症状等预后不良因素者应采用 DMARDs 联合治疗。

（1）甲氨蝶呤（MTX） 为治疗 RA 首选 DMARD 药物，也是作为联合治疗的基本药物。用法为每周一次，每次剂量为 7.5～20mg，以口服为主，可静脉注射或肌内注射。4～6 周起效，疗程至少半年。常见不良反应有肝损害、胃肠道反应、骨髓受抑制和口角糜烂等，停药后多能恢复。服药期间应适当补充叶酸，定期查血常规和肝功能。

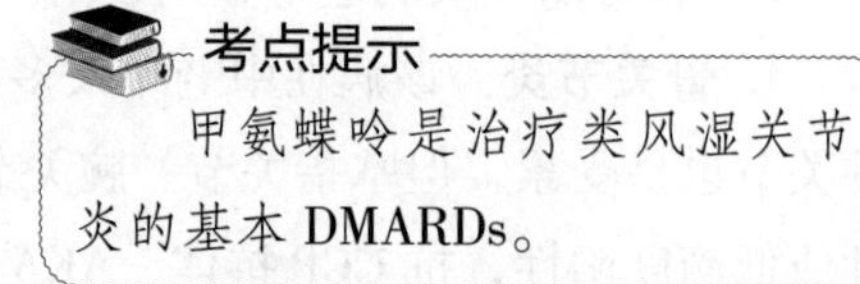


（2）来氟米特（LEF） 作为单药治疗或是 MTX 的替代药物均非常有效，与 MTX 联合应用时也安全有效。用法为 10～20mg，每日 1 次。主要不良反应有胃肠道反应、肝损害、骨髓抑制和脱发等。

（3）柳氮磺吡啶（SSZ） 本药一般从小剂量开始，逐渐递增至每日 2～3g，分 2 次服用，对磺胺过敏者禁用。主要不良反应有胃肠道反应、皮疹、肝酶升高、白细胞减少等。

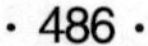

（4）羟氯喹（HCQ）　可单用于病程短、病情较轻的患者或与其他 DMARDs 联用于重症或有预后不良因素者。用法为每日 0.2～0.4g，分 2 次服。长期服用可出现视物盲点，用药前和治疗期间应每年检查一次眼底。

（5）其他非生物 DMARDs　①环孢素：可用于病情较重或病程长及有预后不良因素的患者，常用剂量为 1～3mg/（kg·d）。主要不良反应有高血压、肝肾损害、胃肠道反应、牙龈增生及多毛等，少有骨髓抑制。②硫唑嘌呤：主要用于其他控制病情药物无效或有关节外表现者，特别是并发血管炎的患者。常用剂量为 1～2mg/（kg·d），一般 100～150mg/d，病情稳定后可改为 50mg 维持。不良反应有胃肠道反应、脱发、皮疹、肝损害和骨髓抑制等。③金制剂：常用为金诺芬，用法为 3mg，每日 2 次。常见不良反应有腹泻、瘙痒、口炎、肝肾损害和白细胞减少等。

**3. 生物 DMARDs**　为针对细胞因子及细胞因子等的靶分子免疫治疗，主要包括肿瘤坏死因子－α（TNF－α）拮抗剂、白介素－1（IL－1）拮抗剂、白介素－6（IL－6）拮抗剂、抗 CD20 单抗、T 细胞共刺激型抑制药物等。在最初的非生物 DMARDs 方案治疗未能达标，或者存在有预后不良因素时应考虑使用生物 DMARDs。为增加疗效和减少不良反应，本类生物制剂宜与 MTX 联合应用。

（1）TNF－α 拮抗剂　主要有依那西普、英夫利昔单抗、阿达木单抗和益赛普、强克等。TNF－α 拮抗的主要特点是较非生物 DMARDs 起效快、患者总体耐受性好，抑制骨破坏的作用显著。依那西普的推荐剂量为 25mg/次，皮下注射，每周 2 次；或 50mg/次，每周 1 次。英夫利昔单抗的推荐剂量为每次 3mg/kg，在 0、2、6 周各 1 次，之后每 4～8 周 1 次。阿达木单抗的剂量为 40mg/次，皮下注射，每两周 1 次。这类制剂的不良反应有注射部位反应或输液反应，可能增加感染和肿瘤的潜在风险；用药前应筛查结核，并排除活动性感染和肿瘤。

（2）抗 CD20 单抗　利妥昔单抗主要用于 TNF－α 拮抗药物疗效欠佳的活动性 RA 或不适合使用 TNF－α 拮抗药物的 RA。推荐用法为：第一疗程先给予 500～100mg 静脉输注，两周后重复 1 次；根据病情可在 6～12 月后接受第二疗程。最常见的不良反应是输液反应，在每次输注前 30 分钟内先静脉给予适量甲泼尼龙，可降低输液反应发生率和严重程度。此外还有高血压、皮疹、瘙痒、发热、关节痛和感染率增加等不良反应。

**4. 糖皮质激素**　可有效控制 RA 患者的症状。治疗原则是小剂量（≤7.5mg/d）、短疗程。使用激素必须同时应用 DMARDs。在以下情况先选用激素：①伴有关节外表现的重症 RA；②不能耐受 NSAIDs 的 RA 患者作为“过渡”治疗；③经正规 DMARDs 治疗无效的 RA 患者；④局部应用（如关节腔内注射）。一般可 5～15mg/d，病情缓解后减量至≤7.5mg/d。在激素治疗过程中，应补充钙剂和维生素 D 以预防骨质疏松。

**5. 植物药制剂**　常有的植物药制剂有白芍总苷、雷公藤多苷等，部分药物对缓解关节肿痛、晨僵有较好作用。①白芍总苷：常用剂量为 0.6g，每日 2～3 次。其不良反应有大便次数增多、轻度腹痛、食欲缺乏等。②雷公藤多苷：30～60mg/d，分 3 次饭后服用，其不良反应为性腺抑制，出现月经减少、停经、精子活力及数目降低，皮肤色素沉着、指甲变薄软、肝损害、胃肠道反应等。

**（三）血浆置换与免疫吸附**

对于少数经规范用药治疗疗效欠佳，血清中有高滴度自身抗体、免疫球蛋白明显增高

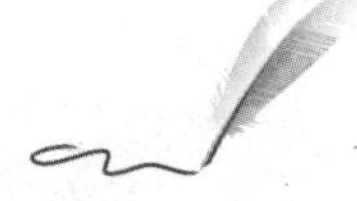

者可考虑使用血浆置换或免疫吸附治疗。

**（四）外科手术治疗**

经正规内科治疗无效及关节功能严重障碍者，为缓解疼痛、纠正畸形、改善生活质量可考虑手术治疗。包括关节置换术和滑膜切除手术。手术并不能根治 RA，术后仍需药物治疗。

## 八、预后

RA 的预后与病程长短、病情活动度及治疗有关。若能早期诊断和规范治疗，大多数患者的病情可得到有效控制，达到临床缓解。

**小 结**

类风湿关节炎是一种以侵蚀性关节炎为主要特征的慢性、全身性自身免疫性疾病；其发病是遗传因素、环境因素及免疫系统失调等多种因素综合作用的结果。该病以女性发病多见，主要临床表现为对称性、持续性的关节肿胀和疼痛，常伴有晨僵；以双手近端指间关节和掌指关节，腕、膝、踝和足关节受累最为常见。其基本病理改变是滑膜炎和血管翳形成。在血清中可检测到 RF、抗 AKA 抗体、抗 CCP 抗体等多种自身抗体。

类风湿关节炎的治疗强调早期治疗、联合用药和个体化治疗，治疗目标是达到临床缓解或疾病低活动度，控制关节炎症。常用药物包括非甾体类抗炎药、改变病情抗风湿药、糖皮质激素等，甲氨蝶呤为联合用药的基本药物。

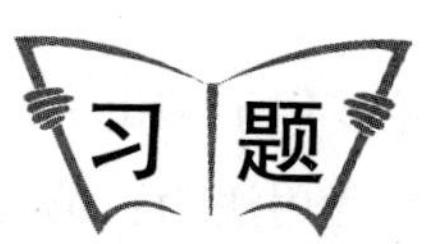


## 一、选择题

**【A1/A2 型题】**

1. 类风湿关节炎关节的基本病理改变是

A. 软骨变性　　B. 血管炎

C. 关节囊、韧带及肌腱附着点炎　　D. 滑膜炎

E. 类风湿性肉芽肿

2. 下述内容与类风湿关节炎的活动无关的是

A. 晨僵　　B. 类风湿结节

C. 关节畸形　　D. 血沉增快

E. C－反应蛋白增高

3. 下列关于类风湿性关节炎的X线表现，不正确的是

A. 可有骨质破坏　　B. 好发于末端指间关节

C. 多关节受累　　D. 骶髂关节偶被累及

E. 好发于手、腕、足的小关节

4. 在类风湿性关节炎中，最先受累的组织是

A. 骨组织　　B. 滑膜组织

C. 软骨组织　　D. 韧带

E. 血管

5. 类风湿结节是

A. 双下肢皮肤的点、片状瘀斑，压之不褪色

B. 双下肢皮肤环形红斑

C. 近端指间关节背面内外侧骨样肿大结节

D. 双下肢的皮下结节、压痛阳性，伴色素沉着

E. 位于关节隆突部及受压部位的皮下结节

6. 与类风湿关节炎的疾病活动性密切相关的关节外表现是

A. 类风湿结节　　B. 肺间质纤维化

C. 脾大　　D. 胸痛

E. 上腹不适

7. 类风湿关节炎的诊断标准包括

A. 晨僵至少 1 小时（>6 周）和 2、3 个或 3 个以上关节肿（>6 周）

B. 腕、掌指关节或近端指间关节（>6 周）和对称性关节肿（>6 周）

C. 皮下结节和手 X 线片改变

D. 类风湿因子阳性（滴度 >1∶32）

E. 以上均是

8. 下列关于类风湿因子描述正确的是

A. 在大部分正常人类风湿因子可以出现低滴度阳性

B. 在某些慢性感染性疾病及恶性肿瘤的患者血清中可出现阳性

C. 是属于 IgM 型的自身抗体

D. 其滴度与类风湿关节炎病情活动性、严重性无关

E. 类风湿因子阴性可以排除类风湿关节炎的诊断

9. 类风湿关节炎不会出现下列的自身抗体是

A. 类风湿因子　　B. 抗 dsDNA 抗体

C. 抗环瓜氨酸多肽抗体　　D. 抗角蛋白抗体

E. 抗核周因子抗体

10. 下列关于类风湿关节炎的药物治疗，正确的是

A. 非甾体类抗炎药是改善关节症状的一线药物

B. 大部分患者用一种慢作用药就可以阻止关节破坏

C. 可以常规应用糖皮质激素

D. 早期应用快作用抗风湿病药

E. 不能使用中枢性镇痛药

11. 可以用于控制类风湿关节炎病情进展的药物是

A. 阿司匹林　　B. 非甾体类抗炎药

C. 泼尼松　　D. 甲氨蝶呤

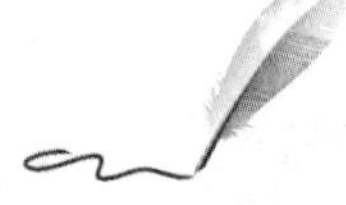

E. 大剂量丙种球蛋白

12. 改变病情抗风湿药的作用是

A. 在一定疗程后达到治愈

B. 很快控制症状

C. 缓解该病病情，并有阻止关节结构破坏的作用

D. 减轻非甾体类抗炎药的不良反应

E. 促使关节骨破坏的愈合

13. 下列关于肿瘤坏死因子拮抗剂治疗类风湿关节炎，叙述正确的是

A. 仅有抗炎作用

B. 不宜与其他慢作用药物联用

C. 缓解关节症状的速度较其他慢作用抗风湿药慢

D. 不会诱发或加重感染

E. 既有抗炎作用又有防止骨破坏的作用

14. 下列关于糖皮质激素的应用，说法不正确的是

A. 治疗类风湿关节炎小剂量即可，一般不高于泼尼松 10mg/d

B. 对 NSAIDs 药物无效的患者，能迅速缓解关节炎症状

C. 关节腔内注射副作用小，可以反复进行

D. 需要合并使用改善病情抗风湿药

E. 可以在关节炎急性期应用，起到搭桥作用

15. 非甾体类抗炎药最常见的不良反应是

A. 胃肠道溃疡、出血　　B. 转氨酶升高

C. 肾功能损伤　　D. 心血管不良事件

E. 皮疹

16. 下列与类风湿关节炎病情活动相关的辅助检查是

A. 类风湿因子（RF）　　B. 抗核抗体（ANA）谱

C. 血清补体　　D. 关节 X 线检查

E. 血沉（ESR）和 C－反应蛋白（CRP）

17. 患者，女，48 岁。全身多发性周围关节肿痛，反复发作 2 年。发作时伴有晨僵，活动后减轻；实验室检查：RF（+）。拟诊为类风湿关节炎。下列关于类风湿关节炎的说法，不正确的是

A. 血中类风湿因子本质是 IgM 抗体

B. RA 最基本病理变化是滑膜炎

C. 发病和免疫反应有关

D. 类风湿因子阳性具有诊断价值

E. 高滴度 RF 提示预后较差

18. 患者，女，28 岁。双手指关节疼痛伴晨僵 6 个月。查体：双手第 2、3 近端指间关节呈梭形肿胀，活动受限。该患者最可能的诊断是

A. 风湿性关节炎　　B. 滑膜炎

C. 腱鞘炎　　D. 类风湿关节炎

E. 舍格伦综合征

19. 患者，男，55岁。双手腕关节肿痛3个月，晨僵超过1小时。查体：双侧腕关节活动受限，压痛；实验室检查类风湿因子阳性，非甾体类抗炎药效果差，最可能诊断是

A. 风湿热　　B. 类风湿关节炎

C. 纤维肌痛综合征　　D. 骨关节炎

E. 肾小球肾炎

**【A3/A4型题】**

（20~23题共用题干）

患者，女，24岁。近2个月来四肢关节肿胀，尤以双手腕关节、掌指关节、近端指关节肿痛明显，伴有晨僵。

20. 该患者最可能的诊断是

A. 反应性关节炎　　B. 骨关节炎

C. 风湿热　　D. 类风湿关节炎

E. 银屑病性关节炎

21. 该病的病理特征是

A. 滑膜消失或变薄　　B. 滑膜水肿

C. 淋巴细胞浸润　　D. 滑膜增厚

E. 血管翳形成

22. 该病的预后不良的因素不包括

A. 早发病　　B. 女性

C. 受累关节大于20个　　D. 类风湿因子持续高滴度阳性

E. 抗CCP抗体阳性

23. 治疗药物可选用

A. 非甾体类抗炎药　　B. 改变病情抗风湿药

C. 糖皮质激素　　D. 生物制剂

E. 以上都是

## 二、思考题

患者，女，44岁。反复双手指关节、腕关节疼痛2年，加重1个月入院。2年前患者无明显诱因出现左手第3、4指和右手第4指掌指关节及近端指间关节疼痛，因疼痛尚能忍受，未予治疗，后逐渐出现双手第2、3、4、5指掌指关节、近端指关节及腕关节疼痛，伴有指关节晨僵，晨僵在起床活动1~2小时后才能缓解。自行口服“消炎镇痛”药后病情缓解，但病情时有反复。1个月前患者出现上述关节肿胀、疼痛加重，活动受限，并出现双侧膝关节疼痛。

查体：T 37.6℃，P 90次/分，R 18次/分，BP 120/78mmHg。心、肺、腹检查（－）。双手第2、3、4、5指掌指关节、近端指关节及腕关节轻微肿胀、压痛，腕关节屈曲、背伸、外展、内收均受限；神经系统检查（－）。

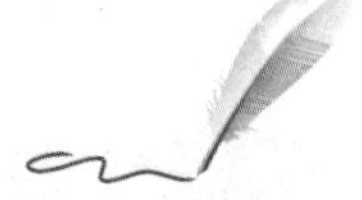

实验室检查：血常规 WBC 4.05 × $10^9$/L，Hb 121g/L，血小板 113 × $10^9$/L，血沉55.0mm/h，CRP 22mg/L；免疫类风湿因子560IU/ml，抗CCP抗体86U/ml，抗ANA抗体

扫码"练一练"

(+)。

请问：

1. 该病的诊断及诊断依据是什么？
2. 请列出该患者较适合的治疗方案。

（杨传刚）

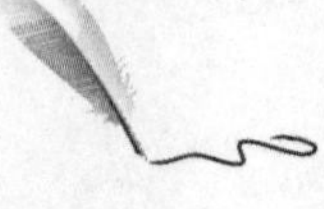

# 第九章　神经系统疾病

## 第一节　总　论

扫码“学一学”

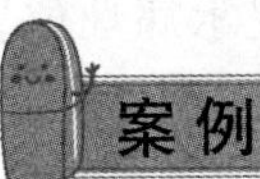

学习目标

1. **掌握**　神经系统疾病常见症状及常用的体格检查方法。
2. **熟悉**　神经系统的疾病诊断、生理及解剖特点。
3. **了解**　神经系统疾病辅助检查。
4. 学会神经系统常用体格检查方法。
5. 具有对常见神经损伤进行定位诊断的能力。

案例讨论

[案例]

患者，女，35岁。不慎被汽车撞伤，当时昏迷，醒后感觉四肢麻木无力。查体：神志清醒，四肢中枢性瘫痪，C3以下的深浅感觉障碍。

[讨论]

该患者受损部位可能在哪？为什么？

### 一、神经系统的解剖生理

神经系统由中枢神经系统和周围神经系统组成。

**1. 中枢神经系统**　由脑和脊髓组成，分别位于颅腔和椎管内。脑又分为大脑、间脑、脑干和小脑。中枢神经系统的主要功能为分析、综合来自内外环境的信息，并使机体做出相应的反应。

**2. 周围神经系统**　包括脑神经和脊神经。脑神经与脑相连，共12对；脊神经与脊髓相连，共31对。周围神经系统根据其所支配的组织器官功能的不同，分为躯体神经（分布于体表、骨、关节和骨骼肌）和内脏神经（分布于内脏、心血管和腺体），两者均含有传入纤维和传出纤维。传入纤维又称感觉纤维，将神经冲动由感受器传向神经中枢；传出纤维又称运动纤维，将神经冲动由神经中枢传向周围效应器。此外，因内脏神经活动不受人的主观意识控制，又称为自主神经或植物神经；根据其功能不同，又再分为交感神经和副交感神经。周围神经系统主管接收和传导神经冲动。

中枢神经系统和周围神经系统相互配合，协调统一机体的活动，保持内环境稳定的同时与外环境相适应。

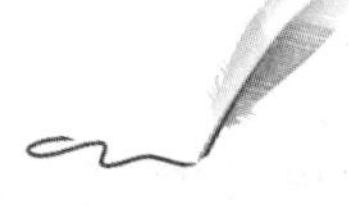

大脑的血供主要来源于颈内动脉和椎-基底动脉系统，是脑的重要供血动脉。以顶枕

沟为界，大脑半球前 2/3 和部分间脑由颈内动脉分支供应，大脑半球后 1/3 及部分间脑、脑干和小脑由椎基底动脉供应。两侧大脑前动脉由前交通动脉相连，两侧颈内动脉或大脑中动脉与大脑后动脉由后交通动脉相连，在脑底部形成了环状吻合，称大脑动脉环，即 willis 环。此环使两侧颈内动脉系统和椎 - 基底动脉系统互相交通，调节血流重新分布。

## 二、神经系统疾病诊断

神经系统疾病常由感染、血管病变、外伤、肿瘤、中毒、遗传因素、先天发育异常和代谢障碍等引起。神经系统疾病诊断包括定位诊断（病变部位诊断）和定性诊断（病因诊断）。根据解剖学、生理学和病理学知识及辅助检查结果对症状进行分析，从而推断发病部位，称为定位诊断；在定位诊断基础上确定病变的性质和原因，为定性诊断。神经系统的临床检查包括病史采集、体格检查及辅助检查。

### （一）病史采集

对于某些神经系统疾病来说，病史是诊断的唯一依据，如三叉神经痛、原发性癫痫发作等。神经系统病史的采集与一般病史采集大致相同，也由一般情况、主诉、现病史、既往病史、个人史和家族史组成。

病史采集时需重点询问患者首发症状的相关信息，因其部位和范围多提示病灶位置。起病形式、症状的发展规律也常用来判断疾病性质，如血管炎性疾病常急骤起病；代谢性疾病和肿瘤则起病缓慢；癫痫、晕厥或短暂性脑缺血常呈发作性。

### （二）症状

神经系统的常见症状包括头痛、感觉障碍、运动障碍和意识障碍。

**1. 头痛** 头痛是神经系统的最常见症状。通常将局限于头颅上半部，包括眉弓、耳轮上缘和枕外隆突连线以上部位的疼痛统称头痛。头痛病因繁多，颅内感染、占位病变、脑血管疾病、颅外头面部疾病以及全身疾病如急性感染、中毒等均可导致头痛。

（1）头痛的发生形式 动脉瘤破裂引起的头痛可突然发生并立即达到高峰，颅内肿瘤引起的头痛则进展缓慢。偏头痛、三叉神经痛和丛集性头痛常呈发作性，颅内占位性病变引起的头痛则常持续。丛集性头痛多于夜间发作，颅内肿瘤引起的头痛则常在凌晨发生。周期性发作的头痛，应注意与气候、季节、睡眠及饮食的关系，女性患者亦应询问与月经周期的关系。

（2）头痛部位 颅内病变导致的头痛如肿瘤、血肿等，位置较深且散在；颅外病变导致的头痛多靠近病灶，较为浅表和局限。

（3）头痛性质与程度 血管性头痛常呈搏动性；颅内肿瘤多为钝痛或胀痛；蛛网膜下隙出血为爆裂样疼痛；三叉神经痛常呈电击样短促剧痛，并沿三叉神经分布区域放射。头痛强度常因患者主观敏感度不同而差异较大，故应询问头痛是否影响睡眠和工作及程度，以便对症治疗。

（4）头痛的加重缓解因素 引起头痛加重和缓解的因素很多。如洗脸、咀嚼诱发颜面疼痛，提示三叉神经痛；颅内肿瘤、脑膜炎所致的头痛在转头、低头、咳嗽动作时加剧；颈部肌肉过度紧张也可引发头痛，颈部活动后会有所减轻；休息不足、月经等也常诱发头痛。

（5）头痛的伴随症状 颅内感染患者常伴高热；小脑肿瘤常伴眩晕；剧烈头痛伴喷射

样呕吐提示颅内压升高；脑内寄生虫和肿瘤则常伴癫痫发作。

**2. 感觉障碍**　人体的感觉包括内脏感觉、特殊感觉（视觉、听觉、嗅觉和味觉）、一般感觉。一般感觉由浅感觉（痛觉、温度觉、触觉）、深感觉（运动觉、位置觉、震动觉）、复合感觉（实体觉、图形觉、两点辨别觉）组成。机体对各种形式的刺激无感知或感知减退，称为感觉障碍。

（1）病因　感染、血管病变、药物及化学毒物因素、脑肿瘤、脑外伤、全身代谢性疾病等均可引起感觉障碍。情绪激动、休息不足、过度劳累、意识不清等也常诱发或加重感觉障碍。

（2）临床表现　分为抑制性症状和刺激性症状。

1）抑制性症状：感觉路径受到破坏而引起感觉的减退或消失，包括感觉减退和感觉缺失。感觉减退是指患者在清醒状态下，对强刺激产生弱感觉。如听觉减退、视觉减退、味觉减退等。感觉缺失是指患者在清醒状态下，对刺激无感觉。如面部感觉缺失、实体感觉缺失等。

同一部位所有感觉均缺失称为完全性感觉缺失；同一部位某种感觉缺失而其他感觉存在称为分离性感觉缺失。

2）刺激性症状：感觉路径受刺激或兴奋性增强而引起的感觉过敏、感觉过度、感觉倒错、感觉异常及疼痛。感觉过敏，即轻微刺激引起强烈感觉。感觉过度，是指一般在感觉障碍的基础上发生，对刺激的兴奋阈增高，刺激必须达到阈值以上才能感觉到；表现为剧烈的、定位不明确的、难以形容的不适感，持续时间较长。感觉倒错是指对刺激感觉错误，如热刺激产生冷的感觉，触觉误认为痛觉等。感觉异常是指无任何刺激却有异常感觉；如蚁行感、麻木感、重压感、针刺感、灼烧感、禁束感。此症状多为患者主观感受，客观检查并无异常。

3）疼痛：是感觉纤维受刺激时的躯体感受，是机体的防御信号。包括如下几种。局限性疼痛：即病变部位的局部疼痛。放射性疼痛：多见于中枢神经、神经根或神经干病变，疼痛可由局部放射到受累神经的支配区。扩散性疼痛：疼痛由一个神经分支扩散到另一个神经分支。牵涉性疼痛：内脏疾病会出现相应体表区疼痛。烧灼性神经痛：剧烈的烧灼样疼痛，常见于正中神经损伤患者。

（3）类型　见表 9－1－1。

**表 9－1－1　感觉的类型**

| 类型 | 临床表现 | 常见病因 |
|---|---|---|
| 末梢型 | 四肢对称性末端各种感觉障碍（痛觉、温觉等），呈手套－袜套样分布，远端重于近端 | 多发性神经病 |
| 神经干型 | 分布区内所有感觉减退或消失 | 尺、桡神经损伤 |
| 后根型 | 感觉障碍呈单侧节段性，范围与神经根分布一致，常伴剧烈的放射性疼痛 | 腰椎间盘脱出 |
| 传导束型 | ①脊髓横贯性损害：病变平面以下所有感觉均减弱或消失 | 脊髓炎、脊髓肿瘤 |
| | ②后索型：薄束、楔束损害，受损平面以下深感觉障碍、精细感觉障碍、感觉性共济失调 | 糖尿病、脊髓痨 |
| | ③侧索型：健侧平面以下分离性感觉障碍 | —— |
| | ④脊髓半切征：受损平面以下同侧深感觉障碍，对侧浅感觉障碍（脊髓半切综合征 Bromn－Sequard） | 脊髓外伤、髓外占位性病变 |

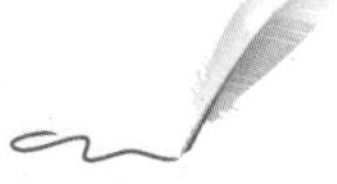

续表

| 类型 | 临床表现 | 常见病因 |
| --- | --- | --- |
| 脊髓前联合型 | 受损部位双侧节段性对称性分离性感觉障碍 | 脊髓空洞征、脊髓内肿瘤 |
| 脊髓后角型 | 患侧节段性分离性感觉障碍（痛、温觉障碍，触觉、深感觉存在） | 脊髓空洞征、脊髓内肿瘤 |
| 马尾圆锥形 | 肛门周围及会阴部呈鞍状感觉缺失 | 肿瘤、炎症 |
| 脑干型 | 同侧面部、对侧半身感觉障碍，即交叉性感觉障碍 | Wallenberg 综合征 |
| 丘脑型 | 对侧偏身完全性感觉障碍，常伴自发性疼痛（丘脑痛） | 脑血管病 |
| 内囊型 | 对侧偏身感觉障碍，常伴偏瘫、偏盲（三偏综合征） | 脑血管病 |
| 皮质型 | 健侧复合感觉（精细觉）障碍，可出现对侧一个上肢或一个下肢的感觉缺如，刺激病灶可引起局限性感觉性癫痫发作 | 脑血管病 |

**3. 意识障碍** 意识障碍指个体对外界环境刺激缺乏反应的一种精神状态，包括觉醒度下降和意识内容变化。前者表现为嗜睡、昏睡和昏迷；后者表现为意识模糊和谵妄状态。去大脑皮质状态和植物状态属特殊意识障碍。

（1）以觉醒度改变为主的意识障碍

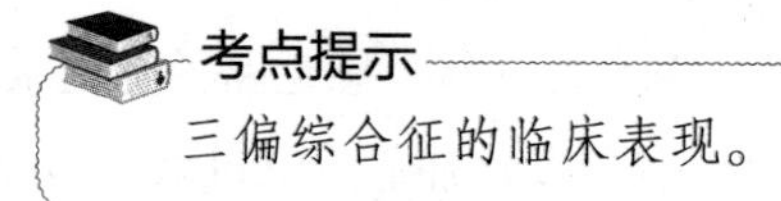


1）嗜睡：一种病理性的持续思睡状态。患者表现为睡眠时间过度延长，能被唤醒，醒后能正确回答问题，刺激消失后又继续入睡。

2）昏睡：程度略深于嗜睡。正常刺激无法唤醒，高声呼唤或较强的刺激才能唤醒，醒后可简单对话，刺激减退后很快入睡。

3）昏迷：意识完全丧失，任何刺激都不能唤醒，主动睁眼及自主活动皆丧失。按昏迷程度可分为三级。浅昏迷，偶见无意识动作或眼半睁状态。对周围事物及声、光等刺激无反应，对疼痛刺激有回避动作和痛苦表情。角膜反射、瞳孔对光反射、咳嗽反射以及吞咽反射存在。中昏迷，对一般刺激无反应，强刺激才可见防御反射，角膜反射和瞳孔对光反射减弱或消失，呼吸节律紊乱。深昏迷，对任何刺激均无反应，全身肌肉松弛，自主动作全无。眼球固定，瞳孔散大，各种反射消失。生命体征明显改变，呼吸不规则。

（2）以意识内容改变为主的意识障碍

1）意识模糊（confusion）：注意力减退，定向力障碍，随意活动减少，语言不连贯，对周围环境的理解和判断皆低于正常水平。

2）谵妄（delirium）：以兴奋性增高为主的意识模糊，患者缺乏认知能力，觉醒度异常，日夜颠倒；行为无章、兴奋躁动、注意力不集中；定向障碍、言语增多、思维混乱、常有错觉和幻觉。

（3）特殊类型的意识障碍

1）去大脑皮质状态（decorticated state）：大脑皮质受到广泛损害而导致的皮质功能减退或丧失，而皮质下结构的功能仍然完好。患者存在睡眠－觉醒周期，能无意识地眨眼、转动眼球，但眼球不能随光线或物体转动，瞳孔对光反射、角膜反射存在；患者无自发的动作和言语，偶可见无意识哭叫和自发性强笑，看似清醒却对外界刺激无反应。出现特殊姿势，即双前臂屈曲内收，手腕及手指屈曲，双下肢伸直，足部屈曲，又称为去皮质强直。

2）植物状态（vegetative state）：又称无反应觉醒综合征，常见于严重脑损伤后有觉醒

但无意识的状态。患者对自身和外界的认知功能全部丧失，呼之不应，有自发或反射性睁眼，偶见视物追踪、无端哭笑，原始反射存在，大小便失禁。睡眠-觉醒周期不规则。

**4. 运动障碍**　运动障碍常由神经系统执行运动功能的部分发生病变引起，分为瘫痪、僵硬、不自主运动及共济失调。瘫痪最常见，常由上、下运动神经元损伤所致。

（1）瘫痪

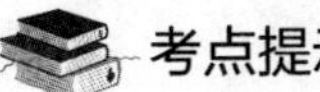

考点提示

上、下运动神经元性瘫痪的临床特点及定位诊断。

1）瘫痪的分类：主要分为上运动神经元性瘫痪和下运动神经元性瘫痪。其主要区别见表9-1-2。

**表9-1-2　上、下运动神经元性瘫痪的鉴别**

| | 上运动神经元性瘫痪 | 下运动神经元性瘫痪 |
|---|---|---|
| 别称 | 痉挛性瘫痪、中枢性瘫痪、痉挛性瘫痪 | 弛缓性瘫痪、周围性瘫痪、软瘫 |
| 病损部位 | 上运动神经元即大脑皮质运动区神经元及其发出的下行纤维病变 | 脊髓前角的运动神经元及其轴突组成的前根神经丛及其周围神经 |
| 瘫痪分布 | 以整个肢体为主 | 以肌群为主 |
| 肌张力 | 增高 | 降低 |
| 浅反射 | 消失 | 消失 |
| 腱反射 | 亢进 | 减弱或消失 |
| 病理反射 | 阳性 | 阴性 |
| 肌萎缩 | 无或轻度失用性萎缩 | 明显 |
| 皮肤营养障碍 | 多数无 | 常有 |
| 肌束颤动 | 无 | 可有，早期出现 |
| 肌电图 | 神经传导速度正常，无失神经电位 | 神经传导速度异常，有失神经电位 |

2）瘫痪的类型：见表9-1-3。

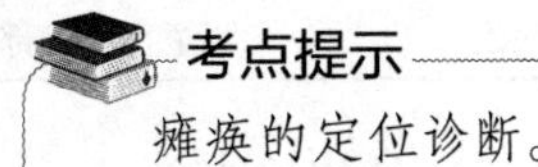

考点提示

瘫痪的定位诊断。

**表9-1-3　瘫痪的类型**

| 瘫痪类型 | 临床表现 | 损伤部位 | 常见病因 |
|---|---|---|---|
| 单瘫 | 单个肢体或面部的中枢性瘫痪 | 大脑皮质、下运动神经元 | 肿瘤压迫、脑梗死 |
| 偏瘫 | 一侧面部和肢体瘫痪 | 一侧大脑半球、内囊 | 急性脑血管病 |
| 截瘫 | 双下肢瘫痪多见、高位颈髓可见双上肢瘫痪 | 脊髓胸、腰段 | 脊髓横贯性损害 |
| 四肢瘫 | 四肢不能运动或肌力减弱 | 脊髓高颈段、周围神经 | 外伤、肿瘤、吉兰-巴雷综合征 |
| 交叉性瘫痪 | 病变侧脑神经支配的肌肉麻痹和对侧上下肢瘫痪 | 脑干 | 一侧脑干肿瘤、炎症及血管病变 |
| 局限性瘫痪 | 某一神经根支配区或某些肌群无力 | 单根神经或一组神经 | 单神经病变、肌炎 |

考点提示

各级肌力的临床表现。

3）瘫痪的程度：瘫痪程度的评估指标主要是肌力。肌力为运动时肌肉产生的收缩力。肌力的分级

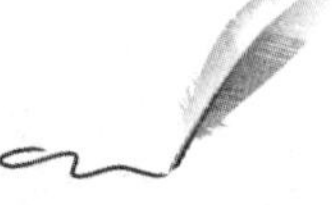

见表9－1－4。

**表9－1－4 肌力的分级**

| 分级 | 临床表现 |
|---|---|
| 0级 | 肌肉无任何收缩（完全瘫痪） |
| 1级 | 有轻微肌肉收缩，但不能产生动作 |
| 2级 | 可有关节活动。肢体仅能水平运动，不能克服重力抬起 |
| 3级 | 肢体能够抵抗重力离开床面，但不能抵抗阻力 |
| 4级 | 肢体能抵抗阻力，但未达到正常 |
| 5级 | 正常肌力 |

（2）僵硬　肌肉静止时的张力称肌张力。肌张力增强便会引起肌肉僵硬、活动受限甚至无法活动，如痉挛、僵直、强直（铅管样、齿轮样）。

（3）不自主运动　患者不自主出现一些无目的、无规律的活动，如手足徐动、震颤、舞蹈样动作等。常由锥体外系损伤引起。

（4）共济失调　运动协调障碍造成动作不准确、不流畅、不平衡等，称共济失调。主要见于小脑损害、前庭系统病变等。累及咽喉肌时可出现语言障碍。最常见类型为小脑共济失调。小脑损害部位及临床表现见表9－1－5。

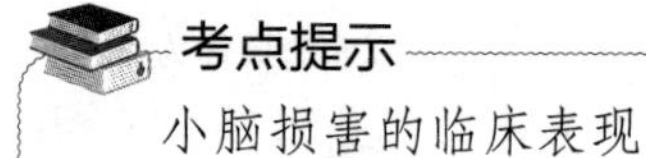


小脑损害的临床表现。

**表9－1－5 小脑损害部位及临床表现**

| | 小脑蚓部损害 | 小脑半球损害 |
|---|---|---|
| 主要特点 | 躯干共济失调 | 同侧肢体共济失调 |
| 临床表现 | 站立不稳、向前或向后倾倒，闭目难立征（＋），睁眼亦不能改善；行走时两脚分开，呈醉酒步态；肌张力正常 | 上肢较下肢重，远端比近端重，精细动作比粗略动作重。指鼻试验、轮替试验、跟膝胫试验（＋）；常见水平性或旋转性眼震，且眼睛注视病灶侧时加重 |
| 言语障碍 | 不明显 | 小脑性语言（构音不清或暴发性语言） |
| 常见病因 | 儿童小脑蚓部髓母细胞瘤 | 小脑肿瘤、脑血管病等 |

### （三）体格检查

**1. 一般检查**　包括一般情况（性别、年龄、发育、营养、面容表情）、生命体征（体温、呼吸、脉搏、血压）、意识状态、体位、姿势、步态、皮肤黏膜、头颈部、胸腹部和脊柱四肢检查等。患者的仪容、呼吸、气味、精神状态、对周围环境中人和物的反应、全身状况等也常具有诊断意义。

**2. 神经系统检查**　包括脑神经、运动系统、感觉系统、反射、脑膜刺激征的检查。

（1）脑神经检查　脑神经检查对神经系统疾病定位诊断有重要意义。检查时应按顺序进行，注意左右对比。

1）嗅神经：属中枢神经，是特殊的感觉神经。用患者熟悉的、无刺激性气味的物品分别测试两侧鼻孔，如香皂、香水、香烟等。鼻腔有炎症或阻塞时不能做此检查。

2）视神经：属中枢神经，主要检查视力、视野和眼底。

3）动眼神经、滑车神经、展神经：共同支配眼球运动，可同时检查。检查眼裂外观、眼球运动、瞳孔及对光反射、调节反射等。

4）三叉神经：为混合神经，主要支配面部感觉和咀嚼肌运动。检查面部感觉、角膜反射和运动功能。

5）面神经：为混合神经，主要支配面部表情肌运动及舌前2/3味觉纤维。通过先观察额纹、眼裂、鼻唇沟和口角是否对称，有无肌痉挛。然后让被检查者做蹙额、皱眉、露齿、鼓腮和吹哨等动作，观察两侧是否对称检查运动功能。嘱患者伸舌，检查者以棉签蘸少许糖、食盐或醋等，分别轻涂于两侧舌前2/3处，进行对比。每换一种溶液需用温水漱口检查味觉功能。

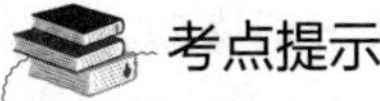

考点提示

面神经支配面部表情肌运动及舌前2/3味觉纤维。

6）前庭神经：包括听力检查和前庭功能检查。听力检查可嘱被检者取坐位，保持室内安静，用手指堵住一侧耳道，检查者持手表或以拇指、食指相摩擦，自1m外逐渐移至被检者耳部，直至被检者听到为止，两侧对比。也可用音叉或电听设备进行测试。前庭功能检查可通过询问患者的自发性症状如眩晕、呕吐、平衡障碍等，检查有无自发性眼球震颤。也可进行冷热水试验和转椅试验。

7）舌咽神经、迷走神经：两者在解剖与功能上关系密切，常同时受累，故同时检查。注意被检者是否有声音嘶哑，有无饮水呛咳。嘱患者发“啊”音，观察双侧软腭抬举是否一致，悬雍垂是否偏斜。此外，还应检查咽反射和舌后1/3感觉。也可用眼心反射（示指与中指对双侧眼球逐渐施加压力20～30秒，正常人脉搏可减少10～12次/分）和颈动脉窦反射（示指与中指压迫一侧颈总动脉分支处引起心率减慢）检查迷走神经功能。

8）副神经：为运动神经，支配胸锁乳突肌和斜方肌。嘱受检者向两侧转颈和耸肩，检查者给予阻力，比较双侧肌力。

9）舌下神经：为运动神经。观察有否伸舌偏斜、舌肌萎缩和肌束颤动。

（2）运动系统检查　运动包括随意运动和不随意运动。运动系统的检查主要包括肌张力、肌力、不自主运动、共济失调、姿势和步态。

1）共济失调：包括如下检测方法。指鼻试验：嘱患者上肢伸直，用示指尖触及鼻尖，先慢后快，睁眼与闭眼反复进行，两侧比较。小脑共济失调者可见动作迟缓，意向震颤、指鼻不准等。感觉性共济失调征闭眼时指鼻不准。跟－膝－胫试验：被检者取仰卧位，抬高一侧下肢，用足跟触及对侧膝盖，沿胫骨前缘下移。小脑损害患者抬腿触膝时出现辨距不良和意向性震颤，感觉性共济失调闭眼时足跟难寻到膝盖。轮替试验：嘱被检者前臂伸直，快速旋前和旋后，或用一侧手掌、手背连续交替拍打对侧手掌，或用足趾反复快速叩击地面等。小脑性共济失调患者动作笨拙而不协调。闭目难立征：也称昂伯（Romberg）征。被检者两足并拢站立，两手臂向前平伸、闭目。出现站立不稳提示深感觉障碍或感觉共济失调。对指试验：嘱被检者张开双臂，两手示指由远及近进行对指。

2）姿势与步态：注意观察被检者站立、行走时有无姿势和步态异常等。常见的异常步态包括痉挛性偏瘫步态、痉挛性截瘫步态、慌张步态、摇摆步态、跨阈步态、感觉性共济失调步态、小脑步态等。

（3）感觉系统检查　感觉系统检查需在被检者意识清醒的情况下进行。一般嘱被检者闭目，按照由远及近、先患侧后健侧的顺序进行，注意对比。

1）浅感觉：痛觉检查时用大头针针尖轻刺皮肤。触觉检查时可让患者闭目，用棉签轻触被检者，询问感觉。温度觉检查时分别用盛装冷水（5～10℃）和热水（40～50℃）的

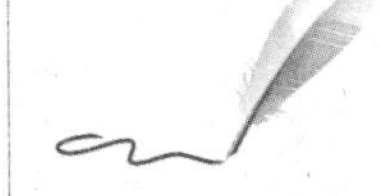

玻璃试管，碰触被检者皮肤，辨别冷、热感觉。

2）深感觉：检查时嘱患者闭眼。运动觉：检查者轻夹患者手指或足趾节两侧，上下移动5°左右，让被检者辨别移动方向。位置觉：将被检者一侧肢体摆成某一姿势，请其描述该姿势或用对侧肢体模仿。振动觉：将振动的音叉柄置于骨隆起处（如手指、桡尺骨茎突、鹰嘴、锁骨、内外踝、胫骨、膝部），询问有无振动感和持续时间，注意两侧对比。

3）复合感觉：包括如下内容。皮肤定位觉，指患者闭目，用手指或棉签轻触患者皮肤后，让其指出触碰位置。皮肤定位觉障碍常见于皮质病变，故其又称皮质感觉。两点辨别觉，指用分开一定距离的钝双脚规接触被检者皮肤，使被检者感觉为两点，逐渐缩小距离直至感觉为一点，进行测距。障碍时常见于额叶病变。体表图形觉，指嘱被检者闭目，用手指或钝物在其皮肤上画简单图形（三角形、圆形等），让其辨认，需左右对比。障碍时常怀疑丘脑以上病变。实体觉，指嘱被检者触摸物品，如笔、硬币、橡皮等，说出物品形状、名称等。障碍时多见于皮质病变。

（4）反射　神经活动最基本的形式是反射。检查内容包括浅反射、深反射及病理反射。反射的改变可分为亢进、活跃（或增强）、正常、减弱和消失。

1）浅反射：刺激皮肤、黏膜及角膜引起的肌肉快速收缩反应。包括如下。腹壁反射，由$T_{7\sim12}$支配，经肋间神经传导。被检者取仰卧位，双下肢屈曲使腹肌松弛，检查者用钝头竹签由外向内分别沿肋缘下、平脐和腹股沟上轻划腹部皮肤，可见相应区域的腹壁肌肉收缩。提睾反射，由$L_{1\sim2}$支配，经闭孔神经传入，由生殖股神经传导。用钝头竹签由大腿上部内侧皮肤自上向下轻划，可见睾丸上提。跖反射，由$S_{1\sim2}$支配，经胫神经传导。检查时用钝头竹签自足底外侧向前至小趾根部足掌处转向内侧，正常表现为足趾跖曲。肛门反射，由$S_{4\sim5}$支配，经肛尾神经传导。用钝头竹签轻划肛门周围皮肤，可见肛门外括约肌收缩。

2）深反射 ：刺激骨膜、肌腱引起的反射为深反射。包括如下。肱二头肌反射，由$C_{5\sim6}$支配，经肌皮神经传导。嘱被检者取坐位或卧位，肘部屈曲成直角，检查者左手拇指置于患者肱二头肌腱上，右手持叩诊锤叩击左手拇指，正常表现为肘关节屈曲。肱三头肌反射，由$C_{6\sim7}$支配，经桡神经传导。嘱被检者取坐位或卧位，肘部半屈，检查者托住其肘关节，用叩诊锤直接叩击鹰嘴上方肱三头肌肌腱，引起前臂略伸展。桡骨膜反射，由$C_{5\sim8}$支配，经桡神经传导。嘱被检者取坐位或卧位，前臂半屈半旋前，直接叩击桡骨下1/3处，引起肘部屈曲、前臂旋前。膝反射，由$L_{2\sim4}$支配，经股神经传导。被检者取坐位时，小腿自然松弛下垂，与大腿成直角。仰卧位时检查者用左手于腘窝处托起膝关节呈120°，右手持叩诊锤叩击髌骨下股四头肌肌腱，反射为小腿伸展。踝反射，由$S_{1\sim2}$支配，经胫神经传导。被检者取仰卧位，屈膝外展，检查者用左手使足背屈成直角，叩击跟腱，反射为足跖屈。

3）病理反射检查：见表9－1－6。

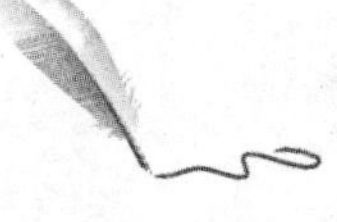

表 9－1－6　病理反射检查

| 名称 | 检查方法 | 阳性反应 |
| --- | --- | --- |
| 巴宾斯基（Babinski）征 | 划足底外侧向前至小趾根部足掌处转向内侧 | 拇趾背屈，其他足趾扇形展开 |
| 奥本海姆（Oppenheim）征 | 拇指、示指沿胫前自上而下推移 | 同巴宾斯基征 |
| 查多克（Chaddock）征 | 划足背外侧，自后向前至小趾根部 | 同巴宾斯基征 |
| 戈登征（Gordon）征 | 挤压腓肠肌 | 同巴宾斯基征 |
| 霍夫曼（Hoffmann）征 | 示指、中指夹住被检查者中指，拇指向下弹刮指甲 | 除中指外其余各指屈曲 |

（5）脑膜刺激征　包括颈强直、凯尔尼格（Kernig）征和布鲁津斯基（Brudzinski）征。

**（四）实验室及其他检查**

实验室和辅助检查对疾病的临床诊断和鉴别诊断有十分重要的意义。目前临床除血液常规及生化指标外比较常用的辅助检查包括脑脊液检查、神经影像学检查、神经电生理学检查、血管超声检查、放射性核素检查、病理检查、基因诊断等。

### 三、神经系统疾病的防治进展

随着科技的进步，近年来神经系统疾病的防治也取得了一些新进展。如在脑出血治疗时，预防血肿扩大并及时清除血肿对患者有积极意义。INTERACT1、INTERACT2 研究提示，脑出血患者在发病 24h 内通过积极降压很可能会通过稳定血肿体积，减轻血肿毒性作用促进功能恢复等。目前数据证实重组活化凝血子Ⅶ确实具有急性期稳定血肿的作用，但美国脑出血诊疗指南未给予常规推荐。以往药物因治疗三叉神经痛是临床上优选方案，但其疗效缺少统一评价标准，且停药后疼痛易复发，因此单独应用药物治疗效果不佳或严重不良反应时应考虑联合其他治疗方式如神经阻滞治疗、传统中医治疗、心理治疗、射频热凝疗法、三叉神经微血管减压术等，以取得良好的疗效。临床研究表明高频振荡与癫痫致痫区、癫痫起始区密切相关，依靠新型无创的头皮脑电波记录方式或脑磁图来采集高频振荡，促进高频振荡发展为生物标志物，并用来区分是生理性还是病理性，在外科手术治疗时可获得良好的疗效。

（张洁羽）

扫码"学一学"

## 第二节　周围神经疾病

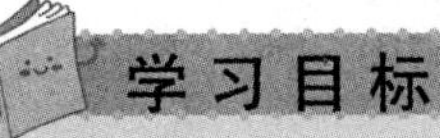

**学习目标**

1. **掌握**　周围神经疾病的临床表现、诊断、鉴别诊断与治疗。
2. **熟悉**　周围神经疾病的病因、辅助检查和预防。
3. **了解**　周围神经疾病的发病机制和病理特点。
4. 学会周围神经疾病的基本治疗方法。
5. 具有对周围神经疾病患者进行诊断及健康教育的能力。

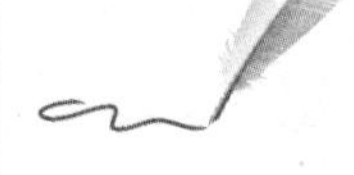

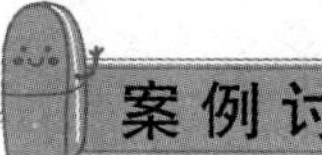

案例讨论

[案例]

患者，女，20岁。口角歪斜3天。该患者于3天前晨起洗脸时发现口角歪斜，饮水时口角漏水，呛咳，左眼不能闭合。无发热、头晕、头痛、视物模糊、四肢无力等，饮食、睡眠、二便均正常。既往健康。查体：左额纹消失，蹙眉不能，左眼闭合不全，露出白色巩膜，左侧鼻唇沟变浅，鼓腮时左侧漏气。头颅CT、血常规等均正常。

[讨论]

请简述本病的临床诊断及诊断依据。

周围神经疾病（peripheral neuropathy）是指周围运动、感觉和自主神经的结构和功能障碍。周围神经指嗅神经、视神经以外的脑神经和脊神经。

炎症、代谢、压迫、遗传、变性、中毒、肿瘤等很多原因都可引起周围神经疾病。周围神经的再生能力很强，只要神经元保持完好，任何原因引起的周围神经损害均有可能再生修复，但其再生速度极为缓慢（1～5mm/d）。本节主要介绍面神经炎、三叉神经痛和急性炎症性脱髓鞘性多发性神经病。

## 【面神经炎】

面神经炎（facial neuritis）又称特发性面神经麻痹（idiopathic facial palsy）或贝尔麻痹（Bell palsy），是因一侧茎乳孔内面神经非特异性炎症所致的周围性面瘫，是最常见的周围神经疾病。

**（一）病因及发病机制**

本病确切病因未明。目前认为主要与嗜神经病毒感染有关，常见于上呼吸道感染或受凉后，茎乳孔内的面神经由于急性病毒感染和水肿而受压或局部血液循环障碍，出现面神经麻痹。部分患者也可由带状疱疹病毒引起膝状神经节炎。多数人也认为本病属一种自身免疫反应。

**（二）病理**

早期主要为神经水肿和髓鞘肿胀、脱失，以在茎乳孔和面神经管内部分尤为显著。严重者可出现轴索变性。

**（三）临床表现**

1. 任何年龄均可发病，20～40岁最为多见，男性多于女性。发病与季节无关。

2. 通常起病迅速，多在48小时内达高峰。多数患者在晨起洗漱或与人交谈时发现一侧面肌活动不利，口角歪斜。部分患者麻痹前1～2天可有病侧耳后持续性疼痛和乳突部压痛。查体可见患者患侧表情肌瘫痪，额纹变浅或消失，不能皱额蹙眉，眼裂不能闭合或闭合不全，闭眼时眼球向上外方转动，露出白色巩膜，称为贝尔征（Bell sign）。鼻唇沟变浅，口角下垂，面部被牵向健侧。口轮匝肌瘫痪，鼓气、吹口哨时，口唇不能闭合而漏气；颊肌瘫痪，进食后食物易滞留病侧齿龈间。因眼睑闭合不全，易并发暴露性角膜炎，泪点随下睑外翻而导致泪液持续外溢不能吸收。

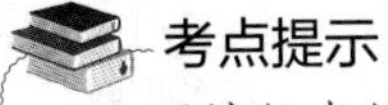


面神经炎的临床特点。

3. 因面神经受损部位不同，面神经炎还可出现一些其他临床症状。如鼓索神经病变可出现同侧舌前2/3味觉减弱或消失；镫骨肌神经以上部位受累则同时出现舌前2/3味觉丧失及听觉过敏；膝状神经节损伤时，除有上述症状外，患者还出现病侧乳突部疼痛，耳郭、外耳道感觉减退，外耳道、鼓膜疱疹，称为亨特（Hunt）综合征，多由带状疱疹病毒引起。

**（四）实验室及其他检查**

电生理检查可有不同程度的变性反应和失神经征，周围血象、脑脊液、乳突及内听道摄片均无明显异常。

**（五）诊断与鉴别诊断**

根据急性起病和典型临床特点，面神经炎诊断并不困难，需注意与以下疾病相鉴别。

**1. 吉兰－巴雷综合征**　多为双侧周围性面瘫，伴肢体对称性四肢弛缓性瘫痪和感觉障碍，脑脊液检查有蛋白－细胞分离现象。

**2. 继发性面神经麻痹**　多由中耳炎、迷路炎、乳突炎及麻风所致，常有明确原发病史及特有表现。

**3. 莱姆（Lyme）病**　由蜱传播的伯氏螺旋体感染致面神经麻痹，单侧或两侧面部均可出现，常伴发热、皮肤游走性红斑，及关节炎、心肌炎等多系统损害。

**4. 后颅窝病变**　如桥小脑肿瘤、鼻咽癌颅内转移、脑膜炎等原因所致的周围性面瘫，大多起病缓慢，常伴其他颅神经受损症状及各种原发病的特殊表现。

**5. 中枢性面瘫**　常表现为眼以下的表情肌瘫痪，同时有对侧肢体瘫痪等。

**（六）治疗**

治疗原则为改善局部血液循环，减轻面神经水肿，缓解神经受压，促进面神经功能恢复。

**1. 急性期**

（1）皮质类固醇激素　应尽早使用。可用地塞米松5～10mg/d，静脉注射；或口服泼尼松30mg/d，早晨一次顿服或分2次口服，连续5天后，在7～10天内逐渐减量。

（2）带状疱疹病毒引起者，可用皮质类固醇激素联合阿昔洛韦（0.2g/次，口服）治疗，5次/天，连用7～10天。

（3）B族维生素　维生素$B_1$ 100mg，维生素$B_{12}$ 500μg，肌内注射，1次/天。

（4）理疗、针刺治疗　可在茎乳部附近行超短波透热疗法、局部热敷或红外线照射等。针刺一般在发病1周后进行。

（5）护眼　可通过佩戴眼罩防护，滴眼药水、涂眼药膏可保护角膜及预防结膜炎。

**2. 恢复期**　约80%患者可在数周或1～2个月内基本恢复。病后3周～6个月的治疗方向是促进神经功能尽快恢复。可继续使用B族维生素，同时给予针刺、按摩等康复治疗。

**3. 手术治疗**　长期不愈患者可考虑面－舌下神经、面－副神经吻合术，但疗效不肯定。

## 【三叉神经痛】

三叉神经痛（trigeminal neuralgia，TN）是原发性三叉神经痛的简称，是三叉神经分布区内阵发性、突发、反复发作性剧痛而不伴三叉神经功能破坏的症状。女性较多见，常于

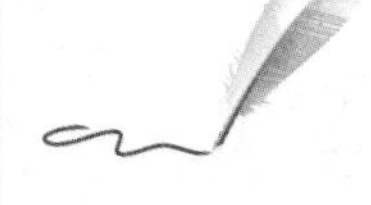

40 岁后起病。发病率为 4 ~ 5/10 万。

**（一）病因和发病机制**

**1. 病因** 尚未完全明了，目前认为是在脑桥的三叉神经后根被异行扭曲的血管压迫，局部产生脱髓鞘变化而导致疼痛发作。继发性三叉神经痛多有明确病因，如桥小脑角炎症或肿瘤、脑膜炎、血管畸形、脑干梗死、多发动脉硬化等侵犯三叉神经的感觉根和髓内感觉核而引起疼痛。

**2. 发病机制** 发病机制仍在探讨之中。近年来多认为是各种原因导致三叉神经发生脱髓鞘改变，相邻脱髓鞘纤维形成伪突触而发生短路，轻微痛觉刺激即可通过“短路”传入中枢，中枢传出冲动亦通过“短路”传入，如此叠加造成三叉神经疼痛发作。

**（二）病理**

主要为三叉神经节细胞质中出现空泡、轴突增厚、扭曲或消失，髓鞘增厚、瓦解等改变。

**（三）临床表现**

本病最突出的症状为疼痛，且严格限于三叉神经感觉支配区内，以上颌支（第 2 支）、下颌支（第 3 支）多见，眼支起病者极少。大多单侧发病，发作时表现为剧烈电击样、针刺样、撕裂样或刀割样疼痛，持续数秒或 1 ~ 2 分钟，突发突止。患者经常因洗脸、刷牙、进食、说话、发笑、打哈欠，甚至微风拂面也可诱发疼痛。严重者可因疼痛出现面肌反射性抽搐，即痛性抽搐。临床上患者面部某个区域可格外敏感，如口角、鼻翼外侧、颊部或舌部，轻触可诱发，称为扳机点或触发点。周期性发作，可持续数日、数周或数月不等，自行缓解，缓解期如常人。随着病程进展，发作次数逐渐增多，时间延长，间歇期缩短。神经系统检查一般无阳性体征。

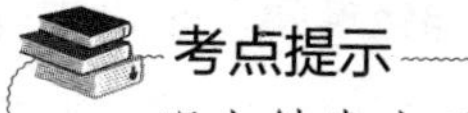


叩击触发点后，面部剧痛是三叉神经痛的特征性表现。

**（四）诊断与鉴别诊断**

根据疼痛发作部位、性质、面部扳机点的存在及神经系统无阳性体征，本病不难确诊。此外本病需与以下疾病鉴别。

**1. 牙痛** 最易混淆。早期部分患者误认为牙痛，局限于牙龈部，常为持续性钝痛，可因进食冷、热食物加剧疼痛。拔牙后疼痛并不缓解。X 线检查也有助于鉴别。

**2. 继发性三叉神经痛** 疼痛时间较三叉神经痛长且伴感觉减退、角膜反射迟钝等。第三支损伤常有咀嚼肌萎缩、张口下颌歪向患侧，或合并其他脑神经麻痹等症状，如眼外肌麻痹、听力减退等。常见于多发性硬化、原发性或转移性颅底肿瘤、延髓空洞征等。

**3. 舌咽神经痛** 常见于年轻妇女。局限于扁桃体、舌根、咽及耳道深部，吞咽、讲话、呵欠、咳嗽常可诱发。

**4. 颞颌关节综合征** 常于咀嚼食物时引起下颌和颞部疼痛，关节部位亦有压痛，但无其他触发点。

**（五）治疗**

继发性三叉神经痛应针对病因治疗，原发性三叉神经痛目前尚无绝对有效的治疗方法。治疗原则为缓解疼痛，减少复发。首选药物治疗，无效时可用神经阻滞疗法或手术治疗。

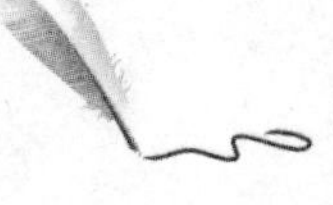

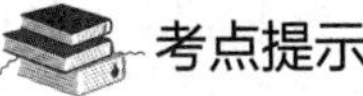
考点提示

卡马西平是治疗三叉神经痛的首选药物。

**1. 药物治疗**

（1）卡马西平（酰胺咪嗪，tegretol，carbamazepine）　为首选药物，70%～80%病例可缓解。首次剂量为100mg，2次/天，后每日增加100mg，但最大剂量不应超过1000mg/d。疼痛停止后逐渐减量至有效量维持使用。出现不良反应如眩晕、走路不稳、白细胞减少等需停药。孕妇禁用。

（2）苯妥英钠（phenytoin sodium）　0.1g口服，3次/天。如无效，增加0.1g/d，最大剂量不可超过0.6g/d。若出现头晕、嗜睡、步态不稳、眼球震颤等中毒症状，应立即减量到症状消失。如有效，即维持此剂量至疼痛消失后逐渐减量。上述两药无效时，可使用巴氯芬5～10mg，3次/天；阿米替林25～50mg，2次/天，以提高疗效。

（3）加巴喷丁　起始剂量为0.1mg，3次/天，可逐渐加大剂量，最大量为3.6g/d。常见不良反应有嗜睡、眩晕、走路不稳等，随着药物使用可逐渐耐受。

（4）普瑞巴林　开始剂量75mg，2次/天，1周后可以加量为150mg，2次/天。若2周后疼痛不缓解，加量至200mg，3次/天，停药时需逐渐减量。肾功能异常者慎用。

**2. 神经阻滞治疗**　适用于药物无效、不适合手术或有明显副作用的患者，可行无水乙醇或甘油、维生素$B_{12}$封闭三叉神经分支或半月神经节，阻断痛觉传导，可达镇痛效果。该疗法简单安全，但疗效不持久。

**3. 半月神经节射频热凝疗法**　适用于长期药物使用无效或无法耐受者。可选择性破坏三叉神经痛觉纤维，基本不损害触觉纤维，达到镇痛效果。

**4. 手术治疗**　用于药物治疗和神经阻滞治疗无效者。对血管压迫所致的三叉神经痛效果较好。主要的手术方法有三叉神经显微血管减压术、三叉神经感觉根部分切断术、三叉神经周围支切断术、三叉神经脊束切断术等。手术治疗可能失败、复发，且可能出现并发症。

## 【急性炎症性脱髓鞘性多发性神经病】

急性炎症性脱髓鞘性多发性神经病（acute inflammatory demyelinatingpolyneuropa－thy，AIDP），是一种自身免疫介导的急性炎性周围神经病，又称吉兰－巴雷综合征（Guillain－Barre syndrome，GBS）。主要累及多数脊神经根、周围神经和脑神经。临床特点为急性、对称性、迟缓性四肢瘫痪及脑脊液蛋白－细胞分离现象，病情严重者，可出现延髓和呼吸肌麻痹而危及生命。年发病率0.6～1.9/10万，男性略高于女性，与季节无关，国内报道夏秋季多见，儿童较多。

### （一）病因和发病机制

病因及发病机制未明。可发生于感染性疾病、疫苗接种或外科处理后，恶性肿瘤和妊娠等也可诱发。临床及流行病学资料显示空肠弯曲菌与该病关系密切。因病原体某些组分与周围神经髓鞘的某些结构相似，机体免疫系统发生识别错误，自身免疫性T细胞和自身抗体对正常的周围神经组分进行免疫攻击，导致周围神经脱髓鞘。

### （二）病理

主要病理改变为神经根水肿、充血、局部血管周围淋巴及单核巨噬细胞浸润、神经纤维节段性脱髓鞘、严重病例可出现轴突变性。修复过程中，仅修复髓鞘，淋巴细胞浸润仍

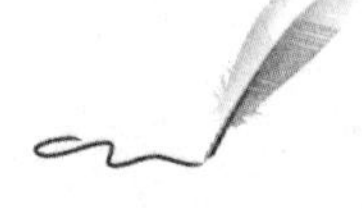

持续存在。病变多位于神经根（尤其前根）、神经节和周围神经，偶尔累及脊髓。

**（三）临床表现**

**1. 病史** 急性起病，病前1～3周常有呼吸道或胃肠道感染症状或疫苗接种史，包括空肠弯曲菌、巨细胞病毒、肺炎支原体感染等。病情多在2周左右达到高峰。

**2. 运动障碍** 首发症状多为肢体对称性迟缓性肌无力，自远端渐向近端发展，或自近端向远端加重，常由双下肢开始逐渐累及躯干和颅神经。严重病例可累及肋间肌和膈肌致呼吸肌麻痹。腱反射减弱或消失，病理反应阴性。晚期肢体远端有肌萎缩，早期不明显。

**3. 感觉障碍** 较运动障碍轻。发病时患者多有肢体远端感觉异常如烧灼感、麻木、刺痛等，呈手套－袜套样分布，也可无感觉障碍。少数患者可有明显肌肉压痛，尤其腓肠肌压痛。

**4. 脑神经受累** 以双侧面神经麻痹最常见，其次为舌咽和迷走神经，表现为面瘫、声音嘶哑、吞咽困难等。动眼神经、外展神经、舌下神经及三叉神经损害较少见。偶尔可见视神经乳头水肿。部分患者以颅神经损伤为首发症状。

**5. 自主神经功能损害** 症状较明显，表现为多汗、皮肤潮红、手足肿胀及营养障碍，严重者可致心动过速及直立性低血压等。

> **考点提示**
> 吉兰－巴雷综合征的临床特征。

**（四）实验室及其他检查**

**1. 脑脊液检查** 典型表现为蛋白质增高而细胞数目正常，称蛋白－细胞分离现象。蛋白多于发病后第二周开始升高，第三周最明显。

**2. 电生理检查** 早期可正常或仅有F波或H波反射延迟或消失。当神经髓鞘脱失时，运动和感觉神经传导速度明显减弱。

**3. 腓肠神经活检** 为GBS辅助诊断方法，可见炎症细胞浸润及有髓神经纤维脱髓鞘。

**（五）诊断与鉴别诊断**

根据患者急性或亚急性起病，有前驱感染史，对称性四肢弛缓性瘫痪，末梢型感觉障碍伴脑神经受损，脑脊液示蛋白－细胞分离现象，肌电图早期F波或H反射延迟等表现，本病诊断不难。应与以下疾病鉴别：

**1. 急性脊髓炎** 起病前多有上呼吸道感染史，表现为截瘫，损伤平面以下有明显的锥体束征和感觉障碍，尿便障碍。病理反射阳性。

**2. 低钾性周期性瘫痪** 四肢弛缓性瘫痪，无感觉障碍。呼吸肌、脑神经一般不受累，脑脊液检查正常，血钾降低，有相应心电图改变，补钾治疗有效。

**3. 脊髓灰质炎** 儿童多见，起病时常发热，表现为节段性、不对称性、无感觉障碍的肢体瘫痪。病后3周行脑脊液检查也常出现蛋白细胞分离现象。确诊需要病毒学依据。

**4. 全身型重症肌无力** 双侧对称性迟缓性四肢瘫痪，症状波动大，晨轻暮重，休息后症状减轻，劳累后加重。肌疲劳试验和新斯的明实试验阳性可协助鉴别。脑脊液正常。

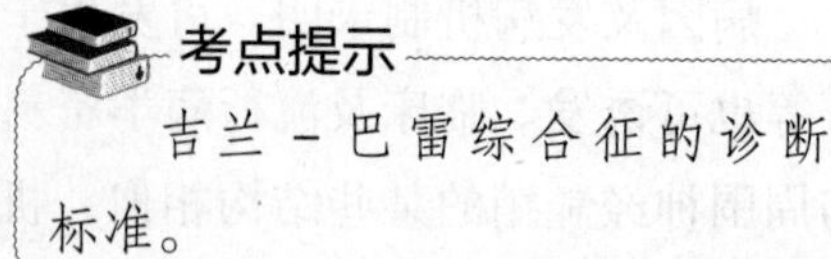

### （六）治疗

**1. 病因治疗**

（1）免疫球蛋白静脉注射（intravenous immunoglobulin，IVIG）　适用于急性期无免疫球蛋白过敏或先天性 IgA 缺乏的患者。成人剂量 0.4g/（kg·d），连用 5 天。因其可预防呼吸肌麻痹，应尽早使用。

（2）血浆置换（plasma exchange，PE）　发病 2 周内使用疗效好。适用于无严重感染、心律失常和血液病等禁忌证的急性期患者。可清除血浆中致病因子，改善症状，减少并发症每次交换以 40ml/kg 体重或者 1～1.5 倍血浆容量计算。病情较轻者每周做 2 次，重症患者每周可做 6 次。

血浆置换和免疫球蛋白静脉注射为 AIDP 的均为一线治疗方法，但联合治疗并不增效，不推荐联合使用。

（3）糖皮质激素　国外的 GBS 指南并不推荐使用糖皮质激素，规范的临床试验也未证实该药有效。但在我国一些地区，有些患者无条件行 IVIG 和 PE 治疗，可试用甲泼尼龙 500mg/d，静脉滴注，连用 5 天，或地塞米松 10～15mg/d，静脉滴注，7～10 天为一个疗程。

**2. 辅助呼吸**　呼吸肌麻痹是本病常见的死亡原因之一。应密切观察，保持呼吸道通畅。如有呼吸衰竭或气道分泌物过多，应尽早行气管切开，必要时呼吸机辅助呼吸。气管切开后加强护理，定时翻身、拍背，及时吸痰，保持呼吸道通畅，预防感染。

**3. 对症治疗及预防并发症**　严重心律失常者应给予心电监护。高血压用小剂量的 β 受体阻断剂治疗，低血压可补充胶体液。延髓麻痹者，会出现吞咽困难和饮水呛咳，应给予鼻饲，防止电解质紊乱。尿潴留可加压按摩下腹部，无效时留置导尿；缓泻药和润肠药可缓解便秘早期行肢体被动活动以预防下肢深静脉血栓。为防止坠积性肺炎与吸入性肺炎，可应用广谱抗生素。

**4. 康复治疗**　早期被动或主动运动、理疗、针灸按摩，可防止肢体挛缩、畸形。

### （七）预后

本病具有自限性，预后较好。病情一般在 2 周左右达到高峰，持续数天至数周后开始恢复。约 10% 患者遗留持久的神经功能障碍。死亡率约 3% 以，死因呼吸衰竭、心力衰竭、感染等并发症为最常见。

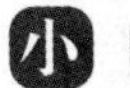


| | 面神经炎 | 三叉神经痛 | 急性炎症性脱髓鞘性多发性神经病 |
|---|---|---|---|
| 病因 | 病毒感染 | 主要为神经异常放电 | 空肠弯曲菌感染最常见 |
| 临床特点 | 患侧周围性面瘫 | 叩击扳机点后面部剧痛，神经检查无阳性体征 | 四肢对称性、进行性瘫痪；感觉正常或略减退；二便正常。脑脊液检查呈蛋白－细胞分离现象 |
| 治疗首选 | 糖皮质激素<br>B 族维生素 | 卡马西平 | 免疫球蛋白静脉注射<br>或血浆置换 |

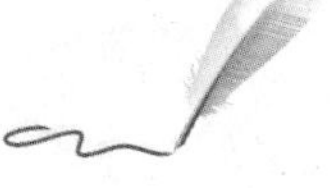

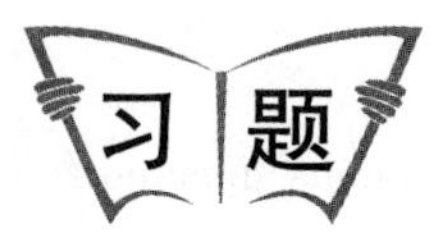

## 一、选择题

**【A1/A2 型题】**

1. 面颊部短暂反复发作的剧痛，检查时除“触发点”外无阳性体征，常见于
   A. 症状性癫痫 B. 面神经炎
   C. 三叉神经痛 D. 偏头痛
   E. 紧张性头痛
2. 吉兰－巴雷综合征危及患者生命的最主要原因是
   A. 误吸 B. 呼吸肌瘫痪
   C. 电解质紊乱 D. 肺部感染
   E. 心肌炎
3. 下列面神经炎治疗措施无效的是
   A. 糖皮质激素 B. 抗病毒药物
   C. 物理治疗 D. 非甾体类抗炎药
   E. 维生素 B
4. 患者，男，24 岁。感冒后两周出现双下肢近端无力。查体：双上肢肌力 3 级，双下肢肌力 3 级，四肢腱反射消失，手套袜子样痛觉减退，双侧腓肠肌压痛阳性。最可能的诊断是
   A. 急性脊髓炎 B. 脊髓压迫症
   C. 周期性麻痹 D. 急性肌炎
   E. 急性炎症性脱髓鞘性多发性神经病

**【A3/A4 型题】**

（5～6 题共用题干）

患者，女，43 岁。6 年来阵发性左侧面部剧烈疼痛，每次持续 10～20s，每日发作数十次，常因说话、进食、刷牙而诱发，不敢洗脸、吃饭等。

5. 最可能的诊断是
   A. 偏头痛 B. 面神经炎
   C. 牙痛 D. 三叉神经痛
   E. 舌咽神经痛
6. 治疗该病治疗首选药物为
   A. 卡马西平 B. 维生素 B
   C. 糖皮质激素 D. 巴氯芬
   E. 索密痛片

## 二、思考题

患者，女，50 岁。主诉右侧面部发作性疼痛 3 个月。患者于 2 个月前无明显诱因出现

右侧面部发作性疼痛。发作时呈电灼样剧痛，不能张口和进食，常于高声讲话，大口进食或洗脸刷牙时引起疼痛。疼痛向右前额和眼部放射。发作持续1～2min自行停止，数日发作1次或每日发作数次。发作时不伴头痛、恶心、呕吐等。既往健康，神经系统检查无阳性体征。血糖、血脂、头颅CT正常。

请问：

1. 请写出患者临床诊断、鉴别诊断。
2. 请写出该病的治疗原则。

（张洁羽）

## 第三节　脑血管疾病

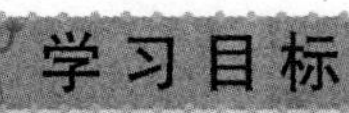


1. **掌握**　短暂性脑缺血发作、脑血栓形成、脑栓塞、脑出血、蛛网膜下隙出血的病因、临床表现、诊断要点、治疗。

2. **熟悉**　脑血管疾病诱因、发病机制、并发症、鉴别诊断及预后。脑血管疾病的预防。

3. **了解**　脑血管疾病分类、脑血管的解剖特点。

4. 学会急性脑血管疾病鉴别诊断方法。

5. 具有指导患者进行康复锻炼，推进基层医疗机构开展脑血管疾病预防工作的能力。

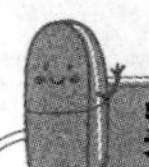


**［案例］**

患者，男，61岁。因突发晕厥、右侧肢体无力5小时入院。患者于5小时前安静状态下突然出现晕厥，伴有小便失禁、无抽搐。持续约8分钟后自行苏醒，醒后觉右侧肢体麻木无力，语言不流利，饮水时呛咳。既往否认高血压、糖尿病及风湿性心脏病病史。家族史无特殊。查体：T 36.8℃，P 74次/分，R 20次/分，BP 136/88mmHg。神志清楚，构音不清，口角歪向左侧，右侧鼻唇沟变浅，伸舌右偏。心肺未见明显异常。右侧上下肢肌力2级，肌张力无明显改变，双侧Babinski征阳性。

**［讨论］**

1. 本病临床诊断及诊断依据是什么？
2. 需要进一步做什么检查？

### 【概述】

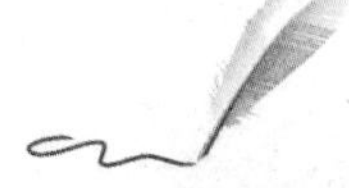

脑血管疾病（cerebrovascular disease，CVD）是指脑血管病变所引起的脑功能障碍。脑

卒中是指由于急性脑循环障碍所致的局限性或弥散性脑功能缺损综合征，或称急性脑血管病事件。近年来，我国流行性病学调查结果显示，脑血管疾病在人口死因顺序中居第 1 或第 2 位。脑卒中发病率和死亡率男性比女性高，男:女约为（1.1～1.5）:1。

**1. 脑血管疾病的分类** 根据 2015 年中华医学会神经病学分会共识，脑血管疾病可分为 13 类。具体见表 9－3－1。

**表 9－3－1 脑血管疾病分类表**

Ⅰ. 缺血性脑血管病
1. 短暂性脑缺血发作
2. 脑梗死（急性缺血性脑卒中）
（1）大动脉粥样硬化性脑梗死
（2）脑栓塞
（3）小动脉闭塞性脑梗死
（4）脑分水岭梗死
（5）出血性脑梗死
（6）其他原因（高凝状态、烟雾病、动脉夹层等）所致脑梗死
（7）原因未明脑梗死
3. 脑动脉盗血综合征
4. 慢性脑缺血
Ⅱ. 出血性脑血管病
1. 蛛网膜下腺出血
2. 出血
3. 其他颅内出血
Ⅲ. 头颈部动脉粥样硬化、狭窄或闭塞（未导致脑梗死）
Ⅳ. 高血压脑病
Ⅴ. 颅内动脉瘤
Ⅵ. 颅内血管畸形
Ⅶ. 脑血管炎
1. 原发性中枢神经系统血管炎
2. 继发性中枢神经系统血管炎
Ⅷ. 其他脑血管疾病
1. 脑底异常血管网症（烟雾病）
2. 肌纤维发育不良
3. 脑淀粉样血管病
4. 伴有皮质下梗死及白质脑病的常染色体显性遗传性脑动脉病和伴有皮质下梗死及白质脑病的常染色体隐性遗传性脑动脉病
5. 头颈部动脉夹层
6. 可逆性脑血管收缩综合征
7. 其他
Ⅸ. 颅内静脉系统血栓形成
1. 脑静脉窦血栓形成
2. 脑静脉血栓形成
3. 其他
Ⅹ. 无急性局灶性神经功能缺损症状的脑血管病
1. 无症状性脑梗死
2. 脑微出血
Ⅺ. 脑卒中后遗症
1. 脑梗死后遗症
2. 蛛网膜下腺出血后遗症
3. 脑出血后遗症
Ⅻ. 血管性认知障碍
1. 非痴呆性血管性认知障碍
2. 血管性痴呆
XIII. 脑卒中后情感障碍

**2. 脑血管的解剖特点、脑血液循环调节及病理生理** 脑动脉壁较薄，中膜和外膜均较相同管径的颅外动脉壁薄。颈内动脉和椎动脉经颅底入颅，左右椎动脉合并为基底动脉，在脑底连成脑底动脉环（Willis 环），由动脉环发出分支入脑，由颅底向脑室方向辐射分布。

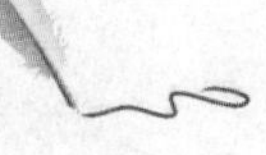

正常成人的脑重为1500g，占体重的2%～3%，流经脑组织的血液750～1000ml/ min，占每分心输出量的20%。脑组织耗氧量占全身耗氧量的20%～30%，脑能量来源主要依赖于糖的有氧代谢，几乎无能量储备，因此脑组织对缺血、缺氧损害十分敏感。如果脑组织的血供完全中断6秒，患者即出现意识丧失，10秒自发脑电活动消失，5分钟后最易损的特定神经元出现不可逆性损伤，10～20分钟大脑皮质出现广泛的选择性神经元坏死。因此，足够的脑血液供应对保持正常的脑部功能极为重要。正常情况下的脑血流量（cerebral blood flow，CBF）具有自动调节作用。CBF呈脑血管阻力呈反比，呈脑灌注压呈正比。脑组织的血流量分布并不均一，通常与灰质的血流量高于脑白质，大脑皮质的血液供应最丰富，其次为基底核和小脑皮质。不同部位的脑组织对缺血、缺氧性损害的敏感性不相同，神经元最不能耐受，其次为神经胶质细胞，最后为血管内皮细胞。不同部位的神经元对缺血、缺氧的敏感性不相同，大脑皮质、海马神经元对缺血、缺氧性损害最敏感。

**3. 脑血管疾病的病因**

（1）血管壁病变　以高血压性动脉硬化和动脉粥样硬化所致的血管损害最常见，其次为结核、梅毒、结缔组织疾病等所致的动脉炎，另外还有先天性血管病（如动脉瘤、血管畸形和先天性狭窄）、各种原因（外伤、颅脑手术、插入导管、穿刺等）以及药物、毒物、恶性肿瘤等所致的血管损伤。

（2）心脏病和血流动力学改变　如高血压、低血压或血压的急骤波动，以及各种心脏疾病导致的心功能障碍（如传导阻滞、风湿性或非风湿性心瓣膜病、心肌病及心律失常，特别是心房纤颤）。

（3）血液成分和血流动力学改变　各种原因所致的高黏血症（如脱水、红细胞增多症等），凝血机制异常或纤维蛋白溶解功能异常，各种血液性疾病等。

（4）其他原因　空气、脂肪、癌细胞和寄生虫等颅外栓子，脑血管颅外受压、外伤、痉挛等。

**4. 脑血管疾病的危险因素**　脑血管疾病的调查研究表明，脑卒中的危险因素分为不可干预性和可干预性两类，不可干预性危险因素包括年龄、性别、种族、遗传因素等。

可干预性危险因素包括高血压、心脏病、糖尿病、血脂异常、高同型半胱氨酸血症、短暂性脑缺血发作、吸烟、酗酒、肥胖、无症状性颈动脉狭窄、口服避孕药物、抗凝治疗等，其中控制高血压是预防脑卒中发生的最重要环节。

**5. 脑血管疾病的预防**

（1）一级预防　指发病前的预防，即通过早期改变饮酒、吸烟等不健康的生活方式，积极主动地控制体重及各种危险因素，从而达到使脑血管疾病不发生或者推迟发生的目的。

1）防治高血压：减少膳食的脂肪含量、限制食盐的摄入量、适当的体育锻炼、减轻体重、戒烟、减少饮酒、保持乐观心态及长期坚持口服降压药物的治疗。根据WHO的标准，一般患者血压应该控制在140/90mmHg之下；而高血压合并糖尿病或肾病的患者，血压要控制在130/80mmHg以下。

2）防治心脏病：心脏病常引起栓塞性脑卒中，预防措施主要是应用抗凝药和抗血小板药。既往有血栓、栓塞性疾病、高血压和左心功能衰竭等卒中危险因素的心房纤颤患者，应该使用华法林或新型口服抗凝药物抗凝治疗。

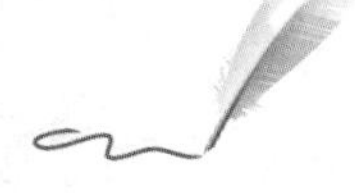

3）防治血脂异常：应强调以控制饮食及体育锻炼为主，辅以药物治疗，如他汀类药

物。定期复查血脂。降血脂目标是达 LDL - C≤2.6mmol/L。

4）防治糖尿病：对糖尿病患者要进行疾病的基础知识教育，使其合理饮食、进行适当的体育锻炼和使用药物，糖尿病患者的空腹血糖应≤7.0mmol/L。

5）颈动脉狭窄：对无症状性颈动脉狭窄患者首选阿司匹林等抗血小板药物或他汀类药物治疗。对于重度颈动脉狭窄的患者，在有条件的地方可以考虑行颈动脉内膜切除术或血管内介入治疗。

6）高同型半胱氨酸血症：应用叶酸和维生素 $B_{12}$ 联合治疗可以降低血浆同型半胱氨酸水平。

（2）二级预防　是针对发生过一次或多次脑卒中的患者，寻找卒中事件发生的原因，了解患者的卒中类型及相关危险因素，针对所有可干预的危险因素进行治疗，以期达到预防和降低再次卒中的风险，减轻残疾程度。措施包括病因预防、抗凝治疗、抗血小板聚集药物、卒中后认知障碍的干预、卒中后抑郁的干预以及对高危患者需定期体检，增加患者对药物治疗的依从性。

## 【短暂性脑缺血发作】

短暂性脑缺血发作（transient ischemic attack，TIA）是由颈部或颅内动脉病变引起的一过性或短暂性、局灶性脑或视网膜功能障碍，不遗留神经功能缺损症状和体征，影像学（CT、MRI）检查无责任病灶。脑缺血发作呈局部性、短暂性和反复性，临床症状一般不超过 24 小时，持续 10～15 分钟，多在 1 小时内恢复。TIA 是脑卒中的重要危险因素。

### 一、病因和发病机制

#### （一）病因

有关 TIA 的病因很多，最重要的原因是动脉粥样硬化，其他有心脏病、糖尿病、血液成分的改变及血流动力学异常等。

> **考点提示**
> TIA 最重要的病因是动脉粥样硬化。

#### （二）发病机制

**1. 微栓子形成**　来源于颈部和颅内大动脉，尤其是动脉分叉处的动脉粥样硬化斑块、附壁血栓或心脏的微栓子脱落，随血液进入脑动脉系统，可引起颅内相应动脉闭塞，产生临床症状。而当微栓子崩解或向血管远端移动后，局部血流恢复，症状便消失。

**2. 血流动力学改变**　颈内动脉系统或椎 - 基底动脉系统的动脉粥样硬化或管腔狭窄，在此基础上血压的急剧波动导致原来靠侧支循环维持的脑区发生一过性缺血，使脑局部灌注压骤降，引起局限性功能障碍。

**3. 其他**　脑血管痉挛或受压、颅内动脉炎、脑盗血综合征，某些血液系统疾病，如真性红细胞增多症、血小板增多、各种原因所致的严重贫血和高凝状态等，也可参与 TIA 的发病。

### 二、临床表现

**1. 一般临床特点**　中老年人（50～70 岁）多见，男性多于女性，随年龄增长发病率增高，多伴有高血压、糖尿病、血脂异常、心脏病等脑血管疾病的危险因素。发病突然，迅速出现局灶性神经系统功能缺损及视力障碍等，一般持续 10～15 分钟，多在 1 小时内恢

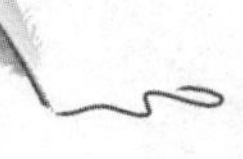

复，最长不超过24小时，不遗留神经功能缺损体征。TIA的症状多种多样，取决于受累血管的分布。多有反复发作的病史，每次发作时的临床表现为雷同的刻板样症状。发作间期无神经系统阳性体征。

**2. 颈内动脉系统TIA**

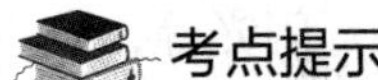

考点提示

TIA一般临床特点是多在1小时内恢复，最长不超过24小时，不遗留神经功能缺损体征，且影像学上没有急性脑梗死的证据。

（1）常见症状　病变对侧发作性的肢体单瘫、偏瘫和面瘫，病变对侧单肢或偏身麻木。

（2）特殊症状　病变侧单眼一过性黑矇或失明，对侧偏瘫及感觉障碍；同侧Horner征，对侧偏瘫；优势半球受损常出现失语和失用，非优势半球受累可出现空间定向障碍。

（3）可能出现的症状　病灶对侧同向性偏盲。病灶对侧单肢或半身感觉异常。

**3. 椎-基底动脉系统TIA**

（1）常见症状　最常见的症状是眩晕、恶心和呕吐，大多数不伴有耳鸣，为脑干前庭系缺血引起，少数可伴有耳鸣，是内听动脉缺血所致。由大脑后动脉缺血致枕叶视皮层受累引起双眼视力障碍，如出现暂时性皮质盲。

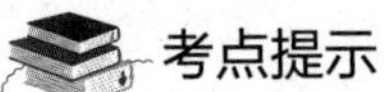

考点提示

颈内动脉系统、椎-基底动脉系统TIA常见临床症状特点。

（2）特殊症状　跌倒发作：由脑干网状结构缺血引起，表现为仰头或转头时突发双下肢无力而倒地，但可随即自行站起，不伴有意识丧失；短暂性全面遗忘症（transient global amnesia，TGA）：由颞叶、海马等部位的缺血所致，表现为发作时短时间记忆丧失，患者对此有自知力，持续数分钟至数十分钟。发作时不能记忆新事物，对时间、地点定向障碍，但谈话、书写和计算能力保持。

（3）可能出现的症状　包括由于眼外肌麻痹导致的复视、吞咽困难和构音障碍、交叉性感觉障碍、共济失调及平衡障碍、意识障碍等。

## 三、实验室及其他检查

1. 头颅CT和MRI检查大多正常。部分TIA发作时，MRI弥散加权成像（DWI）和灌注加权成像（PWI）可显示脑局部缺血性改变；神经心理学检查可能发现轻微的脑功能损害。

2. 血常规、血流动力学、血脂、血糖和同型半胱氨酸等化验检查有助于发现危险因素，彩色超声多普勒、经颅超声多普勒（TCD）、磁共振血管成像（MRA）、CT血管造影（CTA）、数字减影血管造影技术（DSA）等检查可评估颅内外血管病变，有助于确定病因。

## 四、诊断与鉴别诊断

### （一）诊断

大多数TIA患者就诊时临床症状已消失，故诊断主要依靠病史。中老年患者突然出现局灶性脑功能损害症状，符合颈内动脉或椎-基底动脉系统及其分支缺血表现，历时数分钟或数小时（多不超过1小时），神经功能缺失症状完全恢复，不遗留任何后遗症，应高度怀疑为TIA。神经影像学检测技术，如DWI、PWI等有助于TIA的早期诊断。

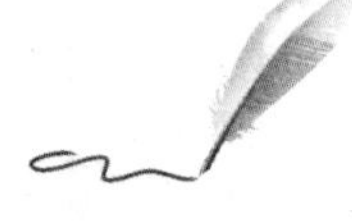

**（二）鉴别诊断**

TIA 应与某些短暂性发作性疾病，且有局灶性神经症状的疾病鉴别。

**1. 偏头痛** 首次发病在青年或成人早期，女性较多，患者多有家族史。头痛前可有视觉先兆，表现为亮点、闪光等，先兆消退后出现头痛。发作时间可超过 24 小时。部分患者以偏头痛等发作为主要表现，如头晕。神经系统无阳性体征。麦角胺制剂镇痛有效。

**2. 梅尼埃病** 好发于中年人，表现为反复发作性眩晕伴恶心、呕吐，每次持续数小时或超过 24 小时，一侧耳鸣，耳内胀满感，随着发作次数的增多，逐渐出现听力减退。除自发性眼震，中枢神经系统检查正常。冷热水试验可见前庭功能减退或消失。

**3. 癫痫的部分性发作** 一般表现为从躯体的一处局部抽动，多起自一侧口角，然后扩展到面部或一侧肢体，或者表现为肢体麻木感和针刺感等，一般持续时间更短。EEG 可有异常。部分性癫痫大多由脑部局灶性病变引起，头部 CT 和 MRI 可能发现病灶。

**4. 其他** 多发性硬化的发作性症状可表现有构音障碍、共济失调等，类似于 TIA；某些颅内接近于皮层或皮层内的占位性病变，如脑膜瘤和脑转移瘤等，也会引起近似于 TIA 的症状；低血糖、低血压、慢性硬膜下血肿和小灶性脑出血也可以引起 TIA 的症状，对这些疾病要注意鉴别。

## 五、治疗

TIA 是卒中的高危因素，治疗的目的在于消除病因、减少及预防复发，防止发生脑梗死，保护脑功能。

**（一）病因治疗**

积极查找病因，针对可能存在的脑血管疾病危险因素如高血压、糖尿病、血脂异常、心脏疾病等要进行积极有效的治疗。病因治疗是预防 TIA 复发的关键。

**（二）药物治疗**

**1. 抗血小板聚集药物** 抗血小板聚集治疗能减少微栓子，有效预防卒中。抗血小板药物的选择以单药治疗为主。不推荐常规应用双重抗血小板药物。常用药物：①阿司匹林 50～300mg，每日 1 次。阿司匹林通过抑制环氧化酶而抑制血小板聚集，长期服用对消化道有刺激性，严重时可致消化道出血。②氯吡格雷 75mg，每日 1 次。氯吡格雷是 ADP 诱导血小板聚集的抑制剂。与阿司匹林相比，上消化道出血的发生率显著减少，其在预防血管性事件发生方面优于阿司匹林。

**2. 抗凝治疗** 抗凝治疗不应作为 TIA 患者的常规治疗，对于伴发心房颤动（包括阵发性）、风湿性二尖瓣病变、二尖瓣关闭不全、有人工机械瓣膜的缺血性脑卒中和 TIA 患者（感染性心内膜炎除外），建议首选口服华法林抗凝治疗，目标剂量是国际标准化比值 INR 在 2.0～3.0。也可选择新型口服抗凝剂替代华法林。有出血倾向、溃疡病、严重高血压及肝肾疾病的患者禁忌抗凝治疗。必要时可用静脉肝素或低分子量肝素皮下注射。

**3. 钙离子通道阻断药** 能阻止细胞内钙超载，防止血管痉挛，增加血流量，改善微循环。尼莫地平 20～40mg，每日 3 次；盐酸氟桂利嗪 5～10mg，每日睡前口服 1 次。

**4. 其他** 可应用中医中药，也可用改善循环药物。患者血纤维蛋白原明显增高，可以考虑应用降纤药物如去纤维蛋白酶、降纤酶、蚓激酶等。

**（三）手术和介入治疗**

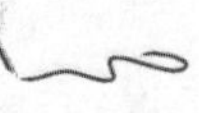

常用方法包括颈动脉内膜切除术（CEA）和动脉血管成形术（PTA）。对于有或无症

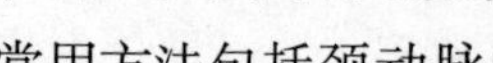

状，单侧的重度颈动脉狭窄≥70%，或经药物治疗无效者可考虑行 CEA 或 PTA 治疗。

## 六、预后

TIA 患者发生卒中的概率明显高于一般人群，是需要紧急干预的严重的卒中预警事件。未经治疗或治疗无效的 TIA 病例，约 1/3 发展为脑梗死，1/3 继续发作，1/3 可自行缓解。

# 【脑梗死】

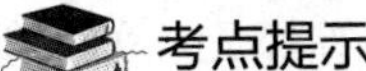

**考点提示**

脑梗死最常见病因是脑血栓形成动脉粥样硬化；脑栓塞为心源性和非心源性栓子；腔隙性脑梗死为高血压、动脉粥样硬化和微栓子等。

脑梗死（cerebral infarction）又称缺血性脑卒中，是指因脑部血液循环障碍，缺血、缺氧所致的局限性脑组织的缺血性坏死或软化。缺血性脑卒中是脑血管疾病的最常见类型，约占全部脑血管疾病的 70% ~80%。依据脑梗死的发病机制和临床表现，通常将脑梗死分为脑血栓形成、脑栓塞、腔隙性脑梗死。最常见的病因有脑血栓形成为动脉粥样硬化和动脉炎；脑栓塞为心源性和非心源性栓子；腔隙性脑梗死为高血压、动脉粥样硬化和微栓子等。

脑血栓形成是脑梗死最常见的类型，约占全部脑梗死的 60%。通常是由各种原因引起，在脑动脉粥样硬化等血管壁病变的基础上，血管腔狭窄、闭塞或有血栓形成，造成局部脑组织因血液供应中断而发生缺血、缺氧性坏死，出现局灶性神经系统症状和体征。

## 一、病因和发病机制

最常见的病因是动脉粥样硬化。其次为高血压、糖尿病和血脂异常等。脑动脉粥样硬化性闭塞或有血栓形成，是造成动脉粥样硬化性血栓性脑梗死的核心环节。血栓形成通常好发于管径 500μm 以上的动脉，以动脉分叉处多见，特别是血管内皮损伤（如动脉粥样斑块）或血流产生漩涡的部位。其他少见病因还有动脉炎、红细胞增多症、血小板增多症、血栓栓塞性血小板减少性紫癜、弥散性血管内凝血、镰状细胞贫血、血高凝状态、脑淀粉样血管病、烟雾病、夹层动脉瘤等。

脑动脉粥样硬化性斑块破裂形成溃疡后，由于胶原暴露，可促进血栓形成，血管内皮损伤和血液“湍流”是动脉血栓形成的主要原因，血小板激活并在损伤的动脉壁上黏附和聚集是动脉血栓形成的基础。

## 二、病理及病理生理

脑梗死最易累及颈内动脉系统，约占 80%，累及椎 - 基底动脉系统约占 20%。闭塞好发的血管依次为颈内动脉、大脑中动脉、大脑后动脉、大脑前动脉及椎 - 基底动脉等。

脑缺血性病变的病理分期如下。①超早期（1 ~6）小时；②急性期（6 ~24 小时）；③坏死期（24 ~48 小时）；④软化期（3 天 ~3 周）；⑤恢复期（3 ~4 周后）。脑动脉闭塞的早期，脑组织改变不明显，肉眼可见的变化要在数小时后才能辨认。缺血中心区发生肿胀、软化，灰质白质分界不清。大面积脑梗死时，脑组织高度肿胀，可向对侧移位，导致

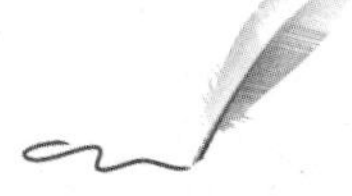

脑疝形成。镜下可见神经元出现急性缺血性改变，如皱缩、深染及炎性细胞浸润等，胶质细胞破坏，神经轴突和髓鞘崩解，小血管坏死，周围有红细胞渗出及组织间液的积聚。在发病后的4~5天脑水肿达高峰，7~14天脑梗死区液化成蜂窝状囊腔，3~4周后，小的梗死灶可被肉芽组织所取代，形成胶质瘢痕；大的梗死灶中央液化成囊腔，周围由增生的胶质纤维包裹，变成中风囊。上述由于局部血液供应中断引起的脑梗死多为白色梗死。在大面积脑梗死病灶内的出血性脑梗死，则称为红色梗死。

急性脑梗死病灶由中心坏死区及周围的缺血半暗带组成。缺血半暗带由于存在侧支循环，仍有大量存活的神经元。如果能在脑缺血治疗时间窗6小时内，迅速恢复缺血半暗带血流，该区脑组织神经细胞可存活并恢复功能。这就是缺血性脑卒中患者急诊溶栓的病理学基础。

**知识链接**

**缺血半暗带的临床价值**

脑缺血半暗带的概念最早由我国神经内科专家郎鸿志教授提出。缺血半暗带是指动脉粥样硬化性血栓性脑梗死的梗死灶中心区周围存在的一个缺血边缘区，该区域神经元处于电衰竭状态。一般认为，“半暗带”自缺血后1小时就会出现，通常可持续24小时左右，一部分患者在数天之后仍可检测到半暗带的存在，医学上就提出了“时间窗”的概念。在这一时间内，积极采取措施挽救“半暗带”，使其向正常组织转化，或使它稳定不继续恶化，以便赢得进一步治疗的时间。通过治疗使原来栓塞的脑动脉血管重新通畅或建立新的侧支循环使原来处于缺血状态的大面积脑细胞恢复血流，增加能量物质的供应，激活休眠与半休眠状态的脑细胞，逐渐恢复正常的神经功能。

## 三、临床表现

**1. 一般特点** 以中老年患者多见，多伴有脑梗死的危险因素，如高血压、糖尿病、冠心病及血脂异常等。起病急，常在安静状态下或睡眠中起病，部分病例在发病前可有TIA，局灶性体征多在发病后10余小时或1~2日达到高峰。临床表现决定于梗死灶的大小和部位，主要为局灶性神经功能缺损的症状和体征。患者一般意识清楚，在发生基底动脉血栓或大面积脑梗死时，病情严重，出现意识障碍，甚至有脑疝形成，最终导致死亡。

**2. 不同部位脑梗死的临床表现**

（1）颈内动脉系统（前循环）脑梗死 以大脑中动脉病变最为常见。

大脑中动脉血栓形成大脑中动脉主干闭塞，可出现病变对侧三偏征（偏瘫、偏身感觉障碍和同向性偏盲），可伴有双眼向病灶侧凝视，优势半球受累可出现失语，非优势半球病变可有体象障碍。由于主干闭塞引起大面积的脑梗死，患者多有不同程度的意识障碍，脑水肿严重时可导致脑疝形成，甚至死亡。皮层支的上分支闭塞引起的偏瘫及偏身感觉障碍，以面部和上肢为重，下肢和足受累较轻，累及优势半球可出现失语，意识水平不受影响。深穿支闭塞更为常见，表现为对侧偏瘫，肢体、面和舌的受累程度均等，对侧偏身感觉障碍，可伴有偏盲、失语等。

颈内动脉血栓形成颈内动脉闭塞的临床表现复杂多样。临床表现可有同侧Horner征，

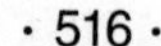

对侧偏瘫、偏身感觉障碍、双眼对侧同向性偏盲，优势半球受累可出现失语，非优势半球受累可有体象障碍。当眼动脉受累时，可有单眼一过性失明。

大脑前动脉血栓形成大脑前动脉近段阻塞时，由于前交通动脉的代偿，可全无症状。非近段闭塞时，对侧偏瘫，下肢重于上肢，有轻度感觉障碍，优势半球病变可有表达性或运动性失语（Broca）失语，可伴有尿失禁（旁中央小叶受损）及对侧强握反射等。

（2）椎－基底动脉系统（后循环）脑梗死　病变损害多组分支动脉。

大脑后动脉血栓形成主干闭塞，表现为病灶对侧同向性偏盲、偏瘫及偏身感觉障碍，丘脑综合征，优势半球受累可伴有失读。中脑脚间支闭塞出现 Weber 综合征（表现为同侧动眼神经麻痹，对侧偏瘫）。

椎动脉血栓形成两侧椎动脉的粗细差别不大，当一侧闭塞时，通过对侧椎动脉的代偿作用，可以无明显的症状。约 10% 的患者一侧椎动脉细小，脑干仅由另一侧椎动脉供血。此时供血动脉闭塞引起的病变范围，等同于基底动脉或双侧椎动脉阻塞后的梗死区域，症状较为严重。

在小脑后下动脉，或椎动脉供应延髓外侧的分支闭塞时发生延髓背外侧综合征（Wallenberg syndrome）。临床表现为眩晕、恶心、呕吐和眼球震颤；声音嘶哑、吞咽困难及饮水呛咳；病灶侧小脑性共济失调；交叉性感觉障碍，即病灶同侧面部痛、温觉减退或消失，病灶对侧躯干和肢体偏身痛、温觉减退或消失，病灶同侧 Horner 征。

基底动脉血栓形成导致基底动脉主干闭塞，表现为眩晕、恶心、呕吐及眼球震颤、复视、构音障碍、吞咽困难及共济失调等，由于脑干广泛性梗死，患者病情进展迅速出现球麻痹、四肢瘫、昏迷、中枢性高热、应激性溃疡，常导致患者迅速死亡。

基底动脉分支的闭塞会引起脑干和小脑的梗死，表现为各种临床综合征。如脑桥基底部梗死导致闭锁综合征，表现为四肢瘫痪，双侧面瘫，延髓麻痹，不能言语。因脑干网状结构未受累，患者意识清楚，能随意睁闭眼，可利用瞬目以及眼球的垂直运动表示“是”与“否”并以此与他人沟通交流。

**知识链接**

分水岭脑梗死（cerebral watershed infarction，CWSI）又称边缘带梗死，约占全部脑梗死的 10%。是指脑内相邻动脉供血区之间的边缘带发生的脑梗死。CWSI 是在脑动脉狭窄的基础上，当发生血流动力学异常，如血容量减少及体循环低血压等情况所致。

根据脑内血液循环分布特点，常见的类型有：①皮质前型位于额顶叶，呈带状或楔形；②皮质后型位于角回和顶叶后部，此型最常见；③皮质上型位于额中回，中央前、后回上部，顶上小叶和枕叶上部。多见于 50 岁以上的患者，发病前有血压下降或血容量不足的表现，出现局灶性神经功能缺损，头部 CT 或 MRI 显示楔形或带状梗死灶，常可以确诊。

治疗首先要纠正低血压，补足血容量，并改善患者的血液高凝状态。预后较好，出现并发症较少及死亡率低。

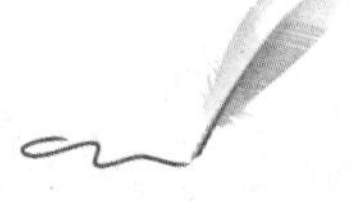

## 四、实验室及其他检查

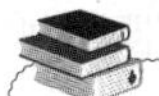考点提示

脑梗死最易累及颈内动脉系统，以大脑中动脉病变最为常见。大脑中动脉主干闭塞可出现病变对侧三偏征（偏瘫、偏身感觉障碍和同向性偏盲）。

**1. 实验室检查** 血常规、血流动力学、肾功能、电解质、凝血功能、血糖及血脂检查。这些检查有利于发现脑梗死的危险因素。

**2. 头颅 CT 检查** 对于急性脑血管疾病患者，头颅 CT 平扫是最常用的检查，它对于发病早期脑梗死与脑出血的识别很重要。脑梗死发病后的 24 小时内，一般无影像学改变，在 24～48 小时后，梗死区出现低密度病灶，（图 9－3－1）。

**3. 头颅 MRI 检查** 可早期清晰显示梗死灶。脑梗死发病数小时后，即可显示 T1 低信号，T2 高信号的病变区域（图 9－3－2）。与 CT 相比，MRI 可以发现脑干、小脑梗死及小灶梗死。功能性 MRI，如弥散加权成像（DWI）和灌注加权成像（PWI），可以在发病后的数分钟内检测到缺血性改变，为超早期溶栓治疗提供了科学依据。意识不清的危重患者，戴起搏器、骨折手术后固定钢板及钢钉及动脉瘤安置金属夹、幽闭恐惧症等患者均不能作该检查。

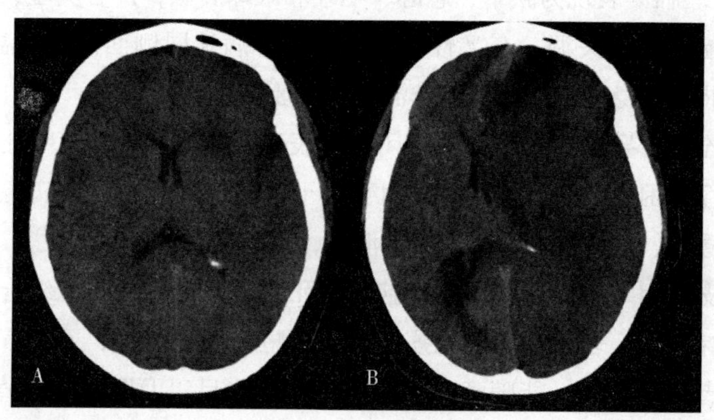


图 9－3－1　急性脑梗死的 CT 表现

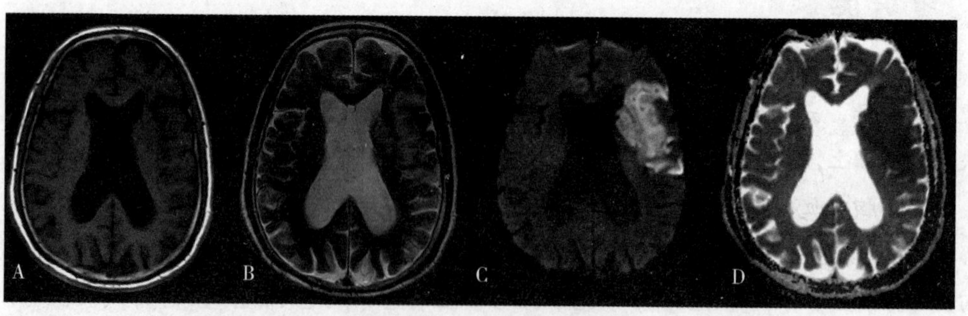


图 9－3－2　急性脑梗死（左侧大脑半球）MRI 表现

**4. 脑血管检查** DSA、CTA 和 MRA 可以显示脑部大动脉的狭窄、闭塞和其他血管病变。

**5. 彩色多普勒超声检查** 对评估颅内外血管狭窄、闭塞、血管痉挛或者侧支循环建立的程度有帮助。应用于溶栓治疗监测，对预后判断有参考意义。

**6. SPECT 和 PET 检查** 能在发病后数分钟显示脑梗死的部位和局部脑血流的变化。

通过对脑血流量（CBF）的测定，可以识别缺血性半暗带，指导溶栓治疗，并判定预后。

**7. 脑脊液检查**　一般正常，仅少数出血性脑梗死患者脑脊液中可见红细胞。在大面积脑梗死时，脑脊液压力可升高，细胞数和蛋白可增加。

## 五、诊断

①中老年患者，有动脉粥样硬化及高血压等脑卒中的危险因素；②安静状态下或睡眠中起病；③病前可有反复的TIA发作，症状常在数小时或数天内达高峰，出现局灶性的神经功能缺损，梗死的范围与某一脑动脉的供应区域相一致；④头颅CT在早期多正常，24～48小时内出现低密度病灶，脑脊液正常；⑤SPECT、DWI和PWI有助于早期诊断，血管造影可发现狭窄或闭塞的动脉。具备上述条件，即可确诊。

## 六、鉴别诊断

**1. 颅内占位性病变**　某些硬膜下血肿、颅内肿瘤、脑脓肿等，起病迅速，引起局灶性神经功能缺损，类似于脑血栓形成。应注意有无颅内压增高的症状和体征，有无身体其他部位感染或全身性感染的病史。头部CT及MRI检查有助于明确诊断。

**2. 脑栓塞**　患者常有心源性栓子来源的基础疾病，常在活动中急骤起病，以大脑中动脉栓塞导致的大面积脑梗死多见，有颅内高压及癫痫发作。

**3. 脑出血**　患者多在活动中起病，病情进展快。有高血压病史，头颅CT和（或）MRI检查可确诊。具体鉴别见表9－3－2。

**表9－3－2　常见脑血管疾病鉴别诊断表**

| | 缺血性脑血管病 | | 出血性脑血管病 | |
|---|---|---|---|---|
| | 脑血栓形成 | 脑栓塞 | 脑出血 | 蛛网膜下隙出血 |
| 发病年龄 | 60岁以上多见 | 多见青壮年 | 多在60岁以下 | 各年龄组均见，青壮年多 |
| 起病速度 | 10余小时或1～2天症状达到高峰 | 十分迅速，数秒至数分钟达到高峰 | 起病急，数10分钟至数小时达到高峰 | 起病急骤，数分钟可到高峰 |
| 起病状态 | 多在睡眠中或安静状态下 | 不确定，多在由静态转为动态时 | 多在活动中 | 多在活动或激动时 |
| 常见病因 | 动脉粥样硬化 | 各种心脏病 | 高血压及动脉硬化 | 动脉瘤、血管畸形 |
| TIA史 | 较多见 | 少见 | 少见 | 无 |
| 起病时状态 | 多在静态时 | 不定，多由静态到动态时 | 多在激动活动时 | 多在动态（激动、活动）时 |
| 意识障碍 | 无或轻度 | 少见、短暂 | 多见、持续 | 少见、短暂 |
| 头痛 | 多无 | 少有 | 多有 | 剧烈 |
| 呕吐 | 少见 | 少见 | 多见 | 最多见 |
| 血压 | 正常或增高 | 多正常 | 明显增高 | 正常或增高 |
| 瞳孔 | 多正常 | 多正常 | 患侧有时大 | 多正常 |
| 偏瘫 | 多见 | 多见 | 多见 | 无 |
| 脑膜刺激征 | 无 | 无 | 可有 | 明显 |
| 脑脊液 | 多正常 | 多正常 | 压力常增高，可含血 | 压力增高、血性 |
| CT检查 | 脑实质内低密度灶 | 脑实质内低密度灶 | 脑实质内高密度灶 | 蛛网膜下隙高密度影 |

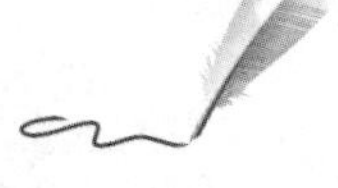

## 七、治疗

脑梗死的治疗应根据不同的病因、发病机制、临床类型、发病时间等确定治疗方案，实施以分型、分期为核心的个体化和整体化治疗。在一般内科支持治疗的基础上，可酌情选用改善脑循环、挽救缺血半暗带、抗脑水肿降颅压、防治并发症等措施。在时间窗内有适应证者可行溶栓治疗。有条件的医院，应该建立卒中单元，卒中患者收入卒中单元治疗。

**1. 一般治疗**

（1）保持呼吸道通畅及吸氧　保持呼吸道通畅，轻症、无低氧血症的卒中患者无需常规吸氧，脑干卒中和大面积梗死等病情危重患者或有气道受累者，需要气道支持和辅助通气。

（2）血压的管理　①高血压：约 70% 的缺血性卒中患者急性期由于疼痛、颅内压增高、卒中后应激状态等原因导致血压升高，因此要根据实际情况调控血压。准备溶栓者，血压应控制在收缩压 < 180mmHg、舒张压 < 100mmHg。缺血性脑卒中后 24 小时内血压升高的患者应谨慎处理，应先处理紧张、焦虑、疼痛、恶心、呕吐及颅内压增高等情况。血压持续升高收缩压≥200mmHg 或舒张压≥110mmHg，或伴有严重心功能不全、主动脉夹层、高血压脑病，可予缓慢降压治疗，并严密观察血压变化；有高血压病史且正在服用降压药者，如病情平稳，可在卒中 24 小时后开始恢复使用降压药物。②低血压：如果收缩压低于 90mmHg，应给予补充血容量，必要时考虑使用升压药。

（3）血糖的管理　卒中急性期高血糖较常见，可以是原有糖尿病的表现或应激反应。低血糖发生率较低，低血糖直接导致脑缺血损伤、水肿加重，对预后产生不利影响。血糖增高超过 10. 0mmol/L 时，应给予胰岛素治疗；血糖低于 3. 3mmo/L 时，给予 10% ~20% 葡萄糖口服或注射治疗。

（4）降颅压治疗　严重脑水肿和颅内压增高多见于大面积梗死，是急性重症脑梗死的常见并发症。脑水肿常于发病后 3 ~5 天达高峰。治疗目标是降低颅内压、维持足够脑灌注和预防脑疝发生。常用的降颅压药物为甘露醇、呋塞米和甘油果糖。20% 甘露醇的常用剂量为 125 ~250ml，每 4 ~6 小时使用一次；还可用人血白蛋白、甘油果糖等降低颅内压。

（5）发热、感染　卒中后可因下丘脑体温调节受损、并发感染或吸收热、脱水。中枢性高热的患者，应以物理降温为主。脑卒中患者急性期容易发生呼吸道、泌尿系感染，是导致病情加重的重要原因。约 5. 6% 卒中患者合并肺炎，早期识别和处理吞咽问题及误吸，对预防吸入性肺炎作用显著。患者可经常变换体位，定时翻身和拍背，加强康复活动，是防治肺炎的重要措施。尿路感染主要继发于因尿失禁或尿潴留留置导尿管的患者，其中约 5% 出现败血症，与卒中预后不良有关。疑有肺炎、泌尿系感染的发热患者应给予抗生素治疗。

（6）吞咽困难和上消化道出血　吞咽困难治疗的目的是预防吸入性肺炎，避免营养不良以及重建吞咽功能。吞咽困难短期内不能恢复者，早期可通过鼻饲管进食；持续时间长者，经本人或家属同意可行胃造口管饲补充营养。上消化道出血是由于胃、十二指肠黏膜出血性糜烂和急性溃疡所致，可使用抑酸止血药物进行治疗。

（7）癫痫　缺血性脑卒中后癫痫的早期发生率为 2% ~33%，晚期发生率为 3% ~67%。有癫痫发作时给予抗癫痫治疗。孤立发作一次或急性期痫性发作控制后，不建议长

期使用抗癫痫药，卒中后 2 ~ 3 个月再发的癫痫，建议按癫痫常规治疗进行长期药物治疗。

（8）深静脉血栓形成和肺栓塞　深静脉血栓形成的危险因素包括静脉血流淤滞、静脉系统内皮损伤和血液高凝状态。深静脉血栓形成最重要的并发症为肺栓塞。卒中后鼓励患者尽早活动、抬高下肢；尽量避免下肢（尤其是瘫痪侧）静脉输液。可给予低分子量肝素或普通肝素，有抗凝禁忌者给予阿司匹林治疗。抗凝治疗症状无缓解者应给予溶栓治疗。

**2. 特殊治疗**

（1）溶栓治疗　尽快恢复梗死区的灌注，减轻脑神经损害是“超早期”最主要的处理原则，树立“时间就是大脑”的理念。溶栓治疗是目前最重要的恢复血流措施，重组组织型纤溶酶原激活剂（rt - PA）和尿激酶（UK）是我国目前使用的主要溶栓药物。目前认为有效抢救半暗带组织的时间窗为：使用 rt - PA 溶栓应在 4.5 小时内，使用尿激酶溶栓应在 6 小时内。要根据溶栓适应证和禁忌证严格筛选患者，以降低出血风险。

1）静脉溶栓：目前对于静脉溶栓治疗的适应证尚无一致结论，以下几点供临床参考。

适应证：①年龄 18 ~ 80 岁。②卒中症状持续至少 60 分钟，且治疗前无明显改善。③症状开始出现至静脉干预时间 4.5 小时（rt - PA）或 6 小时（尿激酶）。④头颅 CT 已排除颅内出血，且无早期大面积脑梗死影像学改变；⑤患者或其家属对静脉溶栓的收益和（或）风险知情并同意。

禁忌证：①CT 证实颅内出血。②神经功能障碍非常轻微或迅速改善。③发病超过 4.5 小时或无法确定。④伴有明确癫痫发作。⑤既往有颅内出血、动静脉畸形或颅内动脉瘤病史。⑥最近 3 个月内有颅内手术、头外伤或卒中史；最近 21 天内有消化道、泌尿系等内脏器官活动性出血史；最近 14 天内有外科手术史；最近 7 天内有腰穿或动脉穿刺史。⑦有明显出血倾向：血小板计数 $<100 \times 10^9/L$；48 小时内接受肝素治疗并且 APTT 高于正常值上限；近期接受抗凝治疗（如华法林），并且 INR > 1.5。⑧血糖 < 2.7mmol/L，收缩压 > 180mmHg 或舒张压 > 100mmHg 或需要积极的降压来达到要求范围。⑨CT 显示低密度， > 1/3 大脑中动脉供血区（大脑中动脉区脑梗死患者）。

常用溶栓药物包括：①尿激酶（UK）：常用 100 万 ~ 150 万 IU 加入 0.9% 生理盐水 100 ~ 200ml，持续静脉滴注 30 分钟。②重组组织型纤溶酶原激活物（rt - PA）：一次用量 0.9mg/kg，最大剂量 <90mg，先予 10% 的剂量静脉推注，其余剂量在约 60 分钟内持续静脉滴注。

溶栓并发症：①梗死灶继发性出血或身体其他部位出血。②致命性再灌注损伤和脑水肿。③溶栓后再闭塞。

2）动脉溶栓：对大脑中动脉等大动脉闭塞引起的严重卒中患者，如果发病时间在 6 小时内（椎 - 基底动脉血栓可适当放宽治疗时间窗），经慎重选择后可进行动脉溶栓治疗。常用药物为尿激酶和 rt - PA，与静脉溶栓相比，可减少用药剂量，需要在 DSA 的监测下进行。动脉溶栓的适应证、禁忌证及并发症与静脉溶栓基本相同。

动脉溶栓较静脉溶栓治疗有较高的血管再通率，但其优点往往被耽误的时间所抵消。

（2）抗血小板聚集治疗　不符合溶栓适应证且无禁忌证的缺血性脑卒中患者应在发病后 48 小时内给予口服阿司匹林（100 ~ 325mg/d）。急性期后可

**考点提示**

溶栓治疗时间窗：一般认为 3 ~ 6 小时内溶栓有效。常用的溶栓药有尿激酶、重组组织型纤溶酶原激活物（rt - PA）。

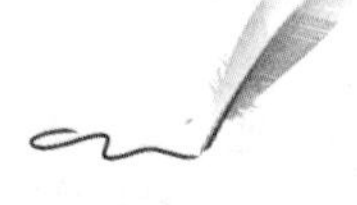

改为预防剂量（50～150mg/d）。溶栓治疗者，阿司匹林等抗血小板药物应在溶栓24小时后开始使用。对不能耐受阿司匹林者，也可选用氯吡格雷（75mg/d）抗血小板治疗。

（3）抗凝治疗　为预防血栓进展和新血栓形成，对长期卧床且合并高凝状态或心房纤颤患者采用该治疗。常用药物有普通肝素、低分子量肝素、华法林等。

（4）降纤治疗　对不适合溶栓并经过严格筛选的脑梗死患者，特别是高纤维蛋白血症者可选用降纤治疗。常用的药物包括去纤维蛋白酶、降纤酶等。

（5）神经保护治疗　常用脑保护剂包括：①依达拉奉，是一种抗氧化剂和自由基清除剂。②钙离子通道阻断药、兴奋性氨基酸拮抗剂、神经节苷脂、吡拉西坦等。③胞磷胆碱、脑蛋白水解物。

（6）中医、中药治疗　多种药物如三七、丹参、红花、水蛭、地龙、银杏叶制剂等。还可以给予中成药和针刺治疗。

（7）外科或介入治疗、机械取栓治疗　对大脑半球的大面积脑梗死，可施行开颅减压术和（或）部分脑组织切除术。介入治疗包括颅内外血管经皮腔内血管成形术及血管内支架置入等，其与溶栓治疗的结合已经越来越受到重视。机械取栓可使血栓直接取出，使闭塞血管再通，达到治疗目的；或更有利于药物溶栓，减少出血的风险，使血管再通时间大大缩短，有效减少缺血脑组织细胞损伤以及最大程度减小再灌注损伤。在动脉取栓中最常见的问题是导丝难以进入最后导致手术失败，术前难以评估栓子性质、拉栓术后对血管壁的损伤以及栓子颗粒掉落使更小血管梗塞等。

（8）出血转化脑梗死　出血转化发生率为8.5%～30%，症状性出血转化时停用抗栓治疗

（9）康复治疗　病情稳定后应尽早进行，康复的目标是减轻脑卒中引起的功能缺损，提高患者的生活质量。

## 八、预后及预防

本病急性期的病死率为5%～15%。存活的患者中，致残率达到50%以上。影响预后的因素较多，最重要的是神经功能缺损的严重程度，其他还包括患者的年龄及卒中的病因等。脑血管疾病的二级预防，即积极处理各项可进行干预的脑卒中危险因素，应用抗血小板聚集药物，降低脑卒中复发的危险性。

# 【脑栓塞】

脑栓塞是指心源性或身体其他部位来源的各种栓子随血流进入脑动脉而阻塞血管，引起该动脉供血区脑组织缺血性坏死，出现局灶性神经功能缺损。脑栓塞占脑卒中的15%～20%。

## 一、病因和发病机制

脑栓塞按栓子来源，分为心源性、非心源性、来源不明三大类。

**1. 心源性**　脑栓塞中最常见的，约75%的心源性栓子栓塞于脑部。发生脑栓塞患者常见的心脏疾病有心脏瓣膜病合并心房颤动、感染性心内膜炎、心肌梗死、心肌病、心脏瓣膜置换手术、先天性心脏病、心脏黏液瘤等。

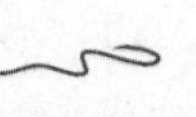

**2. 非心源性**　动脉来源包括主动脉弓及其发出的大血管的动脉粥样硬化性病变，粥样斑块破裂及附着物脱落，能形成栓子导致栓塞；其他少见的栓子有脂肪球、空气、肿瘤细胞、寄生虫卵和异物等。

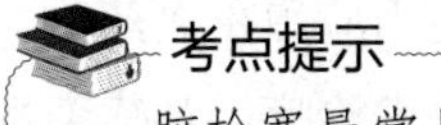

考点提示

脑栓塞最常见的病因是心源性栓子栓塞。

**3. 来源不明**　少数病例虽经仔细检查也找不到栓子的来源。

## 二、临床表现

起病年龄不一，风湿性心脏病导致的多见于中青年，大动脉病变及冠心病导致的多见于中老年。起病极急骤，大多数无前驱症状。症状常在数秒或数分钟之内达到高峰，多属于完全性卒中。极少数患者病情可在数小时内逐渐进展，可能是脑栓塞后有逆行性的血栓形成。

起病后多数患者有短暂的意识障碍，其程度不一。当大动脉或椎基底动脉栓塞时，患者出现昏迷，发生快且重。脑栓塞造成急性脑血液循环障碍，较脑血栓形成更易引起癫痫发作。脑栓塞发生于颈内动脉系统的约占80%，而发生于椎基底动脉系统的约占20%。患者临床症状与栓塞的血管及阻塞的位置相关，表现为局灶性神经功能缺损。大约30%的脑栓塞为出血性梗死，可出现意识障碍突然加重或肢体瘫痪加重，应注意识别。患者除神经系统症状和体征外，还有原发病表现。

## 三、实验室及其他检查

**1. 血常规、尿常规、血生化、血沉和血细菌培养等检查**　应多先进行常规检查。当疑为亚急性心内膜炎时，检查血沉和血细菌培养。

**2. 脑脊液检查**　压力正常或增高，有出血性梗死时红细胞增多。感染性栓塞时白细胞增加。

**3. 头颅 CT 及 MRI 检查**　可显示脑栓塞的部位和范围。发生出血性梗死时，CT 可见低密度的梗死区出现 1 个或多个高密度影。

**4. 其他检查**　应常规进行心电图、胸部 X 线片和超声心动图检查。必要时行颈动脉超声、MRA、CTA 和 DSA 检查，对评价颅内外动脉的狭窄程度、动脉粥样硬化性斑块和动脉夹层有意义。

## 四、诊断与鉴别诊断

**1. 诊断**　本病任何年龄均可发病，以青壮年较多见，病前有风湿性心脏病、心房颤动及大动脉粥样硬化等病史。起病急，症状常在数秒或数分钟内达到高峰，表现为偏瘫、失语等局灶性神经功能缺损。头颅 CT 和 MRI 有助于明确诊断。

**2. 鉴别诊断**　本病应与其他脑血管疾病，如脑血栓形成和脑出血等鉴别。伴有抽搐发作者应与癫痫鉴别。

## 五、治疗

脑栓塞的治疗与脑血栓形成的治疗相同，主要为改善脑循环，减轻脑水肿，减少梗死范围。包括急性期的综合治疗，尽可能恢复脑部血液循环，进行物理治疗和康复治疗。因为心源性脑栓塞容易再发，急性期应卧床休息数周，避免活动量过大，减少再发的风险。

当发生出血性脑梗死时，要立即停用溶栓、抗凝和抗血小板聚集的药物，防止出血加

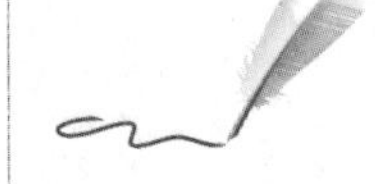

重和血肿扩大，适当应用止血药物，治疗脑水肿，调节血压；若血肿量较大，内科保守治疗无效时，考虑手术治疗。对感染性栓塞应使用抗生素，并禁用溶栓和抗凝治疗，防止感染扩散。在脂肪栓塞时，可采用肝素、低分子右旋糖酐（不能用于对本药过敏者）、5%的碳酸氢钠及脂溶剂等，有助于脂肪颗粒的溶解。

对于脑栓塞的预防，非常重要。主要是进行抗凝和抗血小板治疗，同时要治疗原发病，纠正心律失常，针对心脏瓣膜病和引起心内膜病变的相关疾病，进行有效防治，根除栓子的来源，防止复发。

### 六、预后

急性期病死率为5%～15%，多死于严重脑水肿引起的脑疝、并发的肺部感染和心力衰竭等。脑栓塞容易复发，10%～20%在10天内发生第2次栓塞，再发者病死率更高。

## 【腔隙性脑梗死】

腔隙性脑梗死（lacunar infarction）是指大脑半球或脑干深部的小穿通动脉，在长期高血压的基础上，细小的深穿支血管壁发生病变，导致管腔闭塞，形成小的梗死灶。常见的发病部位有壳核、尾状核、内囊、丘脑及脑桥等。腔隙性脑梗死为直径0.2～20mm的囊性病灶，呈多发性。

### 一、临床表现

多见于40～60岁中老年人，有长期高血压病史。急性或逐渐起病，一般无头痛，也无意识障碍。临床较为常见的有如下4种。①纯运动性轻偏瘫，是最常见的类型，约占60%。②构音障碍－手笨拙综合征，约占20%。③纯感觉性卒中，约占10%。④共济失调性轻偏瘫。

本病常反复发作，引起多发性腔隙性脑梗死，称为腔隙状态（lacunar state）。常累及双侧皮质脊髓束和皮质脑干束，出现假性球麻痹、认知功能损害、痴呆、帕金森综合征等表现。

### 二、辅助检查

头颅CT检查可发现病变部位出现低密度改变。对某些小病灶或脑干病变，MRI更有帮助。

### 三、治疗

与脑血栓形成的治疗类似，患者一般预后良好，但易反复发作，故预防疾病复发尤为重要。应针对脑血管疾病的各种危险因素进行积极治疗，作好脑血管疾病的二级预防。

## 【脑出血】

脑出血（intracerebral hemorrhage，ICH）是指脑内血管病变破裂引起的非外伤性脑实质内出血，占急性脑血管病的20%～30%。发病率为每年24.6/10万，急性期病死率高达30%～40%。与缺血性脑卒中和蛛网膜下隙出血相比，脑出血死亡率更高，且会遗留更严重的残疾。

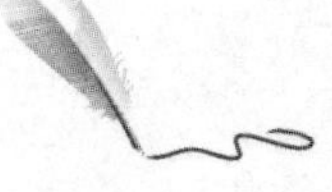

## 一、病因

最常见的病因是高血压合并细、小动脉硬化，其他病因包括脑动静脉畸形、动脉瘤、血液病、脑淀粉样血管病变、Moyamoya 病、脑动脉炎、抗凝或溶栓治疗、梗死后出血、脑卒中等。

考点提示

脑出血最常见的病因是高血压合并细、小动脉硬化。

## 二、发病机制

长期高血压使脑细、小动脉发生玻璃样变及纤维素性坏死，管壁弹性减弱。血压骤然升高时血管易破裂出血。在血流冲击下，血管壁病变也会导致微小动脉瘤形成，当血压剧烈波动时，微小动脉瘤破裂而导致脑出血。

## 三、病理

脑出血的常见部位是壳核，占全部脑出血的 30% ~50%。其次为丘脑、脑叶、脑桥、小脑及脑室等。高血压脑出血的发病部位以基底节区最多见，主要是因为供应此处的豆纹动脉从大脑中动脉呈直角发出，在原有血管病变的基础上，受到压力较高的血流冲击后易致血管破裂。脑出血后由于血肿的占位效应及血肿周围脑组织水肿，引起颅内压升高，使脑组织受压移位。血肿较大时易形成脑疝。脑疝是导致患者死亡的直接原因。

小出血灶可逐渐溶解、吸收，形成胶质瘢痕，大出血灶形成中风囊。

## 四、临床表现

本病常发生于50 岁以上患者，多有高血压病史。在活动中或情绪激动、用力排便时突然起病，少数在安静状态下发病。起病前多无先兆，少数可有头晕、头痛及肢体无力等表现。突然起病，常在数分钟至数小时内病情达到高峰。伴有头痛、呕吐、意识障碍、脑膜刺激征和痫性发作等。可出现消化道出血、肺部感染、泌尿系感染、压疮、心律失常、心肌梗死等并发症。患者血压常明显升高，临床表现的轻重主要取决于出血量和出血部位。常见出血部位的表现如下。

**1. 基底节区出血**　其中壳核是高血压脑出血最常见的出血部位，占50% ~60%，丘脑出血约占 24%，尾状核出血少见。

（1）壳核出血　主要由豆纹动脉尤其是其外侧支破裂引起。损伤内囊引起的双眼向病灶侧凝视及“三偏”症状，即出血灶对侧偏瘫、偏身感觉障碍和同向性偏盲，优势半球受累可有失语。出血量较小则可表现为纯运动或纯感觉障碍，仅凭临床表现不易与脑梗死区分。出血量大时患者很快出现昏迷，病情在数小时内迅速恶化。

（2）丘脑出血　主要由丘脑穿通动脉或丘脑膝状体动脉破裂引起。出血侵及内囊可出现对侧肢体瘫痪，多为下肢重于上肢。感觉障碍较重，深、浅感觉同时受累，但深感觉障碍明显，可伴有偏身自发性疼痛和感觉过度。优势半球出血的患者，可出现失语；非优势半球受累，可有体象障碍及偏侧忽视等。丘脑出血可出现精神障碍，表现为情感淡漠、视幻觉及情绪低落等，还可出现丘脑性痴呆。也可出现一系列眼位异常，如垂直凝视或侧视麻痹、双眼分离性斜视、凝视鼻尖等。大量出血破入第三脑室，表现为意识障碍加深，瞳孔缩小，中枢性高热及去脑强直等症状。

**2. 脑叶出血**　占脑出血的 5% ~10%。以顶叶最多见，其次为颞叶、枕叶及额叶。顶

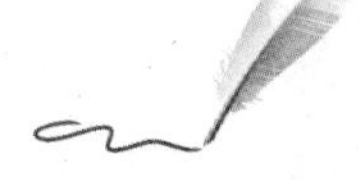

叶出血偏瘫较轻，而偏侧感觉障碍显著，对侧下象限盲。优势半球出血时可出现混合性失语，非优势侧受累有体象障碍。颞叶出血表现为对侧中枢性面舌瘫及以上肢为主的瘫痪，对侧上象限盲，优势半球出血时可出现感觉性失语或混合性失语。枕叶出血表现为对侧同向性偏盲，可有视野缺损，多无肢体瘫痪。

**3. 脑干出血** 约占脑出血的10%，绝大多数为脑桥出血，由基底动脉的脑桥支破裂导致。出血量少时，患者意识清楚，可表现为一些典型的综合征，如Foville综合征、Millard-Gubler综合征、闭锁综合征等。大量出血（>5ml）时，患者很快出现昏迷、针尖样瞳孔、四肢瘫痪、呼吸障碍、去脑强直、应激性溃疡、中枢性高热等症状，常在30分钟至48小时内死亡。

**4. 小脑出血** 约占脑出血的10%。最常见的由小脑上动脉的分支破裂导致。出血量不大时，主要表现为眩晕和共济失调，可伴有频繁呕吐及枕部疼痛等。大量出血病情十分危重，迅速进入昏迷，双侧瞳孔缩小呈针尖样，呼吸节律不规则，有去脑强直发作，最后致枕骨大孔疝而死亡。

**5. 脑室出血** 占脑出血的3%～5%。分为原发性和继发性脑室出血。原发性脑室出血是指脉络丛血管出血或室管膜下动脉出血破入脑室，继发性脑室出血是指脑实质出血破入脑室者。在此仅描述原发性脑室出血。出血量较少时，仅表现头痛、呕吐、脑膜刺激征阳性、无局限性神经体征。临床上易误诊为蛛网膜下隙出血，需通过头颅CT扫描来确定诊断。脑室内大量出血时，很快进入昏迷或昏迷逐渐加深，双侧瞳孔缩小呈针尖样，四肢弛缓性瘫痪，病理反射阳性，早期出现去脑强直发作，脑膜刺激征阳性，预后差，多迅速死亡。

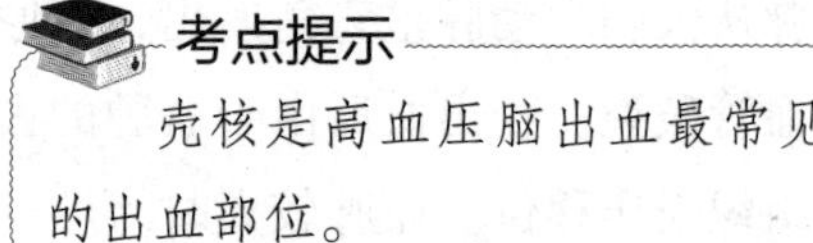
考点提示

壳核是高血压脑出血最常见的出血部位。

## 五、实验室及其他检查

**1. 头颅CT** 确诊脑出血的首选检查。CT可准确显示出血的部位、大小、脑水肿情况及是否破入脑室等，有助于指导治疗和判定预后（图9-3-3、图9-3-4）。新鲜血肿表现为圆形或椭圆形的高密度影，边界清楚。

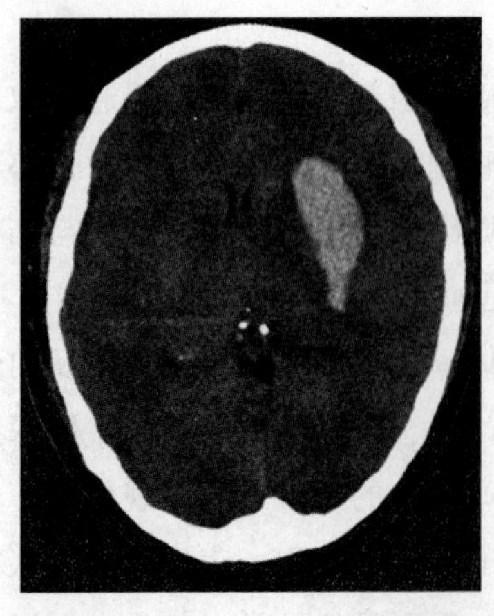

图9-3-3 CT显示左基底节区出血

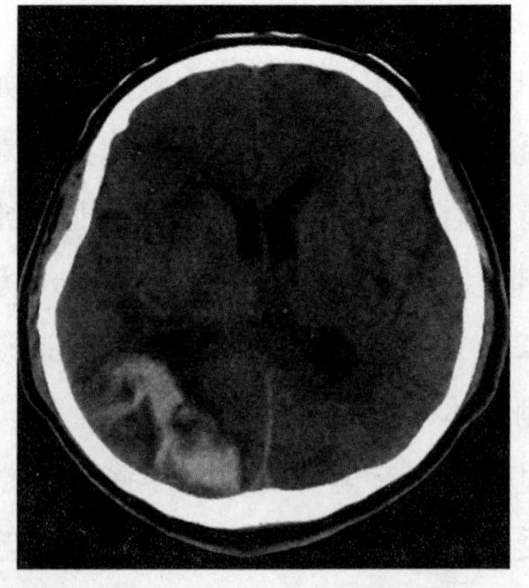

图9-3-4 CT显示右脑叶出血

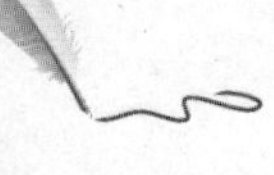

**2. 头颅MRI** 对急性期脑出血的诊断价值不如CT，对幕下出血的检出率优于CT。此外，MRI比CT更易发现脑血管畸形、肿瘤及血管瘤等病变。

**3. 脑血管检查**　MRA、CTA 和 DSA 等可显示脑血管的位置、形态及分布等，并易于发现脑动脉瘤、脑血管畸形及 Moyamoya 病等脑出血病因。

**4. 脑脊液检查**　若无 CT 检查，对病情不十分严重，也没有明显颅内压增高者，为鉴别缺血性脑卒中，可选择腰椎穿刺。脑出血时脑脊液压力常升高，呈均匀血性。当病情危重，有脑疝形成或小脑出血时，禁止行腰椎穿刺检查。

**5. 实验室检查**　行血、尿常规，大便潜血、血糖、肝功能、肾功能、凝血功能、电解质及心电图等检查，有助于了解患者的全身状态。

## 六、诊断

50 岁以上中老年患者，多有高血压病史，活动中或情绪激动时突然起病，迅速出现头痛、恶心、呕吐等颅内压升高的表现，有偏瘫、失语等局灶性神经功能缺损症状和脑膜刺激征，常伴有意识障碍。头部 CT 检查发现高密度影血肿有助于明确诊断。

## 七、鉴别诊断

**1. 与其他昏迷鉴别**　对发病突然，迅速昏迷，局灶体征不明显的患者，应与引起昏迷的全身性疾病鉴别，如各类中毒、某些系统性疾病（低血糖、肝性昏迷、肺性脑病、尿毒症等）。应仔细询问病史，并进行相关的实验室检查，头颅 CT 能除外脑出血。

**2. 与外伤性颅内血肿鉴别**　这类出血多有头部外伤史，头颅 CT 检查有助于确诊。

**3. 与脑梗死、脑栓塞和蛛网膜下隙出血鉴别**　详见表 9－3－2 。

## 八、治疗

治疗原则为脱水降颅压，减轻脑水肿；调整血压；防止继续出血；减轻血肿造成的继发性损害；防治并发症；促进康复等。

**1. 内科治疗**

（1）一般治疗　一般应卧床休息 2～4 周，避免情绪激动及血压升高。保持呼吸道通畅，昏迷患者应将头歪向一侧，随时吸出口腔内的分泌物和呕吐物，必要时行气管切开。有意识障碍、血氧饱和度下降或缺氧现象的患者应给予常规吸氧。昏迷或有吞咽困难者在发病第 2～3 天即应鼻饲。尿潴留者应予导尿；便秘者可选用缓泻剂。加强口腔护理，留置导尿管时应做膀胱冲洗；昏迷患者可酌情用抗生素预防感染。密切注意患者的意识、瞳孔大小、血压、呼吸等改变，有条件时应对昏迷患者进行监护。

（2）脱水降颅压　早期血肿的占位效应和血肿周围脑组织的水肿可使颅内压增高，脑出血后 3～5 天，脑水肿达到高峰。颅内压升高是脑出血患者死亡的主要原因，因此降低颅内压为治疗脑出血的重要任务。脑出血的降颅压治疗首先以高渗脱水药为主，渗透性脱水剂甘露醇是最重要的降颅压药物。20% 的甘露醇用量为 125～250ml，快速静脉滴注，每6～8 小时 1 次，建议用 5～7 天。可同时应用呋塞米 20～40mg，静脉注射，两者交替使用。用药过程中应该监测尿量、水及电解质平衡。甘油果糖溶液 500ml，静脉滴注，每日 1～2 次，脱水作用温和，没有反跳现象，适用于肾功能不全患者。

（3）调控血压　脑出血患者血压的控制无一定的标准，应视患者的年龄、既往有无高血压、有无颅内压增高、出血原因、发病时间等情况而定。研究显示将收缩压控制在 140mmHg 以下可以降低血肿扩大的发生率而不增加不良反应事件，但对 3 个月的病死率和致残率没有明显改善。脑出血早期以及血肿清除术后应立即使用药物迅速控制血压，但也

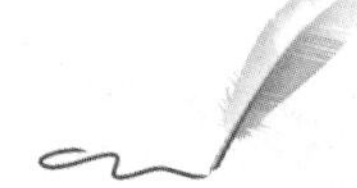

要避免长期严重高血压患者血压下降过快、过低可能产生的脑血流量下降。如因库欣综合征或中枢性原因引起的异常血压升高，则要针对病因进行治疗，不宜单纯盲目降压。

（4）亚低温治疗　为出血的辅助治疗方法，可在临床中尝试。

（5）并发症的防治　消化道出血、肺部感染、水电解质紊乱、中枢性高热、下肢深静脉血栓形成、癫痫发作等并发症，要注意识别，并给予相应的治疗。

**2. 外科治疗**　目的是清除血肿，降低颅内压，挽救生命，降低致残率。主要采用的方法，如去骨瓣减压术、小骨窗开颅血肿清除术、钻孔血肿抽吸术和脑室穿刺引流术等。通常下列情况需要考虑手术治疗：①基底节区中等以上出血（壳核出血 >30ml，丘脑出血 >15ml）。②小脑出血 >10ml 或直径 >3cm，或合并明显脑积水。③重症脑室出血（脑室铸型出血）。

**3. 康复治疗**　早期将患肢置于功能位，如病情允许，危险期过后，应及早进行肢体功能、言语障碍及心理的康复治疗。

### 九、预后

死亡率约 40%，脑干、丘脑和大量脑室出血预后差。70% 的存活患者残留不同程度的残疾。

## 【蛛网膜下隙出血】

蛛网膜下隙出血（subarachnoid hemorrhage，SAH）是指各种原因引起的脑底部或脑表面血管自发性破裂后，血液流入蛛网膜下隙引起相应症状的一种临床综合征，又称为原发性蛛网膜下隙出血。蛛网膜下隙出血占所有脑卒中的 5% ~10%，年发病率为（6 ~20）/10 万。

### 一、病因和发病机制

蛛网膜下隙出血的病因有多种。①颅内动脉瘤，最常见，占 50% ~85%。②脑血管畸形主要是动静脉畸形（AVM），青少年多见，占 2% 左右。③脑底异常血管网病（Moyamoya 病），约占 1%。④其他包括夹层动脉瘤、血管炎、颅内静脉系统血栓形成、结缔组织病、血液病、颅内肿瘤、凝血障碍性疾病、抗凝治疗并发症等。⑤出血原因不明，约占 10%。

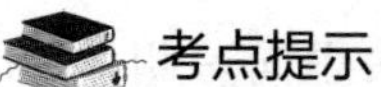

> **考点提示**
> 蛛网膜下隙出血的病因最常见的是颅内动脉瘤。

动脉瘤可能由动脉壁先天性肌层缺陷或后天获得性内弹力层变性或两者的联合作用所致。随着年龄增长，在一定条件下破裂出血。脑动静脉畸形是发育异常形成的畸形血管团，血管壁薄弱易破裂。

### 二、病理

动脉瘤好发于组成 Willis 环血管及其附近的分支，尤其是动脉的分叉处。动脉瘤破裂最常发生在以下部位。①颈内动脉和后交通动脉交界处，约为 40%。②大脑前动脉和前交通动脉约 30%。③大脑中动脉在外侧裂的第一个主要分支处，约 20%。

> **考点提示**
> 蛛网膜下隙出血好发于组成 Willis 环血管及其附近的分支，尤其是动脉的分叉处。

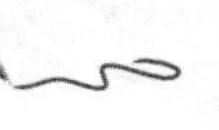

④后循环动脉瘤多发生在基底动脉尖或椎动脉与小脑后下动脉连接处，约为10%。随年龄增长，动脉瘤破裂概率增加，>10mm 动脉瘤最易出血。

## 三、临床表现

各年龄段均可发病，青壮年更常见，女性多于男性。突然起病，数秒或数分钟迅速发作的头痛是常见的起病方式。情绪激动，剧烈运动，如用力、咳嗽、排便、性生活等是常见的发病诱因。

**1. 临床症状**　最常见症状为突发剧烈头痛，呈胀痛或爆裂样疼痛。可为局限性或全头痛，有时上颈段也可出现疼痛，持续不能缓解或进行性加重；多伴有恶心、呕吐；可有意识障碍或烦躁、谵妄、幻觉等精神症状；少数出现部分性或全面性癫痫发作；也可以头晕、眩晕等症状起病。

**2. 临床体征**　脑膜刺激征是最主要体征，表现为颈强直、Kernig 征、Brudzinski 征阳性。部分患者眼底镜检查可发现玻璃体膜下出血、视乳头水肿或视网膜出血。少数可出现局灶性神经功能缺损体征，如动眼神经麻痹、轻偏瘫、失语或感觉障碍等。

**3. 常见并发症**　本病常见的并发症为再出血、脑血管痉挛、脑积水等。

（1）再出血　其为一种严重的并发症。再出血的病死率约为50%。发病后24小时内再出血的风险最大，以后1～2周内再出血的风险均较高。临床表现为在病情稳定或好转的情况下，突然发生剧烈头痛、恶心呕吐、意识障碍加深、抽搐、原有症状和体征加重或重新出现等。确诊主要根据上述临床表现、CT 显示原有出血的增加或腰椎穿刺脑脊液含血量增多等。是 SAH 患者死亡的主要原因，也是其主要的急性并发症。

（2）脑血管痉挛　血管痉挛一般于蛛网膜下隙出血后3～5天开始，5～14天为高峰期，2～4周后逐渐减少。20%～30% SAH 患者出现脑血管痉挛，引起迟发性缺血性损伤，可继发脑梗死。临床表现为意识改变、局灶性神经功能损害体征或两者均有，可导致 SAH 患者死亡和致残。

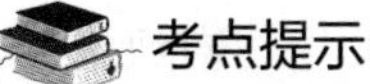
考点提示

蛛网膜下隙出血临床表现剧烈头痛、呕吐、脑膜刺激征。

（3）脑积水　多发生于出血后1周内，因蛛网膜下隙和脑室内血凝块堵塞脑脊液循环通路所致。轻者表现为嗜睡、精神运动迟缓和近记忆损害，重者出现头痛、呕吐、意识障碍等。急性梗阻性脑积水，大部分可因出血被吸收而好转，仅3%～5%的患者在 SAH 后遗交通性脑积水，表现为精神障碍或痴呆、步态异常和尿失禁，脑脊液压力正常，故也称为正常颅压脑积水。头颅 CT 或 MRI 显示脑室扩大。

（4）其他　SAH 后还可以出现癫痫发作、消化道出血、低钠血症等。

## 四、实验室及其他检查

**1. 头颅 CT 检查**　是诊断 SAH 的首选方法，CT 对蛛网膜下隙出血诊断的敏感性在24小时内为90%～95%，3天为80%，1周为50%。

**2. 头颅 MRI 检查**　当病后数天 CT 的敏感性降低时，MRI 可作为诊断蛛网膜下隙出血和了解破裂动脉瘤部位的一种重要方法。

**3. 脑脊液检查**　若无 CT 设备或 CT 阴性临床疑为蛛网膜下隙出血，可行腰椎穿刺检查。SAH 时脑脊液呈均匀一致的血性，压力增高，是诊断 SAH 的重要依据。出血12小时后 CSF

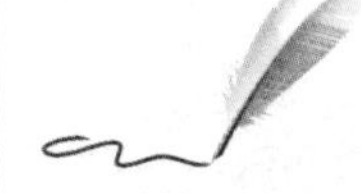

出现黄变，送检的脑脊液离心后上清液呈黄色；而穿刺误伤常表现为不均匀的血性脑脊液，上清液为无色。如果没有再出血，脑脊液的红细胞和黄变现象多于出血后 2～3 周消失。

**4. 脑血管影像学检查** 有助于发现颅内动脉瘤和发育异常的血管。

（1）脑血管造影 是确诊 SAH 病因特别是颅内动脉瘤最有价值的方法。DSA 效果最好，可清楚显示动脉瘤的位置、大小及与载瘤动脉的关系、有无血管痉挛等。血管畸形和烟雾病也清楚显示。造影时机一般在出血 3 天内或 3～4 周后，以避开脑血管痉挛和再出血的高峰期。

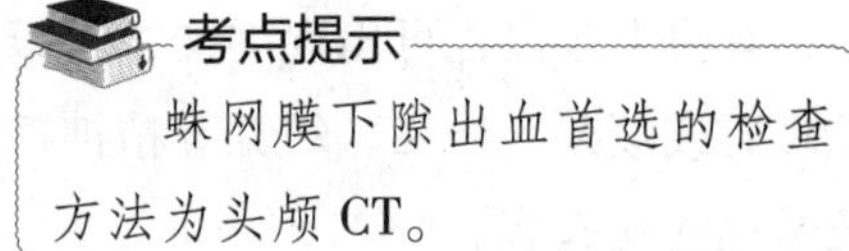

考点提示

蛛网膜下隙出血首选的检查方法为头颅 CT。

（2）CTA 和 MRA 检查 是无创性的脑血管显影方法，但敏感性和准确性不如 DSA。主要用于有动脉瘤家族史或有动脉瘤破裂先兆者的筛查、动脉瘤患者的随访以及急性期不能耐受 DSA 检查的患者。CT 显示蛛网膜下隙出血，图 9－3－5。

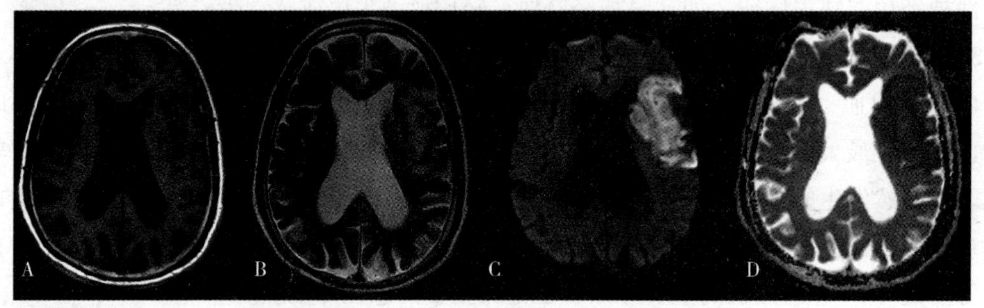


**图 9－3－5 CT 显示蛛网膜下隙出血**

**5. 经颅超声多普勒检查** 对脑血管痉挛倾向和痉挛程度有诊断价值。

## 五、诊断与鉴别诊断

**1. 诊断** 急骤发生的剧烈头痛、呕吐、脑膜刺激征阳性及头颅 CT 相应改变可诊断为蛛网膜下隙出血。如果 CT 未发现异常或没有条件进行 CT 检查时，可结合腰椎穿刺 CSF 呈均匀一致血性、压力增高等特点考虑诊断蛛网膜下隙出血。

**2. 鉴别诊断**

（1）颅内感染 结核性、真菌性、细菌性或病毒性脑膜炎均可出现头痛、呕吐和脑膜刺激征。根据脑膜炎发病一般不如 SAH 急骤，病初先有发热、脑脊液有相应的感染性表现、头颅 CT 无蛛网膜下隙出血表现等特点可以鉴别。

（2）蛛网膜下隙出血 与其他脑卒中的鉴别见（表 9－3－2）。

（3）其他 某些老年患者，头痛、呕吐均不明显，主要以突然出现的精神障碍为主要症状，应注意鉴别。

## 六、治疗

治疗原则是防治再出血、血管痉挛及脑积水等并发症，寻找出血原因、防止复发、降低死亡率和致残率。

**1. 一般治疗** 绝对卧床休息 4～6 周，保持气道通畅，维持稳定的呼吸、循环系统功能。避免情绪激动和用力（如咳嗽或用力大便），保持大便通畅。烦躁者可给予地西泮类药

物镇静，镇痛、镇咳药物可用于有相应症状者。注意液体出入量平衡，纠正水、电解质紊乱。去除疼痛等诱因后，如果平均动脉压＞120mmHg 或收缩压＞180mmHg，可在密切监测血压下使用短效降压药物，保持血压稳定在正常或起病前水平；可选用钙离子通道阻滞剂、β 受体阻断药或 ACEI 类药物等。避免突然将血压降得太低。慎用阿司匹林等可能影响凝血功能的非甾体类消炎镇痛药物或吗啡、哌替啶等可能影响呼吸功能的药物。痫性发作时可以短期应用抗癫痫药物如地西泮、卡马西平或丙戊酸钠。

**2. 降低颅内压**　临床常用脱水剂降颅压，可用甘露醇、呋塞米、甘油果糖，也可以酌情选用白蛋白。伴发体积较大的脑内血肿时，可手术清除血肿，降低颅内压以抢救生命。

**3. 抗纤溶药物**　为防止动脉瘤周围的血块溶解引起再出血，可酌情选用抗纤维蛋白溶解剂。如 6－氨基己酸、氨甲苯酸，应注意该类药物引起脑缺血性病变的可能性，一般与尼莫地平联合使用。

**4. 防治脑血管痉挛**　早期使用钙离子通道阻滞剂。常用尼莫地平口服，40～60mg，每日 4～6 次，共服 21 天。必要时可静脉使用，应注意其低血压等副作用。

**5. 防治脑积水**　轻度的急、慢性脑积水可药物治疗，给予乙酰唑胺 0.25g，每日 3 次，减少 CSF 分泌。还可选用甘露醇、呋塞米等药物。必要时可行脑室－心房或脑室－腹腔分流术，以免加重脑损害。

**6. 外科手术**　目的是根除病因、防止复发。动脉瘤的消除是防止动脉瘤性 SAH 再出血最好的方法。

## 七、预后

SAH 的预后与病因、出血部位、出血量、有无并发症及是否得到适当治疗有关。如年老的患者较年轻患者预后差；动脉瘤性 SAH 较非动脉瘤性 SAH 预后差。约 10% 的患者在接受治疗以前死亡。30 天内病死率约为 25% 或更高。再出血的病死率约为 50%，2 周内再出血率为 20%～25%。90% 的颅内动静脉畸形（AVM）破裂患者可以恢复，再出血风险较小。

### 小结

1. TIA 的临床特点是：突发性，短暂性，可逆性，症状刻板。

2. 脑梗死包括脑血栓形成、脑栓塞、腔隙性脑梗死等。脑血栓形成多因为动脉粥样硬化，安静状态下起病。脑栓塞多因心源性栓子脱落所致，多由静态到动态时发病。脑梗死的治疗措施包括调整血压、溶栓、机械取栓、扩张血管、血液稀释、脱水、神经细胞活化等，以改善脑循环、挽救缺血半暗带、降颅压，防治并发症。

3. 脑出血是自发性脑实质出血，最常见的病因是高血压。脑出血常见出血部位有基底节区出血（60%～70%），脑叶出血（10%），脑桥出血（10%），小脑出血（10%），脑室出血（3%～5%）。治疗以脱水降颅压、减轻水肿为主，调节血压，防止继续出血和继发损伤等。

4. 蛛网膜下隙出血是指各种原因引起的脑部或脑表面血管自发性破裂后，血液流入蛛网膜下隙的一种临床综合征。中青年常见的原因是脑动脉瘤和血管畸形，老年人为动脉粥样硬化。主要表现为突发爆裂样头痛、呕吐、脑膜刺激征。治疗以防治再出血、血管痉挛和脑积水为主，预防再发，降低死亡率。

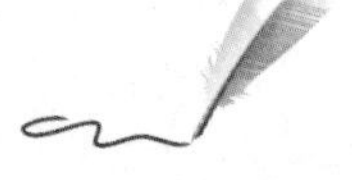

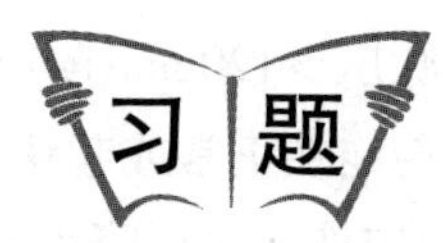


## 一、选择题

**【A1/A2 型题】**

1. 短暂性脑缺血发作的临床表现特点是
   A. 一侧轻偏瘫，历时数日渐恢复
   B. 昏迷、清醒、再昏迷
   C. 发作性神经功能障碍，24 小时内完全恢复
   D. 眩晕、耳鸣持续一日至数日
   E. 血压突然升高，短暂意识不清，抽搐
2. 治疗短暂性脑缺血发作，下列不正确的是
   A. 应用脑血管扩张剂及扩容剂　　B. 抗血小板聚集药物
   C. 抗凝治疗　　D. 钙离子通道阻滞剂
   E. 甘露醇降低颅内压
3. 急性脑梗死患者做头部 CT 检查阳性率较高的时间是
   A. 发病 6 小时以后　　B. 发病 2 小时以后
   C. 发病 48 小时之后　　D. 发病 20 小时之后
   E. 发病 1 周以后
4. 下列情况急性脑梗死患者不适合溶栓治疗的是
   A. 发病 3 小时以内　　B. 头颅 CT 证实无明显异常
   C. 头部 CT 出现低密度灶　　D. 患者凝血检查正常
   E. 患者 65 岁
5. 下列血管闭塞最容易导致偏瘫的是
   A. 小脑下后动脉　　B. 大脑中动脉
   C. 小脑下前动脉　　D. 大脑前动脉
   E. 大脑后动脉
6. 脑栓塞常见的病因是
   A. 动脉粥样硬化　　B. 动脉炎症
   C. 感染性心内膜炎　　D. 心肌梗死
   E. 房颤
7. 高血压性脑出血最好发的部位是
   A. 皮质下白质　　B. 脑桥　　C. 小脑　　D. 脑室　　E. 基底节
8. 脑出血患者的 CT 图像是
   A. 起病后即可出现异常高密度影　　B. 起病 24 ~48 小时出现高密度影
   C. 起病后可见低密度影　　D. 起病后 24 ~48 小时出现低密度影
   E. 起病 24 小时仍无变化

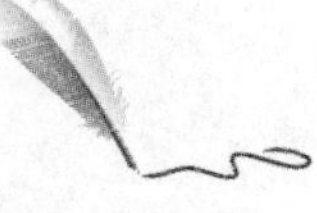

9. 脑出血内科治疗最重要的措施是

A. 降低颅内压，控制脑水肿
B. 使用止血剂
C. 降低血压
D. 抗生素预防感染
E. 镇静镇痛

10. 老年人 SAH 的特点是
A. 头痛、呕吐明显
B. 常有癫痫发作
C. 脑膜刺激征（+）
D. 常伴有眼底视网膜出血
E. 头痛不明显，意识障碍多见

11. 脑出血与 SAH 的主要鉴别是
A. 脑脊液有无血性
B. 有无脑膜刺激征
C. 有无意识障碍头痛
D. 有无高血压
E. 有无神经功能缺损体征

12. 患者，男，68 岁。突然眩晕发作，伴恶心、呕吐，11 分钟左右症状消失。次日再次复发，无抽搐，发作后未留任何症状及体征。查体：BP 150/95mmHg，神清语利，无神经系统定位体征。临床诊断最可能的是
A. 颈内动脉系统 TIA
B. 椎 - 基底动脉系统 TIA
C. 蛛网膜下隙出血
D. 小脑半球梗死
E. 脑干出血

13. 患者，女，63 岁。糖尿病、高血压病史 8 年，某日晨起出现视物成双影，左侧肢体活动不灵。查体：BP 140/90mmHg，右眼睑下垂，右眼外斜位，右眼球向上、向下、向内活动受限，左侧偏瘫，在当地卫生院住院治疗 1 天无明显好转，初诊最大可能是
A. 脑出血（基底节区）
B. 短暂性脑缺血发作
C. 脑栓塞
D. 椎 - 基底动脉系统血栓形成
E. 颈内动脉系统血栓形成

14. 患者，女，36 岁。打扫房间时突然发现左侧肢体活动不灵。查体：意识清，二尖瓣区可闻及双期杂音，心律不齐，心音强弱不等，左侧偏瘫，上肢重于下肢，左侧偏身感觉减退，首先考虑的诊断是
A. 脑血栓形成
B. 脑栓塞
C. 脑出血
D. 蛛网膜下隙出血
E. 短暂性脑缺血发作

15. 患者，男，55 岁。高血压病史，锻炼时突发头痛、呕吐、右侧偏瘫。查体：昏迷，左侧瞳孔 5mm，光反射消失，右侧肢体肌力 0 级，临床诊断是
A. 脑出血、左颞叶钩回疝
B. 脑出血、右颞叶钩回疝
C. 脑出血、小脑扁桃体疝
D. 蛛网膜下隙出血
E. 颈内动脉血栓形成

16. 患者，男，58 岁。活动中突感眩晕，枕部疼痛，呕吐，步行不稳，30 分钟后昏迷，呼吸节律不整，诊断为脑出血，其部位是
A. 颞叶　B. 基底节区　C. 中脑　D. 小脑　E. 脑桥

17. 患者，女，32 岁。剧烈头痛，呕吐，低热。查体：神清，颈部有抵抗。鉴别其为脑膜炎或 SAH 的主要措施是
A. 头颅 CT 检查
B. 腰椎穿刺查脑脊液

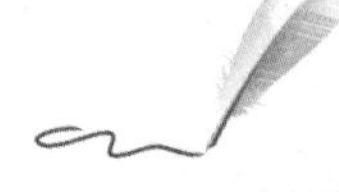

C. 脑血管造影有无动脉瘤　　D. 腰椎穿刺查 CSF

E. 查血常规有无 WBC 增高

## 二、思考题

患者，男，67 岁。退休工人。因右侧肢体麻木无力 1 天就诊入院。患者 1 天前晨起发现右侧肢体麻木，至中午时逐渐出现无力，不能活动，无头痛、头晕及恶心呕吐，无尿便障碍，在外院治疗无效转诊。既往高血压病史 2 年。查体：BP 160/92mmHg，神清语利，右侧鼻唇沟浅，伸舌偏右，右侧肢体偏瘫，肌张力正常，右侧病理征阳性，右侧痛觉减退。辅助检查：血常规、血糖、血脂正常。

请问：

1. 请对该患者做出初步诊断、鉴别诊断。
2. 患者需要的进一步检查有那些？
3. 该患者治疗重点是什么？

扫码“练一练”

（包　宁）

# 第四节　帕金森病

**学习目标**

1. **掌握**　帕金森病的临床表现、治疗。
2. **熟悉**　帕金森病的诊断及预后。
3. **了解**　帕金森病的常见病因、鉴别诊断及发病机制。
4. 学会帕金森病与帕金森综合征的鉴别方法。
5. 具有诊治帕金森病的工作方法及自主学习能力。

**案例讨论**

［案例］

患者，男，61 岁。因肢体震颤 5 年余入院。患者于 5 年多前缓慢起病，行动迟缓，自觉肢体震颤，伴肌肉强直，端水易洒，书写困难，饮水呛咳。饮酒后未见明显缓解，情绪紧张时加剧，入睡后消失，步距小而蹒跚。否认高血压、糖尿病病史。家族中无类似病史。查体见生命体征正常，表情较淡漠，双肺呼吸音清晰，心率 78 次/分，律齐。四肢静止时“搓丸样”震颤，慌张步态，浅、深感觉正常，未引出病理征及脑膜刺激征。脑脊液检查及颅脑 CT 均未见异常。

［讨论］

1. 该病例的诊断是什么？需要和哪些疾病鉴别？
2. 怎样治疗该病例？

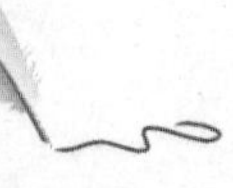

帕金森病（Parkinson disease，PD），又称震颤麻痹（paralysis agitans），是一种中老年人常见的神经变性疾病，临床表现为静止性震颤、肌强直、运动迟缓和姿势步态异常等。在我国65岁以上人群的患病率为1700/10万，我国现有帕金森病患者约200万。

## 一、病因和发病机制

本病的研究已有200年的历史，由英国医师James Parkinson（1817）首先描述。该病的发病绝非单一因素，可能是遗传易感性、环境毒素和衰老等几种因素共同作用的结果。

**1. 遗传因素** 家族性帕金森病患者多具有常染色体显性遗传或隐性遗传特征，有多代、多个家庭成员发病，致病基因定位在4q21－23。

**2. 环境因素** 发现环境中与1－甲基－4－苯基－1，2，3，6－四氢吡啶（MPTP）分子结构相类似的工业或农业毒素，如某些除草剂、杀虫剂等长期接触者PD患病率高，说明其可能与帕金森病的病因有关。

**3. 年龄老化** 本病主要发生于50岁以上的中老年人，40岁以前很少发病，65岁以上发病明显增多。提示年龄增高是患帕金森病的一个促发因素。

## 二、病理

主要的改变是中脑黑质、脑桥的蓝斑及迷走神经背核等处脱色，其中尤以黑质最为显著，外观颜色变浅甚至完全无色。光镜下特征性病理改变是黑质多巴胺能神经元大量变性丢失，残留的神经元胞质中有Lewy小体形成。Lewy小体是帕金森病最显著的病理标志之一。

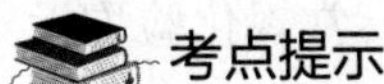
考点提示

帕金森病的特征性病理改变是黑质多巴胺能神经元大量变性丢失，Lewy小体形成。

## 三、病理生理及生化改变

帕金森病最显著的生物化学特征是脑内多巴胺含量减少。多巴胺和乙酰胆碱是纹状体内两种最重要的神经递质，功能相互拮抗，维持两者之间的平衡对于基底节环路活动起着重要的调节作用。多巴胺含量在基底节中减少的程度与黑质致密区多巴胺能神经元丧失的严重程度密切相关，帕金森病时由于黑质多巴胺能神经元变性、丢失，纹状体多巴胺含量显著降低，乙酰胆碱系统功能相对亢进，产生震颤、肌强直、运动减少等临床症状。

## 四、临床表现

多见于50岁以后发病，男性稍多于女性，男女之比为3∶2，病情缓慢进展。症状常自一侧上肢开始，逐渐扩展至同侧下肢、对侧上肢及下肢。运动的3个核心症状为静止性震颤、肌强直、运动迟缓。

**1. 静止性震颤** 常为本病的首发症状，多自一侧上肢远端开始，表现为规律性的手指屈曲和拇指对掌运动，如“搓丸样”动作，其节律为4～6Hz，幅度不定，以粗大震颤为多。震颤于安静休息或休息时明显，精神紧张时加剧，随意运动时减轻或停止，入睡后消失。少数患者震颤症状不明显，部分患者可合并轻度姿势性震颤。

**2. 肌强直** 特点是伸肌和屈肌的张力同时增高。当关节被动运动时，感受到的均匀的阻力增高，即“铅管样肌强直”；如患者合并有震颤，则在伸关节时可感到在均匀阻力上出现断续的停顿，即“齿轮样肌强直”。由于臂肌和手部肌肉强直，使患者呈现写字过小症。

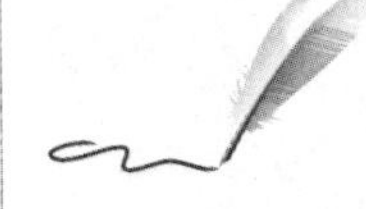

面肌强直使表情和瞬目动作减少，造成“面具脸”。

**3. 运动迟缓** 是帕金森病一个最重要的运动症状，患者随意运动减少，始动困难和动作缓慢。讲话缓慢、语调变低，严重时发音单调、吐字不清使别人难以听懂，还可有流涎和吞咽困难。

**4. 姿势步态异常** 行走时患侧上肢自动摆臂动作减少，走路时患侧下肢拖曳。病情逐渐加重时双上肢伴随动作消失，双足擦地行走，步态变小、变慢，遇障碍物不敢跨越，走下坡路更为恐惧。有时行走过程中双脚突然不能抬起好像被粘在地上一样，称为冻结现象。还可出现迈步时以极小的步伐前冲，越走越快，不能立刻停下脚步，呈“慌张步态”。

**5. 非运动症状** 精神方面有抑郁、焦虑、认知障碍、幻觉、淡漠、快动眼期睡眠障碍；自主神经症有便秘、血压偏低、多汗、性功能障碍、排尿障碍、流涎；感觉障碍有麻木、疼痛、痉挛、不宁腿综合征、嗅觉障碍等。

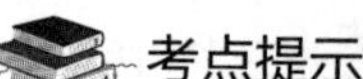
考点提示

帕金森病临床表现以静止性震颤、肌强直、运动迟缓为三大核心运动症状。

## 五、实验室及其他检查

**1. 血、脑脊液** 常规化验均无异常。

**2. 生化检测** 采用高效液相色谱可检测到脑脊液和尿中高香草酸含量降低。

**3. 影像诊断** CT、MRI 检查无特征性改变，但为临床鉴别诊断常用。采用 PET 或 SPECT 与特定的放射性核素检测，对早期诊断、鉴别诊断及监测病情有一定价值。

**4. 基因诊断** 采用 DNA 序列分析、DNA 印迹技术、PCR、全基因组扫描等可能发现基因突变。

## 六、诊断

①中老年发病，缓慢进展。②帕金森综合征诊断的确立是诊断帕金森病的先决条件。诊断帕金森综合征基于 3 个核心运动症状，即运动迟缓和至少存在静止性震颤或肌强直 2 项症状的 1 项。③左旋多巴治疗有效。④患者无眼外肌麻痹、小脑体征、直立性低血压、锥体系损害和肌萎缩等。以上为诊断帕金森病的要点。

## 七、鉴别诊断

**1. 继发性帕金森综合征** 均有明确的病因，如药物、中毒、感染、脑外伤和脑卒中等。

**2. 伴发帕金森病表现的其他神经变性疾病** 多系统萎缩、进行性核上性麻痹、肝豆状核变性等。这些疾病常以强直少动为主，很少有静止性震颤，对左旋多巴治疗不敏感。

**3. 原发性震颤** 多早年起病，运动性或姿势性震颤，无肌强直和运动迟缓，1/3 患者有家族史，饮酒或服用普萘洛尔症状缓解。

## 八、治疗

帕金森病的治疗原则是综合治疗、药物为主、剂量滴定、改善症状、延缓病程、提高生活质量。

### （一）药物治疗

**1. 抗胆碱能药** 对震颤和肌强直有效，对运动迟缓疗效较差。适于震颤突出且年龄较轻的患者。常用药物苯海索每次 1～2mg，每日 3 次口服。副作用主要有口干、便秘和尿潴留、幻觉、妄想、精神错乱等，青光眼和前列腺肥大者禁用。长期使用抗胆碱药物可影响记忆功能，老年患者尤应注意。

**2. 金刚烷胺**　促进神经末梢释放多巴胺和减少多巴胺的再摄取。常规剂量每次 100mg，每日 2 次，末次应在下午 4 时前服用。副作用较少见，如不宁、失眠、头晕、头痛、恶心、下肢网状青斑、踝部水肿等。癫痫患者慎用，哺乳期妇女禁用。

**3. 复方左旋多巴**　是帕金森病最重要的治疗药物。补充黑质纹状体内多巴胺的不足，对震颤、肌强直、运动迟缓均有效。复方左旋多巴（苄丝肼左旋多巴、卡比多巴左旋多巴）：初始剂量为 62.5 ~ 125.0mg，2 ~ 3 次/天。根据病情而渐增剂量至疗效满意和不出现副作用时的适宜剂量维持治疗，餐前 1 小时或餐后 1.5 小时服药。常用的有美多巴和息宁控释片两种复方左旋多巴剂型。副反应有恶心、呕吐、腹部不适、心律失常、尿潴留、便秘加重、不宁、失眠、幻觉等，青光眼和精神分裂症患者应禁用。最严重而且棘手的副作用还是长期（3 ~5 年）用药所产生的运动并发症和精神障碍。

**4. 多巴胺受体激动剂**　可直接刺激突触后膜多巴胺受体。激动剂均应从小剂量开始，渐增剂量至获得满意疗效而不出现副作用为止。副作用以恶心、呕吐最为常见。常用激动剂有：①吡贝地尔控释片：初始剂量 50mg，每日 1 次；不能耐受患者可改为 25mg，每日 2 次；第 2 周增至每次 50mg，每日 2 次；有效剂量每日 150mg，分 3 次口服，最大不超过每日 250mg。②溴隐亭：0.625mg，每日 1 次，每隔 5 天增加 0.625mg，有效剂量每日 3.75 ~ 15mg，分 3 次口服。

**5. 单胺氧化酶 B 抑制剂**　可抑制神经元内多巴胺分解代谢，增加脑内多巴胺含量，与复方左旋多巴合用有协同作用。常用司来吉兰 2.5 ~ 5.0mg，每日 2 次，应早、中午服用，晚上使用可引起失眠。

**6. 儿茶酚 - O - 甲基转移酶抑制剂**　阻止脑胶质细胞内多巴胺降解，增加脑内多巴胺含量。与复方左旋多巴制剂合用可增强后者疗效，减少症状波动反应，单独使用无效。恩托卡朋：每次 100 ~ 200mg，每日 3 ~4 次。

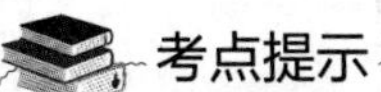

**考点提示**

治疗帕金森病首选复方左旋多巴。苯海索对抗震颤效果好。

**（二）手术治疗**

早期药物治疗显效而长期治疗效果明显减退、同时出现异动症者可考虑手术治疗。手术方法主要有神经核毁损术和深部脑刺激术。

**（三）康复治疗**

对患者进行语言、进食、走路及各种日常生活的训练和指导，提高患者生活质量。康复治疗包括语音及语调锻炼，面部肌肉的锻炼，手部、四肢及躯干的锻炼，步态平衡的锻炼及姿势恢复锻炼等。

## 九、预后

帕金森病是慢性进展的疾病，生存期 10 ~30 年。多数患者发病数年内仍能继续工作或生活质量较好。疾病的晚期，由于严重的肌强直、全身僵硬终至卧床不动。死亡原因是肺炎、骨折等各种并发症。

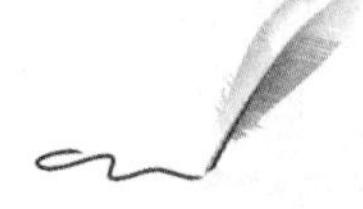

小 结

帕金森病病因未明，可能由多种因素参与，主要包括年龄老化、环境因素及遗传因素等。帕金森病的病理改变是黑质多巴胺能神经元大量变性丢失。临床起病隐匿，缓慢发展。主要运动症状有静止性震颤、肌张力增高、运动迟缓等。根据年龄、病程、临床特征不难诊断，但需排除帕金森综合征。帕金森病治疗重点目前仍以药物治疗为主，首选复方左旋多巴。对药物治疗不佳者可考虑立体定向手术及细胞移植治疗等。

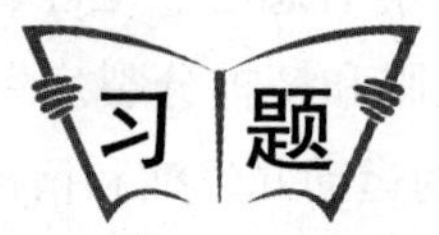


## 一、选择题

**【A1/A2 型题】**

1. 帕金森病最常见的首发症状
   A. 姿势性震颤　　B. 齿轮样肌强直
   C. 铅管样肌强直　　D. 慌张步态
   E. 静止性震颤
2. 帕金森病不会出现的体征是
   A. 搓丸样震颤　　B. 挤奶妇手法
   C. 行动迟缓　　D. 齿轮样肌强直
   E. 慌张步态
3. 关于帕金森病，以下表述不正确的是
   A. 通常的辅助检查无特殊发现
   B. 主要表现静止性震颤、运动迟缓和肌强直
   C. 多在 50 岁以后发病
   D. 抗胆碱能药物适用于震颤明显的较年轻患者
   E. 早期诊断、早期手术治疗可治愈
4. 帕金森病以下治疗的表述正确的是
   A. 早期行手术治疗可改善预后
   B. 坚持单一用药，不联合用药
   C. 一经确诊应立即服用左旋多巴治疗
   D. 美多巴是由左旋多巴加苄丝肼组成，疗效优于左旋多巴
   E. 服用左旋多巴出现周围性副作用时应立即停药
5. PD 患者右侧肢体静止性震颤，肌张力齿轮样增高，病变部位为
   A. 大脑皮质　　D. 小脑　　C. 黑质　　D. 脑桥　　E. 内囊
6. 治疗震颤麻痹，目前较接近病因治疗的药物是
   A. 苯海索　　B. 吡贝地尔

C. 左旋多巴　　D. 新斯的明

E. 恩托卡朋

7. 震颤麻痹的患者禁止使用的药物是

A. 金刚烷胺　　B. 抗胆碱能药物

C. 单胺氧化酶抑制剂　　D. 多巴胺受体激动剂

E. 维生素 $B_6$

8. 患者，男，67 岁。帕金森病，有前列腺增生症病史，下列药物中不宜应用

A. 苯海拉明　　B. 多巴丝肼

C. 苯海索　　D. 金刚烷胺

E. 溴隐亭

**【A3/A4 型题】**

（9～11 题共用题干）

患者，男，66 岁，双手颤动伴动作缓慢 7 年。查体：记忆力稍差，拇指与示指呈搓丸样静止性震颤，“铅管样肌强直”，手指扣纽扣、系鞋带等困难，书写时字越写越小，慌张步态。

9. 该患者最可能的诊断是

A. 阿尔茨海默病　　B. 肝豆状核变性

C. 帕金森病　　D. 抑郁症

E. 特发性震颤

10. 以下对本病的诊断价值最大的是

A. 病史和体格检查　　B. 肝肾功能和血清铜蓝蛋白检查

C. 腰穿脑脊液检查　　D. 抑郁和智能量表测试

E. 头颅 CT 和 MRI

11. 治疗此病最有效的药物是

A. D－青霉胺　　B. 复方左旋多巴

C. 普萘洛尔　　D. 抗胆碱酯酶药

E. 抗胆碱能药

（12～13 题共用题干）

患者，女，54 岁。因渐发性双上肢震颤，活动不利半年，未经专科治疗首次来院门诊。既往体健，无慢性疾病史。查体：面部表情呆滞，四肢肌张力增高，齿轮样强直，双上肢向前平伸时可见静止性震颤，双手指鼻试验正常。颅脑磁共振扫描无异常发现。

12. 体检时可能发现的体征是

A. 搓丸样动作　　B. 路标手现象

C. 写字过小征　　D. “开－关”现象

E. 齿轮样强直

13. 该患者最可能的发病机制是

A. 黑质变性，纹状体内多巴胺含量显著增高

B. 黑质变性，纹状体内多巴胺含量显著减少

C. 黑质变性，纹状体内乙酰胆碱含量减少

D. 黑质变性，纹状体内乙酰胆碱含量增加

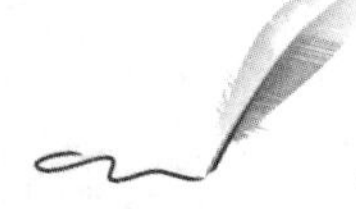

E. 黑质纹状体神经纤维变性，纹状体内 γ－氨基丁酸含量增加

（14～17 题共用题干）

患者，女，67 岁。右手颤动、行走缓慢已 4 年，经过神经科检查后考虑为帕金森病。

14. 目前认为该病属于中枢神经系统的
    A. 性染色体遗传病
    B. 脱髓鞘性疾病
    C. 变性病
    D. 血管病
    E. 炎性病变

15. 对其治疗有不同的方案，下列不正确的是
    A. 左旋多巴＋苯海索
    B. 左旋多巴＋维生素 $B_6$
    C. 美多巴＋维生素 $B_2$
    D. 左旋多巴＋溴隐亭
    E. 美多巴＋苯海索

16. 此病的主要病理生化改变为黑质变性，在纹状体内可以出现
    A. 多巴胺含量显著减少
    B. 多巴胺含量显著增
    C. 乙酰胆碱含量显著减少
    D. 乙酰胆碱含量显著增高
    E. 高香草酸含量增高

17. 经药物治疗症状一度好转后又出现加重。为进一步治疗加用苯海索、金刚烷胺、溴隐亭和苯海拉明，但近来症状突然波动交替出现加重和缓解两种状态，伴有异动症。此现象为哪种药物的副作用
    A. 苯海索　B. 金刚烷胺　C. 左旋多巴　D. 溴隐亭　E. 苯海拉明

## 二、思考题

患者，男，58 岁。因左上肢不自主抖动伴行动迟缓 1 年余。患者入院前 1 年无明显诱因出现左小肢不自主抖动，多于静息状态下出现，紧张时加重，入睡后消失，并出现反应迟钝。表情淡漠，言语少，行走时起步困难，未就诊治疗，后上述症状加重。既往体健。查体：表情淡漠，慌张步态。经颅多普勒示椎－基底动脉血流速度减慢。

1. 该病例的诊断是什么？
2. 还需和哪些疾病鉴别？
3. 怎样治疗该病例？

扫码“练一练”

（包　宁）

# 第五节　癫　痫

**学习目标**

1. **掌握**　癫痫发作的临床特点、个性与共性及诊断方法。
2. **熟悉**　癫痫的分类及药物治疗。
3. **了解**　癫痫的病因和发病机制。
4. 学会判断癫痫发作的分类及可能的机制和处理方式。
5. 具有对癫痫患者的治疗及预防进行指导的能力。

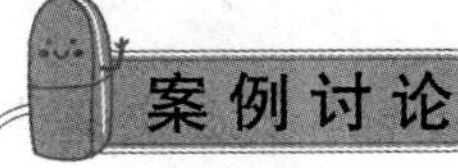

**案例讨论**

［案例］

患者，女，16 岁。今晨突发双眼上吊，牙关紧闭，口吐白沫，双上肢屈曲，双拳紧握，双下肢伸直，持续约 40 秒，发作后仍神志不清，间隔 25 分钟后，再次出现此症状，持续约 10 秒，有小便失禁，约 15 小时后，患者能唤醒，但有烦躁。为进一步诊治入院。

［讨论］

1. 本病的临床诊断及诊断依据是什么？
2. 请制定该病的治疗方案。

癫痫（epilepsy）是一组由反复发作的脑部神经元异常放电所致的，以发作性、短暂性、重复性和刻板性为特点的临床综合征，是发作意识丧失的常见原因。发作形式随异常放电神经元的位置和波及范围的不同而差异较大。痫性发作（epileptic seizure）是脑神经元过度同步放电引起的短暂脑功能障碍，通常指一次发作过程。一个癫痫患者可同时有一种或几种痫性发作。

癫痫是神经系统常见疾病，可发生于任何年龄，儿童和老人高发。流行病学资料显示癫痫的患病率约为 7.2‰，我国约有近千万的癫痫患者，每年新发病例 65 ~ 70 万。癫痫患者死亡率为普通人群的 3 倍，是一种潜在的猝死性疾病。

## 一、病因和发病机制

### （一）病因

癫痫的病因极其复杂，目前尚未研究透彻。根据病因，癫痫可分为三大类。

**1. 症状性癫痫**　又称继发性癫痫，主要由各种病因明确的大脑神经结构损伤或系统性疾病所致，如头外伤、脑血管病、脑部肿瘤、寄生虫感染、遗传代谢性疾病、药物和毒物等。

**2. 特发性癫痫**　病因不明，有明显遗传倾向。常在某一特定年龄段起病，有特征性脑电图变化及临床表现，如良性家族性新生儿惊厥。

**3. 隐源性癫痫**　临床表现提示为症状性癫痫，但目前的检查手段不能明确病因。约占全部癫痫的 60% ~70%。

### （二）癫痫发作的影响因素

**1. 年龄**　婴儿痉挛症在 1 岁内起病，儿童失神发作高峰在 6 ~ 7 岁。病因方面，婴幼儿癫痫多与产伤有关；20 岁以前初次发作的患者多为原发性；颅脑外伤是成年人癫痫发作的主要原因；老年人发病则多以脑血管疾病、脑肿瘤等为主。

**2. 遗传因素**　神经遗传病中有 2/3 的患者可能出现癫痫发作。对癫痫患者脑组织进行甲基化芯片扫描，发现癫痫患者的遗传特征与正常人有明显差异，提示遗传因素与癫痫的发生和发展密不可分，但具体影响程度尚不明确。

**3. 睡眠与觉醒周期**　其与癫痫发作关系密切，如全面强直 - 阵挛发作常于清晨发生，婴儿痉挛症多在醒后和睡前发作等。最新发现，睡眠呼吸暂停既可加剧癫痫发作，又可引

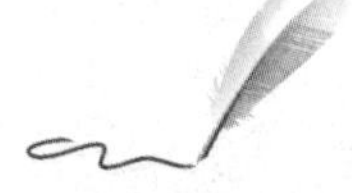

起患者原因不明的死亡，为研究癫痫与睡眠的关系提供了新方向。

**4. 内分泌改变** 内分泌失调、电解质紊乱和代谢异常等均可影响神经元放电阈值，导致癫痫发作。很多女性在月经期癫痫发作加剧，部分患者仅在月经期或月经前后发作，称为月经期癫痫。妊娠期女性发作次数增加称为妊娠癫痫。甲状旁腺功能低下也可诱发癫痫发作。糖尿病也可引发癫痫，相当一部分糖尿病患者早期唯一或突出的表现是痫性发作。

**5. 其他因素** 疲劳、睡眠缺乏、饥饿、饮酒、闪光刺激、便秘、情绪激动、发热等都可导致癫痫发作。

### （三）发病机制

癫痫的发病机制非常复杂，至今未能完全阐明。主要是由于大脑神经元出现异常的、过度的同步性放电。正常神经元的一个锥体细胞放电频率在 1～10 次/秒，脑部损伤后会引起结构、生化和正常膜电位的改变，放电频率可高达每秒数百乃至上千次，且呈明显同步化，形成痫性放电。痫性放电若停留于病灶附近的大脑皮质，临床上表现为单纯部分发作；若传至丘脑和中脑网状结构，便会出现意识丧失；若投射至大脑皮质，可引起全面性强直－阵挛发作；若痫性活动传至边缘系统，则为复杂部分发作（精神运动性癫痫）。

## 二、分类

癫痫分类十分复杂，目前临床应用最广泛的是国际抗癫痫联盟（ILAE）1981 年和 2001 年的分类标准。见表 9－5－1、9－5－2。

**表 9－5－1　癫痫发作的分类（ILAE，1981）**

1. 部分性发作
   - 1.1 单纯部分性发作（无意识障碍）
     - 运动性发作　局灶性运动性、旋转性、Jackson、姿势性、发音性
     - 感觉性发作　特殊感觉（嗅觉、视觉、味觉、听觉）
       - 躯体感觉（痛、温、触、运动、位置觉）
       - 眩晕
     - 自主神经性发作　心悸、烦渴、排尿感等
     - 精神症状性发作　言语障碍、记忆障碍、认知障碍、情感变化、错觉、结构性幻觉
   - 1.2 复杂部分性发作（有意识障碍）
     - 单纯部分性发作后出现意识障碍　自动症
   - 1.3 部分性发作继发全身发作
     - 单纯部分性发作继发全面发作
     - 复杂部分性发作继发全面发作
     - 单纯部分性继发复杂部分性发作，再继发全面性发作
2. 全面性发作
   - 2.1 失神发作
     - 典型失神发作
     - 不典型失神发作 有短暂强直、阵挛或自主神经症状等一种或数种成分
   - 2.2 强直性发作
   - 2.3 阵挛性发作
   - 2.4 强直－阵挛性发作
   - 2.5 肌阵挛发作
   - 2.6 失张力发作
3. 不能分类的癫痫发作

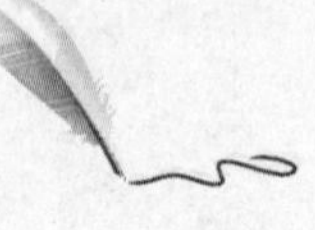

表 9－5－2　癫痫发作的分类（ILAE，2001）

| | | | |
|---|---|---|---|
| 一、自限性发作 | 1. 全面性发作 | 强直－阵挛性发作 | |
| | | 阵挛性发作 | |
| | | 强直性发作 | |
| | | 失张力性发作 | |
| | | 典型失神发作 | |
| | | 不典型失神发作 | |
| | | 肌阵挛失神发作 | |
| | | 肌阵挛性发作 | |
| | | 肌阵挛失张力发作 | |
| | | 眼睑肌阵挛 | |
| | | 痉挛（主要指婴儿） | |
| | | 负性肌阵挛 | |
| | | 全身性癫痫综合征中的反射性发作 | |
| | 2. 局灶性发作 | 局灶性感觉发作 | 表现为基本感觉障碍 |
| | | | 表现为经历性感觉障碍 |
| | | 局灶性运动性发作 | 表现为单纯阵挛性运动症状 |
| | | | 表现为不对称强直样运动症状 |
| | | | 典型的（颞叶）自动症 |
| | | | 表现为过度运动自动症 |
| | | | 表现为局部性负性肌阵挛 |
| | | | 表现为抑制性运动发作 |
| | | 继发全面性发作 | |
| | | 痴笑发作 | |
| | | 偏侧阵挛发作 | |
| | | 局灶性癫痫综合征中的反射性发作 | |
| 二、持续性发作 | 1. 全面性癫痫持续状态 | 全面性强直－痉挛性癫痫持续状态 | |
| | | 强直性癫痫持续状态 | |
| | | 痉挛性癫痫持续状态 | |
| | | 肌痉挛性癫痫持续状态 | |
| | | 失神性癫痫持续状态 | |
| | 2. 局灶性癫痫持续状态 | Kojevnikow 部分性癫痫持续性状态 | |
| | | 持续性先兆 | |
| | | 边缘叶癫痫持续状态 | |
| | | 有轻偏瘫的偏侧抽搐状态 | |

## 三、临床表现

不同类型的癫痫具有不同的临床发作特征，但都有如下共性。①发作性：症状突发突止，间歇期正常。②短暂性：发作持续时间极短，常为数秒钟或数分钟，很少超过 5 分钟。③重复性：多反复发作。④刻板性：同一患者每次发作的临床表现大致相同。

### （一）自限性全面性发作

脑电图和症状均提示癫痫发作起源于双侧大脑半球（皮质或皮质下结构），且在双侧脑部内扩散，称为全面性发作。多在发作初期就有意识丧失。

**1. 全面强直－阵挛性发作**　又称大发作，是最常见的发作类型。常由部分性发作演变而来，也可一起病即表现为全身强直－阵挛发作。主要特征是意识丧失和双侧强直后出现阵挛，部分患者发作前会有胸闷、心悸、恐慌等先兆表现。发作分为三期。

（1）强直期　患者突然出现意识丧失，喉肌、呼吸肌收缩，使其发出一声尖叫后摔倒，呼吸暂停；眼球上翻或向上凝视，先出现口强张，随后猛烈闭合，可咬伤舌尖，口吐白沫或血沫；颈部和躯干屈曲后反张，上肢上举后内收前旋，下肢屈曲后猛烈伸直、足内翻，持续 10～20 秒后进入阵挛期。

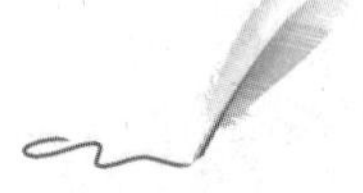

（2）阵挛期　肌肉交替抽动，阵挛频率逐渐减慢，间歇期逐渐延长，最后一次强烈阵挛后，发作突然停止，本期持续 30～60s，进入发作后期。

（3）发作后期　仍有短暂阵挛，出现牙关紧闭和大小便失禁，患者呈昏睡状态。后由呼吸开始，瞳孔、血压、心率逐渐恢复正常。肌张力下降，患者逐渐转醒，醒后常感头晕、头痛、全身酸痛等。少数患者醒前有精神错乱，兴奋躁动，部分患者仍有意识模糊，此时不应强行约束患者，避免伤人或自伤。此期大约持续 5～15 分钟。

**2. 强直性发作**　睡眠时多见，表现为全身或局部骨骼肌持续强烈收缩，伴短暂意识丧失。常伴自主神经症状，如面色苍白等。多见于弥漫性脑损伤的儿童。

**3. 阵挛性发作**　全身骨骼肌阵挛伴意识丧失，无强直期，主要见于新生儿和婴儿。

**4. 失神发作**　又称小发作。典型失神发作表现为突发短暂的意识丧失，患者正在进行的活动突然中断，双眼凝视，眼神空洞，呼之不应等。部分患者可机械重复原有动作。每次发作仅持续数秒，每日发作可达上百次。发作后立即清醒，醒后无记忆。多见于儿童和青少年。

**5. 肌阵挛性发作**　突发的、快速的、短暂的触电样肌肉收缩。可全身发作，也可限于某个肢体或肌群。

**6. 失张力发作**　全身性或局限性的肌张力突然丧失，前者可致患者跌倒，后者常引起患者垂颈、张口或肢体下垂等。

**7. 伴或不伴失神的眼睑肌阵挛性发作**　为 ILAE 在癫痫分类中提出的一种新的发作类型。大多数发作是在持续光线照射下眼睑闭合后引起，间歇性闪光刺激在睁眼或闭眼时也可引起癫痫发作。

**（二）自限性局灶性发作**

最初的症状和脑电图提示癫痫发作起源并局限于一侧大脑半球的部分区域。患者发作时多神志清醒，发作后能叙述当时情节。

**1. 局灶性运动性发作**　有多种表现形式。

（1）一侧眼睑、口角、面部、手、足趾或肢体的不自主抽动　严重者发作后可留下短暂性肢体瘫痪，称为 Todd 麻痹。而从身体某一部位起始，沿皮层功能区移动的异常运动，如自手指—腕部—前臂—肘—肩—口角—面部逐渐发展，称 Jackson 发作。

（2）旋转性发作　表现为两眼突然向一侧偏斜后，头部随之转动，伴身体扭转，部分患者可因旋转过度而跌倒，出现继发性全身性发作。

（3）姿势性发作　发作时一侧上肢外展，肘部屈曲，头眼扭转注视该上肢。

（4）语言性发作　不自主重复发作前的单音或单词，偶见语言中断。

**2. 局灶性感觉性发作**　表现为体表感觉异常，如麻木感、刺痛感、烧灼感等；也可表现为视觉、听觉、味觉、嗅觉方面出现幻觉。眩晕性发作患者常有坠落感、漂动感、水平和（或）垂直运动感。上腹不适及压迫感、恶心、呕吐、口角流涎、面色苍白、出汗等为自主神经性发作。而精神症状性发作则表现为各种类型的遗忘症、情感异常、错觉等。

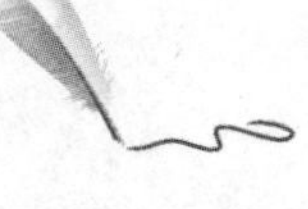

**3. 自动症**　国际抗癫痫联盟新分类中将自动症作为局灶性运动性发作的一种特殊类型，其主要特征为患者意识障碍，发作时出现一些看似有目的，实则无目的的行为，如咂嘴、咀嚼、反复搓手、摸脸、系扣、无目的的开门或关门、自言自语等。发作过后亦不能回忆发

作细节。

**4. 痴笑性发作**　主要表现为无诱因的、刻板的反复痴笑，有些患者也以哭为主要表现。

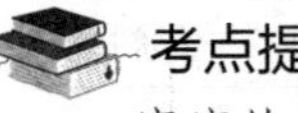
考点提示

癫痫的临床特征与分类。

## 四、辅助检查

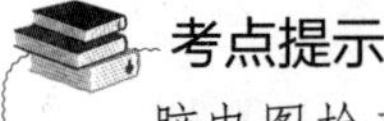
考点提示

脑电图检查为癫痫诊断的首选检查方式。

**1. 脑电图（EEG）**　是诊断癫痫最重要的辅助检查方法，有助于明确癫痫的诊断及分型。癫痫的脑电图表现为异常的棘波、多棘波放电、棘－慢综合征等。不同类型的癫痫，脑电图表现不同。理论上讲，任何一种癫痫发作都会在脑电图上记录到痫性放电，但实际工作中由于技术和操作上的局限性，常规头皮脑电图能检测到痫性放电的概率仅约49.5%。重复测量、闪光刺激、剥夺睡眠等方法可提高阳性率，但部分癫痫患者的脑电图结果始终正常。正常人偶尔也可出现痫性放电，故一个正常的或非特异性异常的脑电图绝不能排除癫痫的可能。近年来，24小时长程脑电监测和视频脑电图的广泛应用也使发现痫性放电的可能显著提升。

**2. 影像学检查**　CT和MRI常作为排除颅内病变的检查手段。SPECT、PET等能从不同的角度反映脑局部代谢变化，有助于癫痫的定位，同步监测记录患者发作情况。

## 五、诊断与鉴别诊断

癫痫诊断应从三方面考虑，即是否癫痫、癫痫的类型及病因。详尽的病史，发作时典型的临床表现及脑电图显示有痫性放电都是诊断的重要依据。此外还应与以下疾病进行鉴别。

**1. 假性发作**　临床表现与癫痫十分相似，其是由心理因素引发的非痫性的发作性疾病，可依据患者脑电图无痫性放电及抗癫痫药物治疗无效进行鉴别。但需注意，有的假性放电患者同时存在真癫痫，真癫痫患者也可有假性发作。

**2. 惊厥性晕厥**　由全面性脑部短暂性缺血缺氧所致。表现为意识丧失、跌倒，部分患者可出现肢体强直或阵挛或尿失禁。晕厥常有原发疾病及明显诱因（如焦虑、久站、疼痛、见血等），发作时有眼前发黑、胸闷、心悸、大汗、面色苍白等表现，查体可见肢体无力、肌张力下降等体征。此外，晕厥的意识障碍一般不超过15秒，发作后意识完全清醒，意识模糊则高度怀疑为癫痫发作。影像检查方面，晕厥患者的脑电图多数常有或仅有慢波，而癫痫患者脑电图可见到棘波、尖波、棘－慢波或尖－慢波等。

**3. 发作性运动障碍**　多于青少年发病，常于突然受惊吓或运动过度后诱发，患者出现一侧肢体肌张力障碍，舞蹈样动作，意识正常，持续时间短。过去认为此病为运动诱发性癫痫，现以不将其归为癫痫之列。

## 六、治疗

目前主要进行病因治疗和药物治疗。

### （一）病因治疗

有明确病因者，应尽早针对病因展开治疗。

### （二）药物治疗

**1. 用药类型**　现认为一旦癫痫诊断成立，就应立即用药。一般根据癫痫的发作类型选药。常用抗癫痫药物见表9－5－3。

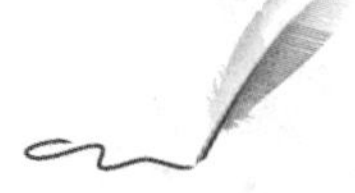

表9-5-3 常用抗癫痫药物

| 发作类型 | 传统抗癫痫药物 | 新抗癫痫药物 |
|---|---|---|
| 部分性发作 | 卡马西平、丙戊酸钠、苯妥英钠、苯巴比妥 | 左乙拉西坦、拉莫三嗪、奥卡西平、托吡酯 |
| 全身强直-阵挛发作 | 卡马西平、丙戊酸钠、苯妥英钠 | 左乙拉西坦、加巴喷丁、拉莫三嗪、奥卡西平、托吡酯 |
| 强直性发作 | 丙戊酸钠、苯妥英钠 | 拉莫三嗪、左乙拉西坦、托吡酯、奥卡西平 |
| 阵挛性发作 | 卡马西平、丙戊酸钠 | 左乙拉西坦、拉莫三嗪、奥卡西平、托吡酯 |
| 失神发作 | 丙戊酸钠、氯硝西泮、乙琥胺 | 拉莫三嗪 |
| 肌阵挛发作 | 氯硝西泮、丙戊酸钠 | 左乙拉西坦、托吡酯 |

**2. 用药原则**

（1）尽量单一用药　以提高药物依从性，减少药物间相互作用，降低不良反应及副作用。

（2）出现下列情况可考虑联合用药　①单一药物治疗无效。②已被临床证实需要临床用药的。③有多种痫性发作类型的患者。④特殊情况，如月经性癫痫的患者。联合用药时应注意：①作用相同的药物不合用。②有相同副作用的药物不合用。③注意药物间的相互作用。

（3）用药方式　①从小剂量开始，逐渐增加，也可用血药浓度检测的方法来指导用药。②长期、规律用药，以免发作。③需更换药物时，应逐渐减少需替换的药物（一般在5~7天内），同时逐渐增加新药物，以免诱发癫痫持续状态。④停药及减量应缓慢进行。病程越长、用药剂量越大、联合用药时减量愈缓慢，一般不应少于1年。一般认为全身强直-阵挛性发作、强直性发作、阵挛性发作完全控制4~5年后，失神发作停止半年后可考虑停药。自动症的患者可能需要长期服药。⑤密切关注药物不良反应。见表9-5-4。

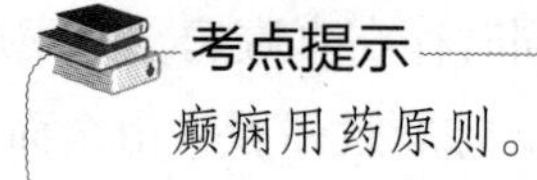


癫痫用药原则。

表9-5-4 常用癫痫药物的剂量及不良反应

| 药物 | 首次剂量（mg/d） | 维持剂量（mg/d） | 不良反应 |
|---|---|---|---|
| 苯妥英钠（PHT） | 200 | 300~500 | 胃肠道症状、齿龈增生、面部粗糙、精神症状、周围神经病、小脑征；皮疹、肝毒性 |
| 卡马西平（CBZ） | 200 | 600~1200 | 头晕、复视、体重增加、恶心、困倦、低钠血症、皮疹、骨髓与肝损害 |
| 苯巴比妥（PB） | 30 | 60~90 | 疲劳、抑郁、嗜睡、行为与认知异常、皮疹、肝损害 |
| 丙戊酸钠（VPA） | 200 | 600~1800 | 胃肠道症状、肥胖、震颤、嗜睡、脱发、踝肿胀；肝损害、胰腺炎 |
| 乙琥胺（ESX） | 500 | 750~1500 | 胃肠道症状、嗜睡、小脑征、精神症状；皮疹、骨髓损害 |

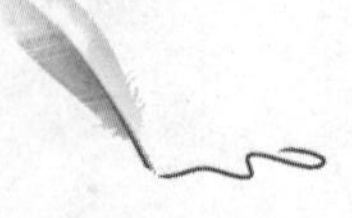

续表

| 药物 | 首次剂量（mg/d） | 维持剂量（mg/d） | 不良反应 |
| --- | --- | --- | --- |
| 加巴喷丁（GBP） | 300 | 900～1800 | 胃肠道症状、嗜睡、头晕、体重增加、步态不稳或动作增多 |
| 拉莫三嗪（LTG） | 25 | 100～300 | 头晕、恶心、嗜睡、易激惹 |
| 托吡酯（TPM） | 25 | 75～200 | 头晕、头痛、肾结石、胃肠道症状、体重减轻、精神症状 |

### （三）其他治疗

行外科手术治疗，如迷走神经刺激术等。

### 小结

癫痫是一组由反复发作的脑部神经元异常放电所致的，以发作性、短暂性、重复性和刻板性为特点的临床综合征。发作形式分为自限性全面性发作和自限性局灶性发作。脑电图是癫痫诊断最主要的检查手段，CT、MRI对引起癫痫的病因诊断有重要作用。

癫痫治疗应遵循规律化、全程化、个体化原则。根据癫痫类型选药，尽量单一用药，联合用药需谨慎，停药及减量应缓慢进行。

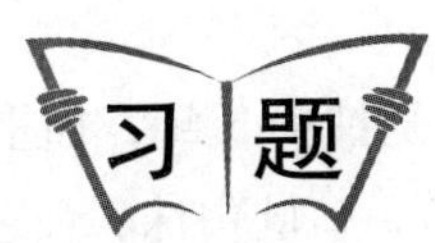


## 一、选择题

**【A1/A2 型题】**

1. 对诊断癫痫最有帮助的检查是
   A. 头颅 CT　　B. 头颅 MRI
   C. 脑电图　　D. 脑脊液检查
   E. 病理反射检查
2. 以意识丧失和全身抽搐为特征的癫痫发作为
   A. 简单的部分性发作　　B. 单纯失神发作
   C. 复杂的部分性发作　　D. 精神运动性兴奋
   E. 强直－阵挛性发作
3. 全面－强直阵挛性发作治疗期间突然停药，可引起
   A. 癫痫持续状态　　B. 失神发作
   C. 精神萎靡　　D. 失眠
   E. 抗癫痫用药量减少

4. 患者，男，25岁。因突然发作性全身抽搐，口吐白沫，大小便失禁入院，既往有癫痫病史。针对患者进行健康教育指导，叙述错误的是

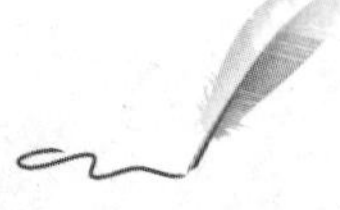

A. 癫痫停止发作3个月后及时停药
B. 不能从事攀高、驾驶等工作
C. 生活有规律，劳逸结合
D. 定期复查血常规、肝肾功能
E. 随身携带有患者姓名、住址、联系电话的个人卡片

**【A3/A4 型题】**

（5～7题共用题干）

患者，男，22岁。突发意识不清，跌倒，全身强直数秒后抽搐，咬破舌尖。2分钟后抽搐停止，醒后活动正常。

5. 首先应考虑的疾病是
   A. 脑出血
   B. 脑血栓
   C. 蛛网膜下隙出血
   D. 癫痫
   E. 脑栓塞
6. 进一步应做的检查是
   A. 头颅X线
   B. 脑电图
   C. 脑脊液检查
   D. 脑血管造影
   E. 经颅超声多普勒
7. 首选的治疗药物是
   A. 降颅压药
   B. 溶栓药
   C. 止血药
   D. 抗癫痫药
   E. 扩血管药

## 二、思考题

患者，女，18岁，学生。以“反复抽搐3年，加重1个月”入院。3年前无诱因经常出现发作性四肢抽搐（先强直后阵挛），口吐白沫，面色发绀，伴意识丧失，小便失禁。每次需10～15分钟清醒，醒后对发生经过毫无记忆，每月发作1～2次，近1个月因患者不愿服药致发作次数有所增加。体检未发现异常情况。

请问：

1. 请写出患者临床诊断、鉴别诊断。
2. 为确诊应选择哪些辅助检查？
3. 请写出该病的用药原则。

扫码“练一练”

（张洁羽）

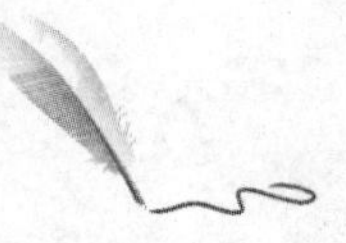

# 第十章 精神疾病

## 第一节 总论

**学习目标**

1. **熟悉** 精神障碍的定义及与其相关联的学科。
2. **了解** 脑与精神活动的关系及精神障碍的病因。

精神病学（psychiatry）是临床医学的一个分支学科，是研究精神疾病病因、发病机制、临床表现、疾病发展规律、疾病治疗和预防的一门学科。

由于精神疾病的自身特点和复杂性，往往涉及诸如社会文化和司法等方面的问题，相应形成社会精神病学和司法精神病学；儿童和老年作为特殊人群，有着自己的心理、生理和行为特点，与之相应的儿童精神病学和老年精神病学也得到相应发展；近年来新型精神药物不断被开发和应用于临床，大大改善了精神患者的治疗与预后，精神药理学也形成了自己的研究范围和特色；精神心理学是精神病学的一个传统分支，它是以心理学为基础，主要对异常思维、情感体验、行为等进行描述、命名、归类等，并研究精神现象之间的内在联系及其与深层心理活动等的关系；而从生物学角度探讨精神疾病的病因、发病机制、治疗和预后又成了精神病学的另一主要分支，即生物精神病学。

随着科学的发展和社会的需要，精神病学学科研究范围日益扩大，出现了会诊联络精神病学、社区康复精神病学等。而精神病学的服务对象与研究对象也发生了明显的变化，重点从传统的重性精神障碍如精神分裂症，渐向轻性精神障碍如神经症、适应不良行为转变，同时，服务模式也从封闭式管理转向开放式或半开放式管理。而且由于新的精神药物的出现以及对康复及复发预防的重视，精神障碍患者的预后已大为改观。因此，当代精神病学的概念已远远超过传统的精神病学概念所覆盖的范围。

### 一、精神障碍

精神障碍（mental disorders）是指大脑机能活动发生紊乱，导致认知、情感、行为等方面的改变，可伴有痛苦体验和（或）功能损害。例如，阿尔茨海默病患者有典型的认知（特别是记忆）方面的损害，抑郁症患者有明显病态的抑郁体验；而儿童注意缺陷障碍患者的主要特征是多动。这些认知、情绪、行为改变使得患者感到痛苦，功能受损或增加患者死亡、残疾等的危险性。

国外研究表明，25% ~30% 的急诊患者是由于精神方面的问题而就诊；在美国，每 10 人中就有 1 人在其一生某个时段中住进精神病院，1/3 ~1/4 的人群因精神健康问题寻求专业人员的帮助。

2016 年部分地区流行病学调查显示，我国精神心理疾病患病率达 17.5%，其中抑郁障碍患病率为 3.59%，焦虑障碍为 4.98%，精神分裂症人群患病率为 1%。2003 年北京、上

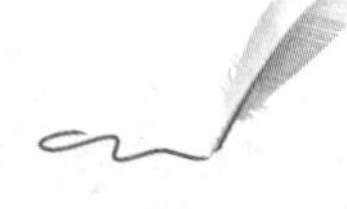

海等抑郁症患病率达4%～8%。精神疾病已成为社会、家庭的沉重负担。

应当指出，精神健康与精神障碍并非对立的两极，而是一个移行谱。精神健康与躯体健康同样重要，精神健康可以定义为成功履行精神功能的一种状态。这种状态能产生建设性活动、维持良好的人际关系、调整自己以适应环境。精神健康是个人安康、事业成功、家庭幸福、良好的人际交往、健康的社会关系所不可缺少的一部分。

**知识链接**

**精神障碍与疾病负担**

精神障碍患者因为患病不能正常工作、学习，行使自己的社会责任，也可能由于社会歧视而失去工作、学习机会。精神障碍患者对家庭的影响不仅仅是治疗、照顾的负担，还包括诸如家庭成员的精神付出、重新适应、忍受社会歧视等。

传统上，评估某种疾病对健康的影响主要是从发病率、死亡率等来理解。但是这些指标主要适合于某些急性病（这些疾病的转归要么痊愈，要么死亡），对于慢性疾病、特别是对精神疾病就不合适。一般来说，精神疾病仅仅是导致残疾，而非死亡。

1993年，哈佛大学公共卫生学院与世界银行、世界卫生组织合作，对全球疾病负担（Global Burden of Disease，GBD）进行了评估，引入了残伤调整生命年（disability－adjusted life year，DALY）来量化疾病负担。DALYs指因死亡或残疾而丧失的健康生命年数。通过权重来表示不同疾病所致残疾的严重性。例如重症抑郁所致的疾病负担与失明或截瘫所致的疾病负担相当，而重性精神病（如精神分裂症）发病期所导致的疾病负担等于全瘫所致的疾病负担。

据统计，非感染性疾病占全球疾病负担的比重日益增加，精神障碍占整个疾病负担（burden of disease）的15%以上。其中，中低收入国家为10.5%，高收入国家为23.5%。

## 二、其他相关学科

### （一）医学心理学

它是以医学为对象形成的应用心理学分支，特别强调整体医学模式，即所谓生物－心理－社会医学模式（biopsychosocial medical model），主要任务是研究心理因素在各类疾病的发生、发展和变化过程中的作用，研究心理因素对身体各器官生理、生化功能影响及其在疾病康复中的作用等。

### （二）行为医学

行为医学是一门将与健康和疾病有关的行为科学技术和生物医学技术整合起来，并将这些技术应用于疾病的诊断、治疗、预防和康复的边缘学科。所整合的内容包括临床医学和预防医学、精神医学、健康教育学、人类学、社会学、流行病学、心理学、神经生物学等学科的知识。虽然行为医学涵盖的范围较大，但它只是将上述学科的一部分整合起来而形成的一门新学科，行为医学与上述学科不可互相替代。

### （三）心身疾病与心身医学

心身疾病（psychosomatic diseases）是一组与精神紧张有关的躯体疾病。它们具有器质性病变的表现或确定的病理生理过程所致的临床症状，心理社会因素在疾病的发生、发展、治疗和预后中有相对重要的作用。

心身医学是研究由精神因素引起或参与引起的、表现为躯体疾病的学科，主要研究范围为如下。

1. 研究特殊的社会、心理因素与正常或异常生理功能之间的关系。

2. 研究社会、心理因素与生物因素在疾病的病原学、症状学、病程和预后中的相互作用。

3. 提倡医疗照顾的整体观念，即生物－心理－社会医学模式。

4. 把精神医学与行为医学的方法运用于躯体疾病的预防、治疗和康复之中。

## 三、脑与精神活动

现代神经科学证明，人类所有的精神活动均由大脑调控。我们对孩提时代经历的清晰回忆来自于我们的大脑，我们的一言一行、喜怒哀乐皆是大脑功能的体现。正常的大脑功能产生正常的精神活动，异常的大脑功能与结构可能导致异常的精神活动与行为表现，因而大脑与精神不可分割。

### （一）脑结构与精神活动

在目前科学的研究对象中，大脑的结构最为复杂。大脑包含约1000亿个神经细胞和更多的神经胶质细胞。神经细胞种类繁多，神经细胞间的联系和细胞内的信号传导更为复杂。研究表明，平均每个神经元与其他神经元能形成1000多个突触联系，人类脑内大约有几万亿至10万亿个突触联系，这些联系使我们大脑形成了各式各样、大大小小的环路，构成我们的行为和精神活动的结构基础。脑解剖学的复杂性还表现为单个的神经元可能是多个环路的一部分。脑就是通过不同环路以各种复杂的方式处理信息。例如，从视网膜接受的信息通过初级处理后，在几个环路上分别同时处理不同的内容，如一个环路分析是何种物体，另一个环路分析物体所在的位置，还有环路分析其颜色、形状等，最后脑对不同环路所处理的信息进行整合，并结合与之有关的触觉、听觉体验、既往的经历、记忆等，形成一个完整的知觉体验。

如果脑结构的完整性受到破坏，势必影响正常的精神功能。例如，当额叶的认知能力遭到损害时，患者常常很难在时间和空间上完成复杂的行为，以适应当前和未来的需要。丘脑是接受信息并传至大脑其他部位的区域，近年来因丘脑在信息处理过程中的特殊地位，使其在精神分裂症的研究中倍受关注。磁共振成像（MRI）扫描发现，早期精神分裂症患者的丘脑小于正常人，这也许可以解释为何精神分裂症患者在发病期间会出现幻觉等精神症状。

### （二）脑神经化学与精神活动

脑的神经化学也非常复杂。神经元的电信号在突触处转化为化学信号，然后又转化为电信号。在这些转化中，神经递质起着关键的作用。见表10－1－1所示，脑内的神经递质有100多种，大致可以分为两大类。即一类为小分子，如单胺类；另一类为大分子，如内源性阿片肽、P物质等。

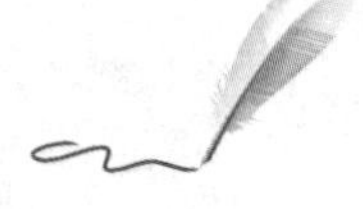

表 10-1-1　与精神障碍关系密切的几类神经递质

| 神经递质 | 神经递质 |
| --- | --- |
| 兴奋性氨基酸 | 其他神经递质 |
| 谷氨酸 | 组织胺 |
| 抑制性氨基酸 | 乙酰胆碱 |
| γ-氨基丁酸（GABA）嘌呤类 | |
| 甘氨酸腺苷 | |
| 单胺类及相关神经递质 | 神经肽 |
| 去甲肾上腺素 | 内源性阿片肽 |
| 多巴胺 | 脑啡肽 |
| 5-羟色胺 | β-内啡肽 |
| 强啡肽 | |
| P 物质 | |
| 下丘脑释放因子 | |
| 促肾上腺皮质激素释放激素 | |

神经递质只有与相应受体结合，才能产生生物学效应。研究表明，几乎所有的递质均能与多种受体相结合，从而产生不同的生物学效应。一般认为，神经递质介导的突触反应快速而短暂，时程以毫秒计；如果经第二信使系统介导，时程则以秒或分计。最近，又有研究揭示了突触作用更长的时程效应，即有第二、第三信使的参与，并在转录水平的调节，其时程以天计。

多巴胺（DA）及其受体是精神医学领域研究最广泛的神经递质和受体之一。$D_1$ 类受体与 Gs 相关联，能增加腺苷酸环化酶的活性；而 $D_2$ 类受体，主要是 $D_2$，则与抑制性 G 蛋白（Gi）相关联，抑制腺苷酸环化酶。研究表明，精神分裂症患者阳性症状（幻觉、妄想等）可能与皮层下边缘系统 DA 功能亢进有关，而阴性症状（情感淡漠、意志减退等）则可能为皮层内尤其是前额叶皮质 DA 功能相对低下所致。

研究发现，5-HT 功能活动降低与抑郁症患者的抑郁心境、食欲减退、失眠、昼夜节律紊乱、内分泌功能紊乱、性功能障碍、焦虑不安、不能应对应激、活动减少等密切相关；而 5-HT 功能增高与躁狂症的发病有关。目前认为，抗抑郁药主要是通过抑制 5-HT 的回收，产生抗抑郁作用。

### （三）脑可塑性与精神活动

从脑的解剖结构和神经化学活动上来看，脑是一高度复杂的有机体。脑的复杂性更在于其结构与化学活动处在变化之中，即可塑性。可塑性是神经系统的重要特征，不论在发育阶段还是成年时期（甚至老年时期），也不论是外周神经还是中枢神经系统，从神经元到神经环路都可能存在可塑性变化。神经系统的可塑性是行为适应性的生物学基础。神经系统的可塑性变化具体表现在很多方面。在宏观上可以表现为脑功能的改变，如学习记忆功能、行为表现及精神活动等的改变；在微观水平有神经元突触、神经环路的微细结构与功能的变化，包括神经化学物质（递质、受体等）、神经电生理活动以及突触形态亚微结构等方面的变化。

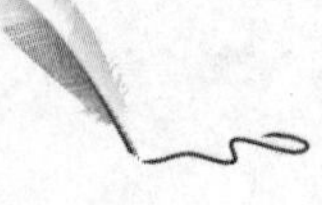

现以记忆为例来说明脑的可塑性。人们对各种经历的记忆最初保存在海马，运动记忆主要在纹状体，而情绪记忆则在其他区域（如杏仁核）编码。所以，人们无时不在有意或无意地学习新的东西，学习过程改变了我们脑的结构。神经递质仅能表现当前的信息，如果环境刺激合适、有足够强度，就会有新的突触联系，当然也可以强化或弱化原有的突触联系。如果应激过于强烈、滥用药物或疾病均可能使神经元死亡。目前的研究表明，即使是成人的大脑，仍有新的神经元产生，以适应处理和贮存信息的需要。脑可塑性与记忆的关系至少有两个水平，一个是分子和细胞变化，形成新的突触联系；另一个是突触间信息循环、交流，产生行为改变。

神经科学发展迅速，我们对脑结构与功能有一定的了解。基因建成了如此复杂的人类大脑，但基因绝不是决定大脑复杂性的唯一因素。在整个生命过程中，基因与环境（学习训练、经验积累、外界环境刺激等）的相互作用，使大脑处于不断构筑与变化之中。只有这样才能想象，总数才3万~4万个的人类基因，却能形成几万亿至10万亿个突触联系。因而，不管是躯体治疗还是心理治疗，都能作用于大脑，并使之改变，产生治疗作用。

## 四、精神障碍的病因学

大多数功能性精神障碍没有明确的病因与发病机制，也无明显的体征和实验室指标异常。但我们知道，精神障碍与其他躯体疾病一样，均是生物、心理、社会因素相互作用的结果。对于某些疾病来说，生物易感性是必要因素，但并不能足以说明疾病的发生与发展的全部过程；对于另一些疾病来说，必要因素可能是心理、社会因素，但也不足以解释全部的病因。脑是产生精神活动的器官，正常与异常的精神活动均来源于脑。由于神经系统的可塑性，心理的、社会文化的东西通过记忆、学习等在大脑里表现出来。在此过程中，大脑的结构、化学和神经活动均发生了变化。需要指出的是，神经科学并不是把精神现象简单还原成神经传导，也不能仅仅用突触、受体和神经环路变化来解释各种精神活动。

### （一）精神障碍的生物学因素

影响精神健康或精神疾病的主要生物学因素大致可以分为遗传、感染、躯体疾病、创伤、营养不良、毒物等。

**1. 遗传与环境因素** 人们早就认识到基因是影响人类和动物正常与异常行为的主要因素之一。对所谓“功能性精神障碍”（如精神分裂症、情感障碍、儿童孤独症、神经性厌食症、儿童多动症、惊恐障碍等）进行了家族聚集性研究，包括从了解这些障碍的遗传方式、遗传度到基因扫描等，共同的结论是：这些疾病具有遗传性，是基因将疾病的易感性一代传给一代。

目前绝大多数的精神障碍都不能用单基因遗传来解释，而是多个基因的相互作用使危险性增加，加上环境因素的参与，产生了疾病。基因的相互作用增加疾病的危险性，但每一单个基因所起作用有限，这给我们找到确切的致病基因带来很大困难。发现与疾病发生关系最为密切的环境因素似乎较容易，因此，改变导致疾病的环境因素将会是当前预防精神障碍的重点。

在多基因遗传病中，遗传和环境因素的共同作用决定了某一个体是否患病，基因与环境的相互作用产生疾病或行为问题已经成为人们的共识。人类基因组计划展示了一个光明的前景。通过各种高科技手段和多年的努力，将最终找到致病基因。其意义在于，找到了

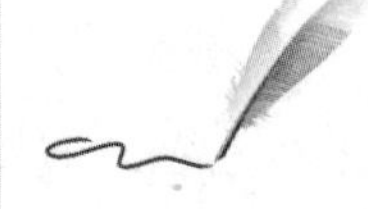

基因就有可能知道问题的症结所在。例如，如果找到了增加精神分裂症发生危险性的基因，可以了解在脑发育过程中何时此基因被激活，哪些脑内细胞或通路出了问题，这为我们的干预提供了有利的时机。另外，遗传学将为我们研究环境因素的致病作用提供帮助。

**2. 感染** 早在20世纪早期，就已知道感染因素能影响中枢神经系统，产生精神障碍。例如，通过性传播的梅毒螺旋体首先引起生殖系统症状，在多年的潜伏后，进入脑内导致神经梅毒。神经梅毒主要表现为神经系统的退行性变，表现为痴呆、精神病性症状及麻痹。人类免疫缺陷病毒（HIV）也能进入脑内，产生进行性认知行为损害，早期表现为记忆损害、注意力不集中及情绪淡漠等。随着时间的推移，出现更为广泛的损害，如缄默症、大小便失禁、截瘫等。15% ~44% 的 HIV 感染者出现痴呆样表现。HIV 不是直接感染了神经元，而是感染了免疫细胞——巨噬细胞。巨噬细胞死亡后，释放毒素，损伤了周围的神经元。引起精神障碍的感染还包括诸如单纯疱疹性脑炎、麻疹性脑脊髓炎、慢性脑膜炎、亚急性硬化性全脑炎等。还发现，有些儿童在链球菌性咽炎后突然出现强迫症的表现。

**（二）精神障碍的心理、社会因素**

应激性生活事件、情绪状态、人格特征、性别、父母的养育方式、社会阶层、社会经济状况、种族、文化宗教背景、人际关系等均构成影响疾病的心理、社会因素。

心理、社会因素既可以作为原因在精神障碍的发病中起重要作用，如反应性精神障碍、创伤后应激障碍、适应障碍等；也可以作为相关因素影响精神障碍的发生、发展，如神经症、心理生理障碍，甚至是精神分裂症等；还可以在躯体疾病的发生、发展中起重要作用，如心身疾病。

**1. 应激与精神障碍** 任何个体都不可避免地会遇到各种各样的生活事件，这些生活事件常常是导致个体产生应激反应的应激源。其中恋爱婚姻与家庭内部问题、学校与工作场所中的人际关系常是应激源的主要来源。社会生活中的一些共同问题，如战争、洪水、地震、交通事故、种族歧视等以及个人的某种特殊遭遇，如身体的先天或后天缺陷，某些遗传病、精神病、难治性疾病。被虐待、遗弃、强暴等则是应激源的另一重要来源。

在临床上，与急性应激有关的精神障碍主要有急性应激反应和创伤后应激障碍（PTSD）。前者在强烈精神刺激后数分钟至数小时起病，持续时间相对较短（<1 个月），表现为精神运动性兴奋或抑制；后者主要表现为焦虑、恐惧、事后反复回忆和梦中重新体验到精神创伤的情景等。慢性应激反应可能与人格特征关系更大，临床上可见适应障碍等。另外，社会、心理刺激常常作为许多精神障碍的诱因出现，应予充分注意。

除外来的生活事件外，内部需要得不到满足、动机行为在实施过程中受挫，也会产生应激反应；长时间的应激则会导致神经症、心身疾病等。

**2. 人格特征与精神障碍** 人格可以定义为个体在日常生活中所表现出的总的情绪和行为特征，此特征相对稳定并可预测。性格是在气质（一个人出生时固有的、独特的、稳定的心理特性）的基础上，由个体活动与社会环境相互作用而形成的。一个具有开朗、乐观性格的人，对人也坦率、亲热，思想、感情容易交流，乐于助人，也容易得到别人的帮助，愿意理解别人也容易被人理解，在人际关系中误会与矛盾较少，即使有也容易获得解决；这种人外向，追求刺激与挑战，在心理应激过程中对挫折表现出较强的耐受性。与此相反，一个比较拘谨、性格抑郁的人，与他人保持一定距离，含蓄隐秘，对人心存疑虑、戒备，不太关心别人，别人对他也比较疏远和冷淡，在人际关系中误会与隔阂较多；他们内向、懦弱、回避刺激，在困难面前显得无能为力，容易悲观丧气，对心理应激的耐受能力较差，易患神经症、心身疾病、酒精与药物滥用等。

有些人的性格自幼就明显偏离正常、适应不良，达到了害人害己的程度，我们称之为人格障碍。有些人格障碍与精神障碍关系十分密切。如具有表演型性格的人容易罹患癔症，具有强迫性格的人容易罹患强迫症，分裂样人格障碍者则患精神分裂症的可能性较大。

由于认识的局限性和方法学问题，很难确定导致常见精神障碍的确切病因。建立疾病的动物模型是了解疾病原因的重要手段之一，目前已有许多较好地反映精神疾病的动物模型，如焦虑动物模型。但由于人类精神活动的特殊性，多数精神疾病的动物模型尚未建立；由于存在伦理等问题，不能在人身上重复动物实验的结果，也很难进行病因学的随机对照研究，而回顾性的相关研究结果仅能作为进一步研究的参考。总之，对许多精神障碍的病因还有待明确，但新技术、新方法的利用（如脑影像学），将加速这方面的进展。

纵观对精神疾病病因学的探讨，生物学因素和心理、社会因素在精神障碍发生、发展过程中均起着重要作用。实际上，生物学因素与环境因素不能截然分开，它们相互作用、相互影响，共同影响人类行为。双生子研究发现，人们的行为特征以及精神疾病具有遗传性，但即使是高度遗传的疾病，同卵双生子也并非一定共病。各种动物研究皆发现，环境可以改变中枢神经系统的结构与功能，不仅是在早期发育时是这样，在成熟期同样如此。在神经系统的发育时期，由于基因与环境的相互作用，每一个神经元与其他神经元形成了无数个错综复杂的突触联系。从这个角度上看，环境是一非常广义的概念，可以指细胞之间的环境，也可指我们生活中所说的环境，如感官刺激、心理社会刺激等。突触形成之后，其活动受环境刺激的影响，有些刺激能易化或弱化突触形成。

从生物、心理、社会文化的角度来看，我们对精神健康及精神障碍领域的理解还远不够完善。这包括最基础的领域，如基因表达，分子、细胞间的相互作用，这些均是构成较高水平认知、记忆、语言的基础，我们所面临的挑战是如何避免盲人摸象，如何将这些来自不同领域的知识有机地整合，形成一个较为完整的系统，以正确理解正常和异常的精神现象。

## 五、展望

随着科学技术的发展、方法学的创新，生物精神病学将有重大突破，精神疾病的遗传学研究将从细胞水平向分子水平过渡。从分子生物学方向探索精神疾病的病因将是我们未来研究工作的重点。随着分子生物学技术的持续发展和人类基因组计划的完成，精神疾病的相关基因可望被陆续克隆，从而完成精神医学发展史上一个质的飞跃。20 世纪 60 年代开始提出的各种神经生化假说（主要指经典神经递质假说和神经肽假说等），将会进一步得到论证或挑战；脑功能影像学将会是精神医学研究的新热点，在活体上对脑部受体和功能动态的研究将彻底取代 20 世纪在精神病患者尸体脑组织上的研究，对克服许多实验混杂因素，提供研究的准确性和特异性，这将是一个很大的进步。免疫学、神经内分泌学等多种学科与精神医学的有机结合势在必行，精神医学将出现多个互相联系但又相互独立的分支学科。疗效更好、副作用更少的新型精神药物不断推出，一方面将会使精神障碍患者的预后和生活质量大为改观，另一方面也将深化对精神疾病病因学的认识。

心理卫生知识将得到普及，内外科医师对心理障碍的识别率将大幅提高，市级综合性医院将建立精神科联络会诊机构，并且有专门的心理工作者和精神科医师参加临床各科的

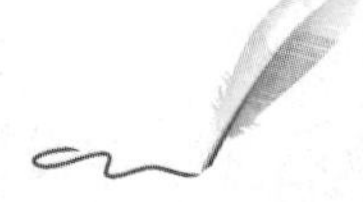

防治工作。

精神疾病的康复与社区服务也将得到充分的发展，以功能训练、全面康复、重返社会和提高生活质量为宗旨，逐步建立适合我国国情的社区康复模式，造就一批从事精神康复的专业工作者以及社区服务工作者，促进精神患者的心理社会性康复。

精神卫生的服务对象、服务重点将会有所转移，各种适应不良行为、轻型精神障碍、药物酒精依赖、心身疾病、儿童老年心理卫生问题将会受到重视。精神科将会进一步分工和专门化。与此同时，精神科以患者为中心的服务将会进一步强化，精神病院的现代化前景是实行院内园林化、室内家庭化、管理开放化、治疗多元化。随着各级政府的重视、精神卫生的立法、精神卫生知识的普及、治疗效果的提高，精神疾病患者将会受到更人道的对待，社会歧视也会逐渐减少。医务人员的工作环境、社会地位、收入水平也将会明显改善。

（杨传刚）

## 第二节　精神分裂症

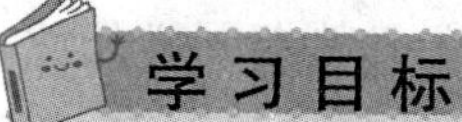

### 学习目标

1. **掌握**　精神分裂症的临床表现、诊断与治疗。
2. **熟悉**　精神分裂症的病因、发病机制及临床分型。
3. **了解**　精神分裂症的流行病学。
4. 学会与精神分裂症患者及其家属进行沟通。
5. 具有对精神分裂症患者进行社区管理和促进其康复的能力。

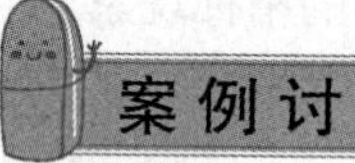

### 案例讨论

**[案例]**

患者，男，28岁。20岁时进入其父亲所在的工厂工作，生性内向、腼腆、胆小。25岁后因无女友，屡次要求父母介绍对象。前后见过22位姑娘。最初约会时，患者很注重自己的仪表，并事先买好不少小吃。而后患者只穿工作服会客，见面时低头看地，不发一言。同时工作能力也逐渐下降，从较有技术的工种调至保洁员、门卫，最后病休在家。入院检查时患者多低头呆坐，对大多数问话无反应，偶尔以点头、摇头表达意见。在病房内多独处一隅，基本不与他人交往。

**[讨论]**

本病的临床诊断是什么？

精神分裂症（schizophrenia）是一组病因未明的重要性精神疾病，具有认知、思维、情感、行为等多方面的障碍，并导致明显的社会功能受损，以精神活动和环境不协调为特征。起病多见于青壮年，常缓慢起病，病程迁延，有慢性化倾向和衰退的可能。

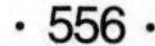

## 一、流行病学

精神分裂症可见于各种社会文化和各个社会阶层中，其发病率与患病率在世界各国大致相当，在成年人群中的终生患病率约为1%，男女发病率相似。精神分裂症的发病高峰年龄段男性为20～25岁，女性为25～35岁。约5%的精神分裂症患者死于自杀，20%的患者有1次以上的自杀企图。此外，精神分裂症患者遭受意外伤害的概率也高于常人，导致精神分裂症患者死亡率高于常人。

1993年全国流行病学调查资料显示精神分裂症的终生患病率为6.55‰，WHO 1992年公布结果显示，本病平均发病率为0.07%～0.14‰，患病率为1.4‰～4.6‰。我国的大部分流调资料都提示女性患病率高于男性，性别差异在35岁以上年龄组较明显；城市患病率高于农村；无论城乡，其患病率与家庭经济水平呈负相关。

## 二、病因和发病机制

### （一）遗传因素

研究显示，精神分裂症属于复杂的多基因遗传性疾病，精神分裂症患者一级亲属患病平均终身风险为5%～10%；同卵双生子或父母双方均为精神分裂症的子女中患病率上升至40%～50%；研究发现精神分裂症母亲所生子女从小寄养生活于正常家庭环境中，成年后仍有较高的患病率。

### （二）神经病理学及大脑结构的异常

对精神分裂症典型病例死后进行尸解研究，发现大脑前中颞叶（海马、内嗅皮质、海马旁回）、额叶存在脑组织萎缩。CT检查发现精神分裂症患者存在脑室扩大和沟回增宽，这些变化在精神分裂症的早期甚至治疗开始之前已经存在。功能磁共振和PET检查提示精神分裂症患者存在额叶功能低下。在精神分裂症的脑结构损害中，最为确切的是存在侧脑室扩大，颞叶、额叶及皮层下的功能连接异常。

### （三）神经生化方面的异常

**1. 多巴胺（DA）假说** 该假说在20世纪60年代提出，认为精神分裂症患者中枢多巴胺功能亢进。研究发现，长期使用可卡因或苯丙胺会在一个无任何精神病遗传背景的人身上产生幻觉和妄想；苯丙胺和可卡因的主要药理作用是可以提高大脑神经突触间多巴胺的水平。而阻断$D_2$受体的药物可用来治疗精神分裂症的阳性症状。PET检查发现未经抗精神病药物治疗的患者纹状体$D_2$受体数量增加，推测脑内多巴胺功能亢进与精神分裂症阳性症状有关。经典抗精神病药物均是通过阻断多巴胺（DA）受体发挥治疗作用。研究还进一步证实经典抗精神病药物的效价与$D_2$受体的亲和力有关。

**2. 氨基酸类神经递质假说** 中枢谷氨酸功能不足可能是精神分裂症的病因之一，主要依据是：①谷氨酸是皮层神经元重要的兴奋性递质，突触的形成、维持及突触的可塑性均受到谷氨酸系统的影响。②与正常人群相比，精神分裂症患者大脑某些区域谷氨酸受体亚型的结合力降低，抗精神病药物的作用机制之一就是增加中枢谷氨酸的功能。③谷氨酸受体拮抗剂如苯环己哌啶（PCP）可在受试者身上引起幻觉、妄想及情感淡漠、退缩等症状。另外，相关研究也发现，精神分裂症的多巴胺功能异常是继发于谷氨酸神经元调节功能紊乱基础之上；精神分裂症的易感基因与谷氨酸传递有关。

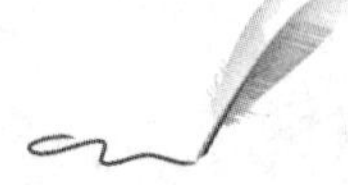

**3. 5-羟色胺（5-HT）假说** 近年来，非典型抗精神病药（如利培酮、奥氮平等）

在临床上的应用使5－HT在精神分裂症病理生理机制中的作用受到重视。此类药物除了对中枢DA受体有拮抗作用外，还对5－$HT_{2A}$受体有很强的拮抗作用。5－$HT_{2A}$受体可能与情感、行为控制及DA调节释放有关。5－$HT_{2A}$受体激动剂可促进DA的合成和释放，而5－$HT_{2A}$受体拮抗剂可使DA神经元放电减少，并能减少中脑皮层及中脑边缘系统DA的释放，这与非典型抗精神病药物的抗精神病作用及锥体外系反应的减少均有关系。脑功能影像学研究发现，精神分裂症患者额叶皮质5－$HT_{2A}$受体表达下降，进一步支持5－HT在精神分裂症发病中的作用。

**（四）子宫内感染与产伤**

研究发现，妊娠期曾患病毒感染者及产科并发症高的新生儿，成年后发生精神分裂症的比例高于对照组。孕妇在妊娠期吸烟、饮酒、接触有毒有害物质，存在产科并发症、母孕产期营养不良、缺乏母乳喂养等可影响胎儿神经系统发育，增加子女成年后患精神分裂症的可能。

**（五）神经发育病因学假说**

神经发育病因学假说认为，因遗传因素、妊娠期或围生期损伤，在胚胎期大脑发育过程就出现了某种神经病理改变，主要改变是新皮质形成期神经细胞从大脑深部向皮层迁移过程中出现了紊乱，导致心理整合功能异常。随着进入青春期或青壮年期，在外界环境因素的不良刺激下出现精神分裂症的症状。其他证据有精神分裂症患者在起病时就存在结构性脑病变和认知功能损害，细胞结构紊乱但无神经胶质增生等。

**（六）心理社会因素**

大多数精神分裂症患者病前多有内向、孤僻、敏感多疑等性格，很多患者病前6个月可追溯到相应的生活事件。目前的观点认为，心理、社会因素可以诱发精神分裂症。可能与之有关的常见社会心理因素包括社会阶层、孕期饥饿、文化、职业、移民、社会隔离和心理社会应急事件等。

## 三、临床表现

精神分裂症的临床表现复杂多样，除意识障碍、智能障碍不常见外，其他各种精神症状均可能出现于不同的精神分裂症患者中。在不同的患者、不同疾病类型及疾病的不同阶段其临床表现可有很大的差异；《美国精神障碍诊断与统计手册》第五版（DSM－5）将精神分裂症的症状分为5个维度，即幻觉、妄想、思维（言语）紊乱、运动行为的明显异常或紊乱和阴性症状，强调精神分裂症与精神病性障碍的定义是必须具有5个异常维度中的一个或多个。

**（一）前驱期症状**

前驱期症状是指患者在首次发病出现明显的精神症状前所出现的一些非特异性的症状。此期常见的症状包括注意减退、动力和动机下降、精力缺乏、抑郁、睡眠障碍、焦虑、社交退缩、猜疑、角色功能受损和易激惹等。这些症状不具有特异性，有前驱期表现的人发展为精神分裂症的可能较大，这类人群被称为“超高危人群”。

**（二）精神症状**

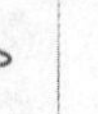

**1. 思维障碍**　思维障碍是精神分裂症最主要、最本质的症状。患者因思维障碍而出现认知、情感、意志和行为等精神活动的不协调与脱离现实，即出现“精神分裂”。

（1）思维形式障碍　主要表现为思维联想过程缺乏连贯性和逻辑性，可表现出思维散漫、思维破裂、病理性象征性思维、词语新作、矛盾思维、内向性思维、思维中断、思维被夺、思维插入和思维贫乏等。思维形式障碍是精神分裂症最具有特征性的症状。

（2）思维内容障碍　主要指妄想。妄想是一种病理信念，其内容与事实不符。在疾病的初期，患者对自己的某些明显不合常理的想法可能持将信将疑的态度。但随着疾病的进展，患者对此坚信不疑。妄想的发生可以突然出现，与患者的既往经历、现实处境以及当时的心理活动无关（原发性妄想）；也可逐渐形成，或是继发于幻觉、内感性不适和被动体验。患者的行为往往受妄想的支配。最多见的妄想是被害妄想与关系妄想，其他多见的妄想还有释义妄想、嫉妒或钟情妄想、非血统妄想等。

**2. 感知觉障碍**　主要表现为幻觉，幻觉是没有实际外部刺激存在时出现的感觉体验，这种感觉清晰生动且不受自主控制。精神分裂症以言语性幻听最为常见。幻听可以是言语性（如听到有人喊自己的名字），也可以是非言语性的（如听到鸟叫、机器的轰鸣声），幻听内容可以是争论性的或评论性的，也可以是命令性的。幻听有时以思维鸣响的方式表现出来，即患者所进行的思考都被自己的声音读出来。患者行为常受幻听支配，在幻听的支配下患者可能做出违背本性、不合理的举动。此外，精神分裂症患者也可出现幻视、幻嗅、幻味、幻触等。

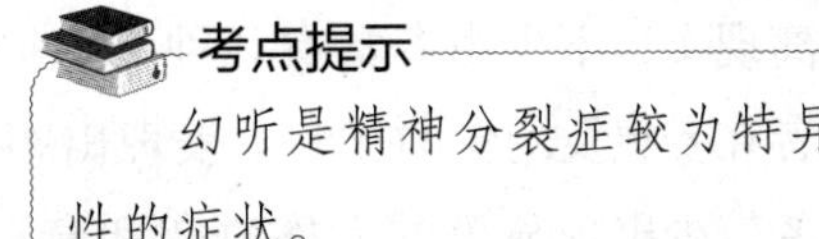


幻听是精神分裂症较为特异性的症状。

**3. 情感障碍**　主要表现为情感平淡或迟钝。情感平淡不仅表现为表情呆板、缺乏变化，同时还有自发的动作减少、缺乏肢体语言。情感淡漠在病程最初仅是涉及较细腻的情感，如对亲人的体贴、对同事的关心等；病情加重时患者对周围事物的情感反应变得迟钝，对一切无动于衷，丧失了与周围环境的情感联系。患者的情感反应可表现为与内在思维或外界环境的不协调，或出现情感倒错。精神分裂症患者也可出现抑郁与焦虑情绪，该症状可能属于疾病的一部分，也可能是继发于疾病的影响、药物的不良反应和患者对精神病态的认识和担心。

**4. 意志与行为障碍**

（1）意志减退　患者积极的、有目的性的、自发的活动减少或丧失，轻者表现为安于现状、无所事事、无追求、不关心个人卫生、懒于料理，重者终日卧床、孤僻离群、行为被动，甚至个人生活不能自理，本能欲望也缺乏。

（2）紧张综合征　因全身肌张力增高而命名，包括紧张性木僵、紧张性兴奋，两者可交替出现，是精神分裂症紧张型的典型表现。木僵以缄默、随意运动减少或缺失以及精神运动无反应为特征。紧张性兴奋是患者突然出现冲动行为，可出现伤人、毁物。

（3）激越症状　包括暴力攻击和自杀。部分患者冲动控制能力减退、社交敏感性降低，严重者可出现冲动攻击与暴力行为。20% ~40% 的精神分裂症患者在其疾病过程中会出现自杀企图，5% 的患者最终死于自杀；引起自杀最可能的原因是抑郁症状，而命令性幻听、虚无妄想、逃避精神痛苦等是常见的诱发因素；自杀行为多发生在疾病早期，或在患者刚入院或出院不久时。

**5. 定向、记忆和智能障碍**　精神分裂症患者对时间、空间和人物一般能进行正确的定向，意识通常清晰，一般的记忆和智能没有明显障碍。慢性衰退患者因缺乏社会交流和接受新知识，可出现智能减退。

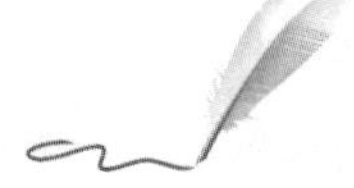

**6. 自知力缺乏**　是指患者对自己所患疾病的判断和认识能力缺乏。自知力缺乏是影响治疗依从性的重要原因。

## 四、临床分型

### （一）传统临床分型

根据精神分裂症的主要临床表现，可将其分成偏执型、紧张型、青春型、单纯型、未分化型和残留型等类型。不同的类型除临床表现有差别外，在起病形式、病程经过均有所不同。临床分型对药物选择、预后估计等有一定的指导意义。

**1. 偏执型**　最为常见，该类型多中年起病，缓慢进展。临床表现以相对稳定的妄想为主，多伴有幻觉（尤其是幻听）。其妄想以关系、被害妄想多见，妄想内容多离奇、荒谬、脱离现实，不少患者常有几种妄想同时存在。幻觉以批评性、争论性、命令性幻听多见。患者在妄想及幻觉的支配下表现出相应的行为，如跟踪、报复、恐惧、闭门不出等。该类患者较少出现显著的人格改变和衰退，但妄想、幻觉症状长期保留；早期规范治疗预后较好。

**2. 紧张型**　多起病于青中年，起病较急。以明显的精神运动紊乱为主要表现，幻觉与妄想少见。可交替出现紧张性木僵与紧张性兴奋，或被动性顺从与违拗。典型表现是患者出现紧张综合征。紧张型在临床上有减少趋势，预后较好。

**3. 青春型**　多于青春期发病，起病较急，病情进展快。以联想障碍为主，临床上表现为精神活动的全面紊乱。情感肤浅、不协调，或喜怒无常，动作行为怪异、不可预测、缺乏目的；思维破裂、松散、不连贯，令人费解，可伴有片断的幻觉、妄想。病情较易恶化，预后欠佳。

**4. 单纯型**　较少见，多为青少年起病，病情进展缓慢，持续发展。临床上以退缩、懒散为突出表现。早期表现类似神经衰弱的症状，如主观的疲劳感、失眠、工作效率下降等，其后逐渐出现孤僻、退缩、情感淡漠、思维贫乏、丧失兴趣、生活毫无目的。多在患病多年后才就诊，治疗效果较差。

**5. 未分化型**　患者的临床表现同时具备上述一种以上亚型的特点，但没有明显的分型特征，临床上将其归入未分化型或混合型。

**6. 残留型**　为精神分裂症的慢性期。是以在阳性症状为主的活动期后迅速转入以阴性症状为主的非特征性人格缺陷精神分裂症。

### （二）阳性、阴性症状分型

阳性症状是指精神功能的异常或亢进，包括幻觉、妄想、明显的思维形式障碍、反复的行为紊乱和失控等；阴性症状是指精神功能的减退或缺失，包括情感平淡、言语贫乏、意志缺乏、无快感体验、注意障碍等。阳性、阴性症状分型的优点在于将生物学、现象学结合在一起，对临床治疗药物的选择有一定的指导意义。

此外，根据精神分裂症的阳性、阴性症状，将其分为Ⅰ型精神分裂症（以阳性症状为主）、Ⅱ型精神分裂症（以阴性症状为主）和混合型精神分裂症（不符合Ⅰ型和Ⅱ型精神分裂症的标准或同时符合两者）。

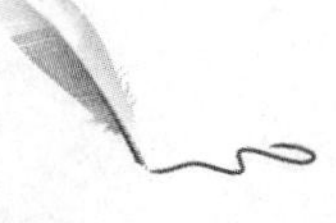

**知识链接**

**精神分裂症临床分型的演变**

根据精神分裂症临床症状的演变，DSM－5 取消临床分型，将其分为发作的不同时期。分类如下。初次发作，目前在急性发作期；初次发作，目前为部分缓解；初次发作，目前为完全缓解；多次发作，目前在急性发作期；多次发作，目前为部分缓解；多次发作，目前为完全缓解。

## 五、诊断与鉴别诊断

### （一）诊断

目前精神分裂症的诊断标准有《疾病及有关保健问题的国际分类》第 10 版（ICD－10)、DSM－5 和《中国精神障碍分类与诊断标准》第 3 版（CCMD－3)。本节介绍 ICD－10 中精神分裂症诊断标准。

**1. 症状标准** 具备下述（1）～（4）中的任何一组（如不甚明确常需两个或多个症状）或（5）～（9）至少两组症状群中十分明确的症状。

（1）思维鸣响、思维插入、思维被撤走及思维广播。

（2）明确涉及躯体或四肢运动，或特殊思维、行动或感觉的被影响、被控制或被动妄想、妄想性知觉。

（3）对患者的行为进行跟踪性评论，或彼此对患者加以讨论的幻听，或来源于身体某一部分的其他类型幻听。

（4）与文化不相称且根本不可能的其他类型持续性妄想，如具有某种宗教或政治身份，或超人的力量和能力（如能控制天气，与另一世界的外来者进行交流）。

（5）伴转瞬即逝或未充分形成的无明显情感内容的妄想，或伴有持久的超价观念，或连续数周或数月每日均出现的任何感官的幻觉。

（6）思潮断裂或无关的插入语，导致言语不连贯，或不中肯或语词新作。

（7）紧张性行为，如兴奋、摆姿势，或蜡样屈曲、违拗、缄默及木僵。

（8）阴性症状，如显著情感淡漠、言语贫乏、情感迟钝或不协调，常导致社会退缩及社会功能下降，但需澄清这些症状并非由抑郁症或神经阻滞剂治疗所致。

（9）个人行为的某些方面发生显著而持久的总体性质的改变，表现为丧失兴趣、缺乏目的、懒散、自我专注及社会退缩。

**2. 病程标准** 特征性症状在至少 1 个月以上的大部分时间内肯定存在。

**3. 排除标准**

（1）存在广泛情感症状时，就不应做出精神分裂症的诊断，除非分裂症的症状早于情感症状出现。

（2）分裂症的症状和情感症状两者一起出现，程度均衡，应诊断为分裂情感性障碍。

（3）严重脑病、癫痫、药物中毒或药物戒断状态应排除。

### （二）鉴别诊断

**1. 脑器质性及躯体疾病所致精神障碍** 某些脑器质性病变（如颅内感染、脑肿瘤）和某些躯体疾病（如系统性红斑狼疮、药物中毒），可引起类似精神分裂症的表现。但患者多

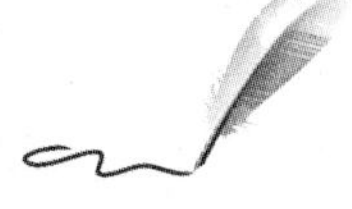

同时伴有意识障碍，有确切的躯体疾病临床表现及实验室阳性结果，精神症状的消长与躯体疾病相关等。

**2. 重性抑郁或双相障碍伴精神病性或紧张症特征** 精神分裂症与重性抑郁或双相障碍伴精神病性特征或紧张症之间的区别在于心境紊乱和精神病性症状的时间关系，及抑郁或躁狂症状的严重程度；如妄想或幻觉只出现在重性抑郁或躁狂发作时，则诊断为抑郁障碍或双相障碍伴精神病性特征。

**3. 分裂情感性障碍** 当重性抑郁或躁狂发作与精神分裂症的活动期症状同时出现，且心境症状存在于活动期的整个病程的大多数时间内时，应诊断为分裂情感性障碍。

**4. 妄想障碍** 患者多缺少精神分裂症的其他特征性症状（如幻觉、言语紊乱、紧张性兴奋、阴性症状）等。

**5. 强迫症和躯体形式障碍** 有强迫症和躯体形式障碍的患者也可能存在不良的自知力或缺少自知力，其先占观念可能达到妄想的程度；但这些障碍存在显著的强迫思维、强迫行为、对外表或体味的先占观念、重复行为等症状可与精神分裂症区别。

**6. 药物或精神活性物质所致精神障碍** 某些精神活性物质（如酒精、阿片类等）及治疗药物（如激素类、抗帕金森病药等）可导致精神症状的出现。但患者有明确的用药史，用药前患者精神状况正常，精神症状的出现与药物使用密切相关，症状表现符合药物所致精神障碍的特点。

## 六、治疗

### （一）治疗目标

精神分裂症的治疗目标包括急性期治疗目标、巩固期（稳定期）治疗目标和维持期（康复期）治疗目标。主要目标为：预防伤害，控制精神病性症状和异常行为；提供心理干预，提高药物治疗效果与依从性；监测、处理药物不良反应的发生；维持症状持续缓解，预防复发；促进患者的功能水平和生活质量持续改善等。

### （二）药物治疗

**1. 抗精神病药物治疗原则**

（1）一经诊断为精神分裂症，应尽早开始全病程的抗精神病药物治疗。

（2）急性发作病例，包括复发和病情恶化的患者。根据其既往用药情况合理选择、调整治疗药物及其剂量。原治疗药物有效，如剂量低于有效治疗剂量者，可增加至治疗剂量继续观察；如果已达治疗剂量无效，可酌情加量或调整为其他不同种类的药物。

（3）以单一用药为原则，治疗个体化。

（4）定期评价疗效，指导治疗方案；定期监测和处理药物不良反应。

（5）治疗疗程 急性期治疗至少4～6周；巩固期治疗至少6个月；维持期治疗视患者个体情况而定，对于首发、缓慢起病患者维持治疗时间至少5年，5年内有2次及以上发作者应长期维持治疗。

**2. 抗精神病药物的种类**

（1）第一代抗精神病药物（典型抗精神病药物） 指主要作用于中枢$D_2$受体的抗精神病药物，包括：①吩噻嗪类（如氯丙嗪、硫利达嗪、奋乃静、氟奋乃静及其长效剂、三氟拉嗪等）；②硫杂蒽类（如珠氯噻醇及其长效剂、氟哌噻吨及其长效剂、氯普噻吨等）；

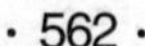

③丁酰苯类（如氟哌啶醇及其长效剂、五氟利多等）；④苯甲酰胺类（如舒必利等）。

（2）第二代抗精神病药物（非典型抗精神药物） 具有较高 5 - $HT_{2A}$受体阻断作用，即5 - 羟色胺受体拮抗剂，对中脑边缘系统的作用比对纹状体系统的作用更具有选择性，主要包括氯氮平、利培酮、奥氮平、喹硫平、齐拉西酮和阿立哌唑等。这类药物因作用谱广、锥体外系症状等不良反应较小在临床上有更广阔的应用前景。

常用抗精神药物长期治疗推荐剂量见表 10 - 2 - 1。

**3. 抗精神病药物的不良反应及其处理**

（1）锥体外系症状（EPS） 包括类帕金森症、急性肌张力增高、震颤、静坐不能、迟发性运动障碍等，此与药物阻断黑质 - 纹状体通路 DA 受体有关。第二代抗精神病药物较第一代的 EPS 要少而轻，且与剂量相关。该不良反应可发生在治疗的任何时期，急性肌张力障碍和类帕金森症可通过减低药物用量及使用抗胆碱能药物治疗；静坐不能在药物减量后可减轻，β - 受体阻断药和苯二氮䓬类药物治疗有效；对迟发性运动障碍不能使用抗胆碱能药物，目前缺乏有效的治疗药物，应换用其他新型抗精神病药物。

（2）代谢综合征 主要表现为体重增加和糖脂代谢异常，其增加了心血管疾病和糖尿病的风险，严重影响患者服药的依从性。第二代抗精神病药物较第一代更易引起代谢综合征。治疗主要以预防为主，定期监测体重、血糖、血脂，建议注意饮食结构及生活方式，增加锻炼等。

**表 10 - 2 - 1 常用抗精神病药物长期治疗推荐给药剂量（口服）**

| 抗精神病药 | 起始剂量（mg/d） | 首发患者给药剂量（mg/d） | 反复发作患者给药剂量（mg/d） | 最大剂量（mg/d） |
|---|---|---|---|---|
| 第一代抗精神病药 | | | | |
| 氯丙嗪 | 50 ~ 150 | 300 ~ 500 | 300 ~ 1000 | 1000 |
| 氟奋乃静 | 4 ~ 10 | 2.4 ~ 10 | 10 ~ 20 | 20 ~ 40 |
| 三氟噻吨 | 2 ~ 10 | 2 ~ 10 | 10 ~ 20 | 60 |
| 氟哌啶醇 | 2 ~ 8 | 1 ~ 4 | 3 ~ 15 | 100 |
| 奋乃静 | 4 ~ 12 | 6 ~ 36 | 12 ~ 42 | 56 |
| 哌咪清 | 1 ~ 4 | 1 ~ 4 | 2 ~ 12 | 16 |
| 氟哌噻吨 | 2 ~ 50 | 2 ~ 10 | 25 ~ 50 | 75 |
| 第二代抗精神病药 | | | | |
| 氨磺必利 | 100 ~ 200 | 100 ~ 300 | 400 ~ 800 | 1200 |
| 阿立哌唑 | 5 ~ 10 | 15 ~ 30 | 15 ~ 30 | 30 |
| 阿塞那平 | 5 | 5 ~ 10 | 5 ~ 20 | 20 |
| 氯氮平 | 25 | 100 ~ 250 | 300 ~ 800 | 900 |
| 伊潘立酮 | 1 ~ 2 | 4 ~ 16 | 4 ~ 24 | 32 |
| 鲁拉西酮 | 20 ~ 40 | 40 ~ 80 | 40 ~ 120 | 120 |
| 奥氮平 | 5 ~ 10 | 5 ~ 20 | 5 ~ 20 | 30 |

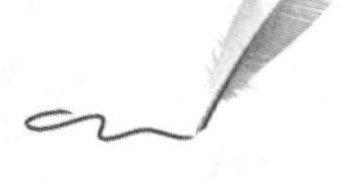

续表

| 抗精神病药 | 起始剂量（mg/d） | 首发患者给药剂量（mg/d） | 反复发作患者给药剂量（mg/d） | 最大剂量（mg/d） |
|---|---|---|---|---|
| 帕利哌酮 | 3~6 | 3~9 | 3~12 | 12 |
| 喹硫平 | 50~100 | 300~600 | 400~750 | 750 |
| 舍吲哚 | 4 | 12~20 | 12~24 | 24 |
| 利培酮 | 1~2 | 1~4 | 3~10 | 16 |
| 齐拉西酮 | 40~80 | 40~120 | 80~160 | 160 |
| 佐替平 | 25~50 | 50~150 | 100~250 | 450 |

（3）内分泌系统紊乱　抗精神病药物可通过抑制下丘脑漏斗结节 DA 受体导致催乳素分泌增高，表现为月经紊乱（闭经）、溢乳、性激素水平异常和性功能改变等。以利培酮、舒必利等较常见。目前尚无确切有效的治疗方法，通过减量或换用另一种影响较小的药物改善症状，闭经可采用中药治疗、人工周期等方法。

（4）心血管系统副作用　几乎所有的抗精神病药物均可能引起，常见的不良反应为直立性低血压、心动过速、心动过缓、传导阻滞和心电图改变（如 ST－T 改变及 Q－T 间期延长）。直立性低血压与药物作用于 α－肾上腺素能受体有关，其增加患者发生意外跌倒和骨折的风险，出现该症状时应让患者平卧、头低位，监测血压。心动过缓、Q－T 间期延长、房室传导阻滞增加了患室性心律失常和猝死的风险，应注意收集病史，加强电解质检查和心电图监护等。

（5）镇静作用　常出现在抗精神病药物治疗早期，表现为多睡、白天嗜睡、头晕和乏力等，可能与药物作用于组胺 $H_1$ 受体和多巴胺受体有关。以氯氮平最常见，奥氮平和喹硫平较明显，其次是利培酮和帕利哌酮。通过缓慢加量、睡前服用，可以避免或减轻症状。

（6）抗胆碱能不良反应　可出现口干、便秘、视物模糊、尿潴留等，中枢抗胆碱能作用表现为意识障碍、谵妄、言语散漫、出汗、震颤和认知功能受损等。可给予对症处理，如患者不能耐受则减药或换用此类作用轻微的药物。

（7）肝功能损害　常见的是无黄疸性肝功能异常，一过性丙氨酸氨基转移酶升高，多能自行恢复；可给予保肝药物治疗，定期复查肝功能。

（8）恶性综合征（NMS）　较少见，但为较严重的抗精神病药物不良反应，几乎所有的抗精神病药物均可引起，发生机制不明确。临床表现为高热（可达 41~42℃）、肌张力障碍（肌紧张、肌肉强直）、意识障碍和自主神经系统功能紊乱（大汗、心动过速、血压不稳、尿潴留）等典型症状。引起 NMS 的危险因素有药物剂量过高、剂量骤增骤减、频繁换药、多种药物联合、紧张症、合并躯体疾病或脑病、注射用药等。严重者死于肾衰竭、呼吸功能衰竭，死亡率 20%~30%。一旦发生应立即停用所有抗精神病药物，给予吸氧、补液、纠正酸碱平衡和电解质紊乱、降温、预防感染等支持治疗；大剂量胞二磷胆碱可增加多巴胺受体活性，也可用溴隐亭（5mg，q6h）治疗，有报道电抽搐治疗有效。

（9）癫痫发作　属较严重的不良反应。氯氮平较易诱发，其他低效价抗精神病药物也可诱发。合并使用抗癫痫药的患者需调整精神药物剂量，避免药物相互作用。

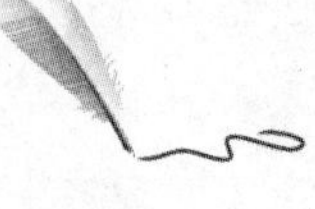

（10）粒细胞缺乏　属严重不良反应，以氯氮平引起较为多见，最常出现在治疗的6~

18周。白细胞计数高于$3.5\times10^9/L$的患者，可以考虑接受氯氮平治疗；如果患者白细胞计数低于$3\times10^9/L$，或者中性粒细胞低于$1.5\times10^9/L$，需要监测白细胞分类和计数，每周2次；如果患者白细胞计数低于$2\times10^9/L$或者中性粒细胞计数低于$1\times10^9/L$，必须停用氯氮平，每日检查白细胞分类和计数，进行骨髓穿刺检查，给予支持疗法，隔离、严防感染，给予升白细胞药物治疗。服用氯氮平而发生粒细胞缺乏症的患者不应再接受氯氮平治疗，卡马西平可增加氯氮平引起粒细胞缺乏症的风险，应注意避免合用。

(11) 其他不良反应　可出现猝死、皮疹、甲状腺激素水平轻度降低等。

**(三) 心理治疗**

精神分裂症发作与心理因素相关，且该病的诊断对患者的身心、社会功能等均会造成不同程度的影响。有效的心理治疗可以提高精神分裂症患者对药物治疗的依从性、降低复发率和再住院率、减轻精神症状带来的痛苦、改善患者的社会功能和生活质量、为患者家属或照料者提供必要的支持。因此，将药物治疗与心理治疗进行有机地整合，可以达到改善临床症状，提高社会功能和生活质量的治疗目的。

因精神分裂症的临床症状复杂多样，个体之间的症状差异较大，同一患者在不同阶段或病程中也可能表现出不同的症状。随着疾病的发展，精神分裂症患者的心理需求也随之变化。因此，在选择合适的心理治疗方法时，应结合精神分裂症的不同病期、主要临床症状以及患者和家属的需求而定。精神分裂症常用的心理治疗方法有支持性心理治疗、认知行为治疗、认知矫正治疗、家庭治疗、社交技能训练、心理健康教育和艺术治疗等。

**(四) 改良电抽搐疗法 (MECT)**

电抽搐治疗 (ECT) 在20世纪30年代后期引入临床，经实践证实电抽搐治疗能改善精神分裂症的兴奋症状，亦能显著减轻严重抑郁的病情。近年来，通过使用短暂麻醉和肌肉松弛剂，使电抽搐治疗更加安全和易于接受，称之为改良电抽搐治疗法 (MECT)。发表的Meta分析提示MECT对精神分裂症的总体症状是有效的，不管是否联合使用抗精神病药物。

**1. 治疗的适应证**

(1) 严重抑郁，有强烈自伤、自杀行为或明显自责自罪者。

(2) 极度兴奋躁动、冲动伤人者 (精神分裂症、双相障碍)。

(3) 拒食、违拗和紧张性木僵者 (精神分裂症)。

(4) 抗精神病药物治疗无效或对治疗药物不耐受者 (精神分裂症)。

**2. 治疗的禁忌证**　MECT无绝对禁忌证，安全性高，并发症少。但有些疾病也可能增加其治疗风险，需要加以注意，如颅内肿瘤或其他占位性病变、新近的颅内出血、心脏功能不稳定的心脏疾病、出血或不稳定的动脉瘤畸形、视网膜脱落、嗜铬细胞瘤、可能导致麻醉意外的疾病等。

**(五) 物理治疗**

重复经颅磁刺激治疗 (rTMS) 是在中枢神经系统某一特定皮质部位给予重复脉冲磁场刺激，改变皮质神经细胞的膜电位，使之产生感应电流，影响脑内代谢、神经递质及其传递等，从而引起一系列生理生化反应的磁刺激技术。在临床上，rTMS能影响认知功能、言语功能和情绪等。国外的最新研究提示，rTMS对难治性精神分裂症 (持续幻听和持续的阴

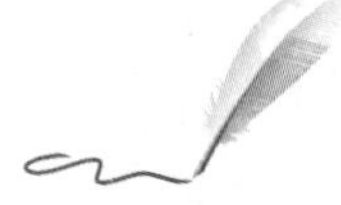

性症状）有一定疗效。

**小 结**

精神分裂症以精神活动和环境不协调为特征，具有思维、情感、行为等多方面的障碍。多起病于青壮年，有慢性化倾向和衰退的可能，部分患者可保持痊愈或基本痊愈。其病因不明，与遗传、大脑结构、神经递质、神经发育和社会心理因素等相关。

临床表现以感知觉障碍（最突出的是幻觉）、思维联想障碍（妄想、被动体验、思维贫乏等）、情感障碍、意志与行为障碍为主要表现；临床上分为偏执型、紧张型、青春型、单纯型、未分化型、残留型等。其诊断应结合病史、临床症状、病程特征及体格检查和实验室检查等进行综合判断。治疗措施包括药物治疗、心理治疗、MECT等，抗精神病药物治疗为其首选治疗措施。

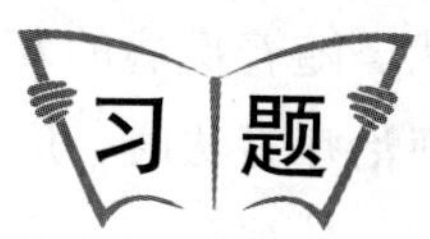


## 一、选择题

**【A1/A2 型题】**

1. 在精神分裂症的病因中，神经生化方面异常的假说不包括
   A. 5 - HT 假说　　B. DA 假说
   C. 氨基酸类神经递质假说　　D. 组胺假说
   E. A、B 和 C
2. 我国流行病学调查资料显示精神分裂症的患病率
   A. 男性高于女性　　B. 男性低于女性
   C. 女性和男性相等　　D. 不清楚
   E. 以上都不对
3. 精神分裂症起病年龄最早的类型是
   A. 青春型　　B. 紧张型
   C. 单纯型　　D. 偏执型
   E. 未分化型
4. 精神分裂症的临床表现为
   A. 思维方面的障碍　　B. 情感方面的障碍
   C. 行为方面的障碍　　D. 以上都可能存在
   E. 以上均不对
5. 精神分裂症最常见的妄想是
   A. 罪恶妄想　　B. 被害妄想与关系妄想
   C. 夸大妄想　　D. 疑病妄想

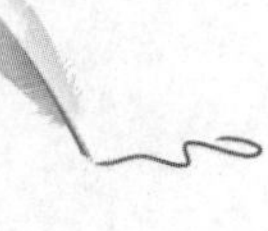

E. 钟情妄想

6. 精神分裂症最常见的感知觉障碍是

A. 幻觉　　B. 感觉减退

C. 视物变形症　　D. 内感性不适

E. 错觉

7. 精神分裂症患者的思维联想障碍表现不包括

A. 不符合修辞、逻辑法则　　B. 谈问题无法切入主题

C. 患者言语支离破碎，无法交谈　　D. 说话绕圈子，无法正面回答问题

E. 音联、意联

8. 精神分裂症的意志与行为障碍主要表现为

A. 协调性精神运动性抑制　　B. 协调性精神运动性兴奋

C. 意志减退和紧张综合征　　D. 强迫性行为

E. 冲动、伤人行为

9. 精神分裂症最多见的幻觉是

A. 听幻觉　　B. 视幻觉

C. 嗅幻觉　　D. 味幻觉

E. 触幻觉

10. 以下症状不属于精神分裂症阳性症状的是

A. 被害妄想　　B. 被控制体验

C. 幻觉　　D. 怪异行为

E. 情绪低落

11. 下列不是精神分裂症的特征性症状的是

A. 命令性幻听　　B. 嫉妒妄想

C. 情感被动体验　　D. 思维被插入

E. 思维中断

12. 以下不是偏执型精神分裂症的临床特点的是

A. 起病多在青少年　　B. 起病多在 30 岁以后

C. 在妄想的基础上往往伴有幻觉　　D. 较少出现显著的人格改变和衰退

E. 以相对稳定的妄想为主

13. 关于青春型精神分裂症，下列叙述不正确的是

A. 妄想具有一定的事实依据　　B. 思维联想破裂

C. 片断的幻觉妄想　　D. 幼稚愚蠢行为

E. 情感肤浅

14. 下列关于单纯型精神分裂症的叙述，不正确的是

A. 多在青少年期发病　　B. 病程进展缓慢

C. 精神运动性兴奋较明显　　D. 疾病初期常不易引起重视

E. 预后较差

15. 精神分裂症的治疗原则不包括

A. 强调早期、足量、足疗程　　B. 治疗应从低剂量开始

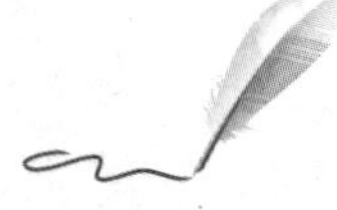

C. 系统、规范

D. 药物剂量应该逐渐加大

E. 病情好转后即可停药，不需要维持治疗

16. 下列关于精神分裂症病程和预后的叙述，不正确的是

A. 初次发病缓解后可有不同的病程变化

B. 部分患者病程为渐进性发展

C. 虽缓解仍可残留部分症状

D. 有一些患者可呈发作性病程

E. 都表现为持续性发展病程

17. 精神分裂症预后良好的因素是

A. 急性起病，病情发作与心因关系不密切

B. 起病年龄较早，慢性起病，没有良好的社会家庭支持系统

C. 起病年龄较晚，急性起病，病前人格正常，社交与适应能力良好，有明显的诱因

D. 病前存在人格障碍，病前社交与适应能力差

E. 以上都不是

18. 下列疾病预后较好的是

A. 偏执狂

B. 单纯型精神分裂症

C. 青春型精神分裂症

D. 紧张型精神分裂症

E. 偏执型人格障碍

19. 以阴性症状为主，对抗精神病药物反应差，预后差，脑细胞丧失退化，多巴胺功能没有明显变化。此特征的类型是

A. Ⅰ型精神分裂症

B. Ⅱ型精神分裂症

C. 残留型精神分裂症

D. 衰退型精神分裂症

E. 精神分裂症后抑郁

20. 下列关于精神分裂症的维持治疗，叙述不正确的是

A. 维持治疗对于减少复发具有肯定的作用

B. 作用机制相似的药物原则上不宜合用

C. 维持治疗的剂量应因人而异

D. 原则上应单一用药

E. 第二次发作后必须终生维持治疗

21. 下述药物具有镇静作用强、抗胆碱能作用明显、对心血管和肝功能影响大、锥体外系不良反应较小、治疗剂量比较大的特点的是

A. 低效价抗精神病药物

B. 中效价抗精神病药物

C. 高效价抗精神病药物

D. 非典型抗精神病药物

E. 所有抗精神病药物

22. 非典型抗精神病药物的作用特点是

A. 阻滞多巴胺受体

B. 阻滞 5 - HT 受体

C. 阻滞胆碱能受体

D. 阻滞去甲肾上腺素受体

E. 阻滞多巴胺受体和 5 - HT 受体

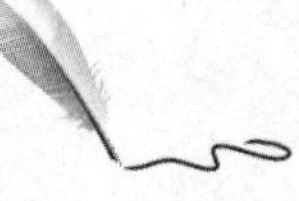

23. 非典型抗精神病药物的代表药物包括

A. 奋乃静
B. 利培酮
C. 氟哌啶醇
D. 氯丙嗪
E. 止呕灵

24. 患者，男，23 岁。首次住院，入院诊断为精神分裂症，而且是首次使用抗精神病药物。此时把抗精神病药物加到治疗量所需的时间通常为

A. 3 天
B. 7 天
C. 2 周左右
D. 3 周左右
E. 4 周左右

25. 患者，男，22 岁。家人诉其近两年来逐渐变得话语减少，活动减少，不愿与人交往，孤僻离群，对亲朋好友变得冷淡，不讲究个人卫生，有时发呆。该患者最可能的诊断是

A. 人格障碍
B. 青春型精神分裂症
C. 偏执型精神病
D. 单纯型精神分裂症
E. 抑郁症

26. 患者，男，25 岁。主要表现为时而兴奋话多、言语零乱、不连贯，情绪变化无常，行为幼稚愚蠢，时而冲动毁物。该患者最可能的诊断是

A. 单纯型精神分裂症
B. 青春型精神分裂症
C. 偏执型精神分裂症
D. 残留型精神分裂症
E. 未分型精神分裂症

27. 患者，女，29 岁。近半年来感到有人迫害她，怀疑丈夫与领导对她不怀好意，路上行人故意冲她吐痰。如考虑为精神分裂症，具体分型为

A. 单纯型
B. 青春型
C. 偏执型
D. 紧张型
E. 未分化型

28. 患者，男，24 岁，服务员。近半年来表现出工作能力下降，接触较为被动，回答问题常用“不知道”“差不多”应答，或不语或发呆，对周围事物反应淡漠，受责备时无表情反应，对住院显得无所谓，其诊断考虑为

A. 青春型精神分裂症
B. 偏执型精神分裂症
C. 单纯型精神分裂症
D. 残留型精神分裂症
E. 未分型精神分裂症

**【A3/A4 型题】**

（29～30 题共用题干）

患者，男，49 岁。4 年前出现不愿与他人接触，多一个人独处，常自言自语、言语混乱、不能理解，时有大吵大闹、无故打人，对家庭中的事情不闻不问，生活变得懒散，衣着不整齐，有时候不穿衣服，不洗澡。全身体格检查未见明显异常。

29. 该患者最可能的诊断是

A. 老年痴呆
B. 人格障碍
C. 精神分裂症
D. 抑郁症

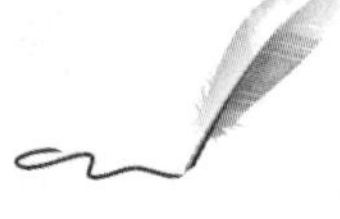

E. 器质性精神障碍

30. 下列最好的治疗措施是

A. 抗精神病药物治疗
B. 抗抑郁治疗
C. 抗焦虑治疗
D. 心境稳定剂治疗
E. 抗痴呆治疗

## 二、思考题

31. 患者，男，46岁。两年前因在外地生意失败，回家借居在父母处。入院前1年，患者在夜间醒来时发现对面楼里有灯光照到自己的房间。此后渐渐觉得周围邻居常常“话里有话”，内容多涉及他的隐私，遂怀疑自己的房间被人窃听、摄像。入院前3个月，患者听到脑子里有一个自称“警察”的人对自己讲话，说他是“X嫌疑犯”，正在对他实施全面监控。入院前半个月，患者多次走访各个政府部门，要求“澄清事实”“洗脱罪名”，并计划给世界各大报刊写信，申诉自己“受人迫害”的经过。

请问：

1. 请写出患者临床诊断、鉴别诊断。
2. 请写出针对该患者的治疗原则。

扫码“练一练”

（杨传刚）

# 第三节 神经症

## 学习目标

1. **掌握** 恐惧症、焦虑障碍和强迫症的临床表现、诊断及治疗。
2. **熟悉** 神经症的共性及分类，躯体形式障碍的临床表现、诊断及治疗。
3. **了解** 神经症各亚型的病因及发病机制。
4. 学会区别躯体形式障碍与躯体疾病。
5. 具有与焦虑障碍、躯体形式障碍患者进行沟通的能力。

## 【概述】

神经症（neurosis）是主要表现为焦虑、抑郁、恐惧、强迫、疑病症状或神经衰弱症状的一组精神障碍。不同的学者根据各自的观察研究，对这一大类疾病有过各种各样的描述。至20世纪初，神经症的概念在西方世界广为流传并传入中国，人们对神经症的认识逐步达成共识，对这一疾病单元的基本内容亦逐步固定。然而，至1994年，DSM-5的公布宣告了神经症这一概念的终结。世界卫生组织1992年公布的ICD-10也未对神经症给出任何总的描述性定义。我国学者经过慎重考虑，在2001年颁布的《中国精神障碍分类与诊断标准》第3版（CCMD-3）中仍然保留神经症这一分类名称。

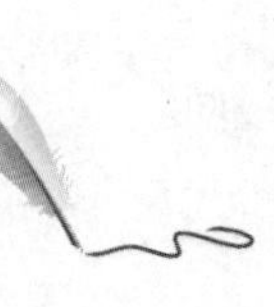

### （一）流行病学特点

我国 1982 年进行的 12 地区精神疾病流行病学调查资料显示：神经症的总患病率为 2.2%；女性高于男性；以 40~44 岁年龄段患病率最高，但初发年龄最多为 20~29 岁年龄段；文化程度低、经济状况差、家庭气氛不和睦者患病率较高。8 年后调查结果为：神经症总患病率为 1.5%，其中神经衰弱为 0.84%，抑郁性神经症为 0.30%，癔症为 0.13%。神经症的总患病率国外报告在 5% 左右，比国内为高，差异可能与样本的构成、诊断标准、东西方社会文化差异等因素有关。

### （二）神经症的共性

作为一组人为合并起来的疾病单元，神经症的各亚型有各自不同的病因、发病机制、临床表现、治疗反应及病程与预后。但通过多年的研究发现，神经症患者仍有不少共同之处，有别于其他类别的精神障碍：本障碍患者病前多有一定的易患素质基础和个性特征；疾病的发生与发展常受心理社会（环境）因素的影响；症状没有可以证实的器质性病变作为基础，与患者的现实处境不相称；一般没有明显或持续的精神病性症状；患者对存在的症状感到痛苦和无能为力，自知力完整或基本完整，社会功能相对完好，有求治要求；病程大多持续迁延。

### （三）神经症的分类

虽然 ICD-10 和 DSM-5 已抛弃了神经症这一术语，但神经症的几种亚型在各个分类系统中仍被保留，只是所属类别与名称改变。我国的精神疾病分类体系中，仍保留了神经症这一疾病单元，将抑郁性神经症归类于情感障碍，癔症单列出来。CCMD-3 将神经症分为以下几类：①恐惧症；②焦虑障碍；③强迫症；④躯体形式障碍；⑤神经衰弱；⑥其他或待分类的神经症等。

## 【恐惧症】

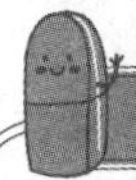

**案例讨论**

［案例］

患者，女，26 岁，已婚。因阵发性紧张、坐立不安、心悸、濒死感 1 年以上入院。1 年前，患者逛街时不知道什么原因把手背皮肤擦伤，刚好看见附近粘贴的艾滋病防治宣传画，遂担心自己被感染，患上不治之症，怕被丈夫抛弃。自诉失眠、烦躁、易激怒，对外界环境兴趣降低，但尚能坚持工作和操持家务。以后症状逐渐加重，发作时有烦躁、坐卧不安、呼吸急促、胸闷、心悸、出汗，自觉要死了，不愿再单独出门，害怕接触周围的人。发作间歇期仍有烦躁，担心再发，多次至各地医院诊治，但疗效欠佳。

［讨论］

1. 本病的临床诊断及诊断依据是什么？

2. 请制定治疗方案。

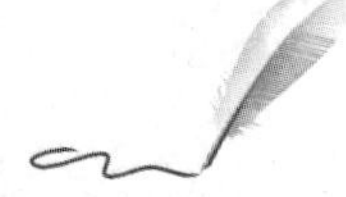

恐惧症是一种以过分和不合理地惧怕外界某种客观事物或情境为主要表现的神经症。

患者知道这种恐惧反应是过分或不合理的，但仍不能防止恐惧发生。在恐惧发作时常伴有明显的焦虑和自主神经症状，且患者极力回避恐惧的客观事物或情境，或带着畏惧去忍受，进而影响其正常活动。

**（一）病因与发病机制**

**1. 遗传因素** Crowe 和 Harris 等的家系调查发现惊恐障碍的先证者的一级亲属中本病的发病风险显著高于正常对照组。但 Torgersen 与 Carey 的双生子研究结果也提示广场恐惧症可能与遗传有关，且与惊恐障碍存在一定联系。

**2. 生化研究** Gorman 等给焦虑障碍患者在室内吸入 5% $CO_2$混合气体，可以引起患者惊恐发作。惊恐发作时患者出现心悸、颤抖、出汗等症状，都是 β－肾上腺素能受体大量兴奋的征象；一些临床研究发现，β－肾上腺素能受体阻断药有减轻惊恐发作和焦虑的作用。

**3. 心理社会因素** 精神分析理论认为，神经症焦虑是对未认识到危险的一种反应。美国心理学家用条件反射理论来解释恐惧症的发生机制，认为恐惧症状的扩展和持续是由于症状的反复出现使焦虑情绪条件化，而回避行为则阻碍了条件化的消退。

**（二）临床表现**

通常将其归纳为三大类。

**1. 场所恐惧症** 又称广场恐惧症、旷野恐惧症，是恐惧症中最常见的一种，在 25 岁及 35 岁左右为其发病高峰，女性发病多于男性。主要表现为害怕处于窘迫或无助的环境，如密闭的环境、广场和拥挤的公共场所等。患者害怕离家或独处，害怕进入该种场所内，因而回避这些环境，甚至不敢出门。患者恐惧的程度可以是焦虑不安，也可出现惊恐发作。

**2. 社交恐惧症** 发病多在 17～30 岁期间，女性多于男性。主要特点是害怕在公众面前出现尴尬的社交行为，担心会被别人嘲笑；在社交场合中持续紧张、焦虑或恐惧，如被别人注视则更加紧张不安、不敢抬头；患者不敢在公共场合演讲，集会不敢坐在前面，因而回避社交。

**3. 单一恐惧症** 是指患者对某一具体的物件、动物、场景、疾病（如艾滋病）等有一种不合理的恐惧。最常见的为对某种动物或昆虫的恐惧，有些患者害怕鲜血或尖锐锋利的物品，还有些对自然现象产生恐惧。通常害怕的不是物体本身，而是随之可能带来的后果。单一恐惧症的症状较恒定，多只限于某一特殊对象，但部分患者可能在消除了对某一物体的恐惧之后，又出现新的恐惧对象。

**（三）诊断**

1. 符合神经症的诊断标准。

2. 以恐惧为主，需符合以下 4 项。

（1）对某些客体或处境有强烈恐惧，恐惧程度与实际危险不相符合。

（2）发作时有焦虑和自主神经症状。

（3）有反复或持续的回避行为。

（4）知道恐惧过分或不合理或不必要，但无法控制。

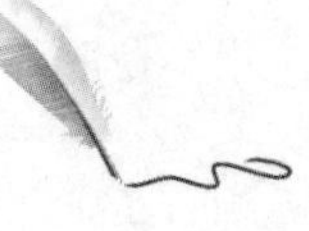

3. 对恐惧情景和事物的回避，必须是或曾经是突出症状。

4. 排除焦虑症、分裂症、疑病症。

（四）鉴别诊断

**1. 正常人的恐惧** 正常人对某些事物或场合也会有恐惧心理，需从恐惧的合理性、恐惧的程度、发生的频率、是否伴有自主神经症状、是否明显影响社会功能、是否有回避行为等方面综合考虑。

**2. 广泛性焦虑障碍** 恐惧症和广泛性焦虑障碍都以焦虑为核心症状，但恐惧症的焦虑由特定的对象或处境引起，呈境遇性和发作性，而焦虑障碍的焦虑常没有明确的对象，常持续存在。

**3. 强迫症** 强迫性恐惧源于自己内心的某些思想或观念，怕失去自我控制，而非对外界事物恐惧。

**4. 疑病障碍** 疑病障碍患者由于对自身状况的过分关注而可能表现出对疾病的恐惧，但这类患者有以下特点可与恐惧症鉴别：认为他们的怀疑和担忧是合理的；所恐惧的只是自身的身体状况而非外界客体或情境；恐惧情绪通常较轻。

（五）治疗

**1. 行为疗法** 行为疗法是治疗恐惧症的首选方法。对恐惧事物的系统脱敏疗法、暴露冲击疗法对恐惧症效果较好。基本原则是消除恐惧对象与焦虑恐惧反应的条件性联系；对抗回避反应，并改变自己不合理的认知。

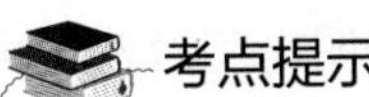

考点提示

行为疗法是治疗恐惧症的首选方法，常用治疗药物是氯丙咪嗪。

**2. 药物治疗** 三环类抗抑郁剂丙咪嗪和氯丙咪嗪对恐惧症有一定的疗效，并能减轻焦虑和抑郁症状。单胺氧化酶抑制剂吗氯贝胺等对社交恐惧有效。SSRIS类的氟西汀、帕罗西汀等也可缓解恐惧症状。苯二氮䓬类与普萘洛尔也因可缓解患者的焦虑而有效。

**3. 联合治疗** 联合心理治疗和药物治疗是治疗恐惧症的最佳方法。

## 【焦虑障碍】

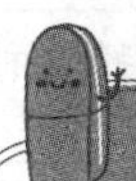

案例讨论

［案例］

患者，女，29岁，已婚，工人。因“发作性心悸，烦躁不安4个月”就诊。4个月前，患者因其父亲突然病故，而出现精神不振、睡眠不佳，随后出现头晕、心悸不适，严重时坐立不安，频繁在房间里走动，出汗明显，在当地医院就诊。心电图示窦性心动过速，给予普萘洛尔、地西泮治疗。以后患者反复出现类似症状，每周发生3～4次，症状基本同前，在发作前无任何诱因。

［讨论］

本病的临床诊断及诊断依据是什么？

焦虑障碍是一种以广泛和持续性焦虑或反复发作的惊恐不安为主要特征的神经症，发病常伴有自主神经紊乱、肌肉紧张等。临床上分为广泛性焦虑障碍和惊恐障碍两种主要形式。预后在很大程度上与个体素质有关，经规范治疗，大多数患者能在半年内好转；病程

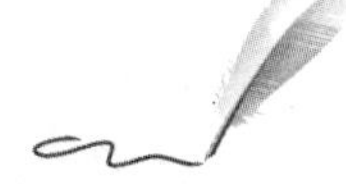

短、症状较轻、病前社会适应能力完好、病前个性缺陷不明显患者预后较好。

**（一）病因和发病机制**

**1. 遗传因素** 遗传因素与焦虑障碍相关，Noyes 等报道广泛性焦虑障碍先证者的一级亲属中本病的患病率为 19.5%，远高于一般人群的患病率；Slater 等发现单卵双生子的同病率为 41%，远高于双卵双生子的同病率（4%）。但某些研究表明，上述遗传倾向在广泛性焦虑障碍患者中并不明显，在惊恐障碍更明显。

**2. 生化研究**

（1）乳酸盐假说 惊恐发作是能够通过实验诱发的少数几种精神障碍之一，给焦虑障碍患者注射乳酸钠能使多数患者出现惊恐发作。

（2）去甲肾上腺素 焦虑障碍患者有去甲肾上腺素能活动的增强。主要表现在：①焦虑状态时，脑脊液中去甲肾上腺素的代谢产物增加；②儿茶酚胺能诱发焦虑，并能使有惊恐发作史的患者诱发惊恐发作；③$\alpha_2$ - 受体拮抗剂能使去甲肾上腺素增加而致焦虑，而 $\alpha_2$ - 受体激动剂对焦虑治疗有效；④蓝斑含有整个中枢神经系统 50% 以上的去甲肾上腺素神经元，动物实验表明电刺激蓝斑可引起明显的恐惧和焦虑反应。

（3）5 - 羟色胺 影响中枢 5 - HT 的药物对焦虑症状有效，表明 5 - HT 参与了焦虑的发生。

**3. 心理社会因素** 行为主义理论认为，焦虑是对某些环境刺激的恐惧而形成的一种条件反射。心理动力学理论认为，焦虑源于内在的心理冲突，是童年或少年期被压抑在潜意识中的冲突成年后被激活，从而形成焦虑。

**（二）临床表现**

**1. 广泛性焦虑障碍** 又称慢性焦虑症，是焦虑障碍最常见的表现形式。常缓慢起病，以频繁或持续存在的焦虑为主要临床表现。具有以下表现，见表 10 - 3 - 1。

**表 10 - 3 - 1 广泛性焦虑症的主要表现**

| 分类 | 表现形式 | |
|---|---|---|
| 精神焦虑 | | 过度担心是焦虑症状的核心。对未来可能发生的、难以预料的某种危险或不幸事件的经常担心。常有恐慌的预感 |
| 躯体焦虑 | 运动不安与肌肉紧张 | 表现为搓手顿足，不能静坐、不停地来回走动，无目的的小动作增多。肌肉紧张为主观上的肌肉紧张感，严重时有肌肉酸痛 |
| | 躯体症状 | 患者常觉得胸骨后有压迫感，伴有气短 |
| | 自主神经功能紊乱 | 表现为心动过速、皮肤潮红或苍白，口干，便秘或腹泻，出汗，尿意频繁等症状。有的患者可出现早泄、阳痿、月经紊乱等症状 |
| 觉醒度提高 | | 表现为过分的警觉，对外界刺激敏感，容易出现惊跳反应；注意力难以集中，易受干扰；难以入睡，易惊醒；情绪易激惹；感觉过敏等 |

**2. 惊恐障碍** 又称急性焦虑障碍，其特点是发作的不可预测性和突然性，反应程度较为强烈，患者常感到濒临灾难性结局的害怕和恐惧，终止也迅速。患者常在无特殊的恐惧性处境时，突然感到一种突如其来的惊恐体验，伴濒死感或失控感以及严重的自主神经功能紊乱。患者感觉死亡将至，或惊叫、呼救、四处奔走，伴有胸闷、呼吸困难或过度换气、心动过速、头痛、四肢麻木、出汗等自主神经症状。惊恐发作一般历时 5 ~ 20 分钟，很少超过 1 个小时，可突然再发。发作期间意识清晰、高度警觉，发作后仍心有余悸，担心再

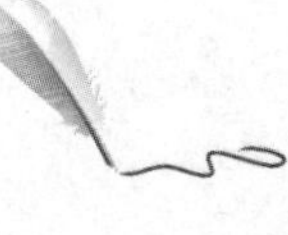

发；间歇期焦虑的体验不再突出；感觉虚弱无力，需数小时到数天才能恢复。60% 的患者由于担心发病时得不到帮助而产生回避行为，发展为场所恐惧症。

**（三）诊断**

**1. 广泛性焦虑障碍的诊断要点** 一次焦虑发作中，患者必须在至少数周或数月内的大多数时间存在焦虑的原发症状，这些症状通常应包含以下要素。

（1）恐慌 表现为将来的不幸烦恼，感到不安，注意困难等。

（2）运动性紧张 表现为坐卧不安、紧张性头痛、颤抖、无法放松。

（3）自主神经活动亢进 表现为出汗、心动过速、呼吸急促、上腹不适、口干等。

（4）扰乱社会和职业机能，使人丧失能力。

（5）始发于青少年时期，45 岁以上最常见。

（6）病程较长，至少 6 个月。

**2. 惊恐障碍的诊断要点**

（1）患者以惊恐发作为主要临床症状，并伴有自主神经相关症状。

（2）在大约 1 个月之内存在数次焦虑（惊恐）反复发作，且发作无明显诱因、无相关的客观情境，发作不可预测；在发作间歇期无明显症状。

（3）通常起病急骤，迅速中止，一般历时 5 ~ 20 分钟，不久又可复发。

（4）初发于成年的中早期，女性高于男性。

（5）排除其他疾病继发的惊恐发作。

**（四）鉴别诊断**

**1. 躯体疾病所致焦虑** 甲状腺疾病、心脏疾病、某些神经系统疾病（如脑炎、脑血管病）、系统性红斑狼疮等易于出现焦虑症状。对初诊、年龄偏大、无心理应激因素、病前个性素质良好而出现焦虑的患者，需警惕是否继发于躯体疾病。

**2. 药源性焦虑** 许多药物在中毒、戒断或长期应用后可致典型的焦虑障碍。如可卡因、咖啡因及阿片类物质等，长期应用激素、镇静催眠药、抗精神病药物也可出现；根据用药史可予以鉴别。

**3. 精神疾病所致焦虑** 抑郁症是最多伴有焦虑的疾病。当抑郁与焦虑严重程度主次不易区分时，应首先考虑为抑郁症，以防耽误抑郁症的治疗而出现自杀等不良后果；精神分裂症患者可伴有焦虑，只要发现存在分裂症症状，则不考虑焦虑障碍的诊断。

**（五）治疗**

**1. 心理治疗**

（1）健康教育 包括了解患者对自身疾病的认识；进行疾病性质的讲解以消除顾虑；教授患者一些应对焦虑的方法，改变其某些不良的生活方式等。

（2）认知治疗 焦虑障碍患者对事物认识的歪曲，是造成疾病迁延不愈的原因之一。在对患者全面评估后，治疗者可帮助患者改变不良认知或进行认知重建。

（3）行为治疗 焦虑障碍患者多有肌肉紧张、自主神经功能紊乱相关症状，通过呼吸训练、放松训练、分散注意等行为治疗方法常常有效；对于因焦虑或惊恐发作而回避社交的患者，可以采用系统脱敏（暴露）治疗。

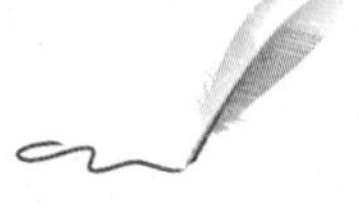

**2. 药物治疗**

（1）苯二氮䓬类　抗焦虑作用强，起效快。根据药物半衰期的长短，分为长程、中程及短程作用药。长程药如氯硝西泮，中程药如阿普唑仑，短程药如三唑仑。对发作性焦虑宜选用短程药；持续性焦虑选用中、长程药；入睡困难选用短、中程药；易惊醒或早醒者，选用中、长程药。临床应用从小剂量开始，逐渐调整到最佳治疗量，维持 2～6 周后逐渐停药，避免药物依赖。

（2）抗抑郁剂　SSRIs 和 SNRIs 类药物对广泛性焦虑有效，不良反应较少，如氟西汀、帕罗西汀、文拉法辛、度洛西汀、西酞普兰等，此类药物因服用方便，副作用较少。三环类抗抑郁剂对广泛性焦虑有较好疗效，如丙咪嗪、阿米替林等，但有较强的抗胆碱能副作用和心脏毒性作用。

（3）β－肾上腺素能受体阻断药　对减轻焦虑障碍患者自主神经功能亢进所致的躯体症状如心悸、心动过速、多汗、震颤等有较好疗效，常用药物为普萘洛尔。

（4）其他药物　丁螺环酮、坦度螺酮因无依赖性，常用于广泛性焦虑障碍的治疗，但起效较慢。氟哌噻吨、美利曲辛对焦虑也有缓解作用，但不宜长期使用，老年人可能诱发帕金森综合征。

## 【强迫症】

强迫症表现为来源于自我的强迫观念和强迫行为，患者能认识到这些观念和行为是异常的，并违背自己的意愿，其自我强迫和反强迫的强烈冲突使患者感到焦虑和痛苦，但无法摆脱。病程迁延患者可表现出仪式行为，此时患者的焦虑和精神痛苦减轻，但社会功能严重受损。

### （一）病因和发病机制

**1. 遗传因素**　强迫症具有家族聚集性，荟萃分析表明强迫症患者的一级亲属具有较高的患病率；同卵双生子的同病率为 65%～85%，而异卵双生子则为 15%～45%。

**2. 生化研究**　有不少证据支持强迫症患者有 5－HT 功能异常，如具有抑制 5－HT 再摄取的抗抑郁药物治疗强迫症有效，5－HT 受体激动剂能使患者的症状恶化，强迫症状的减轻伴有脑脊液 5－HT 代谢产物下降等。

**3. 脑病理学**　严重的脑外伤、癫痫可伴发强迫症状；脑影像学研究发现，强迫症患者可能存在涉及额叶和基底节神经回路的异常等。

**4. 心理社会因素**　精神分析理论认为强迫症是人格发展固着于强迫性格，焦虑情绪通过防御机制而形成强迫症状。行为主义理论认为强迫症是由非特异性情境引起的焦虑，通过强迫行为和强迫性仪式以减轻焦虑，但由于这种行为和仪式仅能暂时减轻焦虑，故而反复出现强迫行为和强迫性仪式。

### （二）临床表现

常在青少年期发病，多数缓慢起病，无明显诱因。病程多变，多数患者病情逐渐进展，部分患者病情反复波动，或有完全的缓解间歇期。可与抑郁障碍、惊恐发作、疑病障碍、贪食症、厌食症等精神障碍共病。其基本症状为强迫思维和强迫行为，强迫行为是对强迫观念的典型反应。常见的表现形式如下。

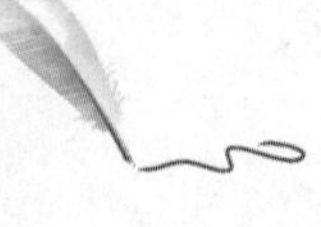

**1. 强迫思维**

（1）强迫思维 是患者脑中反复出现的一些观念、表象或冲动思维，内容常为暴力、猥亵或毫无意义，患者常试图抵制，但不能控制。

（2）强迫性穷思竭虑 患者对一些常见的事情、概念或现象反复思考，刨根究底，自知毫无现实意义，但不能自控。如反复思考“究竟是先有鸡还是先有蛋”。

（3）强迫怀疑 患者对自己所做过的事的可靠性表示怀疑，需要反复检查、核对。如门窗是否关好，钱物是否遗漏等，患者自己能意识到事情已做好，只是不放心而反复检查。

（4）强迫联想 患者脑中出现一个观念或看到一句话，便不由自主地联想到另一个观念或词句，大多是对立性质的，此时叫强迫性对立思维。如想到“和平”，马上就联想到“战争”等。

（5）强迫回忆 患者意识中不由自主地反复呈现出经历过的事情，无法摆脱，感到苦恼。

（6）强迫意向 患者体会到一种强烈的内在冲动要去做某种违背自己意愿的事情，但一般不会转变为行动。因患者知道这种冲动是非理性的、荒谬的，故努力克制，但内心冲动无法摆脱。如看到电插头就想去摸，看到异性就想拥抱等。

**2. 强迫行为** 常继发于强迫思维，是患者反复出现的刻板行为，这些行为无助于完成有意义的任务，患者也认为是无意义或无效的。主要表现形式如下。

（1）强迫检查 多为减轻强迫怀疑引起的焦虑而采取的措施。常表现为反复检查门窗、煤气是否关好，电插头是否拔掉，账目是否搞错等，严重者检查数十遍还不放心。

（2）强迫洗涤 多源于“怕受污染”这一强迫观念而表现反复洗手、洗衣物、消毒家具等。患者自知没有必要，但控制不住。

（3）强迫性仪式动作 通常是为了对抗某种强迫观念所引起的焦虑而逐渐发展起来的。如一位学生开始出现强迫观念时便摇头对抗，果然有效，但好景不长，摇头不能抵抗强迫观念，于是就增加一项手拍桌子的动作，此法开始有效，但效力逐渐下降，于是患者又增加一项跺脚的动作以加强对抗作用。久而久之，患者即发展了一套复杂的仪式化程序：先摇几下头，接着拍几下桌子，然后跺脚……

（4）强迫询问 强迫症患者常常不相信自己，为了消除疑虑或穷思竭虑给自己带来的焦虑，常反复询问他人（尤其是家人），以获得解释与保证。

**3. 回避行为** 回避是强迫症最突出的症状，患者回避引起强迫观念和强迫行为的各种情境。

**4. 焦虑** 焦虑常继发于强迫思维或（和）强迫动作，强迫症状加重时也常出现抑郁，抑郁症状的加重或减轻常伴有强迫症状严重程度的同等变化。

**（三）诊断**

患者必须在连续两周中的大多数时间存在强迫观念或强迫行为，或两者并存。这些症状引起痛苦或妨碍活动。强迫症状应具备以下特点。

1. 必须被看作是患者自己的思维或冲动。

2. 必须至少有一种思想或动作被患者徒劳地加以抵制，即使患者不再对其他症状加以抵制。

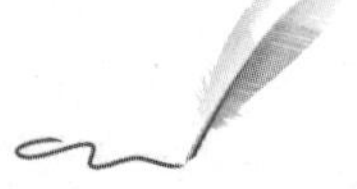

3. 实施动作、行为的想法本身是令人不愉快的。

4. 想法、表象或冲动必须是让人不愉快地反复出现。

**（四）鉴别诊断**

**1. 精神分裂症** 精神分裂症可出现强迫症状，但患者多不因此而苦恼，对症状无自知力，无主动克制或摆脱的愿望，无治疗要求，且症状内容多荒谬离奇。此外，患者具有精神分裂症的阳性或阴性症状。

**2. 抑郁障碍** 强迫症常与抑郁障碍共存。对于急性发作的精神障碍，优先考虑首先出现的症状，如两者无明显先后之分，将抑郁作为原发；对慢性发作患者，以单独存在的、出现最频繁的症状优先诊断。

**3. 恐惧症和焦虑障碍** 强迫症、恐惧症和焦虑障碍均有焦虑表现，确定原发症状是鉴别的关键。强迫症患者的强迫观念和行为常来自于患者的主观体验，其回避与强迫行为和强迫思维有关。恐惧症的对象来自于客观现实。

**4. 脑器质性精神障碍** 中枢神经系统的器质性病变，尤其是基底节病变，可出现强迫症状。神经系统病史和体征及相关辅助检查证据有助于鉴别。

**（五）治疗**

**1. 心理治疗** 目的是使患者对自己的个性特点和所患疾病有正确客观的认识，使其对现实状况有正确客观的判断，学习应激处理方法，使其逐渐从强迫的境地中解脱。行为治疗、认知治疗、精神分析治疗均可用于强迫症，暴露和反应预防是治疗强迫症有效的行为治疗方法。对药物治疗无效者也可试用厌恶疗法。

**2. 药物治疗** 具有抗强迫作用的药物有 SSRIs（如氟西汀、舍曲林、帕罗西汀、西酞普兰等）和三环类抗抑郁药（如氯丙咪嗪）。SSRIs 是目前治疗强迫症的一线药物，在强迫症急性期时的治疗剂量常为处方推荐的较高或最高剂量。在急性期治疗取得效果后过渡到巩固期和维持期治疗，持续治疗能减少复发。氯丙咪嗪因不良反应限制了其应用。

药物治疗与心理治疗同时或相继进行均比单独使用任何一种治疗的效果要好。

## 【躯体形式障碍】

躯体形式障碍是以各类不能证实为器质性或明确病理机制存在的，但却表现以出各种躯体症状为主要临床表现的精神障碍。患者因这些症状反复就医，各种医学检查阴性和医生的解释均不能打消其疑虑。即使有时患者确实存在某种躯体障碍，但不能解释症状的性质、程度或患者的痛苦与先占观念，常伴有焦虑或抑郁情绪。这类患者多就诊于综合医院的非精神科，以消化科、呼吸科及心内科最常见，精神科医生所遇到的往往是具有多年就诊经历、大量临床检查资料、用过多种药物的病例。

**（一）病因和发病机制**

本病的病因尚不明确。现有研究结果显示，该病是由生物学因素及心理社会因素等多因素共同作用引起的。

**1. 遗传因素** 已有一些研究认为躯体形式障碍与遗传易患素质有关，但尚无遗传因素对该病影响力度的结论。

**2. 生化研究** 躯体形式障碍的患者可能存在脑干网状结构滤过功能失调，使得患者能感知内脏器官的活动，致使其注意力由外转向身体内部，各种生理变化信息不断被感受，这些生理变化就可能被患者误会为躯体不适或症状。

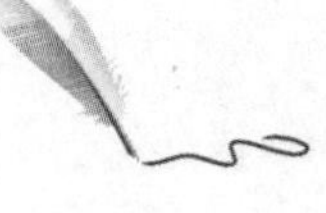

**3. 心理社会因素** 躯体形式障碍患者多具有“神经质”的个性，其特点是敏感、多疑、固执，过度地关注躯体不适的症状和自身的健康状况。精神分析的观点认为，躯体症状是个体对自身内部或外部环境害怕的替代，是一种变相的情绪发泄。Parsons 提出了患者角色的概念，强调社会对患者角色的特权、补偿等强化效应，即通过患病可以回避不愿承担的责任并取得关心和照顾，又称继发获益。

**（二）临床表现**

躯体形式障碍包括躯体化障碍、未分化的躯体形式障碍、疑病障碍、躯体形式的自主神经功能紊乱、持续的躯体形式的疼痛障碍和其他躯体形式障碍等。

**1. 躯体化障碍（又称 Briquet 综合征）** 躯体化障碍以女性发病多见，临床表现多种多样，症状反复出现、经常变化，可涉及身体的任何部分或器官，各种医学检查不能证实有任何器质性病变。患者拒绝接受多名医生关于其症状没有躯体疾病的解释，常伴有明显的焦虑、抑郁情绪，过度使用消除症状的药物，症状及其所致的行为造成一定程度的社会和家庭功能损害。其病程至少 2 年。常见的症状有疼痛（涉及部位广，位置不固定，性质一般不强烈，与情绪相关）、皮肤异常感觉（如烧灼感、麻木感、刺痛感等）、胃肠道不适（如反酸、恶心、呕吐、腹胀、腹痛、便秘、腹泻等）、呼吸系统和循环系统（如气短、胸闷、头晕、心悸）等。

**2. 未分化的躯体形式障碍** 患者常诉述一种或多种躯体症状，症状多变，其临床表现类似躯体化障碍，但其症状涉及的部位不如躯体化障碍广泛；病程在半年以上，不足 2 年；尚未达到躯体化障碍的典型表现。

**3. 疑病障碍** 疑病障碍无明显的家庭特点，病程常呈慢性波动；其特征是患者存在先占观念，担心或相信自己患有一种或多种严重的躯体疾病。正常的感觉被患者视为异常，患者因此而反复就医，希望通过反复的检查以明确诊断，但各种医学检查阴性的结论和医生的解释不能消除其顾虑。有的患者确实存在某些躯体疾病，但与患者所述症状的性质、程度或其痛苦不相关联。多数患者伴有焦虑与抑郁情绪。

**4. 躯体形式的自主神经功能紊乱** 本病的特征是患者有明确的自主神经症状，如心悸、出汗、气促等，患者坚持认为是因某一器官或系统的严重疾病引起，并因此感到痛苦；但各种检查未能发现这些器官的结构和功能有明显的病变。

**5. 躯体形式的疼痛障碍** 该病以女性多见，多在 30～50 岁发病；是一种不能用生理过程或躯体障碍予以合理解释的、持续而严重的疼痛。疼痛的发生与情绪冲突或心理社会问题相关，医学检查不能发现疼痛部位有相应的器质性变化。病程常迁延并持续 6 个月以上。常见的疼痛部位是头痛、腰背痛和慢性盆腔痛等，疼痛可位于体表、深部组织或内脏器官，疼痛的性质可为钝痛、胀痛、酸痛或锐痛。患者因疼痛反复就医，服用多种药物，甚至出现镇静镇痛药物依赖，并伴有焦虑、抑郁和失眠，出现社会功能受损。

**6. 其他躯体形式障碍** 含癔症球，感觉异常等。

**（三）诊断**

凡患者以一种或多种躯体不适症状为主要表现，而医学检查不能发现相应的器质性病变的证据；或虽然有躯体疾病的存在，但与其症状的严重程度或持续的时间很不相称者，应考虑躯体形式障碍的可能，诊断主要根据临床特征。

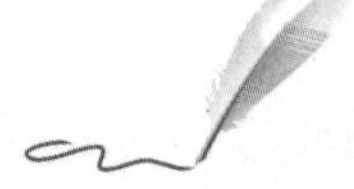

**1. 躯体化障碍的诊断要点** ①存在各式各样的躯体症状至少 2 年，且未发现任何恰当

的躯体解释。②不断拒绝多名医生关于其症状没有躯体疾病解释的忠告与保证。③症状及其所致行为造成一定程度的社会功能损害。

**2. 疑病障碍的诊断要点** ①长期相信表现的症状隐含着至少一种严重躯体疾病，尽管反复的检查不能找到充分的躯体解释；或存在持续性的先占观念，认为有畸形或变形。②总是拒绝接受不同医生对于其症状并非是躯体疾病的忠告和保证。

**3. 躯体形式的自主神经功能紊乱的诊断要点** ①持续存在自主神经兴奋症状，如心悸、出汗、颤抖等，这些症状令人烦恼。②涉及特定器官或系统的主观主诉。③存在上述器官可能患严重疾病的先占观念，医生的反复保证和解释均不接受。④所述器官的结构和功能并无明显病变的证据。

**4. 躯体形式的疼痛障碍的诊断要点** 主要特点是患者有持续、严重、令人痛苦的疼痛，不能用生理过程或躯体障碍完全加以解释，情绪冲突或心理社会问题与疼痛的发生相关。

**（四）鉴别诊断**

**1. 躯体疾病** 有些躯体疾病在早期可能难以找到客观的医学证据。因此，各类躯体形式障碍的诊断要求病程至少 3 个月以上，有的甚至要求 2 年以上，以便自然排除各类躯体疾病所引起的躯体不适。对年龄超过 40 岁而首次表现躯体不适为主要症状的患者，应谨慎作出躯体形式障碍的诊断。

**2. 抑郁症** 抑郁症常伴有躯体不适症状，而躯体形式障碍也常伴有抑郁情绪。抑郁症以心境低落为主，可有早醒、自责、自杀阳性，求治需求不如躯体形式障碍患者强烈。

**3. 精神分裂症** 早期可有疑病症状，但其内容多离奇、荒诞、不固定，有思维障碍，常见幻觉和妄想，患者不积极求治。

**4. 其他神经症** 各种神经症均可出现躯体不适或疑病症状，但这些症状均系继发性的，也不是主要的临床表现。

**（五）治疗**

治疗时应与患者建立良好的医患关系，不否定患者的体验；做好连续的医学评估，合理解释各项检查结果；重视心理和社会因素的评估；适当控制患者的检查治疗要求。

**1. 心理治疗** 目前常用的心理治疗有精神分析治疗、认知行为治疗、认知治疗、森田疗法等。其目的是让患者逐渐了解所患疾病的性质，改变错误的观念，解除或减轻精神因素的影响，使患者对自己的身体情况与健康状态有相对正确的评估，逐渐建立对躯体不适的合理性解释。

**2. 药物治疗** 对伴有医院和焦虑的患者可用苯二氮䓬类、三环类抗抑郁剂、SSRIs 类药以及对症处理的镇痛药、镇静药等；对有偏执倾向的患者可使用小剂量非经典抗精神病药。用药应从小剂量开始，并向患者说明可能的副作用及起效的时间以增加患者对治疗的依从性。

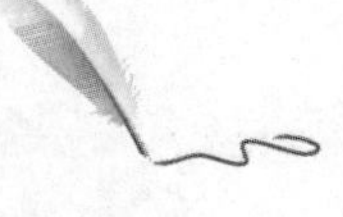

## 小结

神经症是主要表现为焦虑、抑郁、恐惧、强迫、疑病症状的一组精神疾病。随着对该病认识的不断深入，"神经症"这一术语逐渐被抛弃，ICD－10也未对其给出任何总的描述性定义，但仍保留了神经症的基本内容。CCMD－3将神经症分为：恐惧症、焦虑障碍、强迫症、躯体形式障碍、其他或待分类的神经症。各型之间有不同的病因、发病机制、临床表现、治疗反应及病程与预后。

恐惧症以过分和不合理地惧怕外界某种客观事物或情境为主要表现，临床上分为场所恐惧症、社交恐惧症和单一恐惧症三类；焦虑障碍以广泛和持续性焦虑或反复发作的惊恐不安为主要特征，临床分为广泛性焦虑障碍与惊恐障碍两种主要形式；强迫症的特点是有意识的自我强迫和反强迫并存，两者强烈冲突使患者感到焦虑和痛苦，其基本症状为强迫观念、强迫动作和行为。躯体形式障碍是一种以持久地担心或相信各种躯体症状的优势观念为特征的精神障碍，患者因躯体不适症状反复就医；躯体形式障碍包括躯体化障碍、未分化的躯体形式障碍、疑病障碍、躯体形式的自主神经功能紊乱、躯体形式的疼痛障碍等多种形式。神经症的治疗以药物治疗联合心理治疗较单一治疗更为有效。

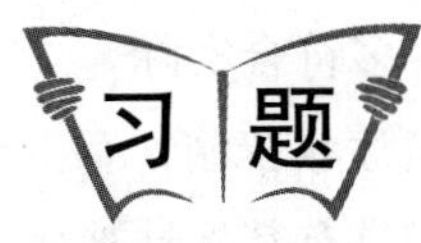


## 一、选择题

**【A1/A2型题】**

1. 目前关于神经症的病因，下列描述较准确的是
   A. 内在的素质因素是主要的　　B. 精神因素是次要的
   C. 已发现有可疑的器质性改变　　D. 神经症具有遗传性
   E. 外在的精神应激因素与内在的素质因素共同作用的结果
2. 以下关于惊恐障碍的叙述正确的是
   A. 通常起病急骤，终止缓慢
   B. 发作期间大多意识清晰
   C. 症状是继发于其他躯体或精神疾病
   D. 每次一般历时20～60分钟，大多超过1小时
   E. 诊断要求1个月内至少有3次发作或首发后继发害怕再发的焦虑持续1个月
3. 神经衰弱的病程特点是
   A. 进行性加重　　B. 逐渐减轻
   C. 发作性　　D. 波动性
   E. 以上都可出现
4. 恐惧症与强迫症的区别是
   A. 是否回避　　B. 有无幻觉

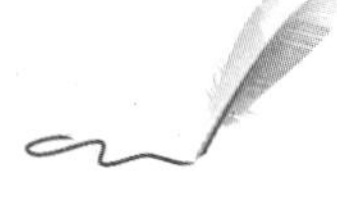

C. 有无自主神经症状　　D. 出现焦虑反应

E. 明知不对难以控制

5. 某一神经症患者在看见或听到“和平”二字时，马上想起“战争”二字；看见或听到“天才”二字时，便想到“愚笨”二字，此症状称之为

A. 牵连观念　　B. 强迫意向

C. 强迫性对立观念　　D. 强迫性穷思竭虑

E. 以上都对

6. 神经衰弱最主要的症状是

A. 腹痛　　B. 头痛头晕

C. 肌肉酸痛　　D. 易疲劳

E. 情绪易烦恼

7. 神经症的症状不包括

A. 幻觉　　B. 躯体不适症状

C. 精神易兴奋　　D. 感觉过敏

E. 情绪症状

8. 关于精神分裂症的强迫症状与强迫症的强迫症状的区别，正确的是

A. 精神分裂症的强迫症状持续时间长

B. 精神分裂症患者对症状常有自知力，有明显治疗要求

C. 精神分裂症的强迫症状内容多符合实际

D. 精神分裂症患者往往为强迫症状苦恼，有主动克制或摆脱的愿望

E. 最主要的特点是分裂症患者具有其他精神病性症状

9. 下列关于神经症的睡眠障碍，叙述正确的是

A. 早醒是神经症的症状，而不是抑郁症的症状

B. 失眠一般分为两种形式，即入睡困难、易惊醒

C. 神经症患者以易惊醒主诉最为多见

D. 失眠主要表现为睡眠时间短或质量差，或是对睡眠缺乏自我满足的体验

E. 如用地西泮治疗神经症的失眠，疗程4~6个月为宜

10. 下列说法正确的是

A. 在神经症的等级诊断中神经衰弱应优先考虑

B. 行为疗法是治疗恐惧症的首选方法，且疗效持久

C. 所有强迫症患者的自知力都不存在，故都无求治要求

D. 恐惧症患者的恐惧对象包括自己内心的某些思想或观念

E. 对身体畸形（虽然根据不足）的疑虑或先占观念也属于疑病障碍

11. 在抑郁和焦虑严重程度主次不能区分时，应优先考虑的诊断是

A. 抑郁的诊断　　B. 焦虑的诊断

C. 抑郁和焦虑同时诊断　　D. 其他诊断

E. 暂不诊断，观察

12. 神经衰弱疲劳症状的特点为

A. 疲劳常伴有不良的心境

B. 疲劳常有情境性

C. 疲劳常有弥散性

D. 以精神疲劳为主，可不伴有躯体疲劳

E. 以上均是

13. 下列关于神经症的药物治疗，叙述正确的是

A. 控制靶症状起效较慢，不能促进心理治疗的效果与患者的遵医行为

B. 根据具体的临床表现和药物的作用特点，不可联合使用不同种类的药物

C. 抗焦虑药、抗抑郁药以及促大脑代谢药等可用于神经症的治疗

D. 不要将药物的副作用预先向患者说明，以免对患者造成不良的暗示

E. 早期不可与心理治疗合用

14. 恐惧症首选疗法是

A. 抗精神分裂药物治疗　　B. 抗抑郁药物治疗

C. 行为治疗　　D. 认知治疗

E. 精神分析治疗

15. 关于氯丙咪嗪治疗强迫症，下列叙述正确的是

A. 一定要从大剂量开始

B. 效果与 SSRIs 类抗抑郁药相似，但其副作用较少

C. 一般 2 ~ 3 周开始显效

D. 一般治疗时间不宜长于 3 ~ 6 个月

E. 对难治性强迫症，合并卡马西平或丙戊酸钠能取得较好的疗效

16. 关于苯二氮䓬类药物治疗焦虑症，下列叙述正确的是

A. 一般从大剂量开始

B. 药过程应少于 2 周

C. 合并使用 β - 受体阻断药时，应考虑有无哮喘史等禁忌情况

D. 达最佳有效治疗量后维持 6 ~ 8 周逐渐停药

E. 不根据临床特点选用的药物

17. 患者，女，42 岁，已婚。10 个月前行诊断性刮宫，术后有阴道出血。后听同事说有癌症的可能，遂感到紧张、心悸、气促，之后反复出现紧张、烦躁、坐立不安、气急、畏死，且间歇期逐渐缩短。家族史、既往史、查体、实验室检查无特殊。病前性格多疑多虑、易急躁。自知力存在。该患者最可能的诊断是

A. 神经衰弱症　　B. 疑病症

C. 恐惧症　　D. 焦虑症

E. 心因性精神障碍

18. 患者，女，38 岁，大专文化，已婚。国庆期间在某景点游览时突发性心悸、呼吸困难，患者极度恐惧，好像“周围没有空气”，大声尖叫，死死抱住一根柱子不放，浑身颤抖，大汗淋漓，持续约半小时后瘫软下来。患者事后回忆起来也莫明其妙，不知为何如此惊慌和恐惧。此后发作频繁，每次发作十多分钟，程度较首次为轻，多为突然心悸、胸闷，出现濒死感，抓住亲人的手惊叫“不得了！不得了！”。发作后疲乏无力，脸色苍白。病前性格耿直、急躁、好胜心强，急于求成。夫妻关系一般，一儿一女均健。家族病史不详，

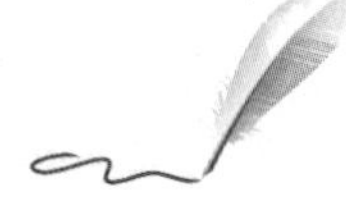

自称一家都是急性子。查体：体温 36.7℃，脉搏 88 次/分，呼吸 18 次/分，血压 110/74mmHg，心肺听诊阴性，神经系统未见特殊异常。精神检查：神清合作，年貌相符，略显憔悴，讲话急切，偶有口吃，情绪明显焦虑不安，一再询问“我会不会疯”“会不会死”。不断长吁短叹、搓拳顿足。未发现有幻觉、妄想，智力正常，自知力充分。该患者最可能的诊断是

A. 强迫症　　B. 疑病障碍
C. 焦虑症　　D. 惊恐障碍
E. 抑郁症

**【A3/A4 型题】**

（19～20 题共用题干）

患者，男，19 岁，高中在校学生。因反复思考、犹豫不决，自知不必想、不必做的事要去想、要去做而不安、焦躁近 3 年。患者家境贫苦但成绩优异。因为学习勤奋、遵守纪律，年年担任班长。高中时学习紧张，担心任班干部会影响学习，于是向班主任提出不再担任，班主任未同意，被对他批评教育。后常为此苦思冥想、进退两难，有时辗转通宵、权衡利害，下决心不再担任，但次日起床，又犹豫不决。如是多日，心烦、失眠。学习成绩日渐下降，做事六神无主。此后做事更加十分小心和仔细，锁门后要反复开关几次，验证是否锁紧。吐痰时需瞻前顾后、左右巡视，待周围无人时才轻轻吐出，以防溅污他人，吐过之后还要审视良久，确信无误方才宽心。某日借别人的桶挑水，送还时向对方致意：“麻烦您了”。事后一想，此话不准确，应该说“谢谢您了”。便想再回去更正一番，但又想，这样的小事竟如此认真，没有必要，终究未去更正，但此事一直耿耿于怀，每每碰见那位当事人，便想慎重说明：“我上次说错了，应该说谢谢您，而不是麻烦您。”与别人交谈，偶有几句话未听清楚，事后梗记于心，唯恐这几句话至关重要，事后一直想去让别人重新诉说一遍。精神检查：患者神清、合作，情感反应适度。自称头脑中思绪甚多，尽是些日常琐事，本无须多虑却欲罢不能。称天天都处在矛盾、紧张、痛苦之中。求医迫切。未发现精神病性症状。实验室及神经系统检查无特殊发现。

19. 该患者最可能的诊断是

A. 精神分裂症　　B. 焦虑症
C. 恐惧症　　D. 疑病症
E. 强迫症

20. 应选择的治疗措施是

A. 抗精神病药物治疗　　B. 抗强迫症药物与心理治疗
C. 抗焦虑治疗　　D. 心境稳定剂治疗
E. 心理治疗

## 二、思考题

患者，女，35 岁，中专，家庭妇女。因反复腹胀、腹痛 3 年，腰背、四肢麻木感 2 年入院。患者 27 岁时嫁给大她 18 岁的个体商人。婚后前 3 年感觉良好，不需工作，家务由保姆料理，衣食无忧，丈夫还给她每月几千元零花钱。患者生性好动，而丈夫长年在外，孤独寂寞时只能陪小区的老太太打麻将，不能外出游玩（这是丈夫的规定）。3 年前，患者

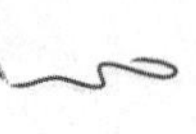

觉得上腹部不适，有腹胀、腹痛感，在当地医院检查后诊断为“浅表性胃炎”，给予护胃治疗，觉症状有所好转，但时有反复。1 年后，发现丈夫有外遇，症状逐渐加重，表现腹胀、腹痛，觉腹部有异常包块在游动，并出现食欲不振、胸闷、心悸、腰背不适、四肢麻木、入睡困难等症状。在当地三甲医院经多项检查，未发现异常，给予一些辅助药物治疗，好转出院。以后病情波动，曾先后 7 次入住消化科、心血管内科、中医科，做了大量各种检查，花费医药费 7 万余元，疗效不佳而转入精神科。

请问：

1. 请写出患者临床诊断、鉴别诊断。
2. 请写出该患者的治疗措施。

扫码“练一练”

（杨传刚）

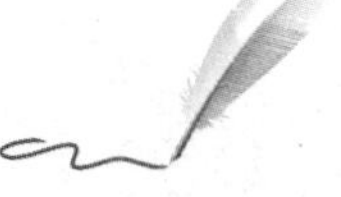

# 参考答案

## 第二章　呼吸系统疾病

第二节

1. E　2. B　3. E　4. B　5. A　6. B　7. C　8. B　9. D　10. C

第三节

1. A　2. C　3. D　4. C　5. C　6. B　7. A　8. C　9. B　10. E

11. A　12. E　13. E　14. E　15. D　16. D　17. A

第四节

1. E　2. E　3. A　4. D　5. A　6. D　7. B　8. D　9. E　10. D

11. C　12. A　13. C　14. A　15. D　16. B　17. C　18. C

第五节

1. D　2. D　3. C　4. C

第六节

1. A　2. C　3. A　4. B

第七节

1. C　2. D　3. E　4. A　5. D　6. D　7. B　8. D　9. D　10. E

11. B

第八节

1. C　2. A　3. B　4. B　5. B　6. C　7. D　8. D　9. E　10. D

第九节

1. B　2. D　3. A　4. E　5. A　6. D　7. A　8. A　9. C　10. D

11. B

第十节

1. A　2. E　3. B　4. B　5. E

第十一节

1. B　2. B　3. C　4. E　5. B　6. D　7. C

第十二节

1. D　2. C　3. C　4. C　5. C

## 第三章　循环系统疾病

第二节

1. B　2. D　3. B　4. C　5. B　6. C　7. C　8. A　9. E　10. B

11. B　12. A　13. C　14. A

第三节

1. C 2. D 3. A 4. B 5. D 6. D 7. E 8 B 9. D 10. B

11. ABCE 12. ACE

第四节

1. B 2. C 3. D 4. E 5. D 6. C 7. D 8. D 9. D 10. D

11. B 12. C 13. B 14. C 15. C 16. B 17. D 18. E 19. B 20. E

第五节

1. D 2. E 3. B 4. C 5. B 6. E 7. D 8. D 9. A 10. B

第六节

1. A 2. B 3. B 4. C 5. B 6. B 7. A 8. A 9. B

第七节

1. E 2. B 3. E 4. C 5. C 6. E 7. D

第八节

1. B 2. A 3. B 4. C 5. D 6. A 7. D 8. C 9. C

第九节

1. D 2. B 3. E 4. B 5. C 6. B 7. C 8. D

## 第四章 消化系统疾病

第二节

1. B 2. B 3. E 4. C

第三节

1. C 2. B

第四节

1. B 2. B 3. A 4. D 5. B 6. B

第五节

1. C 2. D 3. E 4. A 5. A 6. C 7. D 8. B

第六节

1. C 2. B 3. E 4. B 5. B 6. D

第七节

1. C 2. B

第八节

1. B 2. D 3. B

第九节

1. B 2. E 3. D

第十节

1. A 2. E 3. D 4. D 5. D

第十一节

1. A 2. C 3. B 4. B 5. E 6. E 7. A 8. D 9. B 10. C

第十二节

1. D　2. C　3. B　4. B　5. A　6. B　7. D　8. C

第十三节

1. E　2. E　3. C　4. B　5. A　6. D

## 第五章　泌尿系统疾病

第二节　肾小球疾病

1. B　2. A　3. C　4. D　5. C　6. A　7. E　8. A　9. E　10. E
11. D　12. A　13. A　14. E　15. D　16. D　17. C　18. C

第三节

1. E　2. E　3. D　4. C　5. B　6. C　7. C　8. C　9. D　10. A

第四节

1. E　2. D　3. A　4. E　5. C　6. E　7. B　8. E　9. A　10. D
11. E　12. D　13. D　14. A

第五节

1. E　2. E　3. B　4. B　5. C　6. B　7. C　8. A　9. D　10. E

## 第六章　血液系统疾病

第二节

1. D　2. E　3. B　4. E　5. B　6. D　7. A　8. A　9. C　10. D
11. B　12. A　13. B　14. B　15. B　16. C　17. BCD　18. CE　19. E　20. E
21. C　22. C　23. C

第三节

1. A　2. D　3. D　4. C　5. C　6. A　7. C　8. A

第四节

1. C　2. A　3. A　4. B　5. E　6. E　7. E　8. A　9. A　10. B
11. B

第五节

1. B　2. C　3. D　4. B　5. D　6. E　7. E　8. D　9. B　10. D
11. E　12. E　13. B　14. E　15. C　16. D　17. C　18. B　19. C　20. E
21. E　22. B　23. E　24. D　25. C　26. E　27. A　28. B　29. B

## 第七章　内分泌和代谢性疾病

第二节

1. D　2. B　3. A　4. A　5. B　6. D　7. A

第三节

1. B 2. C 3. A 4. A 5. C 6. E 7. C 8. E 9. B 10. B

11. A 12. E 13. E 14. E 15. B 16. E 17. A

第四节

1. C 2. D 3. B 4. B 5. B

第五节

1. E 2. D 3. A 4. C 5. B 6. B 7. D 8. D 9. B 10. C

11. C

第六节

1. E 2. C 3. D 4. E 5. A 6. D

第七节

1. D 2. A 3. C 4. A

# 第八章 风湿性疾病

第二节

1. C 2. D 3. E 4. D 5. E 6. B 7. D 8. C 9 E 10. B

11. D 12. E 13. E 14. C 15. C 16. B 17. B 18. E 19. D 20. C

21. E 22. E

第三节

1. D 2. C 3 . B 4. B 5. E 6. A 7. E 8. B 9. B 10 A

11. D 12. C 13. E 14. C 15. A 16. E 17. A 18. D 19. B 20. D

21. E 22. E 23. E

# 第九章 神经系统疾病

第二节

1. C 2. B 3. D 4. E 5. D 6. A

第三节

1. C 2. E 3. C 4. C 5. B 6. E 7. E 8. A 9. A 10. E

11. E 12. B 13. D 14. B 15. A 16. D 17. B

第四节

1. E 2. B 3. E 4. D 5. C 6. C 7. E 8. C 9. C 10. A

11. B 12. E 13. B 14. C 15. B 16. A 17. C

第五节

1. C 2. E 3. A 4. A 5. D 6. B 7. D

# 第十章　精神疾病

第二节

1. D　2. B　3. C　4. D　5. B　6. A　7. E　8. C　9. A　10. E
11. B　12. A　13. A　14. C　15. E　16. E　17. C　18. D　19. B　20. E
21. A　22. E　23. B　24. C　25. D　26. B　27. C　28. C　29. C　30. A

第三节

1. E　2. E　3. D　4. A　5. C　6. D　7. A　8. E　9. D　10. E
11. A　12. E　13. C　14. C　15. C　16. C　17. D　18. D　19. E　20. B

# 参考文献


[1] 刘又宁．呼吸内科学高级教程［M］．北京：人民军医出版社，2014.

[2] 施毅，宋勇．现代肺部感染学［M］．北京：人民军医出版社，1996.

[3] 中华人民共和国卫生和计划生育委员会．中华人民共和国卫生行业标准．肺结核（WS/T 288－2017）

[4] 林果为，王吉耀，葛均波．实用内科学［M］.15 版．北京：人民卫生出版社，2017.

[5] 王希林译．实用精神病学［M］．北京：人民卫生出版社，2002.


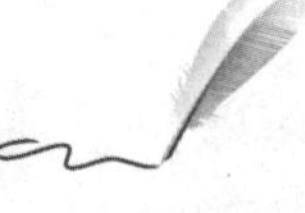